Thieme

RRN

Referenz-Reihe Neurologie

Reihenherausgeber

Hans-Christoph Diener
Günther Deuschl
Hanns Christian Hopf
Heinz Reichmann

Begutachtung in der Neurologie

Herausgegeben von

Bernhard Widder
Peter W. Gaidzik

Begründet von
Heinz-Harro Rauschelbach
und Kurt-Alphons Jochheim

Mit Beiträgen von

C. Cording
M. Dieterich
R.-I. Ernestus
K. Foerster
P. W. Gaidzik
M. Görtler
T. Grehl
J. Jonke
B. Kleiser
G. Krämer
P. Marx
E. Mauch
S. May
C. Muhl
W. Oder
H. Prange
O. Randzio
R. Schmidt
P. Schwenkreis
H. R. Stöckli
W. Sturm
M. Tegenthoff
F. Thömke
D. Timmann
C.-W. Wallesch
B. Widder

38 Abbildungen
288 Tabellen

Georg Thieme Verlag
Stuttgart · New York

Bibliografische Information
Der Deutschen Nationalbibliothek

Die Deutsche Nationalbibliothek verzeichnet diese Publikation in der Deutschen Nationalbibliografie; detaillierte bibliografische Daten sind im Internet über http://dnb.d-nb.de abrufbar

Wichtiger Hinweis: Wie jede Wissenschaft ist die Medizin ständigen Entwicklungen unterworfen. Forschung und klinische Erfahrung erweitern unsere Erkenntnisse, insbesondere was Behandlung und medikamentöse Therapie anbelangt. Soweit in diesem Werk eine Dosierung oder eine Applikation erwähnt wird, darf der Leser zwar darauf vertrauen, dass Autoren, Herausgeber und Verlag große Sorgfalt darauf verwandt haben, dass diese Angabe **dem Wissensstand bei Fertigstellung des Werkes** entspricht.

Für Angaben über Dosierungsanweisungen und Applikationsformen kann vom Verlag jedoch keine Gewähr übernommen werden. **Jeder Benutzer ist angehalten**, durch sorgfältige Prüfung der Beipackzettel der verwendeten Präparate und gegebenenfalls nach Konsultation eines Spezialisten festzustellen, ob die dort gegebene Empfehlung für Dosierungen oder die Beachtung von Kontraindikationen gegenüber der Angabe in diesem Buch abweicht. Eine solche Prüfung ist besonders wichtig bei selten verwendeten Präparaten oder solchen, die neu auf den Markt gebracht worden sind. **Jede Dosierung oder Applikation erfolgt auf eigene Gefahr des Benutzers.** Autoren und Verlag appellieren an jeden Benutzer, ihm etwa auffallende Ungenauigkeiten dem Verlag mitzuteilen.

Rüdigerstraße 14
70469 Stuttgart
Deutschland
Telefon: + 49/ 0711/ 8931-0
Unsere Homepage: http://www.thieme.de

Printed in Germany

Zeichnungen: Karin Baum, Paphos/Zypern
Umschlaggestaltung: Thieme Verlagsgruppe
Umschlagfoto: Hintergrundbild Nervenzelle: Mauritius/Phototake
Satz: Sommer Druck, Feuchtwangen
Gesetzt in: 3B2, Vers. 7.51f/W
Druck: Firmengruppe APPL, aprinta druck, Wemding

ISBN 978-3-13-140701-6 2 3 4 5 6

Geleitwort der Reihenherausgeber

Die Erstellung von neurologischen Gutachten ist bei vielen Facharztassistentinnen und -Assistenten äußerst unbeliebt. Hauptgrund hierfür ist die völlig unübersichtliche Nomenklatur und die extrem unterschiedlichen formalen Voraussetzungen bei verschiedenen Auftraggebern und Kostenträgern. Oft fühlt sich auch der supervidierende Oberarzt überfordert, der den auszubildenden angehenden Neurologen in die Feinheiten und Tücken der Gutachtenerstellung einführen muss und anschließend den Entwurf korrigieren muss.

Diese Probleme werden mit dem neuen Band der Referenzreihe Neurologie – Begutachtung in der Neurologie – leichter gelöst als bisher. Die Herausgeber haben ein hervorragendes aktuelles neues Standardwerk zur neurologischen Begutachtung erstellt. Besonderer Wert wird darauf gelegt, die verschiedenen Rechts- und Versorgungsbereiche klar voneinander zu trennen und die dabei einzuhaltenden „Regeln" zu erklären und zu verdeutlichen.

Dieses neue Standardwerk der neurologischen Begutachtung ist für jeden, der Gutachten erstellt oder korrigiert, eine unabdingbare und höchst aktuelle Lektüre.

Kiel, Essen, Dresden im Frühjahr 2007

Günther Deuschl
Hans-Christoph Diener
Hanns Christian Hopf
Heinz Reichmann

Vorwort der Bandherausgeber

Über mehr als 20 Jahre und 4 Auflagen hinweg stellte das von Hans-Harro Rauschelbach und Kurt-Alphons Jochheim herausgegebene Buch „Das neurologische Gutachten" das Standardwerk für Begutachtungsfragen im neurologischen Fachgebiet dar. Mit der Übergabe an den bereits an der letzten Auflage mitwirkenden Mitherausgeber wurde das Buch auf der Basis des bewährten Konzepts in medizinisch-juristischer Herausgeberschaft völlig neu gestaltet und verfasst.

Nachdem es dem klinisch tätigen Arzt erfahrungsgemäß sehr schwer fällt, sich in dem wenig übersichtlichen „Dschungel" der verschiedenen Rechtsgebiete und Rechtsnormen zurechtzufinden, haben wir den Grundlagenteil und die Diskussion der einzelnen Begutachtungsbereiche wesentlich ausgeweitet und insbesondere auch um zahlreiche vergleichende Darstellungen ergänzt. Darüber hinaus finden sich hier praktische Anleitungen für die Erstellung von Gutachten und das Erkennen von Fallstricken. Wir hoffen, dass es uns damit gelungen ist, das juristische Basiswissen in möglichst verständlicher, praxisnaher Form zu vermitteln.

Entsprechend den unterschiedlichen Aufgaben des medizinischen Sachverständigen haben wir die klinisch-neurologischen Kapitel zum einen nach der Funktionsbeurteilung klinischer Syndrome, zum anderen nach der Kausalitätsbeurteilung bei speziellen neurologischen Krankheitsbildern aufgeteilt. Dies mag gewöhnungsbedürftig sein, entspricht jedoch den Gegebenheiten der Gutachtenpraxis. Besonderen Wert legten wir auch auf die Grenzgebiete zu anderen Fachrichtungen. So werden im Kapitel über Schwindelsyndrome Überschneidungen mit dem HNO-ärztlichen (neuro-otologischen) Fachgebiet detailliert diskutiert, chirurgisch-orthopädische sowie radiologische Gesichtspunkte fanden Eingang in den Kapiteln über Schädel-Hirn- und Rückenmarkstraumen, HWS-Beschleunigungsverletzungen sowie Bandscheibenschäden, und Fragen des neurologisch-psychiatrischen Grenzgebietes werden bei Schmerzsyndromen und Befindlichkeitsstörungen sowie psychoreaktiven Unfallfolgen berücksichtigt. Soweit möglich und sinnvoll, wurden propädeutische klinische Aspekte, soweit sie jedem Neurologen geläufig sind oder in entsprechenden Lehrbüchern nachzulesen sind, herausgelassen und der Schwerpunkt auf gutachtliche Probleme gelegt. Wir möchten hier ausdrücklich den Autoren danken, dass sie dieses Vorgehen akzeptiert haben.

Völlig neu aufgearbeitet und gegliedert wurden die aus dem Rauschelbach/Jochheim-Buch bewährten Gutachtentabellen, ergänzt durch ein Glossar der für den Sachverständigen wichtigsten rechtlichen Begriffe. Wie bereits im „Vorgängerbuch" finden sich außerdem ergänzende Kapitel zu den Besonderheiten der Begutachtung in Österreich und der Schweiz, so dass wir hoffen, dass das Buch weiterhin im gesamten deutschsprachigen Raum Anwendung findet.

Bei der Neufassung des Buches nahmen wir gerne den Vorschlag des Georg Thieme Verlages an, dieses in die Referenzreihe Neurologie (RRN) zu integrieren. Durch das gemeinsame Erscheinungsbild mit den bewährten RRN-Bänden hoffen wir, dass trotz der bedauerlichen Streichung der Gutachtenerstattung aus der aktuellen Weiterbildungsordnung die Begutachtung auch von jüngeren Kollegen weiterhin als wesentlicher Bestandteil des neurologischen Fachgebietes gesehen wird. Darüber hinaus erfüllt es die Voraussetzungen, um sowohl als Kompendium zu den Curricularveranstaltungen der Arbeitsgemeinschaft Neurologische Begutachtung der Deutschen Gesellschaft für Neurologie e. V. eingesetzt zu werden, als auch dem Erfahrenen als Nachschlagewerk zu dienen.

Günzburg/Hamm, im Frühjahr 2007

Bernhard Widder
Peter W. Gaidzik

Anschriften

Prof. Dr. med. Clemens Cording
Universitätsklinik für Psychiatrie und Psychotherapie
Bezirksklinikum Regensburg
Universitätsstraße 84
93053 Regensburg

Prof. Dr. med. Marianne Dieterich
Klinik und Poliklinik für Neurologie
Johannes-Gutenberg-Universität Mainz
Langenbeckstraße 1
55131 Mainz

Prof. Dr. med. Ralf-Ingo Ernestus
Zentrum für Neurochirurgie
Klinik und Poliklinik für Allgemeine Neurochirurgie
Klinikum der Universität zu Köln
Kerpenerstr. 62
50924 Köln

Prof. Dr. med. Klaus Foerster
Universitätsklinik für Psychiatrie und Psychotherapie
Sektion Forensische Psychiatrie
Osianderstraße 24
72076 Tübingen

Dr. med. Peter Wolfgang Gaidzik
Institut für Medizinrecht
Private Universität Witten/Herdecke
Alfred-Herrhausen-Straße 50
58448 Witten

Priv. Doz. Dr. Michael Görtler
Neurologische Universitätsklinik
Leipziger Straße 44
39120 Magdeburg

Dr. med. Torsten Grehl
Abteilung für Neurologische Traumatologie und Neurorehabilitation
Berufsgenossenschaftliche Kliniken
Bergmannsheil
Bürkle-de-la-Camp-Platz 1
44789 Bochum

Dr. med Jürgen Jonke
Ruhr-Universität-Bochum
MDK Westfalen-Lippe
Kortumstraße 122 – 128
44787 Bochum

Priv. Doz. Dr. med. Bernhard Kleiser
Zentrum Bayern Familie und Soziales
Hegelstraße 2
95447 Bayreuth

Dr. med. Günter Krämer
Schweizerisches Epilepsie-Zentrum
Bleulerstrasse 60
8008 Zürich
Schweiz

Prof. Dr. Peter Marx
Terrassenstraße 45
14129 Berlin

Prof. Dr. med. Erich Mauch
Fachklinik für Neurologie
Dietenbronn GmbH
88477 Schwendi

Dr. med. Siegbert May
Gesundheitsamt Hamm
Heinrich-Reinköster-Straße 8
59065 Hamm

Dr. med. Caroline Muhl
Klinik für Neurologie und klinische Neurophysiologie
der Universität Witten-Herdecke
Helios Klinikum Wuppertal
Heusnerstraße 40
42283 Wuppertal

Prim. Univ. Prof. Dr. Walter Oder
Allgemeine Unfallversicherungsanstalt
Rehabilitationszentrum Meidling
Kundratstraße 37
1120 Wien
Österreich

Prof. Dr. med. Hilmar Walter Prange
Klinikum der Georg-August-Universität
Zentrum für Neurologische Medizin
Neurologische Klinik
Robert-Koch-Straße 40
37075 Göttingen

Dr. med. Ottilie Randzio
Ressort Pflege
MDK in Bayern
Putzbrunner Straße 73
81739 München

Dr. med. Roger Schmidt
Psychotherapeutische Neurologie
Kliniken Schmieder Konstanz und Gaildorf
Eichhornstraße 68
78429 Konstanz

Priv.-Doz. Dr. med. Peter Schwenkreis
Abteilung für Neurologische Traumatologie
und Neurorehabilitation
Berufsgenossenschaftliche Kliniken
Bergmannsheil
Bürkle-de-la-Camp-Platz 1
44789 Bochum

Dr. med. Hans Rudolf Stöckli
Kasernenstrasse 22a
4410 Liestal
SCHWEIZ

Prof. Dr. rer. nat. Walter Sturm
Neurologische Klinik, Klinische Neuropsychologie
Universitätsklinikum der RWTH Aachen
Pauwelsstraße 30
52074 Aachen

Prof. Dr. med. Martin Tegenthoff
Abteilung für Neurologische Traumatologie
und Neurorehabilitation
Berufsgenossenschaftliche Kliniken
Bergmannsheil
Bürkle-de-la-Camp-Platz 1
44789 Bochum

Prof. Dr. med. Frank Thömke
Universitätsklinikum Mainz
Klinik und Poliklinik für Neurologie
Langenbeckstraße 1
55131 Mainz

Prof. Dr. med. Dagmar Timmann
Klinik und Poliklinik für Neurologie
Universitätsklinikum Essen
Hufelandstraße 55
45138 Essen

Prof. Dr. med. Claus-Werner Wallesch
Otto-von-Guericke-Universität Magdeburg
Universitätsklinik für Neurologie
Leipziger Straße 44
39120 Magdeburg

Prof. Dr. med. Dr. Dipl.-Ing. Bernhard Widder
Klinik für Neurologie und Neurologische Rehabilitation
Bezirkskrankenhaus Günzburg
Ludwig-Heilmeyer-Straße 2
89312 Günzburg

Inhaltsverzeichnis

Grundlagen der Begutachtung

23 Extrapyramidale Syndrome und Ataxien 251

C. Muhl u. D. Timmann

24 Schwindelsyndrome 262

F. Thömke u. M. Dieterich

25 Schmerzsyndrome 278

B. Widder

26 Befindlichkeitsstörungen · 299

B. Widder

Beurteilung der Kausalität bei gutachtlich wichtigen Krankheitsbildern

27 Schädel-Hirn-Traumen · 313

C.-W. Wallesch u. R. Schmidt

28 Rückenmarktraumen · 325

T. Grehl u. M. Tegenthoff

29 HWS-Beschleunigungsverletzungen · 333

M. Tegenthoff u. P. Schwenkreis

30 Traumatische Bandscheibenschäden · 349

R.-I. Ernestus

31 Vaskulär bedingte ZNS-Erkrankungen · 358

P. Marx u. B. Widder

32 Akut-entzündliche ZNS-Erkrankungen · 367

H. W. Prange

Anhang

Verzeichnis im Buch verwendeter, rechtlich definierter Abkürzungen (BRD)

AHB	Allgemeine Versicherungsbedingungen für die Haftpflichtversicherung
AKB	Allgemeine Bedingungen für die Kraftfahrt-Versicherung
AUB	Allgemeine Unfallversicherungsbedingungen (PUV)
BBG	Bundesbeamtengesetz
BdL	Beeinträchtigung der körperlichen und geistigen Leistungsfähigkeit (PUV)
BeamtVG	Beamtenversorgungsgesetz
BEG	Bundesentschädigungsgesetz
BG	Berufsgenossenschaft
BGB	Bürgerliches Gesetzbuch
BGH	Bundesgerichtshof
BKV	Berufskrankheiten-Verordnung
BMGS	Bundesministerium für Gesundheit und Soziale Sicherung
BVG	Bundesversorgungsgesetz
EStG	Einkommenssteuergesetz
FeV	Fahrerlaubnis-Verordnung
GdB	Grad der Behinderung
GG	Grundgesetz
GKV	Gesetzliche Krankenversicherung
GOÄ	Gebührenordnung für Ärzte
GRV	Gesetzliche Rentenversicherung
GUV	Gesetzliche Unfallversicherung
HHG	Häftlingshilfegesetz
JVEG	Justizvergütungs- und Entschädigungsgesetz
LG	Landgericht
LSG	Landessozialgericht
MBO	Muster-Berufsordnung (der Ärzte)
MdE	Minderung der Erwerbsfähigkeit
MDK	Medizinischer Dienst der Krankenkassen
OEG	Opferentschädigungsgesetz
OLG	Oberlandesgericht
PflG	Pflichtversicherungsgesetz
PKV	Private Krankenversicherung
PUV	Private Unfallversicherung
SchwbR	Schwerbehindertenrecht
SG	Sozialgericht
SGB	Sozialgesetzbuch
SGG	Sozialgerichtsgesetz
SozEntschR	Soziales Entschädigungsrecht
StGB	Strafgesetzbuch
StPO	Strafprozessordnung
StVG	Straßenverkehrsgesetz
StVO	Straßenverkehrsordnung
SVG	Soldatenversorgungsgesetz
VN	Versicherungsnehmer
VVG	Versicherungsvertragsgesetz
VwGO	Verwaltungsgerichtsordnung
ZDG	Zivildienstgesetz
ZPO	Zivilprozessordnung

Grundlagen der Begutachtung

1 Einführung in die verschiedenen Rechtsgebiete

B. Widder

Dem klinisch tätigen Arzt erscheinen rechtliche Fragen, soweit sie nicht unmittelbar die durch die eigene Tätigkeit begründete Arzthaftung betreffen, im Allgemeinen fremd und werden üblicherweise auch nicht während des Studiums oder in der Weiterbildung vermittelt. Der nachfolgende Text enthält daher zunächst eine kurze Einführung in die verschiedenen Rechtsgebiete einschließlich des Aufbaus des Sozialsystems in der Bundesrepublik Deutschland. Zu den zum Teil beträchtlichen Unterschieden in Österreich und der Schweiz sei auf die Kapitel 38 und 39 verwiesen.

1.1 Unterschiedliche Rechtsgebiete

Die Rechtsprechung in der Bundesrepublik Deutschland gliedert sich in 6 Gerichtsbarkeiten mit unterschiedlichen Ebenen, in denen die verschiedenen Rechtsbereiche angesiedelt sind (Tab. 1.1).

Für den neurologischen Sachverständigen sind vor allem das Sozial- und Zivilrecht von Bedeutung. In geringerem Umfang kommen auch Fragestellungen aus dem Verwaltungsrecht, das mit dem Sozial-, und Verfassungsrecht zusammen das „**Öffentliche Recht**“ bildet, zur Geltung. Eher selten – letztlich nur im Rahmen der Schuldfähigkeitsbegutachtung sowie dem Arztstrafrecht – wird er sich mit strafrechtlichen Fragen auseinanderzusetzen haben.

Sozial- und Verwaltungsrecht werden zusammen als „Öffentliches Recht“ bezeichnet, da in beiden Rechtsgebieten Träger der öffentlichen Gewalt involviert sind.

Tabelle 1.**1** Rechtsgebiete und deren Gerichtsbarkeiten. In Urteilen verwendete Abkürzungen in Klammer

Rechtsgebiet	*Ebenen der Gerichtsbarkeit*
Sozialrecht	• Sozialgerichte (SG) • Landessozialgerichte (LSG) • Bundessozialgericht (BSG)/Kassel
Verwaltungsrecht	• Verwaltungsgerichte (VG) • Oberverwaltungsgerichte bzw. Verwaltungsgerichtshöfe der Länder (OVG) • Bundesverwaltungsgericht (BVG)/Leipzig
Zivilrecht Strafrecht	• Amtsgericht (AG) • Landgericht (LG) • Oberlandesgericht (OLG) • Bundesgerichtshof (BGH)/Karlsruhe
Arbeitsrecht	• Arbeitsgerichte • Landesarbeitsgerichte • Bundesarbeitsgericht/Erfurt
Steuerrecht	• Finanzgerichte der Länder • Bundesfinanzhof/München
Verfassungsrecht (Grundrechte; Staatsorganisationsrecht)	• Landesverfassungsgerichte • Bundesverfassungsgericht/Karlsruhe

1.2 Sozialrecht

1.2.1 Historische Entwicklung

Das heutige Sozialversicherungssystem gründet sich im Wesentlichen auf zwei historischen „Schienen“:

- **Versorgung von Kriegsopfern**: Schon ab etwa 4000 v.Chr. gab es in Ägypten, später in Babylon und in Griechenland, eine Unterstützung für Kriegsbeschädigte und deren Hinterbliebene z. B. in Form von freier Unterkunft und Verpflegung. In Deutschland finden sich die ersten Maßnahmen im Sinne einer Kriegsopferversorgung im 17. und 18. Jahrhundert in Preußen. Nach der Reichsgründung 1871 folgte kurz darauf die Verabschiedung des ersten Militärpensionsgesetzes, das den Vorläufer des heutigen Sozialen Entschädigungsrechts bildet.
- **Versorgung von Unfallopfern**: Seit dem Mittelalter gab es zahlreiche Versuche, unabhängig von widerrechtlichen oder schuldhaftem Verhalten dem Bedürfnis nach finanziellem Schutz bei erlittenen Unfällen nachzukommen. So unterstützten in Deutschland die Zünfte ihre Mitglieder in Notfällen wie Krankheit, Invalidität und Alter, im Todesfall auch Witwen und Waisen. Zu den ältesten Formen von Unfallkassen zählen die knappschaftlichen „Büchsenkassen“, bei denen es sich jedoch gleichermaßen um reine Selbsthilfeversicherungen der Bergleute ohne Beteiligung der Arbeitgeber handelte. Andererseits findet sich bereits 1541 im Seerecht von Wisby eine „Seereise-Unfall-Versicherung“, welche die Schiffseigentümer für den Todesfall ihrer Kapitäne abzuschließen hatten.

Bismarcks Sozialgesetzgebung

Mit der „Kaiserlichen Botschaft“ von 1881 wurde der entscheidende Grundstein für die deutsche Sozialversicherung gelegt. In den folgenden Jahren wurden 3 Gesetze verabschiedet, die in ihren Grundlagen bis heute gültig sind:

- Das **Krankenversicherungsgesetz** (1883) führte die Versicherungspflicht für gewerbliche Arbeiter im Krankheitsfall ein. Das Gesetz begründete einen Rechtsanspruch des Versicherten auf Sachleistungen wie freie ärztliche Behandlung und Arzneimittel sowie Geldleistungen wie Krankengeld und Sterbegeld. Auch die gesetzliche Regelung der Beiträge in Abhängigkeit vom Bruttoarbeitsentgelt stammt aus dieser Zeit. Die Beitragszahlungen erfolgten zu 2/3 vom Arbeitgeber und zu 1/3 vom Arbeitnehmer.
- Das **Unfallversicherungsgesetz** (1884) begründete einen umfassenden Schutz von Arbeitnehmern und deren Familie vor den Folgen von Arbeitsunfällen und Berufskrankheiten. Die Beitragsfinanzierung erfolgte, wie dies auch heute noch so ist, durch Umlageverfahren allein durch die Unternehmer.
- Das **Gesetz zur Alters- und Invaliditätssicherung** (1889) erweiterte den Versicherungsschutz auf durch Alter oder Invalidität jedweder Ursache hervorgerufene Erwerbsunfähigkeit nach wenigstens 5-jähriger Beitragszahlung. Die Vorgabe eines Rentenanspruchs für die Altersrente mit Vollendung des 70. Lebensjahres mutet heute wieder sehr modern an. Finanziert wurde die Versicherung zu je einem Drittel von den Arbeitnehmern, den Arbeitgebern und vom Deutschen Reich.

Im Jahr 1911 wurden die Gesetze über die Krankheits-, Unfall-, Invaliditäts- und Altersgesetzgebung zur Reichsversicherungsordnung (RVO) zusammengefasst. Nach Begründung des Sozialgesetzbuches (SGB) 1975 wurden in den folgenden Jahren die bestehenden Teilgesetze kontinuierlich hierin integriert.

1.2.2 Sozialversicherungen in Deutschland

Neben den drei Versicherungsformen der Gründerjahre basiert das System der sozialen Sicherung in Deutschland inzwischen auf 5 Säulen (Abb. 1.1). Hinzugekommen sind:

- die **Arbeitslosenversicherung** (1927), seit 1969 als „Arbeitsförderung“ bezeichnet. Aufgaben dieses Versicherungszweiges sind zum einen die Zahlung von Arbeitslosengeld, zum anderen die Rückführung des Betreffenden in ein Arbeitsverhältnis. Träger der „Arbeitsförderung“ ist die Bundesagentur für Arbeit.

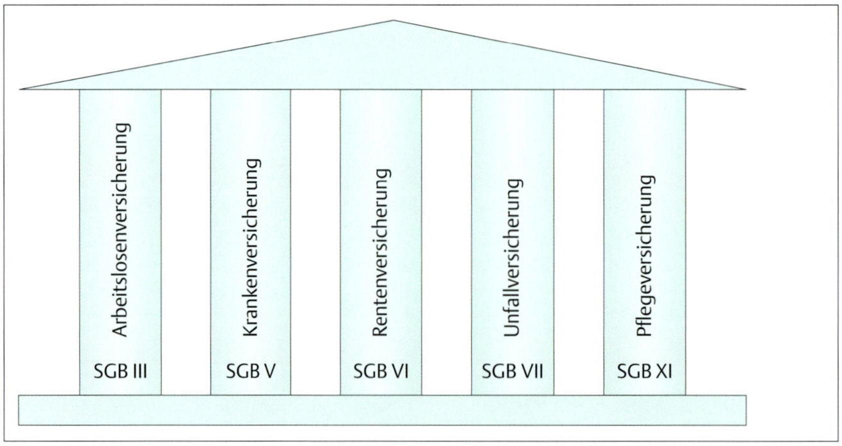

Abb. 1.1 Die 5 Säulen der Sozialversicherung in Deutschland.

- die **Soziale Pflegeversicherung** (1995), in der alle Gesetzlichen Krankenversicherten Zwangsmitglied sind, und die eine Grundsicherung bei Pflegedürftigkeit beinhaltet. Träger der Pflegeversicherung sind die Pflegekassen, deren Aufgaben von den Gesetzlichen Krankenversicherungen wahrgenommen werden. Auch die vollumfänglich privat Krankenversicherten sind grundsätzlich ebenfalls dieser Versicherungspflicht unterworfen, wobei aus Gründen der Einheitlichkeit von Kranken- und Pflegeversicherung die Aufgaben hier von den privaten Krankenversicherungsunternehmen mit wahrgenommen werden.

Zusätzlich wurde im Jahr 1974 das **Schwerbehindertengesetz** verabschiedet, das zum 1.7.2001 unter dem Begriff der „Rehabilitation und Teilhabe behinderter Menschen" in das Sozialgesetzbuch Eingang fand.

1.2.3 Sozialgesetzbuch (SGB)

Das Sozialgesetzbuch (SGB) gliedert sich (derzeit) in 12 Bücher mit unterschiedlicher Zielsetzung (Tab. 1.2).

SGB I: Allgemeiner Teil

Im ersten Abschnitt werden zunächst die Aufgaben des Sozialgesetzbuchs definiert. Dieses soll „zur Verwirklichung sozialer Gerechtigkeit und sozialer Sicherheit Sozialleistungen einschließlich sozialer und erzieherischer Hilfen gestalten". Weiterhin soll es dazu beitragen, „ein menschenwürdiges Dasein zu sichern, gleiche Voraussetzungen für die freie Entfaltung der Persönlichkeit, insbesondere auch für junge Menschen, zu schaffen, die Familie zu schützen und zu fördern, den Erwerb des Lebensunterhalts durch eine frei gewählte Tätigkeit zu ermöglichen und besondere Belastungen des Lebens, auch durch Hilfe zur Selbsthilfe, abzuwenden oder auszugleichen".

Im zweiten und dritten Abschnitt werden Leistungsarten und -träger definiert und allgemeine Vorschriften für die verschiedenen Sozialleistungsbereiche genannt. Hierzu gehören auch die für den Sachverständigen wichtigen Mitwirkungspflichten des Leistungsberechtigten (§ 60ff SGB I). Der vierte Abschnitt schließlich beschreibt Übergangs- und Schlussvorschriften.

SGB II: Grundsicherung für Arbeitsuchende

Dieses Buch stellt den jüngsten Teil des SGB dar und beinhaltet im Wesentlichen die Voraussetzungen und Abläufe zum Bezug von Arbeitslosengeld II (besser bekannt als Hartz IV), das zum 1.1.2005 die bisherige Arbeitslosen- und Sozialhilfe (bislang SGB XII) ablöste. Für den Sachverständigen von Bedeutung ist die Definition der **Erwerbsfähigkeit** (§ 8 SGB II) [Bahemann 2006]. Demnach ist erwerbsfähig, „wer nicht wegen Krankheit oder Behinderung auf absehbare Zeit außerstande ist, unter den üblichen Bedingungen des allgemeinen Arbeitsmarktes mindestens drei Stunden täglich erwerbstätig zu sein." Diese Definition stellt den Umkehrschluss der Gesetzlichen Rentenversicherung dar, wonach Versicherte, die unter den genannten Bedingungen diesen zeitlichen Rahmen nicht erfüllen, „voll erwerbsgemindert" sind (§ 43 SGB VI).

Tabelle 1.2 Bücher des Sozialgesetzbuches und deren Zielsetzung

Buch	*Titel*
SGB I	Allgemeiner Teil
SGB II	Grundsicherung für Arbeitsuchende
SGB III	Arbeitsförderung
SGB IV	Gemeinsame Vorschriften
SGB V	Gesetzliche Krankenversicherung
SGB VI	Gesetzliche Rentenversicherung
SGB VII	Gesetzliche Unfallversicherung
SGB VIII	Kinder- und Jugendhilfe
SGB IX	Rehabilitation und Teilhabe behinderter Menschen
SGB X	Sozialverwaltungsverfahren und Sozialdatenschutz
SGB XI	Soziale Pflegeversicherung
SGB XII	Sozialhilfe

§ 7 SGB II – Berechtigte

(1) Leistungen nach diesem Buch erhalten Personen, die
1. das 15. Lebensjahr vollendet und das 65. Lebensjahr noch nicht vollendet haben,
2. erwerbsfähig sind,
3. hilfebedürftig sind und
4. ihren gewöhnlichen Aufenthalt in der Bundesrepublik Deutschland haben. ....

§ 8 SGB II – Erwerbsfähigkeit

(1) Erwerbsfähig ist, wer nicht wegen Krankheit oder Behinderung auf absehbare Zeit außerstande ist, unter den üblichen Bedingungen des allgemeinen Arbeitsmarktes mindestens drei Stunden täglich erwerbstätig zu sein. ....

§ 9 SGB II – Hilfebedürftigkeit

(1) Hilfebedürftig ist, wer seinen Lebensunterhalt, seine Eingliederung in Arbeit und den Lebensunterhalt der mit ihm in einer Bedarfsgemeinschaft lebenden Personen nicht oder nicht ausreichend aus eigenen Kräften und Mitteln, vor allem nicht
1. durch Aufnahme einer zumutbaren Arbeit,
2. aus dem zu berücksichtigenden Einkommen oder Vermögen

sichern kann und die erforderliche Hilfe nicht von anderen, insbesondere von Angehörigen oder von Trägern anderer Sozialleistungen erhält. ....

§ 10 SGB II – Zumutbarkeit

(1) Dem erwerbsfähigen Hilfebedürftigen ist jede Arbeit zumutbar, es sei denn, dass

1. er zu der bestimmten Arbeit körperlich, geistig oder seelisch nicht in der Lage ist,
2. die Ausübung der Arbeit ihm die künftige Ausübung seiner bisherigen überwiegenden Arbeit wesentlich erschweren würde, weil die bisherige Tätigkeit besondere körperliche Anforderungen stellt, ...

(2) Eine Arbeit ist nicht allein deshalb unzumutbar, weil

1. sie nicht einer früheren beruflichen Tätigkeit des erwerbsfähigen Hilfebedürftigen entspricht, für die er ausgebildet ist oder die er ausgeübt hat,
2. sie im Hinblick auf die Ausbildung des erwerbsfähigen Hilfebedürftigen als geringwertiger anzusehen ist,
3. der Beschäftigungsort vom Wohnort des erwerbsfähigen Hilfebedürftigen weiter entfernt ist als ein früherer Beschäftigungs- oder Ausbildungsort,
4. die Arbeitsbedingungen ungünstiger sind als bei den bisherigen Beschäftigungen des erwerbsfähigen Hilfebedürftigen. ....

SGB III: Arbeitsförderung

Für den Bereich der Arbeitsförderung sieht das SGB III vor, dass das Arbeitsamt die beruflichen Fähigkeiten und die Eignung des Arbeitslosen festzustellen hat (§ 6 und § 48 SGB III). Dies ist im Einzelfall (auch) Aufgabe des ärztlichen Sachverständigen [Bahemann 2006]. Gutachtlich gleichermaßen von Bedeutung ist die Vorgabe des § 119 SGB III, wonach Voraussetzung für **Arbeitslosigkeit** im Sinne des Gesetzes ist, dass der Arbeitsuchende eine versicherungspflichtige, mindestens 15 Stunden wöchentlich umfassende Beschäftigung unter den üblichen Bedingungen des für ihn in Betracht kommenden Arbeitsmarktes aufnehmen und ausüben kann. Dies stellt gleichermaßen den Umkehrschluss zur „Vollen Erwerbsminderung" des § 43 SGB VI dar, wonach in diesem Fall die berufliche Leistungsfähigkeit auf unter 3 Stunden (3 Stunden × 5 Tage = 15 Stunde wöchentlich) abgesunken sein muss.

§ 6 SGB III – Vermeidung von Langzeitarbeitslosigkeit

(1) Die Agentur für Arbeit hat spätestens nach der Arbeitslosmeldung zusammen mit dem Arbeitslosen die für die Vermittlung erforderlichen beruflichen und persönlichen Merkmale des Arbeitslosen, seine beruflichen Fähigkeiten und seine Eignung festzustellen. ... Den besonderen Bedürfnissen schwerbehinderter Menschen soll angemessen Rechnung getragen werden.

§ 48 SGB III – Maßnahmen der Eignungsfeststellung, Trainingsmaßnahmen

(1) Arbeitslose und von Arbeitslosigkeit bedrohte Arbeitsuchende können bei Tätigkeiten und bei Teilnahme an Maßnahmen, die zur Verbesserung ihrer Eingliederungsaussichten beitragen (Maßnahmen der Eignungsfeststellung, Trainingsmaßnahmen), gefördert werden, wenn die Tätigkeit oder Maßnahme ... geeignet und angemessen ist, die Eingliederungsaussichten des Arbeitslosen oder des von Arbeitslosigkeit bedrohten Arbeitsuchenden zu verbessern ...

§ 119 SGB III – Arbeitslosigkeit

(1) Arbeitslos ist ein Arbeitnehmer, der nicht in einem Beschäftigungsverhältnis steht (Beschäftigungslosigkeit) ...

(3) Die Ausübung einer Beschäftigung, selbständigen Tätigkeit oder Tätigkeit als mithelfender Familienangehöriger (Erwerbstätigkeit) schließt die Beschäftigungslosigkeit nicht aus, wenn die Arbeits- oder Tätigkeitszeit (Arbeitszeit) weniger als 15 Stunden wöchentlich umfasst; gelegentliche Abweichungen von geringer Dauer bleiben unberücksichtigt.

SGB IV: Gemeinsame Vorschriften

Das SGB IV ist in neun Abschnitte gegliedert und enthält neben verschiedenen Begriffsbestimmungen Angaben über Leistungen und Beiträge, Meldepflichten sowie Verfahrensvorschriften für die Sozialversicherungsträger. Für den Sachverständigen relevante Paragraphen finden sich hier nicht.

SGB V: Gesetzliche Krankenversicherung

Das SGB V ist in 12 Kapitel mit über 400 Paragraphen unterteilt, die den gesamten Bereich der Gesetzlichen Krankenversicherung einschließlich der ambulanten und stationären Krankenversorgung regeln. Definiert werden hier auch die Aufgaben des Medizinischen Dienstes der Krankenversicherung (MDK). Für den Sachverständigen wesentliche Punkte finden sich im Kapitel 6.

SGB VI: Gesetzliche Rentenversicherung

Für den Sachverständigen wesentliche Punkte der Gesetzlichen Rentenversicherung finden sich in Kapitel 9.

SGB VII: Gesetzliche Unfallversicherung

Neben der Versicherung von Arbeits- und Wegeunfällen beinhaltet die Gesetzliche Unfallversicherung auch die Versicherung von Berufskrankheiten gemäß den Definitionen der Berufskrankheiten-Verordnung (BKV). Für den Sachverständigen wesentliche Punkte finden sich in Kapitel 7 und 8. Zusammenhangsfragen werden nach der „Theorie der wesentlichen Bedingung" (s. Kap. 3) geklärt.

SGB VIII: Kinder- und Jugendhilfe

Das SGB VIII löste 1990 das bis dahin bestehende Jugendwohlfahrtsgesetz (JWG) ab. Aufgaben- und Leistungen sind Jugendsozialarbeit, erzieherischer Kinder- und Jugendschutz, Familienförderung, Kindertagesbetreuung, Hilfen zur Erziehung sowie Eingliederungshilfen für seelisch behinderte Kinder und Jugendliche. Für den neurologischen Sachverständigen relevante Paragraphen finden sich hier nicht.

Tabelle 1.3 Leistungen zur Rehabilitation und Teilhabe in den verschiedenen Versicherungsformen

Arbeitsförderung (SGB III)	*Krankenversicherung (SGB V)*	*Rentenversicherung (SGB VI)*	*Unfallversicherung (SGB VII)*
Leistungen zur Teilhabe am Arbeitsleben, ergänzende Leistungen zur Rehabilitation, Belastungserprobung	medizinische Rehabilitation, ergänzende Leistungen zur Rehabilitation, stufenweise Wiedereingliederung, Belastungserprobung	medizinische Rehabilitation, ergänzende Leistungen zur Rehabilitation, stufenweise Wiedereingliederung, Belastungserprobung, Leistungen zur Teilhabe am Arbeitsleben	medizinische Rehabilitation, ergänzende Leistungen zur Rehabilitation, stufenweise Wiedereingliederung, Leistungen zur Teilhabe am Arbeitsleben und am Leben in der Gemeinschaft

SGB IX: Rehabilitation und Teilhabe behinderter Menschen

Im Jahr 2001 wurden das Schwerbehindertengesetz (SchwbG) und das Gesetz über die Angleichung der Leistungen zur Rehabilitation im SGB IX zusammengeführt. In diesem Rahmen erfolgten mehrere Begriffsumwandlungen. So wurden aus „Behinderten" „behinderte Menschen" und der im SchwbG benutzte Begriff der „Funktionsbeeinträchtigungen" wurde in „Beeinträchtigungen der Teilhabe am Leben in der Gesellschaft" umgewandelt. Die für den Sachverständigen wesentlichen Punkte sind in Kapitel 10 aufgeführt. Aspekte der „Rehabilitation und Teilhabe" finden sich trägerübergreifend in nahezu allen Sozialversicherungsformen (Tab. 1.3).

SGB X: Sozialverwaltungsverfahren und Sozialdatenschutz

Das SGB X regelt das sozialrechtliche Verwaltungsverfahren, den Schutz der Sozialdaten sowie die Zusammenarbeit der Sozialleistungsträger untereinander und ihre Rechtsbeziehungen zu Dritten. Für den Sachverständigen ist vor allem das zweite Kapitel von Bedeutung. Es definiert die Voraussetzungen, unter denen Sozialdaten erhoben, gespeichert, verarbeitet, übermittelt und gelöscht werden dürfen. Dieses Kapitel wurde durch das Gesetz zur Änderung des Bundesdatenschutzgesetzes und anderer Gesetze im Jahr 2001 grundlegend überarbeitet und an die Vorgaben der Europäischen Datenschutzrichtlinie angepasst.

SGB XI: Soziale Pflegeversicherung

Die Leistungen der Pflegeversicherung stellen eine soziale Grundsicherung für Pflegebedürftige dar. Sie umfassen neben Sach- und Geldleistungen auch Hilfsmittel sowie Beiträge zur Rentenversicherung für Pflegepersonen und Maßnahmen zur Verbesserung des Wohnumfeldes. Die Einschätzung der Pflegebedürftigkeit erfolgt nach § 15 SGB XI in drei Stufen. Für den Sachverständigen wesentliche Punkte der Pflegeversicherung finden sich in Kapitel 12.

SGB XII: Sozialhilfe

Die Sozialhilfe soll jedem Empfänger ein Leben ermöglichen, das der Würde des Menschen entspricht. Im Jahr 2005 wurde das bis dahin bestehende Bundessozialhilfegesetz (BSHG) in das SGB überführt. Das SGB XII kennt im Wesentlichen folgende Leistungsarten:
- Hilfe zum Lebensunterhalt,
- Grundsicherung im Alter und bei Erwerbsminderung,
- besondere Sozialhilfeleistungen z. B. bei Krankheit, Behinderung und Pflegebedürftigkeit.

Wie schon bereits genannt, erfolgt die Grundsicherung für Erwerbsfähige bei Vorliegen der abstrakten Fähigkeit, mindestens 3 Stunden täglich erwerbsfähig zu sein, inzwischen nach dem SGB II. Entsprechend betrifft das SGB XII lediglich nur noch einen begrenzten Personenkreis. Gutachtlich relevant ist vor allem die Feststellung bzw. der Ausschluss der Erwerbsfähigkeit.

1.2.4 Soziales Entschädigungsrecht

Der Begriff des „Sozialen Entschädigungsrechts" stellt den Oberbegriff für den Geltungsbereich des **Bundesversorgungsgesetzes** (BVG) und seiner verschiedenen Nebengesetze (Häftlingshilfegesetz, Infektionsschutzgesetz, Opferentschädigungsgesetz, Soldatenversorgungsgesetz, Strafrechtliches Rehabilitierungsgesetz, Verwaltungsrechtliches Rehabilitierungsgesetz, Zivildienstgesetz) dar. „Soziale Entschädigungen" werden für Gesundheitsschäden erbracht, für welche die „staatliche Gemeinschaft in Abgeltung eines besonderen Opfers oder aus anderen Gründen" einzustehen hat (§ 5 SGB I). Zusammenhangsfragen werden nach der „Theorie der wesentlichen Bedingung" (s. Kapitel 3) geklärt. Die Entschädigungsleistungen bestehen in
- Maßnahmen zur Besserung und Wiederherstellung der Gesundheit und Leistungsfähigkeit, sowie
- wirtschaftlicher Versorgung für den Geschädigten und dessen Hinterbliebenen.

Die Einschätzung der hieraus resultierenden Funktionsstörungen, die missverständlich als Minderung der Erwerbsfähigkeit (MdE) bezeichnet werden, obwohl sie die Auswirkungen in allen Lebensbereichen beinhalten, richtet sich bindend nach den vom Bundesministerium für Gesundheit und Soziale Sicherung (BMGS) [2005] herausgegebenen „Anhaltspunkten für die ärztliche Gutachtertätigkeit im Sozialen Entschädigungsrecht und nach dem Schwerbehindertenrecht". Details zum Sozialen Entschädigungsrecht finden sich in Kapitel 11.

Die „Minderung der Erwerbsfähigkeit" im Sozialen Entschädigungsrecht ist missverständlich, da hierin nicht nur das Erwerbsleben, sondern alle Lebensbereiche zu berücksichtigen sind.

1.3 Verwaltungsrecht

Das dem „Öffentlichen Recht" zuzuordnende Verwaltungsrecht regelt die Rechtsbeziehungen des Staates zu seinen Bürgern, aber auch die Funktionsweise der Verwaltungsinstitutionen und ihr Verhältnis zueinander. Innerhalb des Verwaltungsrechts wird üblicherweise zwischen allgemeinem und besonderem Verwaltungsrecht unterschieden. Dabei legt das allgemeine Verwaltungsrecht die Grundlagen und Grundsätze der Verwaltung und ihrer Tätigkeit fest. Das besondere Verwaltungsrecht stellt fachspezifische Rechtsregeln für einzelne Verwaltungszweige auf, z. B. für das Beamtenrecht und das Straßenverkehrsrecht als Teil des Polizei- und Ordnungsrechts. Für den neurologischen Sachverständigen sind im Allgemeinen nur diese beiden letztgenannten Rechtsbereiche von Bedeutung.

1.3.1 Beamtenrecht

Das Beamtenrecht, das sowohl auf Bundes- als auch auf Landesebene Regelungen bereithält, beschreibt und gestaltet die wechselseitigen Rechte und Pflichten zwischen dem Dienstherrn und seinen Beamten. So steht der Dienst- und Treuepflicht des Beamten die **Fürsorgepflicht** des Dienstherrn gegenüber. Für den Sachverständigen sind vor allem zwei Begriffe von Bedeutung:

Dienst(un)fähigkeit

Gemäß § 42 Bundesbeamtengesetz (BBG) ist ein Beamter in den Ruhestand zu versetzen, wenn er wegen seines körperlichen Zustandes oder aus gesundheitlichen Gründen zur Erfüllung seiner Dienstpflichten dauernd unfähig (dienstunfähig) ist. Von der Versetzung des Beamten in den Ruhestand wegen Dienstunfähigkeit soll abgesehen werden, wenn:

- der Beamte unter Beibehaltung seines Amtes seine Dienstpflichten noch während mindestens der Hälfte der regelmäßigen Arbeitszeit erfüllen kann (**begrenzte Dienstfähigkeit**), oder
- wenn ihm ein anderes Amt derselben oder einer anderen Laufbahn übertragen werden kann.

Gleichlautende Bestimmungen finden sich auf der Ebene der Ländergesetze für die Landesbeamten. Als dienstunfähig kann der Beamte auch dann angesehen werden, wenn keine Aussicht besteht, dass er innerhalb weiterer 6 Monate wieder voll dienstfähig wird. Nicht ganz einfach zu definieren ist der Begriff der Dienstpflichten, die zum Teil sehr weit gefasst und wenig konkret sind (z. B. „der Beamte hat sich mit voller Hingabe seinem Beruf zu widmen"). Weitere Details finden sich in Kapitel 16.

Dienstunfall

Die Dienstunfallfürsorge von Beamten ist im Gesetz über die Versorgung der Beamten und Richter in Bund und Ländern (BeamtVG) geregelt. Durchaus vergleichbar der Gesetzlichen Unfallversicherung umfasst die Unfallfürsorge u. a. Heilverfahren, einen „Unfallausgleich" (entspricht der Rente), Unfallruhegehalt oder Unterhaltsbeiträge sowie die Unfall-Hinterbliebenenversorgung. Auch die Definition des Dienstunfalls (§ 31 BeamtVG) als „ein auf äußerer Einwirkung beruhendes, plötzliches, örtlich und zeitlich bestimmbares, einen Körperschaden verursachendes Ereignis, das in Ausübung oder infolge des Dienstes eingetreten ist" entspricht im Wesentlichen der Definition der Gesetzlichen Unfallversicherung. Nicht zuletzt entsprechen auch die anzuwendende Kausalitätstheorie der „wesentlichen Bedingung" (s. Kapitel 3) und die Definition der Minderung der Erwerbsfähigkeit (MdE) als „körperliche Beeinträchtigung im allgemeinen Erwerbsleben" den Vorgaben der im Allgemeinen besser geläufigen Gesetzlichen Unfallversicherung. Allerdings orientiert sich die Bemessung der MdE an den Regelungen des Sozialen Entschädigungsrechts (s. Kapitel 11).

Die gutachtlichen Kriterien für die Bewertung von Dienstunfällen entsprechen weitgehend denen der Gesetzlichen Unfallversicherung (Ausnahme MdE-Bewertung nach dem Sozialen Entschädigungsrecht).

1.3.2 Straßenverkehrsrecht

Zentrales Gesetzeswerk für den Straßenverkehr ist das Straßenverkehrsgesetz (StVG), dessen Grundregeln in verschiedenen Verordnungen wie der Straßenverkehrsordnung (StVO), Straßenverkehrs-Zulassungs-Verordnung (StVZO) oder der Fahrerlaubnis-Verordnung (FeV) genauer ausgeführt werden. Für den neurologischen Sachverständigen ist dabei vor allem die Fahrerlaubnis-Verordnung zusammen mit den vom Gemeinsamen Beirat für Verkehrsmedizin beim Bundesminister für Verkehr erarbeiteten „Begutachtungs-Leitlinien zur Kraftfahrereignung" von Bedeutung, die Vorgaben für die individuelle Beurteilung der Kraftfahreignung bei verschiedenen Krankheitsbildern enthalten. Außerdem werden die Anforderungen an die Begutachtungsstellen für Fahreignung definiert. Weitere Details hierzu finden sich in Kapitel 17.

1.4 Zivilrecht

Das Zivil- oder Privatrecht regelt die Rechtsbeziehungen zwischen Privatpersonen oder auch privatrechtlich verfassten juristischen Personen sowie ganz allgemein die Schadensersatzhaftung für rechtswidriges Verhalten. Die Rechtbeziehungen können dabei statusrechtlicher (Rechts- und Geschäftsfähigkeit, einschließlich eventuell notwendiger Einschränkungen), deliktischer (Schadenszufügung, auch seitens des Staates – Amtshaftung) oder vertraglicher Natur sein, womit sämtliche (Privat-)Versicherungen ebenfalls zum Zivilrecht gehören. Das zentrale Regelwerk des Zivilrechts bildet das Bürgerliche Gesetzbuch (BGB). Das BGB trat am 1.1.1900 in Kraft und ist unter ständiger Ergänzung bzw. Überarbeitung in seinen Grundzügen bis heute gültig. Es enthält 5 Bücher mit den Überschriften Allgemeiner Teil, Schuldrecht, Sachenrecht, Familienrecht und Erbrecht. Die gutachtlich relevanten Bereiche des Zivilrechts sind in Tabelle 1.4 aufgeführt. Kausalitätsbeurteilungen erfolgen im Zivilrecht nach den „Adäquanztheorie“ (s. Kap. 3).

Tabelle 1.4 Gutachtlich relevante Gebiete des Zivilrechts

- Private Krankenversicherung
- Private Unfallversicherung
- Private Berufsunfähigkeits(zusatz)versicherung
- Haftpflicht(versicherungs)recht
- Geschäftsunfähigkeit
- Betreuungsrecht
- Arzthaftung
- Bundesentschädigungsgesetz (BEG)

1.4.1 Privates Versicherungswesen

Die historischen Wurzeln des Versicherungsrechts reichen weit zurück. Man denke etwa an die ägyptischen, griechischen und römischen Begräbnisvereine (collegia tenuiorum), die gegen Beitragszahlung für ein angemessenes Begräbnis im Todesfall sorgten. Vor dem Hintergrund des zunehmenden (See-)Handelsverkehrs bestand das Bedürfnis, sich vor Verlust von Waren und Schiffen durch Elementargewalt oder der verbreiteten Piraterie bzw. Straßenräuberei finanziell abzusichern. Die wohl ältesten deutschen Versicherungsgesellschaften sind die Hamburger Feuerkasse (1676) und die Berliner Feuersozietät (1718). Einen deutlichen Aufschwung erfuhr das private Versicherungswesen mit Einführung des Sozialversicherungssystems, so dass zahlreiche heute noch existierende Versicherungsgesellschaften im 19. Jahrhundert gegründet wurden. Aufgrund seiner erheblichen gesellschaftlichen Bedeutung erfuhr die Versicherungssparte in Gestalt des **Versicherungsvertragsgesetzes** (VVG) aus dem Jahr 1908 relativ früh einen gesetzlichen Rahmen, innerhalb dessen Versicherer (= Gesellschaft, die den Versicherungsschutz gewährt) und Versicherungsnehmer (= derjenige, der für sich oder andere Versicherte den Versicherungsschutz gegen Zahlung der Prämie in Anspruch nimmt) die Rechte und Pflichten durch Vertrag regeln können.

Folgende Versicherungstypen lassen sich differenzieren:

- **Schadensversicherungen**: Die Schadensversicherung deckt im Versicherungsfall den konkreten Schadensbedarf. Eine vereinbarte Versicherungssumme beschreibt bei dieser Versicherungsart lediglich die maximale Versicherungsleistung. Die Schadensversicherungen können Personenbezug (= Personenversicherung), wie etwa die Krankenversicherung, oder Vermögensbezug (Nichtpersonenversicherung) aufweisen. Für den Sachverständigen wichtigste Vertreter dieser Versicherungsform sind die Kraftverkehrs- und Berufs-Haftpflichtversicherung, die durch schuldhaftes oder fahrlässiges Verhalten bzw. im Rahmen der Gefährdungshaftung (s. Kap. 1.4.2) hervorgerufene Schäden für den an sich schadensersatzpflichtigen Verantwortlichen übernimmt.
- **Summenversicherungen**: Die Summenversicherung leistet im Versicherungsfall eine vorbestimmte Versicherungssumme als Kapital oder Rente, unabhängig vom Vorhandensein oder Umfang eines konkreten Schadens oder eines zugrunde liegenden schuldhaften Verhaltens. Summenversicherungen sind stets Personenversicherungen. Bekanntestes Beispiel sind die unterschiedlichen Formen der Lebensversicherung (Tab. 1.5), daneben stehen noch die privaten Renten- und Pflegeversicherungen, aber auch die Unfallversicherung. Derartige Ver-

Tabelle 1.5 Versicherter Bereiche privater Personenversicherungen

	Versicherter Bereich		
Versicherungsform	***Todesfall***	***Altersvorsorge****	***Berufsunfähigkeit***
Risikolebensversicherung	×		
Kapitallebensversicherung	×	×	
Rentenversicherung (Leibrente)		×	
Berufsunfähigkeitsversicherung			×
Kapitallebensversicherung + Berufsunfähigkeitszusatzversicherung	×	×	×

* bei Ablauf der Vertragslaufzeit

sicherungen werden häufig in beliebigen Kombinationen zu einem „Versicherungspaket" zusammengefasst, z. B. Kapitallebensversicherung zusammen mit einer dann Berufsunfähigkeitszusatzversicherung genannten Form der privaten Vorsorge.

Die für den Sachverständigen wichtigsten Versicherungsformen sind im Folgenden genannt.

Private Krankenversicherung (PKV)

Im Gegensatz zu der vom Solidaritätsprinzip geprägten Gesetzlichen Krankenversicherung basiert die Private Krankenversicherung auf der Kalkulation und Absicherung des individuellen Risikos (Eintrittsalter, Geschlecht, Beruf, Gesundheitszustand) sowie auf der Möglichkeit zur Vereinbarung eines individuellen Leistungsumfangs mit sich hieraus ableitenden Prämien. Trotz dieser grundlegenden Unterschiede sind die vom Sachverständigen zu klärenden Fragen weitgehend deckungsgleich. Im Regelfall ist dies bei der Privaten Krankenversicherung Aufgabe von Beratungsärzten. Nur im gerichtlichen Streitfall sind andere Ärzte hierin involviert.

Private Unfallversicherung (PUV)

Will man die für den Verlust bestimmter Gliedmaßen schon zu Zeiten der Freibeuter und Piraten gewährten Zahlungen als Ursprung akzeptieren, so gehört die Private Unfallversicherung neben den diversen Formen der Sachversicherung zu den ältesten Versicherungssparten. Als Element des organisierten privaten Versicherungswesens hat sie ihre Ursprünge ebenfalls im 19. Jahrhundert in paralleler Entwicklung zur Gesetzlichen Unfallversicherung. Maßgeblich für die Einschätzung von Unfallfolgen sind die jeweiligen individualvertraglichen Vereinbarungen, die sich in der Vergangenheit zwingend und heute noch immer in der Regel an die **Allgemeinen Unfallversicherungsbedingungen** (AUB) anlehnen. Aufgrund der in Teilbereichen divergierenden Bedingungen sind dabei mehrere Regelwerke zu unterscheiden:

- die AUB 61 für Verträge ab 1961 und
- die seit 1988 erschienenen AUB (AUB 88, 94, 98 usw.).

Im Gegensatz zur Gesetzlichen Unfallversicherung ist die Private Unfallversicherung durch eine Reihe von Ausschlüssen gekennzeichnet, die sowohl bestimmte Unfallereignisse als auch Unfallfolgen betreffen (Tab. 1.**6**). Weitere Details finden sich in Kapitel 7.

Private Berufsunfähigkeits(zusatz)versicherung

Die Berufsunfähigkeitsversicherung bzw. – als Ergänzung zu anderen Formen privater Versicherungen – Berufsunfähigkeitszusatzversicherung stellt gewissermaßen das privatrechtliche Pendant zur Gesetzlichen Rentenversicherung dar. Im Gegensatz zur Gesetzlichen Rentenversicherung, die ein breites Spektrum von Leistungen nicht nur bei verminderter, sondern auch bei gefährdeter beruflicher Leistungsfähigkeit anbietet, beschränkt sich die Berufsunfähigkeits(zusatz)versicherung auf Rentenzahlungen bei bereits bestehender Berufsunfähigkeit. Während die Gesetzliche Rentenversicherung grundsätzlich die allgemeine Erwerbsfähigkeit des Versicherten in den Blick nimmt, bildet hier die konkrete Berufstätigkeit den maßgeblichen Maßstab der Leistungsprüfung. Zur Altersvorsorge und zur Risikoabsicherung bei Todesfall sind weitere Versicherungen erforderlich (s. Tab. 1.5), weswegen die Berufsunfähigkeitsversicherung meist zusätzlich in einem „Paket" zu anderen Versicherungsformen gewählt wird. Eine generelle Definition der „Berufsunfähigkeit" gibt es nicht, sie ist von den jeweiligen Vertragsbedingungen abhängig. Weitere Details s. Kapitel 9.

Tabelle 1.**6** Für den neurologischen Sachverständigen wesentliche Ausschlüsse in der Privaten Unfallversicherung (Bezug auf AUB 88 und später)

Ausgeschlossene Unfallereignisse	Unfälle aufgrund von: • Geistes- oder Bewusstseinsstörungen • Trunkenheit, Schlaganfällen • epileptischen Anfällen • anderen Anfällen, die den ganzen Körper der versicherten Person ergreifen
Ausgeschlossene Unfallfolgen	• Schäden an Bandscheiben • Blutungen aus inneren Organen • Gehirnblutungen *Versicherungsschutz besteht jedoch, wenn das Unfallereignis die überwiegende Ursache war.*
	• Gesundheitsschäden durch Strahlen *Versicherungsschutz besteht jedoch, wenn die Heilmaßnahmen oder Eingriffe durch einen unter den Vertrag fallenden Unfall veranlasst waren.*
	• Infektionen *Versicherungsschutz besteht jedoch für Tollwut und Wundstarrkrampf sowie für Infektionen, bei denen die Krankheitserreger durch Unfallverletzungen in den Körper gelangten.*
	• Vergiftungen infolge Einnahme fester oder flüssiger Stoffe durch den Schlund *Versicherungsschutz besteht jedoch für Kinder, die zum Zeitpunkt des Unfalles das 10. Lebensjahr noch nicht vollendet haben, sofern es sich nicht um Vergiftungen durch Nahrungsmittel handelt.*
	• Krankhafte Störungen infolge psychischer Reaktionen, auch wenn diese durch einen Unfall verursacht wurden („Psychoklausel").

Private Pflegeversicherung

Die Kriterien der Privaten Pflegeversicherung sind bzgl. Feststellung der Pflegebedürftigkeit und der Pflegestufe den Maßstäben der Sozialen Pflegeversicherung nach SGB XI entlehnt. Daher ist dieser Bereich rechtlich, insbesondere aber auch in der Gerichtszuständigkeit (Sozialgerichte), dem Sozialrecht zuzuordnen. Lediglich die Begutachtung erfolgt hier nicht durch den Medizinischen Dienst der Krankenkassen (MDK), sondern durch spezielle „Begutachtungsfirmen“. Weiteres hierzu s. Kapitel 12. Außerhalb der eigentlichen Pflegeversicherung gibt es in anderen Versicherungssparten (z. B. Unfallversicherung, Berufsunfähigkeitsversicherung) zusätzliche Leistungen bei Eintritt und zur Absicherung einer eingetretenen Pflegebedürftigkeit in Gestalt von Pflegegeldern o. ä.

1.4.2 Haftpflichtrecht

Eine Ersatzpflicht für die anderen zugefügten Schäden gehört zu den wohl ältesten Regelungen von Rechtsverhältnissen (Rechtsinstituten), zunächst mit fließendem Übergang zum Strafrecht. So enthielt schon die Gesetzessammlung des Hammurabi (König von Babylon 1728–1686 v. Chr.) Vorschriften z. B. zum Schadensersatz beim Einsturz nicht fachgerecht erstellter Gebäude. Mit der Industrialisierung stiegen die Schadensrisiken und damit die Notwendigkeit besonderer gesetzlicher Regelungen. Am 7.6.1871 wurde das „Gesetz betreffend die Verbindlichkeit zum Schadensersatz für die bei dem Betriebe von Eisenbahnen, Bergwerken, Fabriken, Steinbrüchen und Gräbereien herbeigeführten Tötungen und Körperverletzungen“ (Reichshaftpflichtgesetz) verabschiedet, welches erstmals eine verschuldensunabhängige **Gefährdungshaftung** kodifizierte und als Haftpflichtgesetz (HaftPflG) noch heute gilt.

Obschon der Gedanke der Gefährdungshaftung, also der Einstandspflicht auch für unverschuldete Schäden, mittlerweile in zahlreichen Spezialgesetzen Eingang gefunden hat – z. B. Haftung für Schäden durch den Betrieb eines Kraftfahrzeugs nach dem Straßenverkehrsgesetz – existiert in vielen Bereichen nach wie vor (nur) eine **Verschuldenshaftung**. Grundlegende Vorschrift hierfür ist § 823 BGB, der die Verpflichtung zum Ersatz auf vorsätzlich oder fahrlässig herbeigeführte Schäden beschränkt. Dabei hat sich der deutsche Gesetzgeber entschlossen, die Einstandspflicht noch zusätzlich an die Verletzung bestimmter Rechtsgüter zu knüpfen. Danach müssen folgende Voraussetzungen gegeben sein:

- **Verletzung eines geschützten Rechtsgutes:** Für die ärztliche Begutachtung naturgemäß von zentraler Bedeutung sind dabei Körperverletzungen im Sinne einer „nicht ganz unwesentliche Beeinträchtigung der körperlichen Unversehrtheit einschließlich der bloßen Schmerzzufügung“ oder Gesundheitsverletzungen im Sinne „nicht ganz unerheblichen Störungen der inneren Funktionen einschließlich des psychischen Wohlbefindens“.
- **Hervorgerufen durch vorsätzliches oder fahrlässiges und widerrechtliches Verhalten:** Eine Rechtsgutsverletzung ist stets „widerrechtlich“, sofern kein besonderer Rechtfertigungsgrund (z. B. Einwilligung des Opfers, Notwehr) vorliegt. Vorsätzlich handelt, wer die Rechtsgutsverletzung will, fahrlässig derjenige, der „die im Verkehr erforderliche Sorgfalt außer Acht lässt“. Selbst schlichte Untätigkeit kann die Haftung auslösen, wenn und soweit eine Schadensabwendungspflicht aufgrund besonderer **Garantenstellung** besteht (z. B. Eltern gegenüber ihren Kindern, Arzt gegenüber seinen Patienten).

Sind beide Voraussetzungen bewiesen, besteht gemäß §§ 249 und 842 ff. BGB eine umfassende Schadensersatzpflicht für die Wiederherstellung des Vorzustandes (Heilmaßnahmen) und/oder zur Kompensation entstandener schadensbedingter Nachteile. Weitere Details finden sich in Kapitel 7.

§ 823 BGB – Schadensersatzpflicht

(1) Wer vorsätzlich oder fahrlässig das Leben, den Körper, die Gesundheit, die Freiheit, das Eigentum oder ein sonstiges Recht eines anderen widerrechtlich verletzt, ist dem anderen zum Ersatz des daraus entstehenden Schadens verpflichtet. (2) Die gleiche Verpflichtung trifft denjenigen, welcher gegen ein den Schutz eines anderen bezweckendes Gesetz verstößt. Ist nach dem Inhalt des Gesetzes ein Verstoß gegen dieses auch ohne Verschulden möglich, so tritt die Ersatzpflicht nur im Falle des Verschuldens ein.

§ 249 BGB – Art und Umfang des Schadensersatzes

(1) Wer zum Schadensersatz verpflichtet ist, hat den Zustand herzustellen, der bestehen würde, wenn der zum Ersatz verpflichtende Umstand nicht eingetreten wäre.
(2) Ist wegen Verletzung einer Person oder wegen Beschädigung einer Sache Schadensersatz zu leisten, so kann der Gläubiger statt der Herstellung den dazu erforderlichen Geldbetrag verlangen.

§ 842 BGB – Umfang der Ersatzpflicht bei Verletzung einer Person

Die Verpflichtung zum Schadensersatz wegen einer gegen die Person gerichteten unerlaubten Handlung erstreckt sich auf die Nachteile, welche die Handlung für den Erwerb oder das Fortkommen des Verletzten herbeiführt.

§ 843 BGB – Geldrente oder Kapitalabfindung

(1) Wird infolge einer Verletzung des Körpers oder der Gesundheit die Erwerbsfähigkeit des Verletzten aufgehoben oder gemindert oder tritt eine Vermehrung seiner Bedürfnisse ein, so ist dem Verletzten durch Entrichtung einer Geldrente Schadensersatz zu leisten.

1.4.3 Sonstige Bereiche des Zivilrechts

Geschäftsunfähigkeit

Gemäß § 104 BGB stellt Geschäftsunfähigkeit einen nicht nur vorübergehenden Zustand krankhafter Störung der Geistestätigkeit dar. Gutachtenfragen nach der Geschäftsfähigkeit beziehen sich in aller Regel auf bereits vorgenommene Rechtsgeschäfte oder abgegebene Willenserklärungen, deren Wirksamkeit aufgrund krankhafter Störungen zum Erklärungszeitpunkt im Nachhinein in Zweifel gezogen wird. Details siehe Kapitel 14.

Betreuungsrecht

An die Stelle der früheren Vormundschaft über Volljährige und der Gebrechlichkeitspflegschaft trat zum 1.1.1992 das Betreuungsrecht als Bestandteil des BGB. Gemäß § 1896 BGB bestellt das Vormundschaftsgericht auf Antrag oder von Amts wegen einen Betreuer, wenn ein Volljähriger aufgrund einer psychischen Krankheit oder einer körperlichen, geistigen oder seelischen Behinderung seine Angelegenheiten ganz oder teilweise nicht (mehr) besorgen kann. Der Betreuer darf dabei nur für bestimmte Aufgabenkreise, in denen die Betreuung erforderlich ist, bestellt werden. Als solche zu nennen sind z. B. Vermögenssorge, die Bestimmung des Aufenthalts, die Gesundheitsfürsorge (diagnostische und therapeutische Maßnahmen), die Regelung von Mietangelegenheiten oder die Vertretung gegenüber Behörden. Weitere Einzelheiten finden sich in Kapitel 13.

Bundesentschädigungsgesetz (BEG)

Neurologische Sachverständige werden heute nur noch sehr selten mit Begutachtungen zu Fragen der Entschädigung („Wiedergutmachung") nationalsozialistischer Verfolgung beauftragt. Aus historischen Gründen ist das Gesetz im Bereich des Zivilrechts angesiedelt, während die Entschädigung von Opfern rechtsstaatswidriger Verfolgsmaßnahmen in der ehemaligen DDR im Sozialen Entschädigungsrecht zu finden ist.

Literatur

Bahemann A. Kurzer Überblick zur Begutachtung der Erwerbsfähigkeit nach dem Sozialgesetzbuch II (Grundsicherung für Arbeitsuchende). Med Sach 2006; 102: 36 – 39

Bundesministerium für Gesundheit und Soziale Sicherung. Anhaltspunkte für die ärztliche Gutachtertätigkeit im sozialen Entschädigungsrecht und nach dem Schwerbehindertenrecht, 2005

2 Rechtsgrundlagen der Begutachtung

P. W. Gaidzik

Verfahren in der Sozialverwaltung oder vor den Sozialgerichten erfordern nahezu stets – und im Verlauf meist mehrfach – die medizinische Expertise. Allein bei den Sozialgerichten Nordrhein-Westfalens gingen im Jahr 2005 77 000 Klagen ein, wobei in rund 50 000 Verfahren die Einschaltung eines ärztlichen Sachverständigen erforderlich war, verbunden mit einem Kostenvolumen von 36 Mill. Euro. Aber auch Straf- und Zivilprozesse hängen in ihrem Ausgang nicht selten von der sachverständigen Beurteilung gesundheitlicher Schädigungen ab.

Trotz der zentralen Funktion in der Rechtspflege sind Aufgaben und Qualifikationsvoraussetzungen des ärztlichen Sachverständigen nicht legal definiert. Letztlich ist jeder Arzt kraft seiner Approbation berechtigt, medizinische Sachverständigengutachten zu erstatten, da er für sein Arbeitsgebiet „besondere Sachkunde" aufweist (Sachverständiger im weiteren Sinne) und damit in der Lage ist, haupt- oder nebenberuflich seine Fachkenntnisse im Wege eines Gutachtens für Gerichte, Verwaltungsbehörden und Privatpersonen einzusetzen (Sachverständiger im engeren Sinne).

2.1 Aufgabenstellung

Der ärztliche Sachverständige hat medizinische Befunde zu erheben und in Verbindung mit dem Aktenmaterial auf der Basis medizinisch-wissenschaftlicher Erkenntnis und unter Berücksichtigung ärztlichen Erfahrungswissens zu bewerten, um die Entscheidung des Auftraggebers über die Anwendbarkeit von Rechtsnormen vorzubereiten.

Der Sachverständige ist nicht selbst der Entscheidungsträger, er ist lediglich „Gehilfe" (BGHSt 3,28) bzw. fachkundiger Berater des Gerichtes oder sonstiger Auftraggeber, und folglich sowohl an die gestellten Fragen wie an die erteilten Weisungen zur Gutachtendurchführung grundsätzlich gebunden (für den gerichtlichen Sachverständigen ausdrücklich normiert in den §§ 78 StPO und 404a, 407a Abs. 4 S. 1 ZPO[1]). Umgekehrt kann er – soweit erforderlich – zwar nicht eigenmächtig, aber über das Gericht bzw. den Auftraggeber Einfluss auf die Formulierung der Beweisfragen nehmen und sich in Zweifelsfällen seine Aufgabenstellung erläutern lassen.

§ 78 StPO – Leitung durch den Richter
Der Richter hat, soweit ihm dies erforderlich erscheint, die Tätigkeit der Sachverständigen zu leiten.

§ 404a ZPO – Leitung der Tätigkeit des Sachverständigen
(1) Das Gericht hat die Tätigkeit des Sachverständigen zu leiten und kann ihm für Art und Umfang seiner Tätigkeit Weisungen erteilen.
(2) Soweit es die Besonderheit des Falles erfordert, soll das Gericht den Sachverständigen vor Abfassung der Beweisfrage hören, ihn in seine Aufgabe einweisen und ihm auf Verlangen den Auftrag erläutern.

Aus der Beraterfunktion folgt gleichzeitig, dass nicht das Ergebnis, sondern dessen plausible, in sich schlüssige und von Sachkenntnis getragene argumentative Herleitung die eigentliche Leistung des Gutachters darstellt und das maßgebliche Qualitätskriterium seiner Stellungnahme liefert.

Wesentlichstes Qualitätsmerkmal eines Gutachtens ist die für Dritte nachvollziehbare, in sich schlüssige Herleitung der abschließenden gutachtlichen Bewertung.

Verwendung rechtlich normierter Begriffe

Andererseits ist der Sachverständige an die Grenzen seines Fachs gebunden und daher nicht dazu berufen, über die fachkundige Würdigung des Tatsachenmaterials (s. Kap. 2.1.2) hinaus Rechtsausführungen zu machen. Erst recht sollte er nicht der Versuchung unterliegen, vermeintliche oder tatsächliche Fehlentscheidungen des Normgebers (z. B. hinsichtlich der Aufnahme bestimmter Erkrankungen in die Berufskrankheiten-Verordnung oder einiger heute fachlich nicht mehr zu rechtfertigender Ansprüche in der Kannversorgung des Sozialen Entschädigungsrechts) über sein Gutachten im Einzelfall zu „korrigieren".

Vor diesem Hintergrund ist auch die Verwendung rechtlich besetzter Begriffe, z. B. MdE, wesentliche Teilursache oder Berufs(un)fähigkeit nicht unproblematisch, in der Praxis jedoch letztlich aus verfahrensökonomischen Gründen unvermeidlich und wird von den Auftraggebern in der Regel sogar explizit gefordert (s. Kap. 37). Der Sachverständige sollte sich dann jedoch über den genauen Begriffsinhalt vergewissern. Dies um so mehr, als manche exakt normativ definierten Begriffe (z. B. die „Wegefähigkeit") zuweilen auch im allgemeinen Sprachgebrauch Verwendung finden, dort aber nicht selten einen anderen, meist weniger scharf umrissenen Bedeutungsgehalt aufweisen.

[1] Die Vorschriften zum Sachverständigenbeweis in der Zivilprozessordnung gelten aufgrund von Verweisungsvorschriften auch im Verwaltungsgerichts- (§ 98 VwGO) und Sozialgerichtsprozess (§ 118 SGG).

Ähnliches gilt für den parallelen, indes inhaltlich differenten Gebrauch desselben Begriffs in unterschiedlichen Rechtsgebieten (z. B. MdE in den verschiedenen Rechtsgebieten).

Rechtlich normierte Begriffe sollten vom Sachverständigen nur benutzt werden, wenn er deren genauen Begriffsinhalt und deren möglicherweise unterschiedliche Bedeutung in verschiedenen Rechtsgebieten kennt.

2.1.1 Abgrenzung vom (sachverständigen) Zeugen

Prozessrechtlich stellt der **Sachverständige** bzw. das Gutachten ebenso wie der einfache oder sachverständige **Zeuge** ein **Beweismittel** dar. Hierbei sind 3 Gruppen zu unterscheiden:

- Der **Zeuge** schildert dem Gericht seine Wahrnehmungen über Ereignisse und Zustände in der Vergangenheit. Im Gegensatz zum Sachverständigen ist er daher als Beweismittel nicht austauschbar.
- Der **sachverständige Zeuge** nimmt „kraft besonderer beruflicher Sachkunde“ Tatsachen wahr, über die er z. B. in seiner Funktion als vor- oder nachbehandelnder Arzt zeugenschaftlich aussagt (z. B. welche Befunde konnten wann erhoben werden und welche differenzialdiagnostischen/therapeutischen Konsequenzen wurden mit welchem Erfolg hieraus gezogen).
- Der **Sachverständige** trifft demgegenüber (erst!) innerhalb eines Gutachtenauftrags Tatsachenfeststellungen und bewertet sie im Hinblick auf die gestellten (Beweis-)Fragen. Diese Differenzierung hat prozessuale – z. B. Voraussetzungen und Form der Vereidigung –, insbesondere aber liquidationsrechtliche Folgen, denn die Leistungen des Sachverständigen werden gemäß JVEG „vergütet“, der Aufwand des Zeugen lediglich in weit geringerem Umfang „entschädigt“ (s. Kap. 2.4.2).

2.1.2 Tatsachenstoff und seine Beschaffung

Entgegen dem allgemeinen Verständnis kennzeichnet der Begriff der **Tatsache** in der Rechtssprache jeden behaupteten Sachverhalt, unabhängig davon, ob sich dieser auch als wahr erweist. Auf dieser Definition beruht der in Gutachtenaufträgen nicht selten zu findende, für den medizinischen Sachverständigen nur schwer verständliche Satz, wonach über eine „Tatsache Beweis zu erheben“ ist. Tatsachen können demnach mehrere Qualitäten besitzen:

- **„Bewiesene“ Tatsachen** sind im naturwissenschaftlichen Sinne objektiv belegte Sachverhalte (z. B. ein radiologisch nachweisbare Fraktur).
- **„Unbestrittene“ Tatsachen** werden von beiden Parteien als sich so ereignet habende Sachverhalte anerkannt, auch wenn möglicherweise ein naturwissenschaftlicher Beweis fehlt.
- **„Bestrittene“ Tatsachen** sind Sachverhalte, die von einer Partei behauptet werden, deren Vorhandensein die andere Partei jedoch nicht zugestanden oder bestritten hat.
- **„Wahrscheinliche“** bzw. **„mögliche“ Tatsachen** sind Sachverhalte, deren Existenz nicht mit Sicherheit bewiesen wurde.

Jede Behauptung, auch wenn sie nicht bewiesen ist, wird in der Rechtssprache als Tatsache bezeichnet. Ob diese einer rechtlichen Entscheidung zugrunde gelegt werden kann, ist dann eine Frage der Beweiswürdigung.

Tatsachenfeststellung

Hinsichtlich der erforderlichen Tatsachenfeststellung lassen sich 3 Formen von „Tatsachen“ unterscheiden:

- **Befundtatsachen** nimmt der Sachverständige aufgrund seiner besonderen beruflichen Sachkunde im Rahmen seiner Begutachtung wahr und vermittelt diese als Teil des Gutachtens dem Gericht.
- **Zusatztatsachen** unterscheiden sich von Befundtatsachen dadurch, dass sie letztlich jedermann – auch ohne spezielle medizinische Sachkenntnis – wahrzunehmen in der Lage wäre.
- **Anknüpfungstatsachen** werden in der juristischen Literatur unterschiedlich definiert. Zum Teil wird hierunter die Addition von Befund- und Zusatztatsachen verstanden, da sie die notwendige Verknüpfung des zu beurteilenden Sachverhaltes mit den eigentlichen gutachtlichen Schlussfolgerungen liefern. Demnach gehört zu den Befundtatsachen neben der Befragung und Untersuchung des Probanden auch die Auswertung früherer Gutachten oder von Krankengeschichten. Nach anderem Begriffsverständnis sind Anknüpfungstatsachen identisch mit der „Aktenlage“, d. h. solche Tatsachen, die nicht vom Sachverständigen, sondern vom Arbeitgeber, dem Versicherungsträger oder einem anderen Sachverständigen bereits zuvor erhoben wurden und sich daher im Gutachten in der Wiedergabe der Vorgeschichte sowie der Ermittlung und Beschreibung des Sachverhalts z. B. anhand ärztlicher Vorbefunde wiederfinden. Praktische Bedeutung kommt diesen Begriffsnuancen nicht zu.

Einbringen „neuer“ Tatsachen

Zweifelhaft kann sein, ob und inwieweit der Sachverständige Tatsachen verwenden darf, die bislang nicht in das Verwaltungs- bzw. gerichtliche Verfahren eingeführt wurden (z. B. der Proband bringt weitere Befundberichte/Röntgenbilder mit), oder sogar zu eigenen Tatsachenermittlungen über die Befragung und Untersuchung des Probanden hinaus befugt ist (z. B. Fremdanamnese, eigenständige Beiziehung von Unterlagen bei vor- bzw. nachbehandelnden Ärzten). Dies ist unproblematisch, wenn der Sachverständige ausdrücklich im Auftragsschreiben bzw. in den Beweisbeschlüssen/-anordnungen des Gerichts hierzu ermächtigt wird. Ansonsten ist zu differenzieren:

- Im **(Sozial-)Verwaltungsverfahren** (z. B. Gesetzliche Unfall- oder Rentenversicherung) gilt allgemein der Grundsatz der Amtsermittlung, d. h. die Behörde hat von sich aus den Sachverhalt möglichst vollständig aufzuklären. Sie kann sich insoweit des Sachverständigen bedienen, der damit eine entsprechend weitgehende Ermittlungsbefugnis (nicht auch -pflicht!) besitzt.
- Im **Sozialgerichtsprozess** dürfte Gleiches gelten, da auch dort das Gericht von Amts wegen den entscheidungsrelevanten Sachverhalt aufzuklären hat.
- Im strafrechtlichen **Ermittlungsverfahren**, wird man den im Auftrag der Staatsanwaltschaft tätig werdenden Sachverständigen grundsätzlich ebenfalls für befugt halten dürfen, weitere Informationen einzuholen, die zur Beantwortung der gestellten Fragen objektiv erforderlich sind, denn auch hier besteht eine umfassende Pflicht zur Sachverhaltsaufklärung. Die Grenze ist allerdings dort erreicht, wo das Bemühen des Sachverständigen, eine möglichst vollständige Tatsachengrundlage für seine Expertise zu schaffen, ein allzu starkes, mit dem Gebot der Objektivität und Neutralität nicht mehr zu vereinbarendes „Verfolgungsinteresse" erkennen lässt.
- Bei **Privatversicherungen** ist die Situation außerhalb eines anhängigen Rechtsstreits ähnlich unproblematisch. Da hier den Versicherten kraft Vertrags Auskunfts- und Anzeigepflichten treffen, ist der Sachverständige ohne weiteres befugt, alle von diesem beigebrachten Unterlagen in seinem Gutachten zu würdigen, mag sich dies im Einzelfall auch zu Ungunsten des Versicherten auswirken.
- Im **Zivilprozess** ist demgegenüber immer Vorsicht angezeigt. Zum einen herrscht dort der sog. „Beibringungsgrundsatz", d. h. es ist grundsätzlich allein Aufgabe der Parteien, den zur Entscheidung gestellten Tatsachenstoff dem Gericht zu unterbreiten. Zum anderen können in Abhängigkeit vom Streitwert und Klagegegenstand nicht die Parteien selbst, sondern nur ihre anwaltlichen Vertreter prozessuale Erklärungen wirksam abgeben. Schließlich gilt im Zivilprozess das Prinzip der „formalen Wahrheit", wonach das Gericht an den übereinstimmenden oder auch nur einseitigen, jedoch unbestritten gebliebenen Tatsachenvortrag der Parteien gebunden ist. Damit aber stellt schon das Einbringen neuen Tatsachenmaterials einen formalen Akt dar, an dessen Wirksamkeit bestimmte Voraussetzungen geknüpft sind und der in aller Regel prozessuale Rechte der jeweils anderen Partei auslöst. Zum Untersuchungstermin mitgebrachte Befundunterlagen können daher zwar entgegengenommen werden, ihre Auswertung sollte jedoch zumindest im Zivilprozess erst nach Rücksprache mit dem Gericht erfolgen. Gleiches gilt generell bei Zweifeln des Sachverständigen, ob und welche Tatsachen er seinen Ausführungen zugrunde legen soll, soweit er sich nicht – z. B. bei streitigem Parteivortrag im Arzthaftungsprozess – zu einer alternativen Darstellung und Würdigung der Anknüpfungstatsachen entschließt.

§ 404a ZPO – Leitung der Tätigkeit des Sachverständigen

(3) Bei streitigem Sachverhalt bestimmt das Gericht, welche Tatsachen der Sachverständige der Begutachtung zugrunde legen soll.

Erhebung einer Fremdanamnese

Ähnliche Probleme stellen sich bei der Erhebung einer im neurologischen/psychiatrischen Fachgebiet häufig unverzichtbaren Fremdanamnese. Rechtstechnisch handelt es sich hierbei um eine Zeugenaussage, die schon aufgrund der prozessual verankerten Befragungsrechte der Parteien bzw. ihrer Bevollmächtigten deren Anwesenheit erfordert. Eine fremdanamnestische Befragung in der Begutachtungssituation ohne Anwesenheit der sonstigen Prozessbeteiligten setzt daher im Zivilprozess zwingend die Erlaubnis des Gerichts voraus, die bei absehbarer Notwendigkeit schon im Vorfeld der Begutachtung eingeholt werden kann. Im Öffentlichen Recht sowie bei Gutachtenaufträgen von Privatversicherungen ist das Einbringen fremdanamnestischer Angaben demgegenüber unproblematisch. Fremdanamnestisch zu befragende Angehörige sollten ggf. auf ihr Zeugnisverweigerungsrecht (§ 383 ZPO) hingewiesen und dies sollte auch im Gutachten vermerkt werden.

Die Verwertung „neuer", d. h. bislang nicht aktenkundiger Tatsachen (z. B. zum Untersuchungstermin mitgebrachter Arztberichte, Röntgenbilder) sowie insbesondere die Durchführung einer Fremdanamnese sollten im Zivilprozess nur mit vorheriger Zustimmung des Gerichts erfolgen.

2.2 Auftraggeber

Auftraggeber eines Gutachtens können außerhalb justizförmiger Verfahren private Versicherungsgesellschaften, Rechtsanwälte oder auch der Betroffene selbst sein, letztlich also „jedermann". Im Rahmen von Verwaltungsverfahren sind es die jeweils zuständigen Behörden und innerhalb des Rechtsmittelweges dann die Gerichte, die das Gutachten in Auftrag geben und damit grundsätzlich auch das Auswahlrecht im Bezug auf die Person des Gutachters ausüben[2].

Die Prozess- und Verfahrensordnungen gehen dabei implizit von der Annahme aus, dass es im Tatsächlichen nur eine „Wahrheit" gibt, womit es grundsätzlich auch nur eines Sachverständigen bedarf – Objektivität und Unabhängigkeit vorausgesetzt –, um diese zu ermitteln und für das Gericht „aufzubereiten". Anders als in einigen angloamerikanische Rechtsordnungen, bei denen jede Partei „ihren"

[2] vgl. für das Verwaltungsverfahren z. B. § 21 Abs. 1 Nr. 2 SGB X; für das gerichtliche Verfahren: §§ 73 Abs. 1 StPO, 404 Abs. 1 ZPO, 96 Abs. 1 VwGO, 106 SGG

Sachverständigen als „expert-witness" stellt und sich dessen Argumentation im Kreuzverhör der Gegenseite bewähren muss, sind dem Konzept des gerichtlichen Sachverständigen unterschiedliche Auffassungen fremd bzw. nur denkbar, wenn die Divergenz in der fehlenden Sachkunde eines der Gutachters, der Unterlegenheit der von ihm eingesetzten Forschungsmittel oder in sonstigen inhaltlichen Defiziten seiner Expertise (falsche, unvollständige oder widersprüchliche Tatsachengrundlage etc.) begründet ist. Vor diesem Hintergrund werden die restriktiven Vorschriften der §§ 244 Abs. 4 Satz 2 StPO und 412 ZPO verständlich, die die Beweiserhebungspflichten der Gerichte bei bereits eingeholten Gutachten im Unterschied etwa zum Zeugenbeweis deutlich einschränken. Der Gesetzgeber hat damit der unbestreitbaren Erfahrungstatsache, dass Gutachter außerhalb der Kategorien „Richtig" oder „Falsch" zu unterschiedlichen Wertungen gelangen können, bislang im Prozessrecht nicht oder kaum Rechnung getragen (zum Sonderfall des § 109 SGG s. unten).

Auswahl des Sachverständigen

Den Betroffenen bzw. sonst Verfahrensbeteiligten verbleiben auf die Auswahl nur vergleichsweise geringe Einflussmöglichkeiten. So verpflichtet § 200 Abs. 2 SGB VII im Recht der Gesetzlichen Unfallversicherung und § 14 Abs. 5, Sätze 3 und 4 SGB IX im Schwerbehindertenrecht die dort zuständigen Träger der Sozialverwaltung dem Betroffenen mehrere – i. d. R. drei – Gutachter zur Auswahl vorzuschlagen. Sie sind freilich auch hier nicht gehalten, einen Gutachtervorschlag des Betroffenen zu akzeptieren, aufgrund der allgemeinen Gesetzesbindung der Verwaltung wird man insoweit jedoch eine Begründungspflicht für eine ablehnende Entscheidung annehmen müssen. Im Bereich der privaten Versicherungen gilt diese Regelung nicht. Hier müssen sich die Beteiligten über die Person des Gutachters verständigen.

Ähnliche Einschränkungen finden sich in den gerichtlichen Verfahrensordnungen. Ein über die Verteidigung ordnungsgemäß geladener und in der Hauptverhandlung gestellter Sachverständiger („präsentes Beweismittel") ist – von engen Ausnahmen abgesehen – vom (Straf-)Gericht zu vernehmen, selbst wenn aus dessen Sicht ein – weiteres – Gutachten entbehrlich erscheint (vgl. § 245 StPO). Im Zivilprozess haben die Parteien die Möglichkeit, sich mit bindender Wirkung für das Gericht auf die Person eines Sachverständigen zu einigen (§ 404 Abs. 4 ZPO). Zu den Besonderheiten im Sozialgerichtsprozess s. unten.

Gutachten nach § 109 SGG

Im Sozialgerichtsprozess erfolgt im Regelfall die Auswahl und Bestellung des Sachverständigen gemäß § 106 Abs. 3 Nr. 5 SGG ausschließlich durch den Richter. Allerdings hat die Klägerseite die Möglichkeit, gemäß § 109 SGG einen „Arzt ihres Vertrauens" als – weiteren – Gutachter zu benennen und so eine erneute Begutachtung zu erzwingen. Erachtet das Gericht die vorliegende Sachaufklärung bereits als ausreichend, wird die Vergabe dieses Gutachtenauftrags regelmäßig davon abhängig gemacht, dass der Kläger die Kosten vorschießt und ggf. auch trägt – es sei denn, dass das „Gutachten einen wesentlichen Beitrag zur Sachaufklärung geleistet und zur Erledigung des Rechtsstreits maßgeblich beigetragen hat"[3]. Häufig wird in einem solchen Fall vom Sachverständigen zunächst ein Kostenvoranschlag verlangt bzw. eine Obergrenze für das Gutachtenhonorar festgesetzt. Zumindest von Seiten einzelner Gerichte wird dabei eine verbindliche Vorab-Festsetzung des Gutachtenhonorars jedoch verneint[4].

§ 106 SGG – Aufklärungspflicht des Vorsitzenden

(1) Der Vorsitzende hat darauf hinzuwirken, daß Formfehler beseitigt, unklare Anträge erläutert, sachdienliche Anträge gestellt, ungenügende Angaben tatsächlicher Art ergänzt sowie alle für die Feststellung und Beurteilung des Sachverhalts wesentlichen Erklärungen abgegeben werden.

(3) Zu diesem Zweck kann er insbesondere

2. Krankenpapiere, Aufzeichnungen, Krankengeschichten, Sektions- und Untersuchungsbefunde sowie Röntgenbilder beiziehen,
3. Auskünfte jeder Art einholen,
4. Zeugen und Sachverständige in geeigneten Fällen vernehmen oder, auch eidlich, durch den ersuchten Richter vernehmen lassen,
5. die Einnahmen des Augenscheins sowie die Begutachtung durch Sachverständige anordnen und ausführen.

§ 109 SGG – Anhörung eines bestimmten Arztes

(1) Auf Antrag des Versicherten, des Behinderten, den Versorgungsberechtigten oder Hinterbliebenen muss ein bestimmter Arzt gutachtlich gehört werden. Die Anhörung kann davon abhängig gemacht werden, dass der Antragsteller die Kosten vorschießt und vorbehaltlich einer anderen Entscheidung des Gerichts endgültig trägt.

2.3 Gutachtentypen

Inhaltlich lassen sich finale von kausalen Fragestellungen differenzieren. In der **„finalen" Begutachtung** ist der Sachverständige aufgerufen, den Körper- und Gesundheitszustand des Probanden zu objektivieren und etwaige Funktionseinschränkungen zu bewerten. Bei diesem Gutachtentyp, der z. B. im Renten- und Schwerbehindertenrecht anzutreffen ist (Tab. 2.1), vollzieht sich die Bewertung unabhängig von der Ursache der festgestellten Funktionsstörung. Demgegenüber sind die etwaigen körperlichen bzw. gesundheitlichen Defizite im Rahmen der **„kausalen" Begutachtung** vom Sachverständigen in ihren Kausalbeziehungen darzustellen und zu bewerten. Dieser Gutachtentyp findet sich in der Gesetzlichen und Privaten Unfallversicherung sowie im Haftpflichtrecht, ebenso jedoch im Sozialen Entschädigungsrecht und der beamtenrechtlichen Unfallfürsorge.

[3] Hessisches LSG, Beschluss vom 29.9.2005 – L 5B 148/05 R

[4] LSG Baden-Württemberg, Beschluss vom 15.9.2004 – L 12U 3685/04 KO-A

Tabelle 2.1 Gutachtentypen und zugehörige Rechtsgebiete

Zustandsgutachten („Finale" Gutachten)	*Zusammenhangsgutachten („Kausale" Gutachten)*
• Gesetzliche und private Krankenversicherung • Gesetzliche Rentenversicherung • Schwerbehindertenrecht • Dienstunfähigkeit von Beamten • Private Berufsunfähigkeits- und Lebensversicherung • Arbeitsvermittlung • Pflege- und Betreuungsrecht • Schuldfähigkeit und Geschäftsunfähigkeit • Eignung für das Führen von Kraftfahrzeugen	• Gesetzliche Unfallversicherung (Unfälle und Berufskrankheiten) • Private Unfallversicherung • Soziales Entschädigungsrecht • Beamtenrechtliche Unfallfürsorge • Haftpflichtrecht • Bundesentschädigungsgesetz (BEG) • Arzthaftung

2.4 Vergütung

2.4.1 Vergütung nach GOÄ

Die Vergütung des Gutachters erfolgt außerhalb justizförmiger Verfahren grundsätzlich nach der amtlichen Gebührenordnung für Ärzte (GOÄ). Gemäß § 11 der Bundesärzteordnung regelt diese die Entgelte für jegliche ärztliche Tätigkeiten im privatärztlichen Bereich mit entsprechenden Mindest- und Höchstsätzen. Freie Vereinbarungen sind im Rahmen von § 2 GOÄ „Abweichende Vereinbarung" sowohl im Sinne eines höheren Steigerungssatzes bis zum Dreieinhalbfachen gemäß § 5(1) GOÄ als auch durch feste Pauschalierungen bestimmter Leistungen (Gesetzliche Renten- und Unfallversicherung) möglich. Für Laborleistungen (Abschnitt M) und radiologische Leistungen (Abschnitt O) sind abweichende Vereinbarungen ausgeschlossen.

§ 2 GOÄ – Abweichende Vereinbarung

(1) Durch Vereinbarung kann eine von dieser Verordnung abweichende Gebührenhöhe festgelegt werden. ... Die Vereinbarung einer abweichenden Punktzahl (**§ 5** Abs. 1 Satz 2) oder eines abweichenden Punktwerts (**§ 5** Abs. 1 Satz 3) ist nicht zulässig. ...
(2) Eine Vereinbarung nach Absatz 1 Satz 1 ist nach persönlicher Absprache im Einzelfall zwischen Arzt und Zahlungspflichtigem vor Erbringung der Leistung des Arztes in einem Schriftstück zu treffen. ...
(3) Für Leistungen nach den Abschnitten **A**, **E**, **M** und **O** ist eine Vereinbarung nach Absatz 1 Satz 1 unzulässig. ...

§ 5 GOÄ – Bemessung der Gebühren für Leistungen des Gebührenverzeichnisses

(1) Die Höhe der einzelnen Gebühr bemisst sich ... nach dem Einfachen bis Dreieinhalbfachen des Gebührensatzes. Gebührensatz ist der Betrag, der sich ergibt, wenn die Punktzahl der einzelnen Leistung des Gebührenverzeichnisses mit dem Punktwert vervielfacht wird. Der Punktwert beträgt 5,82873 Cent. ...
(2) Innerhalb des Gebührenrahmens sind die Gebühren unter Berücksichtigung der Schwierigkeit und des Zeitaufwandes der einzelnen Leistung sowie der Umstände bei der Ausführung nach billigem Ermessen zu bestimmen. ... In der Regel darf eine Gebühr nur zwischen dem Einfachen und dem 2,3fachen des Gebührensatzes bemessen werden; ein Überschreiten des 2,3fachen des Gebührensatzes ist nur zulässig, wenn Besonderheiten der in Satz 1 genannten Bemessungskriterien dies rechtfertigen.
(3) Gebühren für die in den Abschnitten A, E und O des Gebührenverzeichnisses genannten Leistungen bemessen sich nach dem Einfachen bis Zweieinhalbfachen des Gebührensatzes. ...
(4) Gebühren ... für die in Abschnitt M des Gebührenverzeichnisses genannten Leistungen bemessen sich nach dem Einfachen bis 1,3fachen des Gebührensatzes. ...

Die auf die Sachverständigentätigkeit bezogenen Leistungen der GOÄ finden sich in Tabelle 2.2. Für die einfache gutachtliche Äußerung steht die Gebührennummer 80 mit – je nach Steigerungsfaktor – 17,49 bis 61,20 EUR, für die ausführlichere Stellungnahme die Nummer 85 mit 29,14 bis 102,00 EUR je Stunde zur Verfügung. Elektrophysiologische oder sonstige diagnostische Leistungen werden zusätzlich entsprechend den einschlägigen Gebührennummern abgerechnet. Hinzu kommen Schreibgebühren gemäß den Nummern 95 und 96.

Tabelle 2.2 Die Sachverständigentätigkeit betreffende Leistungen der GOÄ. Hinzu kommen die einzelnen Untersuchungsleistungen.

Nr.	*Leistung*	*Punktzahl*
80	Schriftliche gutachtliche Äußerung	300
85	Schriftliche gutachtliche Äußerung mit einem das gewöhnliche Maß übersteigenden Aufwand – gegebenenfalls mit wissenschaftlicher Begründung –, je angefangene Stunde Arbeitszeit	500
95	Schreibgebühr, je angefangene DIN-A-4-Seite (nur einfacher Gebührensatz)	60
96	Schreibgebühr, je Kopie (nur einfacher Gebührensatz)	3

Nr.	Leistung	EUR
Formulargutachten		
146	Vordruck A 4200: Erstes Rentengutachten	67,13
148	Vordruck A 4500: Zweites Rentengutachten (Rente auf unbestimmte Zeit)	58,82
150	Vordruck A 4510: Rentengutachten (Nachprüfung MdE)	58,82
Freie Gutachten		
160	Ohne Fragestellung zum ursächlichen Zusammenhang, je nach Schwierigkeitsgrad und Umfang	67,13–154,67
161	Mit Fragestellung zum ursächlichen Zusammenhang, je nach Schwierigkeitsgrad und Umfang)	84,05–236,16
165	Eingehend begründetes wissenschaftliches Gutachten[5], je nach Schwierigkeitsgrad und Umfang	100,96–317,58
190	Schreibgebühren für ... Gutachten ..., je Seite	3,50[6]
191	je verlangte Kopie	0,17

Tabelle 2.3 Vergütung gutachtlicher Leistungen in der UV-GOÄ

Besonderheiten der Gesetzlichen Rentenversicherung

Abweichend von den Vorgaben der GOÄ werden Gutachtenleistungen in Verwaltungsverfahren der GRV pauschal vergütet. Die zum Zeitpunkt der Drucklegung vorliegenden „Vergütungsrichtlinien" haben jedoch weder Rechtsnormcharakter, noch stellen sie verbindliche Vereinbarungen dar, sondern sind einseitige „Vergütungsvorschläge" der deutschen Rentenversicherung. Entsprechend steht es im freien Ermessen des Sachverständigen, ob er für die deutsche Rentenversicherung zu den dort vorgegebenen Bedingungen Gutachten erstattet.

Besonderheiten der Gesetzlichen Unfallversicherung

Seit Mai 2001 haben die Unfallversicherungsträger die Leistungsnummern der derzeit gültigen GOÄ übernommen (UV-GOÄ), allerdings sind im Bereich des Abschnitts B (Grundleistungen und allgemeine Leistungen) wesentliche Besonderheiten zu beachten (Tab. 2.3). Die Definition der Höchstsätze richtet sich dabei nach § 59 des Vertrags Ärzte/Unfallversicherungsträger. Außerdem nennt die UV-GOÄ für Untersuchungsleistungen Festbeträge, die dem 1,47fachen Steigerungssatz („Besondere Heilbehandlung", § 60 Vertrag Ärzte/Unfallversicherungsträger) des Einfachsatzes der GOÄ entsprechen.

[5] Gemäß UV-GOÄ wird hierunter ein „aufgrund der Vorgeschichte, der Angaben und des Befundes erstelltes und durch wissenschaftliche Äußerungen gestütztes und zugleich die wissenschaftlichen Erwägungen (notwendige Beiziehung und Auswertung wissenschaftlicher Literatur) erläuterndes ausführliches Gutachten" verstanden.

[6] einschl. 2 Mehrfertigungen

Vertrag Ärzte/Unfallversicherungsträger

§ 59 Überschreitung der Gebührenhöchstsätze bei Gutachten

Die Höchstsätze für frei erstattete Gutachten (Nrn. 160, 161, 165 des Leistungs- und Gebührenverzeichnisses) dürfen bei Vorliegen besonderer Gründe und mit vorheriger Zustimmung des Unfallversicherungsträgers überschritten werden. Lehnt dieser einen dahingehenden vom Arzt gestellten Antrag ab, so ist das Gutachten zu den Sätzen nach Nr. 160 bzw. 161 bzw. 165 des Leistungs- und Gebührenverzeichnisses zu honorieren. Falls der Arzt damit nicht einverstanden ist, gibt er den Gutachtenauftrag unverzüglich an den Unfallversicherungsträger zurück.

§ 60 Gebühren für die zum Zwecke der Begutachtung vorgenommenen ärztlichen Leistungen

Ärztliche Leistungen, die im Zusammenhang mit Begutachtungen erbracht werden, werden nach den Gebührensätzen für die besondere Heilbehandlung vergütet.

Während es sich im Fall der GUV um eine vertragliche Abmachung zwischen der Kassenärztlichen Bundesvereinigung und den Trägerverbänden der gesetzlichen Unfallversicherung handelt, existieren im Bereich der GRV derzeit lediglich einseitige Empfehlungen der entsprechenden Träger ohne rechtliche Bindungswirkung für die Ärzteschaft. Bei der Annahme entsprechender Gutachtenaufträge sollte dies beachtet werden.

2.4.2 Vergütung nach JVEG

Bei Beauftragung durch Gerichte, Staatsanwaltschaften oder sonstige Behörden findet für die Vergütung des Sachverständigen das Justizvergütungs- und Entschädigungsgesetz (JVEG) Anwendung, welches zum 1.7.2004 das Zeugen- und Sachverständigenentschädigungsgesetz (ZSEG) abgelöst hat.

Vergütung nach Stundensätzen

Die Vergütung des Sachverständigen erfolgt mittels Stundensätzen, deren Höhe je nach Schwierigkeitsgrad 50–85 Euro beträgt (Tab. 2.4). Hierzu zählen auch erforderliche Reise- und Wartezeiten (§ 8 JVEG). Die gesamte im Rahmen der Sachverständigentätigkeit geltend gemachte Zeit wird abschließend jeweils auf eine halbe bzw. volle Stunde aufgerundet.

Der medizinische Sachverständige wird sonach erst in der höchsten Honorarstufe den Gutachtern im Bereich der Datenverarbeitung gleichgestellt, während die Honorierung von Gutachten zu Betriebsunterbrechungs- und Verlagerungsschäden oder gar zur Unternehmensbewertung (90 bzw. 95 EUR) für ihn unerreichbar bleibt. Auf der untersten Stufe finden sich neben dem ärztlichen Gutachten nur noch Expertisen aus dem Bereich der Musikinstrumente und der Vermessungstechnik, während z. B. der Dolmetscher bereits mit 55 EUR je Stunde vergütet wird. Dabei ist insbesondere in der Sozialgerichtsbarkeit das Bemühen unverkennbar, die ärztliche Gutachtentätigkeit möglichst in den Stufen M1 und M2 anzusiedeln [Widder u. Gaidzik 2005].

Maßstab für die Zahl der abzurechnenden Stunden ist nicht der tatsächliche Aufwand, sondern die aus „Erfahrungen" der Kostenrechtsprechung hergeleitete „objektiv erforderliche Zeit" der Auftragsbearbeitung durch einen erfahrenen Sachverständigen. Auch hier macht sich bei den Sozialgerichten die Tendenz zur Kosteneinsparung bemerkbar, sei es in Gestalt differenter Erfahrungswerte zum Zeitaufwand für das Aktenstudium, sei es in Bezug auf die Relation zwischen Seitenzahl und zugestandener Bearbeitungszeit, mit zudem erstaunlichen Unterschieden in den einzelnen Bundesländern.

Grundsätzlich eröffnet das JVEG auch die Möglichkeit, erhöhte Stundensätze zu vereinbaren, wenn die Parteien zustimmen und ein ausreichender Betrag der Staatskasse zur Verfügung steht (§ 13 JVEG). Im Zivilprozess kann man diese Regelung durchaus nutzen, im Sozialgerichtsverfahren wird ein solches Ansinnen hingegen regelmäßig abgelehnt, selbst bei den in aller Regel vorschusspflichtigen Gutachten nach § 109 SGG. Schließlich besteht nach § 14 JVEG die Möglichkeit, bei häufiger herangezogenen Sachverständigen Pauschalhonorare zu vereinbaren. Entsprechende Verträge werden Sachverständigen vor allem von Sozialgerichten angeboten. Es besteht jedoch keine Verpflichtung zur Annahme, insbesondere wenn die angebotenen Beträge ersichtlich weniger der Abrechnungserleichterung als der Kostenersparnis dienen.

§ 13 JVEG – Besondere Vergütung

(1) Haben sich die Parteien dem Gericht gegenüber mit einer bestimmten oder abweichend von der gesetzlichen Regelung zu bemessenden Vergütung einverstanden erklärt, ist diese Vergütung zu gewähren, wenn ein ausreichender Betrag an die Staatskasse gezahlt ist.

Gruppe	*Definition*	*EUR*
M1	Einfach gutachterliche Beurteilungen, insbesondere ... zur Minderung der Erwerbsfähigkeit nach einer Monoverletzung.	50
M2	Beschreibende (Ist-Zustands-)Begutachtung nach standardisiertem Schema ohne Erörterung spezieller Kausalzusammenhänge mit einfacher medizinischer Verlaufsprognose und mit durchschnittlichem Schwierigkeitsgrad, insbesondere Gutachten in Verfahren nach dem SGB IX, zur Minderung der Erwerbsfähigkeit und zur Invalidität, zur Einrichtung einer Betreuung, zu Unterhaltsstreitigkeiten aufgrund einer Erwerbs- oder Arbeitsunfähigkeit, zu neurologisch-psychologischen Fragestellungen in Verfahren nach der FeV.	60
M3	Gutachten mit hohem Schwierigkeitsgrad (Begutachtungen spezieller Kausalzusammenhänge und/oder differenzialdiagnostischer Probleme und/oder Beurteilung der Prognose und/oder Beurteilung strittiger Kausalitätsfragen), insbesondere Gutachten zum Kausalzusammenhang bei problematischen Verletzungsfolgen, zu ärztlichen Behandlungsfehlern, in Verfahren nach dem OEG, in Verfahren nach dem HHG, in Verfahren zur Entziehung der Fahrerlaubnis bei neurologisch/psychologischen Fragestellungen, zur Geschäfts-, Testier- oder Prozessfähigkeit, zu Berufskrankheiten und zur Minderung der Erwerbsfähigkeit bei besonderen Schwierigkeiten.	85

Tabelle 2.4 Für den neurologischen Sachverständigen relevante Definitionen des JVG zur Vergütung medizinischer Sachverständiger

Nr.	Leistung	Honorar in EUR
302	Mikroskopische, physikalische, chemische, toxikologische, bakteriologische, serologische Untersuchung. Das Honorar umfasst das verbrauchte Material, soweit es sich um geringwertige Stoffe handelt, und eine kurze gutachtliche Äußerung. Das Honorar beträgt je Organ oder Körperflüssigkeit.	5,00–51,00
303	Die Leistung der in Nummer 302 genannten Art ist außergewöhnlich umfangreich oder schwierig:	bis zu 1000,00
305	Elektrophysiologische Untersuchung eines Menschen. Das Honorar umfasst eine kurze gutachtliche Äußerung und den mit der Untersuchung verbundenen Aufwand.	13,00–115,00
307	Blutentnahme	9,00

Tabelle 2.5 Vorgaben der Anlage 2 zum JVEG für elektrophysiologische und laborchemische Untersuchungen

(2) Die Erklärung nur einer Partei genügt, soweit sie sich auf den Stundensatz nach § 9 ... bezieht und das Gericht zustimmt. Die Zustimmung soll nur erteilt werden, wenn das Eineinhalbfache des nach den §§ 9–11 zulässigen Honorars nicht überschritten wird. Vor der Zustimmung hat das Gericht die andere Partei zu hören. Die Zustimmung und die Ablehnung der Zustimmung sind unanfechtbar.

§ 14 JVEG –Vereinbarung der Vergütung
Mit Sachverständigen, Dolmetschern und Übersetzern, die häufiger herangezogen werden, kann die oberste Landesbehörde oder die von ihr bestimmte Stelle eine Vereinbarung über die zu gewährende Vergütung treffen, deren Höhe die nach diesem Gesetz vorgesehene Vergütung nicht überschreiten darf.

Technische Leistungen

Technische Leistungen können vom Gutachter gesondert in Rechnung gestellt werden. Dabei gelten für den neurologischen Sachverständigen folgende Besonderheiten:

- **Ultraschalluntersuchungen** sind im JVEG nicht aufgeführt und müssen daher nach Stundensätzen verrechnet werden. Ob darüber hinaus Sachkosten für die Gerätenutzung in Rechnung gestellt werden können, ist nicht geklärt. Gemäß § 7 JVEG (Ersatz für sonstige Aufwendungen) bzw. § 12 JVEG (Besondere Aufwendungen für die für eine Untersuchung verbrauchten Stoffe und Werkzeuge) erscheint ein solcher Ansatz jedoch möglich, sofern dieser nachgewiesen werden kann (z. B. nach DKG-NT)[7].
- **Radiologische Leistungen** (Abschnitt O der GOÄ) werden nach dem 1,3fachen Gebührensatz der GOÄ abgerechnet (§ 10 JVEG).
- **Elektrophysiologische und laborchemische Untersuchungen** einschließlich der ggf. erforderlichen Blutentnahme sind nach Anlage 2 zum JVEG zu berechnen (Tab. 2.5). Das Gesamthonorar für elektrophysiologische Untersuchungen ist dabei auf einen Maximalbetrag von EUR 115,00 „gedeckelt".

[7] „Deutsche Krankenhausgesellschaft Normaltarif"

Besondere Aufwendungen

Zusätzlich zu den Honoraren für den Sachverständigen und für Untersuchungen können gemäß §§ 7 und 12 JVEG weitere Aufwendungen geltend gemacht werden:

- Für die **Vorbereitung und Erstattung** des Gutachtens notwendige besondere Kosten „einschließlich der insoweit notwendigen Aufwendungen für Hilfskräfte, sowie die für eine Untersuchung verbrauchten Stoffe und Werkzeuge".
- Für erforderliche **Lichtbilder** oder an deren Stelle tretende Farbausdrucke in Höhe von 2 Euro für den ersten Abzug oder Ausdruck und 0,50 Euro für jeden weiteren Abzug oder Ausdruck.
- Kostenzuschuss zu den **Schreibgebühren** des Gutachtens in Höhe von 0,75 Euro je angefangenen 1 000 Anschlägen, entsprechend einer Vergütung von 1,35 EUR pro Normseite nach DIN 1422 mit 60 × 30 = 1800 Anschlägen. Im Gesetzgebungsverfahren wurde hier durch Taschenspielertricks versucht zu verschleiern, dass auf diese Weise der überwiegende Teil der Schreibgebühren vom Sachverständigen zu tragen ist [Widder u. Gaidzik 2005].
- **Kopien** können mit 0,50 Euro je Seite für die ersten 50 Seiten, danach mit 0,15 Euro für jede weitere Seite, in Rechnung gestellt werden, soweit die „zur sachgemäßen Vorbereitung oder Bearbeitung der Angelegenheit gebotenen" waren oder vom Auftraggeber gewünscht wurden.
- Erhöhte **Gemeinkosten** durch Hinzuziehung von Hilfskräften werden „durch einen Zuschlag von 15 % auf den Betrag abgegolten, der als notwendige Aufwendung für die Hilfskräfte zu ersetzen ist", sofern deren Hinzuziehung wesentlich erhöhte Gemeinkosten – was immer damit gemeint ist – veranlasst.[7a]
- Die auf das Gesamthonorar entfallende **Umsatzsteuer** kann zusätzlich in Rechnung gestellt werden.

Zusätzlich können gemäß § 5 JVEG z. B. bei Vorladung zu einem Gerichtstermin Fahrtkosten geltend gemacht werden.

[7a] S. dazu LSG Thüringen, Beschluss vom 4.4.2005 – LG SF 83105, Med Sach 2005, 137

2.4.3 Umsatzsteuerpflicht

Seit 2001 unterliegen medizinische Gutachten unter bestimmten Voraussetzungen der Umsatzsteuerpflicht. Dabei gelten folgende Grundregeln:

- Honorare für ärztliche Gutachten sind (nach wie vor) steuerfrei, wenn ein therapeutisches Ziel im Vordergrund steht (§ 4 UStG). Dies ist immer der Fall, wenn die damit in Zusammenhang stehende Maßnahme der „Feststellung, Heilung oder Linderung von Krankheiten, Leiden oder Körperschäden beim Menschen oder der vorbeugenden Gesundheitspflege dient". Im Regelfall trifft diese Situation nur auf wenige Gutachtenformen zu (z. B. Betreuungsgutachten zur medizinischen Versorgung, Gutachten zu rehabilitativen Maßnahmen), der weitaus überwiegende Teil der ärztlichen Sachverständigentätigkeit unterliegt daher der Umsatzsteuerpflicht.
- (An sich) steuerpflichtige Honorare für Gutachten und andere ärztliche Tätigkeiten sind von der Umsatzsteuer befreit, wenn die Summe der steuerpflichtigen Umsätze des Arztes im vorangegangenen Jahr 17 500 EUR nicht überstiegen hat und im laufenden Jahr maximal 50 000 EUR erreicht (sog. Kleinunternehmerprivileg; § 19 UStG). Liegen die Umsätze höher, unterliegen sämtliche Einkünfte der Umsatzsteuer.

2.5 Pflichten des Gutachters

Dem Sachverständigen sind eine Reihe von teils ausdrücklich normierten, teils aus allgemeinen Rechtsgrundsätzen abzuleitende Pflichten auferlegt, deren Erfüllung nicht nur die Verwertbarkeit des Gutachtens sicherstellt, sondern insbesondere auch den Honoraranspruch beeinflussen kann. Darüber hinaus drohen dem Sachverständigen bei Verletzung dieser Pflichten straf- oder haftungsrechtliche Konsequenzen.

2.5.1 Übernahmepflicht

So trifft den medizinischen Gutachter in gewissen Grenzen eine Übernahmepflicht, d. h. er kann sich der Beauftragung nicht ohne einen triftigen Grund entziehen. Dies gilt zumindest in Fällen des gerichtlichen Gutachtenauftrags[8]. Grundlage dieser Verpflichtung ist der Umstand, dass der Arzt seinen Beruf kraft eines öffentlichen Rechtsaktes in Gestalt der Approbation ausübt, mithin gemäß § 407 ZPO „öffentlich ermächtigt" ist.

§ 407 ZPO – Pflicht zur Erstattung des Gutachtens (ähnlich § 75 StPO)
(1) Der zum Sachverständigen Ernannte hat der Ernennung Folge zu leisten, wenn er zur Erstattung von Gutachten der erforderten Art öffentlich bestellt ist oder wenn er die Wissenschaft, die Kunst oder das Gewerbe, deren Kenntnis Voraussetzung der Begutachtung ist, öffentlich zum Erwerb ausübt oder wenn er zur Ausübung derselben öffentlich bestellt oder ermächtigt ist.
(2) Zur Erstattung des Gutachtens ist auch derjenige verpflichtet, der sich hierzu vor Gericht bereit erklärt hat.

Unbeschadet der gesetzlichen Regelung kann der einzelne Gutachter auch kraft dienstrechtlicher Vorgaben oder aufgrund seiner arbeitsvertraglichen Pflichtenstellung gehalten sein, einen entsprechenden Auftrag zu akzeptieren.

Die Übernahmepflicht des Gutachters gilt freilich nicht ausnahmslos. Gesetzliche Ausschluss- und Ablehnungsgründe berechtigen nicht nur, sondern verpflichten ihn in aller Regel, den Gutachtenauftrag abzulehnen[9]. Hier greifen für den Sachverständigen ausdrücklich dieselben Vorschriften wie für den Richter. Die wichtigsten Ablehnungsgründe sind:

- **Verwandtschaftliche Beziehungen** zu den Beteiligten,
- **Vorbefasstheit** mit dem Streitfall etwa in seiner Eigenschaft als Beratungs- oder Gesellschaftsarzt,
- Umstände, die den Sachverständigen als Zeugen zur **Zeugnis- oder Auskunftsverweigerung** berechtigten[10],
- **Zeitmangel oder Arbeitsüberlastung** mit der Unmöglichkeit, das Gutachten „in angemessener Zeit" (s. § 25 MBO-Ärzte[11]) bzw. in der ihm gesetzten Frist zu erstatten.

Der gerichtliche Sachverständige ist darüber hinaus nach § 407a ZPO – mit analoger Geltung in den anderen Gerichtsbarkeiten – verpflichtet, nach Eingang der Akten unverzüglich, d. h. ohne schuldhaftes Zögern abzuklären, ob der Auftrag in sein Fachgebiet fällt und ohne die Hinzuziehung weiterer Sachverständiger erledigt werden kann. Anderenfalls ist er gehalten, das Gericht – wiederum unverzüglich – hiervon zu verständigen.

407a ZPO – Weitere Pflichten des Sachverständigen
(1) Der Sachverständige hat unverzüglich zu prüfen, ob der Auftrag in sein Fachgebiet fällt und ohne die Hinzuziehung weiterer Sachverständiger erledigt werden kann. Ist das nicht der Fall, so hat der Sachverständige das Gericht unverzüglich zu verständigen.

Insbesondere aber sollte sich der Gutachter selbstkritisch prüfen, ob Umstände im Bezug auf den zu beurteilenden Sachverhalt und/oder die Prozessbeteiligten vorliegen, die aus objektiver Sicht geeignet sind, Misstrauen gegen seine Unparteilichkeit zu rechtfertigen[12]. Nichts ist misslicher für den Sachverständigen, als wenn nach Erstattung seines Gutachtens z. B. persönliche Beziehungen zu einer Prozesspartei bekannt werden, wie dies zuweilen im Arzthaftungsbereich vorkommt. Sofern der Sachverständige hier

[8] vgl. §§ 75 Abs. 1 StPO, 407 Abs. 1, 411 Abs. 3 ZPO

[9] vgl. §§ 22 ff., 74 StPO sowie §§ 41 ff., 406 ZPO

[10] vgl. § 408 in Verbindung mit den §§ 383, 384 ZPO

[11] Musterberufsordnung für die deutschen Ärztinnen und Ärzte

[12] vgl. § 74 und § 42 Abs. 2 ZPO

nicht unmittelbar zur zulässigen Selbstablehnung kommt, lässt sich über eine Offenlegung solcher Umstände die Besorgnis der Befangenheit häufig schon im Vorfeld ausräumen.

Ist der Gutachter durch dergestalt „triftige Gründe“ an der Erstattung gehindert, wird ihn das Gericht auf eine entsprechende Nachricht – gegebenenfalls nach Anhörung der Prozessbeteiligten – ohne weiteres von dem Auftrag entbinden.

Übernimmt der Gutachter den Auftrag, beschränkt sich die die Erstattungspflicht nicht auf die Übersendung der schriftlichen Expertise, sondern kann gegebenenfalls auch die mündliche Gutachtenerstattung bzw. die Ladung zum Verhandlungstermin zur Erläuterung bzw. Ergänzung des Gutachtens umfassen.

2.5.2 Persönliche Leistungspflicht

BSG Beschluss vom 18.9.2003 – B 9 VU2/03 B

... Der beauftragte Gutachter ist nicht berechtigt, den Mitarbeitern die das Gutachten prägende Zentralaufgabe zu überlassen. Der unverzichtbare Kern ... liegt regelmäßig in der persönlichen Begegnung mit dem Probanden unter Einschluss eines explorierenden Gesprächs.

Das Gutachten stellt eine Eigenleistung des im und durch den Gutachtenauftrag bestellten Sachverständigen dar. Für den gerichtlichen Sachverständigen folgt dies zwingend aus § 407a Abs. 2 ZPO (s. auch Kap. 5.1.1). Diese **persönliche Leistungspflicht** gilt allerdings nicht ohne jede Einschränkung. § 407a Abs. 2 ZPO erlaubt grundsätzlich eine Übertragung von „Hilfsdiensten untergeordneter Bedeutung“ sowie – unter bestimmten Umständen – von gutachtlichen Teilleistungen.

407a ZPO – Weitere Pflichten des Sachverständigen

(2) Der Sachverständige ist nicht befugt, den Auftrag auf einen anderen zu übertragen. Soweit er sich der **Mitarbeit** einer anderen Person bedient, hat er diese **namhaft** zu machen und den Umfang ihrer Tätigkeit anzugeben, falls es sich nicht um **Hilfsdienste** von untergeordneter Bedeutung handelt.

Zu den ohne weiteres delegationsfähigen „**Hilfsdiensten**“ gehören Schreibdienste, die Anfertigung von Röntgenaufnahmen oder auch die Durchführung technisch-apparativer Diagnostik

Zur „**Mitarbeit**“ im Sinne von gutachtlichen Teilleistungen zählen z. B. die Anamnese, Teile der Befunderhebung und Untersuchung sowie die Vorbereitung der abschließenden gutachtlichen Einschätzung. Diese können von anderen Ärzten, z. B. im Rahmen der Weiter- oder Fortbildung, übernommen werden, diese sind dann jedoch im Gutachten namhaft zu machen, und auch der Umfang ihrer Tätigkeit ist anzugeben.

Die Grenze jedweder Delegation wird durch den Verlust der Eigenverantwortlichkeit – insbesondere der fehlenden eigenen Exploration und Untersuchung des Probanden – markiert, wobei sich der Gutachter nicht mit der bloßen formelhaften Schlusswendung („einverstanden aufgrund eigener Urteilsbildung“) begnügen sollte, mag dies auch derzeit (noch) von den Gerichten akzeptiert werden. Man wird sich in diesem Zusammenhang stets vor Augen führen müssen, dass die Beauftragung einen Vertrauensbeweis in die fachliche Reputation des Sachverständigen darstellt, der schwerlich zu rechtfertigen ist, wenn, wie in der Praxis nicht selten, auf die Ladung zur mündlichen Erläuterung des Gutachtens von ihm die Bitte geäußert wird, man möge „lieber den Oberarzt laden, der den Probanden allein untersucht und letztlich das Gutachten verfasst habe“.

Der Verstoß gegen die persönliche Leistungspflicht im Gerichtsgutachten macht ein Gutachten als Sachverständigenbeweis unbrauchbar.

2.5.3 Aufklärungspflicht

Hinsichtlich der Aufklärungspflichten gelten für den Gutachter die aus dem kurativen Bereich bekannten Grundsätze, sofern im Rahmen der Begutachtung invasive und damit aufklärungspflichtige Diagnostik betrieben werden muss.

2.5.4 Schweigepflicht

Der Sachverständige steht trotz seiner spezifischen Funktion keineswegs außerhalb der straf- und berufsrechtlich sanktionierten ärztlichen Schweigepflicht (§§ 203 StGB; § 9 MBO-Ärzte).

§ 203 StGB – Verletzung von Privatgeheimnissen

(1), Wer unbefugt ein fremdes Geheimnis, namentlich ein zum persönlichen Lebensbereich gehörendes Geheimnis oder ein Betriebs- oder Geschäftsgeheimnis, offenbar, das ihm als

1. Arzt, Zahnarzt, Tierarzt, Apotheker oder Angehörigen eines anderen Heilberufs, der für die Berufsausübung oder die Führung der Berufsbezeichnung eine staatlich geregelte Ausbildung erfordert,
2. Berufspsychologen mit staatlich anerkannter wissenschaftlicher Abschlussprüfung, ... anvertraut oder sonst bekannt geworden ist, wird mit Freiheitsstrafe bis zu einem Jahr oder mit Geldstrafe bestraft.

(3) ... Den in Absatz 1 ... Genannten stehen ihre berufsmäßig tätigen Gehilfen und die Personen gleich, die bei ihnen zur Vorbereitung auf den Beruf tätig sind.

§ 9 MBO-Ärzte

(1) Der Arzt hat über das, was ihm in seiner Eigenschaft als Arzt anvertraut oder bekannt geworden ist – auch über den Tod des Patienten hinaus –, zu schweigen. Dazu gehören auch schriftliche Mitteilungen des Patienten, Röntgenaufnahmen und sonstige Untersuchungsbefunde.

Lediglich innerhalb des Gutachtenauftrags ist er gegenüber dem Auftraggeber bzw. den sonstigen Verfahrensbeteiligten von der Schweigepflicht entbunden und gehalten, Informationen, die er bei der Befragung und Untersuchung des Probanden erhält, zu offenbaren und im Rahmen seiner Schlussfolgerungen zu verarbeiten. Die Schweigepflicht trifft den Gutachter nicht nur persönlich, sondern auch die von ihm zur Erfüllung des Gutachtenauftrags eingeschalteten (Hilfs-)Personen. Dies mahnt zur Vorsicht bei der externen Vergabe etwa von Schreibarbeiten an professionelle Schreibdienste. Das Personal sollte ausdrücklich und schriftlich über die Bedeutung der Schweigepflicht informiert und zu deren Einhaltung verpflichtet werden.

Die Bindung an den Auftrag liefert gleichzeitig die Beschränkung der Offenbarungsbefugnis in Bezug auf Dritte (z. B. auch an der Begutachtung nicht beteiligte Arztkollegen) bzw. auf solche Informationen, die der Gutachter zwar gelegentlich des Gutachtens erhält, die jedoch zur Beantwortung der Fragen nicht erforderlich sind. Hier gilt die Schweigepflicht selbst gegenüber den Verfahrensbeteiligten fort, wenn und soweit ein Geheimhaltungsinteresse des Probanden erkennbar oder anzunehmen ist.

Die Abgrenzung kann bei zufälligen Beobachtungen des Gutachters außerhalb der eigentlichen Untersuchungssituation Probleme aufwerfen. Begleitet der Gutachter z. B. den Probanden auf dem Weg zur Röntgenabteilung, um die demonstrierten Bewegungsmuster zu kontrollieren, so sind die dabei gemachten Feststellungen fraglos zu verwenden. Wie aber bei der zufälligen Beobachtung des Probanden bei Verlassen der Klinik oder ohne jeden zeitlichen oder räumlichen Zusammenhang mit der Begutachtung? Mag man im erstgenannten Fall noch unterschiedlicher Auffassung sein und entweder die Beobachtung objektiv (noch) in den Kontext der Begutachtungssituation stellen oder aus der Perspektive des Probanden diesen Zusammenhang ablehnen, da er sich nicht beobachtet wähnt. In der letztgenannten Konstellation ist die Beobachtung zweifellos nicht mehr unmittelbarer Bestandteil der im Sachverständigenbeweis gewonnenen Erkenntnis, sondern müsste zunächst über die zeugenschaftliche Vernehmung des Gutachters in das Verfahren eingeführt werden. Dies ist dort problemlos möglich, wo der Auftraggeber ohnehin der Amtsermittlungspflicht unterliegt, also insbesondere im Sozialverwaltungsverfahren und Sozialgerichtsprozess. Im Zivilprozess mit dem schon erwähnten Beibringungsgrundsatz stößt ein solches Unterfangen schon auf größere Schwierigkeiten. Man wird in solchen Konfliktfällen daher generell Zurückhaltung empfehlen müssen, um nicht unnötig Befangenheitsanträge zu provozieren, mögen diese auch im Ergebnis erfolglos bleiben, wenn es sich tatsächlich um zufällige und nicht etwa planmäßige Beobachtungen des Sachverständigen als Ausdruck übergroßen Misstrauens gegenüber dem Probanden gehandelt hat.

Die gutachtenbezogene Schweigepflichtentbindung besteht nicht kraft Gesetzes, sondern basiert entweder auf einer in der Akte bereits befindlichen – ausdrücklichen – oder wenigstens einer konkludenten (= schlüssiges Verhalten) Erklärung des Probanden, indem dieser sich der Begutachtung stellt. Hieraus folgt im Umkehrschluss, dass der Proband jederzeit die erteilte Zustimmung widerrufen oder partiell beschränken kann. Dies ist vom Gutachter grundsätzlich zu akzeptieren, jedoch in geeigneter Form für den Auftraggeber kenntlich zu machen. Etwaige Bedingungen des Probanden, wie z. B. die Anwesenheit von Zeugen, sollte man vor diesem Hintergrund unabhängig von einem gelegentlich behaupteten, jedoch nicht existenten „Rechtsanspruch“ pragmatisch und situationsbezogen handhaben, um die Situation nicht unnötig zu belasten.

Vorstehendes gilt selbstredend nicht in Verfahren, in denen die Untersuchung gegen den Willen des Probanden stattfinden kann. Im eigentlichen Sinn duldungspflichtige Untersuchungen (s. Kap. 2.6) sind auch hinsichtlich der Befund- bzw. Informationsweitergabe von einer Einwilligung unabhängig. Indessen muss der Proband nur „dulden“, er muss nicht aktiv an der Untersuchung mitwirken.

Diese Konstellation wird sich häufiger im Strafverfahren stellen, wenn z. B. die Schuldfähigkeit eines Beschuldigten festzustellen ist. Bekanntlich gilt im Strafprozess der elementare rechtsstaatliche Grundsatz, wonach niemand verpflichtet sein kann, sich selbst zu belasten. Hieraus folgern gewichtige Teile des juristischen Schrifttums, dass der Arzt oder klinische Psychologe zu Beginn einer Exploration den Probanden auf die Einschränkungen der Schweigepflicht hinzuweisen hat, um Irrtümer über ein etwaiges Vertrauensverhältnis auszuschließen, und ihn zudem in Anlehnung an § 136 Abs. 1, S. 2 StPO ausdrücklich über sein Schweigerecht belehren sollte. Mag sich die Rechtsprechung dieser Auffassung auch bisher nicht angeschlossen haben, ist ein solcher Hinweis jedenfalls unschädlich und der „Compliance“ des Probanden und damit der Güte der Expertise u. U. sogar förderlich.

Schließlich kann im Einzelfall die Durchbrechung der ärztlichen Schweigepflicht unter Notstandsgesichtspunkten (§ 34 StGB) gerechtfertigt sein, wenn die Geheimnisverletzung erforderlich ist, um eine ansonsten drohende gegenwärtige Gefahr von höherrangigen Rechtsgütern Dritter abzuwenden.

2.5.5 Unparteilichkeit, Objektivität, Qualität

Die **Unparteilichkeit** ist die wohl vornehmste Pflicht eines Sachverständigen. Jegliche Form einer Interessenvertretung ist mit seiner herausgehobenen Funktion unvereinbar, und zwar unabhängig vom jeweiligen Auftraggeber. Der vom Gericht oder einer öffentlichen Behörde herangezogene Sachverständige hat nicht anders als der vom Privatversicherer oder von dem Betroffenen selbst beauftragte sog. „Parteigutachter“ den Sachverhalt objektiv und neutral zu bewerten. Ihn treffen – anders als den behandelnden Arzt in Bezug auf seine Patienten – keine Fürsorgepflichten gegenüber dem Probanden, er ist allerdings auch nicht dazu berufen, die Interessen der Versicherten- oder Solidargemeinschaft in seine Überlegungen einzubeziehen, etwa um die „Finanzierbarkeit des (Sozial-) Versicherungssystems“ sicherzustellen. Insbesondere für den behandelnden Arzt kann dieser Rollenwechsel ein nicht unerhebliches Konfliktpotenzial bilden, und es ist für diesen daher besonders sorgsam zu prüfen, ob er seiner Aufgabe mit der notwendigen innerlichen Freiheit gerecht werden kann oder den Gutachtenauftrag ablehnt.

Wie jeder andere ärztliche Leistungsbereich unterliegt schließlich auch die Gutachtentätigkeit bestimmten **Qualitätsanforderungen**.

§ 25 MBO-Ärzte
Bei der Ausstellung ärztlicher Gutachten und Zeugnisse hat der Arzt mit der notwendigen Sorgfalt zu verfahren und nach bestem Wissen seine ärztliche Überzeugung auszusprechen. Gutachten und Zeugnisse, zu deren Ausstellung der Arzt verpflichtet ist oder die auszustellen er übernommen hat, sind innerhalb einer angemessenen Frist abzugeben.

Angesichts der kaum zu unterschätzenden Bedeutung ärztlicher Gutachten im privaten und gesetzlichen Versicherungswesen, stellen Gerichte, Versicherungsgesellschaften und Sozialversicherungsträger zu Recht inzwischen deutlich höhere Anforderungen an die Qualität fachärztlicher Expertisen. Die Kenntnis der rechtlichen Rahmenbedingungen bei gleichzeitiger Wahrung der Kompetenzgrenzen, die Sicherheit in der gutachterlichen Methodik und nicht zuletzt die Übersicht über das einschlägige Fachschrifttum einschließlich der Leitlinien/Empfehlungen der jeweiligen Fachgesellschaften sind daher unabdingbare Voraussetzung einer erfolgreichen Gutachtentätigkeit.

2.6 „Pflichten“ des Probanden

Mit den Pflichten des Gutachters korrespondieren gewisse Mitwirkungspflichten des Probanden. Echte, d. h. notfalls mit Zwangsmitteln durchsetzbare Duldungspflichten, bestehen für ihn nur ausnahmsweise aufgrund übergeordneter Allgemeininteressen, so etwa im Rahmen strafrechtlicher Ermittlungsverfahren (§§ 81, 81a StPO), zur Gefahrenabwehr im ordnungsbehördlichen Bereich (z. B. §§ 26 ff. IfSG), zur Vaterschaftsfeststellung (§ 372a ZPO) oder im Beamtenrecht (§ 33 BeamtVG). Im Übrigen handelt es sich rechtstechnisch um „Obliegenheiten“, deren Nichterfüllung zwar hinzunehmen ist, aber für den Betroffenen zu nachteiligen beweisrechtlichen Konsequenzen führen kann.

Die beweisrechtlichen Konsequenzen einer „Obliegenheitsverletzung“ divergieren je nach Rechtsgebiet.

2.6.1 Mitwirkungspflichten im Sozialrecht

Im **Sozialverwaltungsverfahren** sind die Obliegenheiten des Anspruchstellers bzw. Probanden im SGB sogar gesetzlich ausgeformt. Dieser ist verpflichtet, sich zur Prüfung der Leistungsberechtigung den erforderlichen Untersuchungen (§ 62 SGB I) und gegebenenfalls Heilbehandlungen (§ 63 SGB I) zu unterziehen. Die Grenzen seiner Mitwirkungs-„Pflichten“ finden sich in § 65 SGB I ebenfalls detailliert geregelt.

§ 62 SGB I – Untersuchungen
Wer Sozialleistungen beantragt oder erhält, soll sich auf Verlangen des zuständigen Leistungsträgers ärztlichen und psychologischen Untersuchungsmaßnahmen unterziehen, soweit diese für die Entscheidung über die Leistung erforderlich sind.

§ 63 SGB I – Heilbehandlung
Wer wegen Krankheit oder Behinderung Sozialleistungen beantragt oder erhält, soll sich auf Verlangen des zuständigen Leistungsträgers einer Heilbehandlung unterziehen, wenn zu erwarten ist, dass sie eine Besserung seines Gesundheitszustandes herbeiführen oder eine Verschlechterung verhindern wird.

§ 65 SGB I – Grenzen der Mitwirkung
(1) Die Mitwirkungspflichten nach den §§ 60 bis 64 bestehen nicht, soweit
1. ihre Erfüllung nicht in einem angemessenen Verhältnis zu der in Anspruch genommenen Sozialleistung oder ihrer Erstattung steht oder
2. ihre Erfüllung dem Betroffenen aus einem wichtigen Grund nicht zugemutet werden kann oder
3. der Leistungsträger sich durch einen geringeren Aufwand als der Antragsteller oder Leistungsberechtigte die erforderlichen Kenntnisse selbst beschaffen kann.

(2) Behandlungen und Untersuchungen
1. bei denen im Einzelfall ein Schaden für Leben oder Gesundheit nicht mit hoher Wahrscheinlichkeit ausgeschlossen werden kann,
2. die mit erheblichen Schmerzen verbunden sind oder
3. die einen erheblichen Eingriff in die körperliche Unversehrtheit bedeuten, können abgelehnt werden.

So unterliegt die Verwaltung den – auch aus der Verfassung resultierenden – Beschränkungen der Verhältnismäßigkeit, Zumutbarkeit und Erforderlichkeit einer Maßnahme (§ 65 Abs. 1 Nr. 1 – 3 SGB I). Darüber hinaus normiert § 65 Abs. 2 SGB I spezielle Grenzen der Mitwirkung bei Behandlungen und Untersuchungen, welche sich am Gefährdungs- bzw. Schmerzpotential oder an der Eingriffsintensität orientieren. Während Blutentnahmen, Röntgen- und Kernspintomographien einschließlich elektrophysiologischer Untersuchungen üblicherweise als zumutbar gelten, ist dies bei der Computertomographie sowohl in der nativen Technik als auch – erst recht – unter Gabe von Kontrastmitteln streitig. Operative Eingriffe oder die nuklearmedizinische Diagnostik mittels Injektion radioaktiver Substanzen werden grundsätzlich als unzumutbar betrachtet, Gleiches gilt für Lumbalpunktionen.

Verweigert der Proband an sich zumutbare diagnostische Maßnamen, führt dies zur Beschränkung der Amtsermittlungspflicht der Behörde, d. h. es droht die Ablehnung des Antrags bzw. das Unterliegen im Rechtsstreit bei anspruchsbegründenden, infolge der Weigerung des Probanden aber nicht objektivierbaren Tatsachen (Prinzip der objektiven Beweislast). Verweigert der Proband hingegen unzumutbare diagnostische Maßnahmen, muss die Behörde sonstige Erkenntnisquellen ausschöpfen und darf aus der Weigerung als solcher keine für den Betroffenen nachteiligen Schlüsse ziehen.

Im **Sozialgerichtsprozess** fehlen ausdrückliche Regelungen, allerdings gilt das Prinzip der objektiven Beweislast auch hier, so dass eine Mitwirkung des Anspruchsstellers nicht erzwungen werden kann, er in diesem Fall aber das Risiko der Nichtbeweisbarkeit der Leistungsvoraussetzungen trägt.

2.6.2 Mitwirkungspflichten im Zivilrecht

Erschwert die beweisbelastete Partei im Zivilprozess durch die Ablehnung einer Begutachtung die Sachverhaltsaufklärung, so unterliegt sie im Rechtsstreit, wenn und soweit hierdurch die Beweisführung misslingt. Kann die Partei den ihr obliegenden Beweis allerdings deshalb nicht führen, weil der Beweisgegner dies vereitelt (z. B. Manipulation der Behandlungsdokumentation im Kontext eines Arzthaftungsprozesses), so führt ein solches Verhalten zur Beweislastumkehr.

Unabhängig vom jeweiligen Rechtsgebiet ist es nicht Aufgabe des Gutachters, über Zumutbarkeit oder Unzumutbarkeit einer diagnostisch notwendigen Maßnahme zu entscheiden. Er sollte im Gutachten vielmehr lediglich die Tatsache der Weigerung des Probanden festhalten und die daraus sich ergebenden Unsicherheiten in der Bewertung darstellen. Ist infolge der mangelnden Mitwirkung eine sachgerechte Beantwortung der vorgelegten Fragen nicht (mehr) möglich, sollte der Gutachtenauftrag notfalls zurückgegeben werden.

2.7 Straf- und Haftungsrecht des Gutachters

Die Pflichten des Sachverständigen sind rechtlich in mehrfacher Hinsicht sanktioniert. So kann die grundlose Ablehnung der schriftlichen oder mündlichen Gutachtenerstattung, die Verweigerung der Eidesleistung oder der Umstand, dass das Gutachten nicht innerhalb der gesetzten Frist erstattet wurde, bei dem gerichtlichen Sachverständigen mit Ordnungsgeldern (auch mehrmals!), nicht jedoch – anders als beim Zeugen – mit Ordnungshaft belegt werden[13]. Darüber hinaus können Pflichtverletzungen des Sachverständigen straf- und/oder haftungsrechtliche Konsequenzen nach sich ziehen.

Tabelle 2.6 Potenziell im Zusammenhang mit der Gutachtenerstellung stehende Strafdelikte

Delikt	*StGb*
Falschaussage	§ 153
Meineid/fahrlässiger Falscheid	§ 154/§ 163
Verletzung der Schweigepflicht	§ 203
Vorsätzliche/fahrlässige Körperverletzung	§ 223 ff./§ 229
Freiheitsberaubung	§ 239
Betrug	§ 263
Untreue	§ 266
Ausstellen unrichtiger Gesundheitszeugnisse	§ 278
Bestechlichkeit im geschäftlichen Verkehr	§ 299
Vorteilsannahme/Bestechlichkeit	§ 331/§ 332

2.7.1 Strafrecht

Tabelle 2.6 zeigt die potenziell im Zusammenhang mit der Gutachtenerstellung stehenden Strafdelikte. Grundsätzlich enthält das Strafgesetzbuch Vorsatzdelikte, d. h. – schlagwortartig formuliert – der Täter muss den Straftatbestand wissentlich und willentlich verwirklichen. Die nur fahrlässige Herbeiführung eines tatbestandlichen „Erfolges“, wobei dem Täter lediglich unsorgfältiges Verhalten angelastet werden kann, ist nur dann strafbar, wenn eine Strafvorschrift dies ausdrücklich anordnet, wie etwa bei der Körperverletzung oder dem Falscheid.

Im Zentrum einer potenziellen Strafbarkeit des Sachverständigen stehen die Aussage – bzw. Eidesdelikte, die allerdings auf die mündliche Erstattung/Erläuterung des Gutachtens gegebenenfalls unter zusätzlicher Vereidigung abstellen. Das vorsätzlich falsche schriftliche Gutachten kann als „unrichtiges Gesundheitszeugnis“ gem. § 278 StGB strafbar sein, wenn und soweit hierin „wider besseres Wissen“ der Gesundheitszustand des Probanden unrichtig dargestellt wird. Falls der Gutachter mit seiner Expertise fälschlicherweise – vorsätzlich – die Unterbringung oder sonst freiheitsbeschränkende Maßnahmen bewirkt, kommt eine Freiheitsberaubung gem. § 239 StGB in Betracht.

Dient die Stellungnahme hingegen nur der Überprüfung finanzieller Ansprüche des Betroffenen, kann kriminelles Verhalten des Gutachters, je nach Fallkonstellation, in den Bereichen der Vermögens- oder evtl. auch der Korruptionsdelikte angesiedelt sein.

Verstöße in strafrechtlicher Hinsicht führen zur Einleitung eines Ermittlungsverfahrens durch die Staatsanwaltschaft als der zuständigen Strafverfolgungsbehörde und im

[13] vgl. §§ 77 Abs. 1 StPO, 411 Abs. 2 ZPO

ungünstigen Ergebnis dann zu einer Verurteilung zu Geld- oder Freiheitsstrafen durch die Strafgerichte.

2.7.2 Haftungsrecht

Im – zivilen – Haftungsrecht geht es demgegenüber um die Frage, ob, unter welchen Voraussetzungen und in welchem Umfang der Gutachter für etwaige Schäden beim Auftraggeber oder dem Probanden ausgleichspflichtig ist.

Für derartige Schadensersatzansprüche kennt unser Zivilrecht – geregelt im Bürgerlichen Gesetzbuch (BGB) – die vertragliche und die deliktische Haftung als nebeneinander bestehende Anspruchsgrundlagen. Die Einstandspflicht kann materielle Schäden (= Vermögensschäden) oder bei Verletzung von Körper, Gesundheit, Freiheit und sexueller Selbstbestimmung des Probanden auch immaterielle Schäden (= Schmerzensgeld) umfassen.

Vertragshaftung

Die vertragliche Haftung trifft den Gutachter nur außerhalb gerichtlicher Verfahren, d. h. wenn er von einer privaten Versicherungsgesellschaft, einem Sozialversicherungsträger oder von einer Privatperson bzw. einem Rechtsanwalt beauftragt wurde.

§ 280 BGB – Schadensersatz wegen Pflichtverletzung

(1) Verletzt der Schuldner eine Pflicht aus dem Schuldverhältnis, so kann der Gläubiger Ersatz des hierdurch entstehenden Schadens verlangen. Dies gilt nicht, wenn der Schuldner die Pflichtverletzung nicht zu vertreten hat.

Die Vertragshaftung setzt zuvorderst ein Schuldverhältnis voraus. Vertragsmäßige Grundlage eines Gutachtenauftrags ist regelmäßig ein Werkvertrag gem. § 631 BGB. Verletzt der Gutachter als Schuldner dieses Vertrags die hieraus resultierenden Pflichten vorsätzlich oder fahrlässig, so ist er dem Gläubiger, d. h. dem Auftraggeber, für die hieraus resultierenden Schäden ersatzpflichtig (§ 280 BGB). Selbst leichte Fahrlässigkeit ist für eine vertragliche Haftung des Gutachters ausreichend. Ein etwaiges Mitverschulden des Geschädigten kann über § 254 BGB Berücksichtigung finden, so etwa wenn der Auftraggeber versäumt hat, das Gutachten auf seine Schlüssigkeit hin zu überprüfen. Eine Verringerung der Schadensersatzpflicht wird sich unter diesem Aspekt aber nur rechtfertigen lassen, wenn die Fehlerhaftigkeit des Gutachtens selbst einem medizinischen Laien auffallen musste.

Noch nicht völlig geklärt erscheint, ob neben dem Auftraggeber des Gutachtens auch der Proband selbst in den „Schutzbereich" des Gutachtenvertrages einbezogen ist mit der Folge, dass auch der Proband etwaige Schäden gegenüber dem Gutachter auf vertraglicher Grundlage geltend machen kann.[14]

[14] Eher ablehnend: BGH, Urt. vom 17.9.2002 – X 2R 237/01, NJW 2002, 3625

Deliktshaftung

Die deliktische Haftung des Sachverständigen außerhalb gerichtlicher Verfahren richtet sich nach den §§ 823 ff. BGB.

§ 823 BGB – Schadensersatzpflicht

(1) Wer vorsätzlich oder fahrlässig das Leben, den Körper, die Gesundheit, die Freiheit, das Eigentum oder ein sonstiges Recht eines anderen widerrechtlich verletzt, ist dem anderen zum Ersatz des daraus entstehenden Schadens verpflichtet.

(2) Die gleiche Verpflichtung trifft denjenigen, welcher gegen ein den Schutz eines anderen bezweckendes Gesetz verstößt. Ist nach dem Inhalt des Gesetzes ein Verstoß gegen dieses auch ohne Verschulden möglich, so tritt die Ersatzpflicht nur im Falle des Verschuldens ein.

Eine Haftung nach der allgemeinen Deliktsnorm des § 823 Abs. 1 BGB scheidet bei der Begutachtung vermögensrechtlicher Ansprüche in aller Regel aus, da das „Vermögen" nach allgemeiner Meinung nicht zu den dort abschließend aufgeführten Rechtsgütern gehört. Anders nur in Fällen der Körper- bzw. Gesundheitsverletzung des Probanden infolge der gutachterlichen Untersuchung oder auch im Rahmen psychiatrischer Gutachten, die dann im Ergebnis zur Unterbringung des Betroffenen und damit zum Verlust der (Fortbewegungs-) Freiheit als Schutzgut von § 823 Abs. 1 BGB führen. Als Schutzgesetz im Sinne von § 823 Abs. 2 BGB gelten insbesondere die Aussagendelikte der §§ 153 ff. StGB, womit strafrechtliche Verfehlungen in diesem Bereich auch zu haftungsrechtlichen Sanktionen führen können. Ansonsten verbleibt es bei der Haftung nach § 826 BGB, der allerdings in der Praxis kaum jemals verwirklicht sein dürfte, da er nicht nur ein fahrlässig unrichtiges Gutachten erfordert, sondern „leichtfertiges" bzw. „gewissenloses" Handeln des Gutachters voraussetzt.

§ 826 BGB – Sittenwidrige vorsätzliche Schädigung

Wer in einer gegen die guten Sitten verstoßenden Weise einem anderen vorsätzlich Schaden zufügt, ist dem anderen zum Ersatz des Schadens verpflichtet.

Amtshaftung

§ 839 BGB – Haftung bei Amtspflichtverletzung

(1) Verletzt ein Beamter vorsätzlich oder fahrlässig die ihm einem Dritten gegenüber obliegende Amtspflicht, so hat er dem Dritten den daraus entstehenden Schaden zu ersetzen. Fällt dem Beamten nur Fahrlässigkeit zur Last, so kann er nur dann in Anspruch genommen werden, wenn der Verletzte nicht auf andere Weise Ersatz zu verlangen mag.

(3) Die Ersatzpflicht tritt nicht ein, wenn der Verletzte vorsätzlich oder fahrlässig unterlassen hat, den Schaden durch Gebrauch eines Rechtsmittels abzuwenden.

Ist der Gutachter statusrechtlich Beamter des Bundes, eines Landes oder einer Körperschaft des öffentlichen Rechts, richtet sich die Haftung nach § 839 BGB, wobei in diesem Fall die Haftung seines Auftraggebers Vorrang genießt, da der Betroffene „auf andere Weise Ersatz zu verlangen vermag“ (sog. „Verweisungsprivileg“ des Beamten). Dies gilt generell auch für Gutachten im hoheitlichen Bereich (z. B. Unterbringungsgutachten), wobei hier Artikel 34 Grundgesetz die persönliche Haftung des Gutachters gegenüber den Betroffenen sogar ausschließt. Stattdessen wird die Haftung vollständig auf die Funktions- bzw. Anstellungskörperschaft verlagert, die ausschließlich in Fällen des Vorsatzes oder grober Fahrlässigkeit gegenüber dem Amtsträger/Gutachter Regress nehmen kann.

Artikel 34 Grundgesetz

Verletzt jemand in Ausübung eines ihm anvertrauten öffentlichen Amtes die ihm einem Dritten gegenüber obliegende Amtspflicht, so trifft die Verantwortlichkeit grundsätzlich den Staat oder die Körperschaft, in deren Dienst er steht. Bei Vorsatz oder grober Fahrlässigkeit bleibt der Rückgriff vorbehalten. Für den Anspruch auf Schadensersatzpflicht und für den Rückgriff darf der ordentliche Rechtsweg nicht ausgeschlossen werden.

Haftung des gerichtlichen Sachverständigen

Einen weiteren Sonderfall bildet der gerichtliche Sachverständige. Nach allgemeiner Meinung steht dieser in keinem vertraglichen Verhältnis zum Gericht oder den sonstigen Prozessbeteiligten, womit eine Haftung aus Vertrag für ihn ausscheidet. Von Unterbringungsgutachten abgesehen verblieb für ihn in der Vergangenheit ebenfalls nur die Haftung aus § 826 BGB mit seinen strengen Anforderungen an die dort allein haftungsbegründende „vorsätzliche sittenwidrige Schädigung“. Der Gesetzgeber hat gemeint, hierin eine inakzeptable Haftungslücke sehen zu müssen, und mit dem zweiten Schadensrechtsänderungsgesetz zum 01.08.2002 § 839a in das BGB eingefügt.

§ 839a BGB – Haftung des gerichtlichen Sachverständigen

(1) Erstattet ein vom Gericht ernannter Sachverständiger vorsätzlich oder grob fahrlässig ein unrichtiges Gutachten, so ist er zum Ersatz des Schadens verpflichtet, der einem Verfahrensbeteiligten durch eine gerichtliche Entscheidung entsteht, die auf diesem Gutachten beruht.

(2) § 839 Abs. 3 ist entsprechend anzuwenden.

Es handelt sich um eine Sondervorschrift für den gerichtlich berufenen Sachverständigen, sei es in Verfahren der streitigen oder auch der freiwilligen Gerichtsbarkeit (Betreuung, Unterbringung). Eine analoge Anwendung auf Gutachter der Staatsanwaltschaften dürfte aufgrund der vergleichbaren Funktion in Betracht kommen [Gaidzik 2004], nicht aber auf Gutachten für Verwaltungen, ärztliche Gutachterkommissionen bzw. Schlichtungsstellen und erst recht nicht auf die Vernehmung des Arztes als sachverständigen Zeugen [Thole 2006].

Ob in § 839a BGB tatsächlich eine Haftungsverschärfung für den gerichtlichen Sachverständigen gesehen werden muss, wie verschiedentlich in der Literatur behauptet, erscheint in mehrfacher Hinsicht zweifelhaft. Zwar ist die Schwelle der Einstandspflicht vom – wenigstens bedingten – Vorsatz des § 826 BGB auf grobe Fahrlässigkeit abgesenkt, andererseits dürfte dies eine nur theoretisch scharfe Grenze bilden. Es reicht auch weiterhin nicht aus, dass sich das Gutachten retrospektiv als „unrichtig“ darstellt, vielmehr muss der Sachverständige in grober Missachtung der Regeln seines Faches zu diesem Ergebnis gelangt sein. Er müsste, in der gebräuchlichen Definition der Judikatur, einfachste, ganz nahe liegende Überlegungen nicht angestellt und das unbeachtet gelassen haben, was unter den gegebenen Umständen jedem anderen hätte einleuchten müssen. Ob dafür schon gravierende methodische Mängel ausreichen, wie das Ignorieren der Argumente der Parteien oder die unkritische Übernahme einseitigen Parteivortrags im Zivilprozess [Thole 2006], erscheint angesichts der Kontrollmöglichkeiten des Gerichts bzw. der übrigen Verfahrensbeteiligten bis hin zur mündlichen Anhörung des Sachverständigen eher zweifelhaft.
Ferner muss auf dieses Gutachten hin eine gerichtliche Entscheidung ergehen, die zu Unrecht den geltend gemachten Anspruch bejaht oder verneint. Die bloße Klagerücknahme oder der gegebenenfalls sogar auf Empfehlung des Gerichtes geschlossene Vergleich ist für die Haftung aus § 839a BGB unzureichend, mögen diese Prozesshandlungen auch durch das „unrichtige“ Gutachten motiviert worden sein. Des Weiteren ist der „Geschädigte“ gehalten, den mit der unzutreffenden gerichtlichen Entscheidung einhergehenden Schaden in den Grenzen der Zumutbarkeit durch entsprechende Rechtsmittel abzuwenden. Die Zivilgerichte werden schließlich auszuloten haben, welche Anforderungen an ein „unrichtiges“ Gutachten gestellt werden müssen, wenn etwa die fachliche Herleitung korrekt ist und nur die Schlussfolgerungen des Gutachters unzutreffend sind oder umgekehrt.

Vor diesem Hintergrund wird man sicherlich auch weiterhin feststellen dürfen, dass das Haftungsrisiko des Gutachters hinter der Bedeutung seiner Expertise für unser Rechts- und insbesondere (Sozial-) Versicherungssystem deutlich zurücktritt [Gaidzik 2004]. Gleichwohl sollte der Gutachter das verbleibende Restrisiko über seine Berufshaftpflichtversicherung abdecken, indem:

- er klarstellen lässt, dass auch die gutachterliche Tätigkeit in den Versicherungsschutz fällt und
- ausreichende Deckungssummen für die hier relevanten – primären – Vermögensschäden bereit stehen.

Literatur

Jessnitzer K, Ulrich J. Der gerichtliche Sachverständige. 11. Aufl., Köln 2001

Gaidzik PW. Gravierende Haftungsverschärfung für den gerichtlichen Sachverständigen gemäß § 839a BGB? MedSach 2004;100: 129 – 132

Thole Ch. Haftung des gerichtlichen Sachverständigen unter Berücksichtigung des neuen Haftungstatbestands nach § 839a BGB – aus juristischer Sicht. MedSach 2006; 102: 93 – 97

Widder B, Gaidzik PW. Leistungsgerechte Vergütung nach dem JVEG? Med Sach 2005; 101: 127 – 133

3 Kausalitäts- und Beweisregeln

P. W. Gaidzik

Der medizinische Gutachter ist häufig aufgerufen, nicht nur den Gesundheitszustand des Probanden festzustellen und zu bewerten, sondern auch dessen Ursachen zu prüfen. Da sich sichere Aussagen zu Ursachenzusammenhängen in biologischen Verläufen kaum jemals treffen lassen, ist gerade der Bereich der Kausalitätsbegutachtung mit den beweisrechtlichen Regeln des jeweiligen Rechtsgebietes eng verwoben, so dass eine gemeinsame Darstellung der Grundzüge sinnvoll erscheint, um die Unterschiede zwischen Straf-, Zivil- und Sozial- bzw. Verwaltungsrecht deutlich werden zu lassen.

3.1 Kausalität

Gemeinhin wird unter dem Begriff der Kausalität der gesetzmäßige Zusammenhang zwischen Ursache und Wirkung bezeichnet. Unter dem philosophischen Konstrukt, wonach jede Veränderung eine Ursache hat, d. h. jedes Ding oder Ereignis notwendig von einem anderen Ding oder Ereignis abhängt (Wirkung **b** folgt erfahrungsgemäß der Ursache **a** = Kausalprinzip), kommt der Kausalität eine wesentliche Funktion im alltäglichen Leben zu. Sie ermöglicht, Ursache und Wirkungsbeziehungen gedanklich zu antizipieren und so gewünschte Wirkungen gezielt herbeizuführen und unerwünschte zu vermeiden. Diese auch für die Naturwissenschaften wesentliche Ordnungsfunktion der Ursache-Wirkungs-Beziehung lässt offen, ob es sich hierbei tatsächlich um „naturgesetzliche" Zusammenhänge handelt oder ob „Kausalität" letztlich nur das Ergebnis repetitiver Erfahrungen darstellt.

Auch das Rechtssystem ist in vielfältiger Weise auf die Bewertung von Kausalbeziehungen angewiesen, müssen doch zahlreiche Rechtsfolgen daran anknüpfen, ob ein bestimmter „Erfolg" ursächlich auf das Verhalten eines Menschen oder ein sonstiges Ereignis zurückgeführt werden kann. Da es aber naturgemäß einen Unterschied macht, ob eine Rechtsgemeinschaft jemanden für sein Verhalten bestraft, ob man ihm Schadensersatz gegenüber einem anderen zugesteht oder ob er für eine gesundheitliche Schädigung eine (Sozial-)Versicherungsleistung zu Lasten der Solidar- bzw. Versichertengemeinschaft erhält, kann nicht erstaunen, dass das Recht das Kausalitätsprinzip je nach maßgeblicher Fragestellung gewissen Modifikationen unterworfen hat.

3.1.1 Kausalität im Strafrecht

Jede Bedingung ist kausal, die nicht hinweggedacht werden kann, ohne dass der Erfolg in seiner konkreten Gestalt entfiele (z. B. RGSt 1, 373, BGHSt 1, 332).

Diese von dem österreichischen Strafrechtler Julius Glaser erstmals 1865 eingeführte und dann von deutschen Strafrechtswissenschaftlern und schließlich dem Reichsgericht adaptierte Formel der **„Conditio sine qua non"** entspricht am ehesten dem vorstehend skizzierten Ursache-Wirkungs-Prinzip und wird daher häufig als Kausalität im philosophisch-naturwissenschaftlichen Sinn bezeichnet.

Dies ist freilich nur mit Einschränkungen korrekt. Während eine nicht existente „Kausa" weder bei philosophischer noch erst recht bei naturwissenschaftlicher Betrachtung einer „Wirkung" zeitigen kann, ist das Recht – insbesondere das Strafrecht, aber auch das Haftungsrecht – darauf angewiesen, unter gewissen Umständen auch an das schlichte Unterlassen einer Rettungshandlung Sanktionen anzuknüpfen. Hier muss folglich eine „Bedingung" auch dann ursächlich sein können, wenn sie nicht „hinzugedacht" werden kann, ohne den Erfolg entfallen zu lassen, wobei dann zusätzlich zu prüfen ist, ob der so Angeschuldigte rechtlich für die Verhütung des Schadens einzustehen hat und ihm die Rettungshandlung auch faktisch möglich und zumutbar war. Ferner wird es bei der rechtlichen Bewertung von Lebenssachverhalten nur selten um wirklich „gesetzmäßige", also mathematisch berechenbare Ursache-Wirkungs-Beziehungen gehen, wie dies etwa in den klassischen Naturwissenschaften der Fall ist. Es muss also ausreichen, wenn die Wirkung **b** lediglich „mit einer bestimmten Wahrscheinlichkeit" aus der Ursache **a** resultiert.

Andererseits bedarf auch die Conditio-Formel selbst gewisser Korrekturen. Verabreichen z. B. zwei Täter unabhängig voneinander eine jeweils tödliche Dosis Gift, ist jeder Tatbeitrag „hinweg zu denken", ohne dass der Tod des Opfers entfallen wäre. In dieser Konstellation der „alternativen Kausalität" herrscht aber Einigkeit darüber, dass beide Täter der vollendeten Tötung schuldig sind.

Der wesentliche Nachteil der Conditio-Formel liegt jedoch darin, dass sie nicht unmittelbar einen Kausalzusammenhang klärt, sondern letztlich voraussetzt, dass ein solcher auch tatsächlich existiert. Wenn z. B. keine Erkenntnisse

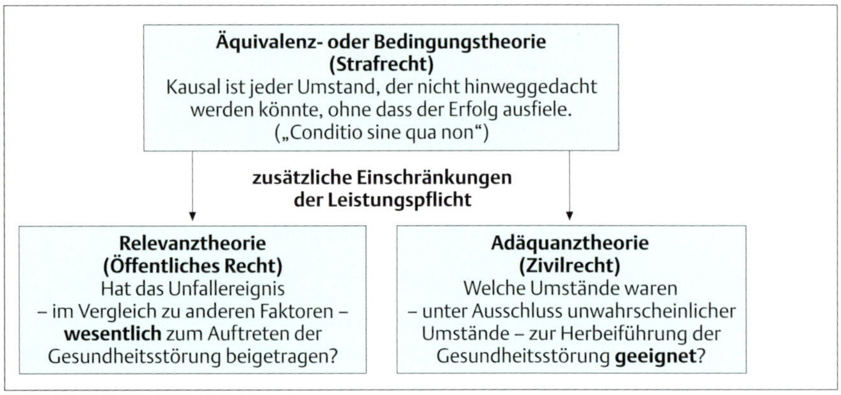

Abb. 3.**1** Schematische Darstellung der für die ärztliche Begutachtung relevanten Kausalitätstheorien in den verschiedenen Rechtsgebieten.

darüber vorliegen, ob und welche Schäden Thalidomid verursacht, lässt sich auch nicht im Einzelfall klären, ob eine bestehende Schädigung auf die Einnahme der Substanz zurückzuführen ist. Diese logische Friktion versucht die Formel von der „gesetzmäßigen Bedingung" zu vermeiden, die das Vorliegen einer Kausalität danach beurteilt, „ob sich an eine Handlung zeitlich nachfolgende Veränderungen in der Außenwelt angeschlossen haben, die mit der Handlung nach den uns bekannten Naturgesetzen notwendig verbunden waren und sich als tatbestandsmäßiger Erfolg darstellen". Diese etwas sperrige Formulierung hat sich in der Strafrechtswissenschaft heute weitgehend durchgesetzt, während die Rechtsprechung nach wie vor die Conditio-Formel verwendet, die daher auch als Grundlage der sachverständigen Bewertung herangezogen werden sollte.

Es kommt auf den Erfolg in seiner „konkreten Gestalt" an. Dass etwa der Tod eines Patienten als Folge eines Behandlungsfehlers wenig später durch Fortentwicklung des Grundleidens eingetreten wäre, lässt die Ursächlichkeit des Behandlungsfehlers unberührt. Ebenso wenig ist für die Conditio-Formel bedeutsam, ob eine Bedingung unmittelbar den Schaden herbeigeführt hat, auch die nur mittelbare Kausalität reicht aus. So bleibt ein Verkehrsunfall mit Schädel-Hirn-Trauma des Opfers todesursächlich, mag auch erst die mit mehrwöchiger Latenz infolge einer immobilisationsbedingten Phlebothrombose eingetretene Lungenembolie das tödliche Herz-Kreislauf-Versagen bewirkt haben.

Da das Strafrecht im Kontext dieser „Bedingungstheorie" bei multikausalen Geschehensabläufen nicht nach dem Gewicht einzelner Ursachenbeiträge differenziert, findet sich als Synonym der Begriff der **Äquivalenztheorie**. Freilich führt auch im Strafrecht nicht jeder Kausalbeitrag, der letztlich zur Verwirklichung eines Straftatbestandes führt, tatsächlich zur Bestrafung. Der Produzent einer Bratpfanne ist sicherlich „kausal" dafür geworden, dass mit seinem Produkt später eventuell einmal ein Mensch erschlagen wurde. Die insoweit notwendigen Filter werden im Strafrecht jedoch nicht aus dem Kausalitätsbegriff, sondern aus weiteren Zurechnungsvoraussetzungen (Vorsatz, Fahrlässigkeit, Rechtswidrigkeit etc.) gewonnen.

Im Strafrecht gilt die Äquivalenztheorie, wonach das erste Ereignis „conditio sine qua non" für das zweite Ereignis sein muss. Diese stellt auch das Grundfilter für die beiden anderen Kausalitätstheorien im Öffentlichen und Zivilrecht dar (Abb. 3.**1**).

Die Bedeutung der Conditio-Formel für den Gutachter liegt darin, dass sie über die Äquivalenttheorie des Strafrechts hinaus auch in den anderen Rechtsgebieten gewissermaßen den „Einstieg" in die Kausalitätsprüfung bildet (vgl. Abb.3.**1**).

3.1.2 Kausalität im Zivilrecht

Eine Bedingung ist – adäquat – kausal, wenn sie nicht nur unter besonders eigenartigen, ganz unwahrscheinlichen und nach dem regelmäßigen Verlauf der Dinge außer Betracht zu lassenden Umständen, sondern aus objektiver Sicht und allgemeiner Lebenserfahrung generell geeignet war, die Möglichkeit eines Erfolges von der Art des eingetretenen in nicht unerheblicher Weise zu erhöhen.[1]

Im Zivilrecht vollzieht sich die Kausalitätsprüfung in zwei Stufen. Zunächst ist auch hier die Frage nach der Conditio sine qua non, also der Kausalität im „philosophisch-naturwissenschaftlichen Sinn" zu stellen. Die so identifizierten Kausalbedingungen sollen dann aber einer weiteren Wertung unterzogen werden.

Die auf den Freiburger Physiologen Johann von Kries zurückgehende „Lehre von der adäquaten Verursachung" bejaht die rechtlich erhebliche Kausalität einer Bedingung unter ihrer generellen Eignung für den Erfolgs- bzw. Schadenseintritt. Die **Adäquanzlehre** hat schon früh Eingang

[1] z. B. RGZ 133, 126; BGHZ 3, 261

in die Rechtsprechung der Zivilgerichte gefunden und gilt im Grundsatz bis heute im gesamten Zivilrecht.

Die ursprüngliche Tendenz dieser Lehre, die Bewertung von Kausalfaktoren an ihren Eintrittswahrscheinlichkeiten zu knüpfen, ist allerdings weitgehend verloren gegangen. Die Rechtsprechung hat bereits sehr früh festgestellt, dass die insoweit notwendige „objektive nachträgliche Prognose“ nicht aus der Perspektive etwa des Schädigers, sondern aus der des „optimalen Beobachters“ vorzunehmen ist, der über „maximales Erfahrungswissen“ verfügt und von allen kausal relevanten Umständen Kenntnis besitzt, einschließlich eines „besonderen Täterwissens“.

Folgerichtig führt die Tatsache, dass eine schädigende Handlung nur aufgrund einer besonderen – eventuell krankhaften – Veranlagung des Opfers nachhaltige Körper- bzw. Gesundheitsschädigung verursachen konnte, nicht etwa zur Entlastung des Schädigers, da ein dergestalt „optimaler Beobachter“ die besondere Schadensdisposition des Opfers kennt und in die Prognoseprüfung einstellen kann. Demzufolge finden sich nur vereinzelt höchstrichterliche Urteile, in denen man den adäquaten Kausalzusammenhang im Rahmen von Gesundheitsschäden verneint hat.

So etwa im Falle eines Unfallopfers, bei dem im Rahmen der operativen Versorgung der unfallbedingten Verletzungen ein Meckel-Divertikel im Dünndarm identifiziert und abgetragen wurde. Infolge einer Invagination des Nahtgebietes kam es zu einem Ileus mit nachfolgender, tödlich verlaufender fibrinöser Peritonitis. Hier sei, so der BGH, der Tod nicht adäquate Unfallfolge, weil die Abtragung des Divertikels lediglich in einem „äußerem Zusammenhang“ mit der Behandlung der Unfallverletzungen stand[2]. Ähnlich beurteilte der BGH den ebenfalls von einem Unfallopfer erlittenen Impfschaden, wobei eine nichttetanusverdächtige Verletzung versorgt werden musste und der Arzt sich entschloss, zur Absicherung der Immunlage bei zukünftigen Verletzungen eine aktive Schutzimpfung vorzunehmen. Auch hier sei die Schutzimpfung lediglich „gelegentlich“ der unfallbedingten Behandlung erfolgt[3]. In beiden Fällen konnte sonach der Unfallverursacher für die nachfolgenden Schäden nicht haftbar gemacht werden.

Man kann daher festhalten, dass die Filterfunktion der Adäquanzlehre in der Rechtspraxis mittlerweile gering ist. Stattdessen wird in der jüngeren Rechtsprechung die Begrenzung der „zurechenbaren Schadensfolgen“ unter Billigkeitsaspekten bzw. über die Frage vorgenommen, ob nach der Intention des Gesetzgebers diese Schadensfolgen dem Schädiger zugerechnet werden sollen (Schutzzweck der Norm), also beides Prüfinstrumente, die außerhalb des gutachtlichen Kompetenzbereiches liegen (Fallbeispiel 3.1).

Fallbeispiel 3.1 Haftpflichtrecht (OLG Braunschweig, r+s 1998, 327)

Der Kläger war als Radfahrer mit dem ebenfalls fahrradfahrenden Beklagten kollidiert und stürzte nach vorn über den Lenker auf die Straße. Diagnosen: Starke Handprellung rechts; kinderhandtellergroßes Hämatom im Bereich des rechten Knies. Der an dem Unfall selbst schuldlose Kläger begehrt vom Beklagten Schadensersatz, da er infolge psychischer Unfallfolgen nunmehr dauerhaft berufsunfähig geworden sei.

Der vom Gericht hinzugezogene Sachverständige diagnostizierte eine „chronifizierte neurotische Störung in Form eines konversionsneurotischen Schmerzsyndroms bei depressiv strukturierter Persönlichkeit mit ausgeprägter aggressiver Gehemmtheit“. Die über Jahrzehnte beim Kläger angelegte, jedoch bislang kompensierte „chronisch neurotische Entwicklung“ sei infolge des Unfallereignisses und der damit verbundenen Erlebnisse und Kränkungen exazerbiert, was nunmehr auf Dauer eine Erwerbstätigkeit ausschließe.

Der erkennende Senat hat hier zunächst nochmals die bisherige Rechtsprechung zu den sog. „Schadensanlagen“ wiederholt, wonach der Schädiger keinen Anspruch darauf hat, ein „physisch gesundes oder psychisch robustes Opfer“ zu treffen, so dass auch in Fällen „kumulativer Kausalität“ im Haftpflichtrecht grundsätzlich keinerlei Abzug in Betracht kommt. Das OLG Braunschweig bestätigte ferner, dass eine Bagatellverletzung im Sinne einer bloßen „Schramme oder Beule“ die Zurechnung – und nicht etwa die Kausalität – zu beseitigen vermag, um dies im vorliegenden Fall jedoch ebenso zu verneinen wie eine anspruchshindernde „Begehrensneurose“ des Klägers. Letztere hätte nach dem Begriffsverständnisse der Zivilgerichte erfordert, dass der Kläger – mehr oder minder bewusstseinsnah – „den Unfall nur zum Anlass nahm, um den Schwierigkeiten und Belastungen des Alltagslebens auszuweichen“. Im Ergebnis wurde der Beklagte antragsgemäß verurteilt.

Schließlich können dem Gutachter im Zivilrecht die Begriffe der **unterbrochenen/überholenden** bzw. **hypothetischen Kausalität** begegnen. Hier geht es um die Frage, ob der Schädiger auch für Folgen einzustehen hat, die sich z. B. infolge der Fortentwicklung des Grundleidens in gleichem Umfang, allerdings zu einem späteren Zeitpunkt eingestellt hätten. Das vorwerfbare Verhalten hat in diesen Fällen eine bereits angelegte Kausalkette lediglich „überholt“ bzw. eine infolge dieses Ereignisses „hypothetisch“ gebliebene „Reserveursache“ hätte denselben Schaden ohnehin früher oder später herbeigeführt. Letztlich betrifft dies aber kein Kausalitäts- sondern ein (Schadens-)Zurechnungsproblem. Zumindest für die gutachtlich interessierenden „Anlagefälle“ wird der Einwand des hypothetischen Kausalverlaufs grundsätzlich anerkannt, steht jedoch zur Beweispflicht des Schädigers. Gelingt ihm dieser Beweis, so ist er nur für den Zeitraum zwischen tatsächlichem und hypothetischem Schadenseintritt und die daraus resultierenden materiellen und immateriellen Folgen ersatzpflichtig (siehe auch Kap. 7.5).

Hingegen wird der Zurechnungszusammenhang im Zivilrecht nicht schon dadurch unterbrochen, dass der Schaden durch das pflichtwidrige Hinzutreten eines Dritten

[2] NJW 1957, 1475

[3] VersR, 1963, 486

vergrößert wird. Diese Konstellation findet sich zuweilen im Arzthaftungsrecht, wenn der Schaden durch die sorgfaltswidrige Erstbehandlung im Zusammenhang mit der gleichfalls fehlerhaften Folgebehandlung eine Ausweitung erfährt. Hier ist der „Erstschädiger" für die weitere Entwicklung nicht nur ursächlich geworden, ihm wird auch der Gesamtschaden gegenüber dem Patienten in vollem Umfang „zugerechnet". Der Haftungsausgleich muss dann im Innenverhältnis zwischen den Verantwortlichen erfolgen. Die Grenze der Zurechnung ist erst jenseits des „groben Behandlungsfehlers" erreicht, sofern „der Fehler des Nachbehandlers völlig ungewöhnlich und unsachgemäß ist und daher zur ersten Schädigungshandlung bei wertender Betrachtung nur noch ein äußerlicher, gleichsam zufälliger Zusammenhang besteht". [4]

3.1.3 Kausalität im Öffentlichen Recht

Auch im öffentlichen Recht erfolgt der Einstieg in die Kausalitätsprüfung über die „Ursache im philosophisch-naturwissenschaftlichen Sinn" also der Conditio sine qua non. In den gutachtlich relevanten Bereichen des Öffentlichen Rechts (Beamtenrecht, Soziales Entschädigungsrecht, Sozialversicherungsrecht), wird wiederum eine Einengung der Kausalfaktoren vorgenommen, jedoch nicht über deren generelle Eignung, sondern über eine wertmäßige Prüfung im Einzelfall.

> Diejenigen Bedingungen sind relevant, die unter Abwägung des verschiedenen Wertes zu dem Schaden in eine besonders enge Beziehung treten und so zu seinem Entstehen wesentlich beigetragen haben[5]

Theorie der wesentlichen Bedingung

Die Schwierigkeit dieser schon vom Reichversicherungsamt in der Frühzeit der Gesetzlichen Unfallversicherung entwickelten und von der Sozialgerichtsbarkeit unmittelbar übernommenen Relevanztheorie bzw. **Theorie der wesentlichen Bedingung** liegt darin, dass die Kausalitätsprüfung mit ausfüllungsbedürftigen Begriffen („besonders enge Beziehung"; „wesentlich") bestückt wird. Diese Begriffe sind aufgrund ihrer normativen Qualität – abgesehen von der sprachlogischen Redundanz – eigentlich nicht vom ärztlichen Sachverständigen zu beurteilen. Es handelt sich auch hier weniger um eine Kausalitäts- als um eine Zurechnungslehre, die ihrer Auslegung den Schutzzweck der Gesetzlichen Unfallversicherung, des Sozialen Entschädigungsrechtes oder des beamtenrechtlichen Fürsorgeprinzips berücksichtigen muss. Gleichwohl hat sich in der Verwaltungs- und Gerichtspraxis eingebürgert, dem ärztlichen Gutachter die Prüfung abzuverlangen, ob etwa einem Arbeitsunfall oder einer potenziell schädlichen berufsbedingten chemischen oder physikalischen Einwirkung auf den Körper des Versicherten die Qualität einer dergestalt „wesentlichen Ursache" zukommt.

Dies mag unproblematisch sein, sofern das versicherte Ereignis die alleinige Conditio sine qua non für den nachfolgenden Schaden bildet, womit unschwer deren wesentliche Ursächlichkeit zu bejahen ist. Gleiches gilt für den umgekehrten Fall, wenn das nicht in den Versicherungsschutz fallende Ereignis – z. B. die Vorerkrankung des Versicherten – als alleinige Ursache des nachfolgenden Körper- bzw. Gesundheitsschadens gelten kann.

Schwieriger ist die Beurteilung in den Fällen der Multikausalität (= „kumulativen Kausalität"), wenn versicherte und nicht versicherte Ereignisse bzw. Umstände erst in ihrem Zusammenwirken den Schaden herbeiführen konnten. Solche Fälle der **kumulativen** oder **konkurrierenden Kausalität**, wie sie regelmäßig bei sog. Schadensanlagen vorkommen, erfordern die Prüfung, ob der in den Versicherungsschutz fallenden oder sonst anspruchsbegründenden Kausalbedingung die Qualität einer relevanten bzw. wesentlichen Teilursache zukommt.

Definition der „wesentlichen Teilursache"

Für die Definition der „wesentlichen Teilursache" finden sich im Schrifttum unterschiedliche Ansätze. So versucht Krasney[6] sich der Lösung über eine quantifizierende Gewichtung des Kausalbeitrags zu nähern. Rechtlich unwesentlich ist danach eine Bedingung, die neben anderen Bedingungen an dem Gesundheitsschaden nur mit 10 % beteiligt ist. Rechtlich wesentlich ist sie jedoch dann, wenn sie mindestens den Wert von 1/3 aller sonst zu berücksichtigenden Umständen erreicht hat. Im Grenzbereich zwischen 10 % und 1/3 ist nach dieser Ansicht sorgsam zu prüfen, ob die dem Versicherten bzw. dem Schutzbereich zuzurechnende Bedingung noch als wesentlich angenommen werden kann.

Dieses Modell setzt freilich im methodischen Ansatz eine „Quantifizierbarkeit" von Kausalität voraus, die sich anhand des gängigen Beispiels von dem „Fass, welches durch den letzten Tropfen zum Überlaufen gebracht wird" theoretisch anschaulich machen lässt, jedoch kaum der Wirklichkeit medizinischer Kausalzusammenhänge entspricht, in denen zumeist ein qualitativer, nicht quantitativer Vergleich vonnöten ist. Es kommt hinzu, dass die Rechtsprechung des BSG in diesem Punkt durchaus Nuancen enthält, die unterschiedlichen Interpretationen zugänglich sind.

So findet sich in einer von Krasney in Bezug genommenen Entscheidung der Hinweis:

- „Die Wertung von zwei Mitursachen als rechtlich wesentlich **setzt nicht notwendig ein Beteiligungsverhältnis von 50:50** voraus; vielmehr ist eine Mitursache nur dann rechtlich unwesentlich, wenn, sie von der oder den anderen ganz in den Hintergrund gedrängt wird."[7]

[4] Z. B. BGH VersR 1988, 1273
[5] vgl. Reichsversicherungsamt AN 1912, 930, Nr. 2585; BSGE 1, 72; 13, 40
[6] zit. in Schönberger/Mehrtens/Valentin, S. 81
[7] BSG SGb 1971, 482, 483

In anderen Urteilen des BSG heißt es demgegenüber:

- „Haben mehrere Umstände zu einem Erfolg beigetragen, sind sie rechtlich nur dann nebeneinander stehende Mitursachen, wenn sie **in ihrer Bedeutung und Tragweite für den Eintritt des Erfolges annähernd gleichwertig** sind. Für den Anspruch ... genügt es dabei, wenn die Schädigungsfolgen allein oder aber im Vergleich mit den Nichtschädigungsfolgen und anderen schädigungsunabhängigen Umständen etwa gleichwertig zu dem Erfolg beigetragen haben.“[8]

Kompatibel sind diese Formulierungen letztlich wohl nur dann, wenn man die **Wesentlichkeit** einer in den Schutzbereich fallenden **Teilursache** nicht quantitativ, sondern **qualitativ** bewertet, oder wenn man der Lösung über die Prüfung sucht, ob der nicht den Versicherungsschutz fallenden Ursache „überragende Bedeutung“ für den Kausalverlauf zukommt.

Ersteres versuchen zwei weitere Lösungsansätze zu nutzen, die bezeichnenderweise nicht in der Rechtsprechung, sondern in der Gutachtenpraxis bzw. im Schrifttum zu identifizieren sind. Sie stellen bei der Beurteilung der Wesentlichkeit entweder darauf ab, ob die versicherte/anspruchsbegründende Einwirkung „physiologisch oder unphysiologisch“ war, oder aber darauf, ob die Gesundheitsschädigung auch ohne diese Kausalbedingung in absehbarer Zeit in gleicher Weise eingetreten wäre.

Die erstgenannte Auffassung mag im Bereich der Traumatologie zu sachgerechten Ergebnissen führen, wenngleich sie die Anspruchsvoraussetzungen für den Betroffenen in nicht unerheblicher Weise verschärft und daher sicherlich einer rechtlichen Legitimation bedarf. Für das nervenheilkundliche Fachgebiet erscheint sie demgegenüber wenig tauglich. Meist hat man hat es dort ohnehin mit „unphysiologischen Einwirkungen“ zu tun. Man denke etwa an die Lösungsmittelexposition mit nachfolgender Polyneuropathie, ohne dass sich hieraus unmittelbar etwas zur Qualität des Kausalbeitrags herleiten ließe. Im psychischen Bereich ist die Frage einer physiologischen oder aber unphysiologischen Einwirkung schon aufgrund der subjektiven Komponente des Erlebens wenig trennscharf bzw. stets mit der Gefahr eines Zirkelschlusses behaftet.

Der letztgenannte Ansatz erschiene für den neurologischen Sachverständigen eher praktikabel, da er die Fortentwicklung einer Schadensanlage bzw. eines manifesten Leidens z. B. unter Zuhilfenahme anamnestischer Daten sowie epidemiologischer Erkenntnisse durchaus mit einiger Wahrscheinlichkeit abzuschätzen vermag. Ein vergleichbarer Gedanke lässt sich im übrigen auch der Rechtsprechung des BSG entnehmen, die bei letztlich tödlichem kumulativen Zusammenwirken von Vorerkrankungen und Unfallverletzungen dem Arbeitsunfall schon dann die Qualität einer wesentlichen Teilursache zuspricht, wenn der Tod infolge allein des Grundleidens nicht binnen Jahresfrist eingetreten wäre.[8a]

Indessen kann es aber nicht dem/den Sachverständigen oder der Literatur überlassen bleiben, die maßgeblichen Beurteilungskriterien zu entwickeln, um dem ausfüllungsbedürftigen Begriff der „wesentlichen (Teil-)Ursache inhaltlich schärfere Konturen zu verleihen, dies wird man vielmehr von Seiten der Rechtsprechung oder notfalls des Gesetzgebers einfordern müssen.

3.2 Beweisregeln

Kausalzusammenhänge, aber auch sonstige rechtlich relevante Behauptungen, sind in der stets retrospektiven Perspektive des Juristen häufig möglich, schon seltener wahrscheinlich und kaum jemals absolut sicher. Daher drängt sich in der rechtlichen Beurteilung des konkreten Einzelfalls stets die Frage auf, welcher Grad an Wahrscheinlichkeit für die Beweisführung erforderlich, aber auch ausreichend ist (Beweismaß) und wer diesen Beweis führen muss (subjektive Beweislast) bzw. das Risiko des Misslingens der Beweisführung trägt (objektive Beweislast). Auch insoweit haben sich in den Rechtsgebieten Differenzierungen herausgebildet. Traditionell werden in Deutschland die entsprechenden Regeln nicht dem materiellen, sondern dem Prozess- bzw. Verfahrensrecht zugeordnet.

3.2.1 Beweisregeln im Strafrecht

Im Strafprozess ist die subjektive, alle vernünftigen Zweifel ausschließende Überzeugung des Richters der alleinige Maßstab (vgl. § 261der StPO).

§ 261 StPO – Ergebnis der Beweisaufnahme
Über das Ergebnis der Beweisaufnahme entscheidet das Gericht nach seiner freien, aus dem Inbegriff der Verhandlung geschöpften Überzeugung.

Der zwar nicht in der StPO ausdrücklich kodifizierte, gleichwohl aber aus dem Verfassungsrecht (Rechtsstaatsprinzip) sowie aus der Menschenrechtskonvention abzuleitende Grundsatz des „in dubio pro reo“ erfordert ferner, dass sämtliche schuld- und strafrelevanten Tatsachen – einschließlich also des Kausalzusammenhangs – mit einer hohen bzw. „an Sicherheit grenzenden Wahrscheinlichkeit“ dem Beschuldigten nachgewiesen werden. Nur hierauf darf sich die Überzeugung des Gerichtes im Falle einer Verurteilung gründen. Beweiserleichterungen oder gar eine Beweislastumkehr sind dem Strafprozess grundsätzlich fremd.

[8] z. B. BSG, Urt. v. 20.07.2005-B9a V 1/05 R

[8a] BSGE 62, 220; vgl. auch Schönberger/Mehrtens/Valentin, S. 83 u. 203

In der sog. „Lederspray-Entscheidung“[9] hat es der BGH für die Feststellung eines Kausalzusammenhangs freilich ausreichen lassen, wenn in rechtsfehlerfreier Weise angenommen werden darf, dass die – wenn auch nicht näher aufzuklärende – inhaltliche Beschaffenheit des Produkts schadensursächlich war, mag auch nach naturwissenschaftlicher Analyse und Erkenntnis unklar bleiben, welcher Einzelstoff den Schaden letztlich herbeigeführt hat. In ähnlicher Weise urteilte der BGH im sog. „Holzschutzmittel-Fall“[10]: „Ein Ursachenzusammenhang zwischen einer Holzschutzmittelexposition und einer Erkrankung ist nicht etwa nur dadurch nachweisbar, dass entweder die Wirkungsweise der Holzschutzmittelinhaltsstoffe auf den menschlichen Organismus naturwissenschaftlich nachgewiesen oder alle anderen möglichen Ursachen einer Erkrankung aufgezählt und ausgeschlossen werden. Vielmehr könne ein Ausschluss anderer Ursachen „ohne deren vollständige Erörterung“ auch „nach einer gesamten Wertung der naturwissenschaftlichen Erkenntnisse und anderer Indiztatsachen“ erfolgen. Man wird vor diesem Hintergrund als Sachverständiger auch im Strafverfahren gut daran tun, Wahrscheinlichkeiten qualitativ und/oder quantitativ herauszuarbeiten und die nicht unproblematische „Gesamtbewertung“ der auftraggebenden Staatsanwaltschaft bzw. dem Gericht zu überlassen.

3.2.2 Beweisregeln im Zivilrecht

Das Zivilrecht bzw. der Zivilprozess ist demgegenüber durch ein komplexes System von Beweismaß- und Beweislastregeln geprägt. Den Ausgangspunkt für das erforderliche Beweismaß bilden die §§ 286, 287 ZPO.

§ 286 ZPO – Freie Beweiswürdigung
(1) Das Gericht hat unter Berücksichtigung des gesamten Inhalts der Verhandlungen und des Ergebnisses einer etwaigen Beweisaufnahme nach freier Überzeugung zu entscheiden, ob eine tatsächliche Behauptung für wahr oder für nicht wahr zu erachten sei. In dem Urteil sind die Gründe anzugeben, die für die richterliche Überzeugung bindend gewesen sind.

§ 286 ZPO normiert den „Vollbeweis“, wofür in der ständigen Formulierung des BGH „der für das praktische Leben brauchbare Grad an Gewissheit erforderlich ist, der Zweifeln Schweigen gebietet, ohne diese gänzlich auszuschließen“[11]. Dieser, dem Beweismaß im Strafprozess ähnelnde „Vollbeweis“ erfasst sämtliche haftungs- bzw. anspruchsbegründenden Tatsachen (s. Abb. 3.2).

Aus der Formulierung des § 287 Abs. 1 ZPO wird demgegenüber allgemein eine Beweiserleichterung abgeleitet.

§ 287 ZPO – Schadensermittlung; Höhe der Forderung
Ist unter den Parteien streitig, ob ein Schaden entstanden sei und wie hoch sich dieser Schaden belaufe oder ein zu ersetzendes Interesse belaufe, so entscheidet hierüber das Gericht unter Würdigung aller Umstände nach freier Überzeugung.

In der Formulierung des BGH genügt für § 287 ZPO „die sachlich fundierte Überzeugung des Gerichtes bei höherer oder deutlich höherer Wahrscheinlichkeit der behaupteten Tatsache“[12], d. h. es bedarf anders als bei § 286 ZPO zwar keiner subjektiven Gewissheit des Gerichtes, jedoch ist die bloße Möglichkeit auch hier unzureichend. Der § 287 ZPO gilt mit diesen Beweiserleichterungen für die Höhe bzw. den Umfang eines Schadensersatzanspruchs bzw. einer Forderung, wenn und soweit die Haftung bzw. der Anspruch dem Grunde nach feststeht.

Diese gesetzlichen Grundlagen im Beweismaß werden in den Einzelbereichen des Zivilrechts durch gesetzliche Beweisvermutungen und/oder in ständiger Spruchpraxis der (Zivil-) Gerichte entwickelte Beweiserleichterungen ergänzt. Als Beispiel mag der sog. Beweis „prima facie“ oder Anscheinsbeweis dienen, der etwa bei der Beurteilung von Lagerungsschäden in der Arzthaftung Anwendung findet. Danach ist selbst der „Vollbeweis“ geführt, wenn ein bestimmter Geschehensablauf „nach allgemeiner Lebenserfahrung regelmäßig auf eine bestimmte Ursache hindeutet“. Es ist dann Sache des Beweisgegners, diesen Anscheinsbeweis dadurch zu erschüttern, dass er die Möglichkeit eines atypischen Verlaufs behauptet und belegt.

Für den Anspruchsgrund ist grundsätzlich der Anspruchssteller subjektiv (er muss den Beweis anbieten und führen) und objektiv beweisbelastet (er trägt das Risiko der Nichtbeweisbarkeit), doch sind auch hier richterrechtlich entwickelte Ausnahmen denkbar. So wird dem Anspruchssteller z. B. eine Beweislastumkehr bei Beweisvereitelung des Gegners oder aus Billigkeitsgründen zugestanden, man denke etwa an die Beweislastumkehr bei „groben Behandlungsfehlern“ im Arzthaftungsrecht.

Für Einwendungen gegen den Anspruch ist hingegen der Anspruchsgegner subjektiv und objektiv beweispflichtig, so etwa der Unfallversicherer für Ausschlussklauseln oder mitwirkende Krankheiten oder Gebrechen in der Privaten Unfallversicherung.

3.2.3 Beweisregeln im Öffentlichen Recht

Im Öffentlichen Recht sind – soweit es um Fürsorgeleistungen des Staates bzw. der Solidargemeinschaft geht – Kausalzusammenhänge mit überwiegender Wahrscheinlichkeit zu beweisen, die zugrunde liegenden Tatsachen hingegen mit einem der Gewissheit nahe kommenden

[9] BGHSt 37, 106
[10] BGHSt 41, 206
[11] BGH NJW 1970, 946
[12] BGH VersR 2004, 118

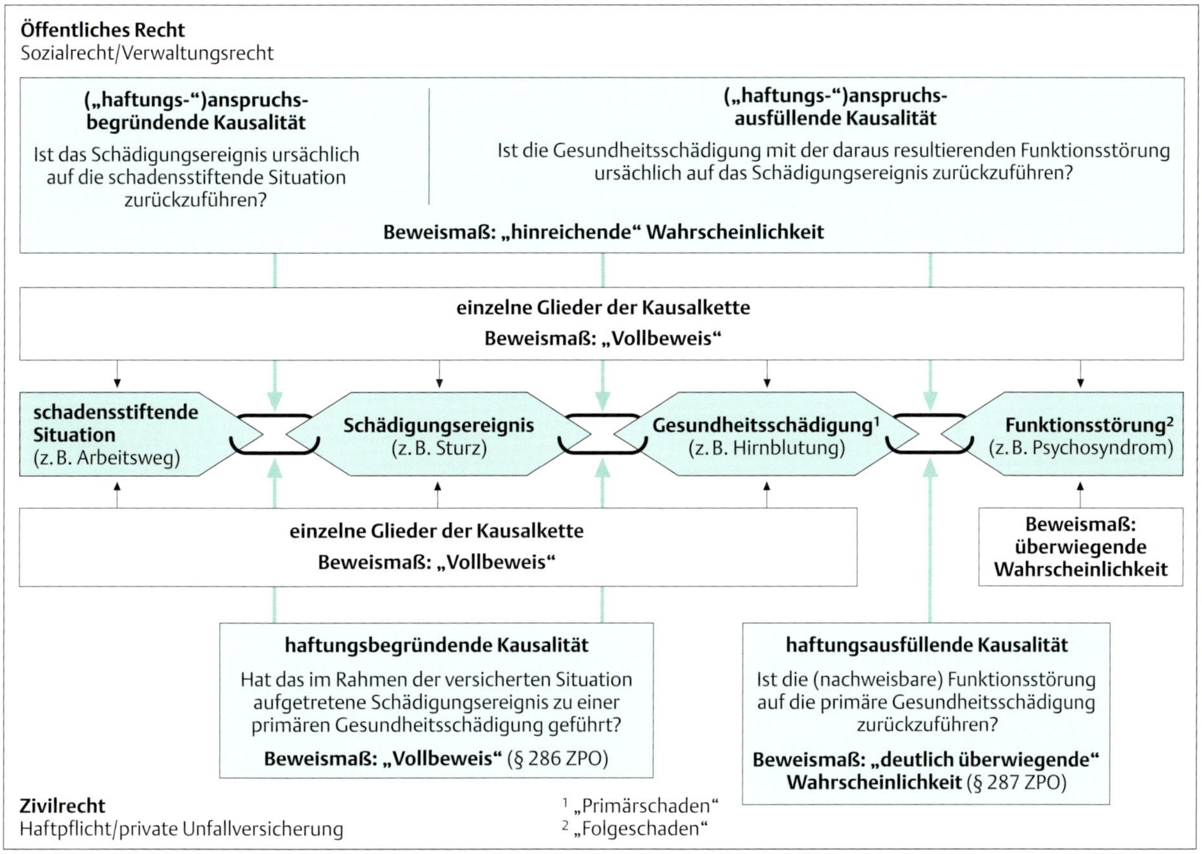

Abb. 3.2 Vereinfachte Synopsis der Beweisregeln im Öffentlichen und Zivilrecht.

Grad an Wahrscheinlichkeit, also wiederum im Vollbeweis. Dies bedeutet z. B. für eine Gesundheitsschädigung im Zusammenhang mit der Beraufsausübung, dass die versicherte Tätigkeit (a), der erlittene Arbeitsunfall (b), wie auch die Gesundheitsschädigung (c) „vollbeweislich" zu sichern sind, während für die kausale Verknüpfung zwischen (a) und (b) (anspruchsbegründender Zusammenhang[13]) wie auch zwischen (b) und (c) (anspruchsausfüllender Zusammenhang) mit Wahrscheinlichkeit bewiesen werden müssen, d. h. es muss in der üblichen Formulierung des BSG „mehr für als gegen den Zusammenhang sprechen" (s. Abb.3.2).

Für den Gutachter kaum relevant – weil in aller Regel von der Verwaltung zu prüfen – ist der vorgelagerte „innere" Zusammenhang zwischen der zum Unfall führenden konkreten Verrichtung und der versicherten Tätigkeit. Hier kommt es auf die „finale Handlungstendenz" des Versicherten an, d. h. ob der Versicherte der Auffassung sein konnte, mit seiner Tätigkeit (noch) den Interessen des Unternehmens zu dienen. Dies kann z. B. bei Volltrunkenheit des Versicherten ebenso fehlen, wie bei nicht mehr als „Wegeunfälle" geltenden „Umwegen".

[13] Die in Teilen der sozialrechtlichen Literatur hier vom Haftungsrecht übernommen Begriffe der „haftungsbegründenden bzw. -ausfüllenden Kausalität" sind terminologisch schief, da es um Leistungsansprüche, nicht aber um Haftung geht.

Für den gesamten Bereich der öffentlichen Daseinsvorsorge ist das Prinzip der Amtsermittlung prägend, d. h. die Behörde/der Sozialversicherungsträger muss von Amts wegen den Sachverhalt vollständig ermitteln. Dies gilt auch für das Sozial- oder Verwaltungsgericht, so dass jedenfalls in den gutachtlich relevanten Teilen der Verwaltungs- und Sozialgerichtsbarkeit für eine subjektive Beweislast etwa des Anspruchsstellers kein Raum bleibt. Allerdings trägt er auch dort das Risiko der Nichtbeweisbarkeit anspruchsbegründender Umstände, also die objektive Beweislast.

3.1.5 Unterschiede und Gemeinsamkeiten

Die skizzierten Differenzierungen im Beweismaß zwischen dem Zivilprozessrecht, dort insbesondere im Haftungsrecht, und den verfahrensrechtlichen Gegebenheiten im Öffentlichen Recht führen in der gutachtlichen Praxis nicht selten zu Missverständnissen und Fehlinterpretationen. Die Gemeinsamkeiten und Zusammenhänge sind daher synoptisch in der Abbildung 3.2 dargestellt.

Literatur

Schönberger A, Mehrtens G, Valentin H. Arbeitsunfall und Berufskrankheit. 7. Aufl., Erich Schmidt Verlag, Berlin 2003

4 Aufbau neurologischer Gutachten

B. Widder

4.1 Atteste und Gutachten

Rechtlich wirksame Aussagen werden vom Arzt in drei Grundformen geleistet [Marx et al. 2005].

4.1.1 Ärztliche Atteste

Ärztliche Atteste werden meist von Behörden oder Versicherungsträgern, jedoch auch von Patienten selbst angefordert und entsprechen im rechtlichen Sinn schriftlichen Zeugenaussagen. Derartige Atteste können sich auf sozial- oder privatrechtliche Feststellungen beschränken, wie das Vorliegen von Krankheit, Arbeitsunfähigkeit, Unfallfolgen usw., jedoch auch erhobene körperliche und apparative Befunde beinhalten.

Niemals darf die Aussage in einem Attest die objektiven Kenntnisse des Arztes überschreiten. So sind z. B. Arbeitsunfähigkeitsbescheinigungen allein auf Grund eines Telefonanrufes rechtlich bedenklich und im Regelfall unzulässig. Gleiches gilt für die Attestierung von Unfallfolgen ohne ausreichende Kenntnisse über die Tatsache, Schwere und Art des Unfalls z. B. allein auf Grund der Beschwerdeschilderung des Patienten. Wie Gutachten sollten Atteste daher immer klar zwischen anamnestischen Angaben, Beschwerden und objektiven Befunden trennen.

Ärztliche Schweigepflicht

Wird ein Attest von einem Dritten angefordert, muss der Arzt vor Erstattung eines Attests sicher sein, dass er damit keine Schweigepflichtsverletzung begeht. Dabei sind mehrere rechtliche Situationen zu unterscheiden:

- **Sozialversicherungsträger** haben das Recht und die Pflicht „Sozialdaten" zu erheben, soweit dies zur Erfüllung ihrer im Sozialgesetzbuch (SGB) definierten Aufgaben erforderlich ist (§ 67a SGB X). Grundlage hierbei ist die Mitwirkungspflicht jedes Antragstellers auf Sozialleistungen nach § 60 SGB I. Im Einzelfall bestehen jedoch Einschränkungen, wenn z. B. im Bereich der Gesetzlichen Krankenversicherung Sozialdaten lediglich an den Medizinischen Dienst der Krankenkassen (MDK) übermittelt werden dürfen (§ 275 SGB V).
- **Behörden des Öffentlichen Dienstes** haben gleichermaßen das Recht und die Pflicht, über ihre Beamten durch den jeweiligen ärztlichen Dienst medizinische Daten erheben zu lassen, soweit dies zur Wahrnehmung ihrer Aufgaben im Rahmen des Beamtenrechts erforderlich ist.
- **Private Versicherungsträger** haben demgegenüber keine vergleichbaren Aufgaben, weswegen die Erteilung von ärztlichen Auskünften eine auf den konkreten Fall bezogene Entbindung von der Schweigepflicht durch den Versicherten voraussetzt.

> **§ 60 SGB I – Angabe von Tatsachen**
> (1) Wer Sozialleistungen beantragt oder erhält, hat
> 1. alle Tatsachen anzugeben, die für die Leistung erheblich sind, und auf Verlangen des zuständigen Leistungsträgers der Erteilung der erforderlichen Auskünfte durch Dritte zuzustimmen,
> 2. Änderungen in den Verhältnissen, die für die Leistung erheblich sind oder über die im Zusammenhang mit der Leistung Erklärungen abgegeben worden sind, unverzüglich mitzuteilen,
> 3. Beweismittel zu bezeichnen und auf Verlangen des zuständigen Leistungsträgers Beweisurkunden vorzulegen oder ihrer Vorlage zuzustimmen.

Gutachtliche Äußerungen in Attesten

Ein häufiges Problem bei ärztlichen Attesten ergibt sich durch die Praxis, insbesondere der privaten Versicherungsträger, in derartigen Berichten Aussagen z. B. zum Kausalzusammenhang zwischen bestehenden Beschwerden und einem stattgehabten Unfall oder zum konkreten Ausmaß der Invalidität anzufordern. Hierbei handelt es sich jedoch definitionsgemäß um gutachtliche Äußerungen, die grundsätzlich nicht in ein Attest gehören – bei leichtfertig gemachten gutachtlichen Aussagen kann dies für den Arzt sogar zu strafrechtlichen Konsequenzen führen (s. Kap. 2.7.1). Gleiches gilt für gutachtenähnliche Äußerungen auf Wunsch von Patienten. Auch diese sollte der Arzt nach Möglichkeit vermeiden, um dem Vorwurf der Parteilichkeit zu entgehen, und stattdessen ggf. dem Betroffenen die Wege zu einer unabhängigen Beurteilung der Situation aufzeigen.

4.1.2 Formulargutachten

Um Kosten zu sparen und um Fehler bei der Begutachtung zu minimieren, sind zahlreiche Versicherungsträger dazu übergegangen, bevorzugt standardisierte Formulargutachten zu verwenden, in denen gezielte Fragen gestellt werden. Im Bereich der Sozialversicherung gehören hierzu z. B. die verschiedenen Rentengutachten (s. Kap. 9), jedoch auch Gutachten im Rahmen der Pflegeversicherung (s. Kap. 12).

Infolge der durch die vorgegebenen Fragen erzwungenen Einschränkungen sind derartige Gutachten nicht unproblematisch und können zu Fehlentscheidungen führen. Es gilt daher besondere Sorgfalt bei der Beantwortung der Fragen zu wahren. Erfassen die gestellten Fragen den Sachverhalt nicht ausreichend, empfiehlt es sich, das Formulargutachten abzulehnen und den Auftraggeber aufzufordern, ein freies Gutachten in Auftrag zu geben.

Nicht mit Formulargutachten zu verwechseln ist die Vorgabe einzelner Punkte in Gutachtenaufträgen von Privatversicherungen, auf die der Sachverständige näher eingehen soll. Diese sind lediglich als Arbeitshilfe für den Sachverständigen zu sehen, damit von diesem gutachtlich wichtige Details nicht vergessen werden.

4.1.3 Freies, wissenschaftlich begründetes Gutachten

In freier Form erstattete, wissenschaftlich begründete Gutachten stützen sich auf die vom Auftraggeber mitgegebenen Unterlagen und in der Regel auf eine eingehende Untersuchung des zu Begutachtenden (Ausnahme: Gutachten nach Aktenlage). Hierin kann der Sachverständige den Aufbau des Gutachtens – über weite Strecken – selbst gestalten. Die folgenden Ausführungen beziehen sich auf die unterschiedlichen Aspekte bei der Erstattung solcher „freier“ Gutachten. Dabei gilt zu berücksichtigen, dass der Aufbau von Zusammenhangsgutachten („kausale“ Gutachten) und Zustandsgutachten („finale“ Gutachten) erheblich unterschiedlich ist.

4.2 Äußere Form des Gutachtens

Vorgaben für die äußere Form „freier“ Gutachten bestehen im Allgemeinen über die nachfolgend genannten Anforderungen an den „Gutachtenkopf“ hinaus nicht. Allerdings erscheint sinnvoll, sich hierbei an der DIN 1422 für die „Erstellung von Manuskripten“ zu orientieren (Tab. **4.1**)

Tabelle 4.**1** Richtlinien für die äußere Form von Gutachten nach DIN 1422

- Oberer Seitenrand 2 cm
- Linker Seitenrand 4 cm
- Pro Zeile 60 Zeichen
- Pro Seite 30 Zeilen (1800 Zeichen pro Seite)
- Schriftgröße mindestens 12 pt.
- Zeilenabstand 1,5fach

„Gutachtenkopf“

Es empfiehlt sich, einen standardisierten „Gutachtenkopf“ zu verwenden (siehe Vorschlag). Dieser sollte zwingend folgende Punkte beinhalten:

- Name, Fachbezeichnung, ggf. Institution sowie Anschrift des Sachverständigen,
- Anschrift des Gutachtenauftraggebers,
- Datum des Gutachtenabschlusses,
- Name, Geburtsdatum und Anschrift des Probanden,
- Aktenzeichen sowie ggf. Nennung der (weiteren) Verfahrensbeteiligten,
- Fachgebiet des Gutachtens,
- kurze Beschreibung des Gutachtenauftrags,
- Angaben, worauf das Gutachten beruht (Akten, gutachtliche Untersuchung, Zusatzbefunde),
- Datum der Untersuchung.

Vorschlag eines „Gutachtenkopfes“

Dr. med. Hans Mustermann
Arzt für Neurologie und Psychiatrie, Sozialmedizin ...
ggf. Institution einschl. Dienststellung
Straße, Geschäftsort

Datum des Gutachtenabschlusses (Versandtag)
Anschrift des Auftraggebers

Betr.: Name, Vorname, Geburtsdatum, Straße, Wohnort
gegen ... *(bei Gerichtsgutachten)*
Aktenzeichen ...

Im Auftrag der/des ... vom ... erstatte ich das nachfolgende **neurologische/neurologisch-psychiatrische/nervenärztliche Fachgutachten**
Es soll klären, ob auf neurologisch-psychiatrischem/neurologischem Fachgebiet Gesundheitsstörungen vorliegen, die

- Folge des am ... erlittenen Arbeitsunfalls/Wegeunfalls sind *(Gesetzliche Unfallversicherung)*
- gemäß den Kriterien der AUB Folge des am ... erlittenen Unfalls sind *(Private Unfallversicherung)*
- Folge des am ... erlittenen Unfalls/Schädigungsereignisses sind *(Haftpflichtversicherung)*
- Folge der/des im Rahmen ... (der versicherten Situation) ... erlittenen Unfalls/Schädigung sind *(Soziales Entschädigungsrecht)*
- zur einer Einschränkung des beruflichen Leistungsvermögens führen *(Gesetzliche Rentenversicherung)*
- gemäß den von der ... (Versicherung) ... genannten Versicherungsbedingungen zu Berufsunfähigkeit führen *(Berufsunfähigkeits-(Zusatz-)Versicherung)*
- zu einer Beeinträchtigung der Teilhabe am Leben in der Gesellschaft gemäß SGB IX führen *(Schwerbehindertenrecht)*.

Die detaillierten Fragen/Beweisfragen *(bei Gerichtsgutachten)* finden sich in der Zusammenfassung.
Das Gutachten stützt sich auf die von ... übersandten Unterlagen in Form von ... / vom ...gericht übersandten Akten (... Bände Beklagten-Akten, ... Bände Gerichtsakten usw.) sowie auf eine ausführliche ambulante/stationäre Untersuchung des Probanden/Klägers *(bei Gerichtsgutachten)* am ... .

4.3 Anamnese und Befunde

Bei der schriftlichen Abfassung von Gutachten sollte besonderen Wert auf die sprachliche Korrektheit gelegt werden, um spätere Missverständnisse zu vermeiden:

- **Indirekte Rede** für alle von Dritten gemachten Angaben, die auf deren subjektiver Einschätzung beruhen wie z. B. Arztberichte, Vorgutachten und schriftliche Äußerungen der Parteien in den Akten, insbesondere jedoch auch die vom Probanden im Rahmen der Exploration gemachten Angaben. In „üblichen" Arztbriefen wird diese Vorgabe häufig nicht berücksichtigt und Klagen des Patienten werden als Fakten (z. B. „der Patient leidet unter Kopfschmerzen") beschrieben. In Gutachten stellt die Verwechslung von gesicherten Fakten und subjektiven Angaben einen groben Fehler dar, der ein Gutachten möglicherweise wertlos macht. Alternativ zur indirekten Rede können Textpassagen aus den Akten oder Angaben des Probanden auch wörtlich zitiert werden, dies sollte jedoch für den Leser erkennbar ist (z. B. durch Setzen in Anführungszeichen).
- **Direkte Rede** nur für unter den Parteien unstrittige Fakten wie z. B. Zeitangaben zu einem Unfall, einem Rentenantrag oder zu einem stationären Rehabilitationsaufenthalt, Zitierung von „Verwaltungsvorgängen" (z. B. Beginn und Ende einer Rentengewährung, Höhe der gewährten MdE). Die direkte Rede ist natürlich auch für die eigenen Befunde und Bewertungen zu verwenden.

4.3.1 Klärungspunkte vor Beginn

Vor Übernahme eines Gutachtenauftrages sollte der Sachverständige stets nachfolgende Punkte klären [Marx et al. 2005]:

- Ist die gutachtliche Fragestellung klar und adäquat?
- Sind die Vorinformationen ausreichend?
- Bin ich für die konkrete gutachtliche Fragestellung fachlich kompetent?
- Liegen sonstigen Hinderungsgründe vor?

Es versteht sich von selbst, dass diese Erstbeurteilung der Akten eine gewisse Zeit benötigt, die dem Auftraggeber ggf. auch in Rechnung gestellt werden kann.

4.3.2 Aktenauszug

Sowohl im Sozial- als auch im Zivilprozess ist strittig, ob und inwieweit eine Wiedergabe der Aktenlage im Gutachten überhaupt sinnvoll und erforderlich ist. Nicht selten weisen Gerichte bereits im Auftrag darauf hin, dass auf eine Wiedergabe der Aktenlage verzichtet werden soll, oder lehnen grundsätzlich eine gesonderte Vergütung der entsprechenden Textseiten ab [Widder u. Gaidzik 2005]. Sofern bereits während der Aktendurchsicht deren Inhalt unselektiert über viele Seiten hinweg wörtlich diktiert wird, erscheint eine (zusätzliche) Honorierung der Aktenzitate tatsächlich auch kaum gerechtfertigt. Zwei gewichtige Argumente sprechen jedoch für eine auf die wesentlichen Punkte reduzierte, vor allem jedoch chronologisch und thematisch geordnete Wiedergabe der Aktenlage:

- **Nachweis der Aktenkenntnis**: Nicht selten ergeben sich im Nachhinein Streitigkeiten darüber, ob der Sachverständige überhaupt alle wichtigen Akten zur Kenntnis genommen und in seine Bewertung einbezogen hat. Für diesen Nachweis genügt im Prinzip allerdings eine kurze (tabellarische) Zitierung der Fundstellen.
- **Vorlage für die Beurteilung**: Eine detaillierte Aufarbeitung der Aktenlage bereits vor der Untersuchung von Probanden ist für die Qualität eines Gutachtens von hoher Bedeutung, da der Sachverständige in diesem Fall kritische Punkte in Vorgutachten bereits kennt und in den Akten unklar erscheinende Daten nachfragen kann. Da andererseits jedoch Gutachten, insbesondere schwierigere, selten an einem Tag fertig gestellt werden, weil der Sachverständige sich erst gedanklich mit dem Fall auseinandersetzen muss, bleibt ihm bei der Erarbeitung der abschließenden Beurteilung nichts anderes übrig, als die Akten nochmals im Detail durchzusehen, wenn er nicht zuvor alle wichtigen Punkte bereits schriftlich festgehalten hat. Dies erfordert jedoch einen erheblichen (zusätzlichen) Zeitaufwand, zumal dann, wenn eine nicht selten unübersichtliche Aktenlage chronologisch und thematisch aufgearbeitet werden muss, um überhaupt verwertbar zu sein.

Sinnloses Füllen von Seiten, die dann von niemandem mehr beachtet werden, ist zu vermeiden, wenn nachfolgende Punkte berücksichtigt werden (siehe auch beigefügte Vorschläge für Textbausteine):

- Zitierung der relevanten Aktenauszüge **chronologisch** in **indirekter Rede** und ggf. – vor allem bei kausalitätsbezogenen Gutachten – nach Problemkreisen getrennt.
- Genaue **Datumsangaben** sind nur dann hilfreich, wenn diese für die gutachtliche Einschätzung von Bedeutung sind (z. B. „3 Tage nach dem Unfallereignis"). Ansonsten genügen grobe Angaben (z. B. „im Herbst 2001").
- Genaue Angaben über den **Ersteller** eines Berichts oder Gutachtens erfolgen nur dann, wenn diese für die gutachtliche Einschätzung von Bedeutung sind (z. B. bei einer näheren Auseinandersetzung damit in der Zusammenfassung). Ansonsten genügt z. B. „ein nervenärztlicher Bericht vom ... beschreibt ...".

„Gutachtliche Stellungnahmen" behandelnder Ärzte auf Wunsch des Probanden bzw. im Rahmen der „sachverständigen Zeugeneinvernahme" sollten nicht mit „Gutachten" im engeren Sinne verwechselt werden (s. Kap. 4.1.1). Da behandelnde Ärzte definitionsgemäß „Partei" sind, kommt ihrer Einschätzung geringer Beweiswert zu, so dass diese nur bei erkennbar stichhaltiger Argumentation zu zitieren und in der Zusammenfassung zu bewerten ist. Anders ist die Situation hinsichtlich der Aussage zur Leistungsfähigkeit nach einem Heilverfahren, dem aufgrund der Möglichkeit zur Längsschnittbeobachtung hohe Bedeutung zukommt.

- Sog. „**Verwaltungsvorgänge**“, d. h. ob und wann z. B. ein Antrag auf Gewährung einer Rente gestellt, ein Widerspruch abgelehnt oder eine Klage erhoben wurde, sind für die gutachtliche Einschätzung so gut wie immer belanglos und gehören daher im Allgemeinen nicht in die Aktenlage.
- Berichte und Gutachten, die **andere Fachgebiete** betreffen, sind nur dann zu zitieren, wenn sie für die neurologisch-psychiatrische Einschätzung von essenzieller Bedeutung sind (z. B. bei der Einschätzung eines Gesamt-GdB), oder wenn keine geeigneten neurologischen bzw. nervenärztlichen Berichte aus dem entsprechenden Zeitraum vorliegen.
- Wichtiger als die Diagnosen sind bei der Begutachtung **Funktionsstörungen** bzw. die Klagen darüber. Entsprechend sollten diese bei der Zitierung von Berichten bzw. Gutachten in den Vordergrund gestellt werden. Eine detaillierte Zitierung aller gestellten Diagnosen bedeutet meist nur unsinniges Füllen von Papier.

Bei Begutachtungen zur Frage der beruflichen Leistungsfähigkeit oder zum Schwerbehindertenrecht finden sich nicht selten auch Akten über erlebte Unfälle. Der genaue Zeitpunkt und Ablauf eines stattgehabten Unfalls ist bei Zustandsgutachten jedoch bedeutungslos. Wesentlich sind lediglich die hieraus resultierenden Gesundheitsstörungen und Funktionseinschränkungen. Ebenfalls bedeutungslos sind sämtliche Zusammenhangsfragen zu Unfallfolgen.

4.3.3 Anamnese, Untersuchung und Diagnose

Dieser Teil des Gutachtens ist in der praktischen Durchführung im Allgemeinen unproblematisch, da er Bestandteil jedes „normalen“ ärztlichen Arbeitsablaufes ist. Für den Sachverständigen ist lediglich die Kenntnis einiger Besonderheiten von Bedeutung:

- **Unterschiede in der Anamnese:** Aufgrund der anderen Fragestellung unterscheidet sich die Anamnese bei Zustands- und Zusammenhangsgutachten in erheblichem Umfang. Bzgl. Details sei auf die beigefügten Vorschläge für Textbausteine hingewiesen.
- **Diktat in Anwesenheit des Probanden:** Wie bereits beschrieben, erscheint es sinnvoll, die Angaben des Probanden in dessen Anwesenheit zu diktieren. Der Sachverständige vermeidet damit spätere Vorwürfe hinsichtlich einer Falschinterpretation und gibt dem Probanden Gelegenheit, falsch verstandene Angaben zu korrigieren und diese ggf. zu ergänzen. Nicht zuletzt bekommt er auf diese Weise auch wichtige Hinweise auf die Aufmerksamkeits- und Konzentrationsfähigkeit des Probanden.
- **Anwesenheit von Begleitpersonen:** Nicht selten wird von Probanden gefordert, dass die gutachtliche Untersuchung in Anwesenheit von Begleitpersonen erfolgen soll. Ein Rechtsanspruch hierauf besteht nicht. Man sollte derartige Konflikte pragmatisch lösen, ggf. jedoch darauf hinweisen, dass in diesem Fall eine unabhängige Fremdanamnese nicht mehr möglich ist.
- **Funktionsstörung vor Diagnose:** Der klinisch tätige Arzt ist es gewohnt, bei der Beschreibung von Krankheiten die wissenschaftliche Diagnose in den Vordergrund zu stellen. Bei allen Begutachtungen steht jedoch stets die Funktionsstörung im Vordergrund, erst in zweiter Linie ist die Ursache von Bedeutung. So sollte z. B. statt der gutachtlich wenig hilfreichen Diagnose „linkshirniger Schlaganfall“ besser von einer „kompletten Halbseitenlähmung und Sprachstörung nach linkshirnigem Schlaganfall“ gesprochen werden. Daneben ist darauf hinzuweisen, dass z. B. der Begriff „Zustand nach Schädel-Hirn-Trauma“ weder eine medizinische Diagnose darstellt noch Aussagen zu Funktionsstörungen macht. Es versteht sich dabei von selbst, dass die Diagnosen der ICD-10-Nomenklatur entnommen werden sollten.

4.3.4 Zusatzgutachten und -untersuchungen

Zur Erstattung eines Gutachtens sind regelmäßig neben der körperlichen Untersuchung durch den Sachverständigen weitere Untersuchungen erforderlich. Hierbei sind zwei Formen zu unterscheiden.

Zusatzgutachten

Sofern der Sachverständige nicht ausdrücklich vom Auftraggeber aufgefordert wird, ggf. erforderliche Zusatzgutachten selbst in Auftrag zu geben, ist die Erstattung eines Zusatzgutachtens durch einen Dritten nur mit schriftlicher (!) Genehmigung des Auftraggebers statthaft. Andernfalls besteht für nicht angeforderte Leistungen auch keine Verpflichtung des Auftraggebers zu deren Honorierung.

Zusatzgutachten zeichnen sich dadurch aus, dass sie neben der reinen Untersuchungsleistung auch eine gutachtliche Leistung enthalten, d. h. der Untersucher erbringt aufgrund eigener Kenntnis des Falles eine gutachtliche Bewertung und beantwortet die vom Auftraggeber (oder ggf. auch vom „Hauptgutachter“) gestellten (Beweis-)Fragen. Die Durchführung z. B. eines Elektromyogramms mit kurzer Befundschilderung, ohne die Befunde im Kontext mit den gutachtlichen Fragestellungen eingehend zu bewerten, ist definitionsgemäß kein „Gutachten“, sondern eine Untersuchung mit zugehöriger Befundmitteilung gemäß den Leistungsziffern der GOÄ. Soweit aus pekuniären Gründen solche Untersuchungen als „Zusatzgutachten“ bezeichnet werden, ist dies abzulehnen.

„Zusatzgutachten“ sind dadurch charakterisiert, dass sie neben der Untersuchungsleistung mit Befundmitteilung eine eigenständige gutachtliche Leistung mit Bewertung der erhobenen Befunde im Kontext mit der gutachtlichen Fragestellung enthalten.

Zusammenhangsgutachten („Kausale Gutachten")	*Zustandsgutachten („Finale Gutachten")*
• Unfallereignis • Verlauf nach dem Unfallereignis • Vorerkrankungen	(Berufliche Anamnese bei Gutachten zur beruflichen Leistungsfähigkeit) Entwicklung von Gesundheit- und Funktionsstörungen
• Wichtigste Aussagen in Vorgutachten • Aktuelle Beschwerden • Klinischer Befund unter Berücksichtigung von Zusatzuntersuchungen	

Tabelle 4.2 Inhaltspunkte der Zusammenfassung – jeweils kurze Beschreibung der Angaben des Probanden im Kontext mit der Aktenlage unter Nennung möglicher Diskrepanzen

Zusatzuntersuchungen

Die Durchführung ggf. erforderlicher Zusatzuntersuchungen, soweit sie einen gewissen Kostenrahmen nicht überschreiten (MRT und PET gehören nicht dazu), wird dem Sachverständigen in aller Regel von den Auftraggebern freigestellt. Es sollte sich aus ethischen Gründen von selbst verstehen, dass Untersuchungen nur dann durchgeführt werden, wenn sich hieraus eine klare Indikation im Rahmen der Beantwortung der konkreten gutachtlichen Fragestellung ergibt. Entsprechend gehört es zur Selbstverständlichkeit, dass deren Ergebnis in der abschließenden gutachtlichen Bewertung diskutiert wird. Nicht indizierte Zusatzuntersuchungen wie z. B. Ultraschalluntersuchungen der Hirngefäße bei Schädigungen peripherer Nerven sind abzulehnen.

> Durchgeführte Zusatzuntersuchungen sind in der abschließenden gutachtlichen Bewertung in ihrem Ergebnis im Kontext zur gutachtlichen Fragestellung zu diskutieren. Dies stellt gleichermaßen den wichtigsten Indikator für deren Erfordernis im Rahmen eines Gutachtens dar.

4.4 Gutachtliche Beurteilung

Das „Gutachten" im engeren Sinn, d. h. die eigentliche gutachtliche Leistung, besteht im Allgemeinen aus einer Zusammenfassung und Bewertung der für die gutachtliche Aussage wichtigsten Anknüpfungs- und Befundtatsachen sowie der abschließenden Beurteilung mit Beantwortung der vom Auftraggeber gestellten Fragen.

4.4.1 Kurze Zusammenfassung des Sachverhalts

Die Zusammenfassung sollte nicht nochmals „in epischer Breite" alle vorhandenen Anknüpfungs- und Befundtatsachen darstellen, sondern lediglich die wichtigsten Punkte der von dem Probanden gemachten Angaben im Kontext zur Aktenlage nochmals kurz nennen, soweit sie für die abschließende Beurteilung relevant sind. Dabei ist bzgl. der zu nennenden Punkte zwischen „kausalen" und „finalen" Gutachten zu unterscheiden (Tab. 4.2). Während bei „kausalen" Begutachtungen das Unfallereignis in seinem Verlauf und mögliche Vorschäden und Schadensanlagen im Vordergrund stehen, ist bei „finalen" Fragestellungen die Ursache von Gesundheitsstörungen völlig irrelevant und es gilt, die Entwicklung von Gesundheits- und Funktionsstörungen – bei „Leistungsgutachten" im Kontext mit der beruflichen Entwicklung – darzustellen.

Beiden Gutachtenformen gemeinsam ist, dass es in der Zusammenfassung meist auch Sinn macht, die wichtigsten Aussagen der Vorgutachten nochmals zu nennen. Danach folgt eine kurze Beschreibung der von dem Probanden im Vordergrund geklagten Beschwerden sowie eine Zusammenfassung der wichtigsten klinischen Befunde unter Berücksichtigung der durchgeführten Zusatzuntersuchungen und ggf. erstatteten Zusatzgutachten. Medizinische Details können dabei entfallen, da sie den nichtmedizinischen Auftraggeber nur am Rande interessieren und ggf. im Befundteil nachgelesen werden können. Gleiches gilt für technische Zusatzuntersuchungen. So genügt in der Zusammenfassung z. B. die Aussage, dass die elektrophysiologischen Zusatzuntersuchungen den klinischen Befund einer Nervenwurzelkompression bestätigen.

> In der Zusammenfassung sollten keine klinischen Details aufgelistet werden, sondern lediglich die Ergebnisse der verschiedenen Untersuchungen unter Vermeidung von Fachausdrücken kumulativ beschrieben werden.

4.4.2 Beantwortung der gestellten Fragen

Die abschließende Beurteilung bei Begutachtungen unterscheidet sich grundsätzlich nicht von „normalen" ärztlichen Epikrisen, bei denen regelmäßig 6 Fragen zu den Gesundheits- und Funktionsstörungen, zur Ätiologie, zur Therapie und zur Prognose zu beantworten sind (Tab. 4.3).

Der wesentliche Unterschied für den Sachverständigen liegt jedoch darin, dass diese ärztlichen Grundfragen mit verschiedenen, rechtlich vorgegebenen Beweismaßen zu

	Unterpunkt	Fragestellung
1.	Gesundheitsstörung	Welche Gesundheitsstörungen (Gesundheitsschäden, Krankheiten) liegen vor?
2.	Diagnose	Wie sind diese zu benennen?
3.	Funktionsstörung	Welche Funktionsstörungen (Beeinträchtigungen der Aktivitäten und Partizipation) resultieren hieraus?
4.	Ätiologie	Wodurch sind diese entstanden?
5.	Therapie	Wie können diese gebessert/geheilt werden?
6.	Prognose	Wie sind die Aussichten einer Besserung/Heilung?

Tabelle 4.3 Die 6 Fragen jeden ärztlichen Handelns

verknüpfen sind. Hieraus resultieren dann die modifzierten Fragen, die in jedem Gutachten für den Auftraggeber nachvollziehbar beantwortet werden sollten:

- Welche **Gesundheitsstörungen** bestehen **zur Überzeugung** des Sachverständigen?
- Welche **Funktionsstörungen** bestehen **zur Überzeugung** des Sachverständigen?
- Bei **Zusammenhangsgutachten:** Stehen die nachweisbaren Gesundheits- und Funktionsstörungen **mit Wahrscheinlichkeit** im Zusammenhang mit einem versicherten Ereignis?
- Können die nachweisbaren Gesundheits- und Funktionsstörungen **mit Wahrscheinlichkeit** ganz oder zum Teil **willentlich** oder durch geeignete Therapie überwunden werden?

Die Frage nach der willentlichen Überwindbarkeit stellt einen wesentlichen Unterschied zur „üblichen" ärztlichen Tätigkeit dar, bei welcher der Arzt davon ausgeht, dass „Beschwerden hat, wer über Beschwerden klagt". Insbesondere bei nicht hinreichend objektivierbaren Beeinträchtigungen (z. B. Schmerzen und Befindlichkeitsstörungen) kommt diesem Punkt wesentliche Bedeutung zu. Hierzu sind von Seiten des Sachverständigen letztlich lediglich vier Aussagen möglich, die dann die rechtlichen Konsequenzen bestimmen (Tab. 4.4). Es versteht sich von selbst, dass ausführlich zu begründen ist, warum der Sachverständige zu der jeweiligen Einschätzung kommt.

Medizinische Fachsprache

Schwierig zu beantworten ist die Frage, inwieweit im abschließenden Teil des Gutachtens Fachausdrücke verwendet werden sollen oder können. Eine zu wenig medizinisch-wissenschaftlich geprägte Beurteilung beinhaltet die Gefahr, wenig prägnant und klar zu werden. Umgekehrt kann möglicherweise der Auftraggeber mit einem von lateinischen Fachausdrücken gespickten Text wenig anfangen. In der Praxis sollten folgende **Grundregeln** beobachtet werden:

- Jegliche medizinische Abkürzungen (z. B. TIA), aber auch Abkürzungen für Untersuchungen (z. B. EEG oder Doppler), sollten vermieden werden, und stattdessen von einer kurzzeitigen Hirndurchblutungsstörung, vom Hirnstrombild und von der Ultraschalluntersuchung der Hirngefäße gesprochen werden.
- Die ausführliche Beschreibung elektrophysiologischer oder bildgebender Befunde gehört nicht in die Zusammenfassung, da der Auftraggeber hiermit regelmäßig wenig anfangen kann. Es genügen daher wertende Beschreibungen (z. B. „die elektrophysiologischen Untersuchungen bestätigen den klinischen Befund einer peripheren Nervenlähmung").

Der Sachverständige	Rechtliches Ergebnis
• ist davon überzeugt, dass die geklagten Gesundheits- und Funktionsstörungen bestehen **und** willentlich oder durch Therapie nicht (mehr) überwunden werden können	i. d. R. Anerkennung durch den Auftraggeber
• ist zwar davon überzeugt, dass die geklagten Gesundheits- und Funktionsstörungen bestehen, diese aber **willentlich** und/oder durch **Therapie** (zum Teil) überwunden werden könnten	i. d. R. keine oder allenfalls befristete Anerkennung durch den Auftraggeber (keine dauerhafte Funktionsbeeinträchtigung)
• ist **nicht** davon überzeugt, dass die Gesundheits- und Funktionsstörungen in der geklagten Form bestehen	i. d. R. **keine** Anerkennung durch den Auftraggeber (Beweislast des Antragstellers)

Tabelle 4.4 Mögliche gutachtliche Aussagen bei der Beurteilung von Funktionsstörungen

- Medizinische Termini können umso eher verwendet werden, je weniger exotisch ein Krankheitsbild ist und je ausschließlicher der Auftraggeber mit medizinischen Fragestellungen zu tun hat. Insbesondere Sozialrichter, jedoch auch die Mitarbeiter von gesetzlichen und privaten Versicherungen, verfügen häufig über ein bemerkenswertes medizinisches Fachwissen. Bei Zivilgerichten (Amtsgericht, Landgericht, Oberlandesgericht) stellen medizinische Probleme demgegenüber meist nur einen geringen Teil der zur Verhandlung anstehenden Fälle dar, so dass hier besonderer Wert auf eine verständliche Sprache zu legen ist.

Textbausteine Zusammenhangsgutachten

1. Aktenlage

Angaben zu Vorerkrankungen

- Gemäß Leistungsauszug der Krankenkasse bestand im Jahr ... eine ...wöchige Krankschreibung wegen ...
- Verschiedene Arztbriefe aus den Jahren ... nennen ...
- Unterlagen über Vorerkrankungen liegen nicht vor

Angaben zum Unfallereignis und zur ersten Zeit danach

- Gemäß D-Arztbericht/Bericht des erstversorgenden Krankenhauses erlitt Herr/Frau ... als Fahrer/in bei seiner Tätigkeit als ... einen Unfall, als ...
- Bei Erstuntersuchung ... Minuten/Stunden nach dem Ereignis klagte Herr/Frau X. ...
- An objektiven Befunden beschrieben werden ..., diagnostiziert wird ...
- Im weiteren Verlauf ...
- Noch am Unfalltag/am ... erfolgte eine erste neurologische Untersuchung. Diese nennt ...
- Bei Entlassung aus dem Krankenhaus .... Tage/Wochen nach dem Unfall bestanden gemäß Entlassbrief noch ...
- Der Hausarzt beschreibt ... Wochen nach dem Unfall ...
- Anlässlich eines Nachschauberichtes vom ... werden noch Klagen über ... beschrieben

Spätere Berichte

- Verschiedene neurologische Untersuchungen in der Zeit vom ... beschreiben ...
- Aus der folgenden Zeit liegen nur spärliche Berichte vor. So findet sich lediglich ...
- Im Zeitraum ab ... zeigt sich in den Unterlagen eine deutliche Beschwerdeausweitung. So beschreiben ...

Gutachten zu den Unfallfolgen

- Ein erstes Rentengutachten auf ... Fachgebiet vom ... nennt ....
- Bei einer ersten neurologischen Begutachtung ... klagt Herr/Frau X. über ... . Der neurologische Befund wird im Wesentlichen als unauffällig beschrieben/beschreibt an objektivierbaren Befunden ... . Diagnostiziert wird ..., die hierdurch bedingte MdE betrage für den Zeitraum ...
- Das jüngste nervenärztliche Gutachten .... nennt Klagen über ...

2. Eigene Angaben

- Sozial- und Familienanamnese
- Eigenanamnese früherer Erkrankungen
- Angaben zum Unfallereignis und zur ersten Zeit danach
- Angaben zum weiteren Verlauf
- Jetzige Beschwerden
- Aktuelle Medikamente

3. Diagnose

(Text)

4. Zusammenfassung und Beurteilung

Zusammenfassende Beschreibung des Unfallereignisses und des unmittelbaren Verlaufs danach („Erstschadensbild") nach Aktenlage im Kontext zu den eigenen Angaben

- Der inzwischen (seinerzeit) ... -jährige ... (Beruf zum Zeitpunkt des Unfalls) erlitt gemäß Aktenlage und eigenen Angaben am ... (Datum einschl. Uhrzeit) des ... einen (Arbeits-/Weg-)Unfall, ...
- Für das Unfallereignis besteht .... (Aussagen zur Bewusstseinslage)
- Unmittelbar danach ... (Aussagen zu Erstbeschwerden)
- Der Bericht des erstversorgenden Krankenhauses ... Minuten/Stunden später beschreibt ..., Herr/Frau X. selbst bestätigt, dass ... (oder auch nicht)
- Zusammenfassende Beschreibung des weiteren Verlaufs bis heute nach Aktenlage im Kontext zu den eigenen Angaben
- Im weiteren Verlauf kam es gemäß Unterlagen zunächst zu einer Besserung ...
- Der Proband/Kläger selbst berichtet jedoch ...
- Mehrere Arztbriefe aus dieser Zeit nennen ...

Zusammenfassende Beschreibung von Vorerkrankungen nach Aktenlage im Kontext zu den hierzu gemachten eigenen Angaben

- An Vorerkrankungen finden sich in den Unterlagen ...
- Der Proband/Kläger bestätigt/widerspricht ...

Zusammenfassung der Aussagen in den Vorgutachten

- Zur Frage von Unfallfolgen finden sich in den Unterlagen ... Gutachten. Diese beschreiben übereinstimmend ..., Diskrepanzen bestehen jedoch ...

Zusammenfassende Nennung der aktuellen Beschwerden

- ... Jahre nach dem Unfallereignis klagt Herr/Frau X. noch über folgende Beschwerden ...
- Im Vergleich zur ersten Zeit nach dem Unfall sei es zu einer Besserung/Verschlechterung gekommen/seien die Beschwerden völlig gleich geblieben

Zusammenfassende Beschreibung des neurologischen Befundes im Kontext mit den vorliegenden Zusatzuntersuchungen

- Die neurologische Untersuchung zeigt mit Ausnahme .... keinen relevanten Befund/als relevanten Befund ....
- Die elektrophysiologischen/bildgebenden Zusatzuntersuchungen bestätigen ...

Zusammenfassende Beschreibung des psychopathologischen Befundes im Kontext mit der Testpsychologie

- In psychopathologischer Hinsicht zeigt sich, unterstützt durch die Ergebnisse der Testpsychologie, ...

Zusammenfassende Diskussion

- Zusammenfassend erlitt der Proband/Kläger bei dem Unfall vom ... eine leichte/mittelschwere/schwere ...
- Eine darüber hinaus gehende Schädigung ist auszuschließen/ist möglich, aufgrund der (mangelhaften) Unterlagen jedoch nicht zu beweisen
- Die jetzt noch geltend gemachten Beschwerden sind mit Wahrscheinlichkeit dem Unfallereignis zuzurechnen/nicht mehr zuzurechnen. Hierfür sprechen ...
- In Übereinstimmung zu den Vorgutachten/Im Gegensatz zu den Vorgutachten ... sind wir aufgrund ... der Ansicht ...

Abschließende Beantwortung der (Beweis)Fragen mit Quantifzierung möglicher Schädigungsfolgen

Textbausteine Zustandsgutachten

1. Aktenlage

Entwicklung von Gesundheitsstörungen

- Erste Unterlagen über Gesundheitsstörungen reichen in das Jahr ... zurück ...
- Eine erste neurologische Untersuchung erfolgte ...
- Weitere neurologische Untersuchungen aus den Jahren ... beschreiben übereinstimmend ...
- Danach finden sich keine Angaben über neurologische Untersuchungen bis ...

Vorgutachten

- In sozialmedizinischer Hinsicht liegen bislang ... Gutachten aus dem ... Fachgebiet vor. Ein erstes ... Gutachten vom ... beschreibt ...
- Auf nervenärztlichem Fachgebiet findet sich lediglich ein Gutachten des Dr. ... vom ...

2. Eigene Angaben

Sozial- und Familienanamnese

- Berufsausbildung, Arbeitsbiographie, besondere psychische und physische Belastungen am Arbeitsplatz, Dauer und Begründung für Arbeitslosigkeit und Arbeitsunfähigkeit, Entwicklung der familiären Situation und deren Belastungen

Eigenanamnese des Krankheitsverlaufs

Dauer, Intensität und Ergebnis bisheriger Behandlungsmaßnahmen

- Häufigkeit und Regelmäßigkeit von Arztbesuchen
- Häufigkeit und Dauer der Einnahme von Medikamenten und deren Nebenwirkungen
- Intensität physiotherapeutischer Behandlungen
- Einbringen eigener Bewältigungsstrategien
- Symptomverstärkende und -unterhaltende ärztliche Maßnahmen

Einschränkungen der Aktivitäten und der Partizipation (s. Tab. 5.9)

Ggf. eigene Einschätzung des positiven und negativen Leistungsbildes

- Zum Beispiel anhand der Diskussion von geläufigen Verweistätigkeiten mit geringer körperlicher Beanspruchung

Ggf. Fremdanamnese

- Immer mit Einverständnis, möglichst aber nicht in Anwesenheit des Probanden

3. Diagnose

(Text)

4. Zusammenfassung und Beurteilung

Zusammenfassende Beschreibung der beruflichen Anamnese (bei Gutachten zur beruflichen Leistungsfähigkeit)

- Der/die inzwischen ...jährige ... (gelernter Beruf) war zuletzt von ... bis ... als ... tätig.
- Gemäß eigenen Angaben ist er/sie seitdem krank geschrieben/erfolgte eine Auflösung des Vertrags mit Zahlung einer Abfindung in Höhe von ... /wurde er aufgrund häufiger Fehlzeiten freigestellt ...
- Seitdem habe er/sie keinen neuen Arbeitsplatz mehr gesucht/habe er/sie sich ... beworben, er lebe derzeit von ...

Zusammenfassende Beschreibung der Krankheitsentwicklung unter Berücksichtigung der Aktenlage und der eigenen Angaben

- Gemäß Unterlagen und eigenen Angaben bestehen seit ... (Beschwerden)
- Im weiteren Verlauf finden sich zahlreiche Arztberichte ...
- Seit ... hätten diese wesentlich zugenommen

Zusammenfassung der Aussagen in den Vorgutachten

- Zur Frage der beruflichen Leistungsfähigkeit/von Funktionsstörungen finden sich in den Unterlagen ... Gutachten. Diese beschreiben übereinstimmend ...
- Er/Sie sei deswegen in der Lage, körperlich leichte Tätigkeiten mit verschiedenen qualitativen Einschränkungen vollschichtig auszuüben ...
- Diskrepanzen bestehen jedoch ...
- Im jetzigen Klageverfahren liegt bereits ein neurologisch-psychiatrisches Gutachten vor. Dieses beschreibt ...

Zusammenfassende Nennung der aktuellen Beschwerden

- Bei der jetzigen Begutachtung klagt Herr/Frau X. über ...
- Er/Sie sei deswegen nicht mehr in der Lage, ...

Zusammenfassende Beschreibung des Untersuchungsbefundes im Kontext mit den vorliegenden Zusatzuntersuchungen

- Die neurologische Untersuchung zeigt mit Ausnahme .... keinen relevanten Befund/als relevanten Befund ....
- Die elektrophysiologischen/bildgebenden Zusatzuntersuchungen bestätigen ...
- In psychopathologischer Hinsicht zeigt sich, unterstützt durch die Ergebnisse der Testpsychologie, kein wesentlicher pathologischer Befund/das Bild einer ...

Zusammenfassende Diskussion der Leistungsfähigkeit/ Funktionsstörungen

- Zusammenfassend zeigt sich bei dem Probanden/Kläger auf neurologisch-psychiatrischem Fachgebiet im Wesentlichen ...
- In Zusammenschau von Exploration, Untersuchung und Verhaltensbeobachtung erscheinen die geklagten Beschwerden nachvollziehbar und glaubhaft/nur zum Teil nachvollziehbar
- Es bestehen Diskrepanzen zwischen ....
- Ein sozialer Rückzug ist (nicht) zu erkennen .../Zwar besteht nachvollziehbar ein gewisser sozialer Rückzug, die geklagten Beschwerden werden jedoch bewusstseinsnah zur Durchsetzung von Versorgungswünschen gegenüber ... eingesetzt ...
- Die geklagten Schmerzen haben inzwischen soweit den Tagesablauf übernommen ...
- In Übereinstimmung mit den Vorgutachten/Im Gegensatz zu den Vorgutachten ... sind wir aufgrund ... der Ansicht ...

Abschließende Beantwortung der (Beweis)Fragen mit Quantifizierung der Funktionsstörungen.

(Text)

4.4.3 Nennung von Literaturstellen

Ein im Rahmen von Begutachtungen durchgeführtes Literaturstudium einschließlich der Nennung von Literaturstellen wird im Allgemeinen von den Auftraggebern weder gewünscht noch honoriert. Da, wie in Kapitel 2.4 ausgeführt, die „herrschende medizinische Lehrmeinung" der Maßstab ist, gehen die Auftraggeber davon aus, dass dem Sachverständigen diese hinreichend geläufig ist.

Das unreflektierte Zitieren von Literaturstellen kann sich sogar im Einzelfall als „Bumerang" erweisen. Werden, wie dies häufig der Fall ist, ältere Lehrbücher in der Literaturliste aufgeführt, vermag die mit dem Gutachtenergebnis jeweils unzufriedene Partei hieraus unschwer einen Ablehnungstatbestand zu konstruieren und den aktuellen medizinischen Kenntnisstand des Sachverständigen in Frage zu stellen. Soweit allgemein bekannte und geläufige Erkenntnisse benutzt werden, sollte daher im Text ggf. lediglich vermerkt werden, dass es sich um die aktuelle wissenschaftliche Lehrmeinung handelt.

Die Zitierung nicht mehr aktueller Literatur (z. B. ältere Auflagen von Gutachtenbüchern) kann zur Ablehnung eines Gutachtens führen, da in diesem Fall der Kenntnisstand des Sachverständigen angezweifelt werden kann.

Eine Zitierung von Literaturstellen, die dann auch vom Auftraggeber gesondert honoriert werden sollte, erscheint letztlich nur in drei Fällen sinnvoll:

- **Sondermeinung**: Von der „herrschenden medizinischen Lehrmeinung" abweichende Aussagen – hierzu gehören auch Abweichungen in der Einschätzung von Funktionsstörungen gegenüber den „Anhaltspunkten" [BMGS 2005] oder den „maßgeblichen" Tabellen der GUV – sind stets ausführlich zu begründen (s. auch Kap. 5.3.3). Um derartigen Aussagen den Eindruck ungesicherter „Behauptungen" zu nehmen, gehören dazu Angaben, auf welchen konkreten wissenschaftlichen Erkenntnissen die „Sondermeinung" beruht. Nur in diesem Fall kann sich der Auftraggeber bzw. ein in diesem Fall häufig beauftragter Zweitgutachter selbst eine Meinung bilden.
- **Fehlende oder widersprüchliche Lehrmeinungen**: Bei wissenschaftlich unklaren oder umstrittenen medizinischen Zusammenhängen ist es auch hier selbstverständliche Aufgabe des Sachverständigen, diese Situation klarzulegen, damit der Auftraggeber dies in seiner rechtlichen Entscheidung würdigen kann. Im Einzelfall gehört dazu ein mehr oder weniger umfassendes Literaturverzeichnis über die strittigen Punkte.
- **Seltene Fälle**: Bei seltenen Fallkonstellationen, die nicht dem medizinischen „Alltagsgeschäft" des neurologischen Fachgebietes entsprechen, erscheint für den Sachverständigen vor Abfassung des Gutachtens zwangsläufig eine intensive Beschäftigung mit der hierzu bestehenden Literatur erforderlich. Dies ist von ihm dann zu begründen und die entsprechende Literatur zu zitieren.

Da freie medizinische Gutachten den Anspruch einer „wissenschaftlich begründeten" Arbeit besitzen, sollte wie in anderen wissenschaftlichen Publikationen als Selbstverständlichkeit gelten, dass Literaturstellen in Gutachten nur genannt werden, wenn sie auch im Text fallbezogen (!) diskutiert werden. Das Anhängen von Textbausteinen mit allgemeinen Ausführungen zum Thema mit zahlreichen unspezifischen Literaturangaben, das lediglich dazu dient Seiten zu füllen, macht ein Gutachten nur schwer verständlich und diskreditiert den Stand des Sachverständigen.

4.5 Checkliste zur Qualität ärztlicher Gutachten

Vom Verband Deutscher Rentenversicherer [2000] wurden umfangreiche Begutachtungshinweise publiziert. Dieser enthält einen „Prüfbogen zur Qualitätsanalyse des ärztlichen Gutachtens", der auch für den neurologischen Sachverständigen hilfreich ist und dazu beitragen kann, die Qualität der eigenen Gutachten abzuschätzen (Tab. 4.5).

Tabelle 4.5 Bewertung der Qualität von Gutachten zur beruflichen Leistungsfähigkeit anhand des „Prüfbogens zur Qualitätsanalyse des ärztlichen Gutachtens" [Verband Deutscher Rentenversicherungsträger 2000]

1. Anamnese
Sichtung der Fremdunterlagen
Wesentliche eigenanamnestische Angaben (Krankheitsverlauf, Operation, Unfall, Reha-Maßnahme einschl. bisheriger therapeutischer Maßnahmen/Medikamente u. a.m.)
Beschwerdeschilderung im Hinblick auf Berufs- und Alltagsleben
Biographische Anamnese – bei psychiatrischen Gutachten
Berufs- und Arbeitsanamnese mit Belastung am Arbeitsplatz
2. Untersuchungsbefunde
Allgemeinstatus (einschl. psychischer Auffälligkeiten)
Gezielte klinische Untersuchung bezüglich Beschwerden und Funktionseinschränkungen
Medizinisch-technische Untersuchung (adäquate Indikationsstellung, adäquate Durchführung und Auswertung)
3. Sozialmedizinisch relevante Diagnosen
Vollständigkeit/Schlüssigkeit
Rangfolge entsprechend der sozialmedizinischen Bedeutung
Funktionsdiagnosen (wenn möglich)
Verschlüsselung nach geltender ICD
4. Epikrise
Schlüssigkeit in der zusammenfassenden Darstellung der Anamnese, des Krankheitsverlaufs, aller Befunde und der Diagnosen
Ggf. differenzialdiagnostische Erwägungen
Erörterung von Widersprüchlichkeiten
Probleme bei der Begutachtung (Sprachschwierigkeiten, Verhaltensweisen, Grenzen der Begutachtung u. a. m.)

Tabelle 4.5 (Fortsetzung)

5. Sozialmedizinische Leistungsbeurteilung
Qualitative Leistungsbeurteilung
Quantitative Leistungsbeurteilung
Letzte berufliche Tätigkeit (aus der Sicht des Prüfers) richtig aufgezeigt
Angaben zum Leistungsfall
Plausibilität von sozialmedizinischer Beurteilung mit Epikrise
Zeitliche Befristung der Leistungsminderung (Besserungsaussicht?)
Prognose und Aussagen zur medizinischen/beruflichen Rehabilitation und zum Umfang der Leistungseinschränkung (Zeitrente)
Berücksichtigung der Fragestellung des Leistungsträgers
6. Allgemeines
Gutachten vollständig (Formularteil, freier Teil)
Korrekte sozialmedizinische Terminologie
Sprache, Schrift, Layout

Literatur

Bundesministerium für Gesundheit und Soziale Sicherung: Anhaltspunkte für die ärztliche Gutachtertätigkeit im sozialen Entschädigungsrecht und nach dem Schwerbehindertenrecht. 2005

Marx P, Gaidzik PW, Hausotter W, Lösche W, Tegenthoff M, Widder B, Meier U. Allgemeine Grundlagen der neurologischen Begutachtung. Akt Neurol 2005; 32:94 – 101

Verband Deutscher Rentenversicherungsträger: Das ärztliche Gutachten für die gesetzliche Rentenversicherung. Hinweise zur Begutachtung. DRV-Schriftenreihe Band 21, 2000 (www.vdr.de)

Widder B, Gaidzik PW. Leistungsgerechte Vergütung nach dem Justizvergütungs- und -entschädigungsrecht? Med Sach 2005; 101:127 – 133

5 Fallstricke der Begutachtung

B. Widder

Die Erstattung von Gutachten verlangt von dem in diagnostisch-therapeutischen Kategorien denkenden Arzt ein erhebliches Umdenken. Zahlreiche formale, sozialmedizinische und juristische Aspekte sind zu berücksichtigen, die der Neurologe in der Weiterbildung üblicherweise nicht oder kaum vermittelt bekommt. Damit besteht die Gefahr, dass der gutachtlich tätige Arzt zu sachlich falschen Schlüssen kommt, aufgrund fehlender Detailkenntnis nicht die Fragen beantwortet, die eigentlich zu klären sind, und/oder die weiteren „Verwerter“ des Gutachtens aufgrund formaler Unzulänglichkeiten das Gutachten als wenig konsistent betrachten.

5.1 Grundlegende formale Fallstricke

Es liegt im Wesen der Sachverständigentätigkeit, dass bei Rechtsstreiten regelmäßig eine Seite mit den Aussagen des Gutachters wenig zufrieden ist. Wenn Gutachten dann formale Schwächen enthalten, wird es einem erfahrenen Rechtsvertreter nicht schwer fallen und letztlich auch seine Aufgabe sein, das Gutachten als inkonsistent abzulehnen – unabhängig davon, ob die darin gezogenen Schlüsse sachlich richtig sind oder nicht. Der Sachverständige sollte diese „K.o.-Kriterien“ daher kennen und vermeiden.

5.1.1 Fallstricke im Begutachtungsablauf

Pflicht zur eigenständigen Gutachtenerstattung

Wie bereits im Kapitel 2.5.2 beschrieben, muss in gerichtlichen Verfahren der Sachverständige das Gutachten grundsätzlich selbst erstellen und auch verantworten, die Beteiligung Dritter ist jedoch im Rahmen der entsprechenden Rechtsprechung möglich (Tab. 5.1). Dies muss sich eindeutig aus dem Briefkopf sowie gleichermaßen aus der Honorarrechnung ergeben. Eine von einem Mitarbeiter erstellte Rechnung lässt Zweifel aufkommen, ob dieser tatsächlich nur in dem geforderten „untergeordneten Umfang“ tätig war.

> Bei Gerichtsgutachten sollten sowohl der Briefkopf als auch die Honorarrechnung auf den namentlich beauftragten Sachverständigen lauten.

Anders sieht die Situation bei anderen Auftraggebern (z. B. Berufsgenossenschaften, Privatversicherungen) aus. Entscheidend ist in diesem Fall, in welcher Zeile eine namentliche Nennung erfolgt:

- **Name in der 1. Zeile:** Gemäß üblichen rechtlichen Vorgaben ist in dieser Situation davon auszugehen, dass der Auftraggeber wünscht, dass der persönlich angeschriebene Arzt auch der Sachverständige sein soll. Sofern dieser die Verantwortung für den Gutachtentext übernimmt, existieren im Gegensatz zu Gerichtsgutachten jedoch keine rechtlich bindenden Regeln, welchen Umfang seine Mitarbeit bei der Erstellung des Gutachtens haben muss, wenn er die Erstattung an einen kompetenten Mitarbeiter delegiert.
- **Name in der 2. Zeile:** Steht in der 1. Zeile des Anschreibens die Institution und geht der Gutachtenauftrag damit lediglich zu Händen des Leiters der Institution, kann jeder geeignete Mitarbeiter mit der Gutachtenerstattung beauftragt werden. Auf dem Briefkopf steht dann gleichermaßen an erster Stelle die Institution, die Honorarrechnung kann von dem beauftragten Mitarbeiter erstellt werden.

Tabelle 5.1 Grundsätzliche Regeln zur Gutachtenerstattung und zur Form von Gutachten

Auftraggeber	*Anschreiben*	*Erstattung des Gutachtens*	*Briefkopf*
Gerichte	persönliches Anschreiben	eigenständige Erstattung gemäß § 407 ZPO	benannter Sachverständiger
Berufsgenossenschaften, Versicherungen usw.	persönliches Anschreiben	Übernahme der Verantwortung für den Gutachteninhalt	benannter Sachverständiger
Institution bzw. zu Händen deren Leiters	Weitergabe an geeigneten Mitarbeiter möglich	Institution	Institution

Vorwurf der unzureichenden Untersuchung

Wird ein dem Untersuchten nicht genehmes Gutachten erstellt, wird dieses nicht selten mit dem Hinweis abgelehnt, der Sachverständige habe sich nicht genügend Zeit für die Untersuchung genommen oder den Probanden – bei Einbeziehung von Mitarbeitern – gar nicht gesehen. Um gegen derartige Vorwürfe gerüstet zu sein, empfiehlt es sich, die für den Probanden konkret aufgewendete Zeit im Gutachtentext zu erwähnen oder zumindest in den eigenen Unterlagen schriftlich festzuhalten.

Vorwurf der Fehlinterpretation eigener Angaben

Gleichermaßen wird dem Sachverständigen nicht selten der Vorwurf gemacht, die von dem zu Begutachtenden gemachten eigenen Angaben falsch oder unvollständig wiedergegeben zu haben. Diesem Vorwurf ist zu entgehen, wenn die eigenen Angaben in Anwesenheit des Probanden diktiert werden und dieser aufgefordert wird, mögliche Missverständnisse sofort zu korrigieren. Der ebenfalls noch in Anwesenheit des Probanden diktierte Vermerk im Gutachten „Diktiert in Anwesenheit des Probanden" dokumentiert dieses Vorgehen schlüssig.

Vorwurf unsachlicher Äußerungen

Zwar werden auch in der wissenschaftlichen medizinischen Diskussion des Öfteren „harte Bandagen" verwendet. Der gutachtlich weniger erfahrene Arzt ist jedoch regelmäßig überrascht über die oft wenig sachlichen und sehr persönlich geführten Angriffe in juristischen Schriftsätzen. Dies entspricht aber durchaus gängigen „Umgangsformen" in Rechtsstreiten und sollte nicht überinterpretiert werden. Der Gutachter sollte sich jedenfalls hierdurch nicht selbst zu unsachlichen Äußerungen verleiten lassen und sich stets vor Augen halten, dass er neutraler „Sachverständiger" und nicht „Partei" ist. Andernfalls darf nicht überraschen, wenn sein Gutachten wegen möglicher Befangenheit nicht verwertet werden kann.

> Sachverständige sollten sich durch unsachliche Vorwürfe von Parteivertretern nicht provozieren lassen – dies wird von diesen durchaus bewusst versucht, um Sachverständige als parteiisch ablehnen zu können.

5.1.2 Fallstricke bei der Beantwortung von Beweisfragen

Bei der Beantwortung von Beweisfragen lassen sich drei häufige Fehlerquellen abgrenzen.

Der Gutachter legt sich nicht fest

Für den Arzt ist es selbstverständlich, bei differenzialdiagnostischen Erwägungen mehrere Möglichkeiten offen zu lassen. Diese Denkweise kennt der Jurist nicht, der vom Gutachter z. B. bei Zusammenhangsfragen eine klare Kausalitätsaussage unter Einbeziehung des jeweiligen „Wahrscheinlichkeitsniveaus" erwartet (s. Kap. 3.1). Falls eine entsprechende Klärung nicht möglich ist, sollte sich der Sachverständige nicht auf „unsichere Pfade" begeben, sondern sich nicht scheuen darauf hinzuweisen, dass er die Frage nicht mit der geforderten Sicherheit beantworten kann.

Beantwortung nicht gestellter Fragen

Der Sachverständige sollte sich darauf beschränken, die jeweils gestellten Fragen zu beantworten, es sei denn, er hat Bedenken hinsichtlich der Sachdienlichkeit der an ihn gerichteten Fragestellungen. Dabei ergeben sich häufig wesentliche Unterschiede zwischen den verschiedenen Rechtsformen:

- Bei Begutachtungen im Bereich des **Sozialrechts** und der **privaten Versicherungswirtschaft** kann der Sachverständige regelmäßig davon ausgehen, dass der Auftraggeber sehr genau weiß, warum er nach bestimmten Begriffen fragt. Wenn z. B. nach quantitativen und qualitativen Leistungseinschränkungen im Beruf gefragt wird, sollte daher nicht von „Erwerbsminderung" oder „Erwerbs(un)fähigkeit" gesprochen werden – dies festzustellen ist Aufgabe des Auftraggebers.
- Bei Gerichtsverfahren im Rahmen des **Zivilrechts** (z. B. Schadenersatzklagen) werden im „Beweisbeschluss" häufig die von den Parteien formulierten Fragen ohne weitere Überarbeitung dem Sachverständigen zur Beantwortung gegeben. Bei unverständlichen oder unsinnigen Fragen sollte der Sachverständige die sich für ihn ergebenden Probleme vor (!) Abschluss des Gutachtens mit dem Auftraggeber besprechen oder zumindest detailliert beschreiben, wie er die gestellte Frage interpretiert.

Beantwortung medizinisch nicht beantwortbarer Fragen

Nicht selten lassen sich Sachverständige vom Auftraggeber auf außermedizinische Probleme abdrängen. Dies betrifft z. B. auch die Frage, wie viele Stunden genau ein Proband noch in der Lage ist, in einem ganz bestimmten Beruf zu arbeiten. Von maßgeblichen Vertretern der Rechtsprechung wird immer wieder mit Erstaunen vermerkt, mit welch scheinbarer Präzision medizinische Gutachter zu glauben wissen, dass ein zu Begutachtender z. B. noch exakt 6 Stunden täglich oder mehr als Einsteller an einer NC-gestützten Fräsmaschine tätig sein kann. Hier erscheint es sowohl legitim als auch sachlich gerechtfertigt darauf hinzuweisen, dass bestimmte Detailfragen von medizinischer Seite nicht beantwortbar sind, und auf das abstrakte positive und negative Leistungsbild verweisen.

> Bei der Beantwortung von Fragen zur Leistungsfähigkeit in konkreten Berufen ist Vorsicht geboten, es sei denn, dem Sachverständigen ist das Berufsbild in seinen Facetten hinreichend geläufig.

Leichtfertige Verwendung rechtlicher Termini

Auch wenn die Terminologie dem unvoreingenommenen Beobachter nicht immer sinnvoll erscheinen mag (s. Kap. 5.2.4), so ist doch eine große Zahl von Begriffen insbesondere in der Sozialgesetzgebung sehr konkret definiert und der Sachverständige kann sich über diese Definitionen nicht einfach hinwegsetzen. Er sollte daher Begriffe wie z. B. „Arbeitsunfähigkeit", „Berufsunfähigkeit", „Dienstunfähigkeit" oder „Erwerbsunfähigkeit" nur dann benutzen, wenn ihm die dahinter stehende Definition völlig klar ist – und er vor allem danach auch konkret gefragt wird. Die Zuordnung medizinischer Befunde zu Rechtsbegriffen ist nämlich grundsätzlich nicht Aufgabe des Sachverständigen, auch wenn viele Auftraggeber dazu neigen, Sachverständige als „Hilfsjuristen" zu missbrauchen, indem sie diese auffordern Aussagen zu derartigen Begriffen zu machen.

> Bei der Verwendung von Rechtsbegriffen sollte der Sachverständige größte Vorsicht walten lassen und hierzu gestellte Fragen nur dann beantworten, wenn ihm deren Definition klar bekannt ist (s. Kap. 37).

5.2 Rechtliche Fallstricke

5.2.1 Unterschiedliche Rechtsbereiche

Für den Arzt erscheint auf den ersten Blick unerheblich, welche Rechtsnormen und welche Rechtsform hinter seinem Gutachtenauftrag stehen. Bei näherem Hinsehen ergeben sich jedoch wesentliche Unterschiede, die auch die gutachtliche Entscheidung beeinflussen. So finden sich z. B. im Öffentlichen Recht mit der „Theorie der wesentlichen Bedingung" andere Anforderungen an Kausalitätsbeziehungen als im Zivilrecht, wo die sog. „Adäquanztheorie" gilt (s. Kap. 3.1), und auch die Bemessungskriterien für Funktionsstörungen unterscheiden sich in den verschiedenen Versicherungs- und Rechtsformen ganz erheblich (s. Kap. 5.2.6). Der Sachverständige sollte sich vor Erstattung eines Gutachtens daher zunächst darüber im Klaren sein, für welche Rechtsform er gerade tätig ist (Tab. 5.2).

5.2.2 Unterschiedliche Fragestellungen

Wie bereits in Kapitel 2.2 beschrieben, gliedern sich Begutachtungen in zwei Hauptgruppen mit unterschiedlichen Zielsetzungen:

- **Zustandsgutachten**: Hierbei ist zum einen die Frage nach dem Vorliegen von Gesundheitsstörungen mit der juristisch erforderlichen hinreichenden Sicherheit zu klären. Zum anderen sind deren Auswirkungen („Funktionsstörungen") auf – je nach Auftraggeber – das berufliche Leistungsvermögen („Leistungsgutachten"), die Teilhabe am Leben, die Pflegebedürftigkeit usw. qualitativ und meist auch quantitativ bewerten. Da es sich hier „lediglich" um Fragen nach dem bestehenden Gesundheitszustand handelt, ohne dass eine Diskussion der zugrunde liegenden Ursachen erforderlich ist, wird hierfür auch der Begriff der „finalen" Begutachtung verwendet.
- **Zusammenhangsgutachten**: Neben der „finalen" Beurteilung des gesundheitlichen Zustandes und seiner Entwicklung stehen hier vor allem Fragen nach der Ursache der nachweisbaren Gesundheitsstörungen im Vordergrund. Dies betrifft insbesondere den kausalen Zusammenhang zu einem definierten Unfallereignis bzw. – im Fall der Berufskrankheiten und des Sozialen Entschädigung – mit einer versicherten Belastungssituation. Im Jargon wird häufig auch von „kausalen" Gutachten gesprochen, gemeint sind natürlich „kausalitätsbezogene" Gutachten.

Tabelle 5.2 Zugehörigkeit verschiedener Rechtsformen zu unterschiedlichen Gerichtsbarkeiten in Deutschland

Öffentliches Recht		*Zivilrecht*	*Strafrecht*
Sozialrecht	*Verwaltungsrecht*		
• Gesetzliche Unfallversicherung • Soziales Entschädigungsrecht • Gesetzliche Krankenversicherung • Gesetzliche Rentenversicherung • Schwerbehindertenrecht • Arbeitsvermittlung • Pflegeversicherung	• Dienstunfallfürsorge des Beamten • Beamtenrecht • Eignung zur Führung eines Kraftfahrzeugs	• Private Unfallversicherung • Private Krankenversicherung • Private Berufsunfähigkeits- und Lebensversicherung • Haftpflichtrecht • Geschäftsunfähigkeit • Arzthaftung • Betreuungsrecht • Bundesentschädigungsgesetz (BEG)	• Arzthaftung • Schuldfähigkeit

Tabelle 5.3 Definition von „Hilflosigkeit“ und „Pflegebedürftigkeit“

Begriff	*Definition*
Hilflosigkeit[1]	Hilflos ist, wer infolge von Gesundheitsstörungen nicht nur vorübergehend für eine Reihe von häufigen und regelmäßig wiederkehrenden Verrichtungen zur Sicherung seiner persönlichen Existenz im Ablauf eines jeden Tages fremder Hilfe dauernd bedarf. Diese Voraussetzungen sind auch erfüllt, wenn die Hilfe in Form einer Überwachung oder einer Anleitung zu den genannten Verrichtungen erforderlich ist oder wenn die Hilfe zwar nicht dauernd geleistet werden muss, jedoch eine ständige Bereitschaft zur Hilfeleistung erforderlich ist.
Pflegebedürftigkeit[2]	Pflegebedürftig ist, wer wegen einer körperlichen, geistigen oder seelischen Krankheit oder Behinderung für die gewöhnlichen und regelmäßig wiederkehrenden Verrichtungen im Ablauf des täglichen Lebens auf Dauer, voraussichtlich für mindestens 6 Monate, in erheblichem oder höherem Maße der Hilfe bedarf.

Da der Ablauf und Aufbau sich bei Zusammenhangsgutachten völlig anders gestaltet, als wenn „lediglich“ Fragen zur Quantifizierung von Funktionsstörungen bzw. zur verbliebene Leistungsfähigkeit im Vordergrund stehen, sollte der Sachverständige sich bereits bei Übernahme des Gutachtenauftrages darüber im Klaren sein, um welche Fragestellung es sich handelt.

5.2.3 Unterschiedliche Ein- und Ausschlusskriterien

Für Verwirrung sorgen hier vor allem die unterschiedlichen Ein- und Ausschlusskriterien der Gesetzlichen und Privaten Unfallversicherung. Im Sozialen Entschädigungsrecht und im Haftpflichtrecht besteht dem gegenüber meist bereits bei der Vergabe des Gutachtenauftrags von seiten des Auftraggebers hinreichende Klarheit. Zu Details siehe Kapitel 7.1.2.

5.2.4 Unterschiedliche Terminologie

Die juristischen Begriffe in den verschiedenen Rechtsformen sind äußerst unübersichtlich und verwirrend (s. auch Kap. 37). Nicht selten spielen hierbei historische Dinge eine Rolle, die heute sachlich nicht (mehr) zu begründen sind. Nach Rauschelbach [1998] sind dabei 3 Problemgruppen zu unterscheiden:

- **Gleichlautende Begriffe werden unterschiedlich verwendet:** So ist eine z. B. eine „Minderung der Erwerbsfähigkeit (MdE) von 100 v. H.“ in der Gesetzlichen Unfallversicherung oder im Sozialen Entschädigungsrecht nicht zwangsläufig mit „voller Erwerbsminderung“ in der Gesetzlichen Rentenversicherung gleichzusetzen.
- **Sinnverwandte Begriffe werden unterschiedlich definiert:** Trotz Anerkennung von „Hilflosigkeit“ nach dem Schwerbehindertenrecht bedeutet dies nicht zwangsläufig, dass auch nach den Richtlinien für die Pflegeversicherung „Pflegebedürftigkeit“ besteht (Tab. 5.3).
- **Begriffe werden sinnentfremdet angewendet:** So ist z. B. die „MdE“ im Sozialen Entschädigungsrecht ein Maß für die schädigungsbedingten Auswirkungen nicht nur im Erwerbs-, sondern auch im privaten Leben.

„Hilflosigkeit“ und „Pflegebedürftigkeit“

Ein Durcheinander besonderer Art ergibt sich für die Begriffe der „Hilflosigkeit“ und „Pflegebedürftigkeit“ einschließlich der damit verbundenen Pflegestufen und Pflegegeldkategorien, die in verschiedenen Bereichen des SGB mit unterschiedlicher Bedeutung auftauchen. Obwohl auf den ersten Blick gleich lautend (Tab. 5.3), ergeben sich in den praktischen Konsequenzen doch erhebliche Unterschiede. So ist der Begriff der „Pflegebedürftigkeit“ in der Pflegeversicherung einerseits weiter gefasst, indem hier auch notwendige Hilfen bei der hauswirtschaftlichen Versorgung berücksichtigt sind und der minimale pflegerische Aufwand mit „mehr als 45 Minuten“ deutlich geringer liegt als bei der „Hilflosigkeit“ mit “mindestens 2 Stunden“. Auf der anderen Seite berücksichtigt der Begriff der „Hilflosigkeit“ die notwendige körperliche Bewegung, geistige Anregung und Förderung der Kommunikation (Tab. 5.4). In beiden Bereichen zu berücksichtigen sind demgegenüber die Verrichtungen zur Körperpflege, Nahrungsaufnahme und Mobilität innerhalb der Wohnung.

Weitere Unterschiede ergeben sich auch bezüglich der Leistungen bei „Hilflosigkeit“ und „Pflegebedürftigkeit“ mit unterschiedlichen Stufen und Kategorien, die für Verwirrung sorgen können (Tab. 5.5). Bemerkenswerterweise ist dabei die Pflegegeldkategorie I in der Gesetzlichen Unfallversicherung die höchste Stufe, während in den anderen Bereichen die Stufe I der untersten Gruppe entspricht.

[1] Weitgehend identische Definitionen in § 44 SGB VII, § 35 BVG sowie § 145 SGB IX in Verbindung mit §33b EStG (Einkommensteuergesetz)
[2] Definition nach § 14 Abs. 1 SGB XI

Begriff	Speziell berücksichtigungsfähige „Verrichtungen“
Hilflosigkeit	• notwendige körperliche Bewegung im Freien (z. B. Spaziergänge) • notwendige geistige Anregung (zur Erholung und Existenzsicherung) • Förderung der Kommunikation (Kontaktvermittlung zur Umwelt) • ständige Bereitschaft einer Hilfskraft
Pflegebedürftigkeit	hauswirtschaftliche Versorgung (z. B. Einkaufen, Kochen, Reinigen der Wohnung, Waschen von Kleidung)

Tabelle 5.4 Unterschiede in den berücksichtigungsfähigen „Verrichtungen“ bei der Beurteilung von „Hilflosigkeit“ und „Pflegebedürftigkeit“ [nach Hennies u. Rauschelbach 1997]

Tabelle 5.5 Leistungen und Einstufungen bei „Hilflosigkeit“ und „Pflegebedürftigkeit“

Rechtsgebiet	Leistungen	Einstufung
Gesetzliche Unfallversicherung	Pflegegeld (§ 44 SGB VII)	„Hilflosigkeit“ in 4 Pflegegeldkategorien I–IV
Soziales Entschädigungsrecht	Pflegezulage (§ 35 BVG)	„Hilflosigkeit“ in 6 Pflegestufen I–VI
Schwerbehindertenrecht	Pflegepauschbetrag (§ 33b EStG) sowie unentgeltliche Beförderung im öffentlichen Personennahverkehr	bei Vorliegen von „Hilflosigkeit“
Pflegeversicherung	Pflegesachleistungen, Pflegegeld usw. (§§ 36ff SGB XI)	„Pflegebedürftigkeit“ in 3 Pflegestufen I–III

5.2.5 Unterschiedliche Beweismaßstäbe

Die Rechtsprechung kennt unterschiedliche Beweismaße (s. Kap. 3.2.2), zu denen sich der Sachverständige zu äußern hat. In Gutachten werden diese häufig fehlerhaft angewandt (Tab. 5.6).

- **„Vollbeweis“**: Sämtliche im Rahmen der Zustandsbeurteilung (sowohl bei „finalen“ als auch „kausalen“ Gutachten) vom Sachverständigen erhobenen „Tatsachen“, d. h. alle Gesundheitsstörungen mit den dazu gehörigen Diagnosen sowie die sich aus den Gesundheitsstörungen ableitbaren Funktionsbeeinträchtigungen, sind im sog. „Vollbeweis“ zu klären. Für den Sachverständigen darf damit „kein vernünftiger Zweifel“ an deren Vorliegen bestehen, was auch entsprechend zu begründen ist. Unscharfe Formulierungen, wonach z. B. „am ehesten“ von einer Gesundheitsschädigung auszugehen sei, machen ein Gutachten wertlos. Entweder gibt es für den Sachverständigen keinen fachlich begründbaren Zweifel an der Existenz bzw. am Nichtvorhandensein einer Gesundheits- bzw. Funktionsstörung, oder aber er muss sich z. B. aufgrund der unklaren Aktenlage oder anderer Widersprüche im Rahmen der gutachtlichen Untersuchung für nicht in der Lage erklären, diese Frage im Sinne des „Vollbeweises“ zu beantworten. Entsprechend hat auch der in der Medizin übliche Begriff des „Verdacht auf ...“ in Gutachten nichts zu suchen.
- **„Wahrscheinlichkeit“**: Anders sieht die Situation aus, wenn Zusammenhangsfragen zu klären sind. Hier sieht die Rechtsprechung ein reduziertes Beweismaß vor (s. Tab. 5.6). Demnach erscheint die „einfache Wahrscheinlichkeit“ ausreichend, d. h. wenn deutlich mehr für als gegen die Annahme spricht. Die bloße „Möglichkeit“ eines Zusammenhangs genügt nicht für die Annahme eines Zusammenhangs, was im Gutachten entsprechend darzulegen ist (z. B. „ein Zusammenhang ist zwar möglich, jedoch nicht hinreichend wahrscheinlich“).
- **„Glaubhaftmachung“**: Ausschließlich im Sozialen Entschädigungsrecht findet sich noch als drittes „mildestes“ Beweismaß die sog. „Glaubhaftigkeit“. Diese tritt ein, wenn z. B. Unterlagen nicht vorhanden, nicht zu beschaffen oder ohne Verschulden des Antragstellers oder seiner Hinterbliebenen verlorengegangen sind[3]. Obwohl gleichermaßen dem Sozialrecht zugehörend, gilt dies nicht für die Gesetzliche Unfallversicherung und auch nicht für alle anderen Rechtsformen. Ist bei diesen z. B. die Dokumentation unmittelbar nach einem Unfall unzureichend und dadurch keine hinreichend klare Beweisführung möglich, erhält der Betroffene keine Entschädigung, auch wenn ihn hieran keinerlei Verschulden trifft.

[3] BSG B 9 V 23/01 vom 8.8.2001

Tabelle 5.6 Gutachtliche Aussagen zu den Beweismaßstäben

Begriff	*Definition*
Praktisch zweifelsfrei („mit an Sicherheit grenzender Wahrscheinlichkeit")	Subjektive Gewissheit („Vollbeweis") mit „einem für das praktische Leben brauchbaren Grad an Gewissheit, der verbleibende Zweifel zurück treten lässt, ohne diese völlig auszuschließen".
Wahrscheinlich	„Deutlich überwiegende" Wahrscheinlichkeit, wenn erheblich mehr für als gegen die Annahme spricht.
Möglich	Möglich und durchaus denkbar, unter den verschiedenen zur Verfügung stehenden Möglichkeiten jedoch nicht hinreichend wahrscheinlich.

BSG Beschluss vom 8.8.2001 – B 9 V 23/01

Das Soziale Entschädigungsrecht kennt drei Beweismaßstäbe .... Grundsätzlich bedürfen beweispflichtige Tatsachen des **Vollbeweises**, d. h. der an Gewissheit grenzenden Wahrscheinlichkeit. Eine Tatsache ist bewiesen, wenn sie in so hohem Grade wahrscheinlich ist, daß alle Umstände des Falles nach vernünftiger Abwägung des Gesamtergebnisses des Verfahrens und nach der allgemeinen Lebenserfahrung geeignet sind, die volle richterliche Überzeugung zu begründen.

Gegenüber dem Vollbeweis räumen bestimmte gesetzliche Vorschriften dem Anspruchsberechtigten ausdrücklich Milderungen der Beweisanforderungen ein. So begnügt sich der Gesetzgeber in § 1 Abs 3 BVG (und in Parallelbestimmungen des Sozialen Entschädigungsrechts) für den Nachweis des ursächlichen Zusammenhangs zwischen Schädigung und einer Gesundheitsstörung als Schädigungsfolge mit dem Beweisgrad der (hinreichenden) Wahrscheinlichkeit. **Wahrscheinlichkeit** in diesem Sinn ist dann gegeben, wenn nach der geltenden ärztlichen wissenschaftlichen Lehrmeinung mehr für als gegen einen ursächlichen Zusammenhang spricht. Diese Definition des Beweisgrades ist der Fragestellung nach dem wesentlichen ursächlichen Zusammenhang angepasst, die nur entweder mit ja oder mit nein beantwortet werden kann. Wahrscheinlich ist nach anderer Definition diejenige Möglichkeit, der nach sachgerechter Abwägung aller wesentlichen Umstände gegenüber jeder anderen Möglichkeit ein deutliches Übergewicht zukommt. Es muss sich unter Würdigung des Beweisergebnisses ein solcher Grad von Wahrscheinlichkeit ergeben, daß ernste Zweifel hinsichtlich einer anderen Möglichkeit ausscheiden ...

Bei der ... **Glaubhaftmachung** handelt es sich um den dritten, mildesten Beweismaßstab des Sozialrechts. Er gelangt im Sozialen Entschädigungsrecht unter bestimmten Voraussetzungen subsidiär („wenn", d. h. soweit Unterlagen nicht vorhanden, nicht zu beschaffen oder ohne Verschulden des Antragstellers oder seiner Hinterbliebenen verlorengegangen sind) für den Nachweis der mit der Schädigung zusammenhängenden Tatsachen zur Anwendung (§ 15 KOVVfG). ... Glaubhaftmachung bedeutet das Dartun überwiegender Wahrscheinlichkeit, d. h. der guten Möglichkeit, dass der Vorgang sich so zugetragen hat, wobei durchaus gewisse Zweifel bestehen bleiben können (BSGE 45, 9 ff; vgl. auch BSG SozR 5070 § 3 Nr. 1 und – unveröffentlichter – Beschluss vom 10. August 1989 – 4 BA 94/89). Dieser Beweismaßstab ist durch seine Relativität gekennzeichnet. Es muss nicht, wie bei der Wahrscheinlichkeit des ursächlichen Zusammenhanges, absolut mehr für als gegen die glaubhaft zu machende Tatsache sprechen. Es reicht die gute Möglichkeit aus, d. h. es genügt, wenn bei mehreren ernstlich in Betracht zu ziehenden Möglichkeiten das Vorliegen einer davon relativ am wahrscheinlichsten ist, weil nach Gesamtwürdigung aller Umstände besonders viel für diese Möglichkeit spricht. ... Wie bei den beiden anderen Beweismaßstäben reicht die bloße Möglichkeit einer Tatsache nicht aus, die Beweisanforderungen zu erfüllen ...

5.2.6 Unterschiedliche Bemessungsmaßstäbe

Nur schwer nachvollziehbar ist die Tatsache, dass dieselbe Gesundheits- bzw. Funktionsstörung in verschiedenen Rechtsformen möglicherweise erheblich anders bewertet wird. Klare und umfassende Regeln finden sich lediglich im **Schwerbehinderten-** und **Sozialen Entschädigungsrecht,** wo die „Anhaltspunkte für die ärztliche Gutachtertätigkeit im Sozialen Entschädigungsrecht und nach dem Schwerbehindertenrecht" [BMGS 2005] einen verbindlichen Bemessungskatalog darstellen (Tab. 5.7). Sofern Schädigungen von Gliedmaßen oder der Sinnesorgane (Seh- und Hörvermögen, Geruchs- und Geschmacksinn) vorliegen, gilt auch im Bereich der **Privaten Unfallversicherung** mit der „Gliedertaxe" eine verbindliche Regelung (s. Kap. 7.4.7).

Die Bewertung in der **Gesetzlichen Unfallversicherung** bezieht sich auf ein Kuriosum in Form der sog. „maßgeblichen Rentenliteratur". Obwohl es sich hierbei letztlich um private Meinungen Einzelner handelt, haben diese durch deren Bestätigung in der Rechtsprechung im Laufe der Jahre einen „halbamtlichen" Status erlangt, von denen Abweichungen nur in begründeten Fällen möglich sind.

Völlig allein gelassen ist der Gutachter demgegenüber im **Haftpflichtrecht,** für das keinerlei allgemeingültige Regeln bestehen und zur „Minderung der Erwerbsfähigkeit im ausgeübten Beruf" und zur „Beeinträchtigung im Privatleben" Stellung genommen werden – als terminologische Stilblüte wird hier manchmal auch nach der „Minderung der Erwerbsfähigkeit im Haushalt" gefragt. Trotz dieser Unsicherheiten stellt es jedoch einen groben Fehler und letztlich ein „K.o.-Kriterium" für ein Gutachten dar, wenn sich der Sachverständige eines anderen Bemessungsmaßstabes bedient

Tabelle 5.7 Unterschiedliche Bewertungskriterien von Funktionsstörungen und Bemessungsgrenzen für Versicherungsleistungen in den wichtigsten Rechtsbereichen

Auftraggeber	*Bewertungsmaßstab*	*Bezug*	*Leistungen*
„Kausale" Begutachtungen			
Gesetzliche Unfallversicherung	Einschätzung der MdE in 5-v. H.-Schritten nach der „maßgeblichen Literatur". Bei mehreren Gesundheitsstörungen nichtlineare Addition unter Berücksichtigung der wechselseitigen Beziehungen	allgemeiner Arbeitsmarkt, im Einzelfall unter Berücksichtigung „besonderer beruflicher Kenntnisse und Erfahrungen"	Rente ab MdE 20 v. H.
Private Unfallversicherung	Soweit möglich, Einschätzung der Invalidität in Prozentwerten von „Funktionseinheiten" (z. B. 1/10 Arm) nach der „Gliedertaxe". Bei sonstigen Schädigungen freie Einschätzung in Prozent-Werten. Lineare Addition verschiedener Invaliditätsgrade bis maximal 100 %.	Beeinträchtigung der normalen körperlichen oder geistigen Leistungsfähigkeit ohne Berufsbezug	Leistungen für alle Unfallfolgen gemäß den Versicherungsbedingungen (AUB)
Haftpflichtrecht	Kein allgemein akzeptierter Katalog. Freie Einschätzung der unfallbedingten Einschränkungen in 5 %-Schritten.	konkret ausgeübter Beruf **und** Privatleben	Entschädigung für alle Unfallfolgen
Soziales Entschädigungsrecht	Einschätzung der MdE in 10-v. H.-Schritten nach den „Anhaltspunkten". Bei mehreren Gesundheitsstörungen nichtlineare Addition unter Berücksichtigung der wechselseitigen Beziehungen.	gesamte Lebensumstände	Rente ab MdE 25 v. H.
Dienstunfallfürsorge der Beamten	Einschätzung der MdE üblicherweise in 10-v. H.-Schritten nach den „Anhaltspunkten".	allgemeiner Arbeitsmarkt	Unfallausgleich ab MdE 25 v. H.
„Finale" Begutachtungen			
Gesetzliche Rentenversicherung	Beschreibung qualitativer und quantitativer Einschränkungen des beruflichen Leistungsvermögens.	allgemeiner Arbeitsmarkt	(Teil)Rente, wenn Erwerbsfähigkeit unter 6 h pro Tag gesunken
Berufsunfähigkeits-(Zusatz-)versicherung	Einschätzung des Grades der Berufsunfähigkeit unter Berücksichtigung der verschiedenen Teiltätigkeiten.	je nach Vertrag konkret ausgeübter Beruf sowie ggf. auch vergleichbare Tätigkeit	Rente, wenn vertraglich vereinbarter Grad der Berufsunfähigkeit (z. B. 50 %) erreicht
Schwerbehindertenrecht	Einschätzung des GdB in 10er-Schritten nach den „Anhaltspunkten". Bei mehreren Gesundheitsstörungen nichtlineare Addition unter Berücksichtigung der wechselseitigen Beziehungen. Einzel-GdB-Werte von 10 erhöhen den Gesamt-GdB nicht.	gesamte Lebensumstände	Schwerbehindertenausweis ab GdB 50, zusätzlich verschiedene Merkzeichen

und z. B. im Rahmen eines nicht zum Schwerbehinderten- oder Sozialen Entschädigungsrecht gehörenden Gutachtens von den „Anhaltspunkten" als Referenz spricht.

Auch wenn ein entsprechender Verweis im Gutachtentext zwingend vermieden sollte, kann der Sachverständige die o. g. „Anhaltspunkte" doch nutzen, um zumindest grobe Einschätzungshinweise für Bereiche zu erhalten, für die es keine definierten Kataloge gibt. So können z. B. in der Privaten Unfallversicherung bei Funktionsstörungen, die nicht nach der Gliedertaxe zu bemessen sind (z. B. organische Psychosyndrome) die „Anhaltspunkte" als Orientierung dienen, da diese definitionsgemäß gleichermaßen die Beeinträchtigung in den gesamten Lebensumständen bemessen. Im Haftpflichtrecht können die Richtwerte der Gesetzlichen Unfallversicherung dann als Maßstab für die beruflichen Einschränkungen dienen, wenn der zum Unfallzeitpunkt ausgeübte Beruf weitgehend den Erfordernissen des „allgemeinen Arbeitsmarktes" entspricht. Beinhaltet der Beruf jedoch darüber hinaus konkrete Fähigkeiten, sind diese bei der Bemessung von Unfallfolgen zu berücksichtigen (s. Tab. 5.9). Für die Frage nach den Einschränkungen im privaten Umfeld können wiederum die „Anhaltspunkte" als grober Maßstab eingesetzt werden, es sei denn, der Betroffene hat spezielle Hobbys, die durch die Unfallfolgen in wesentlichem Umfang beeinträchtigt werden.

Maßeinheiten für Funktionsstörungen

„Hohe Schule“ der Begutachtung und daher von den Auftraggebern nicht selten als gutachtliches „Qualitätskriterium“ betrachtet ist die Benutzung korrekter „Maßeinheiten“ bei der Bemessung von Funktionsstörungen. So hat es sich eingebürgert, MdE-Werte mit dem Zusatz „v. H.“ zu beziffern, während GdB-Werte ohne jeden Zusatz genannt werden (z. B. GdB 50). Mit Ausnahme der Invaliditätsbemessung nach der „Gliedertaxe“ sind in allen anderen Bereichen hingegen Prozentangaben üblich.

Auf den ersten Blick erheblich verwirrend ist die Einschätzung der Invalidität in der Privaten Unfallversicherung bei Schädigungen der Gliedmaßen und/oder der Sinnesorgane. In der „Gliedertaxe“ ist definiert, dass z. B. für den Verlust oder die Funktionsunfähigkeit einer Hand im Handgelenk gemäß den „Allgemeinen Unfallversicherungs-Bedingungen“ (AUB) eine Invalidität in Höhe von 55 % anerkannt wird. Gerade danach wird der neurologische Gutachter jedoch nicht gefragt, sondern er soll angeben, um welchen Bruchteil (1/1–1/20) die „Funktionseinheit“ Arm, Hand, Bein oder Fuß durch die Schädigung beeinträchtigt ist. Der Sinn dieser Bemessung in Bruchteilen wird klar, wenn man weiß, dass die „Gliedertaxe“ kein unverrückbarer Maßstab ist, sondern die Werte in Abhängigkeit des individuellen Versicherungsvertrages erheblich schwanken können. So kommt z. B. bei Unfallversicherungen für Ärzte regelmäßig eine „verbesserte Gliedertaxe“ zur Anwendung, bei der die genannte Funktionsunfähigkeit der Hand mit einer Invalidität von 100 % versichert ist. Entsprechend besitzt die Bruchteilregelung den wesentlichen Vorteil, dass sich der Sachverständige nicht um den konkreten Versicherungsvertrag kümmern, sondern lediglich das Ausmaß der Funktionsstörung für die entsprechende Gliedmaße bzw. das Sinnesorgan beurteilen muss.

Es ist ein grober Fehler, wenn in der Privaten Unfallversicherung bei der Frage nach der Invalidität der Funktionsstörungen der Sinnesorgane oder der Extremitäten (hierzu zählen auch zentral bedingte Hemi- und Paraparesen) nicht nach der „Gliedertaxe“ bemessen werden.

Besonderheiten der gutachtlichen Arithmetik

Besonders undurchschaubar wird die Situation, wenn mehrere Gesundheits- bzw. Funktionsstörungen vorliegen und diese abschließend zusammengefasst werden sollen. Einfache Verhältnisse liegen hier nur im Bereich der Privaten Unfallversicherung vor, wo sämtliche Funktionsstörungen linear bis zu einem Maximalwert von 100 % addiert werden. Im gesamten Öffentlichen Recht hingegen ist eine Gesamtschau aller Gesundheitsstörungen „unter Betrachtung ihrer wechselseitigen Beziehungen zueinander“ gefordert. Der Sachverständige hat hier von der jeweils größten einzelnen Funktionsstörung auszugehen und bei zusätzlichen Funktionsstörungen zu prüfen, ob und inwieweit hierdurch das Ausmaß der gesamten Beeinträchtigung größer wird oder nicht.

Im Schwerbehinderten- und Sozialen Entschädigungsrecht wird der Gutachter zusätzlich aufgefordert, Vergleiche mit Gesundheitsschäden anzustellen, für die feste Werte angegeben sind. Darüber hinaus gilt hier als weitere Besonderheit, dass Einzel-GdB/MdE-Werte von 10 bei der Bestimmung des Gesamt-GdB bzw. -MdE nicht berücksichtigt werden dürfen. Auf diese Weise ergibt sich die etwas kuriose Arithmetik, wonach z. B. für eine mäßige Armparese (MdE 20 v. H.) und eine leichte Hörschädigung (MdE 10 v. H.) nach einem Trauma in der Gesetzlichen Unfallversicherung üblicherweise ein Gesamt-MdE von 20 + 10 = 25 v. H., im Sozialen Entschädigungsrecht von 20 + 10 = 20 v. H. resultiert.

Das Problem der „Schwellenwerte“

Für den Sachverständigen ist immer wieder beeindruckend, mit welcher Zähigkeit in den verschiedenen Gebieten des Sozialrechts um scheinbar diskrete Änderungen der Prozentzahlbewertung von Gesundheitsstörungen gekämpft wird. Die Ursache liegt darin, dass hier „Schwellenwerte“ existieren, ab denen erst ein Leistungsanspruch besteht. Diese reichen von einem MdE von 20 v. H. im Bereich der Gesetzlichen Unfallversicherung bis hin zu einem GdB von 50 im Schwerbehindertenrecht (s. Tab. 4.7). Um unnötige Rückfragen von Seiten des Auftraggebers zu vermeiden, sollte der Sachverständige diese „Schwellenwerte“ kennen und jeweils schlüssig argumentieren, warum er diese – vor allem bei bestehenden Vorgutachten – unter- oder überschreitet.

5.2.7 Spezielle Fallstricke bei Zustandsgutachten

Einbeziehung „kausaler“ Aspekte

Ein häufiger Fehler bei Begutachtungen zur beruflichen Leistungsfähigkeit im Rahmen der Gesetzlichen oder Privaten Rentenversicherung bzw. im Rahmen des Schwerbehindertenrechts ist die detaillierte Beschreibung stattgehabter Unfallereignisse und die langatmige Beschreibung kausaler Zusammenhänge zwischen einem Unfallereignis und der jetzt erkennbaren Gesundheitsstörung. Beim „finalen“ Gutachten spielt die Ursache einer Gesundheitsstörung jedoch keinerlei Rolle, und der Sachverständige hat lediglich zu beurteilen, inwieweit – abhängig von der Fragestellung des Auftraggebers – die vorhandenen Gesundheitsstörungen zu Beeinträchtigungen im beruflichen und/oder sozialen Umfeld führen.

Gleichsetzung von Diagnose und Funktionsstörung

Häufig hat sich der Sachverständige mit dem für Laien verständlichen Vorurteil zu beschäftigen, eine bestimmte Diagnose beinhalte „automatisch“ das Vorliegen einer schwerwiegenden Leistungseinschränkung bzw. Behinderung. Dies gilt insbesondere für „neue" Krankheiten wie das „Fibromyalgie-Syndrom" oder das „Chronic-Fatigue-Syndrom". Der Sachverständige sollte sich stets darüber im Klaren sein, dass die Diagnose nichts über die Leistungsfähigkeit aussagt. Viel aufschlussreicher ist die detaillierte Anamnese der Aktivitäten des täglichen Lebens (s. Tab. 5.9), die gleichzeitig das wichtigste Qualitätskriterium derartiger Gutachten darstellt.

Arbeitsmarktbezogene Leistungseinschätzung

Ein Gutachten wird wertlos, wenn sich hierin Aussagen finden, wonach der zu Begutachtende aufgrund seiner Gesundheitsstörungen „angesichts der derzeitigen Arbeitsmarktsituation" nicht mehr in der Lage ist, weiterhin berufstätig zu sein bzw. „nicht mehr vermittelbar ist". Auch wenn es ärztlichem Denken widerspricht, ist es nicht Aufgabe des Sachverständigen, sich mit arbeitsmarktpolitischen Dingen auseinanderzusetzen, mögen sie im Einzelfall noch so real und vordergründig sein.

5.2.8 Spezielle Fallstricke bei Zusammenhangsgutachten

Fehlinterpretation der Kausalitätsbegriffe

Zwar ergeben sich bezüglich der praktischen Zusammenhangsbeurteilung zwischen Sozial- und Zivilrecht trotz unterschiedlicher Kausalitätstheorien (s. Kap. 3.1) in der Praxis bemerkenswert geringe Unterschiede, Fehler sind jedoch bei der Zurechnung unfallunabhängiger Schädigungsmitursachen möglich (Einzelheiten s. Kap. 7.1.5).

Fehlinterpretation von Rechtsbegriffen

Das **Öffentliche Recht** kennt eine Reihe definierter, ähnlich klingender Rechtsbegriffe, die häufig inkorrekt angewendet werden. Die Definitionen sollten daher dem Sachverständigen geläufig sein. Außerdem sollte er berücksichtigen, dass „Schäden" jeder Art stets im „Vollbeweis" nachzuweisen sind, die bloße Möglichkeit oder Wahrscheinlichkeit sind nicht ausreichend.

- **Schadensanlage:** Eine solche liegt vor, wenn ein regelwidriger Zustand klinisch oder funktionell noch nicht in Erscheinung getreten ist.
- **Vorschaden:** Dieser ist als ein zum Zeitpunkt des versicherten Schädigungsereignisses bereits „klinisch manifester, mit objektivierbaren Veränderungen verbundener Krankheitszustand" (s. Tab. 7.**6**).
- **Verschlimmerung:** Hierbei sind 2 Definitionen möglich:
  - Zum einen kann es sich um die vorübergehende, anhaltende oder richtungweisende Verschlimmerung eines bereits bestehenden „Vorschadens" durch ein Schädigungsereignis handeln.
  - Zum anderen werden damit jedoch auch Verschlimmerungen einer anerkannten Schädigungsfolge zu einem späteren Zeitpunkt beschrieben (s. Tab. 7.**11**).
- **Folgeschaden:** Von einem solchen ist auszugehen, wenn die Unfallschädigung und deren Folgen bei der Entstehung einer späteren Gesundheitsstörung wesentlich mitgewirkt haben. Typische Beispiele hierzu sind Anfallsleiden oder Hirnabszesse, die im Gefolge einer Hirnverletzung erst zu einem späteren Zeitpunkt auftreten. Besteht ein sehr langes Zeitintervall zwischen dem Unfall und dem Folgeschaden, wird häufig auch von einem „Spätschaden" gesprochen.
- **Mittelbare Schädigungsfolge:** Hierunter versteht man Gesundheitsstörungen, die nicht unmittelbar durch das Unfallereignis verursacht sind, bei denen aber die anerkannte Unfallfolge wesentlich mitgewirkt hat. Typische Beispiele hierfür sind sturzbedingte Frakturen aufgrund eines posttraumatischen Anfallsleidens oder einer unfallbedingten Hemiparese.
- **Nachschaden:** Hierunter sind alle späteren Gesundheitsstörungen zu verstehen, für die das schädigende Ereignis nicht wesentliche Mitursache ist und die damit auch nicht entschädigungspflichtig sind.

In der **Privaten Unfallversicherung** werden zum Teil andere Begriffe verwandt, zu Details siehe Kapitel 7.1.5.

Nichtbeachtung von Ausschlussklauseln

In der Privaten Unfallversicherung kommt es nicht selten zu Fehlern durch Nichtbeachten von Ausschlüssen, wie sie in den „Allgemeinen Unfallversicherungs-Bedingungen" (AUB) beschrieben sind. Bezogen auf das neurologisch-psychiatrische Fachgebiet sind folgende Unfallarten nicht versichert (s. Tab. 1.**6**):

- traumatische Bandscheibenschäden und Hirnblutungen, sofern der Unfall nicht „überwiegende Ursache" des Gesundheitsschaden ist,
- psychische Störungen aller Art, sofern diese nicht organisch (z. B. durch eine Hirnkontusion) bedingt sind (s. auch Kap. 7.4.5),
- Unfälle, die „durch Geistes- oder Bewusstseinsstörungen, Trunkenheit, Schlaganfälle, epileptische Anfälle oder andere Anfälle, die den ganzen Körper des Versicherten ergreifen," verursacht wurden.

Probleme mit dem „Vollbeweis"

Wie bereits in Kapitel 3.2.3 ausführlich beschrieben, hat der Sachverständigen die einzelnen Glieder der „Kausalkette" (haftungsbegründende Kausalität) im Sinne des „Vollbeweises" zu klären. Hierbei ergeben sich 2 häufige Fallstricke:

- **Bagatelltrauma:** Bei der Abklärung des schädigenden Ereignisses gilt stets zu beantworten, ob dieses überhaupt in der Lage gewesen sein könnte, eine wie auch immer geartete körperliche oder seelische Gesundheitsschädigung hervorzurufen. Erwartungsgemäß kann dies bei sog. Bagatelltraumen nur schwer zu klären sein. Der Sachverständige sollte sich jedoch davor hüten, in einem solchen Fall eine Unfallschädigung lediglich mit dem Hinweis abzulehnen, dass die Schädigung bei den meisten anderen, die derselben Belastung ausgesetzt waren, nicht aufgetreten wäre. Die Rechtsprechung hat hier klar definiert, dass stets die „besonderen Umstände und die Einzelpersönlichkeit" zu berücksichtigen sind. Dies gilt insbesondere bei seelischen Unfallfolgen, wo selbst ein Bagatelltrauma rechtlich wesentlicher Auslöser sein kann – es sei denn, es handelt sich um ein „alltägliches, beliebig austauschbares" Ereignis (s. Kap. 35.3.3).

- **Lückenhafte Erstdokumentation:** Nicht selten ergeben sich auch bei Polytraumen Probleme, wenn z. B. aufgrund zahlreicher innerer Verletzungen und Frakturen die Abklärung und Verlaufsdokumentation der zerebralen Situation in der ersten Zeit nach dem Unfall zu kurz kam. Im Nachhinein kann es dann kaum mehr möglich sein zu klären, ob es bei dem Unfallereignis zu einer Schädigung des Gehirns (und nicht nur der anderen Organe) gekommen ist. Auch wenn es dem Sachverständigen in seiner Position als Arzt widerstreben mag, muss er sich aufgrund der unklaren Aktenlage in einem solchen Fall für nicht in der Lage erklären, diese Frage im Sinne des „Vollbeweises" zu beantworten – was (außer ggf. im Sozialen Entschädigungsrecht, s. Kap. 5.2.5) regelmäßig zur Ablehnung einer Entschädigung führt. Formulierungen, wonach „wahrscheinlich" eine Hirnschädigung vorlag oder eine solche „nicht auszuschließen" ist, machen das Gutachten wertlos.

5.3 Medizinische Fallstricke

5.3.1 Probleme der Terminologie

Angesichts der zahlreichen rechtlichen Fallstricke wäre zumindest im medizinischen Bereich eine einfache und klare Terminologie für die Begutachtung wünschenswert. Leider ist dies nicht der Fall, da, bedingt durch die verschiedenen Klassifikationssysteme, zahlreiche ähnliche Begriffe mit erheblich unterschiedlicher Bedeutung verwendet werden (Tab. 5.8). Nachdem im Jahr 2001 die bis dahin verwendete ICIDH (International Classification of Impairments, Disabilities and Handicaps) von der Internationalen Klassifikation der Funktionsfähigkeit, Behinderung und Gesundheit (ICF) abgelöst wurde (Deutsches Institut für Medizinische Dokumentation und Information, DIMDI, 2004), sollte sich die gutachtliche Terminologie an deren Begriffe zumindest anlehnen. Dies erscheint nicht zuletzt deshalb sinnvoll, als die ICF auf einem bio-psycho-sozialen Modell basiert, das zwangsläufig Grundlage jeder medizinischen Begutachtung ist.

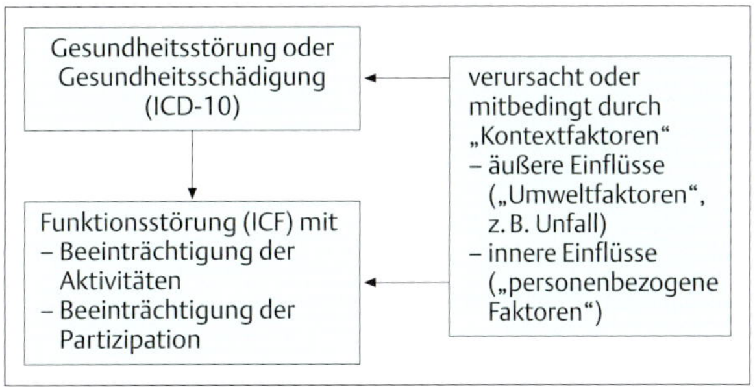

Abb. 5.1 Vorschlag einer medizinischen Terminologie zur Verwendung in Gutachten.

Die Abbildung 5.1 enthält einen Vorschlag zur gutachtlichen Terminologie in Anlehnung an die ICF und den ICD-10, der auch in diesem Buch Anwendung findet.

Gesundheitsstörung bzw. -schädigung

Sowohl ICD-10 als auch ICF nennen den Begriff der „Gesundheitsstörung". Vor allem im Zusammenhang mit traumatischen Ereignissen erscheint auch die Verwendung des Begriffs der „Gesundheitsschädigung" sinnvoll. Die gestellten Diagnosen sollten sich dabei stets an der Nomenklatur des ICD-10 orientieren. Selbst entwickelte Diagnosen haben in Gutachten keinen Platz und in Rechtsstreitigkeiten auch keinen Bestand.

Funktionsstörung

Zwar sieht die ICF als Parallelbegriffe sowohl Beeinträchtigungen der anatomisch geprägten „Körperstruktur" als auch der physiologischen „Körperfunktion" vor. In der gutachtlichen Situation dürfen jedoch strukturelle Schädigungen ohne Auswirkung auf die Funktion (z. B. degenerative, bislang asymptomatische Wirbelsäulenveränderungen) definitionsgemäß nicht berücksichtigt werden. Es ist daher immer wieder ein grober Fehler bei Begutachtungen, wenn zahlreiche strukturelle Schäden, die anhand von bildgebenden Untersuchungen erkennbar sind, jedoch noch zu keinerlei Funktionseinschränkungen geführt haben, weitschweifig aufgezählt werden (Fallbeispiel 5.1). Laien vermögen diesen Unterschied meist noch weniger zu erkennen als der Sachverständige, so dass hieraus möglicherweise fälschliche Rückschlüsse z. B. auf die Erwerbsfähigkeit gezogen werden.

ICD-10	*ICIDH*	*ICF*
Krankheiten	Schädigung	Strukturschaden (der Körperstruktur) und Funktionsstörung (der Körperfunktion)
Gesundheitsstörungen	Fähigkeitsstörung	Beeinträchtigung der Aktivität und der Partizipation (Teilhabe)
Krankheitsfolgen	Beeinträchtigung	

Tabelle 5.8 Basisbegriffe verschiedener medizinischer Klassifikationssysteme

Fallbeispiel 5.1

Auszug aus einem orthopädischen Gutachten

Ergebnis der Untersuchungen im Rahmen der Begutachtung:

- Ungünstige Statik der LWS bei Steilstellung und Sacrum acutum sowie diskreter linkskonvexer Seitausbiegung
- lumbosakraler Übergangswirbel L5
- deutliche Chondrose der Segmente L4/5 und L5/S1 mit dorsal betonter Verschmälerung der Zwischenwirbelräume
- Retrolisthesis von L3 gegenüber L4
- Stummelrippe Th12 bei fehlender Rippe Th12 links
- ungünstige Statik der BWS im Sinne einer Steilstellung
- im MRT gesicherte fortgeschrittene Osteochondrose in den Segmenten C3/4 bis C5/6 und unkoarthrogen bedingte Einengung der Foramina in diesen Segmenten, am stärksten bei C5/6, mäßige Spinalkanalstenose bei C5/6, oberes Zervikalsyndrom.

Beantwortung der Beweisfragen: ... Herr W. ist noch in der Lage, leichte Arbeiten ohne Heben, Tragen und Bewegen von schweren und mittelschweren Lasten zu verrichten, insbesondere zu vermeiden sind das Bücken und häufiges Treppensteigen...

Beeinträchtigungen der Aktivitäten und Partizipation

Wesentliche Aufgabe des Sachverständigen ist, die durch Funktionsstörungen hervorgerufenen Beeinträchtigungen detailliert und nachvollziehbar herauszuarbeiten. Die ICF unterscheidet hierbei zwei Bereiche. Demnach sind **Beeinträchtigungen der Aktivität** als Schwierigkeiten definiert, die ein Mensch bei der Durchführung einer Aktivität haben kann. **Beeinträchtigungen der Partizipation** bzw. der „Teilhabe" sind Probleme, die ein Mensch beim Einbezogensein in eine Lebenssituation erlebt (Tab. 5.**9**).

Die ICF sieht den Begriff der „Behinderung" ebenfalls als Oberbegriff zu jeder Beeinträchtigung der Funktionsfähigkeit eines Menschen vor. Da dieser jedoch umfassender als der Behinderungsbegriff des SGB IX ist, sollte in der gutachtlichen Situation von „Behinderung" nur im Zusammenhang mit dem Schwerbehindertenrecht gesprochen werden, um Fehlinterpretationen zu vermeiden.

Tabelle 5.**9** Aktivitäten und Partizipation gemäß ICF

Domänen	*Gutachtlich wichtigste Komponenten*
Lernen und Wissensanwendung	Bewusste sinnliche Wahrnehmungen, Aneignen von Fertigkeiten, Fokussieren der Aufmerksamkeit, Lesen, Schreiben, Rechnen, Probleme lösen, Entscheidungen treffen
Allgemeine Aufgaben und Anforderungen	Übernehmen von Aufgaben, Durchführung der täglichen Routine, Umgang mit Stress und anderen psychischen Anforderungen
Kommunikation	Fähigkeit zur Vermittlung und zum Empfang von gesprochenen, schriftlichen und nonverbalen Mitteilungen, Möglichkeiten zur Konversation und Diskussion
Mobilität	Aufrechterhalten und Änderungen der Körperposition, Tragen, Bewegen und Handhaben von Gegenständen, feinmotorischer Handgebrauch, Geh- und Fortbewegungsfähigkeit, auch unter Verwendung von Hilfsmitteln, Benutzung von Transportmitteln
Selbstversorgung	Waschen, Körperpflege, Benutzen der Toilette, An- und Auskleiden, Essen, Trinken, Beachtung der eigenen Gesundheit
Häusliches Leben	Beschaffung von Waren und Dienstleistungen des täglichen Bedarfs, Vorbereitung von Mahlzeiten, Erledigen von Hausarbeiten, Pflegen von Haushaltsgegenständen, Möglichkeit zur Erbringung von Hilfeleistungen für andere
Interpersonelle Interaktionen und Beziehungen	Umgang mit Fremden, formelle und informelle Beziehungen, Familienbeziehungen, intime Beziehungen
Bedeutende Lebensbereiche	Erhalt und Beendung von Arbeit, Durchführung wirtschaftlicher Transaktionen, Erhalt der wirtschaftlichen Eigenständigkeit
Gemeinschafts-, soziales und staatsbürgerliches Leben	Teilnahme an Gemeinschaftsleben, Erholung und Freizeit, Religion und Spiritualität, politischem Leben

„Kontextfaktoren“

Der in der ICF verwendete Begriff der „Kontextfaktoren“ erscheint zunächst etwas sperrig und gewöhnungsbedürftig. Gemeint sind damit Zusammenhangsfaktoren, wobei die ICF zwischen umwelt- und personbezogenen (äußeren und inneren) Faktoren unterscheidet. In der gutachtlichen Situation erscheinen Kontextfaktoren vor allem in der Zusammenhangsbeurteilung von Bedeutung, wenn es gilt, äußere (Unfälle bzw. sonstige Schadensereignisse) von inneren (Vorerkrankungen und Schadensanlagen) Umständen abzugrenzen. Entsprechend dem bio-psycho-sozialen Denkmodell hat der Sachverständige jedoch auch bei „finalen“ Gutachten zu Umweltfaktoren Stellung zu nehmen, wenn es z. B. gilt, familiäre, berufliche und iatrogene Einflüsse in die Leistungsbeurteilung einzubeziehen.

5.3.2 Diagnostische Fallstricke

Die erfahrungsgemäß häufigsten Fehleinschätzungen neurologischer Sachverständiger betreffen die 3 folgenden Problemdiagnosen.

Übersehen von Hirntraumen

Größere fokale Hirnkontusionen entgehen heute selten dem Nachweis. Da diese meist auch mit äußeren Schädelverletzungen oder zumindest Prellmarken einhergehen, wird vom erstversorgenden Arzt regelmäßig die Indikation zu einem kranialen Computertomogramm gestellt. Problematisch sind jedoch „milde traumatische Hirnschädigungen“, bei denen 2 Schädigungsarten im Rahmen der üblichen Routinediagnostik nicht selten übersehen werden:

- **Kleinere basale Läsionen** sind computertomographisch aufgrund von Artefakten oft nicht zuverlässig beurteilbar.
- **Diffuse axonale Schädigungen** sind, sofern sie in der Akutphase nicht diagnostiziert wurden, später allenfalls im Kernspintomogramm unter Verwendung T2*-gewichteter Schnittbilder nachweisbar.

Es daher Aufgabe des Sachverständigen, durch Heranziehung möglichst vieler Indizien zu den Erstbefunden und zum Verlauf der ersten Tage nach dem Unfallereignis eine hinreichend stringente Beweisführung zu ermöglichen (s. Kap. 2.7.6).

Übersehen organischer Wesensänderungen

Probanden mit organischen Wesensänderungen neigen in gutachtlichen Situationen regelmäßig zur Dissimulation. Wenn in diesem Fall nicht bereits aus den Vorunterlagen eine entsprechende Diagnose hervorgeht, kann diese übersehen oder zumindest in ihren Auswirkungen gravierend fehl bewertet werden. Bei klinischen und/oder anamnestischen Hinweisen auf eine organische Wesensänderung ist daher in der gutachtlichen Situation zwingend eine geeignete Fremdanamnese zu fordern.

Übersehen komplexer regionaler Schmerzsyndrome

Erscheinen Schmerzen – zumindest aufgrund elektrophysiologischer Untersuchungen – organisch nicht erklärbar, werden diese nicht selten vorschnell als psychogen interpretiert. Hier ist es dann Aufgabe des verantwortungsvollen Sachverständigen, minutiös nach Markern eines „komplexen regionalen Schmerzsyndroms“ zu fahnden bzw. dieses auszuschließen (s. Kap. 25.1.2).

5.3.3 Abweichen von der „Lehrmeinung“

Während in der „normalen“ klinischen Medizin auch „unübliche Methoden“ und „Behandlungsversuche“ ihren Platz haben, ist der Maßstab der ärztlichen Begutachtung die sog. „herrschende medizinische Lehrmeinung“. Hierunter werden „allgemein als gesichert geltende, zumindest jedoch als wahrscheinlich gesichert geltende medizinische Erkenntnisse“ verstanden. Besondere Bedeutung kommt dabei heute den Leitlinien der wissenschaftlichen Fachgesellschaften zu, deren Evidenzgrad definiert – und ggf. auch zu nennen – ist, und bei denen eine regelmäßige Überarbeitung erfolgt. Erst in zweiter Linie heranzuziehen sind Lehrbücher, bei denen nicht auszuschließen ist, dass sie Einzelmeinungen enthalten und/oder nicht mehr den aktuellen Stand der „aktuellen Lehrmeinung“ repräsentieren (s. Kap. 4.4.3).

Von der herrschenden „medizinischen Lehrmeinung“ abweichende Aussagen machen ein Gutachten nicht grundsätzlich wertlos. Wesentliche Voraussetzung ist jedoch, dass derartige „**Sondermeinungen**“ als solche gekennzeichnet und im Vergleich zur „Lehrmeinung“ ausführlich begründet werden. Dabei kommt es vor allem auch darauf an, den Grad der Sicherheit der abweichenden medizinischen Erkenntnis klar darzustellen und ggf. durch Literaturhinweise für seine Richtigkeit hin zu untermauern. Abweichungen von der „Lehrmeinung“ stellen damit einen der wenigen Fälle dar, in denen fast zwingend geeignete Literaturangaben erforderlich sind.

> Abweichungen von der „herrschenden medizinischen Lehrmeinung“ sind in Gutachten kenntlich zu machen, Verstöße dagegen können strafrechtliche Konsequenzen nach sich ziehen.

5.3.4 Fachgebietsüberschreitungen

Ein Gutachten wird angreifbar, wenn es Aussagen zu Funktionsstörungen und zur Kausalität auf fremden Fachgebieten macht, auf denen der Sachverständige nicht über nachweisbare Kompetenz (z. B. Facharzt- oder Zusatzbezeichnungen) verfügt und diese auch im Gutachten (z. B. im Briefkopf) kenntlich macht. Es sind allerdings zwei Sonderfälle zu berücksichtigen, bei denen Aussagen zu fremden Fachgebieten sinnvoll und legitim erscheinen:

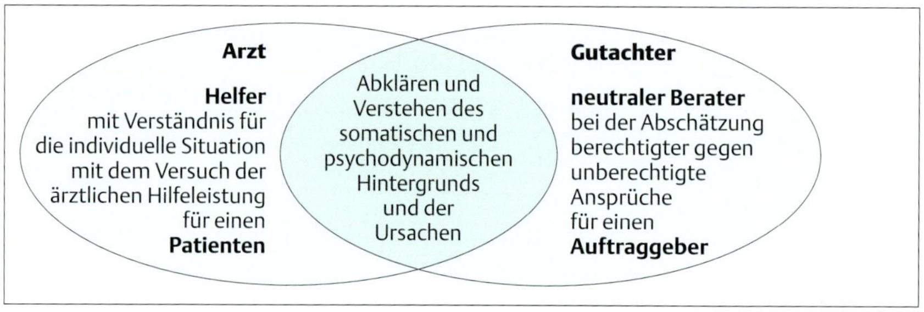

Abb. 5.2 Die unterschiedlichen Rollen des Arztes in seiner „traditionellen" Funktion als Heiler (links) und als Gutachter (rechts).

- **Überschneidende Fachgebiete:** Soweit Erkrankungen und Beschwerden im Grenzgebiet zweier Fachgebiete (z. B. Neurologie/Orthopädie, Neurologie/Otologie) angesiedelt sind und daher von mehreren Seiten beleuchtet werden können, darf im Allgemeinen von einer entsprechenden Kompetenz ausgegangen werden. Es ist jedoch dringend anzuraten, den Begriff des „Grenzgebietes" eng zu fassen, da es andernfalls ein leichtes ist, ein Gutachten von der jeweils unzufriedenen Seite als inkompetent abzulehnen.
- **Abschließende Beurteilungen:** Nicht selten werden Neurologen und Psychiater z. B. bei Schmerzsyndromen, vom Auftraggeber gebeten, nach umfassender Begutachtung durch andere Fachgebiete eine abschließende Würdigung der Gesamtsituation durchzuführen. Tatsächlich erscheint der Neurologe und Psychiater (Nervenarzt) aufgrund seiner Ausbildung für eine zusammenfassende Beurteilung somatischer und psychischer Aspekte in besonderem Maße qualifiziert.

5.3.5 Eigene Konflikte des Gutachters

Rollenkonflikte

In seiner Tätigkeit als Sachverständiger gerät der Arzt unversehens in eine Rolle, die ihm aufgrund seiner üblichen diagnostisch-therapeutischen Aufgaben eigentlich fremd ist. Während im Rahmen der ärztlichen Tätigkeit die Regel gilt, dass derjenige Beschwerden hat, wer über solche klagt, muss der Sachverständige als „Ermittler mit medizinischem Rüstzeug" dies kritisch hinterfragen und versuchen, das tatsächliche Ausmaß der geklagten Beschwerden möglichst zuverlässig herauszuarbeiten. Um dieses Ziel zu erreichen, ist das „Verstehen" der bio-psycho-sozialen Zusammenhänge eine unverzichtbare und selbstverständliche Voraussetzung für eine sachgerechte neurologisch-psychiatrische Begutachtung (Abb. 5.2). Als neutraler Sachverständiger hat er es jedoch zu vermeiden, „Verständnis" und damit Parteinahme für den zu Untersuchenden zu zeigen. Wer sich mit diesem unterschiedlichen Blickpunkt nicht arrangieren kann, sollte darauf verzichten Gutachten zu erstatten.

Um den Unterschied zwischen gutachtlicher und ärztlich-therapeutischer Beziehung deutlich zu machen, sollten Sachverständige nie von „Patienten", sondern stets nur von „Probanden" (in Gerichtsverfahren ggf. auch von „Klägern") sprechen.

Interessenskonflikte

Ein bislang nur wenig beachtetes Problem, das jedoch in jüngster Zeit sowohl von politischer Seite als auch von den Medien zunehmend in reißerischer Form behandelt wird, ist die Frage gutachtlicher Interessenskonflikte. Tatsächlich gilt es solche kritisch zu hinterfragen, wenn Sachverständige von einzelnen Berufsgenossenschaften und/oder Versicherungen – insbesondere auch als Berater – häufig herangezogen werden. Es erscheint daher denkbar und wohl auch sinnvoll, dass Sachverständige in Zukunft vor Erstattung eines Gutachtens mögliche Interessenskonflikte (z. B. Anzahl der Gutachtenaufträge von einem bestimmten Auftraggeber) offenlegen müssen.

Übertragungsprobleme

Dem Neurologen und Psychiater sind Übertragungsprobleme wohl bekannt. Diese werden durch das eigene Weltbild, die eigene Körpererfahrung sowie die eigene Tagesform wesentlich beeinflusst (Tab. 5.10) und spielen, insbesondere bei der Beurteilung objektiv nicht (hinreichend) begründbarer Beschwerden, eine gravierende Rolle. Die Palette reicht dann vom „Hardliner", der an sich und

Tabelle 5.10 Einflussgrößen auf das Verhalten des Gutachters gegenüber dem Probanden

- Eigene gesellschaftspolitische Wertvorstellungen
- Eigene Körpererfahrung durch selbst und im unmittelbaren Umfeld erlebte Erkrankungen
- Eigene Tagesform (z. B. bestehende Migräne)
- Abwehrhaltung bei klagsamen, missgestimmten Probanden
- Bestehender Zeitdruck (z. B. bei Zeitvorgaben für die zu leistenden Gutachten)
- Interessenskonflikte („Des Brot ich ess, des Lied ich sing.")

andere strenge Maßstäbe anlegt und zunächst stets vermutet, einen „Drückeberger" vor sich zu haben, der könnte, wenn er nur wollte, bis hin zum „Softi", der voller Mitleid für den Probanden dessen Rentenwünsche vorbehaltlos unterstützt und sich mit ihm überidentifiziert. Der Sachverständige sollte sich daher mit den eigenen und unbewussten Emotionen einem Probanden gegenüber auseinanderzusetzen. Insbesondere sollte er sich auch darüber im Klaren sein, dass ein desinteressierter, oberflächlicher Untersucher beim Untersuchten regelmäßig eine zunehmende Verdeutlichungstendenz induziert.

Verdeutlichungstendenzen von Beschwerden haben ihre Ursache nicht selten in einem desinteressierten, oberflächlichen Untersucher

Literatur

Bundesministerium für Gesundheit und Soziale Sicherung: Anhaltspunkte für die ärztliche Gutachtertätigkeit im sozialen Entschädigungsrecht und nach dem Schwerbehindertenrecht. 2005

Erlenkämper A. „Wesentliche Bedingung" und „Gelegenheitsursache" – Abgrenzungsprobleme aus rechtlicher Sicht. Med Sach 1991; 87: 39–44

Hennies G, Rauschelbach HH. Tafeln für den Gutachter: Hilflosigkeit – Pflegebedürftigkeit. Med Sach 1998; 94:42

Rauschelbach H.H. Begutachtungsmängel und ihre Quellen aus Gutachtersicht: Rechtsgrundlagen als Fehlerquellen. Med Sach 1998; 94:40–43

Begutachtung in verschiedenen Rechts- und Versorgungsbereichen

6 Begutachtung in der Krankenversicherung

J. Jonke u. P. W. Gaidzik

6.1 Gemeinsamkeiten und Unterschiede

Die Gesetzliche und Private Krankenversicherung gehören unterschiedlichen Rechtsgebieten mit unterschiedlichen Aufgaben und unterschiedlicher Finanzierung an (Tab. 6.1).

Für den ärztlichen Sachverständigen sind zu klärende Fragen demgegenüber weitgehend deckungsgleich (Tab. 6.2). Wesentliche Unterschiede ergeben sich vor allem bzgl. der begutachtenden Organe:

- In der **Gesetzlichen Krankenversicherung** ist dies gemäß den gesetzlichen Vorgaben Aufgabe des Medizinischen Dienstes der Krankenversicherung (MDK),

Tabelle 6.1 Vergleich der wichtigsten Merkmale von Gesetzlicher und Privater Krankenversicherung

Merkmal	*Gesetzliche Krankenversicherung (GKV)*	*Private Krankenversicherung (PKV)*
Versicherungsbeiträge	abhängig vom Einkommen, kostenlose Familienmitversicherung	abhängig von Eintrittsalter, Geschlecht und gewähltem Leistungsumfang
Ausschlüsse	keine	bestimmte Krankheiten (ggf. Risikozuschläge)
Ärztliche Leistungen	• durch Vertragsärzte oder zugelassene Kliniken • Leistungen nach Maßgabe von Notwendigkeit, Zweckmäßigkeit und Wirtschaftlichkeit	• freie Arzt- und Klinikwahl • Leistungen nach Maßgabe medizinisch notwendiger Heilbehandlung
Krankengeld	78 Wochen	abhängig vom Vertrag
Zusätzliche Leistungen	Haushaltshilfe, Vorsorgekur für Mütter/Väter, Krankengeld bei Erkrankung des Kindes usw.	Abhängig vom Vertrag, z. B. Übernahme der Kosten für Heilpraktikerbehandlung
Zuzahlungen	Zuzahlung bei Krankenhausaufenthalt und Medikamenten	evtl. Selbstbehalt

Tabelle 6.2 Üblicherweise vom ärztlichen Sachverständigen zu klärende Fragen im Rahmen der Gesetzlichen und Privaten Krankenversicherung

	Gesetzliche Krankenversicherung	*Private Krankenversicherung*
Feststellung der Arbeitsunfähigkeit	♦	♦
Erfordernis stationärer Krankenhausbehandlung	♦	♦
Korrektheit der DRG-Verschlüsselung	♦	♦
Erfordernis von Rehabilitations-/Vorsorgemaßnahmen	♦	
Erfordernis von Hilfsmitteln	♦	
Erfordernis psychotherapeutischer Behandlung	♦	♦
Erfordernis häuslicher Krankenpflege	♦	
Erfordernis einer Haushaltshilfe	♦	
Erfordernis von Leistungen der Pflegeversicherung	♦	♦
Feststellungen im Rahmen des Regresswesens	♦	♦
Bewertung neuer Untersuchungs- und Behandlungsmethoden	♦	♦

der nicht einer bestimmten Krankenkasse zugeordnet ist.
- Die **Private Krankenversicherung** verfügt über eigene Beratungsärzte.

Andere Ärzte sind in Fragen der Krankenversicherung nur im gerichtlichen Streitfall involviert.

Definition der Arbeitsunfähigkeit

Der Begriff der Arbeitsunfähigkeit ist im Bereich der Krankenversicherung von wesentlicher Bedeutung, ist er doch Voraussetzung dafür, dass ein Versicherter z. B. Krankengeld erhält. Die Definition ist dabei in der Gesetzlichen und Privaten Krankenversicherung identisch.

> Arbeitsunfähigkeit liegt vor, wenn der Versicherte aufgrund von Krankheit seine zuletzt vor der Arbeitsunfähigkeit ausgeübte Tätigkeit nicht mehr oder nur unter der Gefahr der Verschlimmerung der Erkrankung ausüben kann.

Bei der Beurteilung ist darauf abzustellen, welche Bedingungen die bisherige Tätigkeit geprägt haben. In der Regel unbeachtlich ist dagegen, ob der Versicherte noch in der Lage ist, eine sonstige Tätigkeit (z. B. Verweisungsberufe) zu verrichten.

6.2 Gesetzliche Krankenversicherung (GKV)

J. Jonke

6.2.1 Einführung

Im System der GKV obliegt die Aufgabe, Leistungsansprüche auf der Grundlage von Gesetzesvorgaben abzugrenzen und medizinische Leistungsvoraussetzungen abzuklären, den Ärzten des Medizinischen Dienstes. Gemäß § 275 (5) SGB V sind diese bei der Wahrnehmung ihrer medizinischen Aufgaben nur ihrem ärztlichen Gewissen unterworfen und nicht berechtigt, in die ärztliche Behandlung einzugreifen.

Historische Entwicklung

Die medizinische Begutachtung für Krankenkassen hat weit zurückliegende Wurzeln. Bereits 1887 wurde zunächst im Bereich der Betriebskrankenkassen mit dem Aufbau eines Vertrauensarztsystems zur Beratung der Krankenkassen in medizinischen Angelegenheiten begonnen. Dieses beinhaltete zunächst vor allem die individuelle Prüfung der medizinischen Leistungsvoraussetzungen durch ärztliche Gutachter zur Erhaltung der Arbeitskraft.

Mit den Notverordnungen 1930/1931 fand eine neue politische Weichenstellung statt. Das Prüfgeschäft wurde auf Prüfungsausschüsse der konstituierten kassenärztlichen Vereinigung übertragen. Außerdem wurde die Vertrauensarztfunktion auf die Einzelleistungsnachprüfung und die Festlegung der gesetzlichen Vorschrift, dass der Vertrauensarzt nicht in die ärztliche Behandlung eingreifen dürfe, reduziert. Dem schloss sich 1934 die Aufbaugesetzgebung an. Der Vertrauensarzt war nun nicht mehr Angestellter der Krankenkasse, sondern wurde als Beamter der Landesversicherungsanstalt in die Organisationsverantwortung der Rentenversicherung Abteilung Krankenversicherung eingegliedert. In der Folge wurden die Eigeneinrichtungen (Ambulatorien) der Krankenkassen abgeschafft.

Das nach dem 2. Weltkrieg mit dem 1951 verabschiedeten Selbstverwaltungsgesetz bestätigte die Kontrollfunktion im Arbeitsunfähigkeitsfall und die individuelle Überprüfung der medizinischen Leistungsvoraussetzungen durch die vertrauensärztlichen Dienste. 1970 führte die gesetzliche Regelung der Lohnfortzahlung zu einer wesentlichen Reduzierung der Kontrolldichte im Arbeitsunfähigkeitsfall. Das 1974 verabschiedete Rehabilitations-Angleichungsgesetz erweiterte dagegen die Funktion des Vertrauensärztlichen Dienstes als Koordinator der Rehabilitationsleistungen im Rahmen eines sog. Gesamtplans.

Die Ablösung der alten RVO mit Inkrafttreten des SGB V 1989 bedeutete für die Medizinischen Dienste der Krankenversicherung die Rückführung in die Organisationsverantwortung der Krankenversicherung. Politisch gewünschtes Ziel war dabei der Ausbau der Medizinischen Dienste zu einem umfassenden Beratungs- und Begutachtungsdienst der Gesetzlichen Krankenversicherung über die Überprüfung der individuellen Leistungsvoraussetzungen hinaus zu Beratungen in Vertragsverhandlungen, Einbeziehung in Wirtschaftlichkeitsprüfungen bis hin zur Mitarbeit bei der Qualitätssicherung in der Versorgung.

Aufgaben des MDK

Eine Übersicht über die gegenwärtig gesetzlich festgelegten Leistungsbereiche, in denen Beratungs- und Begutachtungsleistungen der Medizinischen Dienste der Krankenversicherung erfolgen, findet sich in Tabelle 6.**3**.

Darüber hinaus ist die sog. Systemberatung für die gesetzliche Krankenversicherung im § 275 (4) SGB V dargelegt. Hierbei handelt es sich um:
- allgemeine Fragen der gesundheitlichen Versorgung und Beratung der Versicherten,
- Qualitätssicherung,
- Vertragsverhandlung mit den Leistungserbringern,
- Beratung der gemeinsamen Ausschüsse der Ärzte und Krankenkassen.

Die Anfang der 1990er Jahre vorherrschenden Hauptbegutachtungsfelder waren die sozialmedizinische Leistungsbeurteilung arbeitsunfähiger Versicherter, die gutachtlichen Bewertungen im Rahmen der Aufstellung eines sog. Reha-Gesamtplanes sowie auch die Beurteilungen der Schwerpflegebedürftigkeit nach § 53 SGB V. Diese wurden zwischenzeitlich durch gesetzliche Regelungen wesentlich

Tabelle 6.3 Leistungsbereiche des MDK mit unterschiedlicher Erfordernis der Heranziehung durch die Krankenkassen

Erfordernis	*Beratungs- und Begutachtungsleistung*
MDK **muss** von den Kassen herangezogen werden	• Rehabilitation (§ 51 SGB V) • Arbeitsunfähigkeit (§ 275 (1) 3 SGB V) – Zur Sicherung des Behandlungserfolges – Wiederherstellung der Arbeitsfähigkeit – Zweifel an der Arbeitsunfähigkeit In allen Leistungsbereiche, wenn es nach Art, Schwere, Dauer oder Häufigkeit der Erkrankung oder nach dem Krankheitsverlauf erforderlich ist (§ 275 (1) 1 SGB V).
MDK **soll** von den Kassen herangezogen werden	• Rehabilitations-/Vorsorgemaßnahmen (§ 40/41 SGB V), Kostenübernahme bei Behandlung im Ausland (§ 275 (2) 3 SGB V) • Häusliche Krankenpflege bei Dauer länger als 4 Wochen (§ 37 bzw. § 275 (2) 4 SGB V) • Unaufschiebbarkeit bei Zahnersatz (§ 275 (2) 5 SGB V)
MDK **kann** von den Kassen herangezogen werden	• Hilfsmittelversorgung (§ 275 (3) 1 SGB V) • Dialysebehandlung (§ 275 (3) 2 SGB V)

erweitert bzw. modifiziert. Beispielhaft sind hier zu nennen:

- Die Einführung der sozialen Pflegeversicherung 1995 mit der Konstitution des SGB XI (siehe Kapitel X).
- Die Stärkung der Patientenrechte im Rahmen der Gesundheitsreform 2000, die sich in den in Tabelle 6.4 genannten gesetzlichen Regelungen widerspiegelte.

Die Einführung der DRGs (Diagnosis related Groups). Über die bisherigen Schwerpunkte der Begutachtung zur Beurteilung der Krankenhausverweildauer (Fehlbelegung) ist die gutachtliche Bewertung der medizinischen plausiblen Verschlüsselung von Diagnosen und Prozeduren und ihrer Umsetzung in die DRGs zunehmend in den Mittelpunkt der Begutachtungen gerückt.

Tabelle 6.4 Aufgaben des MDK im Rahmen der Stärkung der Patientenrechte

Rechtsgrundlage	*Aufgabe*
§ 66 SGB V	Unterstützung bei sog. Behandlungsfehlern
§ 116 SGB X	Regress durch Dritte verursachte Gesundheitsschäden
§ 102 SGB X	Regresswesen zwischen den Leistungsträgern
§ 135 SGB V	Neue Untersuchungs- und Behandlungsmethoden

6.2.2 Arbeitsunfähigkeit

Die Absicherung von Erwerbstätigen mittels Lohnersatzleistung im Krankheitsfall stellte einen wesentlichen Eckpunkt in der Geschichte der deutschen Sozialversicherung dar. Bereits 1876 schuf das Hilfskassengesetz die Grundlage für die Lohnersatzleistung im Krankheitsfall, wobei zum damaligen Zeitpunkt lediglich ein Mitgliederkreis von ca. 5 % der Bevölkerung des Deutschen Reiches von dieser neuen gesetzlichen Regelung profitierte. Erst das 1884 verabschiedete Krankenversicherungsgesetz schuf eine erste gesetzliche Ordnung einer allgemeinen Krankenversicherung mit Versicherungszwang, Bar- und Sachleistungsanspruch zum Ziele der Sicherung der medizinischen Versorgung und Behandlung durch in Vertrag genommene qualifizierte Ärzte.
Rechtlich erweitert wurde die Barleistungspflicht im Krankheitsfall von 13 auf 26 Wochen im Jahre 1904. Dieser erweiterte Barleistungsanspruch führte insbesondere in den Ballungsgebieten bereits zu einem erweiterten Kontrollbedarf (Vertrauensarztsystem), insbesondere bei Arbeitslosigkeit vor Einführung der Arbeitslosenversicherung. Eine wesentliche Erweiterung der Lohnersatzleistung mit Erweiterung des Krankengeldanspruches wegen derselben Krankheit von 26 auf 78 Wochen in 3 Jahren erfolgte 1961. Durch eine Neufassung des § 369b RVO wurde 1970 die Lohnfortzahlung im Krankheitsfall gesetzlich neu geregelt.

Arbeitsunfähigkeitsrichtlinien

Die rechtlichen Veränderungen im SGB II und III erforderten eine überfällige Anpassung der seit 1991 gültigen Richtlinien zur Arbeitsunfähigkeit des Bundesausschusses der Ärzte und Krankenkassen vorzunehmen. Nach § 92 SGB V haben diese Richtlinien bindende Wirkung für Vertragsärzte, Krankenkassen und Medizinischen Dienste der Krankenversicherung.

§ 92 SGB V – Richtlinien der Bundesausschüsse
Die Bundesausschüsse beschließen die zur Sicherung der ärztlichen Versorgung erforderlichen Richtlinien über die Gewähr für eine ausreichende, zweckmäßige und wirtschaftliche Versorgung der Versicherten ... Sie sollen insbesondere Richtlinien beschließen über die Beurteilung der ... Arbeitsunfähigkeit.

Im § 2 Abs. 1 der Richtlinien des Bundesausschusses, gültig ab dem 1.1.2004, findet sich die Definition der Arbeitsunfähigkeit (AU), wie sie die höchstrichterliche Rechtsprechung entwickelt hat, wieder aufgenommen. Konkretisiert werden im Absatz 1 die Beurteilungsgrundlagen im Hinblick auf die Voraussetzungen der Arbeitsunfähigkeit an den konkreten Anforderungen der zuletzt ausgeübten Tätigkeit. Die besondere Verantwortung des AU-bescheinigenden Vertragsarztes wird im Absatz 5 herausgestellt. Eine Befragung des Versicherten zur zuletzt ausgeübten Tätigkeit sollte durch den Kassenarzt erfolgen.

„Richtlinien des Bundesausschusses der Ärzte und Krankenkassen über die Beurteilung der Arbeitsunfähigkeit und die Maßnahmen zur stufenweisen Wiedereingliederung" (Arbeitsunfähigkeits-Richtlinien)

§ 2 – Definition und Bewertungsmaßstäbe
(1) Arbeitsunfähigkeit liegt vor, wenn der Versicherte auf Grund von Krankheit seine zuletzt vor der Arbeitsunfähigkeit ausgeübte Tätigkeit nicht mehr oder nur unter der Gefahr der Verschlimmerung der Erkrankung ausführen kann. Bei der Beurteilung ist darauf abzustellen, welche Bedingungen die bisherige Tätigkeit konkret geprägt haben. Arbeitsunfähigkeit liegt auch vor, wenn auf Grund eines bestimmten Krankheitszustandes, der für sich allein noch keine Arbeitsunfähigkeit bedingt, absehbar ist, dass aus der Ausübung der Tätigkeit für die Gesundheit oder die Gesundung abträgliche Folgen erwachsen, die Arbeitsunfähigkeit unmittelbar hervorrufen.
(2) Arbeitsunfähigkeit besteht auch während einer stufenweisen Wiederaufnahme der Arbeit fort, durch die dem Versicherten die dauerhafte Wiedereingliederung in das Erwerbsleben durch eine schrittweise Heranführung an die volle Arbeitsbelastung ermöglicht werden soll. Ebenso gilt die befristete Eingliederung eines arbeitsunfähigen Versicherten in eine Werkstatt für behinderte Menschen nicht als Wiederaufnahme der beruflichen Tätigkeit. Arbeitsunfähigkeit kann auch während einer Belastungserprobung und einer Arbeitstherapie bestehen.
(3) Arbeitslose sind arbeitsunfähig, wenn sie aufgrund einer Erkrankung nicht mehr in der Lage sind, leichte Tätigkeiten an mindestens 15 Wochenstunden zu verrichten. Dabei ist es unerheblich, welcher Tätigkeit der Versicherte vor der Arbeitslosigkeit nachging. Wird bei Arbeitslosen innerhalb der ersten sechs Wochen der Arbeitsunfähigkeit erkennbar, dass die Arbeitsunfähigkeit voraussichtlich länger als sechs Monate andauern wird, ist das auch auf der Arbeitsunfähigkeitsbescheinigung zu vermerken.
(4) Versicherte, bei denen nach Eintritt der Arbeitsunfähigkeit das Beschäftigungsverhältnis endet und die aktuell keinen anerkannten Ausbildungsberuf ausgeübt haben (An- oder Ungelernte), sind nur dann arbeitsunfähig, wenn sie die letzte oder eine ähnliche Tätigkeit nicht mehr oder nur unter der Gefahr der Verschlimmerung der Erkrankung ausüben können. Die Krankenkasse informiert den Vertragsarzt über das Ende der Beschäftigung und darüber, dass es sich um einen an- oder ungelernten Arbeitnehmer handelt, und nennt ähnlich geartete Tätigkeiten. Beginnt während der Arbeitsunfähigkeit ein neues Beschäftigungsverhältnis, so beurteilt sich die Arbeitsunfähigkeit ab diesem Zeitpunkt nach dem Anforderungsprofil des neuen Arbeitsplatzes.
(5) Die Beurteilung der Arbeitsunfähigkeit setzt die Befragung des Versicherten durch den Arzt zur aktuell ausgeübten Tätigkeit und den damit verbundenen Anforderungen und Belastungen voraus. Das Ergebnis der Befragung ist bei der Beurteilung von Grund und Dauer der Arbeitsunfähigkeit zu berücksichtigen. Zwischen der Krankheit und der dadurch bedingten Unfähigkeit zur Fortsetzung der ausgeübten Tätigkeit muss ein kausaler Zusammenhang erkennbar sein.

Für zwei relevante Versichertengruppen sind in den AU-Richtlinien neue Begriffsdefinitionen erfolgt. So zu der Gruppe der Arbeitslosen (zu Beginn der Arbeitsunfähigkeit definitiv bestehende Arbeitslosigkeit) im § 2 Absatz 3. Dies stellt eine wesentliche Änderung zu den AU-Richtlinien von 1991 dar. Die Anspruchsvoraussetzungen für diese Versichertengruppe wurden deutlich verschärft und bedeuten letztendlich nichts anderes als eine Abkehr von der bislang geübten sozialmedizinischen Beurteilungspraxis, auch bei dieser Versichertengruppe die Fähigkeit bezogen auf das quantitative Leistungsvermögen im Abgleich mit der zeitlichen Vermittelbarkeit mit der der Arbeitslose der Agentur für Arbeit zur Verfügung stand zu beurteilen.
Eine wesentliche Änderung zu den AU-Richtlinien 1991 findet sich auch im § 2 Absatz 4 für die Versichertengruppe, die zwar zu Beginn der Arbeitsunfähigkeit noch in einem Beschäftigungsverhältnis stand, aber im weiteren Arbeitsunfähigkeitsgeschehen, sei es aus medizinischen oder anderen Gründen das Beschäftigungsverhältnis verlor/gekündigt wurde. Diese vorgenommene Differenzierung zwischen Versicherten, die nicht oder in Ausbildungsberufen gearbeitet haben, ist neu, entspricht allerdings für die Versichertengruppe der An- und Ungelernten durchaus der langjährigen ständigen BSG-Rechtsprechung, die insbesondere auf die Beachtung ähnlich gearteter Tätigkeiten unter Berücksichtigung der prägenden Merkmale der letzten Tätigkeit abgestellt hatte (Verweisbarkeit).

Die Begriffsdefinition zur Beurteilung arbeitsloser Arbeitsunfähiger bedeutet eine Abkehr von der bislang in der GKV geübten Praxis der „vollen Arbeitsunfähigkeit". Der Begriff einer teilweisen Arbeitsunfähigkeit ergab sich nur innerhalb des § 74 SGB V im Rahmen der stufenweisen Wiedereingliederung in das Arbeitsleben. Dies ist jedoch für die im Fall der Arbeitsunfähigkeit zu gewährenden Leistungen, insbesondere das Krankengeld, rechtlich ohne Einfluss, weil der Versicherte, auch wenn er wieder z. B. 4 Stunden am Tag seine bisherige Tätigkeit ausüben kann, weiter arbeitsunfähig ist und grundsätzlich Anspruch auf die volle Lohnersatzleistung hat. Auf diesen Sachverhalt (Voraussetzungen der Arbeitsunfähigkeit bei Arbeitslosen) bezieht sich ein aktuelles Urteil des BSG vom 7.12.2004.

BSG vom 7.12.2004 – B1 Kr 5/03 R
In dem konkret verhandelten Fall des BSG aus dem Jahre 1999 war die Arbeitslose bei Eintritt der Arbeitsunfähigkeit länger als 6 Monate über die Bundesagentur für Arbeit als Pflichtmitglied krankenversichert. Bei Eintritt der Arbeitsunfähigkeit bestand eine vollschichtige Vermittelbarkeit bei der Bundesagentur für Arbeit. Die Krankengeldzahlung wurde im Weiteren allerdings eingestellt, nachdem eine Belastbarkeit für regelmäßig 4 Stunden mindestens für leichte Tätigkeiten gutachtlich attestiert wurde. Laut Krankenkasse läge dann keine Arbeitsunfähigkeit mehr vor.
Als Kernaussagen des BSG-Urteils sind beim derzeitigen Kenntnisstand festzuhalten:

1. Ein in der Krankenversicherung der Arbeitslosen pflichtversichertes Mitglied ist arbeitsunfähig im Sinne von § 44 Absatz 1 SGB V, wenn es aufgrund gesundheitlicher Einschränkungen nicht mehr in der Lage ist, Arbeiten in einem zeitlichen Umfang zu verrichten, für den es sich der Arbeitsverwaltung zwecks Vermittlung zur Verfügung gestellt hat. Insoweit ist die Aussage des BSG nicht in Übereinstimmung zu bringen mit dem in den AU-Richtlinien in § 2 Absatz 3 formulierten Bewertungsmaßstab für arbeitslose Krankenversicherte.
2. Eine krankheitsbedingte qualitative Leistungsminderung begründet keine Arbeitsunfähigkeit (kein Berufsschutz).
3. Eine krankheitsbedingte quantitative Leistungsminderung begründet dagegen Arbeitsunfähigkeit.

Ob der vom BSG gegebene Hinweis, dass ggf. durch gesetzliche Sonderregelungen der Begriff der Arbeitsunfähigkeit für den Bereich der Krankenversicherung der Arbeitslosen zu modifizieren sei, um einem unberechtigten Ausschöpfen des Krankengeldanspruches und damit automatischer Verlängerung des Arbeitslosengeldes entgegenzuwirken und die gemäß § 92 SGB V mit Wirkung vom 1.1.2004 erlassenen Richtlinien einer derartigen Regelung entsprechen, ist heute nicht abschließend zu bewerten. Eine Bewertung der Spitzenverbände der Krankenkassen zu den rechtlichen Folgen des BSG-Urteils, insbesondere zu den Auswirkungen auf die AU-Richtlinien, steht derzeit noch aus.

Krankengeld

SGB V erwähnt den Begriff der Arbeitsunfähigkeit z. B. im § 44 Abs. 3 und in § 46 Satz 1 Nr. 2 und Satz 3. Voraussetzung für den Anspruch auf Krankengeld ist, dass die Krankheit den Versicherten arbeitsunfähig macht.

§ 44 (1) SGB V – Krankengeld
Versicherte haben Anspruch auf Krankengeld, wenn die Krankheit sie arbeitsunfähig macht oder sie auf Kosten der Krankenkasse stationär in einem Krankenhaus, in einer Vorsorge oder Rehabilitationseinrichtung (§ 23 Abs. 4, § 24, 40 Abs. 2 und § 41) behandelt werden.

§§ 47–50 SGB V beinhalten Rechtsvorschriften über die Höhe und Berechnung des Krankengeldes bei bestimmten Versichertengruppen, der Dauer des Krankengeldes, Ruhen des Krankengeldes bzw. Ausschluss und Kürzung des Krankengeldes. Da sich im SGB V keine weiteren Definitionen finden, hat es der Gesetzgeber offenbar bewusst der Rechtsprechung und dem Schrifttum überlassen, den Rechtsbegriff der Arbeitsunfähigkeit weiter zu präzisieren, anzupassen und ggf. notwendige Weiterentwicklungen vorzunehmen.

Begutachtung von Arbeitsunfähigkeit (ABBA 2004)

Zum Ziele einer einheitlichen Begutachtung der Arbeitsunfähigkeit in der Gesetzlichen Krankenversicherung gemäß § 282 Satz 3 SGB V erfolgte am 27.4.2004 die Veröffentlichung der „Anleitung zur sozialmedizinischen Beratung und Begutachtung bei Arbeitsunfähigkeit“ (ABBA 2004), die für die Krankenkassen und den MDK als Richtlinie verbindlich ist.

Eines der **Hauptziele** aus sozialmedizinischer Sicht ist dabei, aus der Gesamtzahl der Arbeitsunfähigkeitsereignisse die Fälle zu erkennen, die ohne gezielte Intervention und Steuerung zu einer Langzeitarbeitsunfähigkeit mit den hieraus abzuleitenden sozioökonomischen Folgen sowohl für die Gesellschaft als auch im Individualfall führen. Besonders bei der geeigneten Auswahl der Fälle für eine zielgerichtete effektive Intervention ist dem Krankheitsverhalten unter Beachtung der psychosozialen und beruflichen Kontextfaktoren ein bedeutsamer Stellenwert beizumessen.

Dieses Krankheitsverhalten ist unter Einbeziehung auch der aktuellen AU-Diagnose unter Berücksichtigung nachfolgender Auswahlkriterien sozialmedizinisch zu bewerten:

- Berücksichtigung der AU-Biographie/-Karriere mit Häufigkeit der Arbeitsunfähigkeiten pro Jahr sowie Summe der Arbeitsunfähigkeitstage pro Jahr.
- Auffälligkeiten in Bezug zum AU-Beginn, wie Zusammenhang mit Kündigung oder Ende eines befristeten Arbeitsverhältnisses, Auseinandersetzungen mit dem Arbeitgeber, Ende des Anspruches anderer Sozialleistungen usw.
- Auffälligkeiten in Bezug auf Diagnosen, häufige Symptom- und Bagatelldiagnosen.
- Auffälligkeiten in Bezug auf den bescheinigenden Arzt.
- Auffälligkeiten in Bezug auf soziale Vorgeschichte.

Auf der Grundlage dieser Daten erfolgt ohne persönliche Inaugenscheinnahme des Versicherten eine sozialmedizinische Bewertung, die durchaus dazu führen kann, dass sich bei der Einschätzung des aktuellen AU-Verlaufes, auch vor dem Hintergrund des Vorgeschichte, keine Hinweise oder Notwendigkeiten für eine Steuerung oder Intervention ergeben. Liegen allerdings Auffälligkeiten vor, erfolgt im Weiteren eine Kategorisierung in sozialmedizinisch relevante Zielgruppen:

- Verdacht auf Missbrauch bzw. medizinisch ungerechtfertigte oder nicht plausible Arbeitsunfähigkeit oder
- Verdacht auf psychosoziale Überlagerung mit Langzeitdynamik oder
- Verdacht auf erhebliche Gefährdung oder Minderung der Erwerbsfähigkeit.

Aus der zielgruppenspezifischen Zuweisung ergeben sich zwanglos das weitere Vorgehen und die weitere Steuerung im AU-Geschehen. So hat sich insbesondere bei der Zielgruppe nicht nachvollziehbarer AU/Missbrauchsverdacht in Bezug auf die Diagnosen in ihrer Häufigkeit und Dauer (Arbeitgeberwunsch, Häufung von Bagatellerkrankungen, Befindlichkeitsstörungen, Angabe von Symptomdiagnosen, Zusammenhang des AU-Beginns mit nichtmedizinischen Faktoren) das Beurteilungsinstrument der „Symptombezogenen Befragung mit Untersuchung" in speziell hierfür ausgestatteten sog. „AU-Service-Zentren" des MDK als frühzeitige Intervention ohne zeitraubende Ermittlung zu einer raschen Klärung des Sachverhaltes bewährt.

Im Rahmen eines Screenings oder Filterverfahrens erkennt der erfahrene Sozialmediziner in einem persönlichen Kontakt mit dem Versicherten, ob medizinische Befunde zur weiteren Begründung der Arbeitsunfähigkeit vorliegen oder nicht. Kann die Arbeitsunfähigkeit nicht beendet werden, wird eine gezielte Klärung durch eine eingehendere, ggf. auch interdisziplinäre weitere Begutachtung angeregt. In den speziell für dieses Verfahren eingerichteten Untersuchungsstellen der MDKs werden die Versicherten innerhalb von 5 Arbeitstagen eingeladen. In speziell hierfür entwickelten Untersuchungsbögen erfolgt eine Dokumentation mit Angaben zur Anamnese, der aktuellen Beschwerdesymptomatik, der bisherigen Behandlung und Befund der aktuellen Erkrankung sowie Angaben zur beruflichen Belastung mit Angabe der Diagnose und ihre Bewertung in Bezug auf die Dauer der weiteren Arbeitsunfähigkeit.
Für diesen Versichertenkreis, für den der Gesetzgeber die Beratungs- und Begutachtungsanlässe festgelegt hat (§ 275 (1) 3 (1a), Versicherte, die auffällig häufig oder auffällig nur für kurze Dauer arbeitsunfähig sind oder der Beginn der Arbeitsunfähigkeit häufig auf einen Arbeitstag am Beginn oder am Ende einer Woche fällt oder die Arbeitsunfähigkeit von einem Arzt festgestellt worden ist, der durch die Häufigkeit der von ihm ausgestellten Bescheinigungen über Arbeitsunfähigkeit auffällig geworden ist, zeigen die statistischen Auswertungen, dass unter Berücksichtigung des sog. „Ankündigungseffektes" annähernd 50 % der eingeladenen Versicherten nicht zur Untersuchung erscheinen und zeitnah die Arbeit wieder aufnehmen. Durchschnittlich erscheinen zwischen 45 und 50 % der Versicherten zur Untersuchung. Von diesen konnte im Rahmen der kurzen Intervention in 50–60 % durch die begutachtenden Ärzte Arbeitsfähigkeit erzielt werden.

Da zusehends im Verlauf der Arbeitsunfähigkeit psychosoziale Gründe/Motive in den Vordergrund treten, ist diese Form der Intervention davon abhängig, möglichst frühzeitig im AU-Geschehen zu intervenieren, um einer Verfestigung und Chronifizierung von Krankheitsverhalten vorzubeugen.

Beurteilung psychosozialer Kontextfaktoren

Eine weitere relevante Zielgruppe stellen die arbeitsunfähigen Versicherten dar, bei denen sog. psychosoziale bzw. berufliche Kontextfaktoren Auslöse- oder Unterhaltungsfunktionen für die Arbeitsunfähigkeit bedeuten. So nehmen insbesondere in den letzten Jahren die Beratungs- und Begutachtungsanlässe bei Arbeitsunfähigen wegen Arbeitsplatzkonflikten (Mobbing) deutlich zu. Der medizinische Gutachter wird hier mit der gesamten Bandbreite der von den Versicherten empfundenen Veränderungen der Arbeitswelt konfrontiert. Dies beinhaltet die Schilderung pauschaler Unzufriedenheiten mit der Situation am Arbeitsplatz (häufig Folge von Um- oder Versetzungen auf neue Arbeitsplätze mit veränderten Anforderungen oder Folge von Arbeitsverdichtungen) bis hin zur von den Versicherten subjektiv so empfundenen und geschilderten bedrohlichen Eskalationen mit Mitteilung von Übergriffen seitens der Vorgesetzten/Kollegen.

Bei der Beurteilung dieser Fallkonstellationen ist im Rahmen der Exploration auf die Erhebung der Anamnese und AU-Biographie zu achten, insbesondere bei Versicherten, die bereits psychische Erkrankungen in der Vorgeschichte aufweisen und bei denen Konfliktsituationen auch häufig in anderen sozialen Umfeldern die gleiche Symptomatik im Hinblick auf die Krankheitsfolgen auslösen, wie der jetzt vorgetragene Arbeitsplatzkonflikt. Demgegenüber finden sich nicht selten Versicherte, die in anderen sozialen Umfeldern bei unauffälliger Anamnese und AU-Biographie völlig unauffällig sind, z. Zt. keine fassbaren Krankheitsfolgen aufweisen, aber dem Gutachter verdeutlichen, dass ein Wiederaufnahme der letzten Arbeitstätigkeit infolge des beschriebenen und subjektiv so empfundenen Arbeitsplatzkonfliktes aus ihrer Sicht nicht möglich sei. Es empfiehlt sich hier folgende **Systematik** im Rahmen der Begutachtung einzuhalten:

- Ausführliche Exploration der medizinischen Vorgeschichte, Hinweise auf psychische Erkrankungen unter Beachtung von Persönlichkeitsstörungen (leicht ansprechbare Anlage).
- Sorgfältige Beachtung der AU-Biographie. Ergeben sich Hinweise für ähnliche Konflikte, die bereits in der Vergangenheit AU-begründend wirkten.

- Ergeben sich Hinweise für sonstige psychosoziale Belastungen im Umfeld (Familie, z. B. schwere Erkrankung, Tod oder Pflege von Angehörigen).
- Fachpsychiatrische Mitbehandlung.
- Hinweise für betriebsbedingte Arbeitsumstrukturierung, Arbeitsverdichtung durch Häufung vergleichbarer Fälle.
- Bewertung der aktuellen Krankheitsfolgen zum Zeitpunkt der Begutachtung.
- Gutachtliche Bewertung, ob der arbeitsunfähige Versicherte losgelöst von den subjektiv vorgetragenen Konflikten am Arbeitsplatz grundsätzlich in der Lage ist, eine seinen Fähigkeiten und seinem letzten Arbeitsplatz innewohnende Belastung grundsätzlich auszuüben.

6.2.3 Rehabilitation

Der MDK-Gutachter hat auf der Grundlage der gesetzlichen Bestimmungen zu überprüfen:
- liegt Rehabilitationsbedürftigkeit vor,
- besteht Rehabilitationsfähigkeit,
- ist eine positive Rehabilitationsprognose gegeben,
- sind die angegebenen Rehabilitationsziele realistisch und alltagsrelevant.

Rehabilitationsbedürftigkeit

Rehabilitationsbedürftigkeit besteht, wenn als Folge einer Schädigung bei Vorliegen von voraussichtlich nicht nur vorübergehenden Fähigkeitsstörungen oder drohender oder bereits manifesten Beeinträchtigungen über die kurative Versorgung hinaus eine medizinische Rehabilitation erforderlich ist. Diese Fähigkeitsstörungen müssen unter Beachtung der sozialen Kontextfaktoren (z. B. häusliches Wohnumfeld) für den Versicherten alltagsrelevant sein, d. h. sie schränken seine Selbstständigkeit und Gestaltungsmöglichkeit in den Bereichen ein, die zu den menschlichen Grundbedürfnissen gehören. Diese sind Selbstständigkeit
- beim Essen und Trinken,
- in der persönlichen Hygiene,
- in der Mobilität,
- in der Kommunikation,
- bei der Gestaltung einer angemessenen Beschäftigung,
- in der Gestaltung und Aufrechterhaltung der sozialen Integration.

Eine Rehabilitationsbedürftigkeit ist eher zu verneinen, wenn vorwiegend kurative (z. B. Krankenhausbehandlung) oder pflegerische Maßnahmen angezeigt bzw. ausreichend sind.

Rehabilitationsfähigkeit

Der Begriff der Rehabilitationsfähigkeit bezieht sich auf die somatische und psychische Verfassung des Rehabilitanden (Motivation/Motivierbarkeit und Belastbarkeit) für die Teilnahme an einer geeigneten Rehabilitation. Als Ausschlusskriterien sind vor allem zu beachten:
- fehlende Zustimmung des Patienten zur Rehabilitation,
- fehlende oder nicht ausreichende Belastbarkeit, die die aktive Teilnahme an der Reha-Maßnahme verhindert,
- Begleiterkrankung, die eine aktive Teilnahme verhindern, z. B. weit fortgeschrittene geistige und körperliche Erkrankungen mit Desorientiertheit, Weglauftendenzen usw.

Positive Rehabilitationsprognose

Die positive Rehabilitationsprognose ist eine medizinisch begründete Wahrscheinlichkeitsaussage auf der Grundlage der Erkrankungen des bisherigen Verlaufes und der Rückbildungsfähigkeit unter Beachtung und Forderung der persönlichen Ressourcen (Rehabilitationspotenzial) über die Erreichbarkeit eines festgelegten Rehabilitationsziels durch eine geeignete Rehabilitationsmaßnahme in einem angemessenen Zeitraum. Diese positive Rehabilitationsprognose ist vor allem dann anzunehmen, wenn eines der nachfolgenden Kriterien zutrifft:
- Beseitigung/alltagsrelevante Verminderung der Fähigkeitsstörungen durch Verbesserung der Selbsthilfefähigkeit sind erreichbar.
- Kompensationsmöglichkeiten zur Alltagsbewältigung sind mit nachhaltigem Erfolg anzuwenden.
- Adaptationsmöglichkeiten sind vorhanden und nutzbar.

Rehabilitationsziele

Das Rehabilitationsziel besteht darin, möglichst frühzeitig alltagsrelevante Fähigkeitsstörungen zu beseitigen, zu vermindern oder eine Verschlimmerung zu verhüten, oder drohende oder bereits manifeste Beeinträchtigungen zu vermeiden, zu beseitigen, zu vermindern oder eine Verschlimmerung zu verhüten. Unter kritischer Würdigung des individuellen Grades von Rehabilitationsfähigkeit und positiver Rehabilitationsprognose wird das alltagsrelevante Rehabilitationsziel aus den Fähigkeitsstörungen und Beeinträchtigungen abgeleitet, die den Patienten in der selbstständigen Bewältigung und Gestaltung der Lebensbereiche beeinträchtigen, die als Grundbedürfnisse menschlichen Daseins beschrieben werden.

Der unter Berücksichtigung der individuellen sozialen Kontextfaktoren anzustrebende Grad der Selbstständigkeit ergibt sich aus der Alltagskompetenz in den Grundbedürfnissen, die der Patient vor Auftreten der Fähigkeitsstörungen und Beeinträchtigung hatte, die die aktuelle Rehabilitationsbedürftigkeit begründen. So ist z. B. das Rehabilitationsziel in der Geriatrie die dauerhafte Wiedergewinnung, Verbesserung oder Erhaltung der Selbstständigkeit bei den alltäglichen Verrichtungen, damit ein langfristiges Verbleiben in der gewünschten Umgebung möglich wird (Tab. 6.5).

Bei der Abgrenzung, ob eine ambulante oder eine stationäre Rehabilitation indiziert ist, bleibt zu beachten:
- Verfügt der Rehabilitand über die noch erforderliche Mobilität zur Inanspruchnahme einer ambulanten Rehabilitation?

Tabelle 6.5 Alltagsrelevante Rehabilitationsziele

- Erreichen der Gehfähigkeit
- Erreichen des Bett-/Rollstuhltransfers
- Verbesserung der Rollstuhlfähigkeit
- Erreichen des Toilettengangs/persönliche Hygiene
- Selbstständige Nahrungsaufnahme
- Selbstständiges An- und Auskleiden
- Gehfähigkeit über mehrere Treppenstufen
- Gehfähigkeit innerhalb und außerhalb der Wohnung
- Tagesstrukturierung

- Ist die ambulante Rehabilitationseinrichtung in einer zumutbaren Fahrzeit erreichbar?
- Ist die häusliche Versorgung des Rehabilitanden während der ambulanten Rehabilitationsmaßnahme sichergestellt?

Rehabilitationsrichtlinien

Die „Rehabilitationsrichtlinien"[1] schaffen die Rahmenbedingungen für eine strukturierte Kooperation von Vertragsärzten und Krankenkassen bei der Beratung und Einleitung von notwendigen Leistungen zur medizinischen Rehabilitation im Einzelfall. Sie lösen damit die längst überholten Rehabilitationsrichtlinien aus dem Jahre 1975 ab, die im wesentlichen ein Mitteilungsverfahren zwischen Ärzten und Krankenkasse über vorliegende Behinderungen regelten und mit den Forderungen des SGB IX nach selbstbestimmter Teilhabe Behinderter und von Behinderung bedrohter Menschen nicht mehr gerecht werden. Die wesentlichen Elemente der vorliegenden Rehabilitationsrichtlinien finden sich in Tabelle 6.6.

Zur Erhöhung der Transparenz des Verfahrens sehen die Richtlinien zudem vor, dass die Krankenkasse sowohl den Versicherten als auch den verordnenden Vertragsarzt über die Leistungsentscheidung unterrichtet und Abweichungen von der Verordnung begründet.

6.2.4 Regressbegutachtung

Besonders die Stärkung der Patientenrechte im Rahmen der Gesundheitsreform 2000 führte auf der rechtlichen Grundlage des § 66 SGB V „Unterstützung von Versicherten bei Behandlungsfehlern" zu einer vermehrten Inanspruchnahme der Gutachter der Medizinischen Dienste der Krankenversicherung.

[1] Richtlinien des Gemeinsamen Bundesausschusses über Leistungen zur medizinischen Rehabilitation (Rehabilitationsrichtlinien) nach § 92 Abs. 1 Satz 1 Nr. 8 SGB V in der Fassung von 16.3.2004, in Kraft getreten am 1.4.2004

Tabelle 6.6 Wesentliche Elemente der Rehabilitationsrichtlinien

- Definition der inhaltlichen Grundlagen entsprechend dem Stand der medizinischen Erkenntnisse auf der Basis der internationalen Klassifikation der Funktionsfähigkeit, Behinderung und Gesundheit (ICF)
- Klare Arbeitsteilung und Kompetenzabgrenzung zwischen Vertragsarzt und Krankenkasse
- Organisation der Verordnung der genehmigungspflichtigen Leistungen medizinische Rehabilitation zu Lasten der gesetzlichen Krankenversicherung durch den Vertragsarzt
- Neu eingeführtes standardisiertes Formular „Einleitung von Leistungen zur Rehabilitation" zur Mitteilung zwischen Vertragsarzt und Krankenkasse
- Veränderte Ausgestaltung der Verordnung zur Befunddokumentation im Sinne eines vorläufigen rehabilitationsmedizinischen Assessments
- Verknüpfung der Verordnungsberechtigung mit dem Nachweis spezieller Kenntnisse des Vertragsarztes in der Anwendung der ICF und der Rehabilitation
- Gemeinsame Sicherung des Rehabilitationserfolgs durch Patient, Krankenkasse und Vertragsarzt

Heilbehandlungsfehler

Zur Systematik von Behandlungsfehlern sei auf Kapitel 15 verwiesen. Für die praktische Begutachtung lässt sich nachfolgende Systematik der Einzelschritte aufstellen:

- Welcher Vorwurf wurde erhoben?
- Welcher Schaden lässt sich belegen?
- Gibt es Regeln, Leitlinien, Standards, die auf den Fall angewendet werden können? Wobei beachtet werden muss, dass insbesondere die Leitlinien und Standards der Fachgesellschaften, beispielsweise AWMF, und das im Einzelfall belegbare Abweichen von diesen Standards nicht per se einen Behandlungsfehler annehmen lässt, allerdings ergibt sich schon die Notwendigkeit der dokumentierten Begründung, weshalb im Individualfall abgewichen wurde.
- Bewertung/Güte der vorliegenden Dokumentation: Hierbei ist insbesondere zu beachten, dass das Ausmaß der Dokumentation abhängig ist vom Verlauf. Insbesondere beim Auftreten von Komplikationen sind höhere Anforderungen an die Dokumentation zu stellen. Beachte den Grundsatz der Gerichte „Was nicht dokumentiert ist, ist nicht geschehen".
- Verletzung von Pflichten in einem Behandlungsverhältnis? Im Verhältnis zwischen Arzt und Patienten muss berücksichtigt werden, dass dieses Verhältnis definiert nach dem BGB einen sog. Dienstvertrag darstellt, d. h. der Arzt schuldet dem Patienten die Erfüllung seiner Dienste auf der Basis der erforderlichen Sorgfalt, definiert als Facharztstandard. Vorwerfbar ist somit das Außerachtlassen der erforderlichen Sorgfalt.
- Besteht ein kausaler Zusammenhang zwischen einer möglichen Pflichtverletzung und dem resultierenden

Schaden? Zu beachten sind, dass hinsichtlich der Anforderungen an die Kausalität unterschiedliche Anforderungen gestellt werden. Während im Zivilrecht ein im praktischen Leben brauchbarer Grad an Gewissheit den Anforderungen an die Kausalität genügt, sind im Strafrecht mit an Sicherheit grenzender Wahrscheinlichkeit, d. h. es bestehen keine vernünftigen Zweifel mehr, weitaus höhere Anforderungen an die Kausalität zu stellen.
- Ist der Vorwurf zusammengefasst begründet? War das Handeln somit schuldhaft?

Die in Heilbehandlungsfehlervorwürfen erstellten Gutachten stellen hohe Anforderungen an die Qualifikation, Kompetenz, Objektivität und Neutralität der Gutachter der Medizinischen Dienste. Dies gilt besonders für die einzuhaltenden Qualitätskriterien, d. h. Absicherung durch medizinische Fakten, Verzicht auf das Vertreten persönlicher Meinungen, das Entwickeln einer inneren Schlüssigkeit. Zugleich wird die Eindeutigkeit in der Aussage dadurch sichergestellt, dass jedes in diesem Begutachtungssegment erstellte Gutachten einem internen Review im MDK unterzogen wird.

Arbeitsunfälle

Ebenfalls von zunehmender Bedeutung für die Gutachter der MDKs im Rahmen der Regressbegutachtung sind Zusammenhangsbegutachtungen zur Durchsetzung von Erstattungsansprüchen/Unterstützung des Versicherten nach § 13, 14 SGB I. Rechtliche Grundlage stellt der § 11 Abs. 4 SGB V dar: „Auf Leistungen der gesetzlichen Krankenversicherung besteht kein Anspruch, wenn sie als Folge eines Arbeitsunfalls oder einer Berufskrankheit im Sinne der gesetzlichen Unfallversicherung zu erbringen sind". Die gutachtlichen Kriterien, an denen sich auch der MDK zu orientieren hat, finden sich in Kapitel 7.

6.2.5 Begutachtung von Krankenhausleistungen

Ein weiterer Schwerpunkt in der Begutachtung des MDK ist die Begutachtung zur Beurteilung der Krankenhausverweildauer. Unterschieden wird hierbei in 3 Fehlbelegungsarten:
- **Primäre Fehlbelegung:** Stationäre Aufnahme nicht notwendig.
- **Sekundäre Fehlbelegung:** Stationäre Aufnahme notwendig, allerdings Verweildauer zu lang.
- **Tertiäre Fehlbelegung:** Stationäre Aufnahme notwendig, Behandlung in anderer Abteilung zweckmäßiger oder wirtschaftlicher.

Die Abklärung primärer Fehlbelegungen stellt den quantitativ bedeutsamsten Anteil dar (s. unten), andere Fragestellungen treten demgegenüber quantitativ in den Hintergrund.

Die Rechtsgrundlage der Einzelfallüberprüfung zur Fehlbelegung ist im § 275 (1) SGB V niedergelegt: „Bei Erbringung von Leistungen, insbesondere zur Prüfung von Voraussetzungen, Art und Umfang der Leistungen sowie bei Auffälligkeiten zur Prüfung der ordnungsgemäßen Abrechnung ...". Die gemeinsame Grundlagen zur Sicherung der Versorgung stellen in diesem Kontext die Krankenhausbehandlungsrichtlinien dar, veröffentlicht im Bundesanzeiger Nr. 188 vom 09.10.2003, einschl. der rechtlichen Definition im § 2 (3) SGB V: „Vollstationäre Behandlung in einem zugelassenen Krankenhaus setzt voraus, dass die Aufnahme nach Prüfung durch den zuständigen Arzt des Krankenhauses erforderlich ist, weil das Behandlungsziel nicht durch teilstationäre, vor- und nachstationäre oder ambulante Behandlung einschl. häuslicher Krankenpflege erreicht werden kann."

Primäre Fehlbelegung

Eine der häufigsten Ursachen der sog. primären Fehlbelegung sind ambulant erbringbare Behandlungen, die stationär durchgeführt werden.

In diesem Zusammenhang sind wesentlich zur Abgrenzung die § 3 und 4 der Richtlinien sowie der Vertrag nach § 115b Abs. 1 SGB V „Ambulantes Operieren und stationsersetzende Eingriffe im Krankenhaus". Allerdings bleibt zu beachten, dass aus dem als Anlage zu diesem Vertrag beigefügten Katalog von Eingriffen nicht die Verpflichtung hergeleitet werden kann, dass die dort aufgeführten Eingriffe ausschließlich ambulant zu erbringen sind. Es bleibt bei der Verpflichtung des Arztes, in jedem Einzelfall zu prüfen, ob Art und Schwere des beabsichtigten Eingriffes unter Berücksichtigung des Gesundheitszustandes des Patienten die ambulante Durchführung der Operation nach den Regeln der ärztlichen Kunst mit den zur Verfügung stehenden Möglichkeiten erlauben. Beachtet werden müssen weiterhin die sozialen Kontextfaktoren, d. h. der Arzt muss sich vergewissern und dafür Sorge tragen, dass der Patient nach Entlassung aus der unmittelbaren Betreuung des operierenden Arztes auch im häuslichen Bereich sowohl ärztlich als auch ggf. pflegerisch angemessen versorgt wird mit der Verpflichtung, diese Entscheidung zu dokumentieren.

Für den konservativ tätigen Neurologen besonders zu beachten sind die Leistungen, die zwar in der Regel ambulant erbracht werden sollen, bei deren Vorliegen bzw. Erfüllung der Kriterien der sog. allgemeinen Tatbestände gemäß § 3 Abs. 3 jedoch eine stationäre Behandlung erforderlich sein kann. Dies sind die sog. G-AEP-Kriterien gemäß Anlage 2 zu den „Gemeinsamen Empfehlungen zum Prüfverfahren" nach § 17c KHG in der gültigen Fassung vom 15.04.2004 (Tab. 6.7). Wesentlich für die Beurteilung ist dabei, dass bei der Anwendung dieser Kriterien die ex ante Sichtweise des behandelnden Arztes zugrunde zu legen ist.

Tabelle 6.7 Sog. G-AEP-Kriterien („German Appropriateness Evaluation Protocol") als Grundlage für die Beurteilung der Notwendigkeit stationärer Behandlung

	Definition	*Neurologisch relevante Kriterien*
A	Schwere der Erkrankung	• plötzliche Bewusstseinstörung oder akuter Verwirrtheitszustand • akuter Verlust der Sehfähigkeit oder des Gleichgewichtssinnes • akute Lähmung oder andere akute neurologische Symptomatik • lebensbedrohliche Infektion oder anhaltendes oder intermittierendes Fieber > 38 °C • schwere Elektrolytstörung oder Entgleisung der Blutgase • akute oder progrediente Störung mit vitaler Gefährdung
B	Intensität der Behandlung	• kontinuierliche bzw. intermittierende i. v. Medikation/Infusion • Kontrolle der Vitalzeichen alle 2 Stunden oder häufiger • Behandlung auf einer Intensivstation
C	Operationen/invasive Maßnahmen	
D	Komorbiditäten	Patienten mit besonders überwachungspflichtiger Behandlung (z. B. Diabetes mellitus, Schlaganfall, Bluthochdruck mit Gefahr der Entgleisung)
E	Notwendigkeit intensiver Betreuung	in Verbindung mit operativen Maßnahmen
F	Soziale Faktoren	• fehlende Kommunikationsmöglichkeit (Patient lebt allein und kann niemanden erreichen) • mangelnden Einsichtsfähigkeit des Patienten • fehlende Versorgungsmöglichkeiten

DRG-Fehlkodierung

Über die Begutachtungsfragen zur Fehlbelegung hinaus hat besonders die Einführung der Diagnosis related Groups (DRGs) die Prüfbefugnisse des MDK wesentlich erweitert. Neben der individuellen Einzelfallprüfung nach § 275 Abs. 1 Nr. 1 SGB V können die Krankenkassen den MDK für Stichprobenprüfungen beauftragen (§ 17c Krankenhausfinanzierungsgesetz).

Während die Prüfinhalte der Stichprobenprüfungen sich auf Fehlbelegungen, vorzeitige Verlegung oder Entlassung aus wirtschaftlichen Gründen und Kontrolle der ordnungsgemäßen Abrechnung von Pflegesätzen auf der Grundlage einer statistisch repräsentativen Überprüfung der gesamten Abrechnung einer Abteilung beziehen, spielt die individuelle Überprüfung im Rahmen z. B. der DRG-Abrechnung eine besondere Rolle bei den nachfolgenden Fragen:

- korrekte Kodierung, z. B. falsche Hauptdiagnose, nicht passend für den Anlass der stationären Aufnahme,
- Nebendiagnosen/Prozeduren, z. B. Nebendiagnose nicht kodierbar bzw. nicht korrekt in Anbetracht eines nicht nachvollziehbaren Aufwandes bzw. Ressourcenverbrauchs,
- obere/untere Grenzverweildauer,
- Zuschläge/Zusatzentgelte,
- frühzeitige Entlassung,
- Anwendung der Wiederaufnahmeregelung.

6.2.6 Begutachtung von Hilfsmitteln

Im Rahmen der Hilfsmittelversorgung ergeben sich die Aufgaben des MDK rechtlich aus § 275 SGB V Abs. 3 Satz 1, die auch eine Beratungspflicht des Versicherten mit einschließt. Der Auftrag der Krankenversicherung bezieht sich auf § 33 SGB V, § 31 SGB IX in Verbindung mit § 12 SGB V. Die Fragestellungen umfassen die gesamte Bandbreite der möglichen Hilfsmittelversorgung und reichen von Sehhilfen, Bildschirmlesegeräten über Spracherkennungssysteme bis hin zu Hörgeräten. Einen besonderen Stellenwert nimmt zwischenzeitlich die Begutachtung orthopädietechnischer Hilfsmittel ein.

Zusätzlich ist der Aspekt der Wirtschaftlichkeit nach § 12 SGB V zu bewerten. Eine Versorgung ist dann als wirtschaftlich zu bezeichnen, wenn eine konkrete Schädigung, Fähigkeitsstörung und Beeinträchtigung nur durch ein bestimmtes Passteil angemessen und zweckmäßig kompensiert werden kann. Den besonderen Anforderungen der Begutachtung, die besondere Kenntnis und Erfahrung in der Orthopädie und Reha-Technik voraussetzen, wurde in den MDKs zwischenzeitlich durch zusätzliche Einbeziehung bzw. Einstellung von Orthopädie-Technikern Rechnung getragen, so dass das Versorgungskonzept insgesamt gemeinsam von Sozialmedizinern und Orthopädie-Technikern nach den individuellen Bedürfnissen überprüft und beurteilt wird.

6.2.7 Begutachtung zur Arzneimittelversorgung

Das BSG hat 2003 ein Grundsatzurteil zum zulassungsüberschreitenden Einsatz von Arzneimitteln (sog. Off-Label-Use) gesprochen[2]. Dies betrifft den Einsatz von Arzneimitteln außerhalb der Zulassung, d. h. beispielsweise außerhalb der Indikation, Applikationsart, Dosierung usw. In diesem Urteil wurden die Bedingungen formuliert, unter denen die Anwendung ausnahmsweise im Off-Label-Bereich zu Lasten der gesetzlichen Krankenversicherung erfolgen kann. Als Ausnahmekriterien werden benannt:

- **Schwerwiegende Erkrankung** („lebensbedrohende oder die Lebensqualität auf Dauer nachhaltig beeinträchtigend"): Als Beispiele sind in dem Urteil multiple Sklerose, Krebserkrankung, AIDS oder ein mit schweren gesundheitlichen Beeinträchtigungen oder ein mit Schmerzen verbundenes Leiden benannt. Beachtet werden muss, dass eine diagnostische Sicherung der Erkrankung erfolgte.
- **Keine andere Therapie ist verfügbar.** Alternative Behandlungsmöglichkeiten sind innerhalb des Geltungsbereiches des SGB V nicht vorhanden. Erst wenn verfügbare Alternativen bereits im Einzelfall nachweislich ohne Erfolg angewendet wurden, sind weitergehende Optionen zu prüfen.

Bei der Bewertung zwischen zwei wirkstoffgleichen Arzneimitteln ist zu entscheiden, ob aufgrund der im SGB V und in den Richtlinien geforderten Vorrangigkeit bei Versorgungsentscheidungen und wegen der Gefährdungshaftung des pharmazeutischen Herstellers in Deutschland zugelassene Alternativ-Präparate vorzuziehen sind. Ist zwischen Arzneimitteln zu entscheiden, die unterschiedliche Wirkstoffe enthalten, muss für das zulassungsüberschreitende/importierte Präparat in der Literatur ein relevanter Nutzenvorteil gegenüber dem in Deutschland zugelassenen Arzneimittel dokumentiert sein. Die Nutzenbewertung schließt nicht nur die Wirksamkeit ein, sondern auch die Bewertung von Risikoprofilen.

- **Begründete Aussicht auf einen Behandlungserfolg** (kurativ oder palliativ). Damit dies angenommen werden kann, müssen Forschungsergebnisse vorliegen, die erwarten lassen, dass das Arzneimittel für die betreffende Indikation zugelassen werden kann. Davon kann ausgegangen werden, wenn entweder die Erweiterung der Zulassung bereits beantragt ist oder die Ergebnisse einer kontrollierten klinischen Prüfung der Phase III (gegenüber Standard oder Placebo) veröffentlicht sind und eine klinisch relevanten Wirksamkeit respektive einen klinisch relevanten Nutzen bei vertretbaren Risiken belegen. Bei nachweislich extrem seltenen Erkrankungen können hilfsweise auch Studien einer niedrigeren Evidenz als Wirksamkeitsnachweis akzeptiert werden.

[2] BSG vom 19.3.2003 - B1 Kr 37/00 R

6.3 Private Krankenversicherung (PKV)

P. W. Gaidzik

6.3.1 Historische Entwicklung

Die Entwicklung der Privaten Krankenversicherung vollzog sich parallel zur (sozial-)gesetzlichen Absicherung des Krankheitsrisikos. Wurden aus damaliger Sicht besonders schutzbedürftige Bevölkerungskreise in die Sozialversicherungspflicht genommen, musste der andere Teil sich selbst helfen, wobei die bereits seit dem Mittelalter bestehenden Selbsthilfeeinrichtungen des Handwerks, Handels sowie des Bergbaus als Modell dienen konnten. Es entstanden „Krankenunterstützungsvereine" als Vorläufer der heutigen „Versicherungsvereine auf Gegenseitigkeit". In dieser Gründungsphase im ausgehenden 19. bzw. beginnenden 20. Jahrhundert mit Entwicklung der Versicherungsaufsicht gehörte die Private Krankenversicherung zunächst zur Lebensversicherung, um sich dann sukzessive begrifflich und inhaltlich zu verselbstständigen.

6.3.2 Strukturprinzipien der PKV

Soweit die rechtliche Möglichkeit zur Privatversicherung besteht, herrscht weitgehende Vertragsfreiheit, d. h. der Versicherte kann sich ein Leistungspaket entsprechend seinen Bedürfnissen zusammenstellen und den Versicherer auswählen. Lediglich der gesetzliche Rahmen des VVG (§§ 178a bis n VVG) ist auch hier bindend. Trotz der Gestaltungsmöglichkeiten existieren Allgemeine Versicherungsbedingungen, die zwar nach heutiger Rechtslage nur Empfehlungscharakter besitzen, gleichwohl aber in die Versicherungsverträge einbezogen werden, so dass sich die angesprochene individuelle Gestaltungsfreiheit besonders auf die Leistungsbeschreibung bezieht. Die unterschiedlichen Arten der privaten Absicherung zeigt Tabelle 6.**8**.

Obschon sich sämtliche Versicherungen im weitesten Sinn mit Erkrankungsrisiken befassen und somit Personenversicherungen darstellen, lassen sich strukturelle Unterschiede erkennen. Während es sich bei den diversen Kostenversicherungen meist um Schadenversicherungen handelt, d. h. die Leistungen sind dem Grunde und der Höhe nach durch die tatsächlich entstandenen – und nachgewiesenen – Kosten des Versicherten begrenzt, sind die Tagegeldversicherungen typische Summenversicherungen, d. h. die Leistungshöhe wird vertraglich fest vereinbart und ist unabhängig vom Vorhandensein eines konkreten Bedarfs des Versicherten im Leistungsfall. In jedem Fall wird die Prämienhöhe neben dem Leistungsumfang vom individuellen Risiko des zu Versichernden, insbesondere auch seines (Eintritts-)Alters bestimmt. Dies hat vor bzw. bei Vertragsschluss zu geschehen, spätere Risikozuschläge z. B. wegen

Tabelle 6.8 Zweige der Privaten Krankenversicherung und deren Leistungszweck

	Versicherungszweig	*Leistungszweck*
1.	Krankheitskostenvollversicherung	Ersatz der ambulanten Heilbehandlungskosten, z. T. auch Kosten der allgemeinen Krankenhausleistungen in Kombinationen mit Tarifen für die stationären Wahlleistungen (Wahlarzt, Unterbringung).
2.	Krankheitskostenteilversicherung	Ersatz von Teilleistungen (z. B. Zusatzversicherung für die stationäre Heilbehandlung oder Zahnersatz).
3.	Reisekrankenversicherung	Ersatz von ambulanten und stationären Behandlungskosten bei vorübergehenden Auslandsaufenthalten, evtl. mit weiteren Zusatzleistungen (z. B. Kosten für einen Rücktransport).
4.	Krankentagegeldversicherung	Kalendertägliche Zahlung bei krankheits- oder unfallbedingter Arbeitsunfähigkeit zur Deckung eines – abstrakten – Verdienstausfalls.
5.	Restschuldversicherung	Unterfall der Krankentagegeldversicherung mit Übernahme von Tilgungsverpflichtungen aus Kreditgeschäften.
6.	Krankenhaustagegeldversicherung	Kalendertägliche Zahlung während einer medizinisch notwendigen stationären Behandlung zur Deckung einer – abstrakten – Differenz zwischen Erstattungsbeträgen aus der Krankheitskostenversicherung und den tatsächlich mit dem Krankenhausaufenthalt verbundenen Kosten.
7.	Kurkostentarife	Ersatz der Kosten für ambulante/stationäre Kurmaßnahmen.
8.	Private Pflegeversicherung	Finanziell Leistungen bei Pflegebedürftigkeit analog der gesetzlichen Pflegeversicherung gemäß SGB XI, allerdings mit dem Prinzip der Kostenerstattung, statt der Sachleistung.

Verschlechterung der gesundheitlichen Verfassung sind nicht bzw. nur bei Tarifwechsel o. ä. möglich. Folgerichtig ist auch ein ordentliches Kündigungsrecht des Versicherers oder nur sehr eingeschränkt möglich (vgl. § 178i Abs. 1 VVG).

Anders als in der Gesetzlichen Krankenversicherung mit dem dort herrschenden Sachleistungsprinzip, tritt im Bereich der Privaten Krankenversicherung in aller Regel der Versicherte als Vertragspartner dem Leistungserbringer gegenüber. Der Versicherer schuldet nicht die (Behandlungs-)Leistung selbst, sondern lediglich die Kostenübernahme bzw. -erstattung.

Auch im Bereich der Privaten Krankenversicherung kommen den Beweismaß und -lastregelungen, wie stets im Zivilrecht, besondere Bedeutungen zu. Während der Versicherte die Voraussetzungen des Versicherungsfalls – voll – zu beweisen hat, trifft den Versicherer die Beweislast für etwaige Leistungsausschlüsse oder -einschränkungen.

Versicherungsträger

Aufgrund der historischen Trennung von Sozial- und Privatversicherungsschutz besitzen auch die Krankenversicherer privatrechtliche Strukturen, wobei sie häufig als „Versicherungsverein auf Gegenseitigkeit" (VVaG) mit ihrem stärker genossenschaftlichen Ursprung oder als Aktiengesellschaft (AG) organisiert sind.

Versicherte

Gegenwärtig sind rund 90 % der bundesdeutschen Bevölkerung in der Gesetzlichen Krankenversicherung, zumeist als Pflichtversicherte. Dieser Personenkreis hat lediglich die Möglichkeit der privaten Zusatzversicherung, um bestimmte Leistungen außerhalb des GKV-Katalogs zu erhalten oder weitere mit einer Erkrankung verbundene finanzielle Risiken abzudecken. Etwa 9 % sind ausschließlich privat krankenversichert, teilweise allerdings unter Einbeziehung von Beihilferegelungen des öffentlichen Dienstes. Man darf erwarten, dass die Politik zukünftig weiter auf die private Vorsorge im Krankheitsfall setzt, indem zunehmend Leistungen aus dem System der GKV ausgegliedert werden. Andererseits wird der Zugang zur privaten Krankenkostenvollversicherung erschwert, um vermeintlich „gute Risiken" bzw. finanziell stärkere Versicherte in der GKV zu halten.

6.3.3 Krankheitskostenversicherung

Den derzeitigen Verträgen liegen zumeist die Allgemeinen Versicherungsbedingungen für die Krankheitskosten- und Krankenhaustagegeldversicherung" (MB/KK) aus dem Jahr 1994 zugrunde.

§ 1 MB/KK 94 – Gegenstand, Umfang und Geltungsbereich des Versicherungsschutzes

(1) Der Versicherer bietet Versicherungsschutz für Krankheiten, Unfälle und andere im Vertrag genannte Ereignisse. Er gewährt im Versicherungsfall

a) in der Krankheitskostenversicherung Ersatz von Aufwendungen für Heilbehandlung und andere im Vertrag genannte Ereignisse. ...

(2) Versicherungsfall ist die medizinisch notwendige Heilbehandlung einer versicherten Person wegen Krankheit oder Unfallfolgen.

Definition der Krankheit

Krankheit ist auch im Rahmen der MB/KK objektiv definiert als – so die gefestigte Rechtsprechung – anomaler Körper- oder Geisteszustand, der eine nicht ganz unerhebliche Störung körperlicher oder geistiger Funktionen bewirkt.[3] Es kommt nicht auf die subjektive Vorstellung des Versicherten an, sondern darauf, ob nach ärztlichem Urteil eine „Krankheit" objektiv besteht und diagnostisch hinreichend sicher belegt werden kann.

Definition der Heilbehandlung

Der Begriff der „Heilbehandlung" ist weit zu verstehen. Er umfasst selbstredend nicht nur therapeutische Maßnahmen bei bereits diagnostizierter Erkrankung, sondern auch die Kosten der diagnostischen Abklärung eines Beschwerdebildes des Versicherten, um dann ggf. zu einer diagnostischen Zuordnung zu gelangen.[4] Eine Heilbehandlung ist in der wiederkehrenden Formel des BGH „jegliche ärztliche Tätigkeit, die durch die betreffende Krankheit verursacht worden ist, sofern die Leistung des Arztes von ihrer Art her in den Rahmen der medizinisch notwendigen Krankenpflege fällt und auf Heilung oder Linderung der Krankheit abzielt."[5] Letzteres schließt nach einhelliger Meinung die Verhütung einer Krankheitsprogression mit ein, nicht jedoch Maßnahmen, die rein präventiven Zwecken dienen (Ausnahme: gesetzlich eingeführte Vorsorgeprogramme = **gezielte Vorsorgeuntersuchungen** gemäß § 1 Abs. 2b MB/KK) oder lediglich kosmetisch indiziert sind. Schwierig ist zuweilen die Grenzziehung bei körperlichen Anomalien oder bei (noch) nicht leistungsbegründenden „psychischen Problemen" und manifesten „psychischen Erkrankungen".[6]

Notwendigkeit der Heilbehandlung

Sämtliche diagnostischen und/oder therapeutischen Elemente einer Heilbehandlung stehen unter dem Erfordernis der Notwendigkeit. Dies ist nicht aus der Perspektive ex post zu beurteilen, so dass weder der Misserfolg die Notwendigkeit in Frage stellt, noch ein Heilungserfolg diese bestätigt. Vielmehr reicht aus, wenn es nach den objektiven medizinischen Befunden und wissenschaftlichen Erkenntnissen zum Zeitpunkt der Behandlung – also ex ante – vertretbar war, sie als medizinisch notwendig anzusehen.[7] „Vertretbar" ist die Annahme einer medizinischen Notwendigkeit, wenn die jeweilige Heilbehandlung „sowohl in begründeter und nachvollziehbarer wie wissenschaftlich fundierter Vorgehensweise das zugrunde liegende Leiden diagnostisch hinreichend erfasst und eine ihm adäquate, geeignete Therapie anwendet".[8]

In der Prozesspraxis löst hier die Frage, ob eine Behandlung unter ambulanten Bedingungen hinreichend gewesen wäre oder ob es der – teureren – stationären Behandlung bedurfte (s. nachfolgend unter Krankenhaustagegeldversicherung) regelmäßig gutachtlichen Prüfungsbedarf aus. Ein weiteres Problemfeld bilden alternative bzw. komplementäre Heilmethoden.

Eine 1976 in die MB/KK aufgenommene Klausel schloss eine Kostenübernahme für „wissenschaftlich nicht allgemein anerkannte Untersuchungs- oder Behandlungsmethoden und Arzneimittel" aus. Diese „Wissenschaftsklausel" hatte der BGH in einer Grundsatzentscheidung verworfen und bestätigte den Versicherungsschutz auch für nicht allgemein anerkannte Leistungen, wenn sich diese „in der Praxis als Erfolg versprechend bewährt haben".[9] Strittig und für die Begutachtung relevant ist die sich anschließende Frage nach den Kriterien einer solchen „Praxisbewährung". Nach einer Auffassung müsse der Gutachter selbst ein Verfechter der streitbefangenen Behandlungsmethode sein (Binnentheorie). Die Rechtsprechung ist jedoch überwiegend der gegenteiligen Meinung gefolgt und möchte die Notwendigkeit einer Heilbehandlung aus der Perspektive der Schulmedizin beurteilt sehen, wobei aber auch noch nicht abschließend gesicherte Erkenntnisse zu berücksichtigen sind. § 4 Abs. 6 MB/KK versucht diese Argumentation aufzugreifen.

Umfang der Leistungspflicht

§ 4 MB/KK 94 – Umfang der Leistungspflicht

(6) Der Versicherer leistet im vertraglichen Umfang für Untersuchungs- oder Behandlungsmethoden und Arzneimittel, die von der Schulmedizin überwiegend anerkannt sind. Er leistet darüber hinaus für Methoden und Arzneimittel, die sich in der Praxis als ebenso Erfolg versprechend bewährt haben oder die angewandt werden, weil keine schulmedizinischen Methoden oder Arzneimittel zur Verfügung stehen; der Versicherer kann jedoch seine Leistungen auf den Betrag herabsetzen, der bei der Anwendung vorhandener schulmedizinischer Methoden oder Arzneimittel angefallen wäre.

3 BGH VersR 1987, 278
4 Vgl. schon BGH 1956, 186
5 z. B. BGH VersR 1996, 1224
6 LG Stade/OLG Celle VersR 1988, 31
7 z. B. BGH VersR 1996, 122
8 BGH VersR 1996, 1224
9 BGH VersR 1993, 957

Trotz des fortgesetzten Meinungsstreits im Schrifttum wurde die Wirksamkeit der jetzt differenzierten Klausel von mehreren Oberlandesgerichten bestätigt, eine höchstrichterliche Entscheidung steht aber bislang aus.

So wurde die Notwendigkeit z. B. für die Bioresonanztherapie[10] oder die Ozonbehandlung[11] verneint, bejaht hingegen für die Akupunktur bei Schmerzpatienten[12] oder die Therapie mit Immunglobulinen, Enzymen etc. bei der multiplen Sklerose[13].

Die Notwendigkeit einer Heilbehandlung lässt sich nicht auf die „Schulmedizin“ beschränken. Stets ist aber zu fordern, dass die Methode auf im Ansatz nachvollziehbaren medizinischen Überlegungen beruht und sich nicht in der Vergangenheit als völlig wirkungslos erwiesen hat.

Neben dem Leistungsbereich wird der ärztliche Sachverständige zunehmend von privaten Krankenversicherern in Regressfragen beauftragt. § 67 VVG ordnet einen gesetzlichen Forderungsübergang für den Fall an, dass der Versicherer Behandlungskosten für den Versicherten aufzuwenden hat, die ihrerseits durch „unerlaubte Handlungen“ Dritter (fremdverschuldete Unfälle, Behandlungsfehler) verursacht wurden. So kann der Versicherer die für die Behandlung etwa der Unfallverletzung entstandenen Kosten beim Schädiger „regressieren“, da die Schadensersatzansprüche des Geschädigten in entsprechender Höhe kraft Gesetzes in entsprechendem Umfang auf ihn übergegangen sind. Hier gilt es für den Gutachter, neben der Kausalität und Notwendigkeit der Heilbehandlung zusätzlich die medizinischen Voraussetzungen der jeweiligen Haftungsnorm zu prüfen.

Leistungserbringer und -inhalt

§ 4 MB/KK 94 – Umfang der Leistungspflicht

(1) Art und Höhe der Versicherungsleistung ergeben sich aus dem Tarif mit Tarifbestimmungen.

(2) Der versicherten Person steht die Wahl unter den niedergelassenen approbierten Ärzten und Zahnärzten frei. Soweit die Tarifbedingungen nichts anderes bestimmen, dürfen Heilpraktiker im Sinne des deutschen Heilpraktikergesetzes in Anspruch genommen werden.

(3) Arznei-, Verbands-, Heil- und Hilfsmittel müssen von den in Abs. 2 genannten Behandlern verordnet, Arzneimittel außerdem aus der Apotheke bezogen werden.

(4) Bei medizinisch notwendiger stationärer Heilbehandlung hat die versicherte Person freie Wahl unter den öffentlichen und privaten Krankenhäusern, die unter ständiger ärztlicher Leitung stehen, über ausreichende diagnostische und therapeutische Möglichkeiten verfügen und Krankengeschichten führen.

[10] OLG Hamm VersR 2002, 1367
[11] OLG Frankfurt VersR 1988, 733
[12] LG Kleve NJW 1994, 1599
[13] OLG München NJW-RR, 99, 326

Die für die Leistungsbestimmung wesentlichen Tarifbestimmungen enthalten nicht selten Begrenzungen für psychotherapeutische Behandlungen in zeitlicher Hinsicht (z. B. 30 Sitzungen oder Behandlungstage) oder machen die Kostenübernahme von der vorherigen Zusage des Versicherers abhängig. Derartige Klauseln sind rechtlich problematisch, da auch für die Psychotherapie letztlich die Behandlungsnotwendigkeit das für die Leistungspflicht entscheidende Kriterium bildet.[14]

Auch die erstattungsfähigen Heil- und Hilfsmittel sind im Tarif ganz (enumerativ) oder teilweise definiert. Fehlt es daran oder bleiben Interpretationszweifel, so ist auch hier die medizinische Notwendigkeit maßgeblich, d. h. ob das Heilmittel vornehmlich der Beseitigung oder Linderung von Krankheiten oder Unfallfolgen, das Hilfsmittel körperliche Behinderung **unmittelbar** mildern oder ausgleichen soll. Der Heil- und Hilfsmittelbegriff der Gesetzlichen Krankenversicherung ist, sofern nicht der Tarif ausdrücklich hierauf Bezug nimmt, nicht übertragbar.[15]

6.3.4 Krankentagegeldversicherung

Die häufig im Zusammenhang mit Krankenkostenversicherungen abgeschlossenen Krankentagegeldversicherungsverträge enthalten gegenwärtig überwiegend die „Allgemeinen Versicherungsbedingungen für die Krankentagegeldversicherungen (MB/KT)“ in der Fassung aus dem Jahr 1994.

Versicherungsfall

§ 1 MB/KT 94 – Gegenstand, Umfang und Geltungsbereich des Versicherungsschutzes

(1) Der Versicherer bietet Versicherungsschutz gegen Verdienstausfall als Folge von Krankheiten oder Unfällen, soweit dadurch Arbeitsunfähigkeit verursacht wird. Er gewährt im Versicherungsfall für die Dauer einer Arbeitsunfähigkeit ein Krankentagegeld in vertraglichem Umfang.

(2) Versicherungsfall ist die medizinisch notwendige Heilbehandlung einer versicherten Person wegen Krankheit oder Unfallfolgen, in deren Verlauf Arbeitsunfähigkeit ärztlich festgestellt wird. Der Versicherungsfall beginnt mit der Heilbehandlung; er endet, wenn nach medizinischem Befund keine Arbeitsunfähigkeit und keine Behandlungsbedürftigkeit mehr bestehen. Eine während der Behandlung neu eingetretene und behandelte Krankheit oder Unfallfolge, in deren Verlauf Arbeitsunfähigkeit festgestellt wird, begründet nur dann einen neuen Versicherungsfall, wenn sie mit der ersten Krankheit oder Unfallfolge in keinem ursächlichen Zusammenhang steht. Wird Arbeitsunfähigkeit gleichzeitig durch mehrere Krankheiten oder Unfallfolgen hervorgerufen, so wird das Krankentagegeld nur einmal gezahlt.

(3) Arbeitsunfähigkeit im Sinne dieser Bedingungen liegt vor, wenn die versicherte Person ihre Tätigkeit nach medizinischem Befund vorübergehend in keiner Weise ausüben kann, sie auch nicht ausübt und keiner anderweitigen Erwerbstätigkeit nachgeht.

[14] Hierzu näher Schoenfeldt/Kalis, in: Bach/Moser, MB/KK § 4 Rn. 12 ff.
[15] OLG Köln VersR 1989, 1142

Das Erfordernis der „medizinisch notwendigen Heilbehandlung“ wird in der Praxis der Krankentagegeldversicherung kaum jemals problematisiert, so dass die Diskussion, ob sich dieser Begriff mit der Krankenkostenversicherung deckt, oder wegen der hier nicht relevanten Kostenaspekte enger zu definieren ist[16], dahinstehen kann. Notwendig, aber wohl auch ausreichend dürfte sein, dass eine Heilbehandlung durchgeführt wird, die in irgendeiner Form geeignet ist, die Krankheit oder Unfallfolgen zu behandeln.

Bedeutsamer ist demgegenüber die kumulativ hinzutretende Voraussetzung der ärztlicherseits (nicht durch den Heilpraktiker oder psychologischen Psychotherapeuten!) festzustellende **Arbeitsunfähigkeit**, die dreierlei Komponenten enthält:

- Die versicherte Person darf ihre bei Eintritt des Versicherungsfalls ausgeübte **konkrete Berufstätigkeit** aus medizinischen Gründen **in keiner Weise ausüben können,**
- sie darf diese beruflich Tätigkeit faktisch nicht ausüben und
- sie darf keiner anderen Erwerbstätigkeit nachgehen.
- Der Begriff der „Arbeitsunfähigkeit“ ist sonach enger als in der Gesetzlichen Krankenversicherung. Für den gesamten Leistungszeitraum muss dem Versicherten seine bisherige Berufstätigkeit vollständig verschlossen sein. Schon der Wiedereintritt einer teilweisen Arbeitsfähigkeit, sei es in zeitlicher Hinsicht, sei es in Bezug auf einzelne der zu seinem Beruf gehörende Tätigkeiten, lässt den Krankentagegeldanspruch entfallen.[17] Die gelegentlich kurzzeitige Erledigung untergeordneter Hilfstätigkeiten reicht jedoch ebenso wenig aus[18], wie einzelne „Arbeitsversuchee“ im Rahmen einer psychotherapeutischen Behandlung[19]. Aber schon der Arzt, der sich selbst behandelt[20], oder der Chefarzt, der Besprechungen leitet[21], gehen – teilweise – ihrem Beruf nach, womit Leistungen aus der Krankentagegeldversicherung ausgeschlossen sind bzw. enden.

Ob der Versicherte dergestalt vollständig arbeitsunfähig ist, entscheidet sich auf der Basis der objektiven medizinischen Befunde, nach medizinisch-wissenschaftlichen Maßstäben und im Hinblick auf die konkrete Berufstätigkeit – positives und negatives Leistungsbild –, die sich aus den Unterlagen des Versicherers ergeben muss.[22] Der Versicherte trägt hierfür die Beweislast, der er – im Regelfall – bereits durch die Vorlage einer Arbeitsunfähigkeitsbescheinigung des behandelnden Arztes genügt.[23] Verbleiben Zweifel, kann der Versicherer eine gutachterliche Überprüfung verlangen.

[16] Näher dazu Wilmes, in: Bach/Moser, MB/KT § 1 Rn. 8
[17] Vgl. BGH VersR 1993, 297
[18] OLG Hamm VersR 91, 452
[19] LG Hannover VersR 1991, 1281
[20] LG Frankfurt/Main VersR 1993, 1137
[21] OLG Karlsruhe VersR 1996, 617
[22] Wilmes, in: Bach/Moser, MB/KT § 1 Rn. 12, 19
[23] BGH VersR 2000, 841

Leistungseinschränkungen

Außerhalb der Feststellung von Beginn und Ende der Arbeitsunfähigkeit wird der ärztliche Sachverständige neben einigen Detailproblemen – so sind Krankheiten/Unfallfolgen infolge einer „durch Alkoholgenuss bedingten Bewusstseinsstörung“ gemäß § 5 Abs. 1c NM/KT 94 analog den Regelungen zur Privaten Unfallversicherung (s. Kap. 7.4.5) vom Versicherungsschutz ausgeschlossen – besonders mit der Frage einer anspruchsbeendenden Berufsunfähigkeit des Versicherten konfrontiert.

§ 15 MB/KT 94 – Sonstige Beendigungsgründe
Das Versicherungsverhältnis endet hinsichtlich der betroffenen versicherten Personen
....
b) mit Eintritt der Berufsunfähigkeit. Berufsunfähigkeit liegt vor, wenn die versicherte Person nach medizinischem Befund im bisher ausgeübten Beruf auf nicht absehbare Zeit mehr als 50 % erwerbsunfähig ist. Besteht jedoch zu diesem Zeitpunkt in einem bereits eingetretenen Versicherungsfall Arbeitsunfähigkeit, so endet das Versicherungsverhältnis nicht vor dem Zeitpunkt, bis zu dem der Versicherer seine im Tarif aufgeführten Leistungen für diese Arbeitsunfähigkeit zu erbringen hat, spätestens aber drei Monate nach Eintritt der Berufsunfähigkeit;

Da die Krankentagegeldversicherung die Zeit zwischen Erkrankungs- und damit Arbeitsunfähigkeitsbeginn bis zur – wenigstens teilweisen – Wiederaufnahme der beruflichen Tätigkeit finanziell absichern will, leuchtet ein, dass dieser Zweck nicht mehr erreicht werden kann, wenn der Versicherte seinen Beruf aus anderen Gründen als seiner Erkrankung aufgibt oder nicht mehr von einer vorübergehenden Arbeitsunfähigkeit, sondern von einer dauerhaften Berufsunfähigkeit ausgegangen werden muss.

Die „**Berufsunfähigkeit**“ unterscheidet sich von dem gleichlautenden Begriff in § 43 Abs. 2 SGB VI (in der bis zum 31.12.2000 geltenden Fassung) in der Bezugnahme auf die konkrete Berufstätigkeit einerseits und den maßgeblichen Schwellenwert von 50 % andererseits. Die Beurteilungskriterien ähneln damit der Berufsunfähigkeitsversicherung. Allerdings ist die in den BU-Versicherungen häufig anzutreffende „Verweisungsklausel“ in der Krankentagegeldversicherung unbekannt. Hier wie dort ist ein positives wie negatives Leistungsbild des Versicherten anhand von Einzeltätigkeiten seines bisherigen Berufes zu erstellen und in zeitlicher Hinsicht zu quantifizieren, wozu dem Sachverständigen eine eingehende Berufsbeschreibung einschließlich zeitlicher Vorgaben für die Teiltätigkeiten zur Verfügung zu stellen ist.

Für die Beurteilung einer leistungsbeendenden Berufsunfähigkeit ist entscheidend, ob der Versicherte gesundheitlich noch in der Lage ist, den durchschnittlichen Arbeitsanfall in seinem Beruf zu wenigstens 50 % zu bewältigen.

6.3.5 Krankenhaustagegeldversicherung

Die Krankenhaustagegeldversicherung wird nicht nur in der Regel gemeinsam mit der Krankheitskostenversicherung abgeschlossen, sie unterliegt auch demselben Bedingungswerk (MB/KK 94).

Versicherungsfall

§ 1 MB/KK 94 – Gegenstand, Umfang und Geltungsbereich des Versicherungsschutzes
(1) Der Versicherer bietet Versicherungsschutz für Krankheiten, Unfälle und andere im Vertrag genannte Ereignisse. Er gewährt im Versicherungsfall
...
b) in der Krankenhaustagegeldversicherung bei stationärer Behandlung ein Krankenhaustagegeld.

Der Versicherungsfall entspricht der Krankheitskostenversicherung. Damit sind, obschon nicht ausdrücklich erwähnt, die Einschränkungen von § 1 Absätze 1 und 2 MB/KK zu beachten, d. h. ein stationärer Aufenthalt muss der Behandlung von Krankheits- oder Unfallfolgen dienen und er muss „notwendig" sein, um einen Krankenhaustagegeldanspruch auszulösen.

Kann der angestrebte Behandlungserfolg auch durch ambulante Maßnahmen erzielt werden, so fehlt es an der Notwendigkeit der stationären Krankenhausbehandlung. Das bloße Vorhandensein einer ambulanten Behandlungsalternative ist hierfür allerdings nicht ausreichend, sofern die spezifischen Einrichtungen des klinischen Krankenhausbetriebs zur Behandlung des bestehenden Leidens besser geeignet sind, als die Möglichkeiten des niedergelassenen Arztes. Folgerichtig begründet z. B. die Einhaltung strikter Alkoholkarenz die Notwendigkeit einer stationären Aufnahme (gilt nicht für die gemäß § 5 Abs. 1b MB/KK ausdrücklich ausgeschlossenen Entziehungsmaßnahmen als solche!), obschon die medikamentösen und sonstigen Maßnahmen auch im ambulanten Bereich hätten erbracht werden können.[24]

Es genügt nicht, dass stationäre Behandlungen in der Regel „intensiver" sind als die bloß ambulante Versorgung. Andererseits kann die Notwendigkeit eines stationären Aufenthalts aus der Tatsache abgeleitet werden, dass ambulante Behandlungsversuche von gewisser Intensität und Dauer erfolglos geblieben sind[25], oder – für das neurologische Fachgebiet besonders wichtig – wenn der Versicherte **aus medizinischen Gründen** nicht in der Lage ist, eine an sich bestehende ambulante Behandlungsoption zu nutzen.[26]

Maßgebliches Indiz für eine „stationäre Behandlung" ist die Eingliederung des Patienten auf der entsprechenden Fachstation in einem gewissen zeitlichen Umfang, so dass der Anspruch für die Dauer einer Beurlaubung des Patienten/Versicherten entfällt. Ob bei teilstationärer Behandlung der Anspruch ganz oder zumindest teilweise fortbesteht, sofern der Tarif keine ausdrückliche Regelung enthält, ist in Rechtsprechung und Schrifttum strittig.[27]

Leistungseinschränkungen

§ 4 MB/KK 94 – Umfang der Leistungspflicht
(5) Für medizinisch notwendige stationäre Heilbehandlung in Krankenanstalten, die auch Kuren bzw. Sanatoriumsbehandlung durchführen oder Rekonvaleszenten aufnehmen, im übrigen aber die Voraussetzungen von Abs. 4 erfüllen, werden die tariflichen Leistungen nur dann gewährt, wenn der Versicherer diese vor Beginn der Behandlung schriftlich zugesagt hat. Bei Tbc-Erkrankungen wird in vertraglichem Umfang auch für die stationäre Behandlung in Tbc-Heilstätten und -Sanatorien geleistet.

§ 5 MB/KK 94 – Einschränkung der Leistungspflicht
(1) Keine Leistungspflicht besteht
...
d) für Kur- und Sanatoriumsbehandlungen sowie für Rehabilitationsmaßnahmen der gesetzlichen Rehabilitationsträger, wenn der Tarif nichts anderes vorsieht.

Die Leistungsausschlüsse der §§ 4 Abs. 5 und 5 Abs. 1d MB/KK 94 haben gleichermaßen Bedeutung für die Krankheitskosten- wie für die Krankenhaustagegeldversicherung. Während § 4 Abs. 5 MB/KK sich mit den sog. **„gemischten Anstalten"** befasst und Leistungen zumindest für dort durchgeführte notwendige stationäre Heilbehandlung gewährt, sofern der Versicherer vorher zugestimmt hat (Ermessensentscheidung! Ausnahme: vital indizierte Notfallbehandlungen.), nimmt § 5 MB/KK **Kur- und Sanatoriumsbehandlungen** generell vom Versicherungsschutz aus.

Dem Sachverständigen kann in beiden Fällen die Aufgabe zufallen, die Einrichtung und/oder die Behandlung zu qualifizieren.

Ausgangspunkt ist stets die jeweilige Behandlung des Versicherten in ihrer konkreten Ausprägung, d. h. wie war die Situation vor Ort zum Zeitpunkt der Behandlung beschaffen bzw. welchen diagnostischen/therapeutischen Maßnahmen hat sich der Versicherte unterzogen.

Der BGH hat in zwei Grundsatzentscheidungen[28] einen Kriterienkatalog entworfen, deren Zusammenschau dann die Entscheidung in die eine oder andere Richtung erlauben soll.

Für den Charakter eines Krankenhauses bzw. einer stationären Heilbehandlung sprechen:

- Die Patienten werden in der Regel **unmittelbar nach der Erkrankung aufgenommen**, sind in der Regel **bettlägerig**, daher aus körperlichen Gründen nicht in der Lage, das Haus zu Ausflügen, Spaziergängen, Ausflügen etc.

[24] OLG Karlsruhe VersR 1986, 81
[25] OLG Hamm r+s 1987, 54
[26] LG Köln VersR 1979, 1097
[27] Näher dazu Schoenfeldt/Kalis, in: Bach/Moser, MB/KK § 4 Rn. 71 ff.
[28] VersR 1983, 677 und VersR 1995, 1040

zu verlassen und werden vielfach bereits vor der vollständigen Genesung entlassen.
- Es findet ein intensiver Einsatz medizinischen Personals statt, mit **ständiger ärztlicher Überwachung des Heilungsverlaufs** einschließlich Rufbereitschaften, **täglichen Visiten**, regelmäßigen Laborkontrollen etc.
- Chemische (pharmakologische) und physikalische Therapien stehen im Vordergrund.

Hingegen sprechen für eine Kur- bzw. Sanatoriumseinrichtung bzw. -behandlung:
- Die Patienten leiden an **leichteren chronischen Erkrankungen**.
- Es besteht keine ständige Bettlägerigkeit, so dass die **Mahlzeiten regelmäßig in hierfür vorgesehenen zentralen Einrichtungen** eingenommen werden können.
- Der Aufenthalt schließt sich zeitlich an eine Akutbehandlung an.
- Es stehen physio-, ergo- und sporttherapeutische Behandlungen im Vordergrund.

Maßgeblich für die Abgrenzung der stationären Heilbehandlung von der Kur- bzw. Sanatoriumsbehandlung sind nicht einzelne Merkmale, sondern das Gesamtbild der Einrichtung bzw. Behandlung.

Vorstehende Indikatoren sind auf psychotherapeutische oder psychosomatische Behandlungen nur mit Einschränkungen übertragbar, schon weil die entsprechende Klientel typischerweise nicht bettlägerig sind und die Heranführung an die berufliche Leistungsfähigkeit Ziel der Behandlung sei, zugleich aber auch ein typisches Behandlungsmittel darstellt.[29] Ähnliche Schwierigkeiten bereitet die Abgrenzung der Akutbehandlung von der Rehabilitation, wobei die Rechtsprechung dazu neigt, nur die Spätrehabilitation dem Leistungsausschluss zu unterwerfen. Angesichts der verkürzten Liegezeiten, insbesondere in Häusern der Maximalversorgung wird man sehr sorgfältig zu prüfen haben, ob nicht trotz Verlegung des Versicherten zumindest für einen gewissen Zeitraum eine anspruchserhaltende Fortsetzung der stationären Heilbehandlung vorliegt.

6.3.6 Pflegeversicherung

Eine Sonderstellung nimmt die Pflegeversicherung ein. Bei Einführung der Pflegepflichtversicherung 1994 hatte sich der Gesetzgeber zur weitgehenden Parallelität der Strukturen entschlossen („Pflegeversicherung folgt Krankenversicherung") mit der Folge, dass privat Krankenversicherte bei ihrem Krankenversicherer eine Private Pflege(pflicht)-versicherung erhielten, mit beidseitigem Kontrahierungszwang. Deren Grundlage war entsprechend der Systematik der Privatversicherung zwar der individuelle Versicherungsvertrag unter Einbeziehung der „Allgemeinen Versicherungsbedingungen für die private Pflegepflichtversicherung, MB/PPV 1996" , Leistungsvoraussetzungen und -inhalt einschließlich der Gerichtszuständigkeit (Sozialgerichte) sind aber in Anlehnung an das SGB XI ausgestaltet, so dass auf das Kapitel 12 verwiesen werden kann. Anders als in der sozialen Pflegeversicherung gilt hier allerdings wiederum das Kostenerstattungsprinzip, es existiert mangels Behördenqualität des Versicherers kein Vor- bzw. Widerspruchsverfahren und dem Versicherer verbleiben zumindest unterhalb des Höchstbeitrags der sozialen Pflegeversicherung Möglichkeiten einer – ggf. risikoadjustierten – Prämiengestaltung.

Literatur

Bach P, Moser H. Private Krankenversicherung – MB/KK- und MB/KT-Kommentar, 3. Aufl., C.H. Beck, München 2002

[29] OLG Hamm VersR 1994, 297

7 Begutachtung von Unfallfolgen

B. Widder u. P. W. Gaidzik

Zwar gehören die verschiedenen Unfallversicherungen (Gesetzliche und Private Unfallversicherung, Dienstunfallfürsorge der Beamten) sowie die Haftpflichtversicherung, die auch unfallbedingte Schäden decken, zu unterschiedlichen Rechtsgebieten. Für den Sachverständigen erscheint es jedoch wichtig die Unterschiede zu kennen, weswegen die wesentlichsten Grundlagen aller vier Versicherungsformen einschließlich eines illustrierenden Fallbeispiels zunächst in synoptischer Darstellung in einem Kapitel abgehandelt werden. Das Soziale Entschädigungsrecht wurde in diesen Vergleich nicht einbezogen, da dieses neben Unfällen auch andere Schädigungsmechanismen umfasst (s. Kap. 11).

7.1 Gemeinsamkeiten und Unterschiede

Fallbeispiel 7.1

Der 36-jährige Dachdecker erleidet auf dem Weg zur Baustelle als Fahrer eines PKW einen Verkehrsunfall, als ein anderes Fahrzeug ihm an einer Kreuzung die Vorfahrt nimmt und von links seitlich auf Höhe der Fahrertür mit seinem Fahrzeug kollidiert. Er schlägt dabei mit der linken Kopfseite am Seitenholm an und verletzt sich am linken Knie durch die eingedrückte Fahrertür. Bewusstlosigkeit besteht nicht, unmittelbar nach dem Unfall kommt es jedoch zu ausgeprägtem Drehschwindel mit mehrmaligem Erbrechen. Im erstversorgenden Krankenhaus werden (u. a.) ein traumatischer Schwindel bei Hämatotympanon sowie eine Peroneusschädigung aufgrund eines Fibulahämatoms diagnostiziert.

Gesetzliche Unfallversicherung
Zwar sind berufsfördernde Maßnahmen erforderlich, da der Versicherte aufgrund der verbliebenen Schwindelsymptomatik nicht mehr in der Lage erscheint, in seinem Beruf als Dachdecker zu arbeiten. Maßstab für die MdE ist jedoch der allgemeine Arbeitsmarkt und nicht der konkrete Beruf. Die verbliebene Schwindelsymptomatik (MdE 15 v. H.) und die leichte Peroneusschädigung (MdE 10 v. H.) werden im konkreten Fall mit einer Gesamt-MdE von 20 v. H. bewertet.

Private Unfallversicherung
Die Peroneusschädigung ist hier nach der Gliedertaxe mit 1/20 Bein zu bewerten. Die Beeinträchtigung der körperlichen und geistigen Leistungsfähigkeit durch die anhaltende Schwindelsymptomatik ist außerhalb der Gliedertaxe mit 20 % einzuschätzen.

Haftpflichtversicherung
Die Haftpflichtversicherung des Unfallgegners hat für alle materiellen und immateriellen Unfallfolgen sowohl im konkreten Beruf als auch im Privatleben einzustehen. Die berufsbedingte MdE ist aufgrund der persistierenden Gangunsicherheit und der dadurch bedingten Unmöglichkeit, in seinem bisherigen Beruf als Dachdecker weiterzuarbeiten, entsprechend deutlich höher als in der Gesetzlichen Unfallversicherung einzuschätzen (im konkreten Fall 50 %.)

7.1.1 Rechtsgrundlagen

Die Tabelle 7.1 enthält eine Gegenüberstellung der gesetzlichen Grundlagen und Bedingungen der verschiedenen Versicherungsarten. Versicherungsträger sind in der Gesetzlichen Unfallversicherung vom Gesetzgeber eingerichtete Körperschaften des Öffentlichen Rechts mit einem gesetzlich und satzungsrechtlich detailliert geregelten Aufgabenkatalog. Sie besitzen paritätisch besetzte Selbstverwaltungen, ihre Finanzierung erfolgt im Unterschied etwa zur Gesetzlichen Krankenversicherung jedoch nur über die Arbeitgeberseite. In der beamtenrechtlichen Unfallfürsorge resultiert die Versicherung aus der allgemeinen Fürsorgepflicht des Dienstherrn für seine Beamten.

Der Bereich der Privaten Unfall- und Haftpflichtversicherung ist demgegenüber zivilrechtlich strukturiert und wird auf vertraglicher Grundlage von Versicherungsgesellschaften gewährt. Leistungen und auch die vom Versicherten hierfür zu zahlenden Beiträge bzw. Prämien sind risikojustiert und damit letztlich frei gestaltbar. Obschon im Zuge der Deregulierung die Versicherungsbedingungen keiner staatlichen Genehmigungspflicht mehr unterliegen, orientieren sich die Verträge doch auch weiterhin in aller Regel an den „Allgemeinen Unfallversicherungsbedingungen" (AUB) in der Privaten Unfallversicherung sowie den „Allgemeinen Bedingungen für die Kraftfahrtversicherung" (AKB) und den „Allgemeinen Versicherungsbedingungen für die Haftpflichtversicherung" (AHB) im Haftpflichtrecht. Gleichwohl kann es Abweichungen in Detailregelungen geben, so dass der Sachverständige bei der Beantwortung seiner Fragen die zugrunde zu legenden Bedingungswerke kennen sollte. Im eigenen Interesse verweisen die Versicherungsgesellschaften in der Regel beim Gutachtenauftrag auf die zugrunde liegenden Versicherungsbedingungen und etwaige Besonderheiten des jeweiligen Versicherungsvertrages.

Tabelle 7.1 Versicherungsrechtliche Grundlagen der verschiedenen Unfallversicherungen

	Gesetzliche Unfallversicherung	*Unfallfürsorge der Beamten*	*Private Unfallversicherung*	*Haftpflichtversicherung*
Rechtsgebiet	Öffentliches Recht	Öffentliches Recht	Zivilrecht	Zivilrecht
Versicherungsträger	Öffentliche Unfallversicherungsträger (z. B. Berufsgenossenschaften)	Dienststelle	Private Versicherungsgesellschaften	Private Versicherungsgesellschaften
Versicherte	Meist Pflichtversicherung für Arbeitnehmer, Schüler usw., freiwillige Versicherung ist unter bestimmten Bedingungen möglich.	Fürsorgepflicht des Dienstherrn für seine Beamten	Freiwillige Versicherung für beliebige Personen – allerdings mit individuellen Beschränkungen gemäß AUB.	Im Grundsatz freiwillige Versicherung – in bestimmten Bereichen (z. B. Kfz) Versicherungspflicht – zur Absicherung von Haftungsrisiken.
Rechtsgrundlagen	SGB VII, Satzungen	Beamtenversorgungsgesetz (BeamtVG)	Einzelvertrag; Allgemeine Unfallversicherungsbedingungen (AUB) in den Versionen AUB 61, AUB 88, AUB 94 usw., Versicherungsvertragsgesetz (VVG)	Einzelvertrag: Allgemeine Versicherungsbedingungen z. B. für die Kraftfahrtversicherung (AKB) bzw. Haftpflichtversicherung (AHB), Versicherungsvertragsgesetz (VVG)
Beiträge	vom Arbeitgeber zu tragen	vom Dienstherrn zu tragen	vom Versicherten zu tragen	vom Versicherten zu tragen

7.1.2 Versicherte Ereignisse

Definitionsgemäß sind in den beiden Unfallversicherungen bzw. der Unfallfürsorge der Beamten Unfälle versichert, wobei der Unfallbegriff in allen Versicherungsformen im Wesentlichen deckungsgleich ist. Unterschiede ergeben sich nur in Detailfragen. So findet das Erfordernis der „plötzlichen“ Einwirkung des (Unfall-)Ereignisses seine Entsprechung in der notwendigen „zeitlichen Begrenzung“ der Gesetzlichen Unfallversicherung, die allerdings eine ganze Arbeitsschicht umfassen kann.

Die zeitliche Komponente ist auch in der PUV „entschärft“ worden, indem die Rechtsprechung zwar vordergründig an der notwendigen „Einwirkung innerhalb eines kurzen Zeitraumes“ festhielt, in Zweifelsfällen aber ein subjektives Element des „Unerwarteten“ bzw. „Unentrinnbaren“ hinzufügte. So ist „Plötzlichkeit“ bejaht worden beim Einatmen giftiger Jauchegase innerhalb eines kürzeren Zeitraums[1] oder beim Einatmen von Kohlenmonoxid aus einem defekten Ofen über mehrere Stunden.[2] Im Übrigen muss nur die „Einwirkung“ sich dergestalt plötzlich vollziehen, die daraus resultierende Gesundheitsschädigung kann sich auch allmählich entwickeln. Auch das Merkmal der „Unfreiwilligkeit“ der erlittenen Gesundheitsschädigung, in der PUV explizit genannt, wird in der GUV letztlich als immanenter Bestandteil des Unfallbegriffs gewertet, denn „das planmäßige und willentliche Herbeiführen ist kein Ereignis“.[3]

[1] BGH VersR 1988, 951
[2] OLG München VersR 1983, 127
[3] BSGE 61, 114

Während der Versicherungsschutz in der GUV und der Dienstunfallfürsorge auf arbeits- bzw. dienstbezogene Tätigkeiten – einschließlich der Wege zur und von der Arbeitsstelle („Wegeunfälle“) – beschränkt bleibt, deckt die PUV auch Unfälle in häuslicher Umgebung bzw. Freizeitunfälle. Dabei kennt der private Sektor auch spezielle Versicherungsangebote wie die Insassenunfallversicherung im eigenen PKW oder die häufig von Vereinen abgeschlossene Sportversicherung, die u. a. eine Unfallversicherung für die Vereinsmitglieder enthält.

In der Haftpflichtversicherung sind diejenigen Ereignisse versichert, die die gesetzliche Schadensersatzpflicht des Versicherten begründen, also z. B. die Körper- und Gesundheitsschädigung eines Dritten durch den Betrieb eines Kraftfahrzeugs, das in den Verkehr bringen eines Arzneimittels oder die unsorgfältige ärztliche Behandlung.

Im Gegensatz zur GUV und zur Haftpflichtversicherung, jedenfalls soweit sie wie im Straßenverkehr als Pflichtversicherung ausgestaltet ist, kennt die PUV sowohl bzgl. der versicherten Unfallereignisse als auch der Unfallfolgen zahlreiche Ausschlüsse, die auch für den Sachverständigen von Bedeutung sind. Details hierzu finden sich in Tabelle 7.2.

Äußere und innere Ursache

In den drei Unfallversicherungsformen ist der Versicherungsschutz auf „von außen“ auf den Körper einwirkende Ereignisse beschränkt. Diese Einschränkung ist gutachtlich von wesentlicher Bedeutung, da damit Unfälle aus „innerer Ursache“, d. h. aus körpereigener Ursache infolge Krankheit oder Konstitution des Betroffenen grundsätzlich nicht ent-

Tabelle 7.2 Versicherte und vom Versicherungsschutz ausgenommene Ereignisse

	Gesetzliche Unfallversicherung	*Unfallfürsorge der Beamten*	*Private Unfallversicherung*	*Haftpflichtversicherung*
Versicherte Ereignisse	Unfälle im Rahmen der versicherten Tätigkeit sowie Wegeunfälle.	Unfälle in Ausübung oder infolge des Dienstes (einschließlich Wegeunfälle).	Alle Unfälle des täglichen Lebens mit in den AUB genannten individuellen Beschränkungen.	Das jeweilige, die Schadensersatzpflicht des Versicherten begründende Ereignis.
Unfallbegriff	Unfälle sind zeitlich begrenzte, von außen auf den Körper einwirkende Ereignisse infolge einer versicherten Tätigkeit, die zu einem Gesundheitsschaden oder zum Tod führen (§ 8 SGB VII).	Ein Unfall ist ein auf äußerer Einwirkung beruhendes, plötzliches, örtlich und zeitlich bestimmbares, einen Körperschaden verursachendes Ereignis (§ 31 BeamtVG).	Ein Unfall liegt vor, wenn die versicherte Person durch ein plötzlich von außen auf seinen Körper wirkendes Ereignis (Unfallereignis) unfreiwillig eine Gesundheitsschädigung erleidet (ab AUB 88).	Körper- und Gesundheitsschäden durch unter die Versicherung fallende Tätigkeiten, Produkte oder Anlagen.
Vom Versicherungsschutz ausgenommene Unfallereignisse	Unfälle aus „innerer Ursache", es sei denn, es bestand eine Mitwirkung „besonderer betrieblicher Umstände" oder eine „erhöhte Betriebsgefahr". Verbotswidriges Handeln schließt einen Versicherungsfall nicht aus (§ 7 SGB VII).	Unfälle aus „innerer Ursache" wie in der GUV, zusätzlich vorsätzlich oder grob fahrlässig herbeigeführte Dienstunfälle.	Unfälle aus „innerer Ursache" (Geistes- oder Bewusstseinsstörungen, Trunkenheit, Schlaganfälle, epileptische Anfälle, oder andere Anfälle, die den ganzen Körper der versicherten Person ergreifen), zusätzlich weitere formale Ausschlüsse.	Im Pflichtversicherungsbereich keine, evtl. aber mitwirkendes Verschulden des Geschädigten.
Um Versicherungsschutz ausgenommene Unfallfolgen	keine	keine	u. a. Schäden an Bandscheiben sowie Blutungen aus inneren Organen und Gehirnblutungen, wenn das Unfallereignis nicht die überwiegende Ursache darstellt (Details s. Kap. 7.4.5)	Im Pflichtversicherungsbereich keine, evtl. aber mitwirkendes Verschulden des Geschädigten.

schädigungspflichtig sind. Hierzu zählen z. B. ein Sturz im Rahmen einer Synkope, eines epileptischen Anfalls oder einer spontan aufgetretenen Hirnblutung. Beide Versicherungsformen kennen jedoch Ausnahmen:

- In der **Gesetzlichen Unfallversicherung** und der **Unfallfürsorge der Beamten** sind auch Unfälle aus „innerer Ursache" versichert, wenn betriebliche Umstände die körpereigene Ursache beeinflusst und deshalb neben ihr wesentlich zum Unfallereignis und dessen Folgen beigetragen haben. Typisches Beispiel hierfür ist die kreislaufbedingte Synkope, wenn diese durch eine betrieblich bedingte Überanstrengung mit verursacht oder bei Arbeit in drückender Hitze auftrat. Eine Anerkennung als Unfall erfolgt auch dann, wenn der „Unfall ohne die versicherte Tätigkeit wahrscheinlich nicht in derselben Art oder derselben Schwere" aufgetreten wäre. Bezüglich dieser „erhöhten Betriebsgefahr" muss es sich nicht um besonders gefährliche Betriebseinrichtungen handeln, es genügt das Stehen auf einer Leiter oder einem Gerüst. Erleidet der Versicherte hierbei einen spontanen epileptischen Anfall, dessen Folgen (z. B. Hirnblutung) wesentlich auf den Sturz von der Leiter zurückzuführen sind, besteht Versicherungsschutz. Die innere, also körpereigene Ursache muss freilich zunächst ebenso wie das Unfallereignis selbst im Vollbeweis gesichert sein.[4] Dessen Schadensursächlichkeit kann insbesondere nicht schon dann verneint werden, wenn zum Unfallzeitpunkt eine versicherte Tätigkeit verrichtet wurde, der genaue Unfallhergang sich nicht rekonstruieren lässt und aus ärztlicher Sicht lediglich die „gute Möglichkeit" einer inneren Ursache nicht ausgeschlossen werden kann.[5]

In der GUV und der Unfallfürsorge der Beamten sind auch auf „innerer Ursache" beruhende Unfälle versichert, wenn „besondere betriebliche Umstände" wesentlich mitwirkten oder eine „erhöhte Betriebsgefahr" wesentlich zur Art und Schwere der Unfallfolgen beitrug.

- In der **Privaten Unfallversicherung** sind nach den Regelungen der AUB „Unfälle durch Geistes- oder Bewusstseinsstörungen, Trunkenheit, Schlaganfälle, epileptische Anfälle, oder andere Anfälle, die den ganzen Körper der versicherten Person ergreifen", vom Versicherungs-

[4] BSGE 45, 285

[5] BSG SozR 3-2200 § 548 Nr. 11, 14; vgl. auch Schönberger/Mehrtens/Valentin, S. 77 m.w.N.

Tabelle 7.3 Vergleich der Beweisführung für die Ermittlung von Unfallfolgen in den verschiedenen Rechtsgebieten

	Gesetzliche Unfallversicherung	*Unfallfürsorge der Beamten*	*Private Unfallversicherung*	*Haftpflicht-versicherung*
Kausalitätstheorie	Relevanztheorie	Relevanztheorie	Adäquanztheorie	Adäquanztheorie
Nachweispflicht des unfallbedingten Gesundheitsschadens	Versicherter	Versicherter	Versicherter	Geschädigter
Sachverhaltsermittlungen	Amtsermittlung des Versicherungsträgers, jedoch Mitwirkungspflicht des Versicherten	Amtsermittlung der Dienststelle, jedoch auch Mitwirkungspflicht des Beamten	Behauptungs- und Beweislast des Versicherten bzgl. Versicherungsfall und **Deckungseinschlüssen**, sowie des Versicherers bzgl. **Deckungsausschlüssen** oder sonstiger Leistungseinschränkungen	Behauptungs- und Beweislast des Geschädigten

schutz ausgenommen. Damit besteht zumindest bei diesen Formen von Unfällen aus „innerer Ursache" kein Versicherungsschutz. Allerdings ist der Katalog dieser „Gefahrausschlüsse" auch nicht erweiterungsfähig. „Natürliche" Vorgänge, wie etwa ein Unfall infolge Übermüdung[6], lässt den Versicherungsschutz ebenso wenig entfallen, wie etwa ein Wadenkrampf beim Baden mit nachfolgendem Ertrinken des Versicherten oder die momentane Ablenkung der Aufmerksamkeit durch einen plötzlichen heftigen Schmerz[7].

Das Haftpflichtrecht benötigt keine Differenzierung von äußeren und inneren Ursachen, da dort entweder eine äußere Einwirkung z. B. in Gestalt eines Verkehrsunfalls begrifflich vorausgesetzt werden kann oder die Nichthinderung des Schadenseintritts (z. B. Sturz aus innerer Ursache bei einer nicht ausreichend gesicherten Treppe mit entsprechend schwereren Verletzungen) gerade das haftungsbegründende Verhalten darstellt, welches den Versicherungsfall auslöst.

7.1.3 Beurteilung von Zusammenhangsfragen

Die Beurteilung von Fragen zum Zusammenhang zwischen dem in einer versicherten Situation aufgetretenen Unfallereignis und dem dabei entstandenen Gesundheitsschaden mit seinen Funktionsstörungen (Kausalkette) orientiert sich in der GUV und der Unfallfürsorge der Beamten an der im Öffentlichen Recht geltenden Theorie der wesentlichen Bedingung (Relevanztheorie), in den anderen beiden Versicherungsformen an der Adäquanztheorie des Zivilrechts (Tab. 7.**3**). Details hierzu finden sich in Kapitel 3.1. Die Nachweispflicht für den Gesundheitsschaden und die hieraus resultierenden Gesundheitsstörungen liegt in allen Rechtsgebieten beim Versicherten bzw. Geschädigten, allerdings kommt der Versicherung die Aufgabe zu Leistungsausschlüsse zu belegen.

7.1.4 Bemessung unfallbedingter Funktionsstörungen

Grundlegende Unterschiede bestehen zwischen den verschiedenen Unfallversicherungen hinsichtlich der Bemessung unfallbedingter Funktionsstörungen. Zwar erscheint der Begriff der „Minderung der Erwerbsfähigkeit" (MdE) sowohl in den Unfallversicherungen des Öffentlichen Rechts als auch zuweilen im Haftpflichtrecht. Die GUV und die Unfallfürsorge der Beamten verstehen die MdE jedoch als ein abstraktes Maß für das gesamte Feld des Erwerbslebens ohne konkreten Bezug zur jeweils ausgeübten Tätigkeit (Tab. 7.**4**). Allerdings werden in gewissem Umfang Nachteile berücksichtigt, die Versicherte dadurch erleiden, dass sie bestimmte von ihnen erworbene berufliche Kenntnisse nicht mehr oder nur noch in vermindertem Umfang nutzen können (§ 56 SGB VII). Dies zu beurteilen ist jedoch nicht Aufgabe des Sachverständigen (s. Kap. 7.2.6).

Demgegenüber werden im Haftpflichtrecht ausschließlich die konkreten Beeinträchtigungen des Geschädigten innerhalb und außerhalb des Erwerbslebens entschädigt. Wenn dort nach der „MdE" gefragt wird, ist demnach entweder die prozentuale Beeinträchtigung in der konkreten Berufstätigkeit gemeint, wobei nicht die Fähigkeitseinbußen als solche, sondern die daraus resultierenden Schäden (Verdienstentgang) den Gegenstand des Schadensersatzanspruchs bilden, oder man benutzt den gutachtlich festgestellten MdE-Wert zur Plausibilitätskontrolle der vom Geschädigten behaupteten Beeinträchtigungen in seinem Beruf, in der Haushaltsführung oder auch im alltäglichen Leben.

Die PUV schließlich kennt als Leistungsmaßstab die Invalidität, die ebenfalls einen abstrakten Begriff darstellt und, sofern die Bemessung nicht nach der sog. Gliedertaxe

6 OLG Hamm VersR 1964, 154
7 BGH VersR 1989, 902

Tabelle 7.4 Termini und Maßstäbe bei der Bemessung unfallbedingter Funktionsstörungen

	Gesetzliche Unfallversicherung	*Unfallfürsorge der Beamten*	*Private Unfallversicherung*	*Haftpflichtversicherung*
Verwendete Begriffe	Minderung der Erwerbsfähigkeit (MdE)	Minderung der Erwerbsfähigkeit (MdE)	Invalidität bzw. Beeinträchtigung der körperlichen und geistigen Leistungsfähigkeit (BdL)	Minderung der Erwerbsfähigkeit (MdE)
Maßstab für die Bemessung der Funktionsstörungen	MdE als abstraktes Maß für den Umfang der verminderten Arbeitsmöglichkeiten auf dem gesamten Gebiet des Erwerbslebens	MdE als abstraktes Maß für die Herabsetzung der Fähigkeit des Beamten, seine Arbeitskraft auf dem gesamten allgemeinen Arbeitsmarkt wirtschaftlich zu verwerten	Invalidität nach der „Gliedertaxe"; BdL als abstraktes Maß für die Beeinträchtigung im gesamten Berufs- und Privatleben	MdE als Maß für berufliche Leistungseinschränkungen und mittelbar für die allein ersatzfähigen konkreten Einkommenseinbußen*
Bemessungsgrundlagen	„Maßgebliche" Gutachtenliteratur	„Anhaltspunkte"	Gliedertaxe	Freie Einschätzung

*Zusätzlich oft auch bei Fragen nach der Beeinträchtigung im Privatleben oder bei der Haushaltsführung.

Tabelle 7.5 Gemeinsamkeiten und Unterschiede bei der Schadensbemessung in der GUV und PUV sowie im Haftpflichtrecht anhand von 3 Beispielen mit – zur Vereinfachung – ausschließlicher Verursachung der Gesundheitsstörungen durch das Unfallereignis

	Gesetzliche Unfallversicherung	*Private Unfallversicherung*	*Haftpflichtversicherung*
Bewertungsmaß	Minderung der Erwerbsfähigkeit auf dem allgemeinen Arbeitsmarkt	dauernde Beeinträchtigung der nicht berufsbezogenen körperlichen oder geistigen Leistungsfähigkeit	unfallbedingte Beeinträchtigung im ausgeübten Beruf und im privaten Umfeld
Beispiel 1: komplette Peroneusparese	20–30 v. H.	1/3–2/5 Bein	20–100 % Beruf[1] 20–50 % Privat[2]
Beispiel 2: leichtes organisches Psychosyndrom nach Hirntrauma	10–20 v. H.	20–30 %	10–100 % Beruf[3] 10–30 % Privat
Beispiel 3: augeprägtere posttraumatische Belastungsstörung	20–40 v. H.	nicht versichert	20 – 100 % Beruf[3] 20 – 50 % Privat

Erhöhte Prozentwerte z. B. bei Briefträgern oder Profifußballern[1], stark engagierten Freizeitsportlern[2], Piloten[3]

erfolgen kann (s. Kap. 7.4.7), die Beeinträchtigung der körperlichen und geistigen Leistungsfähigkeit im gesamten Berufs- und Privatleben ohne Bezug auf die individuellen Verhältnisse des Versicherten abbilden soll. Tabelle 7.5 verdeutlicht dies an einem Beispiel.

7.1.5 Gesundheitszustand vor dem Unfall

Ein Unfall trifft nicht selten auf bereits vorerkrankte oder durch vorangegangene Unfälle vorgeschädigte Strukturen. Zwar muss ein vorbestehender regelwidriger Körper- bzw. Gesundheitszustand dem Versicherten nicht stets zum Nachteil gereichen, denn er ist in allen Rechtsgebieten in dem Zustand versichert bzw. geschützt, in dem er sich zum Schadenszeitpunkt befand. Dies bedeutet freilich nicht, dass eine Vorschädigung stets und ausnahmslos bei der Bemessung einer Versicherungsleistung oder Entschädigung außer Betracht bleibt. Derartige „Vorschädigungen" des Versicherten finden in den einzelnen Versicherungszweigen in sehr differenziertem Umfang Berücksichtigung, mit erheblichen Konsequenzen für die Methodik und das Resultat der gutachtlichen Einschätzung.

Allen Formen der Unfallversicherung mit ihrer abstrakten Betrachtungsweise der Unfallfolgen ist gemeinsam, dass Vorschädigungen oder Vorerkrankungen, die nicht den vom Unfall betroffenen Teil des Körpers oder seiner Funktionen betreffen, bei der gutachtlichen Einschätzung grundsätzlich außer Betracht bleiben. Ebenso muss bei mehreren Unfällen jedes Ereignis getrennt in seinen Auswirkungen auf die körperlichen oder geistigen Funktionen getrennt bewertet werden.

In der **Haftpflichtversicherung** kann es vorkommen, dass mehrere Schadensereignisse einen Gesamtschaden bewirkt haben. Das Opfer könnte leer ausgehen, wenn man ihm die genaue Schadenszuordnung abverlangte. Hier hilft § 830 Abs. 1 Satz 2 BGB, der für mehrere Schädiger eine gesamtschuldnerische Haftung anordnet, wenn sich nicht ermitteln lässt, wer den Schaden überhaupt (Kausalitätszweifel) in welchem Anteil (Anteilszweifel) durch seine Handlung verursacht hat. Dies gilt allerdings nicht, wenn der Erstschädiger aus Rechtsgründen auch für die zweite Schädigung haftungsrechtlich die Verantwortung trägt. Wird etwa ein infolge eines Unfalls Rückenmarksverletzter aufgrund unzulänglicher Diagnostik fehlerhaft behandelt und bleibt letztlich querschnittsgelähmt, so muss der Unfallverursacher bis zur Grenze jenseits noch des groben Behandlungsfehlers für die Sorgfaltspflichtverstöße der Nachbehandler dem Geschädigten gegenüber einstehen, kann jedoch im Innenverhältnis beim „Zweitschädiger" Rückgriff nehmen. Vollzieht sich hingegen die potenziell schadensverursachende – fehlerhafte – Behandlung unabhängig von dem Verkehrsunfall, findet § 830 BGB Anwendung. Voraussetzung in beiden Fallkonstellationen ist jedoch, dass die jeweils in Betracht kommenden Schadensereignisse haftungsbegründende Handlungen darstellen.

Im Übrigen können Vorschädigungen in den einzelnen Versicherungszweigen auf der Kausalitätsebene oder (auch) auf der Ebene der Schadensbemessung Berücksichtigung finden.

Klinisch stumme Vorschädigung

Ist ein objektiv regelwidriger Gesundheitszustand bislang klinisch und/oder funktionell nicht oder nicht nachweisbar (!) in Erscheinung getreten, lag aber zumindest eine im „Vollbeweis" zu sichernde erhöhte Schadensanfälligkeit, also eine „Schadensanlage" vor, die dann gemeinsam mit dem Unfallereignis (kumulative Kausalität) den Gesundheitsschaden herbeigeführt hat, so gelten folgende Regeln:

- In der **Gesetzlichen Unfallversicherung** und der **Unfallfürsorge der Beamten** ist zu prüfen, ob dem Unfallereignis gleichwohl (noch) die Qualität einer wesentlichen Mitursache zukommt. Bejahendenfalls ist der gesamte Schaden als Unfallfolge in die MdE-Bemessung einzubeziehen.

Hätte im Fallbeispiel 7.1 z. B. eine diabetogene Polyneuropathie vorgelegen, die sich zum Unfallzeitpunkt jedoch lediglich in den elektrophysiologischen Befunden, nicht jedoch klinisch manifestiert hatte, mag diese „Schadensanlage" zwar zu einer erhöhten Vulnerabilität des Nervengewebes beigetragen haben. Gleichwohl war das unfallbedingte Fibulahämatom jedoch wesentlich ursächlich für den nachfolgenden Peroneusschaden, sofern die kontralaterale, nicht vom Unfall betroffene Extremität keine Befundprogredienz aufweist.

- In der **Privaten Unfallversicherung** ist demgegenüber entscheidend, in welchem Umfang „Krankheiten oder Gebrechen" an der Gesundheitsschädigung oder deren Folgen mitgewirkt haben. Bejahendenfalls wird entsprechend dem prozentualen Mitwirkungsanteil ein Abzug von der Versicherungsleistung vorgenommen, sofern dieser unfallfremde Mitwirkungsanteil wenigstens 25 % erreicht. Ließe sich im Fallbeispiel 7.1 der Nachweis einer mindestens 25 %igen Mitwirkung der Polyneuropathie an der Peroneusläsion führen, erhielte der Versicherter demnach nur einen um diesen Kausalanteil gekürzten Leistungsbetrag (Prinzip der Partialkausalität, s. Kap. 7.4.6).
- In der **Haftpflichtversicherung** hat der Schädiger grundsätzlich keinen Anspruch auf ein „gesundes Opfer", so dass ihm jenseits der Grenze der „Bagatellverletzung" das Risiko etwaiger Schadensanlagen grundsätzlich in vollem Umfang aufgebürdet wird.

Klinisch bereits manifeste Vorschädigung

Hat sich hingegen der regelwidrige Körper- oder Gesundheitszustand bereits vor dem Unfallereignis klinisch-funktionell manifestiert und lässt sich dies „vollbeweislich" sichern, z. B. durch in den Unterlagen der Krankenversicherung nachweisbare Arbeitsunfähigkeitszeiten wegen eines „HWS-Syndroms", spricht man in der GUV von einem „**Vorschaden**", in der PUV von einer „**Vorinvalidität**" (Tab. 7. **6**). Die unfallbedingte Verschlimmerung kann vorübergehend, dauerhaft oder im Einzelfall sogar richtungweisend für eine progrediente Verschlechterung des Gesundheitszustandes sein (s. Kap. 7.2.8). Die **gutachtliche Einschätzung** ist erneut unterschiedlich:

- In der **Gesetzlichen Unfallversicherung** und der **Unfallfürsorge der Beamten** wird nach dem dort bestehenden „Alles oder Nichts-Prinzip" (s. Kap. 3.1.3) die gesamte Funktionsstörung entschädigt, wenn und solange das Unfallereignis wesentlich zu der erkennbaren Funktionsstörung beigetragen hat (Fallbeispiel 7.2).
- In der **Privaten Unfallversicherung** erfolgt zunächst eine Gesamtbewertung der dauerhaft bestehenden Funktionseinschränkungen. Sodann ist die bereits vor dem Unfall bestehende „Vor-Invalidität" in Abzug zu bringen. Darüber hinaus ist vorstellbar, dass die vorbestehenden Erkrankungen zusätzlich (!) die Gesundheitsschädigung selbst oder das Ausheilungsergebnis negativ beeinflusst haben. Dies wäre dann als weiterer Abzugsfaktor zu berücksichtigen.
- In der **Haftpflichtversicherung** trägt der Schädiger zwar das Risiko der Schadensanlage, nicht jedoch auch das Risiko einer manifesten Vorschädigung, denn er hat nur den durch sein haftungsbegründendes Verhalten verursachten Schaden zu ersetzen: Der Geschädigte ist durch die Kompensationsleistung so zu stellen, wie es ohne das schädigende Ereignis stünde (Prinzip des Differenzschadens). Dem Schädiger ist sonach in dem genannten Beispiel die Verschlimmerung, nicht aber das HWS-Syndrom selbst in seiner vorher bestehenden Aus-

Tabelle 7.6 Rechtsbegriffe für den Fall, dass eine Unfallschädigung auf einen regelwidrigen Gesundheitszustand trifft

Regelwidriger Gesundheitszustand	*Gesetzliche Unfallversicherung*	*Unfallfürsorge der Beamten*	*Private Unfallversicherung*	*Haftpflichtversicherung*
... klinisch und/oder funktionell **noch nicht** in Erscheinung getreten	Schadensanlage, die sich durch den Unfall manifestiert – Entschädigung des Unfalls im Sinne der Entstehung		Vorzustand – Kürzung der Invaliditätsleistung, wenn der Anteil des Vorzustandes an der Funktionsstörung 25 % oder mehr beträgt	Schadensanlage kann den Schädiger grundsätzlich nicht entlasten, er hat keinen Anspruch auf ein „psychisch oder physisch gesundes bzw. robustes Opfer"
... klinisch und/oder funktionell **bereits** in Erscheinung getreten	Vorschaden, der durch den Unfall verschlimmert wird – Entschädigung des Unfalls, wenn die Unfallschädigung im Sinne der Mitwirkung wesentlich zur Funktionsstörung beigetragen hat		Vorinvalidität – Kürzung der Invaliditätsleistung um den Anteil der Vorinvalidität an der Funktionsstörung[8]	Keine Zurechnung der Vorschädigung selbst und den damit bereits verbundenen Beeinträchtigungen in Beruf und Privatleben.

prägung zuzurechnen. Nur der Verschlimmerungsanteil ist in seinen Auswirkungen auf das Berufs- und Privatleben gutachtlich und letztlich schadensersatzmäßig zu würdigen.

Vorschaden, Vorinvalidität, Schadensanlage und Vorzustand sind stets im „Vollbeweis" nachzuweisen, „erfahrungsgemäße" Vermutungen sind nicht ausreichend.

Fallbeispiel 7.2

Eine 42-jährige Bäckereifachverkäuferin mit einem seit 10 Jahren bestehenden Diabetes mellitus und leichter sensomotorischer Polyneuropathie der Beine mit hierdurch bedingter leichter Gangunsicherheit (häufiges Stolpern) stürzt bei der Arbeit und zieht sich dabei aufgrund eines Hämatoms am linken Bein dort eine anhaltende, nahezu komplette Schädigung des N. peroneus zu.

Gesetzliche Unfallversicherung
Die Peroneusschädigung ist wesentlich durch das Unfallereignis bedingt, weswegen die MdE gemäß der „maßgeblichen Rentenliteratur" mit 20 v. H. eingeschätzt wird.

Private Unfallversicherung
Die Vorinvalidität ist mit 1/10 Beinwert einzuschätzen und wird vom Versicherungsträger bei der gutachtlich mit 3/10 Beinwert aktuell zu bewertenden Invalidität entsprechend in Abzug gebracht.

7.1.6 Spätere Veränderungen des Gesundheitszustandes

Nicht selten werden Jahre oder sogar Jahrzehnte nach einem Unfallereignis Verschlechterungen geltend gemacht. In der PUV und im Haftpflichtrecht ergeben sich dabei für den Sachverständigen im Allgemeinen keine Aufgaben, da durch die einmalige Invaliditäts- oder Schadensersatzleistung meist alle Folgeschäden mitberücksichtigt sind. In der Haftpflichtversicherung kann sich der Geschädigte allerdings die Ersatzpflicht für etwaige Zukunftsschäden in der Schadensregulierung vorbehalten. Im gesamten Öffentlichen Recht (GUV, Unfallfürsorge der Beamten, Soziales Entschädigungsrecht) spielen spätere Verschlimmerungen hingegen regelmäßig eine gewichtige Rolle und führen nicht selten zu gerichtlichen Auseinandersetzungen. Die zugehörigen Termini finden sich in Kapitel 7.2.9.

7.1.7 Versicherungsleistungen

Wesentliche Unterschiede zwischen den Versicherungsformen ergeben sich nicht zuletzt auch hinsichtlich der Versicherungsleistungen (Tab. 7.7). Während im Öffentlichen Recht unterschiedliche Schwellenwerte für Funktionsstörungen vorgesehen sind, ab denen erst eine Entschädigung von Unfallfolgen erfolgt, sind im Zivilrecht auch geringfügigere Unfallfolgen entschädigungspflichtig.

Darüber hinaus variiert der Umfang der konkreten Entschädigungsleistungen. Im Öffentlichen Recht werden neben Heilbehandlungen vor allem Rentenzahlungen geleistet, wobei die beamtenrechtliche Unfallfürsorge in bestimmten Grenzen auch Sachschäden ersetzt. In der PUV können Leistungsarten und -umfang individuell vertraglich vereinbart werden. Üblicherweise sind Leistungen für den Todesfall wie auch für die Einschränkung der Leistungsfähigkeit (Invalidität) vorgesehen, letztere nicht selten je nach Höhe mit Multiplikatoren versehen (Progressionsstaffel). Die Haftpflichtversicherung orientiert sich demgegenüber qualitativ wie auch quantitativ an den jeweiligen schadensrechtlichen Ansprüchen des Geschädigten. Etwaige Deckungsbegrenzungen in Art oder Höhe der Leistungen schränken den Versicherungsschutz des Versicherten ein, die Ansprüche des Geschädigten ihm gegenüber bleiben in ihrer gesetzlichen Ausprägung jedoch unberührt.

[8] evtl. zusätzliche Kürzung als „mitwirkende Erkrankung", wenn der Ursachenanteil mindestens 25 % beträgt

Tabelle 7.7 Vergleich der Versicherungsleistungen in den verschiedenen Rechtsgebieten

	Gesetzliche Unfallversicherung	*Unfallfürsorge des Beamten*	*Private Unfallversicherung*	*Haftpflichtversicherung*
Leistungen	Verletztenrente ab MdE 20 v. H., Behandlungen der Unfallfolgen usw.	Unfallausgleich ab MdE 25 v. H., Behandlung der Unfallfolgen usw., in beschränktem Umfang Ersatz von Sachschäden	Todesfall- und Invaliditätsleistungen ab 1 % Invaliditätsgrad, Krankenhaustagegeld usw.	Geldersatz für sämtliche materiellen und immateriellen Einbußen
Leistungsumfang	max. 2/3 des letzten Jahresarbeitsverdienstes	max. 75 v. H. der Dienstbezüge	Leistungshöhen individuell vertraglich zu vereinbaren	soweit nicht gesetzlich limitiert bis zur vertraglich vereinbarten Leistungshöhe

7.2 Gesetzliche Unfallversicherung (GUV)

7.2.1 Historische Entwicklung

Nach ersten Regelungen im preußischen Landrecht des 18. Jahrhunderts wurde 1881 mit der „Kaiserlichen Botschaft" der entscheidende Grundstein für die Deutsche Sozialversicherung gelegt. Auf dieser Grundlage wurde 1884 das „Unfallversicherungsgesetz" im Reichsgesetzblatt verkündet. Dieses Gesetz hat trotz seiner zahlreichen Änderungen in seinen wesentlichen Bestandteilen bis heute Gültigkeit und basiert auf 3 Grundlagen:

- Schutz des Versicherten und seiner Familie vor den Folgen von Arbeitsunfällen und Berufskrankheiten,
- Beitragsfinanzierung durch Umlageverfahren allein durch die Unternehmer und die damit verbundene Ablösung der Unternehmerhaftung,
- der ganzheitliche Ansatz Prävention, Rehabilitation und Entschädigungen aus einer Hand.

Im Jahr 1997 wurde die bis dahin fast 100 Jahre geltende Reichsversicherungsordnung (RVO) durch das Sozialgesetzbuch (SGB) abgelöst. Die Vorschriften der Gesetzlichen Unfallversicherung finden sich im siebten Buch (SGB VII).

7.2.2 Strukturprinzipien der GUV

Versicherungsträger

Die GUV finanziert sich allein aus den Beiträgen der Arbeitgeber. Die Höhe der Beiträge wird über ein Umlageverfahren ermittelt und vom Unfallrisiko beeinflusst. Im Bereich der öffentlichen Hand tragen Bund, Länder und Gemeinden die Kosten. Träger der GUV sind:

- **Gewerbliche Berufsgenossenschaften**, derzeit 26, die überwiegend nach Gewerbe- und Industriebereichen gegliedert sind.
- **Landwirtschaftliche Berufsgenossenschaften** mit 8 landwirtschaftlichen Berufsgenossenschaften (LBG) sowie der Gartenbau-Berufsgenossenschaft.
- **Unfallkassen der Öffentlichen Hand**, z. B. Gemeindeunfallversicherungen, derzeit insgesamt 33 Unfallkassen.

Die Träger der GUV unterhalten keinen eigenen Medizinischen Dienst, ärztliche Leistungen werden von niedergelassenen und Klinikärzten erbracht.

Versicherte

Die GUV ist eine Zwangsversicherung, die Arbeitnehmer und Auszubildende unfallversichert. Gleichermaßen versichert sind Kinder, die Kindergärten und Kindertagesstätten besuchen, Schüler und Studenten, jedoch u. a. auch Helfer bei Unglücksfällen. Unternehmer, Selbständige und Freiberufler können, wenn sie nicht bereits gesetzlich versichert sind, sich und ihren mitarbeitenden Ehepartner freiwillig versichern.

Versicherte Ereignisse

Aufgabe der Gesetzlichen Unfallversicherung ist der Schutz vor den Folgen folgender Ereignisse:

- **Arbeitsunfälle:** Arbeitsunfälle sind Unfälle, die Versicherte infolge ihrer beruflichen oder sonst versicherten Tätigkeit erleiden. Hierzu zählen auch Unfälle auf einem mit der versicherten Tätigkeit zusammenhängenden unmittelbaren Weg nach und von dem Ort der Tätigkeit (**Wegeunfälle**). Die Klärung der Frage, ob ein Wegeunfall gemäß den gesetzlichen Bestimmungen vorlag, ist stets Aufgabe des Versicherungsträgers. Im Einzelfall Aufgabe des Sachverständigen kann es jedoch sein zu klären, ob ein Arbeitsunfall aus „äußerer" oder „innerer" Ursache vorlag (s. Kap. 7.1.2).
- **Berufskrankheiten:** Die Versicherung erfolgt unabhängig von Verschuldensfragen (Ausnahme: vorsätzliche Herbeiführung einer Schädigung).

Kategorie	*Beeinträchtigung*	*%*[9]
I	Schwerste Beeinträchtigungen (in allen Bereichen der wiederkehrenden Verrichtungen des täglichen Lebens umfassend auf fremde Hilfe angewiesen)	100–80
II	Erhebliche Beeinträchtigungen (in allen Bereichen der wiederkehrenden Verrichtungen des täglichen Lebens überwiegend auf fremde Hilfe angewiesen)	80–60
III	Mittlere Beeinträchtigungen (in wesentlichen Bereichen der Verrichtungen des täglichen Lebens häufiger auf fremde Hilfe angewiesen)	60–40
IV	Leichtere Beeinträchtigungen (in mehreren Bereichen der Verrichtungen des täglichen Lebens teilweise, aber regelmäßig[10] auf fremde Hilfe angewiesen)	40–25

Tabelle 7.**8** Pflegegeldkategorien in der Gesetzlichen Unfallversicherung gemäß den erkennbaren Beeinträchtigungen in den Bereichen Körperpflege, Ernährung, Kommunikation, Mobilität und hauswirtschaftliche Versorgung

7.2.3 Versicherungsleistungen

Den Unfallversicherungsträgern sind gemäß § 1 SGB VII umfassende Aufgaben ohne zeitliche Beschränkung der Leistungspflicht übertragen. Die wichtigsten werden im Folgenden beschrieben.

Maßnahmen zur Prävention

Gemäß gesetzlichem Auftrag sollen die Unfallversicherungsträger „mit allen geeigneten Mitteln" für die Verhütung von Arbeitsunfällen, Berufskrankheiten und arbeitsbedingten Gesundheitsgefahren sowie für eine wirksame Erste Hilfe sorgen. Zur Durchführung dieser Aufgabe haben sie die Unternehmer und die Versicherten zu beraten sowie die durchgeführten Präventionsmaßnahmen zu überwachen. Diese Aufgaben werden durch den Technischen Aufsichtsdienst (TAD) erfüllt, medizinische Sachverständige sind hier nur selten gefragt.

Leistungen zur Heilbehandlung

Hierzu gehören:
- ärztliche Behandlung einschließlich Versorgung mit Arznei-, Verband-, Heil- und Hilfsmitteln,
- Behandlung in Krankenhäusern und Rehabilitationseinrichtungen,
- zahnärztliche Behandlung einschließlich der Versorgung mit Zahnersatz,
- häusliche Krankenpflege,
- Leistungen zur medizinischen Rehabilitation einschließlich Belastungserprobung und Arbeitstherapie.

[9] Prozent des Höchstbetrages des monatlichen Pflegegeldes (in den alten Bundesländern derzeit 1.180 Euro, in den neuen Bundesländern 1.023 Euro)

[10] mehr als 45 Minuten täglich

Die Versicherungsträger bestimmen dabei „Art, Umfang und Durchführung der Heilbehandlung und Rehabilitation sowie die Einrichtungen, die diese Leistungen erbringen, nach pflichtgemäßem Ermessen" (§ 26 (5) SGB VII).

Leistungen zur Wiedereingliederung und Teilhabe

Ziel soll es sein, die Versicherten „nach ihrer Leistungsfähigkeit und unter Berücksichtigung ihrer Eignung, Neigung und bisherigen Tätigkeit" wieder beruflich einzugliedern, und ihnen „ein weitgehend selbstständiges und von Pflege unabhängiges Leben" zu ermöglichen. Die Leistungen umfassen insbesondere:
- Hilfen zur Erhaltung oder Erlangung eines Arbeitsplatzes einschließlich Leistungen zur Beratung und Vermittlung, Trainingsmaßnahmen und Mobilitätshilfen,
- Berufsvorbereitung einschließlich einer wegen der Behinderung erforderlichen Grundausbildung,
- berufliche Anpassung und Weiterbildung, auch unter Einschluss eines ggf. zur Teilnahme erforderlichen schulischen Abschlusses,
- Kosten der Beschaffung, Ausstattung und Erhaltung einer behindertengerechten Wohnung,
- Hilfsmittel zur Erleichterung der Verrichtungen des täglichen Lebens.

Leistungen bei Pflegebedürftigkeit

Gemäß § 44 SGB VII werden Leistungen bei Pflegebedürftigkeit erbracht, wenn Versicherte infolge des Versicherungsfalls „so hilflos sind, dass sie für die gewöhnlichen und regelmäßig wiederkehrenden Verrichtungen im Ablauf des täglichen Lebens in erheblichem Umfang der Hilfe bedürfen". Die Leistungen umfassen Pflegegeld, das individuell unter Berücksichtigung des Hilfebedarfs in den 5 Bereichen Körperpflege, Ernährung, Kommunikation, Mobilität und hauswirtschaftliche Versorgung nach 4 Kategorien errechnet wird (Tab. 7.**8**), im Einzelfall auch das Stellen einer Pflegekraft oder Heimpflege.

Zahlung von Verletztenrente

Eine Verletztenrente wird gewährt, wenn die Erwerbsfähigkeit durch einen Unfall oder eine Berufskrankheit um wenigstens 20 v. H. für mindestens 26 Wochen gemindert wird (§ 56 SGB VII). Bei Verlust der Erwerbsfähigkeit wird Vollrente geleistet, diese beträgt 2/3 des bisherigen Jahresarbeitsverdienstes. Bei einer Minderung der Erwerbsfähigkeit (MdE) wird Teilrente geleistet, die in Vom-Hundert-Sätzen der Vollrente bemessen wird.

Gemäß § 62 SGB VII sind zwei Arten der Verletztenrente zu unterscheiden:

- **Rente als vorläufige Entschädigung** wird innerhalb der ersten 3 Jahre nach dem Unfall gewährt, solange der Umfang der MdE noch nicht abschließend festgestellt werden kann („erstes Rentengutachten", s. Kap.7.2.5). Innerhalb dieses Zeitraums kann die MdE jederzeit ohne Rücksicht auf die Dauer der Veränderung neu festgestellt werden, sofern gemäß § 7 SGB VII eine „wesentliche Änderung" der MdE von wenigstens 10 v. H. vorliegt („Rentengutachten zur Nachprüfung").
- **Rente auf unbestimmte Zeit** wird spätestens mit Ablauf von 3 Jahren nach dem Unfall geleistet, sofern die MdE (weiterhin) um wenigstens 20 v. H. gemindert ist. Bei der erstmaligen Feststellung der Rente auf unbestimmte Zeit („zweites Rentengutachten", s. Kap. 7.2.5) kann die MdE abweichend von der vorläufigen Entschädigung bewertet werden, auch wenn sich die Verhältnisse nicht geändert haben. Nach Festsetzung der Rente auf unbestimmte Zeit sind „wesentliche Änderungen" der Verhältnisse von 10 v. H. und mehr nur noch dann zu berücksichtigen, wenn diese wenigstens 3 Monate andauern. Änderungen der Rente können dabei zu Ungunsten des Versicherten bemerkenswerterweise nur noch in Abständen von wenigstens einem Jahr erfolgen (sog. „Schutzjahr"), zu Gunsten des Versicherten jedoch jederzeit.

MdE-Werte von 10–15 v. H. führen zu keiner Rentengewährung, besitzen jedoch Bedeutung als sog. „Stützrente", wenn zusammen mit den Folgen anderer Arbeitsunfälle eine Gesamt-MdE von 20 v. H. erreicht wird.

Sonstige Entschädigungsleistungen

Neben den genannten Rentenleistungen werden von der GUV weitere Geldleistungen erbracht. Da der Sachverständige mit den sich hieraus ergebenden Fragen kaum beschäftigt wird, sollen diese nur kurz gestreift werden.

- **Verletztengeld** wird über eine maximale Leistungsdauer von 78 Wochen erbracht, wenn Versicherte infolge eines Arbeitsunfalls arbeitsunfähig sind oder wegen einer Heilbehandlung oder sonstiger Maßnahmen eine ganztägige Erwerbstätigkeit nicht ausüben können (§ 45 SGB VII). Der Begriff der „Arbeitsunfähigkeit" richtet sich dabei nach den in der Gesetzlichen Krankenversicherung entwickelten Kriterien (s. Kap. 6.2.2). Die Höhe des Verletztengeldes bemisst sich nach dem im letzten Jahr vor dem Unfallereignis erzielten Arbeitseinkommen.
- **Übergangsgeld** wird erbracht, wenn Versicherte infolge eines Arbeitsunfalls berufsfördernde Leistungen erhalten und deswegen eine ganztägige Erwerbstätigkeit nicht ausüben können (§ 49 SGB VII).
- **Sterbegeld:** Bei Unfalltod erhalten die Hinterbliebenen 1/7 der im Zeitpunkt des Todes geltenden Bezugsgröße als Sterbegeld.
- **Hinterbliebenenrente:** Stirbt der Ehepartner durch einen Arbeitsunfall oder eine Berufskrankheit, zahlt die Unfallversicherung eine Hinterbliebenenrente.

7.2.4 Dokumentation des Unfallschadens

Bei der Erfassung und Erstbehandlung von Arbeits- und Wegeunfällen ist vom Gesetzgeber ein standardisierter Ablauf vorgesehen. Auf diese Weise ist die Erstdokumentation im Vergleich zu anderen Formen der Unfallversicherung meist recht umfangreich und ausführlich. Der Grund hierfür liegt darin, dass der Versicherungsträger in der GUV die Pflicht zur sachgerechten Ermittlung hat – dem Versicherten kommt dabei allerdings eine Mitwirkungspflicht zu.

Da für den neurologischen Sachverständigen das Vorliegen von Unfallschäden im „Vollbeweis" zu klären, sollte er die 4 relevanten „Formtexte" der Erstdokumentation kennen und im Gutachten als letztlich wichtigste Anknüpfungstatsachen zum Nachweis des „Erstschadens" stets eingehend berücksichtigen.

D-Arzt-Bericht

Wenn ein Arbeits- oder Wegeunfall vermutlich zu einer Arbeitsunfähigkeit führt, muss der Verletzte einen sog. Durchgangsarzt (D-Arzt) aufsuchen. Durchgangsärzte sind Fachärzte für Chirurgie oder Orthopädie „mit besonderen Kenntnissen und Erfahrungen auf dem Gebiet der Unfallmedizin". Sie werden von den Unfallversicherungsträgern bestellt. Neben der entsprechenden Qualifikation, d. h. einer abgeschlossenen Facharzt-Weiterbildung zum Chirurgen oder Orthopäden sowie der erforderlichen personellen und räumlichen Praxisausstattung, muss der Arzt, der sich um eine Bestellung zum D-Arzt bewirbt, eine ständige unfallärztliche Bereitschaft gewährleisten. Der D-Arzt entscheidet, ob eine „besondere Heilbehandlung" oder eventuell auch eine stationäre Einweisung notwendig ist oder ob die hausärztliche Versorgung ausreicht. Er kann weitere Ärzte, z. B. Neurologen, zur Klärung der Diagnose oder zur Mitbehandlung heranziehen. Das Ergebnis dieser Untersuchung (einschließlich Angaben zum Unfall selbst und der Erstversorgung) hält er in einem Bericht (D-Arzt-Bericht) fest, der bestimmte formale Kriterien erfüllt (Formtext F1000 der Berufsgenossenschaften) und die Wertigkeit eines Gutachtens besitzt.

H-Arzt-Bericht

Der „H-Arzt" leitet sich vom Begriff des Hausarztes ab. Definitionsgemäß sind H-Ärzte an der „besonderen Heilbehandlung" von Unfallverletzten beteiligte Ärzte, die, ohne die speziellen Anforderungen des Durchgangsarztverfahrens zu erfüllen, ebenfalls über besondere unfallmedizinische Kenntnisse verfügen und bestimmte Anforderungen erfüllen müssen. Der H-Arzt darf „besondere Heilbehandlungen" bei kleineren Verletzungen durchführen und ist in diesem Fall von der Vorstellungspflicht beim D-Arzt befreit. Die dem H-Arzt-Bericht (Formtext F1020 der Berufsgenossenschaften) zu entnehmenden Angaben entsprechen denen des D-Arzt-Berichts.

Unfallanzeige

Sobald ein Arbeits- oder Wegeunfall eine mehr als dreitägige Arbeitsunfähigkeit zur Folge hat, ist dieser dem Unfallversicherungsträger anzuzeigen. Die Unfallanzeige ist Aufgabe des Arbeitgebers, der diese innerhalb von 3 Tagen, nachdem er Kenntnis vom Unfall erhalten hat, zu erstatten hat. Sie ist vom Betriebs- bzw. Personalrat gegenzuzeichnen und enthält häufig wesentliche Zusatzangaben zum Unfallhergang.

Ergänzungsbericht Kopfverletzung

Bei Unfällen mit Kopfverletzungen und Gehirnbeteiligung oder Verdacht auf Gehirnbeteiligung kommt dem „Ergänzungsbericht Kopfverletzung" (Formtext F1002), der bei der Erstuntersuchung vom Durchgangsarzt erstattet wird, wesentliche Bedeutung zu. Dessen Fehlen kann im Allgemeinen als gewichtiger Hinweis dafür gewertet werden, dass der Erstuntersucher keine Anhaltspunkte für das Vorliegen eines Schädel-Hirn-Traumas hatte. Neben Angaben zu diagnostischen Maßnahmen, zur Diagnose und zum Verlauf finden sich im Ergänzungsbericht wichtige Befunde zur Klärung einer möglichen Hirnschädigung.

Zusätzlich liegen in den Unterlagen regelmäßig standardisierte Nachschau- und Zwischenberichte vor, während standardisierte fachneurologische Befundberichte (Formtext F1120) eher die Seltenheit darstellen und meist in freier Form erstattet werden.

7.2.5 Gutachten zur Verletztenrente

Die GUV kennt drei Arten der Begutachtung, die zu unterschiedlichen Zeiten nach dem Unfallereignis und mit unterschiedlicher Zielsetzung eingesetzt werden (Tab. 7.9). Der Unfallversicherungsträger hat bei der Erteilung von Gutachtenaufträgen ein Benennungsrecht, dem ein Auswahlrecht des Versicherten gegenübersteht. Üblicherweise werden 3 Gutachter vorgeschlagen, von denen der Versicherte einen auswählt.

Erstes Rentengutachten

Das sog. erste Rentengutachten dient der vorläufigen Festsetzung der MdE innerhalb von 3 Jahren nach dem Unfallereignis, beginnend mit dem Wegfall der unfallbedingten Arbeitsunfähigkeit, ggf. mit zeitlicher Staffelung der vorgeschlagenen MdE. Zusätzlich gefordert werden Aussagen zur Prognose.

Zweites Rentengutachten

Das zweite Rentengutachten wird zu einem von der individuellen Einschätzung des Versicherungsträgers abhängigen Zeitpunkt innerhalb der 3-Jahres-Frist in Auftrag gegeben und dient zur Festlegung, ob zum Zeitpunkt der Untersuchung auf letztlich unbestimmte Zeit eine „wesentliche" MdE verblieben ist. Eine MdE von weniger als 10 v. H. gilt als „nicht wesentlich" und wird nicht berücksichtigt, die Aussage des Sachverständigen lautet in diesem Fall „MdE unter 10 v. H.". Bei der Einschätzung der MdE ist

Tabelle 7.9 Charakteristika der verschiedenen Rentengutachten in der GUV

Gutachtentyp	*Zielsetzung*	*Vergleichsgrundlage*
Erstes Rentengutachten	Vorläufige Festsetzung der MdE innerhalb von 3 Jahren nach dem Unfallereignis	–
Zweites Rentengutachten	Festsetzung der Rente auf unbestimmte Zeit	unabhängig von bereits vorliegenden Vorgutachten und Rentenfeststellungen
Rentengutachten zur Nachprüfung	Abklärung einer wesentlichen Änderung (wenigstens 10 v. H.) gegenüber der Anforderung beim Vorliegen • eines ersten Rentengutachtens jederzeit innerhalb der 3 Jahresfrist • eines zweiten Rentengutachtens im Regelfall nur in 1-Jahres-Abständen	aktuelle Feststellung der MdE bzw. „maßgebliches Vorgutachten"

der Sachverständige dabei nicht an die Vorgaben aus bereits vorliegenden Gutachten gebunden.

Ein MdE-Wert von weniger als 10 v. H. gilt im gesamten Öffentlichen Recht als nicht wesentlich und ist bei der Bemessung von Schädigungsfolgen nicht zu berücksichtigen.

Rentengutachten zur Nachprüfung

Die Rentengutachten zur Nachprüfung soll Aussagen über das Vorliegen einer „wesentlichen Änderung" der Verhältnisse vermitteln. Eine Änderung ist dabei nur dann wesentlich, wenn sich die durch die Unfallfolgen bedingte MdE um mehr als 5 v. H. ändert; bei Renten auf unbestimmte Zeit muss die Veränderung der MdE länger als 3 Monate andauern. Innerhalb der 3-Jahres-Frist kann der Versicherungsträger Gutachten zur Nachprüfung jederzeit anfordern. Bei Vorliegen einer Rente auf unbestimmte Zeit aufgrund eines „zweiten Rentengutachtens" ist dies im Regelfall nur noch in einjährigen Abständen möglich.

Eine Änderung der MdE im Rahmen von Nachprüfungen ist nur möglich, wenn die Änderung wenigstens 10 v. H. beträgt.

Ein für den Sachverständigen nicht unproblematischer Sonderfall entsteht, wenn sich im Rahmen eines Rentengutachtens zur Nachprüfung zeigt, dass die in einem vorherigen (zweiten) Rentengutachten auf unbestimmte Zeit gemachten Aussagen unrichtig waren oder auf falschen Angaben beruhen, ohne dass inzwischen eine „wesentliche Änderung der Verhältnisse" im Rechtssinne vorliegt. In dieser komplexen Situation eines „rechtswidrigen Verwaltungsaktes" sind zwei Fälle zu unterscheiden:

- **Neubewertung zu Gunsten des Versicherten**: Gemäß § 44 SGB X ist in diesem Fall die bisherige Rentenbemessung auch mit Wirkung für die Vergangenheit aufzuheben, was ggf. zu einer Rentennachzahlung für einen Zeitraum von bis zu 4 Jahren führen kann.
- **Neubewertung zu Ungunsten des Versicherten**: Hier besteht gemäß § 45 SGB X in erheblichem Umfang ein auch prospektiv geltender „Vertrauensschutz". Dieser gilt nur dann nicht, wenn der Versicherte den für ihn günstigeren Rentenbescheid durch Täuschung oder grobe Fahrlässigkeit seinerseits erreichte, bzw. gleichzeitig eine „wesentliche Änderung" der Verhältnisse zu erkennen ist, die eine grundsätzliche Neueinschätzung für die Zukunft erfordert. Die retrospektive Aberkennung oder Minderung einer Rentengewährung ist bei von dem Versicherten nicht zu vertretenden Fehleinschätzungen demnach grundsätzlich nicht möglich.

§ 45 SGB X – Rücknahme eines rechtswidrigen begünstigenden Verwaltungsaktes

(1) Soweit ein Verwaltungsakt, der ein Recht oder einen rechtlich erheblichen Vorteil begründet oder bestätigt hat (begünstigender Verwaltungsakt), rechtswidrig ist, darf er, auch nachdem er unanfechtbar geworden ist, nur unter den Einschränkungen der Absätze 2 bis 4 ganz oder teilweise mit Wirkung für die Zukunft oder für die Vergangenheit zurückgenommen werden.

(2) Ein rechtswidriger begünstigender Verwaltungsakt darf nicht zurückgenommen werden, soweit der Begünstigte auf den Bestand des Verwaltungsaktes vertraut hat und sein Vertrauen unter Abwägung mit dem öffentlichen Interesse an einer Rücknahme schutzwürdig ist. Das Vertrauen ist in der Regel schutzwürdig, wenn der Begünstigte erbrachte Leistungen verbraucht oder eine Vermögensdisposition getroffen hat, die er nicht mehr oder nur unter unzumutbaren Nachteilen rückgängig machen kann. Auf Vertrauen kann sich der Begünstige nicht berufen, soweit

1. er den Verwaltungsakt durch arglistige Täuschung, Drohung oder Bestechung erwirkt hat,
2. der Verwaltungsakt auf Angaben beruht, die der Begünstigte vorsätzlich oder grob fahrlässig in wesentlicher Beziehung unrichtig oder unvollständig gemacht hat, oder
3. er die Rechtswidrigkeit des Verwaltungsaktes kannte oder infolge grober Fahrlässigkeit nicht kannte; grobe Fahrlässigkeit liegt vor, wenn der Begünstigte die erforderliche Sorgfalt in besonders schwerem Maße verletzt hat.

(3) Ein rechtswidriger begünstigender Verwaltungsakt mit Dauerwirkung kann nach Absatz 2 nur bis zum Ablauf von zwei Jahren nach seiner Bekanntgabe zurückgenommen werden. ...

(4) Nur in den Fällen von Absatz 2 Satz 3 und Absatz 3 Satz 2 wird der Verwaltungsakt mit Wirkung für die Vergangenheit zurückgenommen. ...

7.2.6 Allgemeine Regeln zur Einschätzung der MdE

Erwerbsfähigkeit ist in der Gesetzlichen Unfallversicherung als die körperliche und geistige Fähigkeit definiert, „sich unter Ausnutzung aller Arbeitsgelegenheiten im gesamten Erwerbsleben einen Erwerb zu verschaffen und Erwerbseinkommen zu erzielen" (§ 56 SGB VII). Die durch eine Unfallschädigung bedingte Minderung dieser Fähigkeit ist die in Vom-Hundert-Sätzen ausgedrückte „MdE".

Minderung der Erwerbsfähigkeit

Die Minderung der Erwerbsfähigkeit ist in der GUV abstrakt festzustellen, also losgelöst von den konkreten Erwerbsverhältnissen des Einzelfalls. Eine gleiche Funktionsstörung hat somit bei allen Betroffenen – von den Ausnahmefällen des „besonderen beruflichen Betroffenseins" abgesehen – zu einer gleich hohen MdE zu führen. Im Ergebnis entspricht die abstrakte MdE damit eher dem „Grad der Versehrtheit". Unerheblich für die Höhe der vom Sachverständigen zu schätzenden MdE ist daher, ob und in welcher Höhe die Erwerbsfähigkeit schon vor Eintritt der Schädigung gemindert war, und ob der Versicherte z. B. durch die besondere Situation seinen Arbeitsplatz verliert. Umgekehrt ist jedoch auch nicht zu berücksichtigen, wenn z. B. ein überwiegend am Schreibtisch tätiger Sachbearbeiter durch einen „Peroneusausfall" in seiner konkreten Tätigkeit gar nicht relevant beeinträchtigt ist. Bei jugendlichen Versicherten wird die MdE nach den Auswirkungen bemessen, die sich bei Erwachsenen mit gleichen Gesundheitsschäden ergeben würden.

MdE-Tabellen

Zur Gewährleistung einer Gleichbehandlung aller Betroffenen mit (annähernd) gleicher Bewertung von Gesundheitsschäden sind von verschiedenen Autoren in den vergangenen Jahren Erfahrungssätze zur Höhe der MdE (MdE-Tabellen) bei verschiedenen häufigen Funktionsstörungen entwickelt worden, die inzwischen „halbamtlichen" Status erlangt haben. Die sog. „maßgebliche Rentenliteratur" ist für den Sachverständigen zwar nicht zwingend, gemäß Rechtsprechung soll hiervon jedoch im Interesse der Gleichbehandlung der Versicherten ohne gewichtige Gründe des Einzelfalls, die ausführlich im Gutachten zu nennen sind, nicht abgewichen werden (Tab. 7.**10**). Dies betrifft insbesondere Abweichungen nach unten, die inkompletten Schädigungen vorbehalten bleiben sollten. Eine Zusammenstellung der für den neurologischen Sachverständigen wichtigen Erfahrungswerte findet sich in Kapitel 36.

Bei der Bemessung der MdE sind grundsätzlich auch besondere berufliche Nachteile bzw. ein besonderes berufliches Betroffensein infolge der Schädigung zu berücksichtigen. Dies zu beurteilen ist jedoch ausschließlich Aufgabe der Versicherungsträger bzw. der Sozialgerichte, und nicht des Sachverständigen. Der Sachverständige hat jedoch die Möglichkeit, im Einzelfall auf das Vorliegen eines solchen Sachverhalts hinzuweisen.

Tabelle 7.**10** Abweichungen von dem in den MdE-Tabellen genannten „Normalfall"

Abweichungen	*Situation*
Abweichungen nach unten	funktionelle Einbuße, z. B. bei einem inkompletten Nervenschaden, geringer als im „Normalfall" mit komplettem Schaden
Abweichungen nach oben	• ungünstige Funktionsverhältnisse, z. B. bei rezidivierenden Stumpfinfektionen • beim Vorliegen außergewöhnlicher Schmerzen, z. B. bei komplexen regionalen Schmerzsyndromen oder Neurombildungen • beim Vorliegen außergewöhnlicher seelischer Beeinträchtigungen, z. B. depressive Reaktion auf das Vorliegen eines traumatisch bedingten Tinnitus

Vom-Hundert-Werte

Die Angabe der MdE erfolgt in Vom-Hundert-Werten (v. H.), die in der Regel durch 10 teilbar sein sollen. Ausnahmen hiervon stellen lediglich die MdE-Werte 15 und 25 v. H. dar. Unter 10 v. H. liegende Werte werden gemäß den gesetzlichen Vorgaben nicht berücksichtigt (MdE < 10 v. H., „nicht messbare MdE").

In diesem Zusammenhang ist festzuhalten, dass die **„Festsetzung"** der MdE immer Aufgabe des Versicherungsträgers bzw. des Sozialgerichts ist. Der Grund hierfür ist, dass die definitive Höhe der MdE nicht ausschließlich medizinischer Natur ist, sondern sich auch aus anderen Faktoren zusammensetzt (z. B. Bildung der Gesamt-MdE aus mehreren Unfällen, besonderes berufliches Betroffensein). Der Sachverständige sollte daher stets von einer **„Schätzung"** oder einem **„Vorschlag"** sprechen bzw. allenfalls eine bestimmte MdE „für gerechtfertigt halten".

Bildung der Gesamt-MdE

Zwar ist die Festsetzung der Gesamt-MdE primär Aufgabe des Versicherungsträgers bzw. des Sozialgerichts. Bei mehreren unfallbedingten Funktionsbeeinträchtigungen wird der Sachverständige, in dessen Fachgebiet der überwiegende funktionelle Schaden fällt („Hauptgutachter"), jedoch regelmäßig aufgefordert, aus den verschiedenen Einzel-MdE-Werten eine Gesamt-MdE vorzuschlagen. Definitionsgemäß ist diese im gesamten Gebiet des Öffentlichen Rechts „nach den Auswirkungen der Funktionsbeeinträchtigungen in ihrer Gesamtheit und Berücksichtigung ihrer wechselseitigen Beziehungen zueinander" festzustellen. Die Gesamt-MdE kann dabei maximal 100 v. H. betragen.

Ausgehend von dem Schaden mit der größten Einzel-MdE ist in diesem Fall zu prüfen, ob und inwieweit diese durch die übrigen Einzel-MdE weiter erhöht wird. Dabei ergeben sich folgende Varianten:

- **Völlige Überschneidung:** Führen unterschiedliche Gesundheitsschäden zu letztlich denselben Funktionsstörungen, z. B. Hemiparese sowie Gelenkschädigung an der betroffenen Extremität, fließen diese nur einmal in die Bewertung ein.
- **Teilweise Überschneidung:** In diesem regelhaft vorliegenden Fall ist die Gesamt-MdE niedriger als die Summe der Einzel-MdE.
- **Keinerlei Überschneidung:** Eine lineare Addition der MdE-Werte erscheint im Einzelfall gerechtfertigt, wenn getrennte Funktionssysteme (z. B. Doppelbilder und Karpaltunnelsyndrom) betroffen sind.
- **Gegenseitige Verstärkung:** In seltenen Fällen können sich, insbesondere bei paarigen Organen und Gliedmaßen, Funktionsbeeinträchtigungen besonders nachteilig auswirken und damit zu einer höheren Gesamt-MdE führen.

Selbstverständlich werden identische Funktionsstörungen, die von zwei Fachgebieten eingeschätzt werden, nur einmal im Rahmen der Gesamt-MdE berücksichtigt. Typisches Beispiel hierfür sind Gleichgewichtsstörungen aufgrund einer Vestibularisschädigung, die sowohl vom Neurologen als auch vom HNO-Arzt bewertet werden.

7.2.7 Entstehung einer Gesundheitsschädigung

Im Rahmen von Begutachtungen wird der Sachverständige regelmäßig vom Versicherungsträger bzw. Sozialgericht dazu befragt, ob und welche Gesundheitsstörungen mit Wahrscheinlichkeit in wesentlicher Weise durch einen Unfall im Sinne der „Entstehung oder Verschlimmerung" verursacht wurden.

„Entstehung" im Sinne der GUV ist gegeben, wenn es durch das Unfallereignis erstmalig zu einer manifesten Gesundheitsstörung gekommen ist. Solange für die Manifestation der Gesundheitsstörung nur eine einzige Noxe in Frage kommt, ist die Beurteilung einfach. Schwierig wird die Situation, wenn bereits vor dem Trauma pathologische physische oder psychische Veränderungen vorlagen. Wie bereits in Kapitel 7.1.5 beschrieben, ist in der GUV jedoch auch dann von einer „Entstehung" im Rechtssinne auszugehen, wenn zum Zeitpunkt des Unfalls eine sog. „Schadensanlage" vorlag. Definitionsgemäß handelt es sich hierbei um eine „klinisch oder funktionell noch nicht in Erscheinung getretene" regelwidrige „schadensanfällige oder schadensgeneigte Disposition", bei der das krankhafte Geschehen erst durch das Unfallereignis zum Ausbruch gebracht wird.

7.2.8 Verschlimmerung eines Vorschadens

Eine „Verschlimmerung" im Sinne der GUV liegt vor, wenn der zu beurteilende Gesundheitsschaden bereits vor dem Unfallereignis als klinisch manifester, mit objektivierbaren Veränderungen verbundener „Vorschaden" (s. Kap. 7.1.5) vorhanden war. Wenn nun (zusätzlich) ein Unfallereignis eingetreten ist, ist dieses dann als ursächlich für die Verschlimmerung anzusehen, wenn es gemäß den Kriterien der im „Öffentlichen Recht geltenden Relevanztheorie" (s. Kap. 3.1.3) „wesentlich" zu der Gesundheitsschädigung beigetragen hat. Nach der höchstrichterlichen Rechtsprechung ist „Wesentlichkeit" nur dann nicht gegeben, wenn die Neigung zur weiteren Verschlimmerung „so leicht ansprechbar ist, dass es nicht besonderer, in der Art unersetzlicher äußerer Einwirkungen bedarf, sondern jedes alltäglich vorkommende ähnliche Ereignis in absehbarer Zeit die Verschlimmerung bewirkt hätte".

Für den Fall der Anerkennung eines Zusammenhangs gilt es für den Sachverständigen, den bestehenden Gesundheitsschaden in einen bereits vor dem Unfall bestehenden und den danach gegebenen, durch den Unfall wesentlich bedingten („verschlimmerten") Teil zu zerlegen. Hierbei sind gutachtlich zeitliche und quantitative Aspekte zu betrachten.

Zeitlicher Umfang einer Verschlimmerung

Bezüglich des zeitlichen Verlaufs einer Verschlimmerung können 3 Verlaufsformen unterschieden werden (Abb. 7.1):

- **Vorübergehende Verschlimmerung:** Hierbei klingt nach einer individuell unterschiedlichen Zeit die unfallbedingte Gesundheitsschädigung soweit ab, dass der Zustand (wieder) vorliegt, welcher der schicksalhaften Weiterentwicklung des Vorschadens entspricht. Zu dieser Gruppe zählt die überwiegende Zahl von HWS-Beschleunigungsverletzungen bei vorbestehenden degenerativen Veränderungen.
- **Anhaltende, begrenzte Verschlimmerung:** In diesem Fall verbleibt ein unfallbedingtes Mehr an Gesundheitsschädigung, ohne den natürlichen weiteren Verlaufs des Geschehens zu ändern. Als Beispiel hierfür kann eine traumatische Peroneusschädigung zusätzlich zu einer bereits vorbestehenden sensomotorischen diabetischen Polyneuropathie der Beine angeführt werden.
- **Richtunggebende Verschlimmerung:** Hier kommt es bei einem zuvor stationären oder nur wenig progredienten Zustand durch das Unfallereignis zu einer wesentlich schnelleren Progredienz. Eine solche Situation kann z. B. bei der Entwicklung einer gegenüber dem normalerweise erwarteten Altersverlauf schnell fortschreitenden Demenz nach einem schwereren Schädel-Hirn-Trauma mit postkontusionellem Defektzustand diskutiert werden.

Quantitativer Umfang einer Verschlimmerung

Bei der quantitativen Abschätzung unfallabhängiger (Verschlimmerung) und -unabhängiger (Vorschaden) Anteile sind 2 Konstellationen möglich.

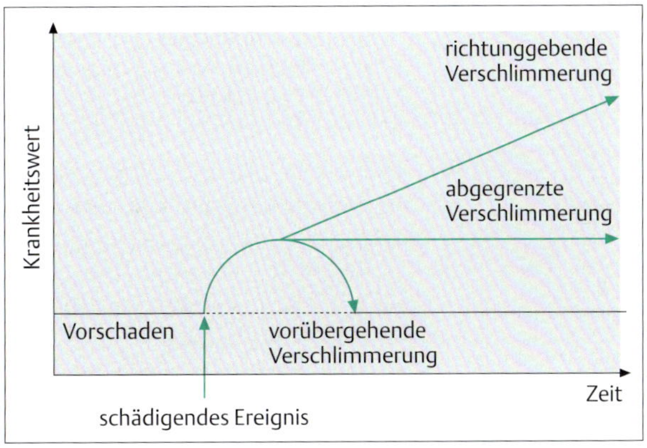

Abb. 7.1 Arten der Verschlimmerung.

- **Höherbewertung der Unfallfolgen:** Im Vergleich zum „Normalfall“ ohne Vorschaden ist eine höhere MdE anzusetzen, wenn die Unfallfolgen auf Grund des Vorschadens den Betroffenen erheblich stärker treffen als einen Gesunden. Diese Situation dürfte jedoch nur selten, z. B. bei einer unfallbedingt aufgetretenen Hemiparese rechts bei vorbestehender Amputation des linken Beins, gegeben sein.
- **Niedrigerbewertung der Unfallfolgen:** Hat die Schädigung eine bereits vorgeschädigte Gliedmaße oder ein vorgeschädigtes Organ getroffen, für das bereits eine MdE anzusetzen gewesen wäre, ist die schädigungsbedingte MdE niedriger anzusetzen als die MdE, die sich aus dem nun bestehenden Gesamtschaden ergibt. Maßgeblich ist dabei, zur welchen zusätzlichen (!) funktionellen Beeinträchtigungen die Unfallschädigung geführt hat.

7.2.9 Bewertung von Spätschäden

- **Verschlimmerung:** Im Zusammenhang mit Spätschäden versteht man unter einer Verschlimmerung die Verschlechterung oder Verstärkung einer anerkannten Schädigungsfolge zu einem späteren Zeitpunkt (Tab. 7.**11**). Dieser Fall sollte nicht verwechselt werden mit der o. g. Verschlimmerung eines bereits bestehenden „Vorschadens“ durch ein Schädigungsereignis (s. Kap. 7.2.8).

Der Begriff der „Verschlimmerung“ kann Anlass zu Verwechslungen geben, da er sowohl die Verschlimmerung eines bereits vor dem Unfall bestehenden Gesundheitsschadens als auch die Weiterentwicklung einer anerkannten Schädigungsfolge umfasst.

- **Folgeschaden:** Von einem solchen ist auszugehen, wenn die Unfallschädigung und deren Folgen bei der Entstehung einer späteren Gesundheitsstörung wesentlich mitgewirkt haben. Typische Beispiele hierzu sind Anfallsleiden oder Hirnabszesse, die im Gefolge einer Hirnverletzung erst zu einem späteren Zeitpunkt auftreten. Besteht ein sehr langes Zeitintervall zwischen dem Unfall und dem Folgeschaden, wird häufig auch von einem „Spätschaden“ gesprochen.
- **Mittelbare Unfallfolge:** Hierunter versteht man Gesundheitsstörungen, die nicht unmittelbar durch das Unfallereignis verursacht sind, bei denen aber die anerkannte Unfallfolge wesentlich mitgewirkt hat. Typische Beispiele hierfür sind sturzbedingte Frakturen aufgrund eines posttraumatischen Anfallsleidens oder einer unfallbedingten Hemiparese.

Mittelbare Folgen eines Versicherungsfalls: Mit mittelbaren Unfallfolgen nicht verwechselt werden sollten „mittelbare Folgen eines Versicherungsfalls“ gemäß § 11 SGB VII. Hierbei handelt es sich um Gesundheitsschäden, die ein Versicherter im Rahmen der unfallbedingten Durchführung einer Heilbehandlung, berufsfördernder Maßnahme zur Rehabilitation, bei der Beschaffung von Hilfsmitteln oder auf dem Weg zu einer angeordneten Untersuchung erleidet.

- **Nachschaden:** Hierunter sind alle späteren Gesundheitsstörungen zu verstehen, für die das schädigende Ereignis nicht wesentliche Mitursache ist und die damit auch nicht entschädigungspflichtig sind.

Tabelle 7.**11** Beurteilung von mit erheblicher zeitlicher Verzögerung nach einem Unfall oder einem anderen Schädigungsereignis auftretenden Gesundheitsstörungen

	(Spätere) Verschlimmerung	*Folgeschaden*	*Nachschaden*	*Mittelbare Schädigungsfolge*
Definition	Verschlimmerung einer anerkannten Schädigungsfolge zu einem späteren Zeitpunkt	Gesundheitsstörung, bei der die anerkannte Schädigung wesentlich mitgewirkt hat	Gesundheitsstörung ohne Zusammenhang mit der anerkannten Schädigung	Gesundheitsstörung aufgrund eines äußeren Ereignisses, das seine Ursache in einer anerkannten Schädigung hat
Bewertung der später aufgetretenen Gesundheitsstörung	Entschädigungspflichtig	Entschädigungspflichtig	keine Entschädigung	Entschädigungspflichtig
Beispiel	Durch Alterung bedingte Verschlechterung eines anerkannten hirnorganischen Psychosyndroms nach Hirnverletzung	Entwicklung eines Anfallsleidens im Gefolge einer Hirnverletzung zu einem späteren Zeitpunkt	Durch arteriosklerotischen Gefäßverschluss bedingter Schlaganfall bei anerkannter Hirnverletzung	Sturzbedingte Fraktur aufgrund eines posttraumatischen Anfallsleidens

7.3 Dienstunfallfürsorge der Beamten

7.3.1 Historische Entwicklung

Im Rahmen der Sozialgesetzung von Bismarck Ende des 19.Jahrhunderts stand auch eine Regelung für die Versorgung der Beamten im Rahmen der Fürsorgepflicht des Dienstherrn an. Sie fand 1887 ihren Niederschlag in dem „Gesetz, betreffend die Fürsorge für Beamte in Folge von Betriebsunfällen". Vergleichbar der übrigen Sozialgesetzgebung haben sich die darin gemachten Angaben in ihren wesentlichen Aspekten bis heute erhalten. Die letzte Fassung des Beamtenversorgungsgesetzes (BeamtVG), das neben der Unfallfürsorge auch Kapitel über das Ruhegeld, die Hinterbliebenenversorgung sowie Bezüge bei Verschollenheit enthält, stammt aus dem Jahr 1977, zuletzt geändert am 21.6.2005. Für die konkrete Umsetzung des BeamtVG liegen zusätzlich „Allgemeine Verwaltungsvorschriften zum Beamtenversorgungsgesetz" (BeamtVGVwV) vor, die in den nachfolgenden Ausführungen mitberücksichtigt wurden.

7.3.2 Dienstunfall

Die Dienstunfallfürsorge hat sich in weitgehender Anlehnung an das Unfallversicherungsrecht der Gesetzlichen Unfallversicherung (s. Kap. 7.2) entwickelt. Entsprechend entspricht die Definition des Dienstunfalls sinngemäß der Definition des Arbeitsunfalls in der Gesetzlichen Unfallversicherung. Zum Dienst gehören auch:

- Dienstreisen, Dienstgänge und die dienstliche Tätigkeit am Bestimmungsort,
- die Teilnahme an dienstlichen Veranstaltungen und genehmigten Nebentätigkeiten,
- der Weg zum und vom Dienst.

Für die Dienstunfallmeldungen und -untersuchungen gelten ähnliche Vordrucke, wie diese in der Gesetzlichen Unfallversicherung verwendet werden. Dienstunfälle sind innerhalb von 2 Jahren nach dem Unfall beim Dienstvorgesetzten geltend zu machen.

7.3.3 Fürsorgeleistungen

Das BeamtVG sieht im Rahmen der Dienstunfallfürsorge ein breites Spektrum sog. Fürsorgeleistungen an. Die für den medizinischen Sachverständigen wichtigsten sind:

- Durchführung von **Heilverfahren** (§ 33 BeamtVG), vergleichbar den Vorgaben der Gesetzlichen Unfallversicherung.
- **Unfallausgleich** bei unfallbedingt länger als 6 Monate dauernder Minderung der Erwerbsfähigkeit (MdE) auf dem gesamten allgemeinen Arbeitsmarkt von wenigstens 25 v. H. (§ 35 BeamtVG).
- **Unfallruhegehalt**, wenn ein Beamter auf Grund eines Dienstunfalles dienstunfähig geworden ist. Das Unfallruhegehalt beträgt mindestens 66 2/3, höchstens jedoch 75 v. H. der ruhegehaltfähigen Dienstbezüge (§ 36 BeamtVG).
- **Erhöhtes Unfallruhegehalt** von 80 v. H., wenn Beamte im Rahmen eines „qualifizierten Dienstunfalls" (§ 37 BeamtVG) dienstunfähig wurden und zum Zeitpunkt der Ruhestandsversetzung eine unfallbedingte MdE von mindestens 50 v. H. vorlag. „Qualifizierte Dienstunfälle" betreffen vor allem Unfälle aufgrund von Diensthandlungen, die für den Beamten mit besonderer Lebensgefahr verbunden waren oder durch einen „rechtswidrigen Angriff" in Ausübung des Dienstes (§ 31 BeamtVG) zustande kamen.
- **Unterhaltsbeitrag** nach Ausscheiden aus dem Beamtenverhältnis, wenn unfallbedingt eine MdE von wenigstens 20 v. H. vorliegt (§ 38 BeamtVG).
- **Einmalige Unfallentschädigung** in Höhe von derzeit 80 000 Euro bei einem „qualifizierten Dienstunfall" und einer unfallbedingten MdE von wenigstens 50 v. H. (§ 43 BeamtVG).
- **Erstattung von Sachschäden** (§ 32 BeamtVG) z. B. bei Dienstfahrten, so dass sich damit Parallelen zur Haftpflichtversicherung ergeben.

7.3.4 Bemessung der MdE

In Analogie zur GUV ist in der Dienstunfallfürsorge der abstrakte allgemeine Arbeitsmarkt[11] Maßstab für die Einschätzung der unfallbedingten Minderung der Erwerbsfähigkeit (MdE). Entsprechend liegt es nahe, die aus der Gesetzlichen Unfallversicherung vorliegenden Bewertungstabellen auch in der Unfallfürsorge der Beamten einzusetzen. Demgegenüber verweisen jedoch die o. g. Verwaltungsvorschriften zum BeamtVG auf das Soziale Entschädigungsrecht (Anhang 5 zu § 30 BVG), und auch mehrere Urteile von Verwaltungsgerichten nennen als Maßstab für die Einschätzung der MdE in der beamtenrechtlichen Unfallfürsorge die „Anhaltspunkte für die ärztliche Gutachtertätigkeit im sozialen Entschädigungsrecht und nach dem Schwerbehindertengesetz" [Bundesministerium für Gesundheit und Soziale Sicherung 2005][12].

> Die Bemessung der MdE orientiert sich in der beamtenrechtlichen Unfallfürsorge im Allgemeinen an den Werten des Sozialen Entschädigungsrechts („Anhaltspunkte").

Bezüglich der übrigen Kriterien gelten wiederum die für die GUV genannten Regeln. Demnach ist eine MdE von unter 10 v. H. grundsätzlich nicht zu berücksichtigen, und bei Nachuntersuchungen ist eine wesentliche Änderung der

[11] BVerwG vom 21.9.2000/2 C 27.99 – NVwZ-RR 2000, 168, 170

[12] OVG Münster vom 23.3.1998 – 6 A 54/96; VG Oldenburg vom 15.09.2004 – 6A 3453/00

Verhältnisse dann gegeben, wenn die Erhöhung oder Minderung der MdE mindestens 10 v. H. beträgt.

7.3.5 Mitwirkungspflicht und Fürsorgeausschlüsse

Im Gegensatz zu den Versicherten der GUV unterliegen Beamte einer erhöhten Mitwirkungspflicht (§ 33 BeamtVG). Werden Anordnungen zu einer ärztlichen Behandlung ohne triftigen Grund nicht befolgt, kann gemäß § 44 BeamtVG die Unfallfürsorge versagt werden.

§ 33 BeamtVG – Mitwirkungspflichten

(2) ... Der Verletzte ist verpflichtet, sich einer Krankenhausbehandlung oder Heilanstaltspflege zu unterziehen, wenn sie nach einer Stellungnahme eines durch die Dienstbehörde bestimmten Arztes zur Sicherung des Heilerfolges notwendig ist.

(3) Der Verletzte ist verpflichtet, sich einer ärztlichen Behandlung zu unterziehen, es sei denn, dass sie mit einer erheblichen Gefahr für Leben oder Gesundheit des Verletzten verbunden ist. Das gleiche gilt für eine Operation dann, wenn sie keinen erheblichen Eingriff in die körperliche Unversehrtheit bedeutet.

§ 44 BeamtVG – Nichtgewährung von Unfallfürsorge

(2) Hat der Verletzte eine die Heilbehandlung betreffende Anordnung ohne gesetzlichen oder sonstigen wichtigen Grund nicht befolgt und wird dadurch seine Dienst- oder Erwerbsfähigkeit ungünstig beeinflusst, so kann ihm die oberste Dienstbehörde oder die von ihr bestimmte Stelle die Unfallfürsorge insoweit versagen.

Darüber hinaus wird Unfallfürsorge ebenfalls nicht gewährt, wenn der Verletzte den Dienstunfall vorsätzlich (§ 46 BeamtVG) oder grob fahrlässig[13] herbeigeführt hat. Der Beweis hierfür ist vom Dienstherrn zu führen, was im Einzelfall auch zu entsprechenden Fragen an den Sachverständigen Anlass geben kann.

7.4 Private Unfallversicherung

7.4.1 Historische Entwicklung

Seit dem Mittelalter gab es zahlreiche Versuche, unabhängig von widerrechtlichen oder schuldhaftem Verhalten, dem Bedürfnis nach finanziellem Schutz bei erlittenen Unfällen nachzukommen. So unterstützten in Deutschland die Zünfte ihre Mitglieder in Notfällen wie Krankheit, Invalidität und Alter, im Todesfall auch Witwen und Waisen. Zu den ältesten Formen von Unfallkassen zählen die knappschaftlichen „Büchsenkassen", bei denen es sich jedoch gleichermaßen um reine Selbsthilfe-Versicherungen der Bergleute ohne Beteiligung der Arbeitgeber handelte. Andererseits findet sich bereits im Seerecht von Wisby (1541) eine „Seereise-Unfallversicherung", welche die Schiffseigentümer für den Todesfall ihrer Kapitäne abzuschließen hatten. Parallel zur Entwicklung des Sozialversicherungssystems wurden im 19. Jahrhundert zahlreiche private Versicherungsgesellschaften gegründet, um alle möglichen Risiken des Geschäftsverkehrs und persönlicher Risiken abzudecken. Den rechtlichen Rahmen des privaten Versicherungswesens bildet in Deutschland das Versicherungs-Vertrags-Gesetz (VVG), das erstmals 1908 erlassen und zuletzt am 2.12.2004 geändert wurde. Details der Privaten Unfallversicherung finden sich in den Allgemeinen Unfallversicherungsbedingungen (AUB), die zunächst bindenden Charakter hatten. Mit der europarechtlich vorgegebenen Deregulierung des Versicherungsmarktes 1993 handelt es sich bei den vom Gesamtverband der deutschen Versicherungswirtschaft (GdV) herausgegebenen AUB nur noch um unverbindliche Empfehlungen.

7.4.2 Strukturprinzipien der PUV

Rechtlich maßgeblich für die wechselseitigen Rechte und Pflichten ist allein der zwischen dem Versicherer und dem Versicherungsnehmer (VN) geschlossene Versicherungsvertrag, der in der Praxis in aller Regel zumindest teilweise auf allgemeine Versicherungsbedingungen, hier die AUB, Bezug nimmt. Die aktuellen Verträge fußen weitgehend auf den nach dem Erscheinungsjahr benannten AUB 88. Die zeitlich nachfolgenden Empfehlungen des Gesamtverbandes der deutschen Versicherungswirtschaft in Gestalt der AUB 94 tragen der schon erwähnten Deregulierung Rechnung und übernehmen einige Regelungen des VVG in den Bedingungstext.[14] Die noch jüngeren Versionen – mittlerweile liegen die AUB 2004 vor – enthalten lediglich Detailänderungen, die für die Begutachtung keine Bedeutung haben. Da Unfallversicherungsverträge naturgemäß langfristig abgeschlossen werden und aktuellere Bedingungen nur über eine einverständliche Vertragsänderung aufgenommen werden können, begegnen dem Gutachter auch heute noch Verträge mit den AUB 61, die doch deutliche, auch medizinisch relevante Abweichungen enthalten.

Alle Fassungen der AUB werden noch längere Zeit nebeneinander bestehen, daher muss der Gutachter sich darüber Gewissheit verschaffen, welches Bedingungswerk dem Versicherungsvertrag in dem zu beurteilenden Fall zugrunde liegt.

[13] BGH vom 8.7.1992/NJW – RR 1992, 2418: „Grob fahrlässig handelt, wer schon einfachste, ganz nahe Überlegungen nicht anstellt und in ungewöhnlich hohem Maße dasjenige unbeachtet lässt, was im gegebenen Fall jedem hätte einleuchten müssen. ... Ein Augenblicksversagen allein entkräftet noch nicht den Vorwurf der groben Fahrlässigkeit."

[14] Nachfolgend ohne besonderen Zusatz versehene Zitate aus den AUB entstammen dieser Fassung

Die PUV ist eine Summen-, keine Schadenversicherung. Dies bedeutet, dass die vereinbarte Versicherungssumme mit Eintritt des Leistungsfalls fällig wird. Inhaltlich folgen die AUB dem allgemeinen Strukturprinzip von Versicherungsbedingungen, zunächst das versicherte „primäre" Risiko zu beschreiben und sodann den Versicherungsschutz in einzelnen Aspekten zu erweitern (Deckungseinschlüsse), völlig auszuschließen (Deckungs- oder Risikoausschlüsse) oder im Leistungsumfang zu beschränken.

Die Auslegung einzelner Bestimmungen der AUB richtet sich grundsätzlich nicht nach der Fachterminologie, ebenso wenig ist der vom Versicherer beabsichtigte Regelungsinhalt maßgeblich. Entscheidend ist allein die „Verständnismöglichkeit des durchschnittlichen Versicherten".

Versicherte

Die PUV ist eine Versicherung auf rein freiwilliger Basis, so dass es Sache der Vertragspartner ist, den Kreis der Versicherten im Vertrag namentlich oder durch Gruppenzugehörigkeit (Vereins-, Betriebsmitgliedschaft) festzulegen. Soweit nichts anderes vereinbart wird, sind allerdings bestimmte Personen in der PUV nicht versicherbar.

§ 3 AUB 88
I. Nicht versicherbar und trotz Beitragszahlung nicht versichert sind dauernd pflegebedürftige Personen sowie Geisteskranke. Pflegebedürftig ist, wer für die Verrichtungen des täglichen Lebens überwiegend fremder Hilfe bedarf.
II. Der Versicherungsschutz erlischt, sobald der Versicherte im Sinne von I. nicht mehr versicherbar ist. Gleichzeitig endet die Versicherung.

Geisteskrankheit im Sinne dieser Bestimmung umfasst nicht jede psychische Störung. Vielmehr erfordert der Schutzzweck dieser Vorschrift eine enge Auslegung, d. h. die Beeinträchtigung des Betroffenen muss so hochgradig sein, dass er weitgehend vom allgemeinen Leben nach ärztlicher Prognose wenigstens für 3 Jahre[15] ausgeschlossen ist, z. B. weil eine Unterbringung oder dauernde Beobachtung erforderlich ist[15a]. Ein Versicherter ist überwiegend, also zu mehr als 50 % pflegebedürftig, wenn er Verrichtungen, die üblicherweise ohne die Hilfe Dritter vorgenommen werden, in einem entsprechenden zeitlichen Umfang nicht mehr ausüben kann. § 5 AUB 61 verneint neben „Geisteskranken" auch die Versicherungsfähigkeit solcher Personen, die „von schweren Nervenleiden"[15b] befallen oder „dauernd vollständig arbeitsunfähig sind." Letzteres resultierte aus dem im Vergleich zu den AUB 88 ff. anderen Invaliditätsbegriff in den AUB 61.

[15] Knappmann, in: Prölss/Martin, AUB 94, § 3, Rdnr. 4
[15a] LG Schwerin VersR 1997, 1521: Schizoaffektive Psychose ist eine zur Versicherungsunfähigkeit führende Geisteskrankheit
[15b] Näher dazu OLG Frankfurt VersR 1996, 1002; Grimm, 4 AUB 99, Rdnr. 5

7.4.3 Primäre Risikobeschreibung

Der von der versicherten Person erlittene „Unfall" bildet das versicherte Risiko, also den „Versicherungsfall":

§ 1 AUB 88 – Der Versicherungsfall
III. Ein Unfall liegt vor, wenn der Versicherte durch ein plötzlich von außen auf seinen Körper wirkendes Ereignis (Unfallereignis) unfreiwillig eine Gesundheitsschädigung erleidet.

Diese Definition findet sich im Bedingungstext schon seit 1920, ergänzt in den AUB 88 lediglich um den klarstellenden Klammerzusatz. Neben dem Merkmal der Plötzlichkeit, dass gleichermaßen objektive wie subjektive Elemente umschließt (s. Kap. 7.1.2), muss das Unfallereignis „von außen auf den Körper des Versicherten wirken", was sich mechanisch, elektrisch, chemisch oder auf sonstige Weise vollziehen kann. Auch die bloße psychische Einwirkung eines sich in der Außenwelt manifestierenden Ereignisses reicht für das „Unfallereignis" aus[15c] (ob „sinnliche Wahrnehmungen" letztlich zur Leistung führen, ist keine Frage des Unfallbegriffs, sondern eines eventuellen Ausschlusses, s. Kap. 7.2.4). Gleiches gilt für Eigenbewegungen des Versicherten, wenn und soweit sie nicht in ihrem Ablauf willensgesteuert sind, sondern gewissermaßen „reflektorisch" ablaufen, z. B. Ausweich-, Abfangbewegungen, Stolpern etc.

Das (Unfall-)Ereignis muss ferner eine Gesundheitsschädigung im Sinne eines nach ärztlicher Beurteilung objektiv regelwidrigen Körper- oder Geisteszustands bewirkt haben. Nur subjektive Befindlichkeitsstörungen reichen nicht aus. Die Gesundheitsschädigung muss der Versicherte schließlich unfreiwillig erlitten haben, mag er sich auch der „Einwirkung" willentlich ausgesetzt haben, so dass selbst potenziell gefährliche Sportarten o.Ä. prinzipiell unter den Versicherungsschutz fallen. Ist aber die Gesundheitsschädigung gewollt bzw. wurde „billigend in Kauf genommen", so entfällt der Versicherungsschutz. Dies betrifft auch Verletzungen als notwendiges Durchgangsstadium eines erfolglosen Suizidversuchs, die keine Leistungspflicht begründen, mag auch für den Versicherten ein Misslingen mit solchen Folgen nicht absehbar gewesen sein.

Der Unfall steht in all seinen Elementen zur Beweislast des Versicherten und erfordert einen Vollbeweis. Lediglich für das Merkmal der „Unfreiwilligkeit", das als innere Tatsache besonderen Beweisschwierigkeiten begegnet, hat der Gesetzgeber 1967 in § 180a VVG eine Beweislast des Versicherers verankert.

§ 180a VVG – Vermutung der Unfreiwilligkeit
(1) Hängt die Leistungspflicht des Versicherten davon ab, dass der Betroffene unfreiwillig eine Gesundheitsschädigung erlitten hat, so wird die Unfreiwilligkeit bis zum Beweis des Gegenteils vermutet.

[15c] Grimm, 1 AUB 99, Rdnr. 27 a. E.

7.4.4 Einschlüsse

Einige Schadensereignisse werden in den Deckungsschutz einbezogen, die mangels „Einwirkung von außen" die Begriffsmerkmale des Unfalls nicht erfüllen.

> **§ 1 AUB 88 – Der Versicherungsfall**
> **IV.** Als Unfall gilt auch, wenn durch eine erhöhte Kraftanstrengung an Gliedmaßen oder Wirbelsäule
> (1) ein Gelenk verrenkt wird oder
> (2) Muskeln, Sehnen, Bänder oder Kapseln, gezerrt oder zerrissen werden.

Willkürliche Eigenbewegungen des Versicherten fallen in die Leistungspflicht, wenn sie mit einem für die normale körperliche Bewegung hinausgehenden Kraftaufwand verbunden sind, also z. B. der Achillessehnenriss beim Kurzstreckenlauf[16], nicht aber das Aufrichten aus der Hocke.[17]

Diese Überbeanspruchung muss ein Gelenk „verrenkt" oder artikuläre, ligamentäre oder muskuläre Strukturen kontinuitätstrennend „zerrissen" oder kontinuitätserhaltend „gezerrt" haben. Eine erweiternde Auslegung ist unzulässig, so dass Meniskusverletzungen oder Bandscheibenschäden aufgrund ihrer anderen Gewebebeschaffenheit keinen Versicherungsschutz genießen, sofern sie auf gesteuerten Kraftanstrengungen und nicht auf einem „echten" Unfallereignis nach Maßgabe von § 1 III AUB 88 beruhen (zu Bandscheibenschäden s. noch § 2 III 2 AUB 88). Die Voraussetzungen der Deckungserweiterung sind vom Versicherten – voll – zu beweisen.

7.4.5 Ausschlüsse

Umgekehrt werden bestimmte Schadensereignisse von der Leistungspflicht ausgenommen, obwohl sie begrifflich einen Unfall darstellen. Für den Neurologen sind folgende Ausschlüsse bedeutsam:

> **§ 2 AUB 88 – Ausschlüsse**
> Nicht unter den Versicherungsschutz fallen:
> **I.** (1) Unfälle durch Geistes- oder Bewusstseinsstörungen, auch soweit diese auf Trunkenheit beruhen, sowie durch Schlaganfälle, epileptische Anfälle oder andere Krampfanfälle, die den ganzen Körper des Versicherten ergreifen. Versicherungsschutz besteht jedoch, wenn diese Störungen oder Anfälle durch ein unter diesen Vertrag fallendes Unfallereignis verursacht waren.

Hintergrund dieser Regelung ist die Risikoerhöhung, da der Versicherte in den aufgeführten Zuständen nicht in der Lage ist, Unfallgefahren zu erkennen bzw. hierauf angemessen zu reagieren. Vorhandensein und Unfallursächlichkeit benötigen den Vollbeweis, beweisbelastet ist der Versicherer.

[16] OLG Celle NJW-RR 96, 24
[17] LG Köln, VersR 88, 462

Geistes- und Bewusstseinsstörungen

Der Leistungspflicht entgegenstehende Geistes- und Bewusstseinsstörungen erfordern kein völliges Versagen der Sinnestätigkeit. Voraussetzung ist jedoch eine krankheits-, drogen-, medikamenten- oder alkoholbedingte Störung der Aufnahme und Reaktionsfähigkeit mit der Folge, dass der Geschädigte den Anforderungen der konkreten Gefahrenlage nicht mehr gewachsen war. „Natürliche" Störungen, wie Übermüdung oder Schlaftrunkenheit, fallen daher ebenso wenig unter diesen Ausschluss wie die bloß mittelbare Ablenkung der Aufmerksamkeit durch andere Leidenszustände, z. B. durch plötzlich auftretende Schmerzen.[18] Hingegen kommt es auf die Dauer der Bewusstseinsstörung nicht an, womit auch kurzfristige Synkopen zu einem Leistungsausschluss führen.[19] Gleiches gilt für Schwindelanfälle labyrinthärer, vaskulärer oder zentralnervöser Genese.

> Häufigster Anwendungsfall dieser Ausschlussklausel dürften in der Praxis (Verkehrs-)Unfälle unter Alkoholeinfluss sein. In Anlehnung an die Rechtsprechung zur absoluten/relativen Fahruntauglichkeit wird bei verunfallten Kraftfahrern eine leistungsausschließende Bewusstseinsstörung ab 1,1 Promille unwiderleglich vermutet. Bei Radfahrern wird diese Grenze bei 1,7 Promille, bei Fußgängern – hier ist die Rechtsprechung nicht einheitlich – bei etwa 2 Promille gesehen. Der letztgenannte Wert gilt auch für den Mitfahrer, der sich einem objektiv erkennbar fahruntüchtigen Fahrzeugführer anvertraut. Unterhalb dieser Grenzwerte kommt ein Ausschluss in Betracht, wenn es dem Versicherer gelingt, Anzeichen für eine Fahruntüchtigkeit bzw. entsprechende Ausfallerscheinungen – z. B. durch Zeugen – darzulegen und zu beweisen, z. B. Schlangenlinien oder das Abkommen von der Fahrbahn in einer einfachen Verkehrssituation ohne Behinderung durch den Gegenverkehr. Für die Unfallursächlichkeit einer so festgestellten Bewusstseinsstörung ist zwar ebenfalls der Vollbeweis erforderlich, jedoch lässt die Rechtsprechung insoweit eine Beweismaßreduktion (Anscheinsbeweis) zu, da nach allgemeiner Lebenserfahrung ein solcher Zustand das Unfallrisiko deutlich erhöht. Die bloße Möglichkeit desselben Unfalls ohne Alkoholeinfluss entkräftet den Anscheinsbeweis noch nicht. Der Versicherte müsste vielmehr Tatsachen beweisen können, die die reale Möglichkeit aufzeigen, dass der Betroffene die Gefahrensituation auch nüchtern nicht gemeistert hätte, wobei auch das Mitverschulden des Unfallgegners eine Rolle spielen kann.

Schlaganfälle

Der Begriff des „Schlaganfalls" wird in der rechtlichen Auslegung dieser Klausel als „Aussetzen von Gehirnteilen durch das Platzen von Blutgefäßen oder deren Verschluss" umschrieben. Ob spontane Subduralblutungen hiervon

[18] BGH VersR 1989, 903
[19] OLG Hamm VersR 1986, 1187

ebenfalls umfasst sind, bleibt unklar. Zwar hat das OLG Hamm gemeint, der Abriss von Brückenvenen sei dem Bersten von Arterien infolge Brüchigkeit oder Bluthochdruck nicht gleichzustellen, hierbei jedoch offensichtlich einen Abriss nach und somit auch durch eine vorangegangene Schädelprellung (= Unfallereignis) unterstellt.[20] Dessen ungeachtet müsste eine derartige Blutung über die verhaltensrelevante Bewusstseinsstörung letztlich doch zum Leistungsausschluss führen, wenn im Einzelfall nachgewiesen werden kann, dass die Blutung Ursache und nicht Folge eines Sturzes o. ä. war.

Krampfanfälle

Nach der Kommentarliteratur sind „epileptische Anfälle Krampfanfälle, die mit Bewusstlosigkeit verbunden sind und durch Epilepsie (Fallsucht) verursacht wurden."[21] Sonstige Krampfanfälle stehen nur dann außerhalb des Versicherungsschutzes, wenn sie „als krankhafte Erscheinung den ganzen Körper ergreifen", mithin z. B. nicht der einfache Wadenkrampf, selbst wenn dieser zu einer Gangunsicherheit mit nachfolgendem Sturz geführt haben sollte.

Sämtliche durch derartige Zustände herbeigeführte Unfälle sind wiederum gedeckt, wenn sie ihrerseits auf einem Unfallereignis beruhen. Die Ohnmacht eines Versicherten, der beim Reinigen eines Silos giftige Dämpfe einatmet (vgl. § 2 II 4 AUB 88) und sich infolge des Sturzes eine relevante Verletzung zugezogen hat, lässt die Leistungspflicht daher ebenso wenig entfallen wie derselbe Verletzungsvorgang im Rahmen einer traumatischen Spätepilepsie nach einem unter den Versicherungsvertrag fallenden Schädel-Hirn-Trauma.

Schäden durch Strahlen und/oder Heilmaßnahmen

§ 2 AUB 88 – Ausschlüsse

II. (1) Gesundheitsschädigung durch Strahlen.

(2) Gesundheitsschädigungen durch Heilmaßnahmen oder Eingriffe, die der Versicherte an seinem Körper vornimmt oder vornehmen lässt. Versicherungsschutz besteht jedoch, wenn die Eingriffe oder Heilmaßnahmen, auch strahlendiagnostische und -therapeutische, durch einen unter diesen Vertrag fallenden Unfall veranlasst waren.

Gesundheitsschädliche Strahlen sind entsprechend dem allgemeinen Sprachgebrauch neben ionisierenden auch Laserstrahlen, nicht jedoch Licht- oder Wärmestrahlung. Für den Ausschluss ist allerdings unerheblich, ob der Versicherte dieser Strahlung erst durch ein Unfallereignis (z. B. Sturz) ausgesetzt war. Anders im medizinischen Bereich. Hier sind „Einwirkungen zu therapeutischen Zwecken" (= Heilmaßnahmen) und „äußere physische Einwirkungen auf die körperliche Integrität, die mit Einwilligung des Versicherten von ihm oder einem Dritten vorgenommen werden" (= Eingriffe), ausgeschlossen, nicht jedoch schadensstiftende diagnostische oder therapeutische Maßnahmen im Rahmen einer Unfallbehandlung.

Infektionen und Vergiftungen

§ 2 AUB 88 – Ausschlüsse

II. (3) Infektionen.

Versicherungsschutz besteht jedoch, wenn die Krankheitserreger durch eine unter diesen Vertrag fallende Unfallverletzung in den Körper gelangt sind. Nicht als Unfallverletzungen gelten dabei Haut- oder Schleimhautverletzungen, die als solche geringfügig sind und durch die Krankheitserreger sofort oder später in den Körper gelangen; für Tollwut und Wundstarrkrampf entfällt diese Einschränkung. Für Infektionen, die durch Heilmaßnahmen verursacht sind, gilt (2) Satz 2 entsprechend.

(4) Vergiftungen infolge Einnahme fester oder flüssiger Stoffe durch den Schlund.

Anders als in der sehr differenzierten Infektionsklausel der AUB 61, die z. B. schon dann Leistungen gewährte, wenn die Infektion adäquate Folge eines Vorunfalls war, werden Infektionen seit den AUB 88 umfassender vom Versicherungsschutz ausgenommen. Allenfalls Infektionen größerer bzw. tieferer Wunden, Tetanus- und Tollwutinfektion besitzen auch weiterhin Leistungsrelevanz, nicht jedoch die Infektion bei oder nach geringfügigen Hautverletzungen, z. B. durch Insektenstich oder -biss. Allergische Reaktionen hierauf fallen, weil weder „Infektion" noch „Vergiftung" (s. u.), hingegen nicht in den Leistungsausschluss (zur Mitwirkung der allergischen Disposition s. Kapitel 7.4.6). Während der Versicherer die Infektion als Ursache des Gesundheitsschadens beweisen muss, ist die Beweislastverteilung hinsichtlich der (Gegen-)Gegenausnahmen in der Kommentarliteratur strittig.

Der Ausschluss von Vergiftungen ist auf die willentliche orale Aufnahme mit anschließender Resorption der Substanz (Giftstoffe aller Art, einschließlich Arznei- oder verdorbene Nahrungsmittel) beschränkt, womit weder „erzwungene" Einnahmen noch Verätzungen durch versehentliches Trinken von Laugen oder Säuren erfasst sind. Eine Medikamentenintoxikation durch Fehl- oder Überdosierung im Zusammenhang mit der Behandlung von Unfallschäden soll nach im Ergebnis einhelliger Meinung im Schrifttum ebenso wenig zum Leistungswegfall führen.

Die in den AUB 61 zusätzlich aufgeführten Ausschlüsse von Berufs- und Gewerbekrankheiten sowie Gesundheitsschäden durch Licht-, Temperatur- und Witterungseinflüssen sind seit den AUB 88 ersatzlos entfallen.

[20] VersR 1984, 931

[21] Wussow/Pürckhauer, § 2 I (1), Rdnr. 28

Bandscheibenschäden und innere Blutungen

§ 2 AUB 88 – Ausschlüsse
III. (2) Schädigungen an Bandscheiben sowie Blutungen aus inneren Organen und Gehirnblutungen. Versicherungsschutz besteht jedoch, wenn ein unter diesen Vertrag fallendes Unfallereignis im Sinne des § 1 III die überwiegende Ursache ist.

Der relative Ausschluss von Bandscheibenschäden erfordert zunächst, dass das primäre Schadensereignis die Voraussetzungen des § 1 III erfüllt, da die Deckungserweiterung von § 1 IV nicht greift (s. dort). Trat der Bandscheibenschaden hingegen als Folge etwa eines Sturzes oder unvorhersehbarer Abfang- oder Ausweichbewegungen auf, ist in einem zweiten Schritt zu prüfen, ob diesen Unfallereignissen eine überwiegende kausale Bedeutung zukam.

Die gleiche Prüfungsabfolge vollzieht sich bei Blutungen aus inneren Organen bzw. Gehirnblutungen. Eine nähere Differenzierung von „Gehirnblutungen" ist nicht enthalten, so dass letztlich alle vaskulären Schäden als Folge eines Schädel-Hirn-Traumas, mögen die Blutungen intrazerebral, subarachnoidal, sub- oder epidural gelegen sein, in den Anwendungsbereich dieser Regelung fallen.

Die Beweislast des Versicherers umfasst lediglich den Nachweis eines Bandscheibenschadens bzw. einer derartigen Blutung als Ursache eines anspruchsbegründenden Beschwerdebildes (z. B. Schmerzen, Lähmungen). Danach trifft jedoch den Versicherten die Beweislast, die „überwiegende" Unfallursächlichkeit zu beweisen, d. h. dass der Mitwirkungsanteil mehr (!) als 50 % beträgt. Entsprechend bestehen z. B. bei einer nachgewiesenen subkortikal arteriosklerotischen Enzephalopathie (SAE) hohe Anforderungen an die Intensität des Traumas. Darüber liegt eine deutliche Verschärfung zur allgemeinen Leistungseinschränkung bei der Mitwirkung unfallfremder Faktoren vor, indem die Mitwirkung nicht „krankhaft" sein muss, wie z. B. bei einer kardial indizierten Antikoagulation. Auch gehen, anders als in § 8 AUB 88, etwaig verbleibende Ursachenzweifel zu Lasten des Versicherten (s. Kap. 7.2.4).

Psychische Reaktionen

§ 2 AUB 88 – Ausschlüsse
IV. Krankhafte Störungen infolge psychischer Reaktionen, gleichgültig, wodurch diese verursacht sind.

Kaum eine Klausel in der Privaten Unfallversicherung bietet so häufig Anlass für Auseinandersetzungen wie die sog. „Psychoklausel".

- Die **AUB 61** schlossen einerseits „Erkrankungen infolge psychischer Einwirkungen" (§ 2 Abs. 3b AUB 61), andererseits aber auch „Folgen psychischer und nervöser Störungen" aus, „wenn und soweit diese Störungen nicht auf eine durch den Unfall verursachte organische Erkrankung des Nervensystems oder eine durch den Unfall neu entstandene Epilepsie zurückzuführen sind" (§ 10 Abs. 5 AUB 61). Diese Regelungen warfen erhebliche Auslegungsprobleme auf. So blieb unklar, ob psychische Einwirkungen auch dann die Leistungspflicht entfallen ließen, wenn sie ihrerseits auf ein Unfallereignis zurückzuführen waren.

In einem Fall, in dem ein hochgewirbelter Stein die Windschutzscheibe durchschlug, und der Fahrer nachfolgend ein tödliches Herzversagen erlitt, hatten die Gerichte das Vorliegen eines „plötzlich von außen auf den Körper wirkendes Ereignis" bejaht und trotz der unzweifelhaft psychisch vermittelten Gesundheitsschädigung die Anwendbarkeit von § 2 Abs. 3b AUB 61. Der BGH schloss sich dieser Auffassung an und beschränkte den Ausschluss auf solche Kausalketten, bei denen die psychische Einwirkung an erster Stelle steht. Der § 10 Abs. 5 AUB 61 verfolgte den primären Zweck, Unfall- und Rentenneurosen vom Versicherungsschutz auszunehmen. Darüber hinaus bemühte sich die Rechtsprechung, diese Regelung zur Lösung von Kausalitätszweifeln heranzuziehen, indem man die Deckungspflicht für die „maniforme Verstimmung" eines verunfallten Versicherten ablehnte, die zwar durch eine „Hirnerschütterung" ausgelöst, jedoch nicht Ausdruck dieser „organischen Erkrankung des Nervensystems" sei, also nicht zu diesem Krankheitsbild gehöre.[22] Aus anderen Entscheidungen lässt sich der Schluss ziehen, dass nur „organische" Erkrankungen bzw. Verletzungen des zentralen, nicht aber des peripheren Nervensystems Leistungen nach Maßgabe des § 10 Abs. 5 AUB 61 begründen können[23], ein angesichts des Wortlauts der Klausel und der Bedeutung chronifizierter regionaler Schmerzsyndrome für die Leistungsfähigkeit der Betroffenen kaum verständliches Ergebnis.

- Mit Neufassung der **AUB 88** wurden mit der einheitlichen Ausschlussbestimmung alle „psychischen Reaktionen" unabhängig von deren Ursache erfasst. Ausgenommen und damit auch weiterhin mitversichert blieben allerdings psychische Folgeerscheinungen „organischer Hirnerkrankungen", also substanzieller Hirnverletzungen, [24] wie etwa Antriebs- oder Konzentrationsdefizite oder auch hirnorganische Wesensveränderungen. In jüngerer Zeit hat die Rechtsprechung den Anwendungsbereich von § 2 IV AUB 88 allerdings noch weiter eingeengt und „physiologische Schreckreaktionen" ebenso in den Versicherungsschutz einbezogen wie psychische Folgen organischer Schädigungen. Zu weiteren Details siehe Kapitel 35.3.7.

[22] OLG Hamburg VersR 1990, 513
[23] Vgl. Lehmann: In: Kursbuch: S. 23
[24] BGH VersR 2004, 1449

7.4.6 Einschränkungen der Leistungspflicht

§ 8 AUB 88 – Einschränkung der Leistungen
Haben Krankheiten oder Gebrechen bei der durch ein Unfallereignis hervorgerufenen Gesundheitsschädigung oder deren Folgen mitgewirkt, so wird die Leistung entsprechend dem Anteil der Krankheit oder des Gebrechens gekürzt, wenn dieser Anteil mindestens 25 % beträgt.

Das hier verankerte und schon in § 10 Abs. 1 AUB 61 anzutreffende Leistungsprinzip pro rata Kausalität ist ein Wesenselement der PUV, welches in anderen Versicherungszweigen oder auch im allgemeinen Haftungsrecht keine Entsprechung findet. Mit Ausnahme des Übergangsgeldes kann § 8 AUB 88 bei allen üblicherweise vereinbarten Leistungsarten zur Herabsetzung der Leistung führen.

Obschon das Modell der **Partialkausalität** auf theoretische (Kausalfaktoren sind qualitativer, nicht quantitativer Natur), insbesondere aber auch praktische Schwierigkeiten stoßen muss (der genaue Unfallhergang mit seiner Dynamik bleibt häufig ungeklärt, was aktenkundige „Erkrankungen" des Versicherten zwangsläufig stärker ins gutachterliche Blickfeld rückt), haben die Verfasser der AUB bis heute daran festgehalten.

Anwendungsfall des § 8 AUB 88 sind Unfallschäden durch kumulatives Zusammenwirken unfallbedingter und -fremder Faktoren. Hieraus folgt, dass sowohl das Unfallereignis wie auch die mitwirkende Erkrankung in Vorhandensein und kausaler Beteiligung an der Gesundheitsschädigung oder deren Folgen als conditiones sine quibus non voll zu beweisen sind. Lediglich in der prozentualen Bewertung ihres Gewichts kommt die Beweismaßreduktion des § 287 ZPO im Sinne überwiegender Wahrscheinlichkeit in Betracht. Da es sich um eine Anspruchseinschränkung handelt, trägt der Versicherer in vollem Umfang die Beweislast für die Existenz und die Mitwirkung der Vorerkrankung an den Unfallfolgen.

Krankheiten und Gebrechen

Als „Gebrechen" werden „dauerhafte abnorme Gesundheitszustände" bezeichnet, die „eine einwandfreie Ausübung der Körperfunktionen nicht mehr zulassen", womit diesem Merkmal neben der mitwirkenden „Krankheit" keine eigenständige Bedeutung zukommen dürfte. Hierunter ist der ärztlich festzustellende, objektiv vorhandene regelwidrige Körperzustand zu verstehen, bei dem es nicht darauf ankommt, ob der Versicherte Kenntnis hiervon hat bzw. subjektive Beschwerden verspürt. Zuweilen wird zusätzlich noch angeführt, dass der Zustand „ärztlicher Behandlung bedarf"[25], was allerdings den Krankheitsbegriff unzulässig verkürzt, da auch nicht therapierbare oder -bedürftige Leiden außerhalb der Risikokalkulation des Versicherers liegen. Andererseits reichen altersentsprechende Veränderungen bzw. Gewebedegenerationen nicht aus, ebenso wenig eine bloß erhöhte Krankheitsempfänglichkeit oder -disposition.[26] Letzteres aber wohl nur insoweit, als die Disposition selbst sich noch innerhalb des „Normalen" bewegt, wozu eine allergische Disposition wohl nicht mehr gehören wird.[27]

[25] So Knappmann, in: Prölss/Martin, AUB 94, § 8, Rdnr. 4

Mitwirkung

Seit den AUB 88 ist nunmehr auch in der Formulierung klargestellt, dass sich die Mitwirkung auf die primäre Gesundheitsschädigung oder das Ausheilungsergebnis erstrecken kann, ebenso kann eine Kombination aus beiden vorliegen, was aus Praktikabilitätsgründen nicht getrennt ausgewiesen wird, sondern zu einem (Gesamt-)Mitwirkungsfaktor führt. So kann z. B. eine diabetische Polyneuropathie die unfallbedingte Druckschädigung eines peripheren Nervs begünstigen und ebenso die Erholung und damit das Endresultat negativ beeinflussen. Um in den Anwendungsbereich des § 8 AUB 88 zu gelangen, muss allerdings der Mitwirkungsanteil nach gutachtlicher Einschätzung mindestens 25 % betragen, andernfalls wird die Versicherungsleistung in voller Höhe ausbezahlt. Gebräuchlich sind Werte von 33 oder 67 % bei Überwiegen eines Ursachenanteils bzw. von 50 % bei in etwa gleichwertigen Kausalbeiträgen von Unfall und den unfallfremden Krankheiten. Weitere Abstufungen in 10 % Schritten sind denkbar, sollten aber plausibel begründet werden.

Bei der Leistungskürzung gemäß § 8 AUB 88 bleiben physiologische oder sonst nicht krankhafte Körperzustände des Versicherten ebenso außer Betracht wie Krankheiten oder Gebrechen, die nur zum Unfallereignis, nicht jedoch zur Gesundheitsbeschädigung oder deren Folgen beigetragen haben.

7.4.7 Versicherungsleistungen

Die Leistungen in der PUV sind ebenfalls frei vereinbar. Die üblicherweise in den Verträgen vorgesehenen und auch in den AUB geregelten Versicherungsleistungen fasst Tabelle **7.12** zusammen.

Tabelle **7.12** Übliche Leistungen der privaten Unfallversicherung

- Invaliditätsleistung
- Todesfallleistung
- Übergangsleistung
- Tagegeld
- Krankenhaustagegeld
- Genesungsgeld

[26] Wussow/Pürckhauer, § 8, Rdnr. 4
[27] So OLG Braunschweig VersR 1995, 823; a. A. OLG Nürnberg Zeitschrift für Schadensrecht 1995, 226

Daneben können weitere Leistungen vorgesehen sein, wie etwa ein Schmerzensgeld, die Zahlung von Kurbeihilfen, die Kostenübernahme für Such-, Rettungs- bzw. Bergungsmaßnahmen oder die Behandlung der Unfallverletzungen einschließlich einer plastisch-chirurgischen Versorgung. Teilweise werden diese (Wahl-)Leistungen pauschaliert gewährt, andere Policen orientieren sich an den nachgewiesenen, konkret entstandenen Kosten. Einige Versicherungen bieten darüber hinaus für schwere Verletzungen, z. B. gravierende Schädel-Hirn-Traumen oder Polytraumen, „Sofortleistungen" an, d. h. es wird bei Nachweis einer solchen Verletzung unmittelbar ein vertraglich fest vereinbarter Betrag an den Versicherten gezahlt.

Invaliditätsleistung

§ 7 AUB 88 – Die Leistungsarten

I. Invaliditätsleistung

Soweit nichts anderes vereinbart ist, gilt:

(1) Führt der Unfall zu einer dauernden Beeinträchtigung der körperlichen oder geistigen Leistungsfähigkeit (Invalidität) des Versicherten, so entsteht Anspruch auf Kapitalleistung aus der für den Invaliditätsfall versicherten Summe. Hat der Versicherte bei Eintritt des Unfalls das 65. Lebensjahr erreicht, so wird die Leistung als Rente ... erbracht. Die Invalidität muss innerhalb eines Jahres nach dem Unfall eingetreten sowie spätestens vor Ablauf einer Frist von weiteren drei Monaten ärztlich festgestellt und geltend gemacht sein.

(2) Die Höhe der Leistung richtet sich nach dem Grad der Invalidität.

a) Als feste Invaliditätsgrade gelten – unter Ausschluss des Nachweises einer höheren oder geringeren Invalidität – bei Verlust der Funktionsfähigkeit

eines Armes im Schultergelenk 70 %

...

eines Beines über der Mitte des Oberschenkels	70 %
...	
eines Auges	50 %
des Gehörs auf einem Ohr	30 %
des Geruchs	10 %
des Geschmacks	5 %

b) Bei Teilverlust oder Funktionsbeeinträchtigung eines dieser Körperteile oder Sinnesorgane wird der entsprechende Teil des Prozentsatzes nach a) angenommen.

c) Werden durch den Unfall Körperteile oder Sinnesorgane betroffen, deren Funktionsunfähigkeit nicht nach a) oder b) geregelt sind, so ist für diese maßgebend, inwieweit die normale körperliche oder geistige Leistungsfähigkeit unter ausschließlicher Berücksichtigung medizinischer Gesichtspunkte beeinträchtigt ist.

d) Sind durch den Unfall mehrere körperliche oder geistige Funktionen beeinträchtigt, so werden die Invaliditätsgrade, die sich nach (2) ergeben, zusammengerechnet. Mehr als 100 % werden jedoch nicht angenommen.

Leistungen für den Invaliditätsfall sind vermutlich die Hauptmotivation zum Abschluss eines privaten Unfallversicherungsvertrags. Dabei hat mit den AUB 88 der Invaliditätsbegriff eine Änderung erfahren. War in den AUB 61 Invalidität als „dauernde Beeinträchtigung der Arbeitsfähigkeit" definiert, wurde mit der Neufassung die allgemeine körperliche und geistige Leistungsfähigkeit zum entscheidenden Messparameter. Freilich ist auch nach den AUB 61 die „Arbeitsfähigkeit" als „die jedem Menschen auf der Grundlage körperlicher Unversehrtheit innewohnende Fähigkeit, Arbeit zu leisten" weit zu verstehen, so dass auch der Arbeitslose oder der in seinem konkreten Beruf nicht beeinträchtigte Versicherte Anspruch auf Invaliditätsleistungen haben kann. Mit der Neufassung ist nun aber klargestellt, dass auch die alleinige Beeinträchtigung z. B. im Freizeitbereich des noch nicht oder nicht mehr Erwerbstätigen in vollem Umfang dem Versicherungsschutz unterliegen. Zuweilen werden für die Invalidität Abkürzungen verwandt, wie etwa BdL (Beeinträchtigung der Leistungsfähigkeit).

Einschätzung nach der Gliedertaxe

Wenn und soweit Gliedmaßen oder Sinnesorgane von Unfallschäden betroffen sind, hat die Bewertung in der PUV zwingend nach der Gliedertaxe zu erfolgen, wobei sich bei nur teilweiser Funktionseinbuße die Einstufung nach Bruchteilen in der Gutachtenpraxis eingebürgert hat (z. B. ½ Arm- und Beinwert für eine höhergradige Halbseitenlähmung nach Schlaganfall; ¼ Geruchswert bei entsprechenden Reststörungen nach Schädeltrauma usw.). Dieser Bewertungsmodus bietet den praktischen Vorteil, dass die einzelnen Verträge Abweichungen von den Prozentwerten der AUB enthalten können („verbesserte Gliedertaxe") und die Herleitung der gutachterlichen Bemessung – insbesondere bei Mehrfachverletzungen – transparenter wird. In solchen Fällen sind die Funktionsstörungen **getrennt** zu erfassen und zur Errechnung der Gesamtinvaliditätsleistung zu **addieren**, wobei maximal die einer 100 % Invalidität entsprechende Versicherungssumme ausbezahlt wird (§ 7 I 2d AUB 88).

Da nicht die Ursache, sondern allein die Auswirkung einer Funktionsstörung nach der Bedingungssystematik maßgeblich ist, wird auch bei einem aus medizinischer Perspektive einheitlichen Krankheitsbild eine funktionsbezogene und ggf. getrennte Bewertung erforderlich sein. Ein Bandscheibenvorfall, der lediglich zu einer funktionell wesentlichen dauerhaften Beinteillähmung führt, ist nach dem Beinwert einzuschätzen, wenn auch die Ursache der Störung andernorts – außerhalb der Gliedertaxe – anzusiedeln ist. Gleiches gilt für die Läsion des N. ulnaris im Ellbogengelenk, die sich ausschließlich auf die Funktionen der Hand auswirken kann und demzufolge nach dem Handwert einzuschätzen ist. Die Residuen einer Schädel-Hirn-Verletzung in Gestalt von einseitigen Restparesen an Arm und Bein sowie einer Sehschwäche sind gesondert entsprechend den jeweiligen Werten der Gliedertaxe (Arm-, Bein- Augenwert) zu bewerten. Hinzu kommt eventuell noch ein weiterer Invaliditätsgrad für mit der Hirnsubstanzschädigung einhergehende intellektuelle und mnestische Defizite.

Einschätzung außerhalb der Gliedertaxe

Bei Unfallfolgen, die nicht der Gliedertaxe zuzuordnen sind, ist nach Maßgabe von § 7 I. (2)c die resultierende Einbuße an körperlicher oder geistiger Leistungsfähigkeit prozentual im Vergleich zum „unversehrten" Versicherten einzuschätzen. Während in den AUB 61 bei Mehrfachschädigungen außerhalb der Gliedertaxe ähnlich dem Prinzip der Gesamt-MdE ein zusammenfassender Prozentwert zu ermitteln war, gilt seit den AUB 88 auch hier das Additionsprinzip, d. h. die Organdefizite sind – soweit keine funktionellen Überschneidungen bestehen (!) – getrennt festzusetzen und letztlich zu addieren.

Kontrovers wird diskutiert, ob bei diesem Vergleich auf die individuellen Verhältnisse Rücksicht zu nehmen ist, d. h. ob ein präexistent hohes Leistungsniveau die unfallbedingte und damit entschädigungspflichtige Einbuße zu vergrößern vermag. Abgesehen von der Beweisproblematik eines aktuell ja nicht mehr objektivierbaren Funktionszustands spricht der von der Rechtsprechung verschiedentlich betonte Vorrang der Gliedertaxe gegen eine solche Auslegung. Wenn dort der abstrakte Prozentwert allein maßgeblich sein soll, leuchtet schlechterdings nicht ein, bei den dort nicht aufgeführten Organen bzw. Organsystemen eine konkrete individuelle Betrachtung anzustellen. Dies umso weniger, als der Versicherte die Möglichkeit besitzt, bestimmten individuellen Gegebenheiten durch Sonderregelungen Rechnung zu tragen. Außerhalb der Gliedertaxe bildet sonach der „durchschnittliche VN" den maßgeblichen Bezugspunkt für die Bemessung der Leistungseinbuße[27a].

Vorinvalidität

§ 7 AUB 88 – Die Leistungsarten
I. Invaliditätsleistung
(3) Wird durch den Unfall eine körperliche oder geistige Funktion betroffen, die schon vorher dauernd beeinträchtigt war, so wird ein Abzug in Höhe dieser Vorinvalidität vorgenommen. Diese ist nach Höhe (2) zu bemessen.

Die Vorinvalidität umfasst vorbestehende Funktionsstörungen an Gliedmaßen, Organen oder Organsystemen, die durch einen nachfolgenden Unfall – zusätzlich – geschädigt werden. Der Versicherer soll nur für die unfallbedingte Verschlechterung einer körperlichen oder geistigen Funktion leistungspflichtig sein. Hieraus folgt im Umkehrschluss, dass eventuelle Vorschäden an anderen, von dem jeweiligen Unfallereignis nicht betroffenen Körperteilen bei der Bemessung der Unfallfolgen außer Betracht bleiben.

Die Frage nach einer eventuellen Vorinvalidität darf nicht mit der Frage nach der Mitwirkung unfallfremder Krankheiten oder Gebrechen vermengt werden. So setzt die Vorinvalidität begrifflich voraus, dass der regelwidrige Körper- oder Geisteszustand auch zu einer schon vor dem Unfall nachweisbaren, klinisch manifesten Funktionsbeeinträchtigung geführt hat, was bei „mitwirkenden Krankheiten und Gebrechen" im Sinne des § 8 AUB nicht zwingend erforderlich ist (s. Kap. 7.4.5). In der Praxis wird der Einwand der Vorinvalidität häufig daran scheitern, dass der Versicherer mangels entsprechender Informationen aus der medizinischen Vorgeschichte nicht in der Lage ist, den ihm obliegenden (Voll-)Beweis einer Vorinvalidität zu führen.

[27a] So OLG Hamm VersR 2003, 586; a. A. Grimm, 2 AUB 99, Rdnr. 37

Zeitliche Fristen

Die Beeinträchtigung muss dauerhaft sein oder, so die Rechtsprechung, bei nicht absehbaren Entwicklungen des Leidenszustands nach ärztlicher Einschätzung zumindest über einen Zeitraum von 3 Jahren andauern. Die Invalidität muss binnen Jahresfrist nach dem Unfallereignis eingetreten und vom Versicherten rechtzeitig (vom Unfalltag an gerechnet: 12 + 3 Monate = 15 Monate) über eine schriftliche ärztliche Feststellung angezeigt worden sein. Nicht notwendig ist jedoch schon ein zu diesem Zeitpunkt absehbarer Endzustand. Die Parteien können die Feststellung des für die endgültige Regulierungsentscheidung maßgeblichen Invaliditätsgrades bis zu einer Dauer von maximal 3 Jahren nach dem Unfallereignis zurückstellen.

Der dann zu ermittelnde Invaliditätsgrad ist allerdings endgültig. Spätere Verbesserungen oder Verschlechterungen bleiben grundsätzlich unberücksichtigt. Diese 3-Jahresfrist ist auch maßgeblich, wenn die Beauftragung des Sachverständigen erst nach deren Ablauf z. B. im Rahmen eines nachfolgenden Gerichtsverfahrens erfolgt. Das Gutachten hat dann retrospektiv den Zustand am Ende des 3. Unfalljahres zu beschreiben und in den funktionellen Einschränkungen zu bewerten. Nachträgliche Änderungen im Beschwerdebild sind nur dann berücksichtigungsfähig, wenn sie zum Bewertungsstichtag bereits mit hoher Wahrscheinlichkeit vorhersehbar waren. Gleiches gilt für den Fall, dass die Begutachtung innerhalb dieses Zeitraums erfolgt und Weiterentwicklungen des Beschwerdebildes mit einer dergestalt hohen Wahrscheinlichkeit absehbar sind. Dies kann dann zu einer Erhöhung des Invaliditätsgrades führen. Die bloße Möglichkeit zukünftiger Verschlechterungen ist aber insoweit nicht ausreichend.

Die Invaliditätsbewertung erfolgt nach den funktionalen Auswirkungen, nicht nach der Lokalisation einer Schädigung. Für die Bemessung ist die „Gliedertaxe" vorrangig. Mehrfachverletzungen werden innerhalb und/oder außerhalb der Gliedertaxe getrennt bewertet und letztlich addiert.

Todesfallleistung

Tritt innerhalb eines Jahres infolge des Unfalls der Tod des Versicherten ein, wird anstelle der Invaliditätsleistung die vertraglich vereinbarte Versicherungssumme für den Todesfall an die Begünstigten ausgezahlt. Der Tod muss adäquate Unfallfolge sein, was eine iatrogene Verursachung bei der Behandlung der Unfallverletzungen mit einschließt. Bei Verstreichen der Jahresfrist oder bei Todeseintritt aus unfallfremden Gründen können demgegenüber Invaliditätsansprüche erhalten bleiben, sofern deren inhaltliche Voraussetzungen nach den zuletzt erhobenen ärztlichen Befunden vorliegen.

Übergangsleistung

Besteht nach Ablauf von 6 Monaten seit Eintritt des Unfalles und **ohne** Mitwirkung von Krankheiten bzw. Gebrechen noch eine unfallbedingte Beeinträchtigung **der normalen körperlichen oder geistigen Leistungsfähigkeit** von **mehr als 50 %** [27b] und hat diese **Beeinträchtigung bis dahin ununterbrochen** bestanden, so wird die im Vertrag vereinbarte Übergangsleistung als Einmalzahlung erbracht. Im Rahmen der Übergangsleistung wird die Leistungsfähigkeit des Versicherten generell ohne Berücksichtigung der Gliedertaxe prozentual ermittelt. Eine ärztlich für notwendig erachtete Bettlägerigkeit oder stationäre Behandlung müsste daher in jedem Fall eine 100 %ige Beeinträchtigung bedeuten. Kommen allerdings auch unfallunabhängige Krankheiten als Ursachen in Betracht, muss der Versicherte beweisen, dass diese nicht an der mehr als bzw. mindestens 50 %igen Beeinträchtigung mitgewirkt haben, so dass die Übergangsleistung entweder in voller Höhe oder gar nicht beansprucht werden kann.

Tagegeld

Führt der Unfall zu einer Beeinträchtigung der Arbeitsfähigkeit, so wird für die **Dauer der ärztlichen Behandlung** Tagegeld gezahlt. Das Tagegeld wird nach dem **Grad der – unfallbedingten – Beeinträchtigung** abgestuft, dessen Bemessung sich nach der **Berufstätigkeit** oder Beschäftigung des Versicherten richtet. Insoweit findet sich auch in der PUV ein Bezug zur konkreten Berufstätigkeit des Versicherten, wobei die hier maßgebliche „Arbeits(un)fähigkeit" im Unterschied zur gesetzlichen Krankenversicherung eine graduelle Abstufung erfahren kann. Ein etwaiges Teilleistungsvermögen – u. U. zeitlich gestaffelt – ist ebenso zu berücksichtigen, wie die Mitwirkung unfallunabhängiger Krankheiten/Gebrechen. Ein unfallbedingt „krankgeschriebener" gesetzlich Pflichtversicherter hat folglich nicht immer Anspruch auch auf volle Tagesgeldleistungen aus seinem Unfallversicherungsvertrag.

Stets kommt es darauf an, ob der Verletzte wegen des Unfalls nicht oder nur mit der Gefahr der Verschlechterung seines Gesundheitszustands in der Lage ist, seine Kräfte in dem bisherigen Umfang einzusetzen. Ist der Verletzte zwar zur Ausübung seiner beruflichen Tätigkeit fähig, jedoch infolge der Verletzung nicht in der Lage seine Arbeitsstelle zu erreichen, kann darin ebenfalls eine leistungsrelevante Beeinträchtigung der Arbeitsfähigkeit zu sehen sein.[28]

[27b] So AUB 88/94; AUB 99: „mindestens 50 %"
[28] Wussow/Pürckhauer, § 7 III, Rdnr. 58 a. E.

Je nach Vertragsgestaltung können auch Versicherte, die nicht (mehr) einer beruflichen Tätigkeit im engeren Sinne nachgehen (Arbeitslose, Hausfrauen, Studenten etc.) Anspruch auf Tagegeld haben, dem Gutachter muss daher vom Auftraggeber die konkrete Beschäftigung des Versicherten als Prüfungsmaßstab vorgegeben werden. Nach den AUB wird Tagegeld längstens bis zur Dauer von einem Jahr ab dem Unfalltag gezahlt, anspruchsfreie Zwischenzeiten verlängern diesen Zeitraum nicht.

Krankenhaustagegeld

Krankenhaustagegeld wird für jeden Kalendertag gezahlt, an dem sich der Versicherte wegen des Unfalles in **medizinisch notwendiger vollstationärer Heilbehandlung** befindet, längstens jedoch für die Dauer von 2 Jahren, vom Unfalltag an gerechnet. Krankenhaustagegeld entfällt bei einem Aufenthalt in Sanatorien, Erholungsheimen und Kuranstalten. Anders als in der privaten Krankentagegeldversicherung kann der Anspruch auch in „gemischten Anstalten" bestehen, wenn und soweit sich der Versicherte dort einem vollstationären Therapiekonzept unterzieht. Teilstationäre Behandlungen oder auch zeitweise Beurlaubungen begründen hingegen keinen Anspruch. Auch hier kann die Leistungshöhe durch mitwirkende Krankheiten oder Gebrechen entsprechend § 8 gemindert werden.

Genesungsgeld

Vom versicherten Krankenhaustagegeldbetrag erhält der Versicherte im Anschluss an den Krankenhausaufenthalt Genesungsgeld für die gleiche Anzahl von Kalendertagen wie stationär, maximal 100 Tage in folgender Höhe:

- die ersten 10 Tage: 100 %,
- die nächsten 10 Tage: 50 %,
- die weiteren (max. 80) Tage: 25 %.

Der Anspruch entsteht mit der Entlassung aus dem Krankenhaus. Diese in den AUB 61 nicht enthaltene Einschränkung bewirkt, dass der Zahlungsanspruch ausgeschlossen ist, falls der Versicherte im Krankenhaus stirbt, während ein Versterben nach Entlassung den bereits entstandenen Anspruch unberührt lässt. Da, wie gezeigt, mitwirkende Krankheiten oder Gebrechen den Krankenhaustagegeldbetrag mindern können, wirkt sich eine solche Leistungskürzung auch auf das nachfolgende Genesungsgeld aus.

7.5 Haftpflichtversicherung

7.5.1 Historische Entwicklung

Obschon die (Schadensersatz-)Haftung, also das Einstehen müssen für Schäden, die man einem anderen zugefügt hat, wohl eines der ältesten zivilistischen Rechtsinstitute darstellt, ist die Haftpflichtversicherung ein relativ junger Versicherungszweig. In Deutschland war der Beginn eng verknüpft mit dem 1871 in Kraft getretenen Reichshaft-

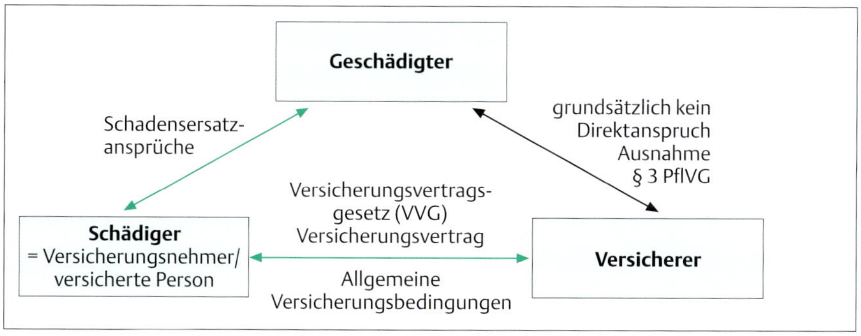

Abb. 7.**2** Dreiecksbeziehung zwischen Versicherer, Schädiger und Geschädigtem in der Haftpflichtversicherung.

pflichtgesetz, mit einer rasanten Entwicklung in den Folgejahren, so dass die Haftpflichtversicherung schon 1905 zu den wirtschaftlich wichtigsten Geschäftsfeldern der Versicherungswirtschaft gehörte. Weiteren Auftrieb erhielt sie mit der zunehmenden Motorisierung, namentlich mit der 1939 eingeführten Pflichthaftpflichtversicherung für Kraftfahrzeughalter. Mittlerweile existiert eine Vielzahl unterschiedlicher Haftpflichtversicherungen, die teils berufs- oder tätigkeitsbezogen (z. B. Berufshaftpflichtversicherung), teils produkt- oder gegenstandsbezogen (Produkt-, Gebäude- oder Betriebshaftpflichtversicherung) Haftungsrisiken aus „Unfallereignissen" decken.

7.5.2 Strukturprinzipien der Haftpflichtversicherung

Anders als bei den anderen Versicherungstypen stellen die Rechtsbeziehungen in der Haftpflichtversicherung ein Dreieck dar. Das gewohnte Paar des Versicherungsgebers und des VN bzw. – bei Drittversicherungen – der versicherten Person wird in der Haftpflichtversicherung um den Geschädigten ergänzt, der durch den VN/Versicherten einen Schaden an Körper und Gesundheit oder an anderen Rechtsgütern erlitten hat (Abb. 7.**2**).

Die wechselseitigen Pflichten von Versicherer und VN bestimmen sich analog den generellen Strukturprinzipien des Privatversicherungsrechts aus dem geschlossenen Versicherungsvertrag, der in aller Regel auf allgemeine Versicherungsbedingungen Bezug nimmt, all dies eingebettet in den gesetzlichen Rahmen des VVG bzw. – im Bereich der Kraftfahrzeughaftpflicht – des „Gesetzes über die Pflichtversicherung für Kraftfahrzeughalter" (Pflichtversicherungsgesetz: PflVG). Zumindest nach derzeitiger Rechtslage werden auch die Leistungsansprüche des Geschädigten über dieses Dreieck abgewickelt, d. h. es besteht nur ausnahmsweise – z. B. in § 3 PflVG – ein dann ausdrücklich gesetzlich angeordneter Direktanspruch des Geschädigten gegen den Versicherer des Schädigers. [29]
Da der Haftpflichtversicherungsvertrag etwaige Schadensersatzansprüche des Geschädigten gegen den Versicherten decken muss, sind die Möglichkeiten der Vertragsgestaltung beschränkt und das zugrunde liegende Bedingungswerk (z. B. AHB, AKB) für den Gutachter, der hier regelmäßig zur Prüfung der Ansprüche des Geschädigten und nicht der versicherungsvertraglichen Ansprüche gegen den Versicherer herangezogen wird, ohne Relevanz. Seine Aufgabenstellung im Bereich der Haftpflichtversicherung wird vielmehr durch die Ausgestaltung der einschlägigen Schadensersatznorm vorgegeben. Nur wenn und soweit der Versicherte vom Geschädigten in Anspruch genommen wird, besteht die Leistungspflicht des Haftpflichtversicherers, mithin handelt es sich um eine Schadensversicherung.

[29] Im Rahmen der beabsichtigen Reform des VVG soll ein genereller Direktanspruch verankert werden

Versicherungsträger

Obschon die Schadensersatzpflicht in aller Regel durch Gesetz begründet ist, werden auch die Haftpflichtversicherungsverträge von privaten Versicherungsgesellschaften, also ähnlich der Unfallversicherung, von Körperschaften des Privatrechts in ihren unterschiedlichen Rechtsformen gezeichnet.

Versicherte

Soweit es um freiwillige Haftpflichtversicherungen geht (z. B. die Privathaftpflicht), ist auf die Ausführungen zur PUV mit der Möglichkeit der freien Gestaltung zumindest der Versicherungssummen verwiesen. Auch können Eigenbeteiligungen o. Ä. vorgesehen werden, um eine Reduktion des zu zahlenden Beitrags zu erzielen. Bei anderen Haftpflichtversicherungstypen hat sich der Gesetzgeber dazu entschlossen, eine Versicherungspflicht zu verankern (z. B. in der Kraftfahrzeughaftpflicht), dann auch zumeist mit Vorgaben für die Höhe der erforderlichen Versicherungssummen.

7.5.3 Primäre Risikobeschreibung

§ 149 VVG – Umfang der Haftung
Bei der Haftpflichtversicherung ist der Versicherer verpflichtet, dem Versicherungsnehmer die Leistung zu ersetzen, die dieser aufgrund seiner Verantwortlichkeit für eine während der Versicherungszeit eintretende Tatsache an einen Dritten zu bewirken hat.

„Verantwortlichkeit" im Sinne von § 149 VVG meint Verpflichtung zum Schadensersatz, d. h. die Haftpflichtversicherung deckt weder vertragliche Gewährleistungsansprüche (z. B. Herstellung einer mangelfreien Prothese durch den Zahnarzt), noch etwaige strafrechtliche Folgen einer Drittschädigung. Mangels einheitlicher Haftungsgrundlage gibt es keine sämtliche Schadensrisiken abdeckende Haftpflichtversicherung. Vielmehr existieren einzelne, auf die Bedürfnisse des jeweiligen Versicherten abgestimmte Policen, die dessen speziellen Haftungsrisiken als Privatmann (Privathaftpflicht), als Arzt oder Klinikträger (Heilwesen-, Betriebshaftpflicht), als Gebäudebesitzer (Gebäudehaftpflicht), als Halter eines Kraftfahrzeugs (Kraftfahrzeughaftpflicht) oder eines Tieres (Tierhalterhaftung) abdecken, um nur einige zu nennen. Dieser das Haftpflichtversicherungswesen prägende „Grundsatz der Spezialität" darf nicht darüber hinweg täuschen, dass die zugrunde liegenden Haftungsnormen – jedenfalls soweit sie den ärztlichen Gutachter interessieren – derselben Grundstruktur folgen, indem sie Körper- oder Gesundheitsschäden sanktionieren. Stets geht es darum, dass jemand durch sein Verhalten (Tun oder pflichtwidriges Unterlassen) einem anderen einen derartigen Schaden zugefügt hat. Unterschiedlich ist lediglich, ob bereits die Schadenszufügung als solche die Einstandspflicht auslöst (Gefährdungshaftung) oder ob ein schuldhaftes Verhalten des Schädigers hinzutreten muss (Verschuldenshaftung).

Beispielhaft, weil für die medizinische Begutachtung von besonderer Bedeutung, sind die haftungsrechtlichen Folgen von Unfällen im Straßenverkehr.

§ 7 Abs. 1 StVG Haftung des Halters
Wird bei dem Betrieb eines Kraftfahrzeugs oder eines Anhängers ... ein Mensch getötet oder die Gesundheit eines Menschen verletzt ..., so ist der Halter verpflichtet, dem Verletzten den daraus entstehenden Schaden zu ersetzen.

§ 18 Abs. 1 StVG Ersatzpflicht des Fahrzeugführers
In den Fällen des § 7 Abs. 1 ist auch der Führer des Kraftfahrzeugs oder des Anhängers zum Ersatz des Schadens ... verpflichtet. Die Ersatzpflicht ist ausgeschlossen, wenn der Schaden nicht durch ein Verschulden des Führers verursacht ist.

§ 823 Abs. 1 BGB Schadensersatzpflicht
Wer vorsätzlich oder fahrlässig das Leben, den Körper (oder) die Gesundheit ... eines anderen widerrechtlich verletzt, ist dem anderen zum Ersatz des daraus entstehenden Schadens verpflichtet.

Während das Straßenverkehrsgesetz (StVG) in § 7 dem Opfer eines Verkehrsunfalls unabhängig vom Verschulden des Fahrzeughalters Schadensersatz gewährt, setzt § 823 BGB als Grundnorm der deliktischen Haftung im Zivilrecht rechtswidriges und schuldhaftes Verhalten voraus. Die Haftung des Kraftfahrzeugführers ist an sich ebenfalls verschuldensabhängig, jedoch wird im Wege der gesetzlich angeordneten Beweislastumkehr sein Verschulden vermutet, sofern ihm seinerseits der Entlastungsbeweis misslingt. Während früher diese Haftungserleichterungen mit qualitativen Beschränkungen des Haftungsumfangs verbunden waren (aus dem StVG konnte der Geschädigte nur für materielle Schadensfolgen Ersatz verlangen), bieten seit einer Änderung des Schadensersatzrechts 2002 nun auch Tatbestände der Gefährdungshaftung dem Opfer umfassende, nur noch der Höhe nach limitierte Ersatzansprüche, auch für immaterielle Schäden (§ 11 StVG: im Fall der Tötung oder Verletzung eines Menschen bis zu einem Kapitalbetrag von 600 000 Euro oder bis zu einem Rentenbetrag von jährlich 36 000 Euro).

7.5.4 Haftungs- bzw. Leistungsvoraussetzungen

Unabhängig von der Haftungsgrundlage muss das Opfer infolge des Unfalls einen – primären – Körper- **oder** Gesundheitsschaden erlitten haben (Tab. 7.**13**).

Diese der Kommentarliteratur zu § 823 BGB entnommenen Definitionen veranschaulichen, dass die haftungsbegründende Körper- und/oder Gesundheitsschädigung weit zu fassen ist. Weder ist eine substanzielle Verletzung erforderlich, noch muss das Unfallereignis körperlich eingewirkt haben. So kann auch die nur sinnliche Wahrnehmung eines äußeren Vorgangs (z. B. Mutter sieht einen tödlichen Verkehrsunfall ihres Kindes mit massiven psychischen Folgen) die Einstandspflicht des Unfallverursachers begründen (sog. „Schockschadensfälle"). Ebenso ist irrelevant, ob nur aufgrund einer besonderen Schadensdisposition der Unfall eine Gesundheitsschädigung herbeiführen konnte, da ein Schädiger – in der Formulierung der Rechtsprechung – keinen Anspruch auf ein „physisch oder psychisch gesundes Opfer" hat. Andererseits muss der Geschädigte das Unfallereignis, den Erstschaden im Sinne einer primären Körper- oder Gesundheitsverletzung und den Kausalzusammenhang zwischen diesen beiden Elementen nach Maßgabe von § 286 ZPO, also „voll" beweisen (**haftungsbegründender Kausalzusammenhang**).

Tabelle 7.**13** Definitionen des „Primärschadens" im Haftpflichtrecht

Primärschaden	*Definition*
Körperschaden	Nicht ganz unwesentliche Beeinträchtigung der körperlichen Unversehrtheit einschließlich der bloßen Schmerzzufügung.
Gesundheitsschaden	• Nicht ganz unerhebliche Störungen der „inneren Funktionen" einschließlich des psychischen Wohlbefindens. • Hervorrufen, Steigern oder (garantenpflichtwidriges) Unterhalten pathologischer physischer oder psychischer Zustände.

Soweit die jeweilige Haftungsnorm, wie § 823 BGB, rechtswidriges und schuldhaftes Verhalten erfordert, stehen auch diese Voraussetzungen zur Beweislast des Geschädigten. Wer einen anderen an Körper oder Gesundheit schädigt, handelt allerdings stets rechtswidrig, wenn ihm nicht ausnahmsweise ein Rechtfertigungsgrund (Notwehr, Notstand, Einwilligung etc.) zur Seite steht. Schuldhaft handelt derjenige, der einem anderen vorsätzlich oder unter Außerachtlassung der im (Rechts-)Verkehr erforderlichen Sorgfalt Schaden zufügt (§ 276 BGB).

7.5.5 Haftungs- bzw. Leistungsumfang

Das Opfer eines Verkehrsunfalls kann vom Unfallgegner bzw. dessen Haftpflichtversicherer den Ersatz sämtlicher aus dem Unfallereignis resultierender (Folge-)Schäden ersetzt verlangen, und zwar in materieller wie auch in immaterieller Hinsicht. Zur Schadensermittlung ist die Differenz zwischen dem Zustand des Betroffenen vor dem Unfallereignis mit dem Jetztzustand zu vergleichen, der Schädiger ist nur für die so konkret ermittelte Differenz – in diesem Umfang allerdings auch einschränkungslos – eintrittspflichtig. Allenfalls ein eventuelles Mitverschulden des Opfers (§ 254 BGB) am Eintritt des Unfallereignisses selbst oder dessen Folgen vermag den Schädiger – anteilig – zu entlasten.

Einfluss des Vorschadens

Aus dem vorgenannten Prinzip des „Differenzschadens" folgt, dass ein etwaiger Vorschaden (nicht der klinisch noch nicht in Erscheinung getretene Vorzustand) ebenso aus dem Schaden „herauszurechnen" ist, wie ein abgrenzbarer Schadensanteil eines unfallunabhängigen Grundleidens. Wird etwa bei einem Schädel-Hirn-Verletzten das neurologische Defizit durch einen unfallunabhängiges Leiden verstärkt und lässt sich sachverständig der Anteil der auch ohne das Unfallereignis eingetretenen Schädigung abgrenzen, fiele dieser nachgewiesene Anteil dem Unfallgegner nicht zur Last. Schließlich könnte der gleichfalls vom Schädiger zu beweisende Einwand, der Schaden wäre z. B. aufgrund der Weiterentwicklung eines Grundleidens zu einem späteren Zeitpunkt in gleichem Ausmaß eingetreten (**hypothetische Kausalität**), seine Ersatzpflicht in zeitlicher Hinsicht begrenzen.

Materielle Schäden

Materielle Schadenspositionen sind etwaige Reparaturkosten für eingetretene Sachschäden, Behandlungskosten, Vermögenseinbußen durch Beeinträchtigungen im Beruf und/oder in der Haushaltsführung und sonstige, in Zusammenhang mit dem Unfall oder den erlittenen Verletzungen stehende Aufwendungen (z. B. Fahrt-, Gutachter- oder Rechtsverfolgungskosten).

Während sachverständig geschätzte Reparaturkosten beschädigter Gegenstände auch dann ersatzfähig sind, wenn der Geschädigte auf die Reparatur verzichtet, fallen Behandlungskosten nur dann in die Haftungslast des Schädigers, wenn sie tatsächlich entstanden und medizinisch notwendig, zumindest aber sinnvoll und angemessen waren. Die letztgenannte Einschränkung ist Ausfluss der generellen Schadensminderungspflicht des Geschädigten, deren Missachtung zur Kürzung oder zum Wegfall seines Ersatzanspruchs führen kann.

Verdienst- und Haushaltsführungsschäden

Auch im Bereich des Verdienst- oder Haushaltsführungsschadens ist eine konkrete Betrachtung geboten. Zunächst ist zu ermitteln, welche Tätigkeiten seines bisherigen Berufes oder in der Haushaltsführung dem Geschädigten ganz oder teilweise, vorübergehend oder auf Dauer aufgrund seiner unfallbedingten Beeinträchtigungen verschlossen sind.

Macht der Geschädigte einen Arbeitsplatzverlust oder zumindest eine Einkommenseinbuße als Schaden geltend, ist in einem zweiten Schritt zu prüfen, ob dies tatsächlich mit den sachverständig ermittelten Leistungseinbußen in Einklang zu bringen ist, was freilich bereits jenseits der ärztlichen Kompetenz liegt und daher dem Auftraggeber vorbehalten bleibt. Gleiches gilt für die Frage, ob und in welchem Umfang der Geschädigte im Hinblick auf seine Schadensminderungspflicht verpflichtet sein kann, eingeschränkt seiner bisherigen oder einen anderen zumutbaren beruflichen Tätigkeit nachzugehen. Dem Unfall zuzurechnende Einschränkungen in der Haushaltsführung können dazu führen, dass der Schädiger die Kosten einer eingestellten Haushaltshilfe zu ersetzen hat, sie können aber auch als „fiktiver Schaden" ersetzt werden, wenn und soweit der Geschädigte diese Einschränkungen hinnimmt oder Dritte (z. B. Angehörige) aufgrund der Defizite einzelne Tätigkeiten oder die komplette Haushaltsführung unentgeltlich übernehmen, da dies nach Ansicht der Rechtsprechung „nicht den Schädiger entlasten soll" (**normativer Schadensbegriff**).

Auch hier ist ärztlicherseits der Zusammenhang zwischen den gesundheitlichen Defiziten infolge des Unfalls und der (Un-)Fähigkeit zur Ausführung bestimmter, in der Haushaltsführung anfallender Arbeiten herzustellen. Der Gutachter kann hierbei auf Tabellenwerke zurückgreifen, die den Zeitanteil bestimmter Tätigkeiten am gesamten wöchentlichen Zeitaufwand ausweisen und die prozentuale Einschränkung jeweils einzelnen Verletzungsbildern zuordnen (s. Kap. 36.11). In Abhängigkeit von Haushaltsgröße und -typ lässt sich dann durch den Versicherer bzw. das Gericht das schädigungsbedingte Defizit in Arbeitsstunden konkret berechnen. Derartige Aufstellungen haben zwar keine unmittelbar bindende Wirkung, sind in der Regulierungspraxis der Versicherer aber üblich und werden auch von den Gerichten im Allgemeinen akzeptiert. Schließlich können auch mittelbare (Vermögens-)Schäden weiterer, selbst nicht verletzter Personen ersatzfähig sein, wie etwa

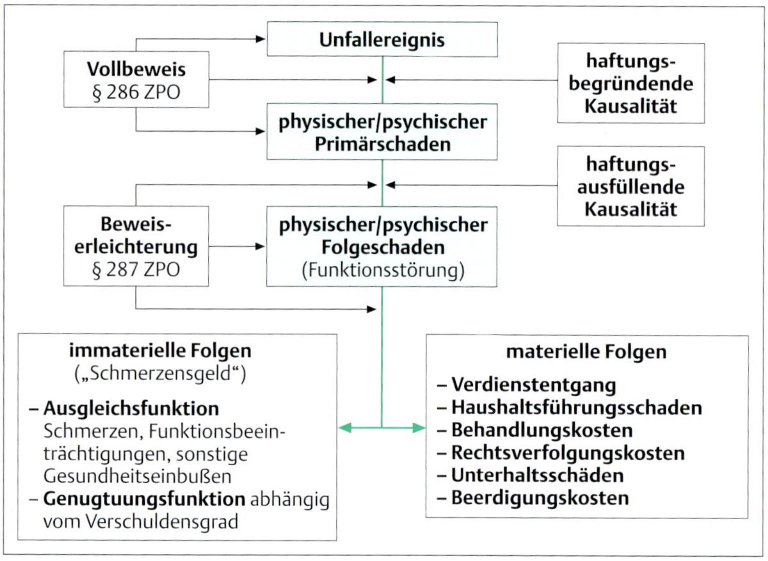

Abb. 7.3 Kausalkette im Haftpflichtrecht.

Unterhaltsansprüche, die sich infolge des Tods des Opfers nicht mehr realisieren lassen, oder auch die von dritter Seite aufgewandten Kosten einer standesgemäßen Beerdigung.

Schmerzensgeld

Die ersatzfähigen immateriellen Schäden (Schmerzensgeld) umfassen sämtliche unfallbedingten Einbußen an Lebensqualität, neben vorübergehende oder dauernde Schmerzen auch sonstige physische oder psychische Defizite, die den Geschädigten im alltäglichen Leben, bei der Ausübung bisheriger sportlicher Aktivitäten oder sonstigen Hobbys behindern oder überhaupt nicht mehr zulassen. Diese Ausgleichsfunktion des Schmerzensgeldes steht in der forensischen Praxis mittlerweile eindeutig im Vordergrund. Die daneben bestehende Genugtuungsfunktion des Schmerzensgeldes – dem Opfer soll durch die Zahlung des Schädigers eine strafähnliche Genugtuung verschafft werden – bildet allenfalls noch einen Randaspekt bei der Bemessung der Schmerzensgeldhöhe, so etwa bei grob fahrlässiger oder gar vorsätzlicher Schadenszufügung. Stets wird aber im deutschen Zivilrecht ein einheitliches Schmerzensgeld als Einmalzahlung oder – ausnahmsweise – als Rente durch das Gericht festgesetzt, auch wenn unterschiedliche Funktionsqualitäten oder Lebensbereiche von der Unfallschädigung betroffen sind.

Beweislast und Beweismaß

Vorhandensein und Umfang ersatzfähiger Schäden wie auch deren ursächlicher Zusammenhang mit dem Primärschaden (**haftungsausfüllender Kausalzusammenhang**) stehen zwar ebenfalls zur Beweislast des Geschädigten, unterliegen aber dem erleichterten Beweismaß des § 287 ZPO. Das Zusammenspiel von Beweismaß und Beweislast in der haftpflichtrechtlichen Kausalkette am Beispiel des Verkehrsunfalls veranschaulicht Abbildung 7.3.

Literatur

Bundesministerium für Gesundheit und Soziale Sicherung: Anhaltspunkte für die ärztliche Gutachtertätigkeit im sozialen Entschädigungsrecht und nach dem Schwerbehindertenrecht. 2005

Grimm W. Unfallversicherung – Kommentar zu den allgemeinen Unfallversicherungsbedingungen (AUB) mit Sonderbedingungen. München, 2006

Hausotter W. Die Begutachtung der peripheren Nervenläsion nach der Gliedertaxe der PUV. Med Sach 1994; 90:26–28

Lehmann R, Ludolph E. Die Invalidität in der privaten Unfallversicherung. VVW, Karlsruhe 2001

Prölss ER, Martin A. Versicherungsvertragsgesetz, Kommentar, München, 2004

Schönberger A, Mehrtens G, Valentin H. Arbeitsunfall und Berufskrankheit. Erich Schmidt Verlag, Berlin 2003

Wussow W, Pürckhauer H. Allgemeine Unfallversicherung-Bedingungen, Köln, 1990

8 Begutachtung von Berufskrankheiten

B. Widder

Die Versicherung von Berufskrankheiten stellt neben Arbeitsunfällen den zweiten Schwerpunkt der Aufgaben der Gesetzlichen Unfallversicherung dar. Grundlage hierfür ist gleichermaßen das 7. Buch des Sozialgesetzbuches (SGB VII). Auch die beamtenrechtliche Dienstunfallfürsorge kennt Berufskrankheiten, die dort allerdings als „Dienstunfälle" bezeichnet werden (s. Kap. 16.2), die rechtlichen Auswirkungen sind gleich.

8.1 Rechtliche Grundlagen

8.1.1 Historische Entwicklung

In den frühen deutschen Sozialversicherungsgesetzen fielen Berufskrankheiten nicht unter den Versicherungsschutz. Dies änderte sich erst mit der 1. Verordnung über die Ausdehnung der Unfallversicherung auf gewerbliche Berufskrankheiten vom 12.2.1925. Die damalige Berufskrankheiten-Liste umfasste jedoch lediglich 11 Krankheiten. Über die Jahre hinweg erfolgten im Rahmen weiterer „Verordnungen" Fortschreibungen mit Aufnahme weiterer Krankheiten. Die aktuell gültige Berufskrankheiten-Verordnung (BKV) vom 31.10.1997 (zuletzt bearbeitet im Oktober 2002) umfasst inzwischen 67 Krankheiten.

8.1.2 Definition der Berufskrankheit

Beruflich bedingte oder berufsbezogene Krankheiten sind gemäß § 9 SGB VII Berufskrankheiten, wenn diese:

- im Verzeichnis der BKV stehen und/oder
- nach neuen Erkenntnissen der medizinischen Wissenschaft ihre Ursache im Beruf nachgewiesen ist.

Im Umkehrschluss bedeutet dies, dass nicht jede im Zusammenhang mit beruflichen Tätigkeiten auftretende Krankheit eine „Berufskrankheit" im Sinne des Gesetzes darstellt, sondern im Allgemeinen nur die in der Berufskrankheiten-Verordnung definierten Krankheiten.

Zwar besteht eine **„Öffnungsklausel"**, wonach die Versicherungsträger auch Krankheiten wie eine Berufskrankheit als Versicherungsfall anzuerkennen haben, wenn diese nach den Erkenntnissen der medizinischen Wissenschaft durch besondere berufliche Einwirkungen verursacht sind, die Anerkennungsschwelle liegt hier jedoch sehr hoch. Maßstab ist in diesem Fall der „gesicherte Stand der medizinischen Wissenschaft", wenn die „überwiegende Mehrheit der medizinischen Sachverständigen, die auf den jeweils in Betracht kommenden Gebieten über spezielle Erfahrungen und Kenntnisse verfügen, zu derselben, wissenschaftlich fundierten Meinung gelangt" [Schönberger et al. 2003]. Vereinzelte Meinungen einzelner Sachverständiger reichen grundsätzlich nicht aus, was immer wieder zu heftigen gutachtlichen Kontroversen führt.

Nicht jede arbeits- oder berufsbedingte Krankheit ist auch eine „Berufskrankheit" im Sinne des Gesetzes, sondern – mit wenigen Ausnahmen – nur die in der jeweiligen BKV genannten Krankheiten.

Arbeitsbedingte Erkrankungen sind Krankheiten, die unter den Angehörigen einer bestimmten Berufsgruppe häufiger oder regelmäßiger als in der übrigen Bevölkerung auftreten. Sie haben definitionsgemäß damit nicht die Qualität von Berufskrankheiten, für die ein „wesentlicher Zusammenhang" zwischen Arbeit und Krankheit gefordert wird. Der Begriff der „arbeitsbedingten Erkrankung" entstammt dem Arbeitssicherheitsgesetz (ASiG), das der Prävention von Krankheiten am Arbeitsplatz dient und vor allem für Betriebsärzte und Sicherheitsfachkräfte von Bedeutung ist.

§ 9 SGB VII – Berufskrankheiten

(1) Berufskrankheiten sind Krankheiten, die die Bundesregierung durch Rechtsverordnung mit Zustimmung des Bundesrates als Berufskrankheiten bezeichnet und die Versicherte infolge einer den Versicherungsschutz nach den §§ 2, 3 oder 6 begründenden Tätigkeit erleiden. Die Bundesregierung wird ermächtigt, in der Rechtsverordnung solche Krankheiten als Berufskrankheiten zu bezeichnen, die nach den Erkenntnissen der medizinischen Wissenschaft durch besondere Einwirkungen verursacht sind, denen bestimmte Personengruppen durch ihre versicherte Tätigkeit in erheblich höherem Grade als die übrige Bevölkerung ausgesetzt sind; sie kann dabei bestimmen, dass die Krankheiten nur dann Berufskrankheiten sind, wenn sie durch Tätigkeiten in bestimmten Gefährdungsbereichen verursacht worden sind oder wenn sie zur Unterlassung aller Tätigkeiten geführt haben, die für die Entstehung, die Verschlimmerung oder das Wiederaufleben der Krankheit ursächlich waren oder sein können.

(2) Die Unfallversicherungsträger haben eine Krankheit, die nicht in der Rechtsverordnung bezeichnet ist oder bei der die dort bestimmten Voraussetzungen nicht vorliegen, wie eine Berufskrankheit als Versicherungsfall anzuerkennen, sofern im Zeitpunkt der Entscheidung nach neuen Erkenntnissen der medizinischen Wissenschaft die Voraussetzungen für eine Bezeichnung nach Absatz 1 Satz 2 erfüllt sind.

(3) Erkranken Versicherte, die infolge der besonderen Bedingungen ihrer versicherten Tätigkeit in erhöhtem Maße der Gefahr der Erkrankung an einer in der Rechtsverordnung nach Absatz 1 genannten Berufskrankheit ausgesetzt waren, an einer solchen Krankheit und können Anhaltspunkte für eine Verursachung außerhalb der versicherten Tätigkeit nicht festgestellt werden, wird vermutet, dass diese infolge der versicherten Tätigkeit verursacht worden ist.

8.1.3 Berufskrankheiten-Liste

Die aktuelle Liste der per Rechtsverordnung anerkannten Berufskrankheiten findet sich z. B. auf der Website des Hauptverbandes der gewerblichen Berufsgenossenschaften (www.hvbg.de). Die Systematik der Berufskrankheiten gliedert sich dabei nach 6 Ziffern (Tab. 8.1), aus denen jeweils vierstellige Nummern für die einzelnen Berufskrankheiten resultieren (z. B. BK 1317). Zu den in der Berufskrankheiten-Liste aufgeführten Berufskrankheiten hat das Bundesministerium für Arbeit und Sozialordnung spezielle **„Merkblätter"** veröffentlicht, die definitionsgemäß vor allem Hinweise zur Erstattung von Berufskrankheiten-Anzeigen geben sollen. Die Merkblätter enthalten aber auch wichtige Informationen für den Sachverständigen und sollten von diesem im Berufskrankheitenverfahren beachtet werden.

Darüber hinaus hat der Ärztliche Sachverständigenbeirat der Sektion „Berufskrankheiten" beim Bundesministerium für Arbeit und Sozialordnung zu einigen Berufskrankheiten, die erst in den letzten Jahren in die Liste aufgenommen worden sind, sog. **„wissenschaftliche Begründungen"** ausgearbeitet, die weitere Informationen zu diesen Berufskrankheiten enthalten. Alle Merkblätter und wissenschaftlichen Begründungen sind über die Website www.hvbg.de erhältlich. Zu beachten ist allerdings, dass diese nicht immer auch den aktuellen wissenschaftlichen Stand beinhalten und aufgrund einer möglicherweise fehlenden Fortschreibung die neuere Literatur unberücksichtigt lassen.

Tabelle 8.1 Systematik der Berufskrankheiten-Liste

Nr.	*Krankheiten*
1	Durch chemische Einwirkungen verursachte Krankheiten
2	Durch physikalische Einwirkungen verursachte Krankheiten
3	Durch Infektionserreger oder Parasiten verursachte Krankheiten sowie Tropenkrankheiten
4	Erkrankungen der Atemwege und der Lungen, des Rippenfells und Bauchfells
5	Hautkrankheiten
6	Krankheiten sonstiger Ursache

8.1.4 Versicherungsleistungen bei Berufskrankheiten

Die Leistungen der Gesetzlichen Unfallversicherung nach Anerkennung einer Berufskrankheit entsprechen denen nach einem Arbeitsunfall (s. Kap. 7.2.3). Sie umfassen:
- Heilbehandlung,
- Leistungen zur Teilhabe am Arbeitsleben,
- Leistungen zur Teilhabe am Leben in der Gemeinschaft,
- Leistungen bei Pflegebedürftigkeit,
- Geldleistungen (Rente, Verletzten- und Übergangsgeld),
- Leistungen an Hinterbliebene.

8.2 Gutachten zu Berufskrankheiten

Grundsätzlich gelten für die Begutachtung von Berufskrankheiten die bereits in Kapitel 3.1.3 genannten Regeln zur Kausalitätstheorie des Öffentlichen Rechts sowie die in Kapitel 7.1.5 für die Gesetzliche Unfallversicherung beschriebenen Besonderheiten bei der Beurteilung von Schadensanlagen, Vorschäden, Verschlimmerungen usw., was insbesondere auch bei der Abgrenzung von konkurrierenden Erkrankungen (z. B. alkoholtoxische vs. berufsbedingte Polyneuropathie) von Bedeutung ist.

Für die Begutachtung von Berufskrankheiten haben die Unfallversicherungsträger „Empfehlungen der Unfallversicherungsträger zur Begutachtung bei Berufskrankheiten" herausgegeben, die auch die Anforderungen an geeignete Gutachter nennen (www.hvbg.de). Das neurologische Fachgebiet wird dabei nur am Rande erwähnt. Außerdem behalten die Versicherungsträger es sich vor, spezielle Gutachter für Berufskrankheiten zu definieren, die in einer „Gutachterliste" veröffentlicht werden.

8.2.1 Berufskrankheiten-Anzeige

Unternehmer[1] und Ärzte[2] sind verpflichtet, den Verdacht auf eine Berufskrankheit an den Unfallversicherungsträger zu melden. Eine Meldung kann auch durch die Krankenversicherung oder den Versicherten selbst erfolgen. Die Pflicht zu weiteren technischen und medizinischen Ermittlungen liegt dann beim Versicherungsträger. Für die Meldung existieren verbindliche Vordrucke (F 6000, U 6000), die über das Internet (www.hvbg.de) zugänglich sind. Darin finden sich u. a. Fragen nach:
- der in Betracht kommende Berufskrankheit,
- Krankheitserscheinungen, Beschwerden und Untersuchungsbefunden,
- dem Beginn der Beschwerden,
- gefährdenden Einwirkungen und Stoffen am Arbeitsplatz,
- Dauer und Umfang der ausgeübten Tätigkeiten.

[1] § 193 SGB VII
[2] § 202 SGB VII

8.2.2 TAD-Bericht

Nach Klärung der grundlegenden Zuständigkeit und Beschaffung von Unterlagen zur Krankheitsgeschichte besteht für den Versicherungsträger die zwingende Verpflichtung Ermittlungen zu den konkreten Arbeitsbedingungen durchzuführen. Diese erfolgen im Allgemeinen durch den „Technischen Aufsichtsdienst" (TAD) der Versicherungsträger durch Besichtigung des Arbeitsplatzes. Der hierüber erstellte abschließende Bericht beinhaltet für den Sachverständigen regelmäßig wichtige Anknüpfungstatsachen, die er zu berücksichtigen hat.

> Die Sachaufklärung der „besonderen beruflichen Einwirkungen" (anspruchsbegründende Kausalität) ist Aufgabe des Technischen Aufsichtsdienstes sowie des dem neurologischen Gutachtenauftrag im Allgemeinen vorgeschalteten arbeitsmedizinischen Gutachtens.

8.2.3 Beweiskriterien

Im Gegensatz zur Definition des Unfalls in der Gesetzlichen Unfallversicherung ist die Definition der Berufskrankheit gemäß § 9 SGB VII wesentlich komplexer (Tab. 8.2) und beinhaltet mehrere gleichzeitig zu erfüllende Voraussetzungen:

- Die Krankheit muss in die Berufskrankheiten-Liste aufgenommen sein oder es müssen geeignete medizinisch-wissenschaftliche Erkenntnisse zur Ursachenbeziehung zwischen „Einwirkung" und „Krankheit" vorliegen.
- Es muss eine besondere Einwirkung vorliegen, wobei dieser Begriff weit zu fassen ist und alle spürbaren Einflüsse auf den Organismus beinhaltet [Schönberger et al. 2003].
- Die Gefährdung muss „erheblich höher" gegenüber der Allgemeinbevölkerung sein, wobei die vom Ärztlichen Beirat des BMA vorgeschlagene Verdoppelung des relativen Risikos gemäß höchstrichterlicher Rechtsprechung eine zu enge Auslegung bedeutet, für einen groben Anhalt jedoch sicherlich brauchbar ist.
- Die Einwirkung muss entsprechend den allgemeinen Kausalitätsvorgaben des Öffentlichen Rechts (s. Kap. 3.1.3) „allgemein geeignet" sein, d. h., nicht nur im Einzelfall, die entsprechende Krankheit hervorzurufen.

Tabelle 8.2 Vergleich der Definitionen von „Arbeitsunfall" und „Berufskrankheit" in der Gesetzlichen Unfallversicherung

Unfall	Unfälle sind zeitlich begrenzte, von außen auf den Körper einwirkende Ereignisse infolge einer versicherten Tätigkeit, die zu einem Gesundheitsschaden oder zum Tod führen.
Berufskrankheit	Berufskrankheiten sind Krankheiten, die nach den Erkenntnissen der medizinischen Wissenschaft durch besondere Einwirkungen verursacht sind, denen bestimmte Personengruppen durch ihre versicherte Tätigkeit in erheblich höherem Grad als die übrige Bevölkerung ausgesetzt sind.

In Abänderung der in Abbildung 3.2 dargestellten Kausalitätskette ist an die Stelle des zeitlich begrenzten „Unfallereignisses" die zeitlich nicht begrenzte „äußere Einwirkung" zu setzen. Dies bedeutet, dass die schädigende Belastung (z. B. laufender Wechsel von Pronation und Supination) bzw. Exposition (z. B. gegenüber Lösemitteln) neben der Gesundheitsschädigung und der hieraus resultierende Funktionsstörung gleichermaßen im Vollbeweis zu klären ist. Dies ist grundsätzlich Aufgabe des Versicherungsträgers bzw. des Technischen Aufsichtsdienstes, die Schlüssigkeit dieser Angaben ist vom Sachverständigen jedoch zu überprüfen und zu bewerten.

> Schädigende berufliche Belastungen sind zwar vom Versicherungsträger zu klären. Sofern der Sachverständige über entsprechende Kenntnisse verfügt, sollte er jedoch in seinem Gutachten zur Schlüssigkeit der hierzu vorliegenden Anknüpfungstatsachen Stellung nehmen.

8.2.4 Einschätzung der MdE

Die Einschätzung der Folgen einer Berufskrankheit erfolgt nach den bereits für die Gesetzliche Unfallversicherung genannten Regeln (s. Kap. 7.2.6). Bemessungsmaßstab ist auch hier die abstrakte Minderung der Erwerbsfähigkeit (MdE), definiert als die abhanden gekommene Möglichkeit „sich unter Ausnutzung aller Arbeitsgelegenheiten im gesamten Erwerbsleben einen Erwerb zu verschaffen und Erwerbseinkommen zu erzielen".[3]

8.3 Neurologisch relevante Berufskrankheiten

Für den neurologischen Sachverständigen sind im Regelfall nur einige wenige Berufskrankheiten relevant, die im gesamten Spektrum der Berufskrankheiten einen verschwindend geringen Anteil besitzen. So machten gemäß Statistik des Hauptverbandes der gewerblichen Berufsgenossenschaften (HVBG) im Jahr 2004 die neurologisch wichtigsten Ziffern 1317 und 2106 (s. u.) weniger als 1 % der rund 56 000 Anzeigen auf Vorliegen einer Berufskrankheit aus. Die Anerkennungsrate einer Berufskrankheit lag zwischen 4 % (BK 1317) und 16 % (BK 2106).

[3] § 56 SGB VII

8.3.1 Neurotoxische Schäden

Begutachtungen zur Frage einer durch Metalle oder Metalloide verursachten Berufskrankheit (Tab. 8.3) stellen im Vergleich zu anderen Berufskrankheiten eine relative Seltenheit dar. Für den Neurologen von Bedeutung sind dabei vor allem akute oder chronische Intoxikationen durch Blei, Mangan oder Quecksilber. Andere Schwermetallbelastungen sind entweder nicht mit neurologischen Ausfällen verbunden oder gehören heute zu den Raritäten. Gleiches gilt für Vergiftungen durch Kohlenmonoxid oder Schwefelwasserstoff.

Aufgrund der Häufigkeit des Einsatzes im Arbeitsleben bei weitem im Vordergrund von Begutachtungsfragen steht die Frage nach neurotoxischen Schädigungen infolge einer Belastung durch Lösemittel, seltener auch durch Pestizide. Bedingt durch die regelmäßig vorhandenen Lösemittelgemische und die relativ uniformen neurotoxischen Folgen auf das zentrale und periphere Nervensystem wurde 1997 vom Bundesministerium für Arbeit eine auf alle „organischen Lösemittel oder deren Gemische" anzuwendende Berufskrankheit (BK 1317) eingeführt. Hierbei ist definitionsgemäß der neurologische Sachverständige gefordert, zu Details s. Kapitel 34.

Tabelle 8.3 Für den Neurologen wesentliche, durch chemische Einwirkungen verursachte Berufskrankheiten

1	*Durch chemische Einwirkungen verursachte Krankheiten*
11	*Metalle und Metalloide*
1101	Erkrankungen durch Blei oder seine Verbindungen
1102	Erkrankungen durch Quecksilber oder seine Verbindungen
1103	Erkrankungen durch Chrom oder seine Verbindungen
1104	Erkrankungen durch Cadmium oder seine Verbindungen
1105	Erkrankungen durch Mangan oder seine Verbindungen
1106	Erkrankungen durch Thallium oder seine Verbindungen
1107	Erkrankungen durch Vanadium oder seine Verbindungen
1108	Erkrankungen durch Arsen oder seine Verbindungen
1109	Erkrankungen durch Phosphor oder seine anorganischen Verbindungen
1110	Erkrankungen durch Beryllium oder seine Verbindungen
12	*Erstickungsgase*
1201	Erkrankungen durch Kohlenmonoxid
1202	Erkrankungen durch Schwefelwasserstoff
13	*Lösemittel, Schädlingsbekämpfungsmittel (Pestizide) und sonstige chemische Stoffe*
1302	Erkrankungen durch Halogenkohlenwasserstoffe
1303	Erkrankungen durch Benzol, seine Homologe oder durch Styrol
1304	Erkrankungen durch Nitro- oder Aminoverbindungen des Benzols oder seiner Homologe oder ihrer Abkömmlinge
1305	Erkrankungen durch Schwefelkohlenstoff
1307	Erkrankungen durch organische Phosphorverbindungen
1310	Erkrankungen durch halogenierte Alkyl-, Aryl-, oder Alkylaryloxide
1311	Erkrankungen durch halogenierte Alkyl-, Aryl-, oder Alkylarylsulfide
1317	Polyneuropathie oder Enzephalopathie durch organische Lösungsmittel oder deren Gemische

8.3.2 Mechanische Schädigung peripherer Nerven

In der Gruppe der durch physikalische Einwirkungen verursachten Berufskrankheiten (Tab. 8.4) ist für den neurologischen Sachverständigen vor allem die BK 2106 „Druckschädigung (früher Drucklähmung) der Nerven" von Bedeutung. Im Einzelfall findet aufgrund eines längeren Umgangs mit stark vibrierenden Werkzeugen auch die BK 2103 Anwendung. Außerdem erfolgen neurologische „Zusatzgutachten" nicht selten im Rahmen der BK 2108 – 2110 zur Sicherung neurologischer Ausfälle bei bandscheibenbedingten Erkrankungen.

Gemäß Merkblatt zur Berufskrankheit Nr. 2106 der Anlage zur Berufskrankheiten-Verordnung setzt eine arbeitsbedingte Druckschädigung eines Nervs im Sinne dieser Berufskrankheit eine wiederholte mechanische und durch Druck schädigende Einwirkung voraus. Ursächlich sind dabei zu unterscheiden:

- **Druck von außen** auf Nerven, die einer von außen kommenden anhaltenden Einwirkung gut zugänglich sind,
- **Druck von innen** auf Nerven, die wiederholten mechanischen Einwirkungen aufgrund einer anatomischen Enge nicht genügend ausweichen können, z. B. über einer knöchernen Unterlage, innerhalb eines knöchernen oder fibrösen Kanals (z. B. Sulcus-ulnaris-Syndrom) oder an Sehnenkreuzungen.

Gefahrenquellen für Druckschäden

Als typische Gefahrenquellen werden im Werkblatt zur BK 2106 genannt:

- ständig wiederholte, **gleichartige Körperbewegungen** im Sinne von mechanischen Überbelastungen,
- überwiegend **haltungskonstante Arbeiten** mit nicht oder nur schwer korrigierbaren Zwangshaltungen, z. B. Daueraufstützen des Handgelenkes oder der Ellbogen, Andrücken eines Werkzeuges oder bestimmte Gelenkstellungen, die längere Zeit beibehalten werden müssen,
- **Überbeanspruchung von Muskeln** mit nachfolgender Druckeinwirkung auf Nerven,
- **Dehnungs-** und **Traktionswirkungen** mit indirekter Einwirkung auf den Nerven,
- von außen kommende direkte **Druck-** oder **Zugbelastungen**,
- wiederholte Einwirkungen von **Schlag-** oder **Reibungskräften**,
- **Häufiges Greifen** mit hohem Kraftaufwand.

Betroffene Berufsgruppen

Als häufig betroffene Berufsgruppen werden aufgeführt:

- Berufsmusiker,
- Schleifer,
- Metzger,
- Lebensmittelhändler,
- Beschäftigte in der Tiefkühlkostherstellung,
- Supermarktkassiererinnen,
- Bodenreiniger.

Betroffene Nerven

Die wichtigsten betroffenen Nerven sind in Tabelle 8.5 zusammengefasst. Bemerkenswerterweise ist das Karpaltunnelsyndrom (CTS) hier expressis verbis ausgeschlossen. Dies hängt damit zusammen, dass das Karpaltunnelsyndrom bei der Novellierung der Berufskrankheitenverordnung 2002 als neue Berufskrankheit aufgenommen werden sollte (BK 2112), dieses jedoch bislang aufgrund von Problemen bei der Formulierung der zugehörigen Kriterien nicht erfolgte. Bei Drucklegung des Buches lag ein entsprechender Entwurf vor, der jedoch noch nicht verabschiedet ist.

> Ein nachweislich beruflich bedingtes Karpaltunnelsyndrom kann derzeit (Stand Herbst 2006) nur im Rahmen der „Öffnungsklausel" (s. Kap. 8.1.2) mit entsprechender ausführlicher wissenschaftlicher Begründung als Berufskrankheit entschädigt werden.

Tabelle 8.4 Wichtigste Berufskrankheiten durch physikalische (mechanische) Einwirkungen

2	*Durch physikalische Einwirkungen verursachte Krankheiten*
21	*Mechanische Einwirkungen*
2103	Erkrankungen durch Erschütterung bei Arbeit mit Druckluftwerkzeugen oder gleichartig wirkenden Werkzeugen oder Maschinen
2106	Druckschädigung der Nerven
2108	Bandscheibenbedingte Erkrankungen der Lendenwirbelsäule durch langjähriges Heben oder Tragen schwerer Lasten oder durch langjährige Tätigkeiten in extremer Rumpfbeugehaltung
2109	Bandscheibenbedingte Erkrankungen der Halswirbelsäule durch langjähriges Tragen schwerer Lasten auf der Schulter
2110	Bandscheibenbedingte Erkrankungen der Lendenwirbelsäule durch langjährige, vorwiegend vertikale Einwirkung von Ganzkörperschwingungen im Sitzen

Tabelle 8.5 Wichtige Beispiele berufsbedingter Druckschädigungen von Nerven (aus Merkblatt zur Berufskrankheit Nr. 2106 der Anlage zur BKV)

Betroffene/r Nerv/en	*Berufsbedingte Ursache*
Obere Extremität	
N. axillaris	Passiver Druck in der Axilla durch Hebel.
N. medianus (Ausnahme CTS)	**Pronator-teres-Syndrom:** Repetitive Pro- und Supinationsbewegungen bei gleichzeitigen repetitiven Fingerbewegungen, insbesondere Fingerflexion. **Interosseus-anterior-Syndrom:** Forcierte Pronation mit gleichzeitiger Beugung, Tragen von Lasten auf dem gebeugten Unterarm.
N. musculocutaneus	Tragen schwerer Lasten, am gebeugten Unterarm hängendes Gewicht, exzessives fortlaufendes Schrauben.
N. radialis	Axilla- und Oberarmkompression: Druck von Hebeln („Krückenlähmung"), chronische Überbeanspruchung des M. triceps brachii, z. B. bei Maurern und Zimmerleuten. **Supinatorsyndrom:** Repetitive Pro- und Supinationsbewegungen bei extendiertem Ellbogengelenk. **Ramus superficialis:** Repetitive Pro- und Supination mit Drehbewegungen, z. B. Wickeln, Blumenbinden, Töpferarbeiten; Druck auf den Unterarm bei gestrecktem Handgelenk, z. B. Tragen von Steinen, Spielen von Tasteninstrumenten.
N. suprascapularis	Repetitive kombinierte Außen-/Innenrotationsbewegungen in Abduktion zur Gegenseite, z. B. Spielen von Musikinstrumenten, repetitive Überkopfarbeiten, einseitiges Heben und Tragen schwerer Lasten über der Schulter.
N. thoracicus longus	Tragen starrer und schwerer Lasten auf den Schultern („Rucksacklähmung"), Arbeiten in Bauchlage, wuchtige Schläge mit schwerem Werkzeug.
N. ulnaris	**Sulcus-ulnaris-Syndrom:** von außen einwirkender Druck, z. B. bei aufgestütztem Ellbogen, Friktionstrauma im Sulcus durch repetitive Flexion und Extension im Ellbogengelenk, z. B. bei Pianisten, Bläsern und Saiteninstrumentalisten; **Kubitaltunnel-Syndrom:** Repetitive Bewegungen im Ellbogengelenk und Druckeinwirkungen am proximalen Unterarm bei gebeugtem Ellbogengelenk, z. B. Hämmern, Heben/Tragen. **Guyon-Logensyndrom:** Druck von Arbeitsmitteln im Hohlhandbereich, gelegentlich mit Hyperextension im Handgelenksbereich verbunden, z. B. Kristallglasschleifer, Elektronikarbeiter, Kellner.
Obere Extremität	
Beinplexusschaden	Anhaltende Ventralbeugung des Rumpfes, anhaltend angespannte Bauchmuskulatur, Hyperflexion oder Hyperextension im Hüftgelenk, selten Druckparesen des N. ischiadicus, z. B. bei Reitern.
N. tibialis	Enges Schuhwerk, langes Gehen unter Belastung, repetitive Fußbeugung und -streckung, z. B. Pedalbetätigungen, Arbeiten im Knien mit zurückgelegter Körperhaltung, Arbeiten im Sitzen mit hängenden Beinen.
N. peroneus	Hocken und Knien, z. B. Fliesenlegen, Asphaltieren; längerdauernde Kälteexposition.
Sonstige Nerven	
N. facialis, N. trigeminus	Druckbelastungen im Versorgungsbereich des Nervs, z. B. beim Gebrauch von Blasinstrumenten (Ansatzstörung, fokale Dystonie).

3	*Durch Infektionserreger oder Parasiten verursachte Krankheiten sowie Tropenkrankheiten*
3101	Infektionskrankheiten, wenn der Versicherte im Gesundheitsdienst, in der Wohlfahrtspflege oder in einem Laboratorium tätig oder durch eine andere Tätigkeit der Infektionsgefahr in ähnlichem Maße besonders ausgesetzt war.
3102	Von Tieren auf Menschen übertragbare Krankheiten.
3104	Tropenkrankheiten, Fleckfieber

Tabelle 8.**6** Für den Neurologen wesentliche, durch Infektionen verursachte Berufskrankheiten

8.3.3 Akute und chronische Infektionen

In der Gruppe der durch Infektionskrankheiten verursachten Berufskrankheiten (Tab. 8.**6**) sind für den neurologischen Sachverständigen 3 Erkrankungswege von Bedeutung. Zu Details s. Kapitel 32.6.3.

Literatur

Schönberger A, Mehrtens G, Valentin H. Arbeitsunfall und Berufskrankheit. 7. Aufl., Erich Schmidt Verlag, Berlin 2003

9 Begutachtung für die Renten- und Berufsunfähigkeitsversicherung

B. Widder

Obwohl sachlich getrennt und zu unterschiedlichen Rechtsbereichen (Sozial- und Zivilrecht) gehörig, sollen in diesem Kapitel aufgrund der überschneidenden Aufgaben für den Sachverständigen sowohl die Gesetzliche Rentenversicherung als auch die verschiedenen Formen der privaten Rentenabsicherung (Berufsunfähigkeits-(Zusatz)-Versicherung) gemeinsam diskutiert werden.

9.1 Gesetzliche Rentenversicherung (GRV)

9.1.1 Einführung

Historisches und Organisation

Die Gesetzliche Rentenversicherung ist das größte soziale Sicherungssystem in der Bundesrepublik Deutschland. Ihre gesamten Ausgaben liegen derzeit bei über 200 Mrd. Euro/Jahr. Dies entspricht mehr als einem Drittel der gesamten direkten Sozialleistungen und über 10 % des Bruttosozialprodukts.

Ihren Ursprung fand die Gesetzliche Rentenversicherung in dem 1889 von Bismarck initiierten Gesetz zur Invaliditäts- und Alterssicherung, das in seinen wesentlichen Grundlagen bis heute erhalten geblieben ist. Im Jahr 1911 wurden die Gesetze über die Krankheits-, Unfall-, Invaliditäts- und Altersgesetzgebung zur Reichsversicherungsordnung (RVO) zusammengefasst, das erst 1975 durch das Sozialgesetzbuch (SGB) ersetzt wurde. Band 6 (SGB VI) beinhaltet dabei die Gesetzliche Rentenversicherung.

Aufgrund der historischen Entwicklung war die Gesetzliche Rentenversicherung bis zum Jahr 2005 in die Rentenversicherung der Arbeiter, die Rentenversicherung der Angestellten und die knappschaftliche Rentenversicherung unterteilt. Träger der Rentenversicherung der Arbeiter waren 22 Landesversicherungsanstalten (LVA), die Bundesbahnversicherungsanstalt für die Arbeiter der Deutschen Bahn und die Seekasse für Seeleute, Küstenschiffer und Küstenfischer. Träger der Rentenversicherung der Angestellten war die Bundesversicherungsanstalt für Angestellte (BfA) mit Sitz in Berlin, Träger der knappschaftlichen Rentenversicherung die Bundesknappschaft mit Sitz in Bochum.

Mit der Organisationsreform in der Rentenversicherung haben sich alle Rentenversicherungsträger in Deutschland zum 1.10.2005 unter einem gemeinsamen Dach zusammengeschlossen und firmieren nun unter dem Namen „Deutsche Rentenversicherung“ (Abb. 9.1). Die „Deutsche Rentenversicherung Bund“ als Zusammenschluss der Bundesversicherungsanstalt für Angestellte und dem Verband Deutscher Rentenversicherungsträger (VDR) ist dabei für fachliche und rechtliche Grundsatzangelegenheiten sowie für grundsätzliche organisatorische und finanzielle Fragen zuständig. Aus der Bundesknappschaft, der Bahnversicherungsanstalt und der Seekasse wurde ein zweiter Bundesträger gebildet, die „Deutsche Rentenversicherung Knappschaft-Bahn-See“. Die Landesversicherungsanstalten bleiben als sog. „Regionalträger“ erhalten und heißen jetzt z. B. „Deutsche Rentenversicherung Baden-Württemberg“. Die Regionalträger verwalten die Auskunfts- und Beratungsstellen. Die Deutsche Rentenversicherung ist eine Körperschaft des öffentlichen Rechts, die staatlicher Aufsicht untersteht.

Leistungen der Rentenversicherung

Der Leistungskatalog der Gesetzlichen Rentenversicherung ist gemäß § 23 (1) SGB I weit gefasst. Für den **medizinischen Sachverständigen** sind dabei im Allgemeinen nur 2 **Aufgabenbereiche** von Bedeutung:
- Rente wegen verminderter Erwerbsfähigkeit,
- Leistungen zur Erhaltung, Besserung und Wiederherstellung der Erwerbsfähigkeit.

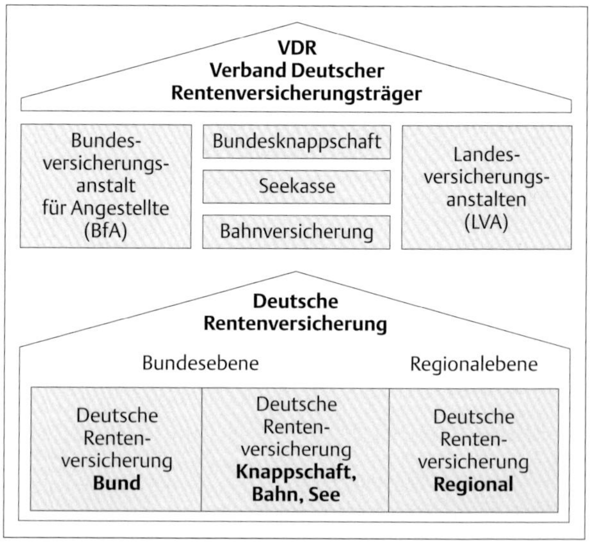

Abb. 9.1a–b Struktur der Gesetzlichen Rentenversicherung in Deutschland früher (a) und seit dem 1.10.2005 (b).

Leistungen der Gesetzlichen Rentenversicherung gemäß § 23 (1) SGB I

- Heilbehandlung, Berufsförderung und andere Leistungen zur Erhaltung, Besserung und Wiederherstellung der Erwerbsfähigkeit einschließlich wirtschaftlicher Hilfen
- Renten wegen Alters
- Renten wegen verminderter Erwerbsfähigkeit vor Erreichen der Altersgrenze
- Renten wegen Todes
- Witwen- und Witwerrentenabfindungen
- Zuschüsse zu den Aufwendungen für die Krankenversicherung
- Leistungen für Kindererziehung.

9.1.2 Rente wegen Erwerbsminderung

Bis Ende des Jahres 2000 unterschied der Gesetzgeber zwischen Berufs- und Erwerbsunfähigkeitsrente. Rente wegen Berufsunfähigkeit wurde gewährt, wenn die Leistungsfähigkeit im erlernten oder gleichwertigen Beruf auf unter halbschichtig abgesunken war. Von dieser Regelung profitierten besonders Versicherte mit Berufsabschluss, wenn z. B. einem gelernten Dachdecker aufgrund eines Anfallsleidens die typische Arbeit nicht mehr möglich war. Ein ungelernter Arbeiter, der z. B. aufgrund einer lumbalen Spinalstenose an seinem Arbeitsplatz auf der Baustelle nur noch wenige Stunden am Tag vernünftig einsetzbar war, wurde dem gegenüber generell auf den „Allgemeinen Arbeitsmarkt" mit körperlich leichten Tätigkeiten verwiesen. Nur geringe Unterschiede gegenüber der heutigen Situation bestanden bei der Definition der Erwerbsunfähigkeit (heute „volle Erwerbsminderung", s. u.), die gewährt wurde, wenn der Versicherte arbeitstäglich für weniger als 2 Stunden in der Lage war, einer beruflichen Tätigkeit nachzugehen. In relativ geringem Umfang spielen auch heute nach Gutachten zur Frage der Berufs- und Erwerbsunfähigkeit eine Rolle, wenn es sich um „Altlasten" handelt, d. h. der Rentenantrag vor dem 1.1.2001 gestellt wurde.

Gutachtlich wichtige Gesetzestexte des SGB VI zur Rente wegen verminderter Erwerbsfähigkeit

Gesetzgebung bis 31.12.2000

§ 43 SGB VI – Rente wegen Berufsunfähigkeit

... Berufsunfähig sind Versicherte, deren Erwerbsminderung wegen Krankheit oder Behinderung auf weniger als die Hälfte derjenigen von körperlich, geistig und seelisch gesunden Versicherten mit ähnlicher Ausbildung und gleichwertigen Kenntnissen und Fähigkeiten gesunken ist ...

§ 44 SGB VI – Rente wegen Erwerbsunfähigkeit

... Erwerbsunfähig sind Versicherte, die wegen Krankheit oder Behinderung auf nicht absehbare Zeit außerstande sind, eine Erwerbstätigkeit in gewisser Regelmäßigkeit auszuüben oder Arbeitsentgelt oder Arbeitseinkommen zu erzielen, das ein Siebtel der monatlichen Bezugsgröße übersteigt ...

Gesetzgebung seit 1.1.2001

§ 43 SGB VI – Rente wegen Erwerbsminderung

... Teilweise erwerbsgemindert sind Versicherte, die wegen Krankheit oder Behinderung auf nicht absehbare Zeit außerstande sind, unter den üblichen Bedingungen des allgemeinen Arbeitsmarktes mindestens sechs Stunden täglich erwerbstätig zu sein.

... Voll erwerbsgemindert sind Versicherte, die wegen Krankheit oder Behinderung auf nicht absehbare Zeit außerstande sind, unter den üblichen Bedingungen des allgemeinen Arbeitsmarktes mindestens drei Stunden täglich erwerbstätig zu sein.

... Erwerbsgemindert ist nicht, wer unter den üblichen Bedingungen des allgemeinen Arbeitsmarktes mindestens sechs Stunden täglich erwerbstätig sein kann; dabei ist die jeweilige Arbeitsmarktlage nicht zu berücksichtigen.

§ 45 SGB VI – Rente für Bergleute

... Im Bergbau vermindert berufsfähig sind Versicherte, die wegen Krankheit oder Behinderung nicht imstande sind, die von ihnen bisher ausgeübte knappschaftliche Beschäftigung und eine andere wirtschaftlich im Wesentlichen gleichwertige knappschaftliche Beschäftigung, die von Personen mit ähnlicher Ausbildung sowie gleichwertigen Kenntnissen und Fähigkeiten ausgeübt wird, auszuüben. Die jeweilige Arbeitsmarktlage ist nicht zu berücksichtigen. Nicht im Bergbau vermindert berufsfähig sind Versicherte, die eine ... wirtschaftlich und qualitativ gleichwertige Beschäftigung oder selbständige Tätigkeit außerhalb des Bergbaus ausüben.

§ 240 SGB VI – Rente wegen teilweiser Erwerbsminderung bei Berufsunfähigkeit

(1) Anspruch auf Rente wegen teilweiser Erwerbsminderung haben bei Erfüllung der sonstigen Voraussetzungen bis zur Vollendung des 65. Lebensjahres auch Versicherte, die vor dem 2. Januar 1961 geboren und berufsunfähig sind.

(2) Berufsunfähig sind Versicherte, deren Erwerbsfähigkeit wegen Krankheit oder Behinderung im Vergleich zur Erwerbsfähigkeit von körperlich, geistig und seelisch gesunden Versicherten mit ähnlicher Ausbildung und gleichwertigen Kenntnissen und Fähigkeiten auf weniger als sechs Stunden gesunken ist. Der Kreis der Tätigkeiten, nach denen die Erwerbsfähigkeit von Versicherten zu beurteilen ist, umfasst alle Tätigkeiten, die ihren Kräften und Fähigkeiten entsprechen und ihnen unter Berücksichtigung der Dauer und des Umfangs ihrer Ausbildung sowie ihres bisherigen Berufs und der besonderen Anforderungen ihrer bisherigen Berufstätigkeit zugemutet werden können. Zumutbar ist stets eine Tätigkeit, für die Versicherten durch Leistungen zur Teilhabe am Arbeitsleben mit Erfolg ausgebildet oder umgeschult worden sind. Berufsunfähig ist nicht, wer eine zumutbare Tätigkeit mindestens sechs Stunden täglich ausüben kann; dabei ist die jeweilige Arbeitsmarktlage nicht zu berücksichtigen.

Mit Bundesgesetz vom 20.11.2000 wurde die bisherige Aufteilung der Renten durch eine zweistufige Erwerbsminderungsrente ersetzt. Unterschieden wird dabei in:

- **Rente wegen voller Erwerbsminderung** mit hieraus resultierender Vollrente,
- **Rente wegen teilweiser Erwerbsminderung** in Höhe einer halben Vollrente.

Tabelle 9.1 Einschätzung der Erwerbsfähigkeit in der GRV aufgrund verschiedener funktioneller und formaler Parameter

	Keine Erwerbsminderung	*Teilweise Erwerbsminderung*	*Volle Erwerbsminderung*
Zeitliches Leistungsvermögen	6 Stunden oder mehr	3 bis unter 6 Stunden: • auf dem allgemeinen Arbeitsmarkt • oder im Beruf **und** vor dem 1.1.1961 geboren • oder Rentenantrag vor dem 1.1.2001	weniger als 3 Stunden auf dem allgemeinen Arbeitsmarkt **oder** 3 bis unter 6 Stunden in Verbindung mit • 1 Jahr Arbeitslosigkeit ohne Arbeitsplatzangebot • oder Alter $\geq$ 60 Jahre • oder GdB $\geq$ 50

Zusätzlich wird – als Sonderleistung für Bergleute – die Rente für Bergleute bei verminderter Berufsfähigkeit im Bergbau gezahlt. Anspruch auf eine Rente wegen teilweiser Erwerbsminderung besteht, wenn der Versicherte aufgrund seiner gesundheitlichen Beeinträchtigung nur noch weniger als sechs Stunden täglich, jedoch mehr als drei Stunden täglich, erwerbstätig sein kann (Tab. 9.**1**). Ist das Leistungsvermögen des Versicherten so stark beeinträchtigt, dass er nicht mehr in der Lage ist, mindestens drei Stunden täglich eine berufliche Tätigkeit auszuüben und verfügt er damit nicht mehr über ein auf dem allgemeinen Arbeitsmarkt verwertbares „Restleistungsvermögen", steht „Vollrente" wegen voller Erwerbsminderung zu.

Nicht erwerbsgemindert ist, wer unter den üblichen Bedingungen des allgemeinen Arbeitsmarktes und ohne Berücksichtigung der jeweiligen (konkreten) Arbeitsmarktlage mindestens sechs Stunden täglich erwerbstätig sein kann. Damit erfolgte gegenüber dem in der früheren Gesetzgebung benutzten Begriff der „vollschichtigen" Leistungsfähigkeit bei 8 Stunden Arbeitstätigkeit eine Einschränkung, wonach Maßstab der „vollen" Erwerbsfähigkeit jetzt eine lediglich 6-stündige Arbeitstätigkeit ist.

Quantitatives Leistungsvermögen als Maßstab

Das Leistungsvermögen des Versicherten ist im Regelfall ausschließlich anhand seiner zeitlichen Einsatzfähigkeit zu beurteilen. Hierbei ist die Frage zugrunde zu legen, ob der Versicherte noch in der Lage ist, regelmäßig im Rahmen einer 5-Tage-Woche mindestens 6 bzw. im Falle der teilweisen Erwerbsminderung mindestens 3 Stunden täglich zu arbeiten. Durch Funktionsbeeinträchtigungen bedingte Einbußen im Einkommen sowie lediglich **qualitative Einschränkungen** besitzen für die Einschätzung der beruflichen Leistungsfähigkeit nur im Einzelfall Bedeutung (s. Kap. 9.3.2). Konkret bedeutet dies, dass ein Versicherter trotz zahlreicher qualitativer Leistungseinschränkungen (z. B. nur noch leichte Tätigkeiten überwiegend im Sitzen, ohne Akkord- und Fließbandtätigkeiten usw.) nicht erwerbsgemindert ist, solange er die noch möglichen Tätigkeiten wenigstens 6 Stunden am Tag ausüben könnte.

Allgemeiner Arbeitsmarkt als Maßstab

Maßstab für die Feststellung des Leistungsvermögens ist die Erwerbsfähigkeit des Versicherten auf dem „allgemeinen Arbeitsmarkt", d. h. in jeder nur denkbaren Tätigkeit, die es auf dem Arbeitsmarkt gibt. Wer auf dem allgemeinen Arbeitsmarkt unter den dort üblichen Bedingungen mindestens 6 Stunden täglich erwerbstätig sein könnte, gilt als nicht erwerbsgemindert. Es wird dabei vom Gesetzgeber unterstellt, dass es für jede Tätigkeit, wenn sie noch 6 Stunden und mehr täglich ausgeübt werden kann, in ausreichender Zahl Arbeitsplätze gibt. Das Risiko keinen Arbeitsplatz zu finden, wird von der Rentenversicherung nicht gedeckt, sondern fällt in die Zuständigkeit der Arbeitslosenversicherung.

> Der Sachverständige hat sich nicht mit der Frage zu beschäftigen, ob der Versicherte auf dem aktuellen Arbeitsmarkt überhaupt eine Chance besitzt, noch einen Arbeitsplatz zu finden.

Zeitliche Befristung

Im Gegensatz zur Situation vor 2001 werden Renten wegen verminderter Erwerbsfähigkeit derzeit grundsätzlich befristet geleistet. Unbefristet werden sie nur dann erbracht, wenn eine Besserung des Gesundheitszustands „unwahrscheinlich" ist. Hiervon ist nach einer Gesamtdauer der Befristung von neun Jahren auszugehen. Durch diesen „Automatismus" der Überprüfung entfällt für den Sachverständigen die Frage nach der früher wenig beliebten „Zeitrente", deren Sinn als zweifelhaft angesehen wurde, da nach Gewährung einer Zeitrente eine Rückkehr ins Erwerbsleben faktisch so gut wie nie stattfand.

Umwandlung von teilweiser in volle Erwerbsminderung

In der Rechtsprechung unumstritten ist, dass bei einer Leistungsfähigkeit von 6 Stunden und mehr arbeitstäglich keine Rücksicht auf den tatsächlichen Arbeitsmarkt genommen wird. Wie bereits beschrieben wird unterstellt, dass hier in ausreichender Zahl Arbeitsplätze vorhanden sind. Bei den nur noch weniger als 6 Stunden täglich Arbeitsfähigen haben jedoch zwei bereits ältere Entscheidungen des BSG[1] die weitere Rechtsprechung geprägt. Demnach kommt es hier im Einzelfall darauf an, ob für die in Betracht kommenden Erwerbstätigkeiten Arbeitsplätze vorhanden sind, die der Versicherte mit seinen Kräften und Fähigkeiten noch ausfüllen kann. Er darf auf solche Teilzeitarbeiten nicht verwiesen werden, für die der Arbeitsmarkt praktisch verschlossen ist. Vor allem 3 Fallgruppen sind hier von praktischer Bedeutung:

- **Einjährige Arbeitslosigkeit:** Kann weder der Rentenversicherungsträger noch das zuständige Arbeitsamt innerhalb eines Jahres dem Versicherten, nachdem er die Rente beantragt hat, einen für ihn in Betracht kommenden Arbeitsplatz anbieten, wird dem Versicherten Rente wegen voller Erwerbsminderung zuerkannt.
- **Höheres Lebensalter:** Da bei Versicherten, die 60 Jahre alt oder älter sind, davon ausgegangen wird, dass diese auf dem Teilzeitmarkt nicht mehr vermittlungsfähig sind, wird bei ihnen in aller Regel unmittelbar volle Erwerbsminderung unterstellt – es sei denn, der Betreffende hat tatsächlich einen Arbeitsplatz inne.
- **Bestehende Schwerbehinderung:** Da Teilzeitarbeitsplätze für behinderte Menschen in unzulänglicher Zahl angeboten werden, geht die Rechtsprechung davon aus, dass bei den nur noch weniger als 6 Stunden täglich Einsatzfähigen volle Erwerbsminderung vorliegt, wenn sie nicht eine Teilzeitarbeit tatsächlich ausüben.

Zwar ist es nicht Aufgabe des Sachverständigen hierzu Aussagen zu machen. Bei der Einschätzung einer teilweisen Erwerbsminderung (3 bis unter 6 Stunden) sollten ihm die hieraus im Einzelfall resultierenden Konsequenzen jedoch bekannt sein.

Unübliche Arbeitsbedingungen

Die Verweisbarkeit auf dem allgemeinen Arbeitsmarkt beschränkt sich auf „übliche" Tätigkeiten. Damit soll sichergestellt werden, dass für die Feststellung des Leistungsvermögens Tätigkeiten, für die es einen Arbeitsmarkt „schlechthin" nicht gibt und nur dann denkbar sind, wenn sie auf die besonderen Bedürfnisse einzelner Versicherter zugeschnitten werden, nicht in Betracht zu ziehen sind[2]. Kann ein Versicherter z. B. nur dann eine Erwerbstätigkeit ausüben, wenn von seiten des Arbeitgebers sichergestellt ist, dass der Versicherte „betriebsunübliche Pausen" (s. Kap. 9.3.2) einhalten darf, so kann davon ausgegangen werden, dass solche Arbeitsplätze nicht dem allgemeinen Arbeitsmarkt angehören. Teilzeittätigkeiten z. B. auch zu Hause gelten demgegenüber in jüngster Zeit nicht mehr als „betriebsunüblich".

[1] BSG vom 11.12.1969 – GS 2/68 und vom 10.12.1976 – G S 2/75
[2] BSGE 80, S. 24, 34

„Vertrauensschutz" des § 240 SGB VI

Im Rahmen des sog. „Vertrauensschutzes" können für eine Übergangsfrist Versicherte auch nach dem Jahr 2000 Berufsunfähigkeit geltend machen, sofern sie vor dem 2.1.1961 geboren sind (Vollendung des 40. Lebensjahrs zum Zeitpunkt der gesetzlichen Neuregelung), was derzeit noch den überwiegenden Teil der Rentenantragsteller betrifft. Im Gegensatz zur „alten" Berufsunfähigkeitsrente, die 2/3 der Erwerbsunfähigkeitsrente ausmachte, wird bei „Berufsunfähigkeit" gemäß den Übergangsrichtlinien allerdings lediglich die halbe Erwerbsminderungsrente ausbezahlt.

Ob ein Beruf im Einzelfall zumutbar ist, hängt vor allem von der beruflichen Qualifikation ab. Gemäß dem vom Bundessozialgericht bereits für vor Jahren entwickelten „Mehrstufenschema" (Tab. 9.2) sind dabei besonders die Dauer und der Umfang einer Berufsausbildung, jedoch auch die aktuelle Einstufung maßgebend. Ein Versicherter darf grundsätzlich nur auf eine Tätigkeit der Berufsgruppe verwiesen werden, die eine Stufe unter der Gruppe seines bisherigen Berufs liegt. Ein Facharbeiter kann demnach z. B. auf angelernte, nicht aber auf ungelernte Tätigkeiten verwiesen werden. Ungelernte Arbeiter können auf den gesamten Arbeitsmarkt verwiesen werden, so dass hier die Gewährung einer Berufsunfähigkeitsrente ausscheidet.

Zwar wird grundsätzlich versucht, das „Mehrstufenschema" auch für Angestellte anzuwenden. Jedoch muss aufgrund der hier wesentlich größeren Qualifikationsunterschiede bei der Verweisbarkeit von Angestellten zusätzlich „nach den Besonderheiten des Einzelfalls" entschieden werden. Maßgebend für die Verweisung eines Angestellten

Tabelle 9.2 Von der Sozialgerichtsbarkeit entwickeltes „Mehrstufenschema" für die Feststellung von Berufsunfähigkeit bei Arbeitern und Angestellten

Gruppe	*Berufsbilder bei Arbeitern*
I	Leitberuf des Vorarbeiters mit Vorgesetztenfunktion bzw. des besonders hochqualifizierten Facharbeiters
II	Leitberuf des Facharbeiters mit zwei- bis dreijähriger Lehre und Abschlussprüfung
III	Leitberuf des angelernten Arbeiters mit ein- bis zweijähriger Anlernzeit
IV	ungelernter Arbeiter
Gruppe	***Berufsbilder bei Angestellten***
I	Angestellte mit hoher beruflicher Qualifikation
II	Angestellte mit einer länger als zweijährigen Ausbildung
III	Angestellte mit einer Ausbildung bis zu zwei Jahren
IV	unausgebildete Angestellte

ist der „qualitative Wert des bisherigen Berufs und der in Betracht kommenden Verweisungstätigkeit".

9.1.3 Leistungen der medizinischen und beruflichen Rehabilitation

Im breit gefächerten System der rehabilitativen Maßnahmen innerhalb der Sozialgesetzgebung nimmt die Rehabilitation in der Gesetzlichen Rentenversicherung einen wesentlichen Part ein. Gemäß dem Prinzip „Reha vor Rente" sollen damit Beeinträchtigungen der Erwerbsfähigkeit der Versicherten oder ihr vorzeitiges Ausscheiden aus dem Erwerbsleben verhindert bzw. diese wieder in das Erwerbsleben eingegliedert werden.

Die Leistungen zur medizinischen Rehabilitation erfolgen in geeigneten Rehabilitationseinrichtungen, wenn hierdurch voraussichtlich ein Behandlungserfolg zu erzielen ist. Das Spektrum der berufsfördernden Leistungen zur Rehabilitation reicht von der Arbeitsplatzumgestaltung, der innerbetrieblichen Umsetzung und einem Eingliederungszuschuss an einen zukünftigen Arbeitgeber bis hin zur mehrjährigen Umschulung in einem Berufsförderungswerk bzw. einer Arbeits- und Berufsförderung in einer Werkstatt für Behinderte.

Gutachtlich wichtige Gesetzestexte des SGB VI zu Rehabilitationsleistungen (Leistungen zur Teilhabe am Arbeitsleben)

§ 9 SGB VI – Aufgabe der Leistungen zur Teilhabe

(1) Die Rentenversicherung erbringt Leistungen zur medizinischen Rehabilitation, Leistungen zur Teilhabe am Arbeitsleben sowie ergänzende Leistungen, um

1. den Auswirkungen einer Krankheit oder einer körperlichen, geistigen oder seelischen Behinderung auf die Erwerbsfähigkeit der Versicherten entgegenzuwirken oder sie zu überwinden, und
2. dadurch Beeinträchtigungen der Erwerbsfähigkeit der Versicherten oder ihr vorzeitiges Ausscheiden aus dem Erwerbsleben zu verhindern oder sie möglichst dauerhaft in das Erwerbsleben wieder einzugliedern.

Die Leistungen zur Teilhabe haben Vorrang vor Rentenleistungen, die bei erfolgreichen Leistungen zur Teilhabe nicht oder voraussichtlich erst zu einem späteren Zeitpunkt zu erbringen sind.

(2) Die Leistungen nach Abs. 1 können erbracht werden, wenn die persönlichen und versicherungsrechtlichen Voraussetzungen dafür erfüllt sind.

§ 10 SGB VI – Persönliche Voraussetzungen

(1) Für Leistungen zur Teilhabe haben Versicherte die persönlichen Voraussetzungen erfüllt,

1. deren Erwerbsfähigkeit wegen Krankheit oder körperlicher, geistiger oder seelischer Behinderung erheblich gefährdet oder gemindert ist und
2. bei denen voraussichtlich
   a) bei erheblicher Gefährdung der Erwerbsfähigkeit eine Minderung der Erwerbsfähigkeit durch Leistungen zur medizinischen Rehabilitation oder zur Teilhabe am Arbeitsleben abgewendet werden kann,
   b) bei geminderter Erwerbsfähigkeit diese durch Leistungen zur medizinischen Rehabilitation oder zur Teilhabe am Arbeitsleben wesentlich gebessert oder wiederhergestellt oder hierdurch deren wesentliche Verschlechterung abgewendet werden kann,
   c) bei teilweiser Erwerbsminderung ohne Aussicht auf eine wesentliche Besserung der Erwerbsfähigkeit der Arbeitsplatz durch Leistungen zur Teilhabe am Arbeitsleben erhalten werden kann.

(2) Für Leistungen zur Teilhabe haben auch Versicherte die persönlichen Voraussetzungen erfüllt,

1. die im Bergbau vermindert berufsfähig sind und bei denen voraussichtlich durch die Leistungen die Erwerbsfähigkeit wesentlich gebessert oder wiederhergestellt werden kann oder
2. bei denen der Eintritt von im Bergbau verminderter Berufsfähigkeit droht und bei denen voraussichtlich durch die Leistungen der Eintritt der im Bergbau verminderten Berufsfähigkeit abgewendet werden kann.

§15 SGB VI – Leistungen zur medizinischen Rehabilitation

(1) Die Träger der Rentenversicherung erbringen im Rahmen von Leistungen zur medizinischen Rehabilitation Leistungen nach den §§ 26 bis 31 des Neunten Buches, ausgenommen Leistungen nach § 26 Abs. 2 Nr. 2 und § 30 des Neunten Buches. ...

(2) Die stationären Leistungen zur medizinischen Rehabilitation werden einschließlich der erforderlichen Unterkunft und Verpflegung in Einrichtungen erbracht, die unter ständiger ärztlicher Verantwortung und unter Mitwirkung von besonders geschultem Personal entweder von dem Träger der Rentenversicherung selbst betrieben werden oder mit denen ein Vertrag nach § 21 des Neunten Buches besteht. Die Einrichtung braucht nicht unter ständiger ärztlicher Verantwortung zu stehen, wenn die Art der Behandlung dies nicht erfordert. Die Leistungen der Einrichtungen der medizinischen Rehabilitation müssen nach Art oder Schwere der Erkrankung erforderlich sein.

(3) Die stationären Leistungen zur medizinischen Rehabilitation sollen für längstens drei Wochen erbracht werden. Sie können für einen längeren Zeitraum erbracht werden, wenn dies erforderlich ist, um das Rehabilitationsziel zu erreichen.

§ 16 SGB VI – Leistungen zur Teilhabe am Arbeitsleben

Die Träger der Rentenversicherung erbringen die Leistungen zur Teilhabe am Arbeitsleben nach §§ 33 bis 38 des Neunten Buches sowie im Eingangsverfahren und im Berufsbildungsbereich der Werkstätten für behinderte Menschen nach § 40 des Neunten Buches.

§ 18 SGB VI – Leistungen in einer Werkstatt für Behinderte

Berufsfördernde Leistungen in einer anerkannten Werkstatt für Behinderte werden erbracht, wenn sie erforderlich sind

1. im Eingangsverfahren, um die Eignung der Versicherten für die Aufnahme in die Werkstatt festzustellen
2. im Arbeitstrainingsbereich, um die Versicherten zu befähigen, ihre Erwerbsfähigkeit zu erhöhen oder wiederzugewinnen, und erwartet werden kann, daß sie danach wenigstens ein Mindestmaß wirtschaftlich verwertbare Arbeitsleistungen im Sinne des § 54 Abs.3 des Schwerbehindertengesetzes erbringen.

Für den neurologischen Sachverständigen sind bzgl. rehabilitativer Maßnahmen im Wesentlichen die zwei folgenden Fragestellungen relevant.

Prüfung der Rehabilitationsbedürftigkeit

Gemäß den gesetzlichen Vorgaben hat der Sachverständige hier vor allem Aussagen zu zwei Punkten zu machen:

- Besteht eine „**erhebliche**" Gefährdung oder Minderung der Erwerbsfähigkeit durch das Vorliegen einer Krankheit bzw. einer körperlichen, geistigen oder seelischen Behinderung?
- Ist durch geeignete Rehabilitationsmaßnahmen „**voraussichtlich**", d. h. mit überwiegender Wahrscheinlichkeit, eine wesentliche Besserung der vorliegenden Situation zu erwarten? Damit im Zusammenhang steht auch die Frage nach der Motivation, soweit sich diese anhand der Aktenlage und der Untersuchung einschätzen lässt (s. Kap. 9.1.4).

Beurteilung des Rehabilitationserfolges

Bei der Beurteilung des Erfolgs rehabilitativer Maßnahmen besitzt der betreuende Arzt in der Rehabilitationsklinik den wesentlichen Vorteil einer Längsschnittbeobachtung. Entsprechend kommt derartigen Beurteilungen – sofern sie nachvollziehbar gestaltet sind – erhebliche Bedeutung auch bei späteren Begutachtungen zu. Im Abschlussbericht sind vor allem folgende Fragen zu beantworten:

- **Beurteilung der aktuellen Arbeitsfähigkeit**. Die Beantwortung dieser Frage mit der Aussage „weiterhin Erwerbsfähigkeit bei arbeitsunfähiger Entlassung" führt später häufig zu Missverständnissen. Es ist jedoch zu beachten, dass die beiden Begriffe unterschiedlichen Rechtsnormen entstammen und eine aktuell möglicherweise noch bestehende Arbeitsunfähigkeit im Sinne der Krankenversicherung (s. Kap. 6.2.2) keinen Zusammenhang besitzt mit den auf längere Sicht ausgelegten Vorgaben der Gesetzlichen Rentenversicherung bzgl. der Erwerbsfähigkeit.
- **Beurteilung der beruflichen Leistungsfähigkeit**. Hier gelten gleichermaßen die bei der gutachtlichen Einschätzung der Erwerbsfähigkeit gemachten Vorgaben, wonach das positive und negative Leistungsbild einschließlich möglicher quantitativer Leistungseinschränkungen zu beschreiben sind (s. Kap. 9.1.2).
- **Beurteilung der Motivation**. Die Längsschnittbeobachtung ermöglicht nicht zuletzt auch recht zuverlässige Aussagen zur Mitwirkung des Versicherten am Genesungsprozess, zu welcher der Versicherte – innerhalb gewisser Grenzen – verpflichtet ist (s. Kap. 9.1.4).

9.1.4 Mitwirkungspflichten des Versicherten

Neben den bereits in Kapitel 2.4 genannten Mitwirkungspflichten bei der gutachtlichen Untersuchung besteht gemäß SGB I auch eine Mitwirkungspflicht des Versicherten bei der Durchführung medizinischer und beruflicher Rehabilitationsmaßnahmen, wenn dadurch eine Besserung des Gesundheitszustandes herbeigeführt oder zumindest eine Verschlechterung verhindert werden kann. Gemäß § 65 SGB I findet die Mitwirkungspflicht lediglich dann ihre Grenzen, wenn im Einzelfall ein Schaden für Leben oder Gesundheit nicht mit hoher Wahrscheinlichkeit ausgeschlossen werden kann, die Behandlung mit erheblichen Schmerzen verbunden ist oder einen erheblichen Eingriff in die körperliche Unversehrtheit bedeutet. Für den Sachverständigen besitzt die Mitwirkungspflicht in zweierlei Hinsicht Bedeutung:

- Kommt der Versicherte seinen Mitwirkungspflichten nicht nach und wird hierdurch die Aufklärung des Sachverhaltes erheblich erschwert oder sogar unmöglich, kann der Leistungsträger ohne weitere Ermittlungen Leistungen versagen oder entziehen.
- Bei bislang fehlenden adäquaten therapeutischen Maßnahmen kann und sollte der Sachverständige eine geeignete Behandlung vorschlagen. Wird diese vom Versicherten ohne nachvollziehbare Gründe abgelehnt, entfällt erneut die Leistungspflicht des Rentenversicherers. Gegenstand eines Widerspruchsverfahrens und Sozialrechtsstreites kann dann lediglich die Frage sein, ob vom Versicherten die Mitwirkung zu Recht abgelehnt wurde.

9.2 Private Berufsunfähigkeits-(Zusatz)Versicherung

9.2.1 Einführung

Bereits im 14. Jahrhundert gab es für Bergwerksarbeiter Ansätze einer beitragsfinanzierten Absicherung gegen unfall- oder krankheitsbedingte Invalidität, 1766 wurde in Preußen die erste Knappschaftskasse für Bergleute etabliert. Zeitgleich mit der Entwicklung der Sozialgesetze durch Bismarck gründeten sich auch die ersten Invaliditätsversicherungen in Deutschland. Um auf dem kaum mehr überschaubaren Markt der Invaliditäts- und Lebensversicherungen Überschaubarkeit herzustellen, veröffentlichte 1936 das Reichsaufsichtsamt erstmals „Musterbedingungen", die durch das Bundesaufsichtsamt für das Versicherungswesen (inzwischen „Bundesanstalt für Finanzdienstleistungs-Aufsicht") bis heute fortgeschrieben werden. Durch die „Deregulierung" des europäischen Versicherungsmarktes besitzen diese seit 1994 jedoch lediglich den Charakter einer Empfehlung.

Im Bereich der privaten Rentenversicherungen wird unterschieden in:

- **Berufsunfähigkeitsversicherung** mit eigenständigem Vertrag,
- **Berufsunfähigkeitszusatzversicherung** als „Begleitversicherung", z. B. zu einer Kapitallebensversicherung (s. Tab. 1.**5**).

Die für den Sachverständigen bedeutsamen Teile der Allgemeinen Versicherungsbedingungen sind für beide Versicherungsformen identisch, so dass diese im Folgenden gemeinsam diskutiert werden können. Dabei ist allerdings grundsätzlich zu beachten, dass die Versicherungsbedingungen selbst individuell sehr unterschiedlich sein können, so dass der Sachverständige diese jeweils genau beachten sollte, um zu einer sachgerechten Beantwortung der gestellten Fragen zu kommen.

9.2.2 Leistungen wegen Berufsunfähigkeit

Definition des Leistungsfalles

Allen Berufsunfähigkeitsversicherungen ist gemeinsam, dass der Leistungsfall dann eintritt, wenn der Versicherte während der Laufzeit des Vertrages zu einem im jeweiligen Vertrag definierten Prozentsatz für einen definierten Mindestzeitraum berufsunfähig wird, was „ärztlich nachzuweisen" ist. Hieraus ergeben sich 2 Variablen, die für den Sachverständigen von Bedeutung sind:

- **Grad der Berufsunfähigkeit:** Der für den Leistungsfall erforderliche Prozentsatz („Grad der Berufsunfähigkeit") liegt in den meisten Verträgen bei 50 %, kann jedoch auch 25 oder 75 % oder jeden beliebigen anderen Wert beinhalten. Sobald ein geringerer Grad der Berufsunfähigkeit besteht oder im Verlauf eintritt, besteht kein Anspruch (mehr) auf die Versicherungsleistungen. Ein 100 % betragender Grad der Berufsunfähigkeit wird auch als „vollständige Berufsunfähigkeit" bezeichnet.
- **Zeitraum der Berufsunfähigkeit:** In den meisten Verträgen ist der Leistungsfall nur dann gegeben, wenn die Berufsunfähigkeit voraussichtlich mindestens 6 Monate andauert. Kürzer dauernde Leistungseinschränkungen sind demnach nicht versichert. Wird eine Berufsunfähigkeit für voraussichtlich 3 Jahre und mehr erwartet, liegt dauerhafte Berufsunfähigkeit vor.

Definition der Berufsunfähigkeit

Die Definition des Begriffes der „Berufsunfähigkeit" kann in den verschiedenen Verträgen sehr unterschiedlich und z. B. auf exakt definierte Berufsgruppen (z. B. Pianisten) begrenzt sein. Im „Regelfall" nennen die Versicherungsbedingungen jedoch allgemein gefasste Definitionen. Berufsunfähigkeit liegt demnach vor, wenn die versicherte Person infolge Krankheit, Körperverletzung oder Kräfteverfalls – die ärztlich nachzuweisen sind – außerstande ist:

- ihren Beruf oder eine andere Tätigkeit auszuüben, die aufgrund ihrer Ausbildung und Erfahrung ausgeübt werden kann und ihrer bisherigen Lebensstellung entspricht (**„Berufsunfähigkeit mit Verweisbarkeit"**) bzw.
- ihren Beruf auszuüben und auch keine andere Tätigkeit ausübt, die ihrer bisherigen Lebensstellung entspricht (**„Berufsunfähigkeit ohne Verweisbarkeit"**).

Es versteht sich von selbst, dass sich aus der Klausel der beruflichen Verweisbarkeit heraus wesentliche Unterschiede in der gutachtlichen Einschätzung ergeben, so dass der Sachverständige auf die Unterschiede im Vertragstext achten sollte [Gesamtverband der Deutschen Versicherungswirtschaft 2003].

Definition des ausgeübten Berufes

Bezugsgröße für die berufliche Leistungseinschätzung ist in praktisch allen Verträgen die tatsächliche Berufstätigkeit unmittelbar vor Eintritt des Versicherungsfalles bzw. die zuletzt über einen Zeitraum von wenigstens 12 Monaten ausgeübte Tätigkeit:

- in der konkreten, individuellen Ausgestaltung,
- gerichtet auf Einkommenserzielung,
- als Grundlage der Lebensstellung des Versicherten.

Definition des verweisbaren Berufes

Sofern ein Vertrag „mit Verweisbarkeit" vorliegt, ist zu prüfen, ob ein Versicherter bei Vorliegen von Berufsunfähigkeit gemäß den Versicherungsbedingungen in einen anderen Beruf verwiesen werden kann. Gemäß Rechtsprechung liegt Verweisbarkeit vor, wenn:

- der neue Beruf den **Fähigkeiten** und der **bisherigen Lebensstellung** des Versicherten weitgehend entspricht,
- das **Ansehen** des neuen Berufs „nicht spürbar" unter dem des alten liegt,
- die **Vergütung** im neuen Beruf nicht „deutlich" unter dem bisherigen Verdienst liegt, wobei jedoch ein Einkommensverlust von 20–30 % als zumutbar gilt.

Vergleichbar der Gesetzlichen Rentenversicherung wird nicht geprüft, ob der Arbeitsmarkt eine entsprechende Stelle bereithält. In ungünstigsten Fall kann dies bedeuten, dass ein Berufsunfähiger zu einem anderen Beruf verwiesen wird, in dem er mehr als 50 % der dort anfallenden Tätigkeiten verrichten könnte, jedoch keine Stelle bekommt.

Eine besondere Situation besteht bei beruflich Selbständigen, bei denen gemäß Rechtsprechung folgende Regeln gelten:

- Eine Umorganisation im Betrieb ist grundsätzlich zumutbar, darf aber nicht zu einer „Verlegenheitsbeschäftigung" des Versicherten führen.
- Die Einstellung weiterer Mitarbeiter ist zumutbar, muss aber kostenneutral sein.
- Verweisbarkeit auf eine abhängige Tätigkeit im eigenen Betrieb ist grundsätzlich möglich.
- Verweisbarkeit auf eine Tätigkeit außerhalb des eigenen Betriebes besteht nur bei dessen Aufgabe.

Tabelle 9.3 Standard-Ausschlussklauseln für den Versicherungsschutz in der privaten Berufsunfähigkeits-(Zusatz)Versicherung

- Vorsätzliche Ausführung oder Versuch einer Straftat durch die versicherte Person.
- Kriegsereignisse oder innere Unruhen, sofern die versicherte Person auf Seiten der „Unruhestifter" teilgenommen hat.
- Unfälle der versicherten Person als Führer oder Besatzungsmitglied von Luftfahrzeugen.
- Beteiligung an Rennsportveranstaltungen mit Kraftfahrzeugen.
- Energiereiche Bestrahlung (Ausnahme medizinisches Personal und Bestrahlungen für Heilzwecke).
- Absichtliche Herbeiführung von Krankheit oder Kräfteverfall, absichtliche Selbstverletzung oder versuchte Selbsttötung (Ausnahme Handlungen in einem die freie Willensbestimmung ausschließenden Zustand krankhafter Störung der Geistestätigkeit).
- Widerrechtliche Handlungen des Versicherungsnehmers, die zu Berufsunfähigkeit der versicherten Person führt.
- Vorsätzlicher Einsatz von atomaren, biologischen oder chemischen Stoffen, sofern der Einsatz oder das Freisetzen darauf gerichtet sind, das Leben oder die Gesundheit einer Vielzahl von Personen zu gefährden.

Ausschlussklauseln

Zu unterscheiden ist zwischen **Standardklauseln**, wie sie sich in den meisten Versicherungsverträgen finden (Tab. 9.3), und **individuell vereinbarten Klauseln.** Während erstere im Allgemeinen durch den Versicherer selbst überprüft werden und der Sachverständige damit eher selten – meist nur nach Unfällen oder Selbstverletzungen – befasst ist, können individuelle Klauseln – z. B. Ausschluss der Folgen einer vor Versicherungsabschluss bereits bestehenden Erkrankung oder Behinderung – zu sehr umfangreichen Überlegungen des Sachverständigen Anlass geben.

9.2.3 Leistungen wegen Pflegebedürftigkeit

Definition des Leistungsfalles

Seit Aufkommen der Pflegeversicherung beinhalten die meisten Berufsunfähigkeitsversicherungen eine zusätzliche Pflegebedürftigkeitsklausel. Demnach werden bestimmte (Teil)Leistungen auch dann erbracht, wenn der Versicherte noch nicht den vereinbarten Grad der o. g. Berufsunfähigkeit erreicht, gleichzeitig jedoch Pflegebedürftigkeit besteht. Vergleichbar der Berufsunfähigkeit tritt der Leistungsfall nur ein, wenn die Pflegebedürftigkeit über einen definierten Zeitraum – meist 6 Monate – andauert.

Definition der Pflegebedürftigkeit

Die Definition der Pflegebedürftigkeit orientiert sich grundsätzlich an den Vorgaben des § 14 SGB XI, wonach eine solche vorliegt, wenn die versicherte Person infolge Krankheit, Körperverletzung oder Kräfteverfalls so hilflos ist, dass sie für die gewöhnlichen und regelmäßig wiederkehrenden Verrichtungen im Ablauf des täglichen Lebens in erheblichem Umfang täglich der Hilfe einer anderen Person bedarf. Die Pflegebedürftigkeit ist ärztlich nachzuweisen. Der Bewertungsmaßstab unterscheidet sich jedoch von dem der Gesetzlichen Pflegeversicherung (s. Kap. 12.5) in erheblichem Umfang (Tab. 9.**4**).

Abhängig vom individuellen Vertrag werden entweder anhand dieser Punkte oder anhand einer ärztlichen Zeiteinschätzung die Pflegestufen I–III definiert:

- 3 Punkte entsprechen üblicherweise Pflegestufe I,
- 4–5 Punkte Pflegestufe II,
- 6 Punkte Pflegestufe III.

Vorübergehende akute Erkrankungen führen zu keiner höheren Einstufung. Vorübergehende Besserungen bleiben ebenfalls unberücksichtigt.

Unabhängig von dieser Bewertung liegt gemäß Mustervertragsbedingungen die Pflegestufe II vor, wenn die versicherte Person wegen einer seelischen Erkrankung oder geistigen Behinderung sich oder andere gefährdet und deshalb täglicher Beaufsichtigung bedarf. Zusätzlich liegt Pflegestufe III vor, wenn die versicherte Person dauernd bettlägerig ist und nicht ohne Hilfe einer anderen Person aufstehen kann oder wenn die versicherte Person der **„Bewahrung"** bedarf. Letztere ist anzunehmen, wenn die versicherte Person wegen einer seelischen Erkrankung oder geistigen Behinderung sich oder andere in hohem Maße gefährdet und deshalb nicht ohne ständige Beaufsichtigung bei Tag und Nacht versorgt werden kann.

9.2.4 Mitwirkungspflicht des Versicherten

Während der Versicherte in der Gesetzlichen Rentenversicherung zumindest in der gewissem Umfang an seiner Gesundung mitzuwirken hat und dies auch vom Sachverständigen bei der Beurteilung der Prognose eingefordert werden kann, ist in der Berufsunfähigkeits-(Zusatz)Versicherung üblicherweise lediglich eine Mitwirkungspflicht des Versicherten bei formalen Fragen vorgesehen. So hat der Versicherte:

- ausführliche Berichte der Ärzte vorzulegen, von denen er gegenwärtig behandelt wird bzw. die ihn behandelt oder untersucht haben,
- Unterlagen über den Beruf, die Stellung und Tätigkeit zum Zeitpunkt des Eintritts der Berufsunfähigkeit sowie über die eingetretenen Veränderungen zur Verfügung zu stellen.

Tabelle 9.4 Bewertungsmaßstab für die Einstufung des Pflegefalls in der privaten Berufsunfähigkeits-(Zusatz)Versicherung

Funktion	*Hilfebedarf*	*Punkte*
Fortbewegen im Zimmer	... wenn die versicherte Person – auch bei Inanspruchnahme einer Gehhilfe oder eines Rollstuhls – die Unterstützung einer anderen Person für die Fortbewegung benötigt	1
Aufstehen und Zubettgehen	... wenn die versicherte Person nur mit Hilfe einer anderen Person das Bett verlassen oder in das Bett gelangen kann	1
An- und Auskleiden	... wenn die versicherte Person – auch bei Benutzung krankengerechter Kleidung – sich nicht ohne Hilfe einer anderen Person an- oder auskleiden	1
Einnehmen von Mahlzeiten und Getränken	... wenn die versicherte Person – auch bei Benutzung krankengerechter Essbestecke und Trinkgefäße – nicht ohne Hilfe einer anderen Person essen oder trinken kann	1
Waschen, Kämmen oder Rasieren	... wenn die versicherte Person von einer anderen Person gewaschen, gekämmt oder rasiert werden muss, da sie selbst nicht mehr fähig ist, die dafür erforderlichen Körperbewegungen auszuführen	1
Verrichten der Notdurft[1]	... wenn die versicherte Person die Unterstützung einer anderen Person benötigt, weil sie: • sich nach dem Stuhlgang nicht allein säubern kann • ihre Notdurft nur unter Zuhilfenahme einer Bettschüssel verrichten kann • oder weil der Darm bzw. die Blase nur mit fremder Hilfe entleert werden kann	1
SUMME		

[1] Besteht allein eine Inkontinenz des Darms bzw. der Blase, die durch die Verwendung von Windeln oder speziellen Einlagen ausgeglichen werden kann, liegt hinsichtlich der Verrichtung der Notdurft keine Pflegebedürftigkeit vor.

Außerdem hat der Versicherte Ärzte, Krankenhäuser usw. zu ermächtigen, der Versicherung auf Verlangen Auskunft zu erteilen. Kommt der Versicherte diesen Pflichten nicht nach, entfällt die Leistungspflicht.

Anders sieht die Situation aus, wenn der Vertragstext eine sog. „**Arztanordnungsklausel**" enthält. Leistet in diesem Fall der Versicherte, egal aus welchen Gründen, Anordnungen des Arztes nicht Folge, verwirkt er dadurch die Leistungspflicht. Der Sachverständige hat sich in diesem Fall möglicherweise zur Frage der zumutbaren Mitwirkung zu äußern.

9.3 Begutachtung von Rentenantragstellern

9.3.1 Gemeinsamkeiten in allen Rechtsgebieten

Die Begutachtung von Rentenantragstellern erfolgt sowohl in der Gesetzlichen Rentenversicherung als auch der Privaten Berufsunfähigkeits-(Zusatz)Versicherung grundsätzlich nach dem Schema der „finalen Begutachtung" (s. Kap. 4.4). Demnach hat der Sachverständige aufgrund der ihm zur Verfügung stehenden Informationen aus Aktenlage, Anamnese und Befunderhebung zu den folgenden Punkten Aussagen im Sinne des „Vollbeweises" zu machen.

Diagnose

Im ersten Schritt ist zu klären, welche Gesundheitsstörungen sich „ohne vernünftigen Zweifel" nachweisen lassen. Die Beschreibung der Gesundheitsstörungen hat nach ICD-10 unter „lebensnaher" Nennung der damit verbundenen Funktionsbeeinträchtigungen (in Anlehnung an ICF, s. Tab. 5.9) zu erfolgen. Verdachtsdiagnosen haben in Gutachten nichts zu suchen. Gleichermaßen sind bildgebende oder elektrophysiologische Befunde ohne klinisch-funktionelles Korrelat als bedeutungslos anzusehen.

Positives und negatives Leistungsbild

Im zweiten Schritt sind in Abhängigkeit der gesetzlichen bzw. versicherungsrechtlichen Vorgaben die bestehenden „**Leistungseinschränkungen**" (negatives Leistungsbild) und das noch vorhandene „**Restleistungsvermögen**" (positives Leistungsbild) in seiner qualitativen Ausprägung darzustellen. Gemäß Rechtsprechung hat dies nachvollziehbar – in einer „der verständigen Überlegung des Laien zugänglichen Weise" – zu erfolgen. Auch hier gilt das Prinzip des „Vollbeweises", d. h. der Sachverständige hat darzulegen, dass er keinen vernünftiger Zweifel am Vorhandensein der Funktionsstörungen hat und dass diese auch nicht bei „zumutbarer Willensanstrengung" überwunden werden könnten (s. Kap. 25.4.4). Die Beweislast liegt dabei in beiden Rechtsformen beim Versicherten. Kann sich der

Sachverständige nicht davon überzeugen, dass ein eingeschränktes Leistungsbild entsprechend den gesetzlichen bzw. der Versicherungsbedingungen vorliegt, hat er dies entsprechend zu beschreiben.

Quantitative Leistungseinschränkungen

Im dritten Schritt gilt es, entsprechend dem erkennbaren positiven und negativen qualitativen Leistungsbild die Frage möglicher quantitativer Leistungseinschränkungen zu klären. Sowohl in der Gesetzlichen Rentenversicherung als auch der Berufsunfähigkeits-(Zusatz)Versicherung kommt diesem Punkt entscheidende Bedeutung zu.

Prognose/Therapie

Im vierten Schritt schließlich werden (zumeist) vom Sachverständigen Aussagen zur Prognose der nachweisbaren Funktionsstörungen und zu therapeutischen Möglichkeiten erwartet.

9.3.2 Besonderheiten der Begutachtung in der Gesetzlichen Rentenversicherung

Diagnose

Bei im Auftrag der Gesetzlichen Rentenversicherer erstellten Gutachten sind neben der ICD-10-Verschlüsselung zusätzlich „sozialmedizinisch notwendige Differenzierungen und Spezifizierungen auf vier- und fünfstelliger Ebene" vorzunehmen [Verband Deutscher Rentenversicherungsträger 2001]. Diese sollen (derzeit) auf der Basis der inzwischen nicht mehr ganz aktuellen Internationalen Klassifikation der Schädigungen, Fähigkeitsstörungen und Beeinträchtigungen (ICIDH-2) erfolgen, die neue ICF („International Classification of Functioning, Disability and Health") hat hier noch nicht Eingang gefunden.

Qualitatives Leistungsvermögen

Entsprechend dem Prinzip der Verweisbarkeit auf dem gesamten „allgemeinen Arbeitsmarkt" hat die Beurteilung des qualitativen Leistungsvermögens anhand abstrakter Einzelleistungen zu erfolgen (Tab. 9.**5**). Es sind die Fähigkeiten zu beschreiben, über die der Versicherte unter Berücksichtigung der festgestellten Funktionseinbußen im Hinblick auf die noch zumutbare körperliche Arbeitsschwere (Tab. 9.**6**.), die Arbeitshaltung (Tab. 9.**7**) und die Arbeitsorganisation noch verfügt (**positives Leistungsbild**) und welche krankheitsbedingt nicht mehr bestehen (**negatives Leistungsbild**).

Beim überwiegenden Teil der derzeit zur Begutachtung kommenden Versicherten mit Berufsabschluss stellt sich jedoch gleichermaßen im Rahmen des in Kapitel 9.1.2 genannten „Vertrauensschutzes" auch die Frage der Leistungsfähigkeit im konkreten Beruf bzw. in zumutbaren Verweisberufen, wenn es um die Beurteilung der „Berufsunfähigkeit" geht. Der Sachverständige sollte sich hierzu nur dann einlassen, wenn ihm aufgrund eigener Kenntnis (!) das entsprechende Berufsbild in seiner aktuellen (!) Ausprägung hinlänglich geläufig ist oder zumindest vom Auftraggeber eine detaillierte Arbeitsplatzbeschreibung gegeben wird. Andernfalls ist von derartigen Aussagen dringend abzuraten und der Auftraggeber auf die mangelnde Detailkenntnis hinzuweisen.

> Der Sachverständige sollte nur dann konkrete Aussagen zur Leistungsfähigkeit in einem bestimmten Beruf machen, wenn ihm dieser aufgrund eigener Kenntnis oder entsprechender Beschreibung hinreichend bekannt ist.

Entsprechend den in Kapitel 9.1.2 gemachten Vorgaben sind für die Anerkennung einer Erwerbsminderung quantitative Leistungseinschränkungen ausschlaggebend. Im Einzelfall können jedoch auch qualitative Leistungseinschränkungen so gravierend sein, dass sie das quantitative Leistungsvermögen vollständig oder zum Teil aufheben. Dies kann in zweierlei Hinsicht der Fall sein.

- **Summierung ungewöhnlicher qualitativer Leistungseinschränkungen:** Die Kombination z. B. einer verminderten körperlichen zusammen mit einer verminderten geistigen Leistungsfähigkeit (Fallbeispiel 9.1) oder besondere Schwierigkeiten hinsichtlich der Gewöhnung und Anpassung an einen neuen Arbeitsplatz[3] können so gravierend sein, dass hierdurch der allgemeine Arbeitsmarkt verschlossen ist, auch wenn theoretisch ein vollschichtiges Leistungsvermögen gegeben wäre[4].
- **Schwere spezifische Leistungsbehinderung:** So kann z. B. die Beeinträchtigung des Antriebes und/oder eine Störung des Zeitgitters bei hirnorganischen Psychosyndromen so gravierend sein, dass auch bei Bezug auf den „allgemeinen" Arbeitsmarkt selbst bei ganztägiger Beschäftigung keine Arbeiten von wirtschaftlichem Wert mehr erbracht werden können. In diesem Fall empfiehlt sich ggf. der Verweis auf eine noch mögliche Tätigkeit in einer Werkstatt für Behinderte (s. § 18 SGB VI).

Fallbeispiel 9.1

Hirninfarkt, Gesetzliche Rentenversicherung
Der 39-jährige, gelernte Maschinenschlosser arbeitete zuletzt im Versand eines Küchenmöbel-Herstellers, wo er in Schichtarbeit Waren einlud. Nach einer Grippeerkrankung kam es zu einem Leistungsknick. Im Rahmen einer Koronarangiographie zeigte sich ein Aortenaneurysma mit sekundärer hochgradiger Insuffizienz der Aortenklappe, ein operativer Eingriff erbrachte ein bzgl. der Aorteninsuffizienz nur unbefriedigendes Ergebnis. Außerdem kam es zu Komplikationen in Form eines recht ausgedehnten Hirninfarktes mit persistierender organischer Wesensänderung, mäßig ausgeprägter expressiver Sprachstörung und Leseschwäche sowie leichter rechtsseitiger Feinmotorikstörung (weiter S. 127).

[3] SozR 2200 § 1246 Nr. 17
[4] BSGE 80, 24, 33 ff. = SozR 3-2600 § 44 Nr 8 S 26 ff. mwN

Tabelle 9.5 Sozialmedizinische Leistungsbeurteilung in der Gesetzlichen Rentenversicherung [nach Verband Deutscher Rentenversicherungsträger 2001]

Positives Leistungsbild	
Arbeitsschwere	schwere/mittelschwere/leichte bis mittelschwere/leichte Arbeiten (Definitionen s. Tab. 9.6)
Arbeitshaltung	Im: • Stehen • Gehen • Sitzen Jeweils in den Ausprägungen (Definitionen s. Tab. 9.7): • ständig • überwiegend • teilweise
Arbeitslokalisation	• im Freien (ständig oder überwiegend außerhalb von temperierten Räumen oder Werkhallen, auch in ungeheizten offenen Hallen) • in Werkhallen (Temperatur 15–18 °C) • in temperierten Räumen (Temperatur 18–22 °C)
Arbeitsorganisation	• Tagesschicht • Früh-/Spätschicht • Nachtschicht
Negatives Leistungsbild	
Geistig/psychische Belastbarkeit	• Konzentrations-/Reaktionsvermögen • Umstellungs-, Anpassungsvermögen • Verantwortung für Personen und Maschinen • Publikumsverkehr • Überwachung • Steuerung komplexer Arbeitsvorgänge
Sinnesorgane	Seh-, Hör-, Sprach-, Sprech-, Tast- und Riechvermögen
Bewegungs-/ Haltungsapparat	• Gebrauchsfähigkeit der Hände • häufiges Bücken • Ersteigen von Treppen, Leitern und Gerüsten • Heben, Tragen und Bewegen von Lasten ohne technische Hilfsmittel • Gang- und Standsicherheit • Zwangshaltungen
Gefährdungs- und Belastungsfaktoren	• Nässe • Zugluft • extrem schwankende Temperaturen • inhalative Belastungen • Allergene • Lärm • Erschütterungen • Vibrationen • Tätigkeiten mit erhöhter Unfallgefahr • häufig wechselnde Arbeitszeiten
Beurteilung des zeitlichen Umfanges	
Tätigkeit entsprechend dem positiven und negativen Leistungsbild	• 6 Stunden und mehr • 3 bis unter 6 Stunden • unter 3 Stunden
Beurteilung der Prognose	
Besserung	• wahrscheinlich bis ... • unwahrscheinlich
Erfordernis von Rehabilitationsleistungen	
Medizinische Rehabilitation	nein/ja
Berufliche Rehabilitation	nein/ja

Tabelle 9.6 Orientierungshilfen für die Definition des Schweregrades von Arbeiten (modifiziert nach REFA-Einteilung)

Schweregrad	*Definition*
Leicht	• Handhaben leichter Werkstücke und Handwerkszeuge • Bedienen leichtgehender Steuerhebel oder ähnlicher mechanisch wirkender Einrichtungen • auch langdauerndes Stehen oder ständiges Umhergehen
Mittelschwer	• Handhaben etwa 1–3 kg schwergehender Steuereinrichtungen • unbelastetes Begehen von Treppen und Leitern • Heben und Tragen von mittelschweren Lasten in der Ebene (von etwa 10–15 kg) oder Hantierungen, die den gleichen Kraftaufwand erfordern • ferner leichte Arbeiten mit zusätzlicher Ermüdung durch Haltearbeit mäßigen Grades wie Arbeiten am Schleifstein, mit Bohrwinden und Handbohrmaschinen
Schwer	• schwere Arbeiten wie Tragen von etwa 20–40 kg schweren Lasten in der Ebene oder Steigen unter mittleren Lasten und Handhaben von Werkzeugen (über 3 kg Gewicht), auch von Kraftwerkzeugen mit starker Rückstoßwirkung, Schaufeln, Graben, Hacken • ferner mittelschwere Arbeiten in angespannter Körperhaltung, z. B. in gebückter, kniender oder liegender Stellung

Tabelle 9.7 Definition des zeitlichen Umfangs von Tätigkeiten in der Gesetzlichen Rentenversicherung [nach Verband Deutscher Rentenversicherungsträger 2001]

Begriff	*Anteil der Arbeitszeit*
„Ständig“	mehr als 90 %
„Überwiegend“ bzw. „häufig“	51–90 %
„Zeitweise“	ca. 10 %
„Gelegentlich“	ca. 5 %

Tabelle 9.8 Nicht geeignete Argumentationen für die Beschreibung eines eingeschränkten quantitativen Leistungsvermögens

- Fehlende Vermittelbarkeit am aktuell bestehenden Arbeitsmarkt
- Bestehende Arbeitslosigkeit
- Bestehende – auch längere – Arbeitsunfähigkeit („Krankschreibung“)
- Bestehende Teilzeitbeschäftigung (sofern diese nicht nachweislich krankheitsbedingt ist)
- Längere „Entwöhnung“ von einer beruflichen Tätigkeit
- Bereits höheres Lebensalter des Versicherten
- Bestehende private Belastung, z. B. die Pflege kranker Eltern oder eines behinderten Kindes
- Bestehender GdB oder MdE

Aufgrund der bestehenden Funktionsbeeinträchtigungen besteht grundsätzlich keine quantitative Leistungseinschränkung – kardiologisch werden körperlich leichte Tätigkeiten vollschichtig für möglich erachtet. In der Zusammenschau der qualitativen Einschränkungen erscheint jedoch der Arbeitsmarkt verschlossen, da aufgrund der kognitiven und feinmotorischen Einschränkungen leichte Tätigkeiten, die entweder ausreichende kognitive Funktionen oder zumindest den Gebrauch beider Hände erfordern, nicht möglich erscheinen.

Quantitatives Leistungsvermögen

Aufgrund der erheblichen wirtschaftlichen Konsequenzen für Rentenversicherer und Versicherte sind die Gründe für quantitative Leistungseinschränkungen in besonderem Maße detailliert und nachvollziehbar zu beschreiben. Unbedingt vermieden werden sollten die in Tabelle 9.8 genannten Argumentationen. Unabhängig davon, ob eine solche Situation (z. B. Arbeitslosigkeit > 1 Jahr) letztlich zu bestimmten rentenrechtlichen Konsequenzen führt (s. Tab. 9.1), werden Gutachten in derartigen Fällen angreifbar und wertlos, da es nicht Aufgabe des Sachverständigen ist, sich zu juristischen und politischen Zusammenhängen zu äußern. Auch die Anerkennung eines GdB oder einer MdE sowie eine bestehende Arbeitsunfähigkeit muss ohne Einfluss auf die gutachtliche Einschätzung bleiben, da diesen Begriffen andere Rechtsgrundlagen und Beurteilungskriterien zugrunde liegen.

Letztlich ist auch darauf hinzuweisen, dass der Sachverständige rechtlich definierte Termini wie „Erwerbsminderung“, „Erwerbsfähigkeit“, „Erwerbsunfähigkeit“ oder „Berufsunfähigkeit“ nicht verwenden sollte. Er hat ausschließlich Aussagen zum Leistungsbild und zur quantitativen Leistungsfähigkeit zu machen. Die sich hieraus ergebende Ableitung rechtlicher Konsequenzen ist ausschließlich Aufgabe des Rentenversicherers bzw. des Gerichts.

Der Sachverständige sollte sich auf Aussagen zum positiven und negativen Leistungsbild sowie zur quantitativen Leistungsfähigkeit beschränken und juristische Begriffe (z. B. verminderte Erwerbsfähigkeit) vermeiden.

„K.o.-Kriterien" der Leistungseinschätzung

Regelmäßig finden sich in Gutachtenaufträgen Fragen nach der sog. „Wegefähigkeit" und zu „betriebsunüblichen Pausen". Für beide Punkte gibt es eine sehr dezidierte Rechtsprechung, die Erwerbsfähigkeit ausschließt, wenn keine „Wegefähigkeit" mehr vorliegt oder betriebsunübliche Pausen erforderlich sind. Der Sachverständige sollte daher beide Termini genau kennen, um hier nicht durch „gut gemeinte" Aussagen zu Verwirrung zu führen.

- **„Wegefähigkeit":** Gemäß Rechtsprechung des Bundessozialgerichts muss ein Versicherter in der Lage sein, viermal täglich eine Wegstrecke von mehr als 500 m einschließlich kurzer Pausen mit zumutbarem Zeitaufwand (also jeweils innerhalb von 20 Minuten) zu Fuß bewältigen und zweimal täglich während der Hauptverkehrszeit mit öffentlichen Verkehrsmitteln fahren zu können[5]. Hierbei handelt es sich um eine abstrakte Beurteilung, bei der die „persönliche Wohnsituation und spezielle Wegeverhältnisse" nicht zu berücksichtigen sind. Ist dies nicht der Fall, wird unabhängig von irgendwelchen quantitativen Einschränkungen regelmäßig volle Erwerbsminderung attestiert.
- **„Betriebsunübliche Pausen":** Diese sind rechtlich definiert als Arbeitszeitunterbrechungen, die „das im Betrieb zulässige Zeitmaß überschreiten". Für den Sachverständigen sind Aussagen hierzu nicht unproblematisch, da ihm die „betriebsüblichen Pausen", die durch Tarifverträge, Betriebsvereinbarungen und Einzelarbeitsverträge geregelt sein können, im Allgemeinen nicht hinreichend bekannt sind. Er sollte daher den Begriff der „betriebsunüblichen Pause" nur mit größter Vorsicht benutzen und sich im Allgemeinen darauf beschränken aus medizinischer Sicht darzulegen, wann und wie oft aus seiner Überzeugung Pausen und/oder Arbeitsunterbrechungen zwingend notwendig sind. Letztlich sollten auch die Konsequenzen sorgfältig abgewogen werden, wonach z. B. 2 × 15 Minuten „betriebsunübliche Pausen" – wenn sie nachvollziehbar begründet sind – im Allgemeinen zu vollständiger Erwerbsminderung führen[6], während eine allgemein gefasste zeitliche Einschränkung des Leistungsvermögens auf z. B. 4 Stunden lediglich teilweise Erwerbsminderung zur Folge hat.

Angaben zu Prognose und Therapie

Im Gutachten gemachte Angaben zur Prognose und Therapie besitzen in zwei Fällen nicht nur Bedeutung für die Zukunft, sondern auch für die aktuelle Einschätzung einer möglichen Erwerbsminderung:

- **Zu erwartende Verschlechterungen:** Maßstab für die Einschätzung quantitativer Leistungseinschränkungen ist zwar grundsätzlich der Istzustand. Aber auch zukünftig eintretende Leistungseinschränkungen können im Rahmen der „Zumutbarkeit" von Bedeutung sein, wenn z. B. bei einer Spinalstenose bei Fortführung des bisherigen Arbeitsumfanges mit an Sicherheit grenzender Wahrscheinlichkeit zu erwarten wäre, dass hierdurch eine progrediente Nervenschädigung auftritt.
- **Kurz dauernde Gesundheitsstörungen:** Entsprechend der gesetzlichen Vorgabe, dass Gesundheitsstörungen nur dann zu einer Rentengewährung führen, wenn sie in ihrer quantitativ leistungseinschränkenden Form über wenigstens 6 Monaten bestehen, kann die Angabe einer erst seit jüngster Zeit bestehenden Leistungseinschränkung, die jedoch mit überwiegender Wahrscheinlichkeit unter geeigneter Therapie innerhalb weniger Wochen oder Monate gebessert werden könnte, zur Ablehnung einer Rentengewährung und entsprechend der Vorgabe „Reha vor Rente" zum Einsatz rehabilitativer Maßnahmen führen.

9.3.3 Besonderheiten der Begutachtung in der Berufsunfähigkeits-(Zusatz)-Versicherung

Begutachtung der tatsächlichen Berufstätigkeit

Im Rahmen seiner Mitwirkungspflicht hat der Versicherte detailliert aufzuschlüsseln,

- wieviele **Arbeitsstunden** am Tag bzw. in der Woche er durchschnittlich tätig ist,
- welche konkreten **Teiltätigkeiten** seine Arbeit umfasst,
- wie die **prozentuale Verteilung** dieser Teiltätigkeiten ist.

Anhand dieser Liste hat der Sachverständige für jede Teiltätigkeit den aus seiner Sicht adäquaten Grad der Berufsunfähigkeit anzugeben (s. Fallbeispiel 9.2). Der Versicherer errechnet daraus durch Multiplikation mit dem prozentualen Anteil jeder Teiltätigkeit einen Gesamt-Grad der Berufsunfähigkeit. Erreicht dieser den für den Leistungsfall vorgesehenen Prozentsatz, werden – sofern das Gutachten schlüssig erscheint – die Versicherungsleistungen fällig.

> Aufgrund der Pseudogenauigkeit bei der gutachtlichen Angabe von Prozentangaben ist ein eng um 50 % herum liegender Gesamt-Grad der Berufsunfähigkeit problematisch und sollte – wenn möglich – vermieden werden, da er nicht selten Anlass zu Rechtsstreitigkeiten gibt.

Fallbeispiel 9.2

Rückenschmerzen, Berufsunfähigkeit

Der 32-jährige, gelernte Einzelhandelskaufmann betreibt zusammen mit seinem Bruder seit 6 Jahren eine kleine Handelsfirma für Verpackungsmaterial. Die Teiltätigkeit für das letzte Jahr wird dabei wie folgt angegeben:

- 60 % Außendiensttätigkeit mit Autofahrten und Kundenbetreuung

[5] BSG SozR 3 – 2200 § 1247 Nr 10 S 30 ff.

[6] SozR 2200 § 1246 Nr. 136

- 30 % Lagerarbeiten mit häufigem Heben und Tragen schwerer Lasten
- 10 % Bürotätigkeit

Bei der Begutachtung klagt er darüber, dass er vor rund 1 Jahr beim Heben einer Getränkekiste plötzlich heftigen Rückenschmerzen mit Ausstrahlung in die linke Gesäßhälfte und das linke Bein bekommen habe. Zweimalige ambulante krankengymnastische Übungsbehandlungen hätten keinen Erfolg gezeigt, er sei seitdem vom Hausarzt mit kurzen Arbeitsversuchen krank geschrieben.

Neurologisch zeigt sich eine auch in den SEP verifizierbare diskrete Sensibilitätsstörung im Dermatom L5 links, der übrige Befund ist einschließlich EMG unauffällig. Das lumbale Kernspintomogramm lässt eine breitbasige Bandscheibenprotrusion L4/5 links mit Kontakt zur Nervenwurzel L5 erkennen.

Im Folgenden sollen 3 Varianten der gutachtlichen Beurteilung mit unterschiedlichen Einzel-BU-Einschätzungen beschrieben werden:

Variante 1		**Teiltätigkeit × BU**
60 % Außendiensttätigkeit	60 % BU	36 %
30 % Lagerarbeiten	80 % BU	24 %
10 % Bürotätigkeit	30 % BU	3 %
	Summe	**63 % BU → BU-Rente**
Variante 2		
60 % Außendiensttätigkeit	40 % BU	24 %
30 % Lagerarbeiten	80 % BU	24 %
10 % Bürotätigkeit	20 % BU	2 %
	Summe	**50 % BU → problematisch (s. Text)**
Variante 3		
60 % Außendiensttätigkeit	30 % BU	18 %
30 % Lagerarbeiten	70 % BU	21 %
10 % Bürotätigkeit	20 % BU	2 %
	Summe	**41 % BU → keine BU-Rente**

Begutachtung von Verweistätigkeiten

Sofern der entsprechende Vertrag „Verweistätigkeiten" vorsieht, sind diese in einem zweiten Schritt zu prüfen. Vergleichbar der Gesetzlichen Rentenversicherung gilt es auch hier, ein abstraktes positives und negatives Leistungsbild des Versicherten unter Berücksichtigung zumutbarer Verweisberufe zu zeichnen. Bezüglich Einzelheiten sei hier auf die entsprechenden Angaben bei der Gesetzlichen Rentenversicherung verwiesen.

Eine Berufsaufgabe ist zwar nicht Voraussetzung für die Erlangung von Leistungen wegen Berufsunfähigkeit. Gemäß Rechtsprechung ist eine faktische Berufsausübung jedoch ein „starkes Indiz" gegen das Vorliegen von Berufsunfähigkeit und „kann höheren Beweiswert als entgegen stehende medizinische Befunde haben".

Literatur

Verband Deutscher Rentenversicherungsträger: Das ärztliche Gutachten für die gesetzliche Rentenversicherung – Hinweise zur Begutachtung. 1. überarbeitete Fassung. DRV-Schrift, Frankfurt a. Main (2001)

Gesamtverband der Deutschen Versicherungswirtschaft e.V.: Berufsunfähigkeit in der Privatversicherung. Ausschuss für Ärztefragen und Versicherungsmedizin, Berlin (2003)

10 Begutachtung im Schwerbehindertenrecht

B. Kleiser

Das Schwerbehindertengesetz wurde erstmals im Jahr 1974 mit dem Ziel verabschiedet, die Eingliederung schwerbehinderter Menschen in Arbeit, Beruf und Gesellschaft zu sichern. Zum 1.7.2001 fand es unter dem Begriff der „Rehabilitation und Teilhabe behinderter Menschen" Eingang in das Sozialgesetzbuch (SGB IX).

10.1 Behinderung

10.1.1 Entwicklung der „Anhaltspunkte"

Maßgeblich für die Begutachtung im Schwerbehindertenrecht sind die „Anhaltspunkte für die ärztliche Gutachtertätigkeit im sozialen Entschädigungsrecht und nach dem Schwerbehindertenrecht" [BMGS 2005]. Historisch beruhen diese auf den 1916 publizierten „Anhaltspunkten für die militärärztliche Beurteilung der Frage der Dienstbeschädigung oder Kriegsbeschädigung bei den häufigsten psychischen und nervösen Erkrankungen der Heeresangehörigen", Nach Gründung der Bundesrepublik Deutschland wurden 1952 „Anhaltspunkte für die ärztliche Gutachtertätigkeit im Versorgungswesen" herausgegeben, die sich weiterhin zunächst im Wesentlichen mit den Folgen von Kriegsbeschädigungen befassten. Nach Verabschiedung des Schwerbehindertengesetzes wurden die „Anhaltspunkte" 1977 auf die Begutachtung von „Behinderungen" hin erweitert. Der Begriff des „**Grades der Behinderung**" (GdB) wurde erstmals in der Neufassung und Novellierung vom 24.7.1986 festgelegt. Das Ziel war, damit die Einstellungs- und Beschäftigungschancen der Schwerbehinderten zu verbessern. Da man annahm, dass der bisherige Begriff der „Minderung der Erwerbsfähigkeit (MdE)" die Einstellungs- und Ausbildungsmöglichkeiten eher hemmt als fördert, wollte man eine neutrale Bezeichnung einführen.

10.1.2 Definition der „Behinderung"

Gesetzlich wurde die „Behinderung" ab 1974 im Schwerbehindertengesetz, ab 2001 im SGB IX festgelegt. Eine Behinderung ist die „Auswirkung einer Funktionsbeeinträchtigung des körperlichen, geistigen oder seelischen Zustandes". Grundvoraussetzung hierfür ist, dass diese:

- bereits **vorliegt**, also nicht erst in Zukunft zu erwarten ist,
- **regelwidrig** ist, d. h. der Zustand von dem für das Lebensalter typischen abweicht,
- **nicht nur vorübergehend** ist, wobei hier ein Zeitraum von mehr als 6 Monaten als Maßstab angesehen wird,
- **relevant** ist, d. h. einen Grad der Behinderung von wenigstens 10 umfasst (s. Kap. 10.1.3).

Im Umkehrschluss bedeutet dies, dass altersgemäße, kurz dauernde und leichtgradige Funktionsbeeinträchtigungen keine „Behinderungen" im Sinne des Gesetzes sind. Gleiches gilt auch für (noch) nicht existierende Funktionsbeeinträchtigungen, die jedoch aufgrund des Krankheitsverlaufes in Zukunft zu erwarten sind.

§ 2 SGB IX – Behinderung

(1) Menschen sind behindert, wenn ihre körperliche Funktion, geistige Fähigkeit oder seelische Gesundheit mit hoher Wahrscheinlichkeit länger als 6 Monate von dem für das Lebensalter typischen Zustand abweicht und daher ihre Teilhabe am Leben in der Gesellschaft beeinträchtigt ist.

In den „Anhaltspunkten" wurde der Begriff der „Behinderung" folgendermaßen ergänzt:

- Als Behinderung ist die Auswirkung einer nicht nur vorübergehenden Funktionsbeeinträchtigung anzusehen, die auf einem regelwidrigen körperlichen, geistigen oder seelischen Zustand beruht und einen **GdB um wenigstens 10** bedingt.
- Das Ausmaß der Behinderung wird mit dem **Grad der Behinderung (GdB)** bemessen.
- Regelwidrig ist der Zustand, der von dem **für das Lebensalter typischen abweicht.**
- Als nicht nur vorübergehend gilt ein **Zeitraum von mehr als 6 Monaten.**

Diese Ergänzung wurde gleichermaßen in § 69 Abs. 1 SGB IX berücksichtigt. Zusätzlich wurde hier festgelegt, dass eine Feststellung von Behinderungen nur zu treffen ist, wenn ein Grad der Behinderung von wenigstens 20 vorliegt. Liegen mehrere Beeinträchtigungen der Teilhabe am Leben in der Gesellschaft vor, so wird der Grad der Behinderung nach den Auswirkungen der Beeinträchtigungen in ihrer Gesamtheit unter Berücksichtigung ihrer wechselseitigen Beziehungen festgestellt (§ 69 Abs. 3 SGB IX).

10.1.3 Grad der Behinderung (GdB)

Da GdB und MdE nach gleichen Grundsätzen bemessen werden, wird auch auf die Erläuterungen im Kapitel 11 zur Minderung der Erwerbsfähigkeit hingewiesen.

Der **Grad der Behinderung** ist **final** auf alle Gesundheitsstörungen unabhängig von ihrer Ursache bezogen, die **Minderung der Erwerbsfähigkeit** dagegen **kausal** nur auf Schädigungsfolgen („Anhaltspunkte“ Nr. 18). GdB und MdE haben die Auswirkungen von Funktionsbeeinträchtigungen in allen Lebensbereichen und nicht nur die Einschränkungen im allgemeinen Erwerbsleben zum Inhalt. Beide Begriffe sind ein Maß für die körperlichen, geistigen, seelischen und sozialen Auswirkungen einer Funktionsbeeinträchtigung aufgrund eines Gesundheitsschadens.

Grundregeln zur Beurteilung des GdB

Aus dem GdB soll nicht auf das Ausmaß der Leistungsfähigkeit geschlossen werden. Er ist unabhängig vom Beruf zu beurteilen. Eine verminderte Erwerbsfähigkeit im Rentenrecht, eine Dienstunfähigkeit oder eine Arbeitsunfähigkeit erlauben keinen direkten Rückschluss auf den GdB. Physiologische körperliche und psychische Leistungseinschränkungen in der Kindheit und im Alter wirken sich nicht auf den GdB aus.

10er-Einteilung

Der GdB ist in Zehnergraden anzugeben. Nur in sehr wenigen Fällen sind in der GdB/MdE-Tabelle noch Fünfergrade angegeben. Schwankungen des Gesundheitszustandes bei längerem Leidensverlauf ist mit einem **Durchschnittswert** Rechnung zu tragen. Funktionsbeeinträchtigungen, die einen GdB unter 10 bedingen, sind nicht aufzuführen.

Im Gegensatz zur Angabe von Funktionsbeeinträchtigungen in anderen Rechtsgebieten werden GdB-Werte stets ohne den Zusatz % oder v. H. angeben, d. h. es wird z. B. von einem „GdB 50“ gesprochen.

Funktionssysteme

Um die Zahl der einzelnen GdB-Werte nicht uferlos auszudehnen, sollen im Allgemeinen „Funktionssysteme“ zusammenfassend beurteilt werden (Tab. 10.1). Eine selbstverständliche Ausnahme stellen hier Halbseitenstörungen dar, die gleichermaßen als Störung eines zusammengehörigen Funktionssystems anzusehen sind.

„Übliche“ seelische Begleiterscheinungen und Schmerzen

Bei den in der GdB/MdE-Tabelle angegebenen Werten sind „regelhafte, üblicherweise vorhandene“ **seelische Begleiterscheinungen** und **Schmerzen** als Folge der dort genannten Funktionsbeeinträchtigungen bereits berücksichtigt. Dies schließt selbstverständlich nicht aus, dass darüber hinausgehende „außergewöhnliche“ seelische Begleiterscheinungen und/oder Schmerzen vorliegen. Für deren **Anerkennung** gelten jedoch folgende Regeln:

- Über das Übliche hinausgehende, außergewöhnliche seelische Begleiterscheinungen und/oder Schmerzen sind gesondert zu begründen.
- Außergewöhnliche seelische Begleiterscheinungen und Schmerzen setzen voraus, dass eine **„spezielle ärztliche Behandlung erforderlich ist“** (z. B. dauerhafte Einnahme von Antidepressiva in therapeutischer Dosierung). Diese muss zwar nicht tatsächlich auch durchgeführt werden, erleichtert jedoch die entsprechende Begründung.

Bildung des Gesamt-GdB

Bei mehreren Funktionsbeeinträchtigungen sind zunächst die Einzel-GdB-Grade anzugeben („Anhaltspunkte“ Nr. 19). Zur Ermittlung des Gesamt-GdB-Grades dürfen jedoch die einzelnen Werte nicht addiert werden, auch andere Rechenmethoden sind nicht zulässig. Es gelten vielmehr folgende Regeln:

- In der Regel führen leichte Gesundheitsstörungen, die nur einen GdB von 10 bedingen, nicht zu einer Erhöhung des Gesamt-GdB.
- Maßgebend für die Bildung des Gesamt-GbB sind die **„Auswirkungen der einzelnen Behinderungen in ihrer Gesamtheit unter Berücksichtigung ihrer wechselseitigen Beziehungen zueinander“**. Diese können dabei:
  - voneinander unabhängig sein,
  - sich aufeinander besonders nachteilig auswirken, wie bei paarigen Gliedmaßen oder Organen,
  - sich überschneiden oder
  - sich gar nicht verstärken.

Tabelle 10.1 Bei der Nennung von GdB-Werten zusammenfassend zu beurteilende „Funktionssysteme“

- Gehirn einschließlich Psyche
- Augen
- Ohren
- Atmung
- Herz-Kreislauf
- Verdauung
- Harnorgane
- Geschlechtsapparat
- Haut
- Blut einschließlich blutbildendes Gewebe und Immunsystem
- Innere Sekretion und Stoffwechsel
- Arme
- Beine
- Rumpf

Tabelle 10.2 Für den Neurologen relevante Funktionsstörungen mit fest zugeordneten GdB-Werten

GdB	*Zugehörige Funktionsstörung*
100	Schwerer Intelligenzmangel mit hochgradigem Mangel an Selbständigkeit und Bildungsfähigkeit Unvollständige Halsmarkschädigung mit gewichtigen Teillähmungen beider Arme und Beine und Störungen der Blasen- und/oder Mastdarmfunktion Vollständige Lendenmarkschädigung mit Plegie der Beine und Störungen der Blasen- und/oder Mastdarmfunktion Vollständige Lähmung von Arm und Bein (Hemiplegie) Verlust beider Arme oder beider Beine im Oberschenkel
80	Störung des Gleichgewichts mit Unfähigkeit, ohne Unterstützung zu gehen oder zu stehen Verlust beider Beine im Unterschenkel Vollständiger Ausfall des Armplexus oder des Plexus lumbosacralis
70	Verlust eines Armes im Oberarm oder im Ellbogenbereich
60	Verlust eines Armes im Unterarm mit kurzem Stumpf Vollständiger Ausfall des unteren Armplexus oder des (proximalen) N. ischiadicus
50	Hirnschäden mit mittelschwerer Leistungsbeeinträchtigung Artikulationsstörung mit unverständlicher Sprache Verlust einer Hand oder vollständiger Ausfall des oberen Armplexus Verlust eines Beins im Unterschenkel Vollständiger Ausfall der Unterschenkel- und Fußmuskulatur (distaler N. ischiadicus)

- Letztlich sind bei der Gesamtwürdigung der verschiedenen Behinderungen **Vergleiche** mit Funktionsstörungen anzustellen, zu denen in den „Anhaltspunkten" feste GdB-Werte angegeben sind (Tab. 10.2).

10.1.4 Schwerbehinderung

Eine **Schwerbehinderung** liegt bei einem GdB von wenigstens 50 vor. Ab einem GdB von wenigstens 30 ist in bestimmten Fällen auf Antrag beim Arbeitsamt eine Gleichstellung möglich. Das Vorliegen einer Schwerbehinderung ist für den Betroffenen mit verschiedenen „Vorteilen" verbunden (Tab. 10.3).

Tabelle 10.3 Die wichtigsten Rechte bei Vorliegen eines GdB. Soweit sie sich auf Rechtsvorschriften außerhalb des SGB IX beziehen, werden diese zusätzlich genannt

GdB	*Hierdurch bedingte Rechte*
20	• Teilnahme am Behindertensport (§ 29 Abs. 1 Nr. 4 Buchst. f SGB I)
30/40	• ggf. Gleichstellung mit Schwerbehinderten • Kündigungsschutz bei Gleichstellung • Steuerfreibetrag (310 Euro bei GdB 30, 430 Euro bei GdB 40) • 3 Tage Zusatzurlaub für Mitarbeiter im öffentlichen Dienst (§ 49 Abs. 4 MTArb) • Grundsteuerermäßigung bei Rentenkapitalisierung nach dem BVG (§ 36 GrStG)
50	• Anerkennung der Schwerbehinderteneigenschaft • Steuerfreibetrag 570 Euro • Bevorzugte Einstellung in ein Beschäftigungsverhältnis • Kündigungsschutz (Kündigung nur mit Zustimmung des Integrationsamtes) • 5 Tage bezahlter Zusatzurlaub • Stundenermäßigung bei Lehrern von 2 Std./Woche • Vorgezogene Altersrente mit 60 bzw. 63 Jahren (§§ 37, 236a SGB V) • Freistellung von Mehrarbeit auf Verlangen des Betroffenen • Schutz bei Wohnungskündigung (§§ 556a, 564b BGB) • Befreiung von der Wehrpflicht (§ 11 WehrpflichtG)
60	• Steuerfreibetrag 720 Euro
70	• Steuerfreibetrag 890 Euro • Werbungskostenpauschale für Fahrten 0,30 Euro/km (§ 9 Abs. 2 EStG) • Stundenermäßigung bei Lehrern von 3 Std./Woche
80	• Steuerfreibetrag 1.060 Euro • Freibetrag 1.500 Euro beim Wohngeld (bei Pflegebedürftigkeit) • Freibetrag 4.500 Euro bei der Einkommensermittlung im Rahmen der sozialen Wohnraumförderung (§ 24 Wohnraumförderungsgesetz)
90	• Steuerfreibetrag 1.230 Euro • Stundenermäßigung bei Lehrern von 4 Std./Woche • Sozialtarif bei verschiedenen Telefonanbietern
100	• Steuerfreibetrag 1.420 Euro • Freibetrag bei der Erbschafts- und Schenkungssteuer (§ 13 Abs. 1 Nr. 6 ErbStG)

§ 2 SGB IX – Behinderung
(2) Menschen sind im Sinne des Teils 2 schwerbehindert, wenn bei ihnen ein Grad der Behinderung von wenigstens 50 vorliegt und sie ihren Wohnsitz, ihren gewöhnlichen Aufenthalt oder ihre Beschäftigung auf einem Arbeitsplatz im Sinne des § 73 rechtmäßig im Geltungsbereich dieses Gesetzbuches haben.
(3) Schwerbehinderten Menschen gleichgestellt werden sollen behinderte Menschen mit einem Grad der Behinderung von weniger als 50, aber wenigstens 30, bei denen die übrigen Voraussetzungen des Absatzes 2 vorliegen, wenn sie infolge ihrer Behinderung ohne die Gleichstellung einen geeigneten Arbeitsplatz im Sinne des § 73 nicht erlangen oder nicht behalten können (gleichgestellte behinderte Menschen).

Von den Schwerbehinderten zu unterscheiden sind die Schwerbeschädigten im sozialen Entschädigungsrecht (§ 31 Abs. 3 BVG) und die Schwerverletzten in der gesetzlichen Unfallversicherung (§ 57 SGB VII), bei denen aufgrund von Schädigungs- bzw. Unfallfolgen – also kausal bezogen – eine MdE von 50 v. H. oder mehr anerkannt ist.

10.1.5 GdB/MdE-Tabelle

Die GdB/MdE-Tabelle ist ein zentrales Kapitel in den Anhaltspunkten. Die GdB/MdE-Sätze sind Anhaltswerte für Störungen auf körperlichem, geistigem und seelischem Gebiet. Für Gesundheitsstörungen, die nicht aufgeführt sind, ist der GdB/MdE-Grad in Analogie zu vergleichbaren Gesundheitsstörungen zu bilden. Tabelle 10.4 enthält eine Übersicht über das neurologisch-psychiatrische Fachgebiet betreffende Gesundheitsstörungen. Zu Details s. Kapitel 36.

Heilungsbewährung

Nach der Behandlung bestimmter Krankheiten, die zu Rezidiven neigen, vor allem Tumorerkrankungen und nach Transplantationen, ist eine Heilungsbewährung abzuwarten. Der Zeitraum liegt dabei in der Regel zwischen 2 und 5 Jahren. Die GdB/MdE-Werte beziehen dabei die regelhaft verbleibenden Organ- und Gliedmaßenschäden, die üblichen seelischen Begleiterscheinungen und Folgen der Behandlung mit ein. Nur außergewöhnliche Folge- oder Begleiterscheinungen führen zu einer höheren Bewertung.

Gemäß „Anhaltspunkten" ist in der neurologischen Begutachtung eine „Heilungsbewährung" (von 5 Jahren) lediglich nach Entfernung eines malignen Kleinhirntumors im Kindesalter (z. B. Medulloblastom) in Betracht zu ziehen. In diesem Fall ist ein GdB von 50 anzusetzen, wenn die Leistungsbeeinträchtigung im Frühstadium der Erkrankung ansonsten zu einem niedrigeren Wert führen würde. Bei anderen malignen Tumoren des Zentralnervensystems ist demgegenüber bereits bei Erkennung immer ein GdB von wenigstens 80 zu vergeben. Die in früheren Versionen der „Anhaltspunkte" noch aufgeführte Heilungsbewährung bei der multiplen Sklerose ist in der aktuellen Version nicht mehr enthalten.

10.1.6 Feststellung der Behinderung

§ 69 SGB IX – Feststellung der Behinderung, Ausweise
(1) Auf Antrag des behinderten Menschen stellen die für die Durchführung des Bundesversorgungsgesetzes zuständigen Behörden das Vorliegen einer Behinderung und den Grad der Behinderung fest...
(5) Auf Antrag des behinderten Menschen stellen die für die Durchführung des Bundesversorgungsgesetzes zuständigen Behörden auf Grund einer Feststellung der Behinderung einen Ausweis über die Eigenschaft als schwerbehinderter Mensch, den Grad der Behinderung sowie im Falle des Absatzes 4 über weitere gesundheitliche Merkmale aus...

Die Feststellung der Behinderung ist in § 69 SGB IX geregelt. Das Verwaltungsverfahren nach dem Schwerbehindertenrecht setzt damit grundsätzlich voraus, dass der betroffene Bürger oder sein gesetzlicher Vertreter einen Antrag auf Anerkennung von Schädigungsfolgen oder auf Feststellung von Behinderungen gestellt hat. Dem Antrag

Tabelle 10.4 Übersicht über für den Neurologen wesentliche Gesundheitsstörungen in den „Anhaltspunkten"

Nr.	*Gesundheitsstörungen*
26.2	**Kopf und Gesicht:** Gesichtsentstellung, Sensibilitätsstörungen im Gesichtsbereich, Gesichtsneuralgien, Migräne, Fazialisparese
26.3	**Nervensystem und Psyche:** Hirnschäden, Narkolepsie, Hirntumoren, Beeinträchtigungen der geistigen Leistungsfähigkeit und Entwicklungsstörungen im Kindes- und Jugendalter, Psychosen, Neurosen, Alkohol- und Drogenabhängigkeit, Rückenmarkschäden, multiple Sklerose, Polyneuropathien
26.4	**Sehorgan:** Störungen der Sehschärfe, Augenmuskellähmungen, Strabismus, Gesichtsfeldausfälle, Gesichtsfeldeinengungen
26.5	**Hör- und Gleichgewichtsorgan:** Hörstörungen, Gleichgewichtsstörungen
26.7	**Mundhöhle, Rachenraum und obere Luftwege:** Artikulationsstörungen
26.10	**Verdauungsorgane:** Darmstörungen, Afterschließmuskelschwäche
26.12	**Harnorgane:** Entleerungsstörungen der Blase, Harninkontinenz
26.13	**Männliche Geschlechtsorgane:** Zeugungsunfähigkeit
26.18	**Haltungs- und Bewegungsorgane:** Muskelkrankheiten, Gliedmaßenschäden, Nervenausfälle

sind Einverständniserklärungen beizulegen, mit deren Hilfe die zuständigen Behörden Ermittlungen bei Dritten anstellen können. Danach erfolgt eine Durchsicht und Auswertung der Akten im Ärztlichen Dienst. Ein Bescheid, der stets auch eine Rechtsbehelfsbelehrung enthält (Hinweis auf die Möglichkeiten des Widerspruchs oder der Klage), wird von der Verwaltung erstellt.

Die Feststellung einer Schwerbehinderung ist wichtig im Hinblick auf die Sicherung der beruflichen Eingliederung Schwerbehinderter, d. h. auf die im SGB IX vorgesehenen Hilfen zur Erlangung oder Erhaltung eines Arbeitsplatzes (insbesondere Beschäftigungspflicht der Arbeitgeber, Kündigungsschutz, Zusatzurlaub). Es bleibt aber zu berücksichtigen, dass nur ein Fünftel der anerkannten Schwerbehinderten im Erwerbsleben steht. Deshalb kommen nur für einen relativ kleinen Teil der Schwerbehinderten die arbeitsplatzbezogenen Schutzvorschriften des Gesetzes in Betracht.

10.1.7 Änderung von Feststellungen

Wesentliche Änderung der Verhältnisse

Wenn bereits Behinderungen festgestellt worden sind, muss nach § 48 SGB X bei neuen Anträgen oder Nachprüfungen von Amts wegen beurteilt werden, ob eine **wesentliche Änderung** eingetreten ist („Anhaltspunkte" Nr. 24). Nur bei einer wesentlichen Änderung der Verhältnisse ist eine Neufeststellung zulässig.

Diese liegt vor, wenn der **veränderte Gesundheitszustand** mehr als 6 Monate angehalten hat oder voraussichtlich anhalten wird und die Änderung des GdB wenigstens 10 beträgt. Ebenso kann das Erfüllen oder Entfallen von entscheidenden **Voraussetzungen für Nachteilsausgleiche** zu einer wesentlichen Änderung führen, beispielsweise das Erreichen eines bestimmten Lebensalters bei Hilflosigkeit von Kindern und Jugendlichen. Auch bei gleich bleibenden Symptomen ist eine Neubewertung zulässig, weil das Ablaufen der **Heilungsbewährung** eine wesentliche Änderung der Verhältnisse darstellt.

Rücknahme von Verwaltungsentscheidungen

Wenn es zu keiner wesentlichen Änderung der Verhältnisse gekommen ist, kann die Rücknahme einer bindend gewordenen Entscheidung über Behinderungen nur bei bestimmten Voraussetzungen erfolgen („Anhaltspunkte" Nr. 25). Die Rücknahme einer Entscheidung erfolgt entweder zugunsten des Betroffenen nach § 44 SGB X oder zuungunsten des Betroffenen nach § 45 SGB X (s. auch Kap. 7.2.5).

Rechtswidrige Verwaltungsentscheidungen zuungunsten des Betroffenen können nur unter strengen Voraussetzungen zurückgenommen werden. Für den Gutachter ist dabei von Bedeutung, dass es bei der Beurteilung der Rechtswidrigkeit auf die medizinischen Erkenntnismöglichkeiten und auf den Stand der Wissenschaft zum Zeitpunkt der Überprüfung, nicht zum Zeitpunkt der früheren Entscheidung ankommt.

10.2 Nachteilsausgleiche

Die Mehrzahl der Anträge auf Feststellung einer Behinderung erfolgen wegen der Nachteilsausgleiche, die für behinderte Menschen über die in Tabelle 10.5 genannten GdB-abhängigen Rechte hinaus noch weitere Vergünstigungen beinhalten. Die meisten Nachteilsausgleiche sind davon abhängig, dass neben einer Schwerbehinderung noch weitere gesundheitliche Merkmale vorliegen. Allgemein ist bei der Beurteilung dieser „gesundheitlichen Merkmale" zu beachten, dass diesen stets eine Behinderung zugrunde liegen und dementsprechend eine – nicht nur vorübergehende –

Tabelle 10.5 Die wichtigsten Rechte für die Betroffenen bei neurologisch bedeutsamen Nachteilsausgleichen (Merkzeichen)

Merkzeichen	*Hierdurch bedingte Rechte*
B	• Unentgeltliche Beförderung der Begleitperson im öffentlichen Nah- und Fernverkehr sowie bei innerdeutschen Flügen der Lufthansa • Kostenlose Sitzplatzreservierung in den Fernverkehrszügen der Deutschen Bahn AG für bis zu 2 Personen
G	• Unentgeltliche Beförderung im öffentlichen Personennahverkehr oder Kraftfahrzeugsteuerermäßigung von 50 % • In Abhängigkeit des GdB steuerliche Abzugsbeträge für Kfz-Benutzung bei Fahrten zum Arbeitsplatz sowie ggf. auch bei Privatfahrten
aG	• Parkmöglichkeit auf Schwerbehindertenparkplätzen • Unentgeltliche Beförderung im öffentlichen Personennahverkehr • Kraftfahrzeugsteuerbefreiung • Steuerlicher Abzugbetrag für Privatfahrten bis zu 15 000 • In vielen Gemeinden/Landkreisen kostenloser Fahrdienst
RF	• Befreiung von der Rundfunkgebührenpflicht • Telefon-Sozialtarif der Deutschen Telekom
H	• Unentgeltliche Beförderung im öffentlichen Personennahverkehr • Kraftfahrzeugsteuerbefreiung • Steuerlicher Freibetrag von 3.700 Euro • Gewährung von Pflegegeld, häuslicher Pflegehilfe usw. • Befreiung von der Hundesteuer
Bl	• Wie B + aG + RF + H sowie • Portofreie Beförderung von Blindensendungen • Gewährung von Blindengeld

Regelwidrigkeit gegenüber dem für das Lebensalter typischen Zustand bestehen muss. Was also ein Kind regelhaft noch nicht kann oder was regelhaft im Alter nachlässt, darf nicht berücksichtigt werden. Dies ist deshalb von besonderer Bedeutung, weil die genannten Nachteilsausgleiche von behinderten Menschen aller Altersgruppen in Anspruch genommen werden können – soweit die entsprechenden Voraussetzungen gegeben sind –, so dass viele gutachtliche Beurteilungen auch bei Kindern und vor allem bei älteren Menschen abzugeben sind.

Die besonderen „gesundheitlichen Merkmale“ – also die speziellen Voraussetzungen für Nachteilsausgleiche – werden in der Regel in dem Ausweis, den jeder Schwerbehinderte auf Antrag erhält, in Form von **„Merkzeichen“** eingetragen. Dies gilt allerdings (noch) nicht für die „dauernde Einbuße der körperlichen Beweglichkeit“, die bei einem GdB von 30 oder 40 zu beurteilen ist.

10.2.1 Dauernde Einbuße der körperlichen Beweglichkeit

Nach § 33b des Einkommensteuergesetzes (EStG) wird Körperbehinderten mit einem GdB von weniger als 50, aber mindestens 25 ein Pauschbetrag gewährt, wenn die Körperbehinderung zu einer „dauernden Einbuße der körperlichen Beweglichkeit“ geführt hat. Dieser Begriff bezieht sich auf die Einbuße der Fähigkeit, sich körperlich – insbesondere von Ort zu Ort – zu bewegen („Anhaltspunkte“ Nr. 28). Beispiele für Funktionsbeeinträchtigungen, die zu einer dauernden Einbuße der körperlichen Beweglichkeit führen können, finden sich in Tabelle 10.6.

10.2.2 Merkzeichen „G“

Erhebliche Beeinträchtigung der Bewegungsfähigkeit im Straßenverkehr (Anhaltspunkte Nr. 30)
In seiner Bewegungsfähigkeit im Straßenverkehr erheblich beeinträchtigt ist, wer infolge einer Einschränkung des Gehvermögens nicht ohne erhebliche Schwierigkeiten oder nicht ohne Gefahren für sich oder andere Wegstrecken im Ortsverkehr zurückzulegen vermag, die üblicherweise noch zu Fuß zurückgelegt werden können.

Ausgangspunkt sind dabei zunächst auf die Gehfähigkeit sich auswirkende Funktionsstörungen der **unteren Gliedmaßen** und/oder **der Lendenwirbelsäule** mit einem GdB von wenigstens 50. Darüber hinaus können bei Behinderungen an den unteren Gliedmaßen mit einem GdB von 40 die Voraussetzungen für Merkzeichen „G“ ebenfalls vorliegen, wenn sich diese auf die Gehfähigkeit *besonders* auswirken. Weiterhin können **innere Leiden** mit resultierender Einschränkung des Gehvermögens, **hirnorganische Anfälle** mit mittlerer Anfallshäufigkeit überwiegend am Tage und **Störungen der Orientierungsfähigkeit** zu einer erheblichen Beeinträchtigung der Bewegungsfähigkeit führen.

Die wichtigsten Funktionsbeeinträchtigungen mit der Folge einer erheblichen Beeinträchtigung im Straßenverkehr sind in Tabelle 10.7 aufgelistet.

Wichtige Urteile zum Merkzeichen „G“

BSG vom 11.11.87 – 9a RVs 6/86
Das Merkzeichen „G“ kann nur einem Schwerbehinderten zuerkannt werden.

BSG vom 10.12.87 – 9a RVs 11/87
Die erhebliche Beeinträchtigung der Bewegungsfähigkeit im Straßenverkehr bemisst sich nach einer Wegstrecke von 2 km bei einer Gehdauer von etwa einer halben Stunde. ... Dabei sind nicht Besonderheiten der Verhältnisse am jeweiligen Ort zu berücksichtigen.

LSG Berlin vom 4.9.1990 – SGb 13/90, 551
Ein praktischer Gehtest ist zur Prüfung der erheblichen Gehbehinderung nicht geeignet, weil ... Aggravation oder Simulation nicht ausgeschlossen werden kann.

BSG vom 13.08.97 – 9 RVs 1/96
Die in den Anhaltspunkten Nr. 30 genannten Regelfälle für das Merkzeichen G bestimmen den Maßstab, nach dem im Einzelfall zu beurteilen ist, ob dort nicht genannte Behinderungen die Bewegungsfähigkeit im Straßenverkehr erheblich beeinträchtigen.

LSG NRW vom 29.10.02 – L 7 SB 97/01
Das ein- bis zweimalige wöchentliche Auftreten einer Fallneigung mit der Notwendigkeit vorübergehenden Haltesuchens und Hinsetzens begründet keinen Anspruch auf Feststellung einer erheblichen Gehbehinderung.

Tabelle 10.6 Das neurologisch-psychiatrische Fachgebiet betreffende Funktionsbeeinträchtigungen, die zu einer dauernden Einbuße der körperlichen Beweglichkeit führen können [nach Bezirksregierung Münster 2005]. GdB-Werte betreffen den mindestens erforderlichen GdB

Funktionsbeeinträchtigung	*GdB*	*Definitionen*
Sehminderung	30	
Hörminderung	30	
Funktionseinschränkung der Wirbelsäule	10/20	bei **anhaltender** Bewegungseinschränkung auch bei GdB 10 zu bejahen (Sachverständigenbeirat 11/1997)
Funktionseinschränkung der Arme oder Beine	10/20	auch bei Durchblutungsstörungen

Tabelle 10.7 Grundsätze für die Beurteilung des Merkzeichens „G" auf neurologischem Fachgebiet [nach Bezirksregierung Münster 2005]. GdB-Werte betreffen den mindestens erforderlichen Einzel-GdB

Funktionsbeeinträchtigung	*GdB*	*Definitionen*
Eingeschränkte Gehfähigkeit		
Funktionseinschränkung der Beine und/oder der Lendenwirbelsäule	50	wenn die Behinderungen sich auf die Gehfähigkeit **erheblich** auswirken
Funktionseinschränkung der Beine und/oder der Lendenwirbelsäule	40	wenn die Behinderungen sich auf die Gehfähigkeit **besonders** auswirken, z. B. Claudicatio spinalis, Versteifung der Hüftgelenks, Versteifung im Knie- oder Fußgelenk in ungünstiger Stellung, auch psychogene Gangstörung mit Krankheitswert[1]
Anfallsleiden		
Zerebrale Krampfanfälle	60	bei im allgemeinen wenigstens mittlerer Anfallshäufigkeit (in Abständen von Wochen), wenn Anfälle überwiegend am Tag auftreten
Diabetes mellitus mit häufigen hypoglykämischen Schocks	60	Analogschluss bei anders verursachten Synkopen
Orientierungsstörungen		
Geistige Behinderung	100	meistens auch bei einem GdB von 80 oder 90 zu bejahen
Taubheit oder an Taubheit grenzende Schwerhörigkeit mit schweren Sprachstörungen **bei Kindern und Jugendlichen**	100	in der Regel bis zum 16. Lebensjahr, im Erwachsenenalter nur in Kombination mit erheblichen Störungen der Ausgleichsfunktion (z. B. Sehbehinderung, geistige Behinderung)
Aphasie	70/80	vor allem rezeptive Aphasien
Sehminderung	70	bei GdB 50 bzw. 60 nur in Kombination mit erheblichen Störungen der Ausgleichsfunktion (z. B. hochgradige Schwerhörigkeit beiderseits, geistige Behinderung)

10.2.3 Merkzeichen „B"

Notwendigkeit ständiger Begleitung
(Anhaltspunkte Nr. 32)
Für die unentgeltliche Beförderung einer Begleitperson ist die Notwendigkeit ständiger Begleitung zu beurteilen. Ständige Begleitung ist bei Schwerbehinderten notwendig, die infolge ihrer Behinderung bei Benutzung von öffentlichen Verkehrsmitteln regelmäßig auf fremde Hilfe angewiesen sind und bei denen die Voraussetzungen für die Merkzeichen „G" oder „H" vorliegen. Es ist zu beachten, ob bei der Benutzung öffentlicher Verkehrsmittel regelmäßig fremde Hilfe beim Ein- und Aussteigen oder während der Fahrt des Verkehrsmittels notwendig ist oder bereit sein muss oder ob Hilfen zum Ausgleich von Orientierungsstörungen erforderlich sind.

Die Notwendigkeit ständiger Begleitung ist nach den „Anhaltspunkten" Nr. 32 anzunehmen bei:
- Querschnittsgelähmten,
- Ohnhändern,
- Blinden,
- Sehbehinderten, Hörbehinderten, geistig behinderten Menschen und Anfallskranken, bei denen die Annahme einer erheblichen Beeinträchtigung der Bewegungsfähigkeit im Straßenverkehr gerechtfertigt ist.

Beispiele für Funktionsbeeinträchtigungen mit resultierender Notwendigkeit ständiger Begleitung sind in Tabelle 10.8 aufgeführt.

Wichtige Urteile zum Merkzeichen „B"

BSG vom 11.11.1987 – 9a RVs 6/86
Eine Begleitperson wird im Nah- und Fernverkehr nur unentgeltlich befördert, wenn dem Behinderten die Merkzeichen „B" und „G" zuerkannt sind. Entfällt aus Rechtsgründen das Merkzeichen „G", so berechtigt dies auch zur Entziehung des Merkzeichens „B"

[1] Ärztlicher Sachverständigenbeirat beim Bundesministerium für Arbeit und Sozialordnung vom 12.11.1980

Tabelle 10.8 Funktionsbeeinträchtigungen, die zur Notwendigkeit ständiger Begleitung führen können [nach Bezirksregierung Münster 2005]. GdB-Werte betreffen den mindestens erforderlichen GdB

Funktionsbeeinträchtigung	*GdB*	*Definitionen*
Querschnittslähmung	100	
Ohnhänder	100	
Geistige Behinderung	100	meistens auch bei einem GdB von 80 oder 90 zu bejahen
bei Kindern und Jugendlichen: Taubheit oder an Taubheit grenzende Schwerhörigkeit mit schweren Sprachstörungen	100	in der Regel bis zum 16. Lebensjahr, im Erwachsenenalter nur in Kombination mit erheblichen Störungen der Ausgleichsfunktion (z. B. Sehbehinderung, geistige Behinderung)
Sehminderung	70	bei GdB 50 bzw. 60 nur in Kombination mit erheblichen Störungen der Ausgleichsfunktion (z. B. hochgradige Schwerhörigkeit beiderseits, geistige Behinderung)
Anfallsleiden	70	wenn Anfälle überwiegend am Tag auftreten

10.2.4 Merkzeichen „aG"

Außergewöhnliche Gehbehinderung
(Anhaltspunkte Nr. 31)
Als Schwerbehinderte mit außergewöhnlicher Gehbehinderung sind Personen anzusehen, die sich wegen der Schwere ihres Leidens dauernd nur mit fremder Hilfe oder nur mit großer Anstrengung außerhalb ihres Kraftfahrzeugs bewegen können. Hierzu zählen die in Tabelle 10.9 genannten Funktionsbeeinträchtigungen.

Andere Schwerbehinderte, die diesem Personenkreis gleichzustellen sind, können die Voraussetzungen ebenfalls erfüllen. Dabei darf die Annahme einer außergewöhnlichen Gehbehinderung nur auf eine Einschränkung der **Gehfähigkeit** und nicht auf Bewegungsbehinderungen anderer Art bezogen werden. Das Gehvermögen muss auf das Schwerste eingeschränkt sein, deshalb ist als Vergleichsmaßstab am ehesten das Gehvermögen eines **Doppeloberschenkelamputierten** heranzuziehen. Die Verordnung eines Rollstuhls genügt nicht. Der Betroffene muss vielmehr ständig auf den Rollstuhl angewiesen sein.

Tabelle 10.9 Funktionsbeeinträchtigungen für die Vergabe des Merkzeichens „aG"

- Querschnittslähmung
- Verlust beider Beine im Oberschenkel
- Verlust eines Beines im Oberschenkel und des anderen im Unterschenkel
- Verlust eines Beines im Oberschenkel und eines Armes
- Verlust beider Beine im Unterschenkel
- Verlust eines Beines im Hüftgelenk oder im Oberschenkel mit dauernder Unfähigkeit, ein Kunstbein zu tragen, oder nur mit Beckenkorbprothese versorgbar
- Verlust eines Beines mit sehr kurzem Oberschenkelstumpf

Beurteilung neurologisch bedingter Funktionsstörungen

Für den Neurologen problematisch ist, dass sich die Definitionen der „Anhaltspunkte" so gut wie ausschließlich an chirurgisch-orthopädischen Funktionsbehinderungen orientieren. Zwar hat der ärztliche Sachverständigenbeirat beim Bundesministerium für Arbeit und Sozialordnung (03./04.99) bei **Patienten mit multipler Sklerose** einen **EDSS-Wert von 7.0** als Maßstab für die **Anerkennung des Merkzeichens „aG"** definiert, für komplexe Funktionsstörungen wie beim Schlaganfall liegen jedoch keine konkreten Orientierungspunkte vor [Kleiser 2002]. Um diesem häufigen Klientel gerecht zu werden, ergeben sich zwei Beurteilungsmöglichkeiten:

- **Orientierung an der Gehstrecke:** Im Analogschluss zu arteriellen Verschlusskrankheiten (Ärztlicher Sachverständigenbeirat vom 10.04.1991) der Beine ist eine außergewöhnliche Gehbehinderung dann anzunehmen, wenn die „schmerzfreie Gehstrecke deutlich unter 50 m liegt". Das BSG hat hierzu ergänzt, dass die für das Merkzeichen „aG" geforderte große körperliche Anstrengung auch dann gegeben ist, wenn ein Behinderter die von ihm nach 30 m einzulegende Pause deshalb macht, weil er bereits nach dieser kurzen Wegstrecke erschöpft ist und neue Kräfte sammeln muss, bevor er weitergehen kann. Entscheidend sei weniger die Wegstrecke, als unter welchen Bedingungen dies möglich sei[2].
- **Orientierung an der Behinderung:** Schlaganfallbetroffene mit gebrauchsunfähigem Arm und einer verbliebenen Gehfähigkeit von wenigen hundert Metern entsprechen gemäß den „Anhaltspunkten" der Definition eines einseitig Armamputierten und gleichzeitig einseitig Oberschenkelamputierten. Allein das Bedürfnis, die Autotür beim Ein- und Aussteigen weit öffnen zu können, führt allerdings nicht zur Feststellung von „aG", da die-

[2] BSG vom 10.12.2002 – B 9 SB 7/01 R

ses Problem nicht unter den Schutzbereich der durch das Merkzeichen „aG“ auszugleichenden Behinderung falle[3]. Nicht zuletzt hat der ärztliche Sachverständigenbeirat (10./11.11.1992) auch Aussagen zu psychogenen Gangstörungen getroffen. Demnach ist bei einer psychogenen Gangstörung von Krankheitswert (z. B. einer Konversionsneurose) eine außergewöhnliche Gehbehinderung anzunehmen, wenn der Betroffene nachweislich auf Dauer und ständig auf einen Rollstuhl angewiesen ist [Rauschelbach u. Pohlmann 2005].

Regionale Sonderregelungen

In einzelnen Bundesländern gibt es zusätzlich Sonderregelungen für Ausnahmegenehmigungen zur Bewilligung von Parkerleichterungen. Diese führen jedoch in der Regel nur zu Parkerleichterungen in dem jeweiligen Bundesland, nicht zu steuerlichen Vorteilen oder Parkerleichterungen in den anderen Bundesländern.

Wichtige Urteile zum Merkzeichen „aG“

BSG vom 19.01.1992 – 9a RVs 4/92
Auch häufig auftretende Anfälle, die zur Bewegungsunfähigkeit führen, rechtfertigen „aG“ nicht, da sie nicht ständig auftreten. Eine Gleichstellung kommt nur in Betracht, wenn der Anfallskranke wegen gleich bleibender Anfallshäufigkeit ständig auf einen Rollstuhl angewiesen ist. Auch die ständige Gefahr, einen Anfall zu erleiden, reicht nicht aus.

BSG vom 13.12.1994 – 9 RVs 3/94
Der Nachteilsausgleich „aG“ steht Behinderten nicht zu, die wegen eines Anfallsleidens oder wegen Störungen der Orientierungsfähigkeit zwar nur unter Aufsicht gehen können, aber nicht auf einen Rollstuhl angewiesen sind.

BSG vom 11.03.1998 – B 9 SB 1/97 R
Auch die Gefahr einer Verschlimmerung kann den Nachteilsausgleich „aG“ rechtfertigen. Das ist der Fall, wenn medizinisch feststeht, dass der Schwerbehinderte zur Vermeidung überflüssiger Gehstrecken in der Regel einen Rollstuhl benutzen soll, um der baldigen Verschlechterung seines Gesundheitszustandes vorzubeugen.

BSG vom 10.12.2002 – B 9 SB 7/01 R
Nach den straßenverkehrsrechtlichen Vorschriften kommt es nicht darauf an, welche Wegstrecke ein Schwerbehinderter außerhalb seines Kraftfahrzeuges zumutbar noch bewältigen kann, sondern darauf, unter welchen Bedingungen ihm dies nur noch möglich ist: nämlich nur mit fremder Hilfe oder nur mit großer Anstrengung. Wer diese Voraussetzung – praktisch von den ersten Schritten außerhalb seines Kraftfahrzeuges an – erfüllt, qualifiziert sich für den Nachteilsausgleich „aG“ auch dann, wenn er gezwungenermaßen auf diese Weise längere Wegstrecken zurücklegt.

[3] LSG Berlin vom 20.4.2004 – L 13 SB 30/03 sowie BayLSG vom 5.10.2004 – L 18 SB 45/04

Fallbeispiel 10.1

Bei der 64-jährigen Antragstellerin waren seit Jahren eine Zuckerkrankheit mit einem Einzel-GdB von 40, eine Teillähmung des rechten Arms und des rechten Beins nach spinaler Kinderlähmung mit einem Einzel-GdB von 30, eine Funktionseinschränkung des linken Beins nach Vorfußamputation mit einem Einzel-GdB von 30 und eine Funktionsbehinderung der Wirbelsäule ebenfalls mit einem Einzel-GdB von 30 festgestellt worden. Wegen der Funktionsstörungen an den unteren Extremitäten war das Merkzeichen G zuerkannt worden.
Mit der Begründung einer Verschlechterung des Gehvermögens wurden jetzt die Merkzeichen B und aG beantragt.
Die Begutachtungsuntersuchung zeigte zusätzlich eine Polyneuropathie mit motorischen und sensiblen Defiziten, die sich auf die vorbestehenden Behinderungen an den unteren Extremitäten und die Gangstörung besonders ungünstig auswirkten. Mit zwei Oberarmgehstützen und Begleitung waren nur noch Gehstrecken von 10–20 Meter bei sehr unsicherem Gangbild möglich.
Deshalb wurden die Polyneuropathie sowie die beantragten Merkzeichen B und aG zusätzlich festgestellt.

10.2.5 Merkzeichen „RF“

Befreiung von der Rundfunkgebührenpflicht
(Anhaltspunkte Nr. 33)
Das Merkzeichen „RF“ soll „Behinderten ein Mindestmaß an Informationen und Abwechslung bieten, um sie vor kultureller Verödung zu schützen“.

Die gesundheitlichen Voraussetzungen für die Vergabe sind erfüllt bei:

- Sehbehinderten mit einem GdB von wenigstens 60 allein wegen der Sehbehinderung,
- Hörgeschädigten mit einem GdB von wenigstens 50 allein wegen der Hörbehinderung
- Behinderten Menschen mit einem GdB von wenigstens 80, die „wegen ihres Leidens an öffentlichen Veranstaltungen jeglicher Art ständig nicht teilnehmen können“. Für den neurologischen Sachverständigen ist vor allem diese Gruppe von Bedeutung, bei der Bewegungsstörungen und Unzumutbarkeit für die Umgebung abzugrenzen sind (Tab. 10.**10**).

Wichtige Urteile zum Merkzeichen „RF“

BSG vom 11.09.1991 – 9a/9 RVs 15/89
Da es bei „RF“ neben der – allgemein maßgebenden – körperlichen Anwesenheit nicht auch noch auf eine ständige geistige Anteilnahme an der Veranstaltung ankommt, kann dieses Merkzeichen nicht zuerkannt werden, weil der Behinderte infolge rascher Erschöpfung der geistigen Aufnahmefähigkeit öffentlichen Veranstaltungen in der Regel nicht mehr bis zu ihrem Ende folgen kann.

Tabelle 10.10 Funktionsbeeinträchtigungen mit Vorliegen eines GdB 80, die zusätzlich zur Vergabe des Merkzeichens „RF“ führen können [nach Bezirksregierung Münster 2005].

Funktionsbeeinträchtigung	*Leitsätze für die Beurteilung*
Behinderte Menschen mit schweren Bewegungsstörungen	
... wenn der Behinderte trotz Begleitperson und technischer Hilfsmittel ständig an die Wohnung gebunden ist	
... wenn dem Behinderten nur ganz wenige Veranstaltungen zugänglich sind, deren Art und Anzahl „nicht nennenswert“ und im Verhältnis zu anderen Veranstaltungen als „geringfügig“ zu werten sind	Maßgeblich ist, ob der Behinderte passiv als Zuschauer oder Zuhörer sitzend oder stehend an öffentlichen Veranstaltungen teilnehmen kann. Es reicht nicht aus, lediglich an einzelnen Veranstaltungen (z. B. Massenveranstaltungen) nicht teilnehmen zu können. Es kommt nicht darauf an, ob die Veranstaltungen seinen persönlichen Bedürfnissen, Vorlieben und Interessen entsprechen. Wohnungs-, straßen- oder witterungsbedingte Schwierigkeiten beim Erreichen von Veranstaltungen begründen nicht die Unmöglichkeit der Teilnahme. Es ist unerheblich, ob öffentliche Verkehrsmittel nicht zur Verfügung stehen.
Behinderte Menschen, die auf ihre Umgebung unzumutbar störend wirken	
... bei motorischer Unruhe oder aggressivem Verhalten	Der Begriff der „Unzumutbarkeit“ soll nicht besonderen Empfindlichkeiten der Gesellschaft, sondern dem Behinderten und seiner Menschenwürde Rechnung tragen.
... bei schwerer Entstellung, Geruchsbelästigung, häufigen hirnorganischen Anfällen, groben unwillkürlichen Kopf- und Gliedmaßenbewegungen sowie lauten Atemgeräuschen (z. B. Tracheostoma)	Die funktionsgerechte Benutzung üblicher Hilfsmittel (z. B. Tragen von Windelhosen) stellt keine Verletzung der Menschenwürde dar. Bei geistig Behinderten ist es unerheblich, ob sie überhaupt imstande sind, die Darbietungen zu erfassen oder zu verfolgen. Es kommt nicht darauf an, ob der Behinderte wegen seiner Affektlabilität emotional belastende Veranstaltungen meidet.

BSG vom 10.08.1993 – 9/9a RVs 7/91

Für Merkzeichen „RF“ ist eine enge Auslegung geboten, die praktisch einer Bindung an das Haus gleichsteht.

BSG vom 09.08.1995 – 9 RVs 3/95

Bei einer Querschnittslähmung mit Blasenentleerungsstörung ist Merkzeichen „RF“ nicht gerechtfertigt, wenn Einmalwindeln benutzt werden können.

BSG vom 28.06.2000 – 9 SB 2/00 R

Der Nachteilsausgleich „RF“ ist auch demjenigen zuzuerkennen, der wegen einer psychischen Störung ständig an öffentlichen Veranstaltungen nicht teilnehmen kann.

Fallbeispiel 10.2

Der 47-jährige Antragsteller hatte eine Verletzung des linken Unterschenkels mit einem Muskeldefekt, trophischen Störungen, einer Fußgelenkversteifung links sowie einer Schädigung des N. peroneus und N. tibialis erlitten. Zusammen mit einer Depression, einer Migräne und Wirbelsäulenbeschwerden wurden ein Gesamt-GdB von 90 und Merkzeichen G festgestellt.

Im Widerspruch wurde zusätzlich das Merkzeichen RF beantragt. In der Widerspruchsbegründung machte der Antragsteller geltend, dass er nach einstündigem Sitzen den linken Fuß hochlagern müsse und deshalb Veranstaltungen im Stehen, wie Eishockeyspiele, nicht besuchen könne. Autofahren und der Besuch von Veranstaltungen im Sitzen seien weiterhin möglich.

Im vorliegenden Fall wird zwar ein GdB von wenigstens 80 erreicht. Nach den Vorgaben der Anhaltspunkte genügt es aber nicht, wenn die Teilnahme an einzelnen Veranstaltungen nicht möglich ist. Die Voraussetzungen für Merkzeichen RF liegen danach nicht vor.

Fallbeispiel 10.3

Bei der 56-jährigen Antragstellerin wurden von den behandelnden Ärzten eine ausgeprägte neurotische Depression, eine Zwangsstörung, eine Somatisierungsstörung, Wirbelsäulenbeschwerden sowie Beschwerden an mehreren Gelenken diagnostiziert. Es erfolgte eine Behandlung mit hochpotenten Neuroleptika.

Aufgrund der vorliegenden Arztbriefe erfolgte die Feststellung eines Gesamt-GdB von 100 ohne Merkzeichen. Im Widerspruch wurde zusätzlich Merkzeichen RF beantragt.

Bei der Begutachtungsuntersuchung fanden sich zusätzlich ständige Tic-artige Bewegungen der Gesichts- und Halsmuskulatur sowie des gesamten Oberkörpers. In der Anamnese wurde eine ausgeprägte Angst vor Menschenansammlungen berichtet. In diesem Fall ist Merkzeichen RF durch die ständigen unwillkürlichen Bewegungen und die erhebliche psychische Symptomatik zu begründen.

10.2.6 Merkzeichen „H"

Hilflosigkeit (Anhaltspunkte Nr. 21)
Den Begriff der „Hilflosigkeit" gibt es neben dem Schwerbehindertenrecht auch im sozialen Entschädigungsrecht (§ 35 Abs. 1 BVG), in der gesetzlichen Unfallversicherung (§ 145 SGB IX) und im Einkommensteuergesetz. Die Definitionen sind dabei einander ähnlich.

Danach ist derjenige als hilflos anzusehen, der infolge von Gesundheitsstörungen für eine Reihe von häufig und regelmäßig wiederkehrenden Verrichtungen zur Sicherung seiner persönlichen Existenz im Ablauf eines jeden Tages fremder Hilfe dauernd bedarf. Diese Voraussetzungen sind auch erfüllt, wenn die Hilfe in Form einer Überwachung oder einer Anleitung erforderlich ist, oder wenn die Hilfe zwar nicht dauernd geleistet werden muss, jedoch eine ständige Bereitschaft zur Hilfeleistung erforderlich ist. Als häufig und regelmäßig wiederkehrende Verrichtungen werden insbesondere An- und Auskleiden, Nahrungsaufnahme, Körperpflege und Verrichten der Notdurft genannt. Außerdem sind auch noch notwendige körperliche Bewegung, geistige Anregung und Möglichkeiten zur Kommunikation zu berücksichtigen. Der Umfang der notwendigen Hilfen muss erheblich sein.

Bei einer Reihe schwerer Behinderungen können im Allgemeinen die Voraussetzungen für das Vorliegen von Hilflosigkeit angenommen werden (Tab. 10.**11**).

Streitigkeiten ergeben sich häufig dergestalt, dass bei Vorliegen von „Pflegebedürftigkeit" in der Pflegeversicherung (s. Kap. 12.3) nicht auch zwingend von „Hilflosigkeit" im Schwerbehindertenrecht auszugehen ist, da der Begriff der Pflegebedürftigkeit sowohl bezüglich der Verrichtungen („gewöhnliche Verrichtungen") als auch des zeitlichen Aufwandes (ab 45 min täglich) weiter gefasst ist. Auf der anderen Seite sind Kommunikationsstörungen bei der Beurteilung der „Hilflosigkeit" gemäß gängiger Rechtsprechung einzubeziehen, so dass eine „hilflose" Person möglicherweise nicht gleichzeitig „pflegebedürftig" ist, da die Pflegeversicherung diese Störungen (weitgehend) unberücksichtigt lässt.

„Hilflosigkeit" ist rechtlich nicht mit dem Begriff der „Pflegebedürftigkeit" gleichzusetzen. Pflegebedürftigkeit besteht, wenn Hilfe bei „gewöhnlichen" Verrichtungen (z. B. hauswirtschaftliche Versorgung wie Reinigen der Wohnung, Versorgung der Wäsche, Heizen) erforderlich ist, und der benötigte zeitliche Aufwand für Pflegeleistungen täglich lediglich 45 min beträgt.

Während die anderen Merkzeichen unabhängig vom Alter geprüft werden müssen, gelten in der Beurteilung der Hilflosigkeit bei Kindern und Jugendlichen Besonderheiten (Anhaltspunkte Nr. 22). Es ist zwar stets nur der Teil der

Tabelle 10.**11** Funktionsbeeinträchtigungen, die zusammen mit einem GdB von 100 zu einer Hilflosigkeit (unabhängig vom Alter) führen können [nach Bezirksregierung Münster 2005]

- Blindheit oder hochgradige Sehbehinderung
- Querschnittslähmung und andere Behinderungen, die auf Dauer und ständig – auch innerhalb des Wohnraums – die Benutzung eines Rollstuhls erfordern
- Hirnschädigung
- Anfallsleiden
- geistige Behinderung
- Psychosen
- dauerndes Krankenlager
- Verlust von zwei oder mehr Gliedmaßen (ausgenommen Unterschenkel- oder Fußamputation beiderseits; individuelle Prüfung erforderlich)

Hilflosigkeit zu berücksichtigen, der wegen der Behinderung den Umfang der Hilfsbedürftigkeit eines gesunden gleichaltrigen Kindes überschreitet. Aber es gehören sowohl die Anleitung zu den alltäglichen Verrichtungen als auch die Förderung der körperlichen und geistigen Entwicklung sowie die notwendige Überwachung zu den Hilfeleistungen.

Dabei sind folgende Punkte zu beachten:

- Bei geistiger Behinderung kommt Hilflosigkeit häufig auch bei einem GdB unter 100 – bis zur Vollendung des 18. Lebensjahres – in Betracht.
- Bei autistischen, emotionalen und psychosozialen Störungen mit erheblichen Einordnungsschwierigkeiten kann bis zum 16. Lebensjahr Hilflosigkeit angenommen werden.
- Bei hirnorganischen Anfallsleiden ist häufiger als bei Erwachsenen Hilflosigkeit gerechtfertigt.

Eine Reihe von weiteren Behinderungen ist in der Tabelle 10.**12** aufgeführt.

Urteil bei Merkzeichen „H"

BSG vom 10.12.02 – B 9 V 3/01 R
Voraussetzung für die Anerkennung von Hilflosigkeit ist ein täglicher Zeitaufwand an Hilfeleistungen bei mindestens drei Verrichtungen von mindestens zwei Stunden. Es ist aber nicht nur allein auf den täglichen Betreuungsaufwand abzustellen, sondern auch auf den – insbesondere wirtschaftlichen – Wert der Hilfeleistung. Ist dieser Wert, der durch die Zahl und die zeitliche Verteilung der Verrichtungen bestimmt wird, besonders hoch, so kann Hilflosigkeit auch bei einem Zeitaufwand an Pflege ab einer Stunde angenommen werden.

Tabelle 10.12 Neurologich-psychiatrisch wesentliche Funktionsbeeinträchtigungen, die zu einer Hilflosigkeit bei Kindern und Jugendlichen führen können [nach Bezirksregierung Münster 2005]

Funktionsbeeinträchtigung	*Einzel-GdB wenigstens*	*Erläuterungen*
Geistige Behinderung	auch unter 100	in der Regel bis zur Vollendung des 18. Lebensjahres
Autistische Syndrome sowie andere emotionale und psychosoziale Störungen mit lang dauernden erheblichen Einordnungsschwierigkeiten	auch unter 100	in der Regel bis zum 16. Lebensjahr
Anfallsleiden unter Berücksichtigung der Anfallsart, Anfallsfrequenz und evtl. Verhaltensauffälligkeiten	auch unter 100	
Sehminderung	80	bis zur Beendigung der speziellen Schulausbildung für Sehbehinderte
Taubheit oder an Taubheit grenzende Schwerhörigkeit mit schweren Sprachstörungen	100	ab Beginn der Frühförderung in der Regel bis zur Beendigung der Ausbildung
Maligne Erkrankungen	100	für die Dauer der zytostatischen Intensivtherapie bis zum Erreichen einer Vollremission

10.2.7 Merkzeichen „Bl"

Blindheit und hochgradige Sehbehinderung
(Anhaltspunkte Nr. 23)
Blind ist zunächst der behinderte Mensch, dem das Augenlicht vollständig fehlt. Als blind ist aber auch der behinderte Mensch anzusehen, dessen Sehschärfe auf keinem Auge und auch nicht bei beidäugiger Prüfung mehr als 0,02 (1/50) beträgt oder wenn andere Störungen des Sehvermögens von einem solchen Schweregrad vorliegen, dass sie dieser Beeinträchtigung der Sehschärfe gleichzuachten sind.

Blind ist auch der behinderte Mensch mit einem nachgewiesenen vollständigen Ausfall der Sehrinde im Sinne einer Rindenblindheit, nicht aber mit einer visuellen Agnosie oder anderen gnostischen Störungen.

Fallbeispiel 10.4

Der 55-jährige Antragsteller beantragte die Feststellung der Merkzeichen G, B, aG, H, RF und Bl. Weil bei der augenärztlichen Untersuchung das Ausmaß der Sehbehinderung aufgrund mangelnder Mitarbeit nicht ausreichend festgestellt werden konnte, erfolgte eine nervenärztliche Begutachtung.

Hier gab der Untersuchte an, dass er seit einer schweren Infektion mit mehrwöchigem stationären Aufenthalt auf der Intensivstation nicht mehr richtig sehen könne. Im Zeitraum der Behandlung sei die Lebenspartnerin tödlich verunglückt. Während der Anamnese las er aus seinem Notizbuch vor, dass er die Straße nur mit anderen Personen überqueren könne, sich beim Treppensteigen am Geländer festhalte, öfter Schwindelanfälle habe und außerdem an Depressionen leide. Er gehe zwar allein zum Einkaufen, müsse sich dabei aber am Einkaufswagen festhalten. Den Beruf als Lehrer habe er aufgegeben, weil ihm das Beamtensystem nicht gefallen habe. Als Hobbys habe er Gartenarbeiten und Fernsehen.

Bei der neurologischen Untersuchung klagte der Untersuchte über leichte Doppelbilder, die weiteren Befunde waren regelrecht. Der psychische Befund war normal, einschließlich einer ausgeglichenen Grundstimmung. Der Proband bewegte sich sicher im Raum, er konnte sich ohne Probleme an- und auskleiden.

Es wurden die Diagnosen dissoziative Störung mit psychogener Sehstörung und Angststörung gestellt. Die beantragten Merkzeichen standen nicht zu.

Literatur

Bundesministerium für Gesundheit und Soziale Sicherung. Anhaltspunkte für die ärztliche Gutachtertätigkeit im sozialen Entschädigungsrecht und nach dem Schwerbehindertenrecht. 2005

Kleiser B. Schlaganfall – klinische Symptomatik und Begutachtung im Schwerbehindertenrecht und sozialen Entschädigungsrecht. Med Sach 2002; 98: 167 – 171

Bezirksregierung Münster: Medizinische Mindestvoraussetzungen für die Feststellung von Merkzeichen und Merkmalen zur Inanspruchnahme von Nachteilsausgleichen nach dem Schwerbehindertenrecht (SGB IX) – Stand 06/2005

Rauschelbach HH, Pohlmann J. Kommentar zu den „Anhaltspunkten". In: Rohr K, Sträßer H, Dahm D (Hrsg.). Bundesversorgungsrecht mit Verfahrensrecht. Handkommentar. Band V. 6. Aufl., 65. Lieferung, Asgard-Verlag Dr. Hippe, St. Augustin 2005

Rohr K, Sträßer H, Dahm D. Bundesversorgungsrecht mit Verfahrensrecht. Handkommentar. Asgard-Verlag Dr. Hippe, Sankt Augustin 2005

11 Begutachtung im Sozialen Entschädigungsrecht

B. Kleiser

11.1 Rechtsgrundlagen

11.1.1 Historisches

Schon ab etwa 4000 v. Chr. gab es in Ägypten, danach in Babylon und in Griechenland eine Unterstützung für Kriegsbeschädigte und deren Hinterbliebene, beispielsweise in Form von freier Unterkunft und Verpflegung [Neumann 1998]. In Deutschland reichen die ersten Maßnahmen im Sinne einer Kriegsopferversorgung in Preußen in das 17. und 18. Jahrhundert zurück. Nach der Reichsgründung am 18.1.1871 erfolgte die Versorgung im ersten Militär-Pensions- und Versorgungsgesetz vom 27.6.1871 nach einem sehr differenzierten System, in dem auch der Dienstgrad berücksichtigt wurde [Göpfert 2000].

Zur Vermeidung von Ungerechtigkeiten wurden die Versorgungsansprüche im Reichsversorgungsgesetz (RVG) vom 12.5.1920 neu geregelt und verbessert. Darin bestand ein Anspruch auf Leistungen unabhängig von der Bedürftigkeit und vom militärischen Rang. Neu wurden ein Anspruch auf Heilbehandlung sowie keine Unterschiede mehr zwischen der Beschädigung zu Friedenszeiten oder durch Kriegsdienst festgelegt. Für die Soldaten der Wehrmacht galt ab 1.10.1938 das Wehrmachtsfürsorge- und -versorgungsgesetz (WFVG) vom 26.8 1938.

Das Reichsversorgungsgesetz stellt die Grundlage des heute geltenden Bundesversorgungsgesetzes (BVG) dar.

11.1.2 Bundesversorgungsgesetz (BVG)

Das Bundesversorgungsgesetz (BVG) vom 21.12.1950 wurde nach Gründung der Bundesrepublik Deutschland zur Versorgung der Opfer der beiden Weltkriege geschaffen. Seit dem Einigungsvertrag vom 31.8.1990 gilt es in ganz Deutschland.

§ 1 BVG – Anspruch auf Versorgung

(1) Wer durch eine militärische oder militärähnliche Dienstverrichtung oder durch einen Unfall während der Ausübung des militärischen oder militärähnlichen Dienstes oder durch die diesem Dienst eigentümlichen Verhältnisse eine gesundheitliche Schädigung erlitten hat, erhält wegen der gesundheitlichen und wirtschaftlichen Folgen der Schädigung auf Antrag Versorgung.

11.1.3 Nebengesetze zum Bundesversorgungsgesetz

Seit 1955 wurden mehrere Nebengesetze zum BVG erlassen (Tab. 11.1). Dabei handelt es sich um andere Personenkreise von Versorgungsberechtigten als im BVG. Die Bestimmungen des BVG gelten ansonsten aber im Wesentlichen auch für diese Personenkreise.

Tabelle 11.1 Nebengesetze zum Bundesversorgungsgesetz

Gesetz	*Abkürzung*	*Zweck*
Bundesversorgungsgesetz	BVG	Versorgung der Opfer des Krieges
Häftlingshilfegesetz	HHG	Hilfsmaßnahmen für Personen, die aus politischen Gründen außerhalb der BRD in Gewahrsam genommen wurden
Infektionsschutzgesetz	IfSG	Versorgung von Personen mit Impfschäden
Opferentschädigungsgesetz	OEG	Entschädigung für Opfer von Gewalttaten
Soldatenversorgungsgesetz	SVG	Versorgung für die ehemaligen Soldaten der Bundeswehr und ihre Hinterbliebenen
Strafrechtliches Rehabilitierungsgesetz	StrRehaG	Entschädigung von Opfern rechtsstaatswidriger Verfolgsmaßnahmen in der ehemaligen DDR
Verwaltungsrechtliches Rehabilitierungsgesetz	VwRehaG	Entschädigung von Opfern rechtsstaatswidriger Verwaltungsentscheidungen in der ehemaligen DDR
Zivildienstgesetz	ZDG	Zivildienst der Kriegsdienstverweigerer

Soldatenversorgungsgesetz (SVG)

§ 80 SVG – Versorgung bei Wehrdienstbeschädigung

Ein Soldat, der eine Wehrdienstbeschädigung erlitten hat, erhält nach Beendigung des Wehrdienstverhältnisses wegen der gesundheitlichen und wirtschaftlichen Folgen der Wehrdienstbeschädigung auf Antrag Versorgung in entsprechender Anwendung der Vorschriften des Bundesversorgungsgesetzes ...

§ 81 SVG – Wehrdienstbeschädigung

(1) Wehrdienstbeschädigung ist eine gesundheitliche Schädigung, die durch eine Wehrdienstverrichtung, durch einen während der Ausübung des Wehrdienstes erlittenen Unfall oder durch die dem Wehrdienst eigentümlichen Verhältnisse herbeigeführt worden ist. ...

Zivildienstgesetz (ZDG)

§ 47 ZDG – Versorgung

(1) Ein Dienstpflichtiger, der eine Zivildienstbeschädigung erlitten hat, erhält nach Beendigung des Dienstverhältnisses wegen der gesundheitlichen und wirtschaftlichen Folgen der Schädigung auf Antrag Versorgung in entsprechender Anwendung der Vorschriften des Bundesversorgungsgesetzes ...

(2) Zivildienstbeschädigung ist eine gesundheitliche Schädigung, die durch eine Dienstverrichtung, durch einen während der Ausübung des Zivildienstes erlittenen Unfall oder durch die dem Zivildienst eigentümlichen Verhältnisse herbeigeführt worden ist.

Opferentschädigungsgesetz (OEG)

§ 1 OEG – Anspruch auf Versorgung

(1) Wer im Geltungsbereich dieses Gesetzes oder auf einem deutschen Schiff oder Luftfahrzeug infolge eines vorsätzlichen, rechtswidrigen tätlichen Angriffs gegen seine oder eine andere Person oder durch dessen rechtmäßige Abwehr eine gesundheitliche Schädigung erlitten hat, erhält wegen der gesundheitlichen und wirtschaftlichen Folgen auf Antrag Versorgung in entsprechender Anwendung der Vorschriften des Bundesversorgungsgesetzes ...

Infektionsschutzgesetz (IfSG)

§ 60 IfSG – Versorgung bei Impfschaden und bei Gesundheitsschäden durch andere Maßnahmen der spezifischen Prophylaxe

(1) Wer durch eine Schutzimpfung oder durch eine andere Maßnahme der spezifischen Prophylaxe, die

1. von einer zuständigen Landesbehörde öffentlich empfohlen und in ihrem Bereich vorgenommen wurde,
2. aufgrund dieses Gesetzes angeordnet wurde,
3. gesetzlich vorgeschrieben war oder
4. aufgrund der Verordnungen zur Ausführung der Internationalen Gesundheitsvorschriften durchgeführt worden ist, eine gesundheitliche Schädigung erlitten hat, erhält nach der Schutzimpfung wegen des Impfschadens im Sinne des § 2 Nr. 11 oder in dessen entsprechender Anwendung bei einer anderen Maßnahme wegen der gesundheitlichen und wirtschaftlichen Folgen der Schädigung auf Antrag Versorgung in entsprechender Anwendung der Vorschriften des Bundesversorgungsgesetzes ...

Häftlingshilfegesetz (HHG)

§ 1 HHG – Personenkreis

(1) Leistungen nach Maßgabe der folgenden Vorschriften erhalten deutsche Staatsangehörige und deutsche Volkszugehörige, wenn sie

1. nach der Besetzung ihres Aufenthaltsortes oder nach dem 8. Mai 1945 in der sowjetischen Besatzungszone oder im sowjetisch besetzten Sektor von Berlin oder in den in § 1 Abs. 2 Nr. 3 des Bundesvertriebenengesetzes genannten Gebieten aus politischen und nach freiheitlich-demokratischer Auffassung von ihnen nicht zu vertretenden Gründen in Gewahrsam genommen wurden oder
2. Angehörige der in Nummer 1 genannten Personen sind oder
3. Hinterbliebene der in Nummer 1 genannten Personen sind ...

§ 4 HHG – Beschädigtenversorgung

(1) Ein nach § 1 Abs. 1 Nr. 1 Berechtigter, der infolge des Gewahrsams eine gesundheitliche Schädigung erlitten hat, erhält wegen der gesundheitlichen und wirtschaftlichen Folgen dieser Schädigung auf Antrag Versorgung in entsprechender Anwendung der Vorschriften des Gesetzes über die Versorgung der Opfer des Krieges (Bundesversorgungsgesetz) ...

Strafrechtliches Rehabilitierungsgesetz (StRehaG)

§ 21 StrRehaG – Beschädigtenversorgung

(1) Ein Betroffener, der infolge der Freiheitsentziehung eine gesundheitliche Schädigung erlitten hat, erhält wegen der gesundheitlichen und wirtschaftlichen Folgen dieser Schädigung auf Antrag Versorgung in entsprechender Anwendung des Bundesversorgungsgesetzes ...

Verwaltungsrechtliches Rehabilitierungsgesetz (VwRehaG)

§ 3 VwRehaG – Beschädigtenversorgung

(1) Ein Betroffener, der infolge einer Maßnahme nach § 1 eine gesundheitliche Schädigung erlitten hat, erhält wegen der gesundheitlichen und wirtschaftlichen Folgen dieser Schädigung auf Antrag Versorgung in entsprechender Anwendung des Bundesversorgungsgesetzes ...

Soldatenversorgungsgesetz (SVG)

Im Rahmen ihres Wehrdienstes beschädigte Soldaten der Bundeswehr und deren Hinterbliebene werden seit dem 26.7.1957 nach dem Soldatenversorgungsgesetz (SVG) versorgt. Die Versorgung erfolgt gemäß § 80 SVG, die Wehrdienstbeschädigung (WDB) ist in § 81 SVG festgelegt.

Zivildienstgesetz (ZDG)

Die entsprechende Regelung für beschädigte Zivildienstpflichtige enthält das Zivildienstgesetz (ZDG). Der analoge Begriff für die Wehrdienstbeschädigung (WDB) ist die Zivildienstbeschädigung (ZDB). Die erste Fassung stammt vom 13.1.1960.

Opferentschädigungsgesetz (OEG)

Opfer von Gewalttaten werden nach dem Opferentschädigungsgesetz (OEG) versorgt. Die erste Fassung stammt vom 11.5.1976.

Urteile zum Opferentschädigungsgesetz

Zum Kreis der Anspruchsberechtigen setzte sich das Bundessozialgericht in den letzten Jahren immer wieder mit dem „**Schockschaden**" im OEG auseinander [Heinz 2005]. Im Urteil vom 7.11.1979 sprach es der Mutter, die infolge der überbrachten Nachricht vom Mord an ihrem Kind einen schweren Schock erlitten hatte, Beschädigtenversorgung nach dem OEG zu[1]. Nach den Urteilen vom 17.3.1982 und 8.12.1982[2] sind im Recht der Kriegsopferversorgung im Sinne eines engen zeitlichen und örtlichen Zusammenhangs nur diejenigen anspruchsberechtigt, die dabei zusehen mussten, wie ihre Eltern beispielsweise durch feindliche Soldaten erschossen wurden und dadurch einen seelischen Schock erlitten, während im OEG auch die Nachrichtenübermittlung für eine Anspruchsberechtigung geeignet sein soll. Nach den Urteilen vom 8.8.2001 und vom 2.11.2001[3] können Angehörige „Sekundäropfer" sein, wenn sie das getötete bzw. sterbende „Primäropfer" auffinden. In weiteren Urteilen, insbesondere vom 12.6.2003[4], ist weiterhin eine enge zeitliche, örtliche und personale Nähe gefordert.
Zusammenfassend ist der „Schockschaden" im OEG durch die Formulierung „oder eine andere Person" verankert [Heinz 2005]. Der Schutzbereich des OEG umfasst nicht nur die Primäropfer, sondern in bestimmten Fällen auch schockgeschädigte Angehörige als Sekundäropfer.

Infektionsschutzgesetz (IfSG)

Das frühere Bundes-Seuchengesetz (BSeuchG), das ursprünglich vom 18.7.1961 stammt, ist durch das Gesetz zur Verhütung und Bekämpfung von Infektionskrankheiten beim Menschen (Infektionsschutzgesetz – IfSG) vom 20.7.2000 ersetzt worden.

Häftlingshilfegesetz (HHG)

Das Häftlingshilfegesetz (HHG) ist für deutsche Staatsangehörige und Volkszugehörige geschaffen worden, die nach der Besetzung ihres Aufenthaltsorts oder in der sowjetischen Besatzungszone aus politischen Gründen in Gewahrsam genommen worden sind. Die erste Fassung stammt vom 6.8.1955.

[1] BSG vom 7.11.1979, 9 RVg 1/78. BSGE 22, 98
[2] BSG vom 17.3.1982 – 9a/9 RV 41/80 sowie BSG vom 8.12.1982 – 9a RV 18/82 BSGE 54
[3] BSG vom 8.8.2001 – B 9 VG 1/00 R sowie BSG vom 2.11.2001 – B 9 VG 2/01 R
[4] BSG vom 12.6.2003 – B 9 VG 1/02 R

Strafrechtliches Rehabilitierungsgesetz (StrRehaG)

Das Strafrechtliche Rehabilitierungsgesetz (StrRehaG) ist nach der Wiedervereinigung geschaffen worden und gilt für Opfer rechtsstaatswidriger Strafverfolgungsmaßnahmen. Mit dem Beitrittsgebiet ist die ehemalige DDR gemeint. Die erste Fassung stammt vom 29.10.1992.

Verwaltungsrechtliches Rehabilitierungsgesetz (VwRehaG)

Das Verwaltungsrechtliche Rehabilitierungsgesetz (VwRehaG) entschädigt Opfer von rechtsstaatswidrigen Verwaltungsentscheidungen in der ehemaligen DDR. Die erste Fassung stammt vom 23.6.1994.

11.2 Grundbegriffe der sozialen Entschädigung

11.2.1 Begriff der „sozialen Entschädigung"

Gemäß dem seit 1976 im SGB I festgelegten Begriff wird eine „soziale Entschädigung" für Gesundheitsschäden erbracht, für welche die „staatliche Gemeinschaft in Abgeltung eines besonderen Opfers oder aus anderen Gründen" einzustehen hat. Die Entschädigungsleistung besteht zum einen in Maßnahmen zur Besserung und Wiederherstellung der Gesundheit und Leistungsfähigkeit, zum anderen in einer angemessenen wirtschaftlichen Versorgung für den Geschädigten als auch für dessen Hinterbliebene.

§ 5 SGB I – Soziale Entschädigung bei Gesundheitsschäden

Wer einen Gesundheitsschaden erleidet, für dessen Folgen die staatliche Gemeinschaft in Abgeltung eines besonderen Opfers oder aus anderen Gründen nach versorgungsrechtlichen Grundsätzen einsteht, hat ein Recht auf
1. die notwendigen Maßnahmen zur Erhaltung, zur Besserung und Wiederherstellung der Gesundheit und Leistungsfähigkeit und
2. angemessene wirtschaftliche Versorgung.

11.2.2 Schädigungsfolge

Eine Schädigungsfolge im Sozialen Entschädigungsrecht ist eine Gesundheitsstörung, die in ursächlichem Zusammenhang mit einer nach dem entsprechenden Gesetz zu berücksichtigenden Störung steht (Anhaltspunkte Nr. 16 [BMGS 2005]). Die Bewertung erfolgt nach dem Grad der Minderung der Erwerbsfähigkeit (MdE). Als Schädigungsfolgen können aber auch Abweichungen vom Gesundheitszustand anerkannt werden, die keine MdE bedingen, wie Narben ohne funktionelle Auswirkungen oder ein Zahnverlust.

11.2.3 MdE im Sozialen Entschädigungsrecht

Die Bemessung von MdE und GdB erfolgt gemäß „Anhaltspunkten" [BMGS 2005] nach den gleichen Grundsätzen. Deshalb wird auf die Ausführungen zum Grad der Behinderung in Kapitel 10 hingewiesen. Allerdings bezieht sich die Minderung der Erwerbsfähigkeit kausal nur auf die Schädigungsfolgen, während der Grad der Behinderung final auf alle Gesundheitsstörungen unabhängig von ihrer Ursache gerichtet ist (Anhaltspunkte Nr. 18).

Grundsätze der MdE-Einschätzung

Die Minderung der Erwerbsfähigkeit berücksichtigt im Sozialen Entschädigungsrecht die Auswirkungen von Funktionsbeeinträchtigungen in **allen** Lebensbereichen und stellt ein Maß für die körperlichen, geistigen, seelischen und sozialen Auswirkungen einer Funktionsbeeinträchtigung aufgrund eines Gesundheitsschadens dar. Damit bestehen wesentliche Unterschiede zur Einschätzung in anderen Rechtsbereichen (z. B. GUV, Beamtenrecht). Entsprechend besteht auch nur eine begrenzte Übereinstimmung zwischen den MdE-Tabellen der GUV und des Sozialen Entschädigungsrechts (s. Kap. 36).

> Die „MdE" im Sozialen Entschädigungsrecht ist ein Maß für alle körperlichen, geistigen, seelischen und sozialen Auswirkungen einer Funktionsbeeinträchtigung unabhängig vom konkreten Erwerbsleben.

Die MdE ist unabhängig vom ausgeübten oder angestrebten Beruf zu beurteilen, außer wenn ein besonderes berufliches Betroffensein berücksichtigt werden muss (s. Kap. 11.3.9). Physiologische Veränderungen in Abhängigkeit vom Alter sollen nicht die Bewertung beeinflussen, darauf ist bei Kindern und alten Menschen zu achten.

Für die Einschätzung der MdE gelten folgende Regeln:

- Die MdE ist in Vom-Hundert-Sätzen (v. H.) anzugeben. Die Werte für die Gesundheitsstörungen sind von den Mindest-Vom-Hundert-Sätzen in der Verwaltungsvorschrift Nummer 5 zu § 30 des Bundesversorgungsgesetzes abzuleiten (Tab. 11.2). Eine weitere Aufschlüsselung findet sich in Kapitel 36.

Bei der MdE-Bewertung sind folgende Gesichtspunkte zu beachten:

- In der Regel sind nur durch 10 teilbare Werte anzugeben. Die sehr wenigen in der GdB/MdE-Tabelle noch enthaltenen Fünfergrade beziehen sich alle auf eng umschriebene Gesundheitsstörungen.
- Funktionssysteme sollen zusammenfassend beurteilt werden (s. Kap. 10.1.3).
- Besondere seelische Begleiterscheinungen und Schmerzen sind zu berücksichtigen (s. Kap. 10.1.3).
- Schwankungen im Gesundheitszustand sind mit einer Durchschnitts-MdE zu berücksichtigen.

Tabelle 11.2 Mindest-Vom-Hundert-Sätze für die auf neurologisch-psychiatrischem Fachgebiet wichtigsten Körperschäden nach § 30 BVG 5, ggf. sind Analogschlüsse herzustellen

Körperschaden	*v. H.*
Schädelnarben mit erheblichem Verlust von Knochenmasse ohne Funktionsstörungen des Gehirns	30
Hirnbeschädigung mit stärkeren Funktionsstörungen	50
Rückenmarkverletzung mit schweren Funktionsstörungen	70
Erheblicher Gewebeverlust der Zunge	30
Verlust des Kehlkopfes	70
Abstoßend wirkende Entstellung des Gesichts	50
Verlust oder Erblindung eines Auges bei voll gebrauchsfähigem anderen Auge	30
Verlust oder Erblindung eines Auges und Herabsetzung der Sehschärfe des anderen Auges auf weniger als die Hälfte	50
Hochgradige Sehbehinderung	> 90
Völlige Taubheit	70
Verlust des männlichen Gliedes	50
Künstlicher After	50
Verlust des Afterschließmuskels	50
Urinfistel mit Notwendigkeit, ein Urinal zu tragen	50
Verlust eines Armes im Schultergelenk oder mit sehr kurzem Oberarmstumpf	80
Verlust eines Armes im Oberarm oder im Ellenbogengelenk	70
Verlust eines Armes im Unterarm	50
Verlust einer ganzen Hand	50
Verlust aller Finger einer Hand	50
Verlust des ganzen Daumens einschließlich Mittelhandknochens einer Hand	30
Verlust eines Beines im Hüftgelenk oder mit sehr kurzem Oberschenkelstumpf	80
Verlust eines Beines im Bereich des Unterschenkels bei genügender Funktionstüchtigkeit des Stumpfes und der Gelenke	50
Verlust eines Beines im Bereich des Unterschenkels bei ungenügender Funktionstüchtigkeit des Stumpfes und der Gelenke	60
Verlust beider Beine im Bereich der Unterschenkel bei Funktionstüchtigkeit der Stümpfe und der Gelenke	80
Verlust aller Zehen an beiden Füßen	30

Bei der MdE-Bewertung **nicht** zu berücksichtigen (§ 30 Abs. 1 BVG) sind dem gegenüber:

- vorübergehende Gesundheitsstörungen unter 6 Monaten Dauer,
- erst in der Zukunft zu erwartende Ereignisse,
- Gesundheitsstörungen nach dem schädigenden Ereignis ohne Zusammenhang mit der Schädigung.

BVG § 30 – Beschädigtenrente

(1) Die Minderung der Erwerbsfähigkeit ist nach der körperlichen und geistigen Beeinträchtigung im allgemeinen Erwerbsleben zu beurteilen; dabei sind seelische Begleiterscheinungen und Schmerzen zu berücksichtigen. Für die Beurteilung ist maßgebend, um wie viel die Befähigung zur üblichen, auf Erwerb gerichteten Arbeit und deren Ausnutzung im wirtschaftlichen Leben durch die als Folgen einer Schädigung anerkannten Gesundheitsstörungen beeinträchtigt sind. Vorübergehende Gesundheitsstörungen sind nicht zu berücksichtigen. Als vorübergehend gilt ein Zeitraum bis zu sechs Monaten...

1. Bei der Beurteilung der Minderung der Erwerbsfähigkeit (MdE) nach § 30 Abs. 1 sind nicht zu berücksichtigen
   a) Ereignisse, die erst in der Zukunft erwartet werden,
   b) Gesundheitsstörungen, die zeitlich nach dem schädigenden Ereignis eingetreten sind und mit der Schädigung nicht in Zusammenhang stehen ...

...

3. ... Schwankungen im Gesundheitszustand bei längerem Leidensverlauf ist mit einer Durchschnitts-MdE Rechnung zu tragen...

Gesamt-MdE

Liegen mehrere Funktionsbeeinträchtigungen vor, sind zwar die Einzel-MdE-Werte anzugeben. Bei der Ermittlung des Gesamt-MdE sind jedoch weder die Addition der einzelnen Werte noch andere Rechenmethoden erlaubt. Als Vergleich sind Gesundheitsschäden mit festen MdE-Werten gemäß Tabelle 11.2 heranzuziehen.

Im Sozialen Entschädigungsrecht erfolgt erst ab einer anerkannten Gesamt-MdE von 25 v. H. eine Entschädigung.

Es ist aus ärztlicher Gesamtschau zu beachten, dass die Beziehungen der verschiedenen Funktionsbeeinträchtigungen zueinander unterschiedlich sind. Funktionsbeeinträchtigungen an paarigen Organen können sich aufeinander besonders nachteilig auswirken, dagegen verstärken sich beispielsweise eine Peroneuslähmung und Versteifung des Fußgelenks an demselben Bein gar nicht.

Von Ausnahmefällen abgesehen führen leichte Gesundheitsstörungen mit einer MdE von 10 v. H. nicht zu einer Zunahme der Gesamt-MdB, auch leichte Funktionsbeeinträchtigungen mit einer MdE von 20 v. H. lassen vielfach nicht auf eine wesentliche Zunahme des Ausmaßes der Behinderung schließen.

11.2.4 Schwerbeschädigter, Erwerbsunfähigkeit

Die Begriffe Schwerbeschädigter und Erwerbsunfähigkeit werden für das Soziale Entschädigungsrecht in § 31 Abs. 3 BVG definiert:

- **Schwerbeschädigung** liegt vor, wenn für Schädigungsfolgen eine MdE von mindestens 50 v. H. anerkannt ist (Cave: Verwechslung mit „Schwerbehinderung" im Schwerbehindertenrecht).
- **Erwerbsunfähigkeit** wird im Sozialen Entschädigungsrecht durch eine MdE von mehr als 90 v. H. definiert (Cave: Verwechslung mit dem gleich lautenden Begriff der GRV bis 2001).

§ 31 BVG – Beschädigtengrundrente

(3) Schwerbeschädigter ist, wer in seiner Erwerbsfähigkeit um mindestens 50 vom Hundert beeinträchtigt ist; Absatz 2 gilt entsprechend. Wer in seiner Erwerbstätigkeit um mehr als 90 vom Hundert beeinträchtigt ist, gilt als erwerbsunfähig.

11.2.5 Hilflosigkeit

Der Begriff der „Hilflosigkeit" ist im Sozialen Entschädigungsrecht, im Schwerbehindertenrecht, in der GUV und im EStG ähnlich beschrieben (s. auch Kap. 5.2.4 und 10.2.6). Im Sozialen Entschädigungsrecht ist Grundvoraussetzung für die Gewährung einer Pflegezulage, dass der Beschädigte „hilflos" im Sinne des § 35 Abs. 1 BVG ist.

§ 35 BVG – Pflegezulage

Solange der Beschädigte infolge der Schädigung hilflos ist, wird eine Pflegezulage ... gezahlt. Hilflos im Sinne des Satzes 1 ist der Beschädigte, wenn er für eine Reihe von häufig und regelmäßig wiederkehrenden Verrichtungen zur Sicherung seiner persönlichen Existenz im Ablauf eines jeden Tages fremder Hilfe dauernd bedarf. Diese Voraussetzungen sind auch erfüllt, wenn die Hilfe in Form einer Überwachung oder Anleitung zu den in Satz 2 genannten Verrichtungen erforderlich ist oder wenn die Hilfe zwar nicht dauernd geleistet werden muss, jedoch eine ständige Bereitschaft zur Hilfeleistung erforderlich ist.

11.2.6 Anerkennung einer Schädigungsfolge

Die Verwaltungsverfahren im Sozialen Entschädigungsrecht erfolgen in den Behörden, die für die Durchführung des BVG zuständig sind. Nach Stellung eines Antrags mit beigelegten Einverständniserklärungen werden umfangreiche Ermittlungen angestellt. Nachweis und Abgrenzung von Vorschaden, Schädigungsfolge und Nachschaden erfordern eine sorgfältige Sachaufklärung.

Dabei sind folgende Unterlagen beizuziehen:

- Berichte von behandelnden Ärzten,
- Gutachten für Träger der Sozialversicherung, für die Arbeitsverwaltung oder für Gerichte,
- Unterlagen von Krankenhäusern, Rehabilitationseinrichtungen oder Kuranstalten,
- Unterlagen von Gesundheitsämtern, dem Medizinischen Dienst der Krankenkassen, personal- oder betriebsärztlichen Diensten bzw. weiteren Einrichtungen,
- Krankenkassenauszüge,
- in Abhängigkeit vom Rechtsgebiet Unterlagen der Bundeswehr, des Zivildienstes, der Haftanstalten bzw. Impfbuch, Kinder-Untersuchungsheft usw.

Danach erfolgt eine Auswertung und Beurteilung der Akten im Ärztlichen Dienst. Dabei ist auch zu prüfen, ob eine weitere Sachaufklärung erforderlich ist. Den Bescheid mit Rechtsbehelfsbelehrung (Hinweis auf die Möglichkeiten des Widerspruchs oder der Klage) erstellt die Verwaltung.

Die Beurteilung einer **wesentlichen Änderung** der **Verhältnisse** oder einer **Unrichtigkeit** wird nach den gleichen Grundsätzen wie im Schwerbehindertenrecht durchgeführt. Dies ist im Kapitel 10 dargestellt.

11.3 Besondere Begriffe der sozialen Entschädigung

11.3.1 Beurteilung des ursächlichen Zusammenhangs

Im Sozialen Entschädigungsrecht gilt – wie im gesamten Sozialrecht – für die Beurteilung des ursächlichen Zusammenhangs die Theorie der wesentlichen Bedingung. Entsprechend sind alle Bedingungen als kausal anzusehen, die wegen ihrer besonderen Beziehung zum Erfolg zu dessen Eintritt wesentlich mitgewirkt haben. Kommt einem Umstand eine überragende Bedeutung zu, ist er allein Ursache im Sinne des Versorgungsrechts.

Die Klärung der **haftungsbegründenden Kausalität** (s. Abb. 3.2) ist Aufgabe der Verwaltung. Dazu gehören die Abklärung des geschützten Gefahrenbereichs bzw. des beschützten Personenkreises sowie des schädigenden Ereignisses. Der Gutachter setzt sich dagegen mit der **haftungsausfüllenden Kausalität** auseinander. Er beschäftigt sich mit der primären gesundheitlichen Schädigung z. B. durch Verletzung oder Erkrankung sowie dem nachfolgenden Gesundheitsschaden. Zwischen dem schädigenden Vorgang und der Gesundheitsstörung muss eine Kausalkette bestehen. Darauf können Brückensymptome hinweisen.

11.3.2 Beweismaße

Der schädigende Vorgang, die gesundheitliche Schädigung und die zu beurteilende Gesundheitsstörung müssen voll bewiesen sein. Wenn Belege nicht zu beschaffen sind, sollte – als Besonderheit im Sozialen Entschädigungsrecht – zumindest eine Glaubhaftmachung zur Überzeugung führen (s. Kap. 5.2.5).

Für die Annahme, dass eine Gesundheitsstörung die Folge einer Schädigung darstellt, ist die Wahrscheinlichkeit zu beurteilen. Dabei muss nach der wissenschaftlichen Lehrmeinung mehr für als gegen einen ursächlichen Zusammenhang sprechen. Die „Möglichkeit" eines ursächlichen Zusammenhangs genügt nicht.

11.3.3 Kannversorgung

§ 1 BVG – Anspruch auf Versorgung

(3) Zur Anerkennung einer Gesundheitsstörung als Folge einer Schädigung genügt die Wahrscheinlichkeit des ursächlichen Zusammenhangs. Wenn die zur Anerkennung einer Gesundheitsstörung als Folge einer Schädigung erforderliche Wahrscheinlichkeit nur deshalb nicht gegeben ist, weil über die Ursache des festgestellten Leidens in der medizinischen Wissenschaft Ungewissheit besteht, kann mit Zustimmung des Bundesministers für Arbeit und Sozialordnung die Gesundheitsstörung als Folge einer Schädigung anerkannt werden; die Zustimmung kann allgemein erteilt werden.

Eine weitere Besonderheit der Beweiserleichterung im Anerkennungsverfahren, die sich nur im Sozialen Entschädigungsrecht findet, ist die sog. **Kannversorgung.** Sie kommt dann zur Anwendung, wenn die nachfolgenden **3 Voraussetzungen** erfüllt sind:

- Über die Ätiologie und Pathogenese einer Gesundheitsstörung besteht in der medizinischen Wissenschaft Ungewissheit,
- ein ursächlicher Einfluss der im Einzelfall vorliegenden Umstände muss in wissenschaftlichen Arbeitshypothesen zumindest als theoretisch begründet in Erwägung gezogen werden,
- zwischen der Einwirkung der als krank machend angesehen Umstände und der Manifestation oder Verschlimmerung des Krankheitsbildes muss eine geeignete zeitliche Verbindung gewahrt sein, die „mit den allgemeinen Erfahrungen über biologische Verläufe und in den wissenschaftlichen Theorien vertretenen Auffassung über Art und Wesen des Leidens in Einklang steht".

Für eine Reihe von Krankheiten hat das Bundesministerium für Gesundheit und Soziale Sicherung eine allgemeine Zustimmung zur Anerkennung im Sinne der Entstehung erteilt (Tab. 11.**3**). Für einige weitere neurologische Krankheiten wie die Myasthenie (Anhaltspunkte Nr. 65) und die idiopathische Polyneuropathie (Anhaltspunkte Nr. 67) ist zusätzlich eine Kannversorgung in Betracht zu ziehen, er-

Tabelle 11.3 Möglichkeit der Anerkennung von Krankheiten im Sinne der Kannversorgung und deren Lokalisation in den Anhaltspunkten (AHP)

Krankheitsbild	*vermutete Zusammenhänge*	*AHP*
Spastische Spinalparalyse	schwere Wirbelsäulentraumen, entzündliche Rückenmarkserkrankungen sowie Resistenzminderung/toxische Schäden	Nr. 63
Syringomyelie	wie spastische Spinalparalyse	Nr. 63
Spinale progressive Muskelatrophie	Poliomyelitis, schwere Wirbelsäulentraumen, Unter- und Fehlernährung, Elektrotraumen über das Rückenmark sowie Resistenzminderung/toxische Schäden	Nr. 63
Amyotrophische Lateralsklerose	wie spinale progressive Muskelatrophie, zusätzlich Barotraumen	Nr. 63
Multiple Sklerose	Elektrotraumen über das Rückenmark sowie Resistenzminderung/toxische Schäden	Nr. 64
Progressive Muskeldystrophie	schwere Infektionen, Mangelernährung sowie Resistenzminderung/toxische Schäden	Nr. 65
Arteriosklerotische Gefäßkomplikationen	lang anhaltende, extreme seelische Belastungen	Nr. 92
Hirntumoren	Hirntraumen	Nr. 142

fordert dann jedoch im Einzelfall eine ministerielle Zustimmung.

Erst in jüngster Zeit wurde auf Probleme der Kannversorgung hingewiesen, wonach bei verschiedenen der anerkannten Krankheiten nach heutigem wissenschaftlichem Kenntnisstand die erforderliche „qualifizierte Möglichkeit" eines Zusammenhangs nicht mehr bestehe [Puhlmann 2005]. So würden aktuell z. B. für die Amyotrophe Lateralsklerose als ernsthaft in Betracht kommende Möglichkeit für eine Auslösung lediglich noch toxische Schädigungen diskutiert, während für andere Zusammenhänge keine – auch nicht theoretisch begründete – Arbeitshypothese mehr bestehe. Verwiesen wird dabei auf ein Urteil des Bundesozialgerichts von 1993, wonach es „wenigstens eine wissenschaftliche Lehrmeinung geben (müsse), die die Wahrscheinlichkeit eines Ursachenzusammenhangs vertritt"[5].

Fallbeispiel 11.1

Der 20-jährige Wehrpflichtige klagte zehn Monate nach Beginn seiner Bundeswehrzeit über Verschwommensehen. Die augenärztliche Untersuchung einige Wochen später ergab eine Visusminderung rechts mehr als links und eine Abblassung der Papille rechts. Es wurde die Diagnose einer Retrobulbärneuritis gestellt. In den darauf folgenden Wochen kam es zu mehreren Schüben einer multiplen Sklerose, die bei der stationären neurologischen Behandlung gesichert werden konnte. Im Vordergrund standen Sehstörungen, eine Hirnleistungsstörung, eine Ataxie und eine Beeinträchtigung der Feinmotorik der Hände.

Die Prüfung der ärztlichen Berichte vor der Bundeswehrzeit und der Musterungsuntersuchung ergab, dass eine relevante vorbestehende Symptomatik ausgeschlossen werden konnte. Nach den Unterlagen der Bundeswehr bestanden sog. wehrdiensteigentümliche Verhältnisse mit Durchschlageübungen und Leistungsmärschen bei zumindest zeitweise ungünstigen Witterungsverhältnissen.
Es erfolgte deshalb nach der Kannversorgung eine Anerkennung der multiplen Sklerose im Sinne der Entstehung.

11.3.4 Absichtlich herbeigeführte Schädigungen

Eine absichtliche Selbstbeschädigung ist in aller Regel nicht als Schädigung anzuerkennen. Dabei ist aber als Ausnahme zu beachten, dass Schädigungsfolgen zu einer Beeinträchtigung der freien Willensbestimmung führen können. Praktisch stellt sich diese Frage gelegentlich in Fällen mit psychoorganischer oder psychoreaktiver Symptomatik.

§ 1 BVG – Anspruch auf Versorgung
(4) Eine vom Beschädigten absichtlich herbeigeführte Schädigung gilt nicht als Schädigung im Sinne dieses Gesetzes.

Zu § 1 BVG
12. Selbsttötung und die Folgen eines Selbsttötungsversuchs sind nicht als absichtlich herbeigeführte Schädigung anzusehen, wenn eine Beeinträchtigung der freien Willensbestimmung durch Tatbestände im Sinne des § 1 BVG wahrscheinlich ist.

[5] BSG vom 10.11.1993 – Az 9/9a RV 41/92

11.3.5 Anerkennung im Sinne der Entstehung oder Verschlimmerung

Die Anerkennung im Sinne der Entstehung setzt voraus, dass zum Zeitpunkt des schädigenden Ereignisses kein physisches oder psychisches Geschehen vorhanden gewesen ist. Dies gilt auch bei einer Disposition.

Wenn eine Gesundheitsstörung dagegen zur Zeit der Schädigung bereits vorhanden gewesen ist und die äußere Einwirkung zu einer schwereren Form geführt oder den Zeitpunkt des Auftretens vorverlegt hat, erfolgt eine Anerkennung im Sinne der Verschlimmerung.

11.3.6 Fehlen einer fachgerechten Behandlung, Folgen von diagnostischen Eingriffen, vorbeugenden und therapeutischen Maßnahmen

Die Folgen von diagnostischen und therapeutischen Maßnahmen durch dienst- oder hafteigentümliche Verhältnisse können zur Anerkennung von Schädigungsfolgen führen, wenn ein wahrscheinlicher Ursachenzusammenhang zwischen diesen Maßnahmen und einer gesundheitlichen Schädigung besteht.

11.3.7 Ursächlicher Zusammenhang zwischen Schädigung und Tod

Der Tod ist Schädigungsfolge, wenn er direkt durch die Schädigung verursacht worden ist oder wenn die anerkannte Gesundheitsstörung dazu geführt hat. Der Gutachter kann sich in der Regel auf die Frage des Zusammenhangs zwischen anerkannter Schädigungsfolge und Tod beschränken. Er braucht sich nicht mehr mit dem Kausalzusammenhang von dem früheren schädigenden Ereignis und der Gesundheitsstörung auseinanderzusetzen, außer wenn es Hinweise auf eine Unrichtigkeit gibt.

Wenn weitere schädigungsunabhängige Leiden vorliegen und zum Tod beigetragen haben, ist zu prüfen, ob die Schädigungsfolgen zumindest annähernd gleichwertige Bedeutung für den Eintritt des Todes gehabt haben oder ob der Beschädigte ohne die Schädigungsfolgen wahrscheinlich mindestens ein Jahr länger gelebt hätte.

Fallbeispiel 11.2

Bei dem 76-jährigen Schwerbeschädigten waren ein Trepanationsdefekt am rechten Schläfenbein und Hirnverletzungsfolgen mit einer MdE von 70 v. H. anerkannt worden. Er starb nach einem Sturz.

Die Witwe machte den Tod als Schädigungsfolge geltend. Sie argumentierte, dass einerseits die Hirnschädigung zu dem Sturz geführt haben könnte und andererseits der Kalottendefekt einen verringerten Schutz für das Gehirn dargestellt habe.

Die Prüfung der ärztlichen Berichte ergab trotz einer hirnorganischen Symptomatik keine Hinweise auf eine Parese, eine Ataxie oder ein Anfallsleiden. Damit ergab sich kein Hinweis auf eine schädigungsbedingte zerebrale Symptomatik mit der Folge von Stürzen.

Vor fünf Jahren erfolgte die Operation einer Hüfttotalendoprothese rechts mit einer nachfolgenden Gangstörung, in den letzten Monaten entwickelte sich ein Lungentumor mit Atembeschwerden und Anämie. Damit bestanden schädigungsunabhängige Beeinträchtigungen, die zu dem Sturz beitragen haben könnten.

Der Sturz erfolgte auf die linke Seite von Körper und Kopf. Dies spricht gegen eine besondere Gefährdung des Gehirns durch den schädigungsbedingten Kalottendefekt, der sich rechts befindet.

Ein kausaler Zusammenhang zwischen Tod und Schädigungsfolgen war danach nicht mit Wahrscheinlichkeit nachzuweisen.

11.3.8 Vorschaden, Nachschaden, Folgeschaden

Ein **Vorschaden** hat zum Zeitpunkt des schädigenden Ereignisses bereits nachweisbar bestanden und ist schädigungsunabhängig. Wenn sich Vorschaden und Schädigungsfolge nicht beeinflussen, ist die MdE aus den Tabellen zu entnehmen. Bei einer Schädigungsfolge an einem bereits vorgeschädigten Körperteil fällt die MdE niedriger aus, hier ist nur der zusätzliche funktionelle Verlust zu berücksichtigen. Verstärkt aber die Schädigungsfolge den Vorschaden besonders ungünstig, beispielsweise an paarigen Organen, dann führt dies zu einer höheren Bewertung, als in den Tabellen vorgesehen. Ein **Nachschaden** tritt zeitlich nach dem schädigenden Ereignis auf und steht damit nicht in ursächlichem Zusammenhang. Ein **Folgeschaden** ist dagegen mit Wahrscheinlichkeit auf die Schädigung oder deren Folgen zurückzuführen und deshalb als weitere Schädigungsfolge bei der MdE zu berücksichtigen. Zu weiteren Details s. Kapitel 7.2.9.

11.3.9 Besonderes berufliches Betroffensein

Zunächst beurteilt der Gutachter die MdE im allgemeinen Erwerbsleben nach § 30 Abs. 1 BVG. Wenn aber ein besonderes berufliches Betroffensein vorliegt, ist die MdE höher zu bewerten. Die genauen Voraussetzungen sind im § 30 Abs. 2 BVG definiert.

§ 30 BVG – Beschädigtenrente

(2) Die Minderung der Erwerbsfähigkeit ist höher zu bewerten, wenn der Beschädigte durch die Art der Schädigungsfolgen in seinem vor der Schädigung ausgeübten oder begonnen Beruf, in seinem nachweisbar angestrebten oder in dem Beruf besonders betroffen ist, den er nach Eintritt der Schädigung ausgeübt hat oder noch ausübt. Dies ist dann der Fall, wenn er

a) infolge der Schädigung weder seinen bisher ausgeübten, begonnenen oder den nachweisbar angestrebten noch einen sozial gleichwertigen Beruf ausüben kann,
b) zwar seinen vor der Schädigung ausgeübten oder begonnenen Beruf weiter ausübt oder den nachweisbar angestrebten Beruf erreicht hat, in diesem Beruf durch die Art der Schädigungsfolgen aber in einem wesentlich höheren Grade als im allgemeinen Erwerbsleben erwerbsgemindert ist, oder
c) infolge der Schädigung nachweisbar am weiteren Aufstieg in seinem Beruf gehindert ist.

Demnach ist zu prüfen, ob:
- wegen der Schädigungsfolgen der Beruf nicht ausgeübt werden kann,
- es dadurch zu besonderen Schwierigkeiten in dieser Berufstätigkeit kommt,
- außergewöhnliche Tatkraft und außergewöhnliche Anstrengungen aufzuwenden sind,
- der Beruf nur unter Gefährdung der Gesundheit ausgeübt werden kann.

11.3.10 Schwerstbeschädigtenzulage

Außergewöhnlich betroffene erwerbsunfähige Beschädigte erhalten nach § 31 Abs. 5 BVG eine Schwerstbeschädigtenzulage mit einer Einordnung in die Stufen I – VI.

§ 31 BVG – Schwerstbeschädigtenzulage
(5) Erwerbsunfähige Beschädigte, die durch die anerkannten Schädigungsfolgen gesundheitlich außergewöhnlich betroffen sind, erhalten eine monatliche Schwerstbeschädigtenzulage.

Eine Schwerstbeschädigtenzulage steht erwerbsunfähigen Beschädigten nur zu, wenn Erwerbsunfähigkeit (s. Kap. 11.2.4) allein durch die Schädigungsfolgen ohne Berücksichtigung eines besonderen beruflichen Betroffenseins erreicht wird. Dazu müssen die anerkannten Schädigungsfolgen nach einem in der Verwaltungsordnung zu § 31 Abs. 5 geregelten Punktesystem mit wenigstens 130 Punkten zu bewerten oder ein Anspruch auf Pflegezulage mindestens nach Stufe III erfüllt sein.

Bei der Punktebewertung werden zunächst die MdE-Werte an Armen, Beinen und/oder den Organsystemen einzeln ermittelt. Beim Gehirn gibt es dabei ausnahmsweise zwei Bereiche, nämlich den Bereich 1 mit den Funktionen Wesensbildung und geistiger Leistung sowie den Bereich 2 mit z. B. Krampfanfällen oder zerebellären Gleichgewichtsstörungen.

Nach der Verordnung zur Durchführung des § 31 Abs. 5 BVG werden Auswirkungen von Schäden eines Organsystems an Gliedmaßen oder anderen Organsystemen bei den Gliedmaßen oder Organsystemen bewertet, die in ihrer Funktion geschädigt sind. Mehrere Schädigungsfolgen an einem Arm, Bein oder anderen Organsystem sind als eine Schädigungsfolge anzusehen. Bei einer schweren Hirnschädigung mit resultierender Tetraparese sowie Blasen- und Darmstörungen kann das beispielsweise bedeuten, dass die einzelnen Punktwerte für Arme, Beine und Organsysteme zu addieren sind. Obwohl sich für die zentralnervöse Funktionsbeeinträchtigung eine MdE von maximal 100 v. H. ergeben würde, könnte die Summe der Punkte für alle Auswirkungen durchaus höher liegen. Doppelbewertungen für den Gehirnbereich einerseits sowie die Extremitäten und Organsysteme andererseits sind dabei allerdings nicht zulässig. Die Schädigungsfolgen an Armen, Beinen und Organsystemen werden in diesem Fall bei den Gliedmaßen und Organen, nicht aber noch einmal beim Gehirn berücksichtigt.

Für die weitere Berechnung ist jedes Vom-Hundert der MdE mit einem Punkt zu bewerten. Dabei bleiben aber MdE-Werte von weniger als 25 v. H. grundsätzlich außer Betracht. MdE-Werte von 25–40 v. H. entsprechen einem halben Punkt, außer, wenn mehrere Schädigungsfolgen mit einer MdE um mindestens 45 v. H. zusammen mindestens 140 Punkte ergeben.

Zu der errechneten Punktzahl werden bei bestimmten Kombinationen von Schädigungsfolgen Zusatzpunkte hinzugezählt, wenn z. B. beide Beine, beide Arme, eine Hand und ein Fuß betroffen sind oder Blindheit mit weiteren Schädigungsfolgen vorliegt.

Von den Punkten hängt die Stufe der Schwerstbeschädigtenzulage ab (Tab. 11.**4**).

11.3.11 Pflegezulage, Pflegezulagestufen

Nach § 35 Abs. 1 BVG wird monatlich Pflegezulage gezahlt, wenn der Beschädigte hilflos ist (s. Kap. 11.2.5). Die Hilflosigkeit muss durch die Folgen der Schädigung verursacht sein. Dabei genügt es, dass für den Eintritt der Hilflosigkeit oder Erhöhung des Pflegebedürfnisses die Schädigungsfolge eine annähernd gleichwertige Bedeutung gegenüber anderen Gesundheitsstörungen hat (Tab. 11.**5**).

Tabelle 11.4 Schwerstbeschädigtenzulage

Gesamtzahl von Punkten	*Stufen*
mindestens 130 Punkte	Stufe I
mindestens 160 Punkte	Stufe II
mindestens 190 Punkte	Stufe III
mindestens 220 Punkte	Stufe IV
mindestens 250 Punkte	Stufe V
mindestens 280 Punkte	Stufe VI

Tabelle 11.5 Pflegezulagestufen

Gesundheitsstörungen	*Pflegezulagestufen*
Doppelamputierte	mindestens Stufe I
Erwerbsunfähige Hirnbeschädigte	
Hochgradig Sehbehinderte	
Dauerndes Krankenlager	Stufen II–VI
Verlust beider Beine im Oberschenkel	Stufe II
Verlust beider Hände oder Unterarme	Stufe III
Beschädigte mit schweren geistigen oder seelischen Störungen, die wegen dauernder und außergewöhnlicher motorischer Unruhe ständiger Aufsicht bedürfen	mindestens Stufe III
Blinde	
Verlust beider Arme im Oberarm oder dreier Gliedmaßen	Stufe IV
Außergewöhnlicher Leidenszustand, besonders hohe Pflegeaufwendungen: • Querschnittsgelähmte mit Blasen- und Mastdarmlähmung • Hirnbeschädigte mit schweren psychischen und physischen Störungen und Gebrauchsbehinderungen mehrerer Gliedmaßen • Blinde Doppel-Oberschenkelamputierte • Blinde mit völligem Verlust einer oberen und einer unteren Gliedmaße	Stufe V
Besonders schwer betroffene Beschädigte: • Blinde mit völligem Gehörverlust • Beschädigte mit Verlust beider Arme im Oberarm und beider Beine im Oberschenkel • Beschädigte nach Stufe V und noch einer weiteren Gesundheitsstörung, die das Pflegebedürfnis wesentlich erhöht (z. B. erhebliche Gebrauchsminderung beider Arme bei vollständiger Lähmung beider Beine mit Blasen- und Mastdarmlähmung) • Andere Beschädigte mit vergleichbarem außergewöhnlichem Leidenszustand und Pflegebedürfnis	Stufe VI

11.3.12 Kapitalabfindung

Bei einer Kapitalabfindung für Beschädigte oder Witwen ist zu beurteilen, ob innerhalb des zehn- bzw. fünfjährigen Abfindungszeitraums die Rente voraussichtlich entfallen oder reduziert wird. Der ärztliche Gutachter muss vor allem zu 2 Punkten Stellung nehmen:

- Es ist einzuschätzen, ob in diesem Zeitraum eine Besserung der Schädigungsfolgen zu erwarten ist. Bei voraussichtlicher Besserung hat der Gutachter die Mindest-MdE anzugeben, die nicht unterschritten wird.
- Die Lebenserwartung ist zu beurteilen. Dabei ist vor allem anzugeben, ob nach der Schwere und Entwicklungstendenz des Gesundheitszustands ein Ableben innerhalb von 3 Jahren nicht wahrscheinlich ist.

Literatur

Bundesministerium für Gesundheit und Soziale Sicherung: Anhaltspunkte für die ärztliche Gutachtertätigkeit im sozialen Entschädigungsrecht und nach dem Schwerbehindertenrecht, 2005

Neumann D. Schwerbehindertengesetz. 21. Aufl., Beck-Texte dtv, München 1998

Göpfert H. MdE Minderung der Erwerbsfähigkeit. Begutachtung in Deutschland seit 1871 – und zukünftig? Peter Lang Verlag, Frankfurt am Main 2000

Heinz D. Der „OEG-Schockschaden" – Die Behandlung eines Schadensfalles im Recht Gewaltopferentschädigung. ZfS 2005; 3: 69 – 74

Puhlmann HU. Sind die Voraussetzungen der allgemeinen Zustimmung einer Anerkennung nach der „Kannversorgung" bei bestimmten neurologischen Erkrankungen noch zeitgemäß? Med Sach 2005; 101:134 – 136

12 Begutachtung für die Pflegeversicherung

O. Randzio

12.1 Entwicklung der Pflegeversicherung

Zur Absicherung des Risikos der Pflegebedürftigkeit wurde die Pflegeversicherung zum 1.1.1995 als fünfte Säule der Sozialversicherung nach der Krankenversicherung (1883), der Unfallversicherung (1884), der Rentenversicherung (1889) und der Arbeitslosenversicherung (1927) eingeführt. Sie ist geregelt im Elften Buch des Sozialgesetzbuches (SGB XI) – Soziale Pflegeversicherung –; ergänzend gelten die Vorschriften des Allgemeinen Teils des Sozialgesetzbuches (SGB I).

Pflichtversicherung

Es handelt sich um eine Pflichtversicherung, in der – im Gegensatz zu den übrigen Sozialversicherungszweigen – nahezu alle Bundesbürger, also auch Beamte und Selbständige, versichert sind. Anknüpfungspunkt für die Versicherungspflicht ist allein das Bestehen einer gesetzlichen oder privaten Krankenversicherung. Nach dem Grundsatz „Pflegeversicherung folgt Krankenversicherung" sind die Mitglieder der gesetzlichen Krankenversicherung automatisch in der **sozialen Pflegeversicherung** versichert, während die privat Krankenversicherten einen privaten Pflegeversicherungsvertrag abschließen müssen (**private Pflegepflichtversicherung**)[1].

12.1.1 Demographische Entwicklung

Das Risiko, pflegebedürftig zu werden, ist für die extrem Hochbetagten am größten. Dies macht die Pflegeversicherung – mehr noch als andere Sozialversicherungssysteme – stark abhängig von der „demographischen Alterung". Obwohl keine Modellrechnung die tatsächliche Entwicklung der Bevölkerung mit Sicherheit vorhersagen kann, da sie von der Anzahl der künftigen Geburten, der zukünftigen Sterblichkeit, der Entwicklung der Zu- und Abwanderung und dem medizinischen Fortschritt abhängt, lassen sich doch Tendenzen aufzeigen, die die Entwicklung der Pflegeversicherung erheblich beeinflussen werden.

Im Jahre 2005 gab es bundesweit rd. 2,02 Mio. Pflegebedürftige, wobei der Anteil der demenziell Erkrankten bei ca. 1 Mio. lag. Die demographische Entwicklung lässt darauf schließen, dass bis zum Jahr 2040 die Zahl der Pflegebedürftigen auf ca. 3,2 Mio. angewachsen sein wird. Falls bis dahin kein essenzieller Fortschritt in der Prävention und Therapie der Demenzerkrankungen erzielt wird, könnte der Anteil der Dementen an den Pflegebedürftigen auf ca. 1,8 Mio. ansteigen.[2]

Die Zunahme sowohl der Lebenserwartung Neugeborener als auch der durchschnittlich zu erwartenden Lebenszeit der älteren Bevölkerung[3] wird wegen der strikten Alterskorrelation der Demenzerkrankungen zu einer hohen Prävalenz mittelschwerer und schwerer Demenzen führen, deren pflegerische Bewältigung zukünftig eine gewaltige Aufgabe für unsere gesamte Gesellschaft darstellen wird.

12.1.2 Die pflegerische Versorgung der Bevölkerung

Träger der Pflegeversicherung

Träger der sozialen Pflegeversicherung sind die gesetzlichen Pflegekassen, die bei jeder gesetzlichen Krankenkasse errichtet wurden. Die private Pflegepflichtversicherung wird von den Unternehmen der privaten Krankenversicherung getragen.

Zahl der Versicherten

Der weitaus größte Teil der bundesdeutschen Bevölkerung, nämlich rd. 70 Mio. Menschen, ist durch die soziale Pflegeversicherung gegen das Risiko der Pflegebedürftigkeit abgesichert. In der privaten Pflegeversicherung sind rd. 9 Mio. Bundesbürger pflichtversichert. Die pflegebedürftigen Versicherten werden zu etwa 2/3 in häuslicher Umgebung versorgt, zu 1/3 in stationären Pflegeeinrichtungen. Annähernd 50 % der Pflegebedürftigen werden im häuslichen Bereich ausschließlich von Angehörigen gepflegt.

[1] Dem entspricht ein Kontrahierungszwang auf Seiten der privaten Krankenversicherungsunternehmen (§ 110 Abs. 3 SGB XI).

[2] BMFSFJ (Bundesministerium für Familie, Senioren, Frauen und Jugend), Vierter Bericht zur Lage der älteren Generation: Risiken, Lebensqualität und Versorgung Hochaltriger – unter besonderer Berücksichtigung dementieller Erkrankungen, Berlin 2002.

[3] Statistisches Bundesamt, Bevölkerung Deutschlands bis 2050, 10. koordinierte Bevölkerungsvorausberechnung, Wiesbaden 2003.

Finanzierung der Pflegeversicherung

Die soziale Pflegeversicherung finanziert sich im Umlageverfahren durch Beiträge, die für Arbeitnehmer im Grundsatz jeweils zur Hälfte von den Versicherten und den Arbeitgebern aufgebracht werden[4]. Der Beitragssatz beträgt derzeit 1,7 % des monatlichen Bruttoeinkommens, soweit es die Beitragsbemessungsgrenze der gesetzlichen Krankenversicherung (im Jahr 2006: 42 750,00 Euro p. a.) nicht übersteigt.

Für kinderlose, nach dem 1.1.1940 geborene Mitglieder der sozialen Pflegeversicherung erhöhte sich der Beitragssatz ab 1.1.2005 um einen Zuschlag von 0,25 Beitragssatzpunkten; das Bundesverfassungsgericht hatte mit einem Urteil vom 3.4.2001 entschieden, dass Kinder betreuende und erziehende Mitglieder nicht mit einem gleich hohen Beitragssatz belastet werden dürfen wie kinderlose Mitglieder[5].

Die Prämienhöhe in der privaten Pflegeversicherung richtet sich im Wesentlichen nach dem Eintrittsalter des Versicherten; sie ist – spätestens nach einer Vorversicherungszeit von 5 Jahren – auf den Höchstbeitrag der sozialen Pflegeversicherung begrenzt.

Die Ausgaben der sozialen Pflegeversicherung beliefen sich im Jahr 2005 bei knapp 2 Mio. Leistungsbeziehern auf rd. 17,9 Mrd. Euro. Sie übersteigen seit Jahren die Beitragseinnahmen in wechselnder Höhe; während im Jahr 2000 die Unterdeckung noch bei 130 Mio. Euro lag, betrug sie im Jahr 2004 bereits 788 Mio. Euro, fiel im Jahr 2005 aber auf 365 Mio Euro[6]. Eine künftige Beitragsanhebung dürfte unvermeidlich sein, wenn das derzeitige Leistungsniveau gehalten werden soll. Die über wesentlich bessere Risiken verfügende, nach dem Kapitaldeckungsprinzip arbeitende private Pflegeversicherung hat diese Sorgen nicht; sie bildet aus den Überschüssen der Beitragseinnahmen über die Leistungsausgaben sog. Alterungsrückstellungen und hat die Prämien sogar senken können.

12.2 Grundprinzipien der Pflegeversicherung

Der Gesetzgeber sieht die zentrale Aufgabe der Pflegeversicherung darin, Pflegebedürftigen zu helfen, die wegen der Schwere der Pflegebedürftigkeit auf solidarische Unterstützung angewiesen sind (§ 1 Abs. 4 SGB XI). Daneben verfolgt er das Ziel einer finanziellen Entlastung der Sozialhilfeträger und einer Stärkung der pflegerischen Versorgung insbesondere im ambulanten Bereich.

[4] Anders in Sachsen, wo kein Feiertag zur Kompensation des Arbeitgeberanteils gestrichen wurde. Hier tragen der Arbeitnehmer 1,35 % und der Arbeitgeber nur 0,35 % des Beitrags.

[5] BVerfG, 1 BvR 1629/94.

[6] Quelle: Statistisches Bundesamt Deutschland, 2006.

Grundrechtsauswirkungen

Die Art. 1 (Schutz der Menschenwürde) und 2 (Persönliche Freiheitsrechte) des Grundgesetzes sind der Maßstab für Art und Qualität der Leistungserbringung in der Pflegeversicherung; die Pflege ist so zu leisten, dass die Würde des pflegebedürftigen Menschen gewahrt bleibt, sein Recht auf Selbstbestimmung und Selbständigkeit gefördert, seine Wünsche ernst genommen und der Eintritt der Pflegebedürftigkeit durch geeignete Maßnahmen nach Möglichkeit verhindert wird. Umgesetzt wird dies in den programmatischen Regelungen der §§ 2–5 SGB XI.

§ 2 SGB XI – Selbstbestimmung

(1) Die Leistungen der Pflegeversicherung sollen den Pflegebedürftigen helfen, trotz ihres Hilfebedarfes ein möglichst selbständiges und selbstbestimmtes Leben zu führen, das der Würde des Menschen entspricht. Die Hilfen sind darauf auszurichten, die körperlichen, geistigen und seelischen Kräfte der Pflegebedürftigen wiederzugewinnen oder zu erhalten.

(2) Die Pflegebedürftigen können zwischen Einrichtungen und Diensten verschiedener Träger wählen. Ihren Wünschen zur Gestaltung der Hilfe soll, soweit sie angemessen sind, im Rahmen des Leistungsrechts entsprochen werden.

§ 3 SGB XI – Vorrang der häuslichen Pflege

Die Pflegeversicherung soll mit ihren Leistungen vorrangig die häusliche Pflege und die Pflegebereitschaft der Angehörigen und Nachbarn unterstützen, damit die Pflegebedürftigen möglichst lange in ihrer häuslichen Umgebung bleiben können. Leistungen der teilstationären und der Kurzzeitpflege gehen den Leistungen der vollstationären Pflege vor.

§ 5 SGB XI – Vorrang von Prävention und medizinischer Rehabilitation

(1) Die Pflegekassen wirken bei den zuständigen Leistungsträgern darauf hin, dass frühzeitig alle geeigneten Leistungen der Prävention, der Krankenbehandlung und zur medizinischen Rehabilitation eingeleitet werden, um den Eintritt von Pflegebedürftigkeit zu vermeiden.

(2) Die Leistungsträger haben im Rahmen ihres Leistungsrechts auch nach Eintritt der Pflegebedürftigkeit ihre Leistungen zur medizinischen Rehabilitation und ergänzenden Leistungen in vollem Umfang einzusetzen und darauf hinzuwirken, die Pflegebedürftigkeit zu überwinden, zu mindern sowie eine Verschlimmerung zu verhindern.

12.3 Pflegebedürftigkeit als Anspruchsvoraussetzung

Leistungen aus der Pflegeversicherung können nur Personen beanspruchen, die pflegebedürftig im Sinne der Vorschriften des Pflegeversicherungsgesetzes sind. Der Gesetzgeber hat in den §§ 14 und 15 SGB XI den Begriff der Pflegebedürftigkeit bindend definiert und eine Stufeneinteilung vorgenommen, die mit einem bestimmten Leistungsumfang korrespondiert.

§ 14 SGB XI – Begriff der Pflegebedürftigkeit

(1) Pflegebedürftig im Sinne dieses Buches sind Personen, die wegen einer körperlichen, geistigen oder seelischen Krankheit oder Behinderung für die gewöhnlichen und regelmäßig wiederkehrenden Verrichtungen im Ablauf des täglichen Lebens auf Dauer, voraussichtlich für mindestens sechs Monate, in erheblichem oder höherem Maße (§ 15) der Hilfe bedürfen.

(2) Krankheiten oder Behinderungen im Sinne des Absatzes 1 sind:

1. Verluste, Lähmungen oder andere Funktionsstörungen am Stütz- und Bewegungsapparat,
2. Funktionsstörungen der inneren Organe oder der Sinnesorgane,
3. Störungen des Zentralnervensystems wie Antriebs-, Gedächtnis- oder Orientierungsstörungen sowie endogene Psychosen, Neurosen oder geistige Behinderungen.

(3) Die Hilfe im Sinne des Absatzes 1 besteht in der Unterstützung, in der teilweisen oder vollständigen Übernahme der Verrichtungen im Ablauf des täglichen Lebens oder in Beaufsichtigung oder Anleitung mit dem Ziel der eigenständigen Übernahme dieser Verrichtungen.

(4) Gewöhnliche und regelmäßig wiederkehrende Verrichtungen im Sinne des Absatzes 1 sind:

1. im Bereich der Körperpflege das Waschen, Duschen, Baden, die Zahnpflege, das Kämmen, Rasieren, die Darm- oder Blasenentleerung,
2. im Bereich der Ernährung das mundgerechte Zubereiten oder die Aufnahme der Nahrung,
3. im Bereich der Mobilität das selbständige Aufstehen und Zu-Bett-Gehen, An- und Auskleiden, Gehen, Stehen, Treppensteigen oder das Verlassen und Wiederaufsuchen der Wohnung,
4. im Bereich der hauswirtschaftlichen Versorgung das Einkaufen, Kochen, Reinigen der Wohnung, Spülen, Wechseln und Waschen der Wäsche und Kleidung oder das Beheizen.

§ 15 SGB XI – Stufen der Pflegebedürftigkeit

(1) Für die Gewährung von Leistungen nach diesem Gesetz sind pflegebedürftige Personen (§ 14) einer der folgenden drei Pflegestufen zuzuordnen:

1. Pflegebedürftige der Pflegestufe I (erheblich Pflegebedürftige) sind Personen, die bei der Körperpflege, der Ernährung oder der Mobilität für wenigstens zwei Verrichtungen aus einem oder mehreren Bereichen mindestens einmal täglich der Hilfe bedürfen und zusätzlich mehrfach in der Woche Hilfen bei der hauswirtschaftlichen Versorgung benötigen.
2. Pflegebedürftige der Pflegestufe II (Schwerpflegebedürftige) sind Personen, die bei der Körperpflege, der Ernährung oder der Mobilität mindestens dreimal täglich zu verschiedenen Tageszeiten der Hilfe bedürfen und zusätzlich mehrfach in der Woche Hilfen bei der hauswirtschaftlichen Versorgung benötigen.
3. Pflegebedürftige der Pflegestufe III (Schwerstpflegebedürftige) sind Personen, die bei der Körperpflege, der Ernährung oder der Mobilität täglich rund um die Uhr, auch nachts, der Hilfe bedürfen und zusätzlich mehrfach in der Woche Hilfen bei der hauswirtschaftlichen Versorgung benötigen.

Für die Gewährung von Leistungen nach § 43a reicht die Feststellung, dass die Voraussetzungen der Pflegestufe I erfüllt sind.

(3) Der Zeitaufwand, den ein Familienangehöriger oder eine andere nicht als Pflegekraft ausgebildete Pflegeperson für die erforderlichen Leistungen der Grundpflege und hauswirtschaftlichen Versorgung benötigt, muss wöchentlich im Tagesdurchschnitt

1. in der Pflegestufe I mindestens 90 Minuten betragen; hierbei müssen auf die Grundpflege mehr als 45 Minuten entfallen,
2. in der Pflegestufe II mindestens drei Stunden betragen; hierbei müssen auf die Grundpflege mindestens zwei Stunden entfallen,
3. in der Pflegestufe III mindestens fünf Stunden betragen; hierbei müssen auf die Grundpflege mindestens vier Stunden entfallen.

Demenzbedingte Pflegebedürftigkeit

Menschen mit demenzbedingtem zusätzlichem Pflegebedarf sowie geistig behinderte oder psychisch kranke Menschen waren in der ursprünglichen Gesetzesfassung kaum berücksichtigt. Die mit Wirkung ab 1.1.2002 neu eingefügte Regelung des § 45a SGB XI bessert hier nach, indem der vermehrte Betreuungsaufwand für allgemeine Beaufsichtigung und Betreuung dieses Personenkreises mit erheblich eingeschränkter Alltagskompetenz berücksichtigt wird.

§ 45a SGB XI – Pflegebedürftige mit erheblichem Betreuungsaufwand

(1) ... Dies sind Pflegebedürftige der Pflegestufen I, II oder III mit demenzbedingten Fähigkeitsstörungen, mit geistigen Behinderungen oder psychischen Erkrankungen, bei denen der Medizinische Dienst der Krankenversicherung im Rahmen der Begutachtung nach § 18 als Folge der Krankheit oder Behinderung Auswirkungen auf die Aktivitäten des täglichen Lebens festgestellt hat, die dauerhaft zu einer erheblichen Einschränkung der Alltagskompetenz geführt haben.

12.4 Leistungen der Pflegeversicherung

„Teilkaskoversicherung"

Die Leistungen der Sozialen Pflegeversicherung sollen nach dem Willen des Gesetzgebers nur eine soziale Grundsicherung darstellen, die weder Leistungen des Versicherten aus eigenen Mitteln überflüssig noch die Abdeckung weiteren Bedarfs nach den Vorschriften des Sozialhilferechts (Hilfe zur Pflege, §§ 61 ff. SGB XII) entbehrlich machen. In der Begründung des Gesetzentwurfes zur sozialen Pflegeversicherung wird dies deutlich herausgestellt: „Mit den Leistungen der Pflegeversicherung wird eine Vollversorgung der Pflegebedürftigen weder angestrebt noch erreicht."[7] Sachlich nicht ganz zutreffend, aber anschaulich wird die Pflegeversicherung daher oft als **„Teilkaskoversicherung"** bezeichnet.

[7] BT Drucksache 12/5262, S.90

Sach- und Geldleistungen

Die – insoweit begrenzten – Ansprüche des Versicherten umfassen neben Sach- und Geldleistungen auch Hilfsmittel sowie Beiträge zur Rentenversicherung für Pflegepersonen und wohnumfeldverbessernde Maßnahmen. Sie sind zusammenfassend vorgestellt in § 21a SGB I:

- Leistungen bei häuslicher Pflege (Pflegesachleistung, Pflegegeld für selbst beschaffte Pflegehilfen, häusliche Pflege bei Verhinderung der Pflegeperson, Pflegehilfsmittel und technische Hilfen),
- teilstationäre Pflege und Kurzzeitpflege,
- Leistungen für Pflegepersonen, insbesondere soziale Sicherung und Pflegekurse,
- vollstationäre Pflege.

Rangfolge

Die Reihenfolge dieser Leistungsaufzählung gibt auch ihre Rangfolge an: Häusliche Pflege soll vor teilstationärer Pflege und diese vor vollstationärer Pflege gefördert und durch Leistungen der Pflegeversicherung unterstützt werden (vgl. oben § 3 SGB XI). Es gilt der Grundsatz: **„Ambulant vor stationär“**. Häusliche Krankenpflege (§ 37 SGB V) geht den Leistungen der Pflegeversicherung vor.

12.4.1 Überblick über die Leistungen der sozialen Pflegeversicherung

Der Inhalt und Umfang der einzelnen Leistungen sind in Tabelle 12.**1** aufgeführt.

Tabelle 12.**1** Leistungen der sozialen Pflegeversicherung

Pflegesachleistungen (§ 36 SGB XI)
Pflegehilfe als Grundpflege und hauswirtschaftliche Versorgung wird durch einen ambulanten Pflegedienst erbracht, den die Pflegekasse zur Verfügung stellt. Je nach dem Grad der Pflegebedürftigkeit kann der Pflegebedürftige Pflegesachleistungen bis zu folgenden Höchstbeträgen in Anspruch nehmen. Dies sind monatlich in: • Pflegestufe I bis zu 384,00 Euro • Pflegestufe II bis zu 921,00 Euro • Pflegestufe III bis zu 1432,00 Euro
Pflegegeld für selbst beschaffte Pflegehilfen im häuslichen Bereich (§ 37 SGB XI)
Statt eine Pflegesachleistung in Anspruch zu nehmen, kann der Pflegebedürftige seine pflegerische Versorgung auch selbst organisieren und Pflegegeld beantragen, das – unabhängig vom tatsächlichen Bedarf – als Festbetrag an ihn ausgezahlt wird. Monatlich werden bezahlt in: • Pflegestufe I 205,00 Euro • Pflegestufe II 410,00 Euro • Pflegestufe III 665,00 Euro
Kombination von Geld- und Sachleistung (§ 38 SGB XI)
Bei nur teilweiser Inanspruchnahme der Sachleistungen (Pflegedienst) wird das Pflegegeld anteilig ausgezahlt.
Häusliche Pflege bei Verhinderung der Pflegeperson (§ 39 SGB XI)
Für längstens 4 Wochen pro Kalenderjahr werden für eine notwendige Ersatzpflege – z. B. bei Urlaub der Pflegeperson – maximal bis zu 1432,00 Euro im Einzelfall erstattet. Vorraussetzung hierfür ist, dass die häusliche Pflege bereits 12 Monate lang erfolgte.
Tages- und Nachtpflege, Kurzzeitpflege (§§ 41, 42 SGB XI)
Wenn häusliche Pflege nicht im erforderlichen Umfang oder vorübergehend überhaupt nicht geleistet werden kann – wie z. B. in Krisensituationen –, besteht Anspruch auf teilstationäre Pflege (Tages- und Nachtpflege) bzw. vorübergehende vollstationäre Pflege (Kurzzeitpflege) in hierfür zugelassenen Einrichtungen. Die Sachleistungen für teilstationäre Pflege betragen je Kalendermonat in: • Pflegestufe I bis zu 384,00 Euro • Pflegestufe II bis zu 921,00 Euro • Pflegestufe III bis zu 1432,00 Euro und für vorübergehende vollstationäre Pflege bis zu einer Maximaldauer von 4 Wochen im Kalenderjahr bis zu 1432,00 Euro unabhängig von der Pflegestufe.

Tabelle 12.1 (Fortsetzung)

Vollstationäre Pflege (§ 43 SGB XI)
Anspruch auf vollstationäre Pflege besteht, wenn häusliche oder teilstationäre bzw. Kurzzeitpflege nicht möglich sind. Die vollstationäre Pflege wird nur in einem gem. §§ 71, 72 SGB XI zugelassenen Pflegeheim gewährt und beinhaltet neben der Grundpflege die soziale Betreuung und die medizinische Behandlungspflege. Folgende Maximalbeträge sind in der vollstationären Pflege vorgesehen: • Pflegestufe I 1023,00 Euro • Pflegestufe II 1279,00 Euro • Pflegestufe III 1432,00 Euro Die jährlichen Ausgaben der einzelnen Pflegekassen pro Pflegebedürftigen in vollstationärer Pflege dürfen im Jahresdurchschnitt 15 339,00 Euro nicht überschreiten. Härtefälle werden nicht in diese Berechnung einbezogen.
Pflege in vollstationären Behinderteneinrichtungen (§ 43a SGB XI)
Für Pflegebedürftige, die in einer stationären Einrichtung für behinderte Menschen untergebracht sind, übernimmt die Pflegekasse 10 % des vereinbarten Heimentgelts, maximal jedoch 265,00 Euro monatlich. Voraussetzung hierfür ist die Feststellung, dass mindestens eine erhebliche Pflegebedürftigkeit (Pflegestufe I) vorliegt. Für die Tage, an denen der Behinderte zu Hause gepflegt und betreut wird, kann anteiliges Pflegegeld beansprucht werden. An- und Abreisetage gelten als volle Tage der häuslichen Pflege.
Härtefallregelung (§§ 36 Abs. 4, 43 Abs. 3 SGB XI)[8]
Die Pflegekassen können bei Versicherten der Pflegestufe III, bei denen ein außergewöhnlich hoher und intensiver Pflegeaufwand erforderlich ist, die Härtefallregelung anwenden. Vorraussetzung ist, dass der Pflegeaufwand das übliche Maß der Pflegestufe III weit übersteigt. Dies kann beispielsweise der Fall sein bei Apallikern, schwerer Demenz oder im Endstadium von Krebserkrankungen. Bei Vorliegen der Voraussetzungen[9] erhöht sich der Wert der Pflegeeinsätze monatlich: • bei häuslicher Pflege auf bis zu 1918,00 Euro • bei vollstationärer Pflege auf bis zu 1688,00 Euro
Leistungen für Pflegebedürftige mit einem erheblichen allgemeinen Betreuungsaufwand (§§ 45a, 45b SGB XI)
Pflegebedürftige mit „demenzbedingten Fähigkeitsstörungen, mit geistigen Behinderungen oder psychischen Erkrankungen", die auf Dauer erheblich in ihrer Alltagskompetenz eingeschränkt sind und einen erheblichen Bedarf an allgemeiner Beaufsichtigung und Betreuung haben, erhalten einen zusätzlichen Betreuungsbetrag von bis zu 460,00 Euro jährlich. Vorausgesetzt wird, dass mindestens die Pflegestufe I vorliegt und der Betrag zweckgebunden für folgende qualitätsgesicherte zusätzliche Betreuungsleistungen eingesetzt wird: • Tages- oder Nachtpflege • Kurzzeitpflege • Inanspruchnahme eines zugelassenen Pflegedienstes, der Leistungen zur allgemeinen Anleitung und Betreuung anbietet • niedrigschwellige Betreuungsangebote, die nach § 45c SGB XI gefördert oder förderungswürdig sind.

[8] Die Härtefallregelung stellt eine Ausnahmeregelung dar, die bei den einzelnen Pflegekassen nicht mehr als 5 % der stationären und 3 % der ambulanten Ausgaben der Pflegestufe III betragen darf. Dieses Budget wurde bisher nicht in vollem Umfang ausgeschöpft.

[9] Detailliert geregelt in den **Härtefall-Richtlinien** der Spitzenverbände der Pflegekassen. Download unter www.mds-ev.org

Tabelle 12.1 (Fortsetzung)

Pflegehilfsmittel, technische Hilfen und wohnumfeldverbessernde Maßnahmen (§ 40 SGB XI)
Im häuslichen Bereich haben Pflegebedürftige gegen die Pflegeversicherung Anspruch auf Hilfsmittel zur Erleichterung der Pflege, zur Linderung ihrer Beschwerden oder zur Erleichterung einer selbständigen Lebensführung; sie werden grundsätzlich als Sachleistungen zur Verfügung gestellt. Soweit Hilfsmittel wegen Krankheit oder Behinderung notwendig sind, sind sie von der Krankenversicherung (vgl. § 33 SGB V) oder anderen zuständigen Leistungsträgern zu tragen. • Die in der sozialen Pflegeversicherung zur Verfügung stehenden Hilfsmittel sind im Pflegehilfsmittelverzeichnis[10] aufgeführt. Darin nicht erwähnte Hilfsmittel, die dem Ausgleich einer Krankheit oder einer Behinderung dienen, können nach entsprechender Überprüfung der Krankenkasse, ggf. unter Hinzuziehung des Medizinischen Dienstes der Krankenversicherung, auf Verordnung des Arztes über die Krankenkasse oder andere zuständigen Leistungsträger bezogen werden. Gebrauchsgegenstände des täglichen Lebens wie z. B. Heizdecken, lange Schuhanzieher oder Elektromesser zählen nicht zu den Pflegehilfsmitteln. • Aufwendungen für zum Verbrauch bestimmte Hilfsmittel (z. B. Einmalhandschuhe) werden bis zu einer monatlichen Höhe von 31,00 Euro von der Pflegekasse übernommen. • Technische Hilfsmittel (z. B. Pflegebetten) sollen die Pflegekassen vorrangig leihweise überlassen. • Zur Verbesserung des individuellen Wohnumfeldes (z. B. behindertengerechter Umbau einer Wohnung) wird ein Zuschuss bis zu einer Höhe von 2557,00 Euro je Maßnahme gewährt.
Leistungen zur sozialen Sicherung der Pflegeperson (§ 44 SGB XI)
Für Pflegepersonen, die nicht mehr als 30 Stunden wöchentlich erwerbstätig sind und mindestens 14 Stunden wöchentlich in häuslicher Umgebung pflegen, entrichten die jeweils zuständigen Pflegekassen bzw. die private Pflegepflichtversicherung zur Verbesserung ihrer Altersvorsorge Beiträge zur Rentenversicherung. Die Höhe der Beiträge ist abhängig von der Pflegestufe und dem zeitlichen Umfang des wöchentlichen Pflegeaufwandes der Pflegeperson. Während der pflegerischen Tätigkeit sind Pflegepersonen außerdem gesetzlich unfallversichert.
Pflegekurse für Angehörige und ehrenamtliche Pflegepersonen (§ 45 SGB XI)
Um die ambulante und häusliche Pflege zu stärken und die pflegenden Angehörigen sowie ehrenamtliche Helfer durch bessere Qualifikation zu entlasten, sollen die Pflegekassen unentgeltlich Pflegekurse anbieten, auch in der häuslichen Umgebung des Pflegebedürftigen.

12.4.2 Leistungen der privaten Pflegepflichtversicherung

Die Leistungen der **privaten Pflegepflichtversicherung**, geregelt in den „Musterbedingungen der Privaten Pflegepflichtversicherung (MB/PVV)“, sind in Art und Umfang den Leistungsansprüchen in der sozialen Pflegeversicherung gleichwertig. Auch sie sind nach dem Grad der Pflegebedürftigkeit gestaffelt; allerdings gibt es generell keine Sachleistungen, sondern ausschließlich Geldleistungen in Form einer der Höhe nach gleichen Erstattung.

[10] Das **Pflegehilfsmittelverzeichnis** der Spitzenverbände der Pflegekassen ist als Anlage dem Hilfsmittelverzeichnis der Krankenversicherung (§ 128 SGB V) beigefügt. Für den Bereich der privaten Pflegepflichtversicherung sind die ausschließlich zur Verfügung stehenden Hilfsmittel aufgelistet im „Hilfsmittelverzeichnis der privaten Pflegepflichtversicherung“ gemäß Tarif PV Nr.4.

12.4.3 Antragsverfahren

Leistungen aus der Pflegeversicherung werden **nur auf Antrag** ab dem Zeitpunkt der Antragstellung – frühestens aber ab Vorliegen der Leistungsvoraussetzungen – gewährt. Es genügt ein formloser, z. B. auch telefonischer, Antrag bei der zuständigen Pflegekasse. Das Pflegeantragsformular wird dann dem Versicherten zugeschickt. In der privaten Pflegepflichtversicherung Versicherte stellen den Antrag bei ihrem Versicherungsunternehmen. Nachdem die Pflegekasse bzw. das Versicherungsunternehmen die versicherungsrechtlichen Voraussetzungen (Mitgliedschaft, Vorversicherungs- bzw. Wartezeiten etc.) geprüft haben, leiten sie das Begutachtungsverfahren ein.

12.5 Begutachtung in der sozialen Pflegeversicherung

Begutachtung durch den MDK

Im Bereich der sozialen Pflegeversicherung hat der Gesetzgeber die Begutachtung den in jedem Bundesland bestehenden Medizinischen Diensten der Krankenversicherung (MDK) übertragen. Der Medizinische Dienst erfüllt seine Aufgaben in eigener Verantwortung durch Pflegefachkräfte und Ärzte, die in ihrer medizinischen Tätigkeit nur ihrem ärztlichen Gewissen unterworfen sind, also unabhängig entscheiden (§ 275 Abs. 5 SGB V).

Die Pflegekasse beauftragt nach Antragseingang den zuständigen Medizinischen Dienst mit der Feststellung, ob Pflegebedürftigkeit im Sinne des § 14 SGB XI besteht und welche Stufe der Pflegebedürftigkeit (§ 15 SGB XI) vorliegt.

Das Verfahren zur Feststellung der Pflegebedürftigkeit ist in § 18 SGB XI geregelt. Die wesentlichen Aufgaben des Medizinischen Dienstes bestehen darin:

- leistungsberechtigte Personen bei der Einzelfallbegutachtung zu identifizieren,
- die Höhe der Pflegestufe festzulegen,
- Art, Umfang und voraussichtliche Dauer der Hilfebedürftigkeit zu ermitteln,
- die Pflegezeiten der Pflegepersonen für den Rentenversicherungsträger festzulegen,
- zu überprüfen, ob die häusliche Pflege sichergestellt ist,
- eine Prognose zu Entwicklung der Pflegebedürftigkeit abzugeben,
- Empfehlungen zur medizinischen Rehabilitation, zu notwendigen Pflegehilfsmitteln und technischen Hilfen abzugeben.

12.5.1 Ablauf des Begutachtungsverfahrens

Begutachtungsrichtlinien

Der Ablauf des Begutachtungsverfahrens ergibt sich aus § 18 SGB XI und den dazu gemäß § 17 SGB XI ergangenen „Richtlinien der Spitzenverbände der Pflegekassen zur Begutachtung von Pflegebedürftigkeit nach dem XI. Buch des Sozialgesetzbuches (Begutachtungs-Richtlinien – BRi) vom 21.03.1997 in der Fassung vom 11.6.2006“[11]:

- Sichtung der Unterlagen/Einbeziehung der behandelnden Ärzte/der Pflegeeinrichtungen und/oder der den Antragsteller Pflegenden in die Vorbereitung,
- Vorbereitung und Durchführung des Besuchs (Begutachtung im Wohnbereich),
- Begutachtung des Antragstellers im Krankenhaus oder stationärer Reha-Einrichtung,
- Verfahren bei fehlender oder unzureichender Sicherstellung der Pflege und Versorgung,
- Auswertung des Besuchs,
- Gutachtenabschluss,
- Verfahren bei bereits vorliegenden MDK-Gutachten.

Für den häuslichen und den stationären Bereich gelten einheitlich die gleichen rechtlichen Vorschriften.

Vorbereitung

Die Einbindung der behandelnden Ärzte oder die Überlassung von ärztlichen Unterlagen durch sie ist wünschenswert, aber sie ist keine Voraussetzung für die Pflegebegutachtung. Für behandelnde Ärzte bestehen keine gesetzlichen Mitwirkungspflichten bei der Umsetzung des Pflegeversicherungsgesetzes; eine Auskunftsverpflichtung kann sich aber aus vertraglichen Vereinbarungen, z. B. zwischen Medizinischem Dienst und kassenärztlicher Vereinigung, ergeben. Der Medizinische Dienst erhält von der Pflegekasse die notwendigen Unterlagen zu Vorerkrankungen, Klinikaufenthalten, zur Hilfsmittelversorgung und zur häuslichen Krankenpflege.

Begutachtung in häuslicher Umgebung

Die Begutachtung des Pflegebedürftigen hat in dessen häuslicher Umgebung oder in einer stationären Pflegeeinrichtung zu erfolgen. Eine Begutachtung nach Aktenlage ist nur bei eindeutiger Sachlage zulässig.

Der Medizinische Dienst meldet sich zum Hausbesuch beim Versicherten an. Sofern der Antragsteller einwilligt, kann auch der behandelnde Arzt in die Begutachtung mit einbezogen werden. Hilfreich kann für die Begutachtung ein über mindestens eine Woche von der Pflegeperson geführtes Pflegetagebuch sein. Es dient sowohl der Pflegeperson als Gedächtnisstütze für die geleisteten Hilfemaßnahmen als auch dem Gutachter für eine lückenlose Erfassung des Hilfebedarfes. Die Anwesenheit der Pflegeperson ist insbesondere bei demenziell erkrankten Personen sinnvoll.

Mitwirkungspflicht des Antragstellers

Erteilt der Antragsteller (oder sein gesetzlicher Vertreter) sein Einverständnis mit der Untersuchung nicht, kann die Pflegekasse die Leistungen verweigern; ergänzend gelten die allgemeinen Mitwirkungspflichten nach den §§ 60– 67 SGB I (vgl. dazu Kap. 2.4).

Klassifikation

Die Erstellung der Gutachten erfolgt bundeseinheitlich anhand standardisierter Pflegegutachten[12], die auf den medizinischen Klassifikationssystemen ICIDH/ICF basieren (vgl. Kap. 3.3.1). Schädigungen und daraus resultierende Beeinträchtigungen, die sich auf die Aktivitäten des täglichen Le-

[11] Die BRi sind in neuer Fassung am 1.9.2006 in Kraft getreten. Download unter www.mds-ev.org

[12] Formulargutachten gemäß Abschnitt G der BRi. Download unter www.mds-ev.org

bens auswirken, sind darzustellen und die Ressourcen des Pflegebedürftigen zu beschreiben.

Entscheidend für die Beurteilung der Pflegebedürftigkeit sind nicht die Diagnosen oder die Schwere einer Erkrankung, sondern der individuelle Hilfebedarf des Pflegebedürftigen, der sich aus funktionellen Einschränkungen und Fähigkeitsstörungen als Folge einer Krankheit oder Behinderung ergibt.

12.5.2 Ermittlung des Hilfebedarfs

Der Hilfebedarf des Antragstellers wird ermittelt aus:

- Art, Häufigkeit, zeitlichem Umfang und Prognose (Dauerfall),
- der individuellen Wohnsituation (Wohnverhältnisse, soziales Umfeld),
- der individuellen Pflegesituation unter Zugrundelegung einer Laienpflege.

Verrichtungsbezogenes Pflegekonzept

Der Pflegeversicherung liegt ein verrichtungsbezogenes Pflegekonzept zugrunde; für die Ermittlung der Pflegestufe ist ausschließlich der – dauernd oder für mindestens 6 Monate bestehende – Hilfebedarf bei folgenden gewöhnlichen und regelmäßig wiederkehrenden **Verrichtungen** (§ 14 Abs. 4 SGB XI) maßgeblich:

- **Körperpflege:** Waschen, Duschen, Baden, Zahnpflege, Kämmen, Rasieren, Darm- und Blasenentleerung,
- **Ernährung:** Mundgerechtes Zubereiten (z. B. Kleinschneiden von Fleisch oder eines belegten Brotes) oder Hilfe bei der Nahrungsaufnahme,
- **Mobilität:** Aufstehen und Zu-Bett-Gehen, An- und Auskleiden, Gehen (innerhalb der Wohnung oder der Pflegeeinrichtung), Stehen, Treppensteigen, Verlassen und Wiederaufsuchen der Wohnung (nur für Besuche beim Arzt, Therapeuten oder bei Ämtern, bei denen das persönliche Erscheinen erforderlich ist),
- **Hauswirtschaftliche Versorgung:** Einkaufen, Kochen, Reinigung der Wohnung, Spülen, Wechseln und Waschen der Wäsche und Kleidung, Beheizen der Wohnung.

Art des Hilfebedarfs

Bei der Ermittlung der Art des Hilfebedarfs unterscheidet der Gutachter gemäß der gesetzlichen Vorgabe (§ 14 Abs. 3 SGB XI, siehe S. 154) mehrere Formen der Hilfe für den Pflegebedürftigen bei den oben genannten Verrichtungen:

- Die **Unterstützung** dient der Erhaltung und Förderung noch vorhandener Fähigkeiten; verloren gegangene sollen dadurch wieder erlernt und nicht vorhandene Fähigkeiten neu entwickelt werden (aktivierende Pflege). Dazu gehört auch die Unterstützung bei der richtigen Nutzung vorhandener Hilfsmittel.

Beispiele

- Eine bettlägerige Person kann sich zwar selbständig waschen, das Waschwasser muss jedoch bereitgestellt und nach dem Waschen wieder entsorgt werden.
- Ein geistig Behinderter kann sich zwar selbständig an- und auskleiden, er ist jedoch nicht in der Lage, sich die den Witterungsverhältnissen entsprechende geeignete Kleidung auszusuchen.
- Ein Rollstuhlfahrer kann sich in der Regel selbständig fortbewegen, bedarf aber bei der Überwindung von Hindernissen (Treppenstufen, Bordsteinschwellen) fremder Hilfe.

- Bei der **teilweisen Übernahme** übernimmt die Pflegeperson den Teil der Verrichtungen des täglichen Lebens, den der Pflegebedürftige selbst nicht ausführen kann.

Beispiele

- Ein Pflegebedürftiger ist in der Lage, sich selbständig Gesicht, Hände und Oberkörper zu waschen. Für die Füße und Beine benötigt er Hilfe durch eine Pflegeperson. Auch wenn eine Verrichtung wegen körperlicher Erschöpfung nicht zu Ende geführt werden kann, handelt es sich um eine „teilweise Übernahme" bei Vollendung der Verrichtung durch eine Hilfskraft.
- Der Pflegebedürftige kann sich selbständig ankleiden, braucht jedoch aufgrund von Störungen der Feinmotorik Hilfe beim Schließen von Knöpfen.
- Bei einer verwirrten oder psychisch kranken Person muss das Waschen in der Badewanne teilweise übernommen werden, da der Betroffene vom eigentlichen Waschvorgang ständig abschweift oder diesen so langsam ausführt, dass eine Unterkühlung wegen zu langem Verbleiben im Badewasser befürchtet werden muss.

- Eine **vollständiger Übernahme** liegt vor, wenn die Pflegeperson eine Verrichtung ganz für den Pflegebedürftigen vornimmt, die dieser selbst nicht mehr ausführen kann, so dass er sie passiv hinnimmt.

Beispiel

Die Ganzkörperwäsche bei einem bettlägerigen Komapatienten wird vollständig von einer Pflegekraft übernommen.

- **Anleitung** ist die Aufforderung an den Pflegebedürftigen, eine Verrichtung durchzuführen, die er ohne diese Aufforderung nicht ausführen würde. Zur Anleitung gehören auch die Motivierung des Pflegbedürftigen zur selbständigen Ausführung einer Handlung und die Demonstration und Lenkung des Handlungsablaufs.

Beispiel

Ein demenziell Erkrankter kann sich nicht selbständig waschen. Jeden einzelnen Schritt des Waschvorganges muss die Pflegeperson erläutern, demonstrieren und die Durchführung überwachen, ohne dass der Betroffene unter Zeitdruck gesetzt wird.

- Eine **Beaufsichtigung** ist erforderlich, wenn damit zu rechnen ist, dass bestimmte Verrichtungen vom Pflegebedürftigen nur unter Aufsicht zielorientiert und sicher durchgeführt werden können. Die Beaufsichtigung kann auch darin bestehen, z. B. bei einer Ganzkörperwäsche zu überprüfen, ob der Pflegebedürftige am Ende sauber ist.

Beispiel

Ein Patient mit Alzheimer-Krankheit muss beim Rasieren beaufsichtigt werden, da die Gefahr des unsachgemäßen Umgangs mit der Rasierklinge besteht.

Die vorsorgliche Anwesenheit einer Pflegeperson zur allgemeinen Überwachung des Pflegebedürftigen zählt dagegen nicht zu den berücksichtigungsfähigen Hilfearten, ebenso wenig allgemeine Ermahnungen oder Erinnerungen wie „sich einmal täglich zu waschen" oder „vorsichtig mit dem Messer umzugehen". Nur verrichtungsbezogene Aufsicht, also konkrete Anleitung, Überwachung und/oder Erledigungskontrollen werden als Pflegebedarf anerkannt; die Pflegeperson muss dabei zeitlich und örtlich gebunden sein.

12.5.3 Zeiterfassung der Grundpflege

Zeitkorridore

Neben der Art des Hilfebedarfs erfasst der Gutachter die **Zeiten der Grundpflege.** Er erhebt die erforderlichen Pflegezeiten, auch diejenigen, die nicht erbracht werden, aber notwendig wären (fiktive Pflegezeit); Maßstab ist die Laienpflege. Dabei orientiert er sich an den sog. **Korridorzeiten**, die in den BRi (s. Kap. 12.5.1) unter Einbindung der Leistungserbringer festgelegt wurden. Die Korridorzeiten sind Erfahrungswerte, die sich auf die „volle Übernahme" einer der Verrichtungen beziehen, die im Katalog der pflegerelevanten Verrichtungen gem. § 14 Abs. 4 SGB XI genannt sind. Der Gutachter kann den Korridorwert sowohl nach unten als auch nach oben korrigieren, sofern im Einzelfall erleichternde oder erschwerende Faktoren vorliegen. Die maßgebliche Bewertung der individuellen Pflegesituation bleibt auch bei Anwendung der Zeitkorridore uneingeschränkt erhalten. Die Zeitkorridore finden sich in Tabelle 12.2.

12.5.4 Zeitbedarf der hauswirtschaftlichen Versorgung

Auch der Zeitaufwand für die hauswirtschaftliche Versorgung ist vom Gutachter zu ermitteln und festzustellen; im Regelfall wird er die gesetzlichen Mindestvorgaben (44 Min. in Pflegestufe I, 1 Stunde in den Pflegestufen II und III) erreichen bzw. überschreiten.

Tabelle 12.2 Zeitkorridore für die Erbringung von Leistungen der Grundpflege

Körperpflege	***Minuten (pro Verrichtung)***
Ganzkörperwäsche	20–25
Teilwäsche Oberkörper	8–10
Teilwäsche Unterkörper	12–15
Teilwäsche Hände/Gesicht	1–2
Duschen	15–20
Baden	20–25
Zahnpflege	5
Kämmen	1–3
Rasieren	5–10
Wasserlassen	2–3
Stuhlgang	3–6
Richten der Bekleidung	2
Wechseln v. Windel nach Wasserlassen	4–6
Wechseln v. Windel nach Stuhlgang	7–10
Wechseln kleiner Vorlagen	1–2
Wechseln/Entleeren des Urinbeutels	2–3
Wechseln/Entleeren des Stomabeutels	3–4
Ernährung	***Minuten***
Mundgerechte Zubereitung	2–3
Nahrungsaufnahme oral	15–20
Nahrungsaufnahme Sonde	15–20 (pro Tag!)
Mobilität	***Minuten (pro Verrichtung)***
Aufstehen/Zu-Bett-Gehen	1–2
Umlagern	2–3
Ankleiden gesamt	8–10
Ankleiden Ober-/Unterkörper	5–6
Entkleiden gesamt	4–6
Entkleiden Ober-/Unterkörper	2–3
Stehen (Transfer)	1
Gehen	kein Zeitkorridor
Treppensteigen	kein Zeitkorridor
Verlassen/Wiederaufsuchen der Wohnung	kein Zeitkorridor

12.5.5 Zuweisung einer Pflegestufe

Aus der Summe des Zeitaufwandes in der Grundpflege und hauswirtschaftlichen Versorgung resultiert eine Zuordnung in eine der 3 Pflegestufen:

- **Pflegestufe I:** Mindestens 90 Minuten täglich, davon mehr als 45 Minuten Grundpflege.
- **Pflegestufe II:** Mindestens 3 Stunden täglich, davon mindestens 2 Stunden Grundpflege.
- **Pflegestufe III:** Mindestens 5 Stunden täglich, davon mindestens 4 Stunden Grundpflege, die zum Teil auch zur Nachtzeit erforderlich ist.

12.5.6 Inhalt des Formulargutachtens

Die Ergebnisse seiner Prüfung fasst der Gutachter in dem Formulargutachten gem. BRi zusammen, das differenziert Stellung nimmt zu den Punkten:

- Voraussetzungen und Beginn der Pflegebedürftigkeit,
- Pflegestufe,
- Vorliegen eines Härtefalles,
- Umfang der Pflegetätigkeit,
- Erforderlichkeit beantragter vollstationärer Pflege,
- Sicherstellung häuslicher Pflege bei beantragtem Pflegegeld,
- im Einzelfall erforderliche pflegerische Hilfen,
- notwendige Hilfsmittel und technische Hilfen,
- Vorschläge für Reha- und Präventionsmaßnahmen,
- Prognose über die künftige Pflegebedürftigkeit des Antragstellers,
- Notwendigkeit und Zeitabstände eventueller Wiederholungsbegutachtungen.

12.5.7 Leistungsentscheidung der Pflegekasse

Nach Abschluss der gutachterlichen Prüfung wird das Pflegegutachten der auftraggebenden Pflegekasse übermittelt, die auf Basis des Gutachtens über die beantragten Leistungen entscheidet und den Antragsteller verbescheidet.

Für die Entscheidung über den Pflegeantrag ist allein die Pflegekasse zuständig und nicht der MDK; dieser ist nur für die Ermittlung der pflegerischen und medizinischen Fakten sowie die Unterbreitung von Vorschlägen (z. B. Pflegeplan) zuständig.

12.5.8 Fallbeispiele

Fallbeispiel 1

Keine Pflegestufe

Diagnose: Chorea Huntington und beginnender intellektueller Abbau.

Psyche: Die Patientin ist voll orientiert. Es bestehen leichte kognitive Einbußen, die sich aber noch nicht auf die Verrichtungen des täglichen Lebens auswirken.

Körperpflege: Frau A. kann die gesamte Körperpflege bei erhöhtem Zeitbedarf selbständig durchführen, lediglich bei feinmotorischen Tätigkeiten (z. B. Zahnpasta auf die Zahnbürste geben) und beim wöchentlichen Bad bedarf sie der Hilfe. Es bestehen Harn- und Stuhlkontinenz.

Ernährung: Frau A. kann selbständig essen und trinken. Harte Speisen müssen ihr mundgerecht zubereitet werden.

Mobilität: Das Gehen innerhalb und außerhalb der Wohnung ist ohne fremde Hilfe möglich; die Toilette kann allein aufgesucht werden. Beim An- und Auskleiden bedarf sie nur beim Schließen von Knöpfen einer Hilfe.

Das Gangbild zeigt die typischen choreatischen Bewegungsabläufe, ist jedoch mit Gehhilfe sicher.

Hilfsmittelversorgung: Gehhilfe

Erfassung des sachlichen und zeitlichen Mindestpflegebedarfs:

Körperpflege	Häufigkeit		Form der Hilfe*	Zeit pro Tag (Min.)
	tägl.	wöch.		
Waschen				
Ganzkörperwäsche				
Teilwäsche (Ober-/Unterkörper)				
Teilwäsche (Hände/Gesicht)				
Duschen				
Baden		1	TÜ	2
Zahnpflege	3		U	3
Kämmen	1		U	1
Rasieren				
Darm- und Blasenentleerung				
Wasserlassen				
Stuhlgang				
Richten der Bekleidung	5		U	5
Wechseln der Windeln				
Wechseln kleiner Vorlagen				
Wechseln/Entleeren des Urin- /Stomabeutels				
Summe Zeitbedarf Körperpflege				**11**

Ernährung				
Mundgerechte Zubereitung	3		U/TÜ	4
Nahrungsaufnahme oral				
Nahrungsaufnahme Sonde				
Summe Zeitbedarf Ernährung				**4**

Mobilität				
Aufstehen/Zu-Bett-Gehen				
Umlagern				
Ankleiden gesamt	1		U	4
Ankleiden Ober-/Unterkörper				

Mobilität	Häufigkeit		Form der Hilfe*	Zeit pro Tag (Min.)
	tägl.	wöch.		
Entkleiden gesamt	1		U	2
Entkleiden Ober-/ Unterkörper				
Stehen/Transfer*		1	U	1
Gehen				
Treppensteigen				
Verl./Wiederaufsuchen d. Wohnung				
Summe Zeitbedarf Mobilität				7

*Hilfe beim Transfer in die Wanne

Hauswirtschaftliche Versorgung	
Einkaufen, Kochen, Reinigen der Wohnung, Spülen, Beheizen der Wohnung, Wechseln und Waschen der Wäsche	
Summe Zeitbedarf Hauswirtschaft	45

Summe Zeitbedarf Grundpflege (Körperpflege, Ernährung, Mobilität)	22
Summe Zeitbedarf Hauswirtschaft	45
Gesamtzeitbedarf	67

*U: Unterstützung, TÜ: teilweise Übernahme, VÜ: vollständige Übernahme, A: Anleitung, B: Beaufsichtigung

Liegen erschwerende oder erleichternde Faktoren vor? Nein
Besteht ein nächtlicher Grundpflegebedarf? Nein
Pflegeeinstufung: Es werden weder der für die Pflegestufe I erforderliche Gesamtzeitbedarf von mindestens 90 Minuten erreicht noch der Mindestzeitaufwand für Grundpflege von mehr als 45 Minuten. Daher im Ergebnis: **Keine Pflegestufe.**

Fallbeispiel 2

Pflegestufe I – erhebliche Pflegebedürftigkeit
Diagnose: Leichte Demenz durch multiple Infarkte; Hypertonie.
Psyche: Der Antragsteller B. ist zur Person noch orientiert. Die zeitliche und örtliche Orientierung weist deutliche Lücken auf. Das Potenzial, Neues zu erlernen, ist herabgesetzt. Produktive Fähigkeiten und soziale Aktivitäten sind deutlich beeinträchtigt.
Betreuungs- und Wohnsituation: Der 78-jährige Herr B. wohnt mit seiner 75-jährigen Ehefrau in einem Einfamilienhaus. Das Schlafzimmer befindet sich im ersten Stock. Die Versorgung erfolgt einmal täglich durch den ambulanten Pflegedienst und durch die noch rüstige Ehefrau.
Körperpflege: Herr B. kann sich noch teilweise selbst waschen und ankleiden. Er bricht jedoch wiederholt Handlungsabläufe ab und muss zum Weitermachen animiert werden. Je nach Tagesverfassung ist auch eine Anleitung erforderlich. Beim Ankleiden ist auf die korrekte Reihenfolge und auf eine witterungsgerechte Kleidung zu achten. Es besteht Harn- und Stuhlkontinenz. Nach Stuhlgang ist aber die Reinigung danach zu überprüfen.
Ernährung: Herr B. kann selbständig essen und trinken. Die Nahrung muss teilweise mundgerecht zubereitet werden. Zur Flüssigkeitsaufnahme muss er angeregt werden.
Mobilität: Ist nicht eingeschränkt. Herr. B ist innerhalb der Wohnung orientiert.
Hilfsmittelversorgung: keine

Erfassung des sachlichen und zeitlichen Mindestpflegebedarfs:

Körperpflege	Häufigkeit		Form der Hilfe*	Zeit pro Tag (Min.)
	tägl.	wöch.		
Waschen				
Ganzkörperwäsche		6	TÜ/A	18
Teilwäsche (Ober-/Unterkörper)	1		TÜ/A	9
Teilwäsche (Hände/Gesicht)	4		A	4
Duschen				
Baden		1	TÜ	2
Zahnpflege	3		A	7
Kämmen	1		A	2
Rasieren	1		U/A	5
Darm- und Blasenentleerung				
Wasserlassen				
Stuhlgang	1		U/A	1
Richten der Bekleidung	5		U/A	6
Wechseln der Windeln				
Wechseln kleiner Vorlagen				
Wechseln/Entleeren des Urin-/Stomabeutels				
Summe Zeitbedarf Körperpflege				54

Ernährung				
Mundgerechte Zubereitung	3		TÜ	5
Nahrungsaufnahme oral	5		A	10
Nahrungsaufnahme Sonde				
Summe Zeitbedarf Ernährung				15

Mobilität				
Aufstehen/Zu-Bett-Gehen				
Umlagern				
Ankleiden gesamt	2		U/A	8
Ankleiden Ober-/ Unterkörper				
Entkleiden gesamt	2		U/A	3
Entkleiden Ober-/ Unterkörper				
Stehen/Transfer				
Gehen				
Treppensteigen				

Mobilität	Häufigkeit		Form der Hilfe*	Zeit pro Tag (Min.)
	tägl.	wöch.		
Verl./Wiederaufsuchen d. Wohnung				
Summe Zeitbedarf Mobilität				11

Hauswirtschaftliche Versorgung	
Einkaufen, Kochen, Reinigen der Wohnung, Spülen, Beheizen der Wohnung, Wechseln und Waschen der Wäsche	
Summe Zeitbedarf Hauswirtschaft	45

Summe Zeitbedarf Grundpflege (Körperpflege, Ernährung, Mobilität)	80
Summe Zeitbedarf Hauswirtschaft	45
Gesamtzeitbedarf	125

*U: Unterstützung, TÜ: teilweise Übernahme, VÜ: vollständige Übernahme, A: Anleitung, B: Beaufsichtigung

Liegen erschwerende oder erleichternde Faktoren vor? Nein
Besteht ein nächtlicher Grundpflegebedarf? Gelegentliche Unterstützung beim nächtlichen Toilettengang.
Pflegeeinstufung: Es werden sowohl der für die Pflegestufe I erforderliche Gesamtzeitbedarf von mindestens 90 Minuten wie auch der Mindestzeitaufwand für Grundpflege von mehr als 45 Minuten erreicht. Daher im Ergebnis: **Pflegestufe I.**

Fallbeispiel 3

Pflegestufe II – Schwerpflegebedürftigkeit
Diagnose: Apoplex mit Hemiparese links; Hypertonie; Herzinsuffizienz.
Psyche: Die Antragstellerin C. ist geistig voll orientiert. Sie leidet unter einer depressiven Grundstimmung.
Betreuungs- und Wohnsituation: Die 62-jährige Frau C. wird in einer stationären Einrichtung gepflegt. Sie erhält täglich Besuch von ihrer Tochter.
Körperpflege: Frau C. kann sich am Waschbecken sitzend als Rechtshänderin noch selbst kämmen, Zähne putzen sowie Gesicht und einen Teil des Oberkörpers waschen, sofern die Waschutensilien bereitgestellt werden. Wegen einer Harninkontinenz trägt sie tagsüber Einlagen, nachts Windeln, die sie nicht selbst wechseln kann. Es wird ein Toilettentraining durchgeführt.
Ernährung: Speisen müssen mundgerecht zubereitet werden; essen kann sie mit der rechten Hand allein. Getränke müssen so bereitgestellt werden, dass Frau C. sie mit einer Hand in das Glas geben kann.
Mobilität: Frau C. ist nicht alleine gehfähig. Bei den Transfers Bett – Rollstuhl – Toilette/Badwanne benötigt sie eine Hilfe. Sie kann jedoch mit Festhalten kurzzeitig allein stehen. Der Rollstuhl kann von Frau C. nicht selbständig fortbewegt werden. Im Bett ist eine Lagerungshilfe erforderlich. Beim An- und Auskleiden ist Frau C. weitgehend auf Hilfe angewiesen.
Hilfsmittelversorgung: Rollstuhl, Toilettensitzerhöhung, Pflegebett, Inkontinenzartikel.

Erfassung des sachlichen und zeitlichen Mindestpflegebedarfs:

Körperpflege	Häufigkeit		Form der Hilfe*	Zeit pro Tag (Min.)
	tägl.	wöch.		
Waschen				
Ganzkörperwäsche		6	TÜ	18
Teilwäsche (Ober-/Unterkörper)	1		TÜ	10
Teilwäsche (Hände/Gesicht)	4		TÜ	4
Duschen				
Baden		1	TÜ	2
Zahnpflege	3		U	3
Kämmen	2		U	2
Rasieren				
Darm- und Blasenentleerung				
Wasserlassen	4		U	6
Stuhlgang	1		TÜ	2
Richten der Bekleidung	5		VÜ	10
Wechseln der Windeln	2		VÜ	10
Wechseln kleiner Vorlagen	4		VÜ	8
Wechseln/Entleeren des Urin-/Stomabeutels				
Summe Zeitbedarf Körperpflege				75

Ernährung				
Mundgerechte Zubereitung	5		VÜ	12
Nahrungsaufnahme oral				
Nahrungsaufnahme Sonde				
Summe Zeitbedarf Ernährung				12

Mobilität				
Aufstehen/Zu-Bett-Gehen	4		TÜ	6
Umlagern	5		TÜ	9
Ankleiden gesamt	2		VÜ	16
Ankleiden Ober-/Unterkörper				
Entkleiden gesamt	2		VÜ	10
Entkleiden Ober-/Unterkörper				
Stehen/Transfer	10		TÜ	7
Gehen	10		VÜ	20
Treppensteigen				
Verl./Wiederaufsuchen d. Wohnung				
Summe Zeitbedarf Mobilität				68

Hauswirtschaftliche Versorgung	Häufigkeit		Form der Hilfe*	Zeit pro Tag (Min.)
	tägl.	wöch.		
Einkaufen, Kochen, Reinigen der Wohnung, Spülen, Beheizen der Wohnung, Wechseln und Waschen der Wäsche				
Summe Zeitbedarf Hauswirtschaft				60

Summe Zeitbedarf Grundpflege (Körperpflege, Ernährung, Mobilität)	155
Summe Zeitbedarf Hauswirtschaft	60
Gesamtzeitbedarf	215

*U: Unterstützung, TÜ: teilweise Übernahme, VÜ: vollständige Übernahme, A: Anleitung, B: Beaufsichtigung

Liegen erschwerende oder erleichternde Faktoren vor? Nein.
Besteht ein nächtlicher Grundpflegebedarf? Lagerung, Inkontinenzversorgung.
Pflegeeinstufung: Es werden sowohl der für die Pflegestufe II erforderliche Gesamtzeitbedarf von mindestens drei Stunden wie auch der Mindestzeitaufwand für Grundpflege von zwei Stunden erreicht. Daher im Ergebnis: **Pflegestufe II.**

12.6 Die Pflegebegutachtung in der privaten Pflegepflichtversicherung

Die Träger der privaten Pflegepflichtversicherung, die sich im „Verband der privaten Krankenversicherung e.V. (PKV)" zusammengeschlossen haben, beauftragen mit der Pflegebegutachtung in der Regel ihr Tochterunternehmen Medicproof GmbH, das sich als medizinischer Dienst für die private Pflegeversicherung versteht. Die Medicproof GmbH führt ihre Aufträge durch ein bundesweites Netz freiberuflich tätiger Ärzte und Pflegefachkräfte aus, die die Gutachtertätigkeit überwiegend in Nebentätigkeit ausüben.

Gleiche Begutachtungsmaßstäbe

Die Begutachtung zur Feststellung der Pflegebedürftigkeit und der Pflegestufe erfolgt auf gleiche Weise und anhand der gleichen Maßstäbe (§§ 14, 15, 18 SGB XI) wie in der sozialen Pflegeversicherung; hierzu sind die Unternehmen der privaten Pflegeversicherung gemäß § 23 Abs. 6 SGB XI verpflichtet. Da auch die Begutachtungsrichtlinien (BRi) Anwendung finden, ist die Vorgehensweise im Wesentlichen identisch mit der des MDK in der sozialen Pflegeversicherung.

Auftragsvolumen

Entsprechend der kleineren Zahl der Versicherten ist die Zahl der Begutachtungsaufträge erheblich geringer als in der sozialen Pflegeversicherung; während im Jahr 2003 die Medicproof GmbH rd. 92 000 Aufträge erhielt, waren es beim MDK rd. 1,4 Mio.

12.7 Medizinische Gutachter außerhalb der Gutachterorganisationen

Monopolisierung der Pflegebegutachtung

Die Durchführung der Pflegebegutachtung ist im Bereich der sozialen Pflegeversicherung gesetzlich beim MDK monopolisiert (§ 18 Abs. 1 SGB XI). Da auch die Unternehmen der privaten Pflegepflichtversicherung ihren Begutachtungsbedarf über ihr Tochterunternehmen Medicproof GmbH befriedigen, werden ärztliche Gutachter, die nicht einer der beiden Organisationen angehören, nur in seltenen Fällen mit einer Pflegebegutachtung betraut werden.

Ärztlicher Sachverständiger im Sozialgerichtsverfahren

Am ehesten wird dies noch im sozialgerichtlichen Verfahren der Fall sein, wenn der Versicherte auf Leistung klagt[13] und das Ausmaß der Pflegebedürftigkeit streitig ist. Das Sozialgericht kann dann Beweis erheben durch Einholung eines medizinischen Gutachtens bei einem neutralen ärztlichen Sachverständigen; auch der Kläger selbst hat das Recht, einen Arzt als Sachverständigen zu benennen. Dem auf diese Weise zum „Pflegegutachter" gewordenen Arzt die Erfüllung seines Auftrags durch einen Überblick über gesetzliche Grundlagen und Verfahrensweise der Begutachtung in der Pflegeversicherung zu erleichtern, ist Ziel dieses Beitrags.

[13] Das Sozialgericht ist auch für Leistungsklagen in der privaten Pflegepflichtversicherung zuständig (§ 51 Abs. 2 SGG).

13 Begutachtung im Betreuungsrecht

S. May

13.1 Grundlagen der Betreuung

Die gesetzliche Grundlage für die rechtliche Vertretung von volljährigen Menschen ist der § 1896 im Bürgerlichen Gesetzbuch (BGB). Das Betreuungsrecht wurde 1992 in Kraft gesetzt, und zuletzt durch das 2. Betreuungsrechtsänderungsgesetz 2005 geändert[1]. Es löste das Vormundschaftsrecht für Volljährige und die Gebrechlichkeitspflegschaft ab.

Von der Intention her war mit der Neuregelung verfolgt worden, die persönliche Betreuung in den Vordergrund zu stellen. Wenn aber die gesetzliche Betreuung „ein Dienst" für einen Kranken oder behinderten Menschen ist, ist sie im Wortsinn eine Therapie (θεραπεια = Dienen, Dienstleistung, Pflege, Heilung). Eine Therapieform, mit der unterschiedliche Lebensbereiche einvernehmlich mit dem betreuten Menschen, und ausgehend von diesem, bearbeitet werden. Denn jede Therapie ist von der Einwilligung desjenigen abhängig, der sie erfahren soll. Und für jede Therapie muss es eine von der Diagnose geleitete Indikation geben.

§ 1896 BGB – Voraussetzungen für die Rechtliche Betreuung

(1) Kann ein Volljähriger auf Grund einer psychischen Krankheit oder einer körperlichen, geistigen oder seelischen Behinderung seine Angelegenheiten ganz oder teilweise nicht besorgen, so bestellt das Vormundschaftsgericht auf seinen Antrag oder von Amts wegen für ihn einen Betreuer. Den Antrag kann auch ein Geschäftsunfähiger stellen. Soweit der Volljährige auf Grund einer körperlichen Behinderung seine Angelegenheiten nicht besorgen kann, darf der Betreuer nur auf Antrag des Volljährigen bestellt werden, es sei denn, dass dieser seinen Willen nicht kundtun kann.

(1a) Gegen den freien Willen des Volljährigen darf ein Betreuer nicht bestellt werden.

(2) Ein Betreuer darf nur für Aufgabenkreise bestellt werden, in denen die Betreuung erforderlich ist. Die Betreuung ist nicht erforderlich, soweit die Angelegenheiten des Volljährigen durch einen Bevollmächtigten, der nicht zu den in § 1897 Abs. 3 bezeichneten Personen gehört, oder durch andere Hilfen, bei denen kein gesetzlicher Vertreter bestellt wird, ebenso gut wie durch einen Betreuer besorgt werden können.

(3) Als Aufgabenkreis kann auch die Geltendmachung von Rechten des Betreuten gegenüber seinem Bevollmächtigten bestimmt werden.

(4) Die Entscheidung über den Fernmeldeverkehr des Betreuten und über die Entgegennahme, das Öffnen und das Anhalten seiner Post werden vom Aufgabenkreis des Betreuers nur dann erfasst, wenn das Gericht dies ausdrücklich angeordnet hat.

Den im Gesetz aufgeführten Krankheitskategorien „psychische Krankheit, geistige Behinderung und seelische Behinderung" hat der medizinische Sachverständige entsprechende im ICD-10 aufgeführte Krankheitsbilder zuzuordnen. Dabei hat er zu berücksichtigen, ob die Krankheitsbilder so ausgeprägt sind, dass – unter Beachtung des individuellen Falles – die Betreuung erforderlich ist, und welche Aufgabenkreise sie umfassen soll. Häufig benannte Aufgabenkreise finden sich in Tabelle 13.1. Weitere Aufgabenkreise sind denkbar. Sie sind am individuellen Fall orientiert vorzuschlagen. Der § 1901 BGB beschreibt dabei den Umfang der Betreuung und die Pflichten des Betreuers.

§ 1901 BGB – Umfang der Betreuung, Pflichten des Betreuers

(1) Die Betreuung umfasst alle Tätigkeiten, die erforderlich sind, um die Angelegenheiten des Betreuten nach Maßgabe der folgenden Vorschriften rechtlich zu besorgen.

(2) Der Betreuer hat die Angelegenheiten des Betreuten so zu besorgen, wie es dessen Wohl entspricht. Zum Wohl des Betreuten gehört auch die Möglichkeit, im Rahmen seiner Fähigkeiten sein Leben nach seinen eigenen Wünschen und Vorstellungen zu gestalten.

Tabelle 13.1 Die wichtigsten Aufgabenkreise von Betreuungen

- Vermögenssorge (mit oder ohne Einwilligungsvorbehalt gemäß §1903 BGB)
- Regelung von Mietangelegenheiten und Wohnungsauflösungen
- Aufenthaltsbestimmung
- Vertretung gegenüber Behörden und Verwaltungen
- Sorge für die Gesundheit (mit der damit verbundenen Organisation ambulanter oder stationärer medizinischer Therapie und diagnostischer Maßnahmen)
- Entgegennahme, Öffnung und Bearbeitung der Post
- Ehescheidung
- Regelung von Sorgerechtsangelegenheiten

[1] Bundesgesetzblatt Jahrgang 2005 Teil I Nr. 23, ausgegeben zu Bonn am 26. April 2005

(3) Der Betreuer hat Wünschen des Betreuten zu entsprechen, soweit dies dessen Wohl nicht zuwiderläuft und dem Betreuer zuzumuten ist. Dies gilt auch für Wünsche, die der Betreute vor der Bestellung des Betreuers geäußert hat, es sei denn, dass er an diesen Wünschen erkennbar nicht festhalten will. Ehe der Betreuer wichtige Angelegenheiten erledigt, bespricht er sie mit dem Betreuten, sofern dies dessen Wohl nicht zuwiderläuft.
(4) Innerhalb seines Aufgabenkreises hat der Betreuer dazu beizutragen, dass Möglichkeiten genutzt werden, die Krankheit oder Behinderung des Betreuten zu beseitigen, zu bessern, ihre Verschlimmerung zu verhüten oder ihre Folgen zu mildern. Wird die Betreuung berufsmäßig geführt, hat der Betreuer in geeigneten Fällen auf Anordnung des Gerichts zu Beginn der Betreuung einen Betreuungsplan zu erstellen. In dem Betreuungsplan sind die Ziele der Betreuung und die zu ihrer Erreichung zu ergreifenden Maßnahmen darzustellen.
(5) Werden dem Betreuer Umstände bekannt, die eine Aufhebung der Betreuung ermöglichen, so hat er dies dem Vormundschaftsgericht mitzuteilen. Gleiches gilt für Umstände, die eine Einschränkung des Aufgabenkreises ermöglichen oder dessen Erweiterung, die Bestellung eines weiteren Betreuers oder die Anordnung eines Einwilligungsvorbehalts (§ 1903) erfordern.

13.1.1 Freie Willensbestimmung und natürlicher Wille

Soweit der Betroffene zur freien Willensbestimmung fähig ist, darf gegen seinen Willen ein Betreuer nicht bestellt werden. Eine Bestellung gegen den freien Willen des Betroffenen stellt einen Eingriff in die Würde des Betroffenen dar, der zu unterlassen oder zu beseitigen ist. Richtet die Betreuung sich gegen die Willensäußerungen des Betroffenen, ist darzustellen, inwiefern dessen „freier Wille" krankheitsbedingt so beeinträchtigt ist, dass dennoch eine Betreuung eingerichtet werden soll. Zum freien Willen gehören Einsichtsfähigkeit und die Fähigkeit nach dieser Einsicht zu handeln. Fehlt eines der beiden Merkmale, liegt ein lediglich „natürlicher Wille" vor. Einsichtsfähigkeit setzt die Fähigkeit des Betroffenen voraus, im Grundsatz die für und wider eine Betreuerbestellung sprechenden Gesichtspunkte zu erkennen und gegeneinander abzuwägen.

Nach dem Willen des Gesetzgebers soll aber auch der „natürliche Wille" beachtet werden. Der natürliche Wille kann jedoch bei Vorliegen gewichtiger sachlicher Erwägungen unter Beachtung der Verhältnismäßigkeit eingeschränkt werden.

13.1.2 Erforderlichkeit der Betreuerbestellung

Der Grundsatz der „Erforderlichkeit" bei der Betreuerbestellung setzt voraus, dass der ärztliche Sachverständige Stellung nimmt zu den Fragen:

- ob der Betroffene mit der Betreuerbestellung einverstanden ist,
- welche Aufgabenkreise die Betreuung umfassen soll,
- wie lange die Betreuung dauern soll,
- warum die Einrichtung der Betreuung notwendig ist.

13.1.3 Notwendigkeit einer gesetzlichen Betreuung

Die Frage der „Notwendigkeit" (§ 1896 Abs. 2) setzt voraus, dass der Sachverständige gute Kenntnisse hat über die „anderen Hilfen" vor Ort. Über die Notwendigkeit einer gesetzlichen Betreuung ist nur in Kenntnis um die örtlichen Gegebenheiten zu entscheiden. Entsprechend gilt es zu klären, welche Hilfsmöglichkeiten es im Umfeld des Betroffenen gibt. Das Betreuungsgesetz hat im Verein mit dem Gesetz über die Angelegenheiten der freiwilligen Gerichtsbarkeit (FGG) und den Landesbetreuungsgesetzen der Bundesländer Gerichts-, Verwaltungs-, Vereinsstrukturen entstehen lassen. Hinzu kommen sog. Berufsbetreuer, Verfahrenspfleger und ehrenamtliche Betreuer.

Zu den Hilfsmöglichkeiten im Umfeld des Betroffenen zählen Pflegedienste, Pflegeeinrichtungen, komplementäre psychosoziale ambulante wie stationäre Versorgungsangebote, Behindertenwerkstätten, aber auch Familienangehörige und Bekannte. Die jeweiligen gesetzlichen Grundlagen (in der Regel die verschiedenen Sozialgesetzbücher (SGB I–XII)) zur Finanzierung dieser Angebote sind zu beachten.

Die Einrichtung einer gesetzlichen Betreuung beeinträchtigt die rechtliche Handlungsfähigkeit des Betroffenen nicht. So vermittelt das Vorliegen einer Betreuung keine Aussage zum Vorliegen von Geschäftsunfähigkeit. Der Betreute kann eine Ehe schließen, Testamente errichten und er besitzt das Wahlrecht.

13.1.4 Einwilligungsvorbehalt

Gemäß § 1903 BGB kann zum Schutz des Betreuten ein Einwilligungsvorbehalt zur gesetzlichen Betreuung eingerichtet werden. Dieser Einwilligungsvorbehalt wird durch das Gericht zur Abwendung einer erheblichen Gefahr für die Person oder das Vermögen des Betroffenen angeordnet. Er besagt, dass der Betreute zu einer Willenserklärung, die den Aufgabenbereich des Betreuers betrifft, dessen Einwilligung bedarf (Einwilligungsvorbehalt).

§ 1903 BGB Einwilligungsvorbehalt

(1) Soweit dies zur Abwendung einer erheblichen Gefahr für die Person oder das Vermögen des Betreuten erforderlich ist, ordnet das Vormundschaftsgericht an, dass der Betreute zu einer Willenserklärung, die den Aufgabenkreis des Betreuers betrifft, dessen Einwilligung bedarf (Einwilligungsvorbehalt). ...

(2) Ein Einwilligungsvorbehalt kann sich nicht erstrecken auf Willenserklärungen, die auf Eingehung einer Ehe oder Begründung einer Lebenspartnerschaft gerichtet sind, auf Verfügungen von Todes wegen und auf Willenserklärungen, zu denen ein beschränkt Geschäftsfähiger nach den Vorschriften des Buches vier und fünf nicht der Zustimmung seines gesetzlichen Vertreters bedarf.

(3) Ist ein Einwilligungsvorbehalt angeordnet, so bedarf der Betreute dennoch nicht der Einwilligung seines Betreuers, wenn die Willenserklärung dem Betreuten lediglich einen rechtlichen Vorteil bringt. Soweit das Gericht nichts anderes anordnet, gilt dies auch, wenn die Willenserklärung eine geringfügige Angelegenheit des täglichen Lebens betrifft.

(4) § 1901 Abs. 5 gilt entsprechend.

13.2 Begutachtung im Betreuungsverfahren

Ärztliche Aussagen im Betreuungsverfahren

Die Gutachtenerstellung erfolgt in üblicher Art und Weise. Aktenlagen, Anamnese, Fremdanamnese, körperliche Untersuchungsbefunde, psychopathologischer Befund, technische Untersuchungsergebnisse, evtl. auch zusätzliche Befunde, sollen durch ein möglichst umfassendes Bild des zu Betreuenden dem Gericht eine gute Entscheidungsgrundlage liefern. Nach Lage der Dinge kann es im Einzelfall durchaus nützlich sein, dem Gericht Mitteilung über geeignete oder auch gerade nicht geeignete Betreuer zu machen.

In der Praxis ergeben sich für den Arzt mehrere Aufgabenfelder, von denen die häufigsten benannt seien:

- Er erstellt ein Zeugnis zur Vorlage beim Amtsgericht für den Fall, dass ein Volljähriger einen Antrag auf Einrichtung einer gesetzlichen Betreuung stellen will.
- Er erstellt ein Zeugnis zur Vorlage beim Amtsgericht für den Fall, dass ein Volljähriger seine Betreuung um einen oder mehrere Aufgabenkreise erweitern lassen will. Häufig geht es hier um die Einrichtung eines Einwilligungsvorbehaltes.
- Er erstellt ein Zeugnis in einem Unterbringungsverfahren auf der Basis des Betreuungsgesetzes zur Behandlung eines Betreuten in einer psychiatrischen Klinik.

Tabelle 13.2 Inhalt des Betreuungsgutachtens

- Notwendigkeit der Betreuung
- Umfang der Betreuung
- Notwendigkeit eines Einwilligungsvorbehaltes
- Voraussichtliche Dauer der Betreuung
- Vorschlag zur Person des Betreuers
- Verständigungsfähigkeit des Betroffenen

- Er wird als medizinischer Sachverständiger vom Amtsgericht beauftragt, eine Begutachtung zur Notwendigkeit einer gesetzlichen Betreuung durchzuführen oder in einer entsprechenden Anhörung als sachverständiger Zeuge vor Gericht eine Aussage zu machen.
- Er berät einen Patienten oder dessen Angehörige zu Fragen der Einrichtung einer gesetzlichen Betreuung oder deren Alternative, einer Bevollmächtigung, oder aber zu anderen Hilfen.

Inhalt von Betreuungsgutachten

Aufgabe des Gutachters im Betreuungsverfahren ist es, dem Vormundschaftsrichter (Amtsgericht) die notwendigen fachlichen Grundlagen für die Beurteilung zu liefern. Neben der üblichen Beschreibung des Krankheitsverlaufs und der Befunde einschließlich Diagnose und Prognose gehören hierzu Aussagen zu den in Tabelle 13.2 genannten Punkten.

Der Umfang einer Betreuung hat seine Grenzen bei der Erstellung von Testamenten und Eheschließungen und – für den Arzt wichtig – auch bei der Einweisung in eine geschlossene Einrichtung, bei Fixierungsmaßnahmen sowie bei der Einwilligung zu einem „lebensgefährlichen oder erheblich schädigenden ärztlichen Eingriff". In diesen Fällen muss das Vormundschaftsgericht beteiligt werden (§ 1904 Abs. 2, § 1906 Abs. 5 BGB).

Literatur

Schmidt G, Böcker F, Bayerlein R. Betreuungsrecht in der Praxis. 3. Aufl., Deutscher Anwalt Verlag, Bonn 1999

Deinert H. Handbuch der Betreuungsbehörde. 2. Aufl., Carl Heymanns Verlag KG, Köln 1994

Venzlaff U, Förster K. Psychiatrische Begutachtung. 4. Aufl.; Urban & Fischer, München 2004

Rauschelbach HH, Jochheim K, Widder B. Das neurologische Gutachten. 4. Aufl., Thieme, Stuttgart 2000

14 Begutachtung der Geschäfts- und Testierfähigkeit

C. Cording

Die zivilrechtliche Fragestellung nach der Geschäfts- bzw. Testierfähigkeit einer Person gehört zu den schwierigsten Gutachtensfragen überhaupt, zumal sie fast immer retrospektiv und nicht selten posthum beantwortet werden muss. Da für die Beurteilung letztlich **psychopathologische Kriterien** ausschlaggebend sind, ist in der Regel psychiatrische Fachkompetenz gefragt, aber die bekannten Überlappungszonen der Nachbarfächer konfrontieren auch den Neurologen gelegentlich mit dieser Thematik.

Der vorliegende Beitrag hat lediglich die Geschäfts- und die Testierfähigkeit zum Inhalt. Für die sog. **Einwilligungsfähigkeit** gelten etwas andere Maßstäbe [Helmchen 1995, Venzlaff u. Foerster 2004]. Auch bezüglich weiterer benachbarter Zivilrechtsfragen muss auf Spezialliteratur verwiesen werden [Cording 2005, Venzlaff u. Foerster 2004].

14.1 Rechtliche Grundlagen

§ 104 BGB – Geschäftsunfähigkeit
Geschäftsunfähig ist,
(2) wer sich in einem die freie Willensbestimmung ausschließenden Zustand krankhafter Störung der Geistestätigkeit befindet, sofern nicht der Zustand seiner Natur nach ein vorübergehender ist.

§ 105 BGB – Nichtigkeit der Willenserklärung
(1) Die Willenserklärung eines Geschäftsunfähigen ist nichtig.
(2) Nichtig ist auch eine Willenserklärung, die im Zustand der Bewusstlosigkeit oder vorübergehender Störung der Geistestätigkeit abgegeben wird.

§ 2229 BGB – Testierfähigkeit
(4) Wer wegen krankhafter Störung der Geistestätigkeit, wegen Geistesschwäche oder wegen Bewusstseinsstörungen nicht in der Lage ist, die Bedeutung einer von ihm abgegebenen Willenserklärung einzusehen und nach dieser Einsicht zu handeln, kann ein Testament nicht errichten.

Geschäftsunfähigkeit

Gemäß § 104 BGB ist Geschäftsunfähigkeit als ein nicht nur vorübergehender Zustand krankhafter Störung der Geistestätigkeit definiert, ergänzend können nach § 105 BGB jedoch auch Willenserklärungen bei vorübergehenden Störungen der Geistestätigkeit für nichtig erklärt werden.

Die Unterscheidung des Gesetzgebers zwischen einem seiner Natur nach nicht vorübergehenden Zustand (§ 104 Ziff. 2 BGB) und Zuständen von vorübergehender Störung der Geistestätigkeit (§ 105 Abs. 2 BGB) ist vor allem **rechtshistorisch** bedingt. Heute hat diese Unterscheidung nur noch bei zwei selten vorkommenden Fragestellungen eine Bedeutung: Bei der Fähigkeit, eine Willenserklärung rechtsverbindlich **entgegenzunehmen** (§ 131 Abs. 2 BGB) sowie bei der Eheunfähigkeit (§ 1304 BGB).

Gutachtensfragen nach der Geschäftsfähigkeit beziehen sich immer auf eines oder mehrere **konkrete**, in aller Regel bereits vorgenommene Rechtsgeschäfte; eine rechtliche Wirkung auf die **Zukunft** resultiert daraus nicht (anders als bei der 1992 abgeschafften Entmündigung). Inwieweit die Frage, ob es sich um einen seiner Natur nach vorübergehenden Zustand handelt oder nicht (und was damit eigentlich gemeint ist), vom psychiatrischen Sachverständigen zu entscheiden ist oder vom Gericht, ist kürzlich kontrovers diskutiert worden [Cording 2002, Habermeyer u. Saß 2002b].

Testierunfähigkeit

Die Testier(un)fähigkeit ist in § 2229 BGB gesondert geregelt. **Testierfähigkeit** ist nicht nur erforderlich, um ein **Testament** rechtswirksam **errichten**, sondern auch, um ein Testament **ändern** oder **widerrufen** zu können. Voraussetzung für die Frage nach evtl. Testierunfähigkeit ist also, dass ein den formalen Erfordernissen genügendes (privatschriftliches oder notarielles) Testament vorliegt oder (im Falle des Widerrufs) rekonstruierbar vorgelegen hat. Kommt das Gericht zur Überzeugung, dass Testierunfähigkeit bestand, so ist das betreffende Testament (bzw. seine Änderung oder sein Widerruf) nichtig und es gilt die letzte vor Eintritt der Testierunfähigkeit formgültig getroffene testamentarische Verfügung des Erblassers; ist eine solche nicht vorhanden, tritt gesetzliche Erbfolge ein.

Trotz ihrer gesonderten Regelung ist Testierunfähigkeit lediglich ein Spezialfall von Geschäftsunfähigkeit; mit § 2229 Abs. 4 BGB hat der Gesetzgeber nur eine Klarstellung, nicht jedoch eine sachliche Änderung gegenüber den allgemeinen Vorschriften des § 104 Ziff. 2 BGB bezweckt [Schumann u. Lenckner 1972]. Ob die Störung dauerhaft oder nur vorübergehend ist, ist für die Frage der Testierunfähigkeit unerheblich, hier kommt es allein auf den Zustand zum Zeitpunkt des **Abschlusses** der Testamentserrichtung an [Staudinger u. Baumann 2003].

Eine nach dem Schwierigkeitsgrad des jeweiligen Rechtsgeschäfts oder Testaments abgestufte, sog. **relative** Geschäfts- oder Testierunfähigkeit wird von der Rechtsprechung abgelehnt; wer einen schwierigen rechtlichen Sachverhalt intellektuell nicht zu verstehen vermag, ist deswegen noch nicht geschäfts- oder testierunfähig[1]. Hingegen ist eine **partielle,** d. h. gegenständlich begrenzte Geschäftsunfähigkeit für einzelne definierte Gegenstandsbereiche möglich (etwa bei einem isolierten Wahn nur für die von dem Wahn betroffenen Bereiche)[2]; für die Testierfähigkeit gilt das nicht, ein Erblasser kann zu einem bestimmten Zeitpunkt daher nur voll testierfähig oder testierunfähig sein.

Das Bestehen einer **Betreuung** (§ 1896 BGB) hat keine rechtlichen Auswirkungen auf die Geschäfts- oder Testierfähigkeit des Betreuten, selbst wenn ein Einwilligungsvorbehalt (§ 1903 BGB) besteht; de facto ist ein Betreuter zwar häufig geschäfts- und testierunfähig, dies bedarf jedoch stets eines gesonderten Nachweises im Hinblick auf das konkrete Rechtsgeschäft [Habermeyer u. Saß 2002b, Staudinger u. Baumann 2003].

14.2 Von der Rechtsprechung entwickelte Beurteilungskriterien

Bei der Begutachtung der Geschäfts- wie auch der Testier(un)fähigkeit ist ein zweistufiges Beurteilungsverfahren erforderlich:

- **Nosologische Ebene:** Lag eine geistige bzw. psychische Störung vor?
- **Psychopathologische Ebene:** War aufgrund dieser Störung die freie Willensbestimmung ausgeschlossen?

14.2.1 Erste Ebene: Zugrunde liegende Störung

Auch wenn die Begrifflichkeit der Bestimmungen teilweise divergiert, zeigt die Rechtsprechung deutlich, dass damit keine unterschiedlichen Anforderungen bezüglich der zugrunde liegenden Störungen gemeint sind. So umfasst die „krankhafte Störung der Geistestätigkeit“ des § 104 Ziff. 2 BGB auch die in § 2229 Abs. 4 BGB extra genannte „Geistesschwäche“[3], mit der nicht etwa nur Oligophrenien, sondern vor allem leichtere Formen psychischer Erkrankungen gemeint sind (z. B. nichtpsychotische hirnorganische Psychosyndrome bzw. Wesensänderungen, auch im Verlauf von Abhängigkeitserkrankungen; postpsychotische Residuen). Die in § 105 Abs. 2 BGB aufgeführte „Bewusstlosigkeit“ bezeichnet ebenso wie die „Bewusstseinsstörung“ des § 2229 Abs. 4 BGB insbesondere schwere Rauschzustände (z. B. bei Alkoholintoxikationen ab etwa 3‰ Blutalkoholkonzentration[4]).

Unter „krankhafte Störung der Geistestätigkeit“ werden im Wesentlichen akute psychotische Störungen subsumiert: organische Psychosen einschließlich Demenzen, Schizophrenien, schizophreniforme und schizoaffektive Psychosen, wahnhafte Störungen, Manien und ausgeprägte Depressionen [Habermeyer u. Saß 2002c, Staudinger u. Baumann 2003]. Die Begriffe „Geistestätigkeit“ und „Geistesschwäche“ implizieren im Übrigen keine Eingrenzung auf **kognitive** Beeinträchtigungen, sondern umfassen auch affektive und sonstige psychische Störungen. Insgesamt muss als rechtliche Voraussetzung auf der ersten Beurteilungsebene lediglich eine „irgendwie geartete [psychische bzw.] geistige Anomalie“[5] vorliegen, die grundsätzlich zu einer Aufhebung der freien Willensbestimmung führen kann. Dabei ist die **Ursache** der Störung generell unerheblich und ihre **Dauer** lediglich in den genannten Fällen von Bedeutung. Für den **rechtlichen Krankheitsbegriff,** der der Begutachtung zugrunde zu legen ist, sind detaillierte differenzialdiagnostische Erörterungen und die genaue nosologische Zuordnung (etwa im Sinne der ICD-10) ebenso wenig erforderlich wie ausführliche Diskussionen bildgebender oder sonstiger technischer Untersuchungsbefunde; entscheidend sind letztlich allein Art und Ausmaß der **psychopathologischen Funktionseinbußen** und deren Auswirkung auf die Einsichts- und Willensbestimmungsfähigkeit.

Das Vorliegen einer psychischen Erkrankung bzw. Störung ist eine **notwendige,** jedoch keine **hinreichende** Voraussetzung für den Ausschluss der freien Willensbestimmung. Eine psychische/geistige Erkrankung steht der Gültigkeit einer Willenserklärung nicht entgegen, solange der Betreffende trotzdem die Fähigkeit hat, die Bedeutung des Rechtsgeschäfts zu erkennen und sich bei seiner Entschließung von normalen Erwägungen leiten zu lassen [Staudinger u. Baumann 2003].

14.2.2 Zweite Ebene: Auswirkung der Störung auf die Freiheit der Willensbestimmung

Mit der Formulierung des § 104 Ziff. 2 BGB „Wer sich in einem die freie Willensbestimmung ausschließenden Zustand krankhafter Störung der Geistestätigkeit befindet ...“ hat der Gesetzgeber keine Stellungnahme zum philosophischen Problem der menschlichen Willensfreiheit abgeben wollen [Schumann u. Lenckner 1972] und erwartet dies auch nicht vom Sachverständigen. Unter rechtlichen Aspekten wird dem Erwachsenen grundsätzlich eine Freiheit der Willensbestimmung zugeschrieben, die als **„normale Bestimmbarkeit einer Person durch ver-**

[1] vgl. KG Berlin 11.01.1995, 11 U 5086/92
[2] BGH NJW 1953, 1342
[3] BGH WM 65, 895; BGH NJW 1960, 1393
[4] BGH NJW 1991, 852
[5] Münchner Kommentar, 4. Auflage 2001, § 104 BGB, Rn 10

nünftige Erwägungen"[6] charakterisiert ist und lediglich infolge pathologischer Prozesse aufgehoben sein kann. Die vom Gutachter zu beantwortende Frage lautet demnach nur, ob im konkreten Einzelfall die normalpsychologische Bestimmbarkeit des Willens durch pathologische Determinanten außer Kraft gesetzt war. Welche Krankheitssymptome zur Aufhebung der freien Willensbestimmung führen können, ist von der höchstrichterlichen Rechtsprechung in der Auseinandersetzung mit der psychiatrischen Lehrmeinung an konkreten Gutachtensfällen entwickelt worden (s. Urteile zur Geschäfts- und Testierunfähigkeit).

Urteile zur Geschäfts- und Testierunfähigkeit

BGH NJW 1953, 1342; BGH NJW 1970, 1680, 1681
„Nach § 104 Ziff. 2 BGB sind für die Beurteilung der Geschäftsfähigkeit nicht so sehr die Fähigkeiten des Verstandes ausschlaggebend als die Freiheit des Willensentschlusses. Es kommt darauf an, ob eine freie Entscheidung aufgrund einer Abwägung des Für und Wider, eine sachliche Prüfung der in Betracht kommenden Gesichtspunkte möglich ist, oder ob umgekehrt von einer freien Willensbildung nicht mehr gesprochen werden kann, etwa weil der Betroffene fremden Willenseinflüssen unterliegt oder die Willenserklärung durch unkontrollierte Triebe und Vorstellungen ähnlich einer mechanischen Verknüpfung von Ursache und Wirkung ausgelöst wird."

BayObLG vom 17.08.2004 Nr. 46; FamRZ 2005, 658
„Testierunfähig ist derjenige, dessen Erwägungen und Willensentschlüsse nicht mehr auf einer dem allgemeinen Verkehrsverständnis entsprechenden Würdigung der Außendinge und der Lebensverhältnisse beruhen, sondern durch krankhaftes Empfinden oder krankhafte Vorstellungen und Gedanken derart beeinflusst werden, dass sie tatsächlich nicht mehr frei sind, vielmehr von diesen krankhaften Einwirkungen beherrscht werden. Diese Unfreiheit der Erwägungen und der Willensbildung braucht nicht darin zu Tage zu treten, dass der Erblasser sich keine Vorstellung von der Tatsache der Errichtung eines Testaments und von dessen Inhalt oder von der Tragweite seiner letzten Anordnungen, insbesondere von ihrer Auswirkung auf die persönlichen und wirtschaftlichen Verhältnisse der Betroffenen zu machen vermag; sie kann sich vielmehr darauf beschränken, die Motive für die Errichtung einer letztwilligen Verfügung ... entscheidend zu beeinflussen. Testierunfähig ist daher auch derjenige, der nicht in der Lage ist, sich über die für und gegen die sittliche Berechtigung seiner letztwilligen Verfügung sprechenden Gründe ein klares, von Wahnideen nicht gestörtes Urteil zu bilden und nach diesem Urteil frei von Einflüssen etwaiger interessierter Dritter zu handeln (...). Dabei geht es nicht darum, den Inhalt der letztwilligen Verfügung auf seine Angemessenheit zu beurteilen, sondern nur darum, ob sie frei von krankheitsbedingten Störungen gefasst werden konnte (....)."

Entscheidend ist das Gesamtbild der betreffenden Person im fraglichen Zeitraum unter Einbeziehung der Vorgeschichte und aller äußeren Umstände [Staudinger u. Baumann 2003]. Die Beweisanforderungen sind dabei hoch: Der Ausschluss der freien Willensbestimmung muss zur Überzeugung des Gerichts nachgewiesen werden, bloße Wahrscheinlichkeit genügt nicht; bei nicht behebbaren Zweifeln muss das Gericht von Geschäfts- bzw. Testierfähigkeit ausgehen [Cording 2004].

[6] RGZ 103, 399, 401

14.3 Psychopathologische Beurteilungskriterien

14.3.1 Beurteilung psychopathologischer Symptome

Die entscheidende psychopathologische Voraussetzung für die Freiheit der Willensbestimmung ist letztlich die hinreichend intakte **Urteilsfähigkeit** [Cording 2004]. In der Begutachtungspraxis lässt sich mangelnde Kritik- und Urteilsfähigkeit häufig besonders klar an dem Fehlen von Krankheitseinsicht und daraus resultierender Uneinsichtigkeit in die erforderlichen Konsequenzen erkennen. Im Einzelnen können vor allem die folgenden psychopathologischen Symptome zu einer mangelnden Urteilsfähigkeit und somit zur Aufhebung der freien Willensbestimmung führen.

Bewusstseinsstörungen

Qualitative und quantitative Bewusstseinsstörungen schließen eine freie Willensbestimmung in der Regel aus [Habermeyer u. Saß 2002a], stehen bei derartigen Gutachtensfällen aber kaum je zur Diskussion, zumal sie oft nur kurz andauern und nachträglich für einen bestimmten Zeitpunkt meist schwer nachweisbar sind.

Orientierungsstörungen

Orientierungsstörungen zur **Situation** oder zur **Person** heben die Freiheit der Willensbestimmung auf, da das Wissen um die eigene Person und die jeweilige rechtsrelevante Situation deren Grundvoraussetzungen sind. Störungen der **zeitlichen** oder **örtlichen** Orientierung müssen für sich allein genommen die Freiheit des Willensentschlusses nicht entscheidend beeinträchtigen, solange keine für die Entscheidungsfindung wesentlichen Umstände betroffen sind; sie können aber als Indiz für die Krankheitsschwere Bedeutung haben.

Aufmerksamkeits- und Gedächtnisstörungen

Zur Bedeutung intakter Aufmerksamkeits- und Gedächtnisleistungen für die Willensbildung haben Habermeyer und Saß [2002a] formuliert: „Eine zielgerichtete Entscheidung ist nur dann möglich, wenn der zugrunde liegende Sachverhalt bekannt ist bzw. wenn der Prozess der Entscheidungsbildung, das Für und Wider einer Entscheidung vergegenwärtigt werden kann".

Intelligenzdefizite

Angeborene oder früh erworbene Intelligenzdefizite sind für die Geschäfts- und Testierfähigkeit weniger gravierend als eine vom Ausmaß her vergleichbare sekundäre Beeinträchtigung der Intelligenz (hirnorganische Psychosyndrome, Demenzen). Bei Oligophrenien ist in der Regel erst unterhalb eines IQ von 60 mit einer Aufhebung der freien Willensbestimmung zu rechnen[7]. Eine Person, deren intellektuelle Fähigkeiten nicht ausreichen, bestimmte schwierige rechtliche Beziehungen verstandesmäßig zu erfassen, ist deswegen noch nicht geschäfts- oder testierunfähig, sofern sie ihren Willen frei bestimmen kann[8].

Formale Denkstörungen

Formale Denkstörungen wie Gedankenabreißen, Ideenflucht und insbesondere Zerfahrenheit stören sowohl die Intentionsbildung als auch deren Realisierung und können daher zum Ausschluss der freien Willensbestimmung führen; das gilt auch bei einer ausgeprägten Denkhemmung Depressiver [Habermeyer u. Saß 2002a].

Zwangs-, Angst- und phobische Störungen

Soweit Zwangs-, Angst- und phobische Symptome subjektiv als Ich-fremd und nicht realitätsangemessen erlebt werden, also eine innere Distanzierung davon besteht (wie es der Definition dieser Symptome entspricht), führen sie nicht zur Aufhebung der freien Willensbestimmung.

Wahn und Halluzinationen

Halluzinationen oder wahnhafte Realitätsverkennungen führen ebenso wie Gedankeneingebung, Fremdbeeinflussungserlebnisse und psychotische Ich-Störungen regelmäßig zur Aufhebung der freien Willensbestimmung in den von ihnen betroffenen Bereichen. Dabei kommt es nicht darauf an, ob im Einzelfall die strengen psychiatrischen Wahnkriterien erfüllt sind, denn die Rechtsprechung hat festgestellt: „An der freien Willenbestimmung fehlt es, wenn infolge einer Störung der Geistestätigkeit bestimmte Vorstellungen oder Empfindungen ... den Willen des Erklärenden derart übermäßig beherrschen, dass eine Bestimmbarkeit des Willens durch vernünftige Erwägungen ausgeschlossen ist“[9]. Generell gilt: „Im Grunde genommen kann jedes Symptom, das die adäquate Wahrnehmung und Verarbeitung von Umwelteinflüssen beeinträchtigen oder Betroffene in einer sozial unverbundenen und unverbindlichen psychotischen Eigenwelt [Mundt 1985] isolieren kann, als Ausschlussfaktor gelten“ [Habermeyer u. Saß 2002a].

Störungen der Affektivität

Störungen der Affektivität werden in ihrer Bedeutung für die Freiheit der Willensbestimmung noch immer häufig unterschätzt. In ihrer Qualität und/oder Dynamik veränderte Affekte können die Freiheit der Entscheidungsfindung und Willensbildung mindestens ebenso gravierend beeinträchtigen wie rein kognitive Defizienzen[10] [Damasio 1995, Reischies 2002]. Maniforme und ausgeprägt depressive Syndrome, hirnorganisch bedingte Euphorie, Affektverflachung, Apathie, Gereiztheit oder Aggressivität können die Dynamik und die inhaltlichen Ergebnisse von Entscheidungsprozessen pathologisch determinieren, den Zugang zu den biographisch gewachsenen Wertvorstellungen verstellen und/oder das individuelle Wertgefüge pathologisch verformen [Habermeyer u. Saß 2002a, Reischies 2002] und somit die Freiheit des Willensentschlusses aufheben. Regelmäßig ist dies z. B. bei manischem Größenwahn und bei depressiven Wahngedanken (v. a. Schuld-, Verarmungs- oder nihilistischem Wahn) gegeben, aber auch nicht im engeren Sinne wahnhafte Verzerrungen des Realitätsbezugs durch ausgeprägte affektive Veränderungen (u. a. in Form hochgradiger Einengungen des Bewusstseinsfeldes) können zu pathologisch determinierten Motivbildungen und zum Verlust der freien Willensbestimmung führen.

Im Rahmen hirnorganischer bzw. demenzieller Prozesse kommt es bei verminderter kognitiver Kompetenz häufig zu einer **Affektdominanz**: Affekte wirken sich ungebremst verhaltensdeterminierend aus, wenn der regulierende Einfluss kognitiver Konzepte und Gegenvorstellungen (bezüglich Konsequenzen, möglichen Alternativen etc.) fehlt. Bei pathologischer Affektdominanz ist ein vernünftiges Abwägen und somit eine freie Willensbestimmung nicht mehr möglich [Cording 2004].

Persönlichkeitsveränderungen

Schwere Persönlichkeitsveränderungen bei organischen Psychosyndromen oder Demenzen [Groß u. Huber 1993; Uekermann u. Daum 2002], bei chronischem Alkoholismus[11] [Heinz u. Mann 2002, Schmidtke 2002] oder chronischem Rauschgiftmissbrauch[12] spielen in der zivilrechtlichen Begutachtungspraxis keine unerhebliche Rolle. Die hierbei zu berücksichtigenden Gesichtspunkte gelten sinngemäß auch für ausgeprägte Wesensänderungen bzw. Residualzustände im Gefolge von schizophrenen oder anderen funktionellen Psychosen. Ist der biographisch gewachsene Fundus an Erfahrungen, Überzeugungen und persönlichen Wertvorstellungen [Reischies 2002] krankheitsbedingt nicht mehr verfügbar oder pathologisch überlagert bzw. verformt, ist also die Sinnkontinuität der persönlichkeitseigenen Motivbildung unterbrochen, so fehlt es an einer Grundvoraussetzung für die freie Willens-

[7] DüssVersR 96, 1493
[8] KG Berlin 11.01.1995, 11 U 5086/92
[9] RGZ 103, 401
[10] BayObLG NJW 92, 2100
[11] BayObLG 27.03.1990, 12 BR 48/89
[12] BayObLGZ 1956, 377, 383

bestimmung [Habermeyer u. Saß 2002a]. Dies ist nicht nur bei Depravationen im Rahmen chronischer Abhängigkeitserkrankungen der Fall (ICD-10: F1X.71), sondern auch bei anderen organischen Persönlichkeitsveränderungen (ICD-10: F07) [Habermeyer u. Saß 2002c], insbesondere bei **dysexekutiven Syndromen** im Rahmen von Frontallappenschädigungen und bei subkortikalen vaskulären Enzephalopathien oder verwandten Erkrankungen [Danek 2002, Förstl 2002, Kurz u. Jellinger 2002, Reischies 2002][13]. Die formal-intellektuellen Fähigkeiten können bei solchen Wesensänderungen durchaus erhalten sein [Danek 2002, Huber 2005].

Von der Rechtsprechung wurde stets besonders hervorgehoben, dass geschäfts- bzw. testierunfähig auch derjenige ist, der nicht in der Lage ist, **„frei von Einflüssen etwaiger interessierter Dritter zu handeln“**[14]. Damit sind selbstverständlich nicht normalpsychologisch wirksame Einflüsse Dritter gemeint, wie sie üblicherweise in die eigenständige Urteilsbildung eingehen. Entscheidend ist, ob die Freiheit des Willensentschlusses gewahrt bleibt, oder ob Fremdeinflüsse das Gewicht einer pathologischen Determinante erhalten, der gegenüber eine kritische Reserve, ein Abwägen und eigenständige Gegenvorstellungen nicht mehr möglich sind bzw. nicht mehr handelnd verwirklicht werden können [Reischies 2002, Zaudig u. Berberich 2001]. **Abnorme Fremdbeeinflussbarkeit** vermittelt sich wesentlich über erhöhte emotionale Ansprechbarkeit bei reduziertem kognitiven Kontrollvermögen [Cording 2004].

14.3.2 Formale Kriterien der Begutachtung

Anknüpfungstatsachen

Gerade bei den hier besprochenen Gutachtensfällen genügt es nicht, die zu begutachtenden Probanden zu befragen und zu untersuchen (was oft ja auch gar nicht mehr möglich ist, da viele dieser Begutachtungen posthum erfolgen). Die Ermittlung der Anknüpfungstatsachen sowie die Auswahl und Befragung der Zeugen ist Sache des Gerichts, aber der Gutachter kann und soll dem Gericht mitteilen, welche Erkenntnisquellen er für notwendig bzw. sinnvoll hält, und in Absprache mit dem Gericht kann er ärztliche Vorbefunde, Gutachten, Krankengeschichten usw. auch selbst anfordern.

Eine präzise Rekonstruktion der Vorgeschichte und des Krankheitsverlaufs ist unerlässlich; auch hierbei geht es weniger um die **nosologische** als um die **psychopathologische Ebene.** (Fach)Ärztliche Befunde bzw. Vorgutachten im Zusammenhang mit Betreuung, Schwerbehinderung, vorzeitiger Berentung, Pflegeversicherung etc. sind diesbezüglich meist ergiebig. In zusammenfassenden Berichten von Ärzten nichtpsychiatrischer Disziplinen (Arztbriefe von Hausärzten oder Krankenhäusern) wird es dagegen nicht selten geradezu vermieden, selbst offenkundige psychopathologische Auffälligkeiten zu erwähnen, weil man sich hierfür nicht zuständig fühlt, die korrekte Terminologie nicht beherrscht oder sich keinen Ärger wegen eventuell als diskriminierend empfundener Äußerungen einhandeln will. Im Zweifelsfall sollte der Gutachter die kompletten Original-Krankengeschichten bzw. Karteikarten einsehen oder in Kopie anfordern, denn die darin befindlichen handschriftlichen Notizen und insbesondere auch die Pflegedokumentationen enthalten meist konkrete Verhaltensbeobachtungen im „Klartext“, die für die Begutachtung wichtiger sind als abstrahierende Begriffe.

Wenn **psychologische Testbefunde** vorliegen, müssen diese kritisch im Hinblick auf ihren Beitrag zur Beantwortung der Gutachtensfrage interpretiert werden; unauffällige Werte in Kurztests (z. B. Mini-Mental-State-Test) sind kein Beleg für Geschäfts- oder Testierfähigkeit, weil damit wesentliche Symptome wie z. B. Wahn gar nicht feststellbar sind. Standardisierte Tests zur Erfassung des komplexen Konstrukts Geschäfts- bzw. Testierfähigkeit gibt es nicht.

Schweigepflicht

Zur ärztlichen Schweigepflicht bei derartigen Gerichtsverfahren nach dem Tode des zu Begutachtenden hat sich die Auffassung durchgesetzt, dass die Offenbarung der zur Klärung der freien Willensbestimmung relevanten Informationen in der Regel dem mutmaßlichen Willen des Verstorbenen entspricht und damit keinen Bruch der Verschwiegenheitspflicht darstellt [Bartsch 2001, Staudinger u. Baumann 2003].

Weitere Kriterien

Bezüglich persönlicher Dokumente des zu Begutachtenden, der inhaltlichen und formalen Beurteilung von Testamenten oder Verträgen, der vielschichtigen Problematik der Gewichtung von Zeugenaussagen sowie der teilweise komplizierten Beweislastregeln muss auf die andernorts gemachten Ausführungen verwiesen werden, die für alle derartigen Verfahren in ähnlicher Weise gelten [Cording 2004].

14.3.3 Zeitliche Zuordnung

Für die Beurteilung maßgebend ist jeweils der Zustand zu einem konkreten Zeitpunkt (z. B. Vertragsabschluss, Fristversäumnis, Abschluss der Testamentserrichtung), doch unmittelbar dazu sind meist keine psychiatrisch verwertbaren Angaben verfügbar. Daher kommen **nur kurz dauernde** psychopathologische Veränderungen als nachweisbarer Grund für die Aufhebung der freien Willensbestimmung in der Regel nicht in Betracht, auch wenn sie nach Gesetz und Rechtsprechung durchaus relevant sein können.

Liegen bei länger dauernden Störungen Befundberichte, Dokumente, Zeugenaussagen etc. zu mehreren Zeitpunk-

[13] BayObLG FamRZ 1990, 318
[14] BGH FamRZ 1958, 127, 128

ten vor, so lässt sich das zum fraglichen Zeitpunkt vorliegende Störungsbild oft durch Interpolation bestimmen, sofern man der Beurteilung lediglich die hinreichend zeitstabilen bzw. dauerhaften Symptome zugrunde legt wie Uneinsichtigkeit, mangelnden Realitätsbezug, fehlende Kritik- und Urteilsfähigkeit usw. Die Verlaufsgesetzlichkeiten des jeweiligen Krankheitsbildes können eine wertvolle Hilfe sein, etwa bei chronisch-progredienten Demenzen, zu denen keineswegs nur die primär degenerativen Formen gehören [Cording 2004].

„Luzide Intervalle"

Die in Verfahren zur Geschäfts- oder Testierfähigkeit immer wieder bemühte Denkfigur des **„luziden Intervalls"** wird von den forensischen Psychiatern heute übereinstimmend abgelehnt [Cording 2004]. Unter besonders günstigen Umständen und adäquater Behandlung können sich aber manche an sich chronisch verlaufende Erkrankungen bzw. Symptome im Einzelfall einmal bessern oder gar zurückbilden. Die Besserungen erfolgen in derartigen Fällen allerdings nur **allmählich** im Verlaufe mehrerer Monate und haben nichts mit „luziden Intervallen" zu tun[15]. Bei allen Besserungen ist außerdem zu beachten, dass eine allgemeine Besserung des Krankheitsbildes zur Wiedererlangung der freien Willensbestimmung nicht ausreicht, sondern dass es hierbei **allein** auf die Besserung der hierfür **maßgeblichen** Symptomatik ankommt, also vor allem auf die Wiedergewinnung der Einsichts- und Urteilsfähigkeit. Diese ist nicht schon dadurch wieder hergestellt, dass das ursprüngliche Symptom (z. B. Wahn, pathologisches Misstrauen, Affektdominanz, Gedächtnisstörungen etc.) zurückgetreten ist, sondern es ist darüber hinaus auch eine selbstkritische Auseinandersetzung mit und eine rückblickende **Distanzierung** von diesen Symptomen notwendig, die den Kranken zuvor beherrscht haben; dieser Prozess der selbstkritischen Auseinandersetzung benötigt in der Regel viel Zeit.

Insbesondere bei Demenzen und anderen hirnorganischen Psychosyndromen ist des Weiteren zu berücksichtigen, dass während der Zeit ihres Bestehens viele Informationen häufig gar nicht oder nicht realitätsgerecht aufgenommen, verarbeitet und abgespeichert wurden, so dass selbst in dem seltenen Fall einer weitgehenden Besserung hier zunächst eine erhebliche Lücke in der geistigen und psychischen Repräsentanz relevanter Umweltinformationen und der eigenen Biographie besteht, die erst wieder adäquat mit Informationen gefüllt werden muss, bevor die personale Sinnkontinuität des eigenen Lebens wieder hergestellt ist. Diese für die Beurteilung des Krankheitsverlaufs und für die Frage der Rechtserheblichkeit eventueller Besserungen entscheidenden Aspekte werden oft nicht angemessen berücksichtigt [Cording 2004].

[15] OLG Oldenburg 20.07.1999, 5 U 63/99

Literatur

Bartsch H. Die postmortale Schweigepflicht des Arztes beim Streit um die Testierfähigkeit des Patienten. NJW 2001; 861

Cording C. Geschäftsunfähigkeit bzw. Nichtigkeit einer Willenserklärung und ihre Stellung zu Bestimmungen des Betreuungsrechtes – Anmerkungen zum Artikel von E. Habermeyer und H. Saß. Nervenarzt 2002; 73: 1119 – 1120

Cording C. Die Begutachtung der Testier(un)fähigkeit. Fortschr Neurol Psychiat 2004; 72: 147 – 159

Cording C. Die Begutachtung der „freien Willensbestimmung" im deutschen Zivilrecht: Geschäftsfähigkeit, Testierfähigkeit, Prozessfähigkeit, Suizid bei Lebensversicherung. In: „Willensbestimmung zwischen Recht und Psychiatrie" Hrsg. von J. Müller u. G. Hajak. Springer, Berlin u. a., 2005: 37 – 50

Damasio A R. Descartes' Error. Emotion, reason, and the human brain. Avon Books, New York 1995

Danek A. Neuropsychologie. In: Förstl H (Hrsg.), Frontalhirn. Funktionen und Erkrankungen. Springer, Berlin, Heidelberg, 2002: 49 – 88

Förstl H. Frontallappendegenerationen und verwandte Erkrankungen. In: Förstl H (Hrsg.), Frontalhirn. Funktionen und Erkrankungen. Springer, Berlin, Heidelberg, 2002: 49 – 88

Gross G, Huber G. Psychopathologie organischer Psychosyndrome. In: Schüttler R (Hrsg.). Organische Psychosyndrome. Tropon Symposium Bd. VIII. Springer, Berlin, Heidelberg, 1993

Habermeyer E, Saß H. Ein am Willensbegriff ausgerichteter, symptomorientierter Ansatz zur Prüfung der Geschäftsfähigkeit. Fortschr Neurol Psychiat 2002a; 70: 5 – 10

Habermeyer E, Saß H. Geschäftsunfähigkeit bzw. Nichtigkeit einer Willenserklärung und ihre Stellung zu Bestimmungen des Betreuungsrechts. Nervenarzt 2002b; 73: 478–480

Habermeyer E, Saß H. Die überdauernde krankhafte Störung der Geistestätigkeit als Voraussetzung der Geschäftsunfähigkeit. Nervenarzt 2002c; 73: 1094 – 1099

Heinz A, Mann K. Frontale Funktionsstörungen bei Alkoholabhängigkeit. In: Förstl H (Hrsg.). Frontalhirn. Funktionen und Erkrankungen. Springer, Berlin, Heidelberg, 2002: 273 – 290

Helmchen H. Kriterien und Konsequenzen von Einwilligungsfähigkeit. In: Töllner R, Wiesing U. (Hrsg.). Wissen – Handeln – Ethik. Strukturen ärztlichen Handelns und ihre ethische Relevanz. Fischer, Stuttgart, Jena, New York: 1995

Huber G. Psychiatrie, Lehrbuch für Studium und Weiterbildung. 7. Aufl., Schattauer, Stuttgart 2005

Kurz A, Jellinger K A. Frontotemporale lobäre Degenerationen. In: Beyreuther K, Einhäupl K M, Förstl H, Kurz A (Hrsg.). Demenzen. Grundlagen und Klinik. Thieme, Stuttgart, New York 2002: 245 – 272

Mundt C. Das Apathiesyndrom der Schizophrenen. Springer, Berlin 1985: 19 – 24

Reischies F M. Psychopathologie des Frontalhirns. In: Förstl H (Hrsg.). Frontalhirn. Funktionen und Erkrankungen. Springer, Berlin, Heidelberg, 2002: 89 – 108

Schmidtke K. Alkoholinduzierte kognitive Defizite. In: Beyreuther K, Einhäupl K M, Förstl H, Kurz A (Hrsg.). Demenzen. Grundlagen und Klinik. Thieme, Stuttgart, New York 2002: 354 – 364

Schumann H, Lenckner Th. Psychiatrische Probleme des Privatrechts. In: Göppinger H, Witter H (Hrsg.). Handbuch der forensischen Psychiatrie. Springer, Berlin 1972: 287 – 355

Staudinger JV, Baumann W. Kommentar zum BGB, 5. Buch, Sellier-de Gruyter, Berlin, 14. Bearbeitung 2003, § 2229: 375 – 395

Uekermann J, Daum I. Persönlichkeitsveränderungen bei organischen Hirnschädigungen. In: Lasar M, Trenckmann U (Hrsg.). Persönlichkeit und psychische Erkrankung. PsychoGen Dortmund, 2002: 90 – 100

Venzlaff U, Foerster K. Psychiatrische Begutachtung. 4. Aufl., Urban & Fischer, München 2004

Zaudig M, Berberich G. Demenzen im Alter. UNI-MED, Bremen 2001

15 Begutachtung im Arzthaftungs-/Arztstrafrecht

P. W. Gaidzik

15.1 Einleitung

Die Bevölkerung ist zunehmend weniger bereit, erfolglose medizinische Behandlungen oder Komplikationen als „Schicksalsschläge“ hinzunehmen. Dieses gesellschaftliche Phänomen in Verbindung mit der steigenden Zahl der Rechtsschutzversicherungen hat zur Folge, dass Patienten immer häufiger den Versuch unternehmen, ihre Ärzte im Falle eines Behandlungsmisserfolgs in die Haftung zu nehmen oder gar strafrechtlich zu verfolgen. Da es in der Bundesrepublik kein eigenes kodifiziertes „Arztrecht“ gibt, vielmehr sowohl die zivil- wie strafrechtliche Verantwortlichkeit aus den allgemeinen Rechtsgrundlagen des BGB bzw. des StGB abzuleiten sind, war es im Wesentlichen die Rechtsprechung, insbesondere der Zivilgerichte, die in diesem Bereich die Rechte des Patienten bzw. die Pflichten des Arztes in den letzten Jahrzehnten konkretisiert hat.

Hinsichtlich Häufigkeit und Ausgang solcher Verfahren ist man mangels valider Daten letztlich auf Schätzungen angewiesen, die zudem erheblich differieren. Das Robert-Koch-Institut nennt in der Gesundheitsberichterstattung des Bundes 40 000 Behandlungsfehlervorwürfe bzw. ca. 12 000 nachgewiesene Behandlungsfehler im Jahr (Gesundheitsberichterstattung des Bundes 04/01). Patientenverbände kolportieren Zahlen von 100 000 bis 400 000 Behandlungsfehlern jährlich. Die im Bereich des Arztstrafrechts publizierten Zahlen von – nur – ca. 3000 Ermittlungsverfahren im Jahr in Deutschland wegen Behandlungs- oder Aufklärungsfehlervorwürfe [Ulsenheimer 2003], erscheinen eher zu niedrig gegriffen.

Unbeschadet der genauen Zahlen sowie der Tatsache, dass sich die Vorwürfe im Hinblick auf die Gesamtzahlen der Arzt-Patientenkontakte im ambulanten und stationären Bereich so oder so letztlich im Promillebereich bewegen, wird die Begutachtung im Arzthaftungs- und Arztstrafrecht auch zukünftig einen rechtspolitisch wichtigen und aufgrund der Komplexität der Fragestellung interessanten Teilbereich ärztlicher Begutachtung bilden. Der Sachverständige muss dabei nicht nur wie in den anderen Rechtsgebieten einen gesundheitlichen Schaden objektivieren und Kausalzusammenhänge identifizieren. Er hat darüber hinaus zu beurteilen, ob überhaupt eine ärztliche Pflichtverletzung als Grundlage der zivil- oder strafrechtlichen Verantwortlichkeit vorliegt, womit ihm letztlich eine normative Aufgabe zufällt.

15.2 Zivilrechtliche Arzthaftung

Gegenstand des Arzthaftungsrechts ist die Frage, ob und unter welchen Voraussetzungen der Arzt, das nachgeordnete Personal oder der Klinik- bzw. Einrichtungsträger sich gegenüber einem Patienten schadensersatzpflichtig gemacht haben oder – anders gewendet – der Patient einen Schadensersatzanspruch für erlittene Gesundheitsschäden gegenüber den Genannten mit Erfolg geltend machen kann. Das Arzthaftungsrecht ist damit ein Unterfall des allgemeinen Haftpflichtrechts (s. Kap. 7.5). Allerdings hat die Rechtsprechung ein inzwischen sehr filigranes System arztrechtstypischer Regelungen, insbesondere auf dem Gebiet des Beweisrechts entwickelt.

Die Neurologie als nicht operatives Fachgebiet ist derzeit offenbar vergleichsweise selten, aber erkennbar zunehmend von Vorwürfen betroffen. Hierauf deuten zumindest die Auswertungen der Gutachterkommission für ärztliche Behandlungsfehler bei der Ärztekammer Nordrhein hin (Abb. 15.1). Bemerkenswert erscheint dabei zum einen die divergierende Quote anerkannter Behandlungsfehler bei einzelnen Erkrankungen, zum anderen die Tatsache, dass Erkrankungen aus dem Bereich der Neurologie überwiegend auch von anderen Fachgebieten (mit-)behandelt werden (Abb. 15.2).

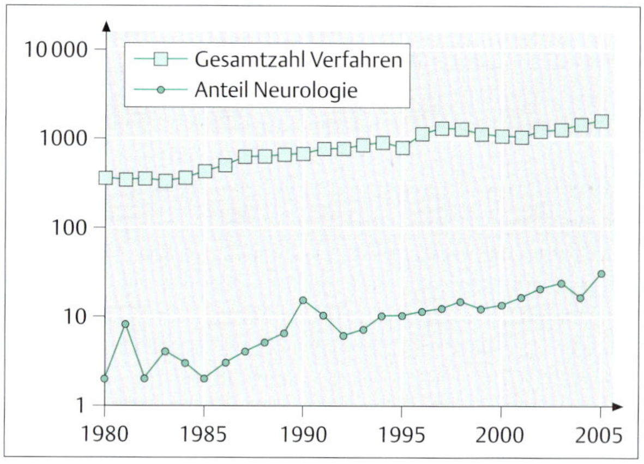

Abb. 15.1 Arzthaftungsverfahren bei der Gutachterkommission Nordrhein 1980–2005. Zu beachten ist die logarithmische Skalierung sowie der im Vergleich zur Gesamtzahl der Verfahren überproportionale Anstieg der neurologischen Fälle (bearbeitet von Frau Dr. Weber).

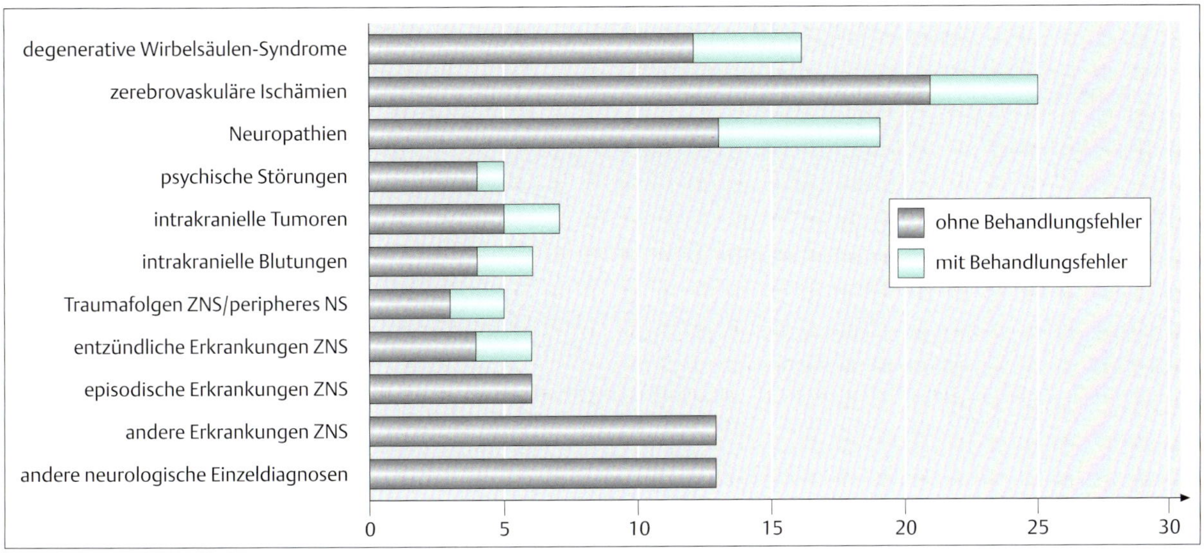

Abb. 15.2 Diagnosebezogene Häufigkeit und Anerkennungsquoten bei neurologischen Erkrankungen bei der Gutachterkommission Nordrhein 2001–2005 (bearbeitet von Frau Dr. Weber).

15.2.1 Haftungsvoraussetzungen

Zivilrechtliche Haftungs-/Schadenersatzansprüche gründen sich entweder auf „Delikt" bzw. „unerlaubter Handlung" gemäß der §§ 823 ff. BGB oder auf einer Haftung wegen Verletzung einer Vertragspflicht gemäß § 280 BGB n. F.[1], wobei der Patient die fehlerhafte Behandlung und/oder die unzureichende Aufklärung rügen kann.

Mittlerweile sind die deliktische und die Vertragshaftung hinsichtlich ihrer Voraussetzungen, des Haftungsumfangs wie auch der Verjährung weitgehend deckungsgleich, so dass aus der Perspektive des Gutachters weniger die jeweilige Rechtsgrundlage als die gemeinsamen inhaltlichen Kriterien einer näheren Betrachtung bedürfen.[2]

15.2.2 Begutachtung beim Behandlungsfehlervorwurf

Erhebt ein Patient im Rahmen eines Verfahrens vor einer Gutachterkommission bzw. Schlichtungsstelle oder im Rahmen einer zivilgerichtlichen Auseinandersetzung einen Behandlungsfehlervorwurf, so sind folgende Voraussetzungen – gutachtlich – zu prüfen:

- Vorliegen eines Behandlungsfehlers,
- Vorhandensein und Umfang eines Gesundheitsschadens,
- Ursachenzusammenhang zwischen dem identifizierten Behandlungsfehler und dem festgestellten Gesundheitsschaden.

Der Begriff des „Behandlungsfehlers" ist weit zu fassen. Ein haftungsbegründendes Fehlverhalten kann jeden Abschnitt des Behandlungsverlaufs betreffen, also Anamnese, Diagnose, Prophylaxe, Therapie, Nachsorge, Rehabilitation usw. (Tab. 15.**1**). Rechtlich ist es in aller Regel unerheblich, ob ein dergestalt fehlerhaftes Verhalten sich in einem aktiven Tun oder in einem pflichtwidrigen Unterlassen des Arztes äußert.

Bei der Konkretisierung des „Behandlungsfehlers" (der seit längerem ungebräuchliche Begriff des „Kunstfehlers" ist zu vermeiden!) knüpft die Rechtsprechung nicht an allgemein anerkannte Regeln der (Schul-)Medizin an.

Tabelle 15.**1** Formen potenziell haftungsbegründender Sorgfaltspflichtverstöße

Behandlungsfehlertypen
• Diagnosefehler – Nichterheben gebotener Befunde – Fehlinterpretation vorliegender Befunde
• Fehlerhafte Indikationsstellung/Methodenwahl
• Fehlerhafte Durchführung einer Maßnahme
• Fehlerhafte Nachsorge
• Delegations- bzw. Übernahmeverschulden
• Organisationsfehler
• Unzureichende therapeutische (Sicherheits-/Sicherungs-) Aufklärung

[1] Mit der Reform des Schuldrechts zum 1.1.2002 wurde die bisher gewohnheitsrechtlich anerkannte „Haftung für die Schlechterfüllung einer Vertragspflicht" ausdrücklich in das Gesetz aufgenommen.

[2] Allgemein zur Arzthaftung Marx/Gaidzik. In: Wallesch CW. Neurologie. Urban & Fischer, München 2005: 1217 ff.

Ob der Arzt einen Behandlungsfehler begangen hat, der zu einer Gesundheitsschädigung des Patienten geführt hat, beantwortet sich ausschließlich danach, ob der Arzt unter Einsatz der von ihm zu fordernden medizinischen Kenntnisse und Erfahrungen im konkreten Fall vertretbare Entscheidungen über die diagnostischen und therapeutischen Maßnahmen getroffen und diese Maßnahmen sorgfältig durchgeführt hat.[3]

Folgerichtig kommt es nicht entscheidend darauf an, wie der Sachverständige selbst in einer bestimmten Entscheidungssituation vorgegangen wäre, sondern er hat im Hinblick auf den Grundsatz der Methodenfreiheit ausschließlich die „Vertretbarkeit" des konkreten Vorgehens zu beurteilen, womit die Vertretbarkeit letztlich mit dem Begriff des „Standards" verknüpft ist. Im Zivilrecht sind nicht die individuellen Kenntnisse und Fähigkeiten des handelnden Arztes entscheidend, vielmehr ist der Standard anhand eines „auf die allgemeinen Verkehrsbedürfnisse ausgerichteten objektiven Sorgfaltsmaßstabs"[4] zu bestimmen, also anhand des „Verhaltens eines gewissenhaften Arztes in dem jeweiligen Fachgebiet" (daher auch „Facharztstandard"). Folgende Elemente sind hierfür prägend:

- **Kenntnis- und Erfahrungsstand der medizinischen Wissenschaft** zum Behandlungszeitpunkt, wie er sich im Fachschrifttum bzw. der klinischen Erfahrung abbildet und ggf. durch Studien abgesichert ist,
- vorhandene **Leitlinien/Empfehlungen der Fachgesellschaften**,
- vorhandene **apparative/personelle Ausstattung**, soweit nicht ihrerseits bereits fehlerhaft (Organisationsverschulden).

„Leitliniengerechtes Handeln"

Die Bedeutung der Leitlinien in der Arzthaftung wird seit Jahren kontrovers diskutiert („Handlungsnormen", „Entscheidungskorridore" oder bloße „Handlungsempfehlungen"), ohne dass ein endgültiger Konsens feststellbar wäre. Die Rechtsprechung neigt bislang eher dazu, den Leitlinien eine unmittelbare Verbindlichkeit abzusprechen und dem Arzt im Hinblick auf seine Therapiefreiheit grundsätzlich die Möglichkeit zu belassen, hiervon abzuweichen. Strittig bleibt, ob es insoweit einer besonderen Begründung anhand konkret nachgewiesener Besonderheiten des Einzelfalls bedarf und wer hierfür das Beweisrisiko trägt. Eine flexible Handhabung scheint schon deshalb geboten, weil Leitlinien auch ihrerseits qualitative Unterschiede aufweisen und von unterschiedlichen Fachgesellschaften zuweilen sogar in sich widersprüchliche Empfehlungen in Leitlinienform existieren. Der Gutachter sollte daher stets prüfen, ob:

- für den zu beurteilenden Sachverhalt überhaupt eine einschlägige Leitlinie existiert, ggf. welchen Evidenzgrades,
- die Leitlinie im Behandlungszeitpunkt den Stand der medizinisch-wissenschaftlichen Erkenntnis (noch) zutreffend wiedergab,
- der beschuldigte Arzt diese Leitlinie befolgt hat oder hiervon abgewichen ist,
- es für die Abweichung aus der Dokumentation erkennbare oder vom Arzt angeführte sachliche Gründe gibt, die ein solches Vorgehen aus fachlicher Sicht vertretbar erscheinen lassen.

Erfordernisse an apparative/personelle Ressourcen

Ebenfalls noch in der Diskussion befindlich ist die Frage, ob und in welchem Ausmaß eventuelle Abstufungen in der Qualifikation und insbesondere ein Defizit in den apparativen/personellen Ressourcen den haftungsrechtlich zu fordernden Standard beeinflussen. Die Rechtsprechung hat in der Vergangenheit diesem Aspekt nur in gewissen Grenzen Rechnung getragen.

Maßgeblich hierfür ist ausschließlich der objektiv berechtigte Erwartungshorizont des Patienten, so dass der Facharzt eines bestimmten Gebietes grundsätzlich ein anderes Maß an Sorgfalt und Können schuldet als der Arzt für Allgemeinmedizin[5], die Universitätsklinik oder eine Klinik der Maximalversorgung andere Maßstäbe an Kenntnisse und Fähigkeiten des Personals sowie der apparativen Ausstattung gegen sich geltend machen lassen muss, als ein Haus der Grund- und Regelversorgung.[6] Dies hat der Sachverständige, der häufig in größeren Kliniken tätig ist, in der Beurteilung des Behandlungsverlaufs zu beachten, d. h. er darf nicht unbesehen die Möglichkeiten z. B. der bildgebenden Diagnostik seines beruflichen Umfeld unkritisch auf die Situation vor Ort übertragen. Stets darf aber der Patient in den personellen und apparativen Ressourcen einen „Mindeststandard" einfordern, dessen Unterschreitung als Unterfall des Organisationsverschuldens ohne weiteres zur Haftung führt. Gleiches gilt selbstverständlich auch, wenn über den an sich gebotenen Standard hinausgehende, jedoch faktisch vorhandene Spezialkenntnisse[7], Medikamente, personelle oder technische Ressourcen nicht zum Einsatz gelangen.[8]

Schließlich bliebe in solchen Fällen noch zu prüfen, ob angesichts festgestellter Defizite die Behandlung übernommen werden durfte bzw. eine Verlegung bzw. Überweisung des Patienten möglich und angezeigt war, worin ebenfalls ein haftungsbegründender Sorgfaltspflichtverstoß gesehen werden kann („Übernahmeverschulden").

[3] BGH Versicherungsrecht 1987, 770
[4] Z. B. BGH VersR 1991, 469
[5] BGH VersR 1991, 469
[6] Vgl. BGH VersR 1992, 238
[7] BGH VersR 1997, 1357
[8] BGH VersR 1989, 851

Die Ermittlung des gebotenen (fach-)ärztlichen Standards hat stets aus der Perspektive ex ante zu erfolgen, d. h. ausschlaggebend ist der Kenntnisstand zum Zeitpunkt der streitbefangenen Behandlung. Nachträglich gewonnene Erkenntnisse, die retrospektiv das Verhalten als fehlerhaft erscheinen lassen, bleiben außer Betracht. Umgekehrt kann ein Verhalten, welches zum Behandlungszeitpunkt der seinerzeit vertretenen Lehrmeinung (noch) widersprach, sich im weiteren Verlauf aufgrund neuerer Erkenntnisse aber als sachgerecht erwiesen hat, nicht als Anknüpfungspunkt für eine Schadensersatzhaftung dienen.

Noch weitgehend ungelöst sind die haftungsrechtlichen Auswirkungen der unverkennbaren Schere zwischen dem medizinischen Fortschritt mit seinen stetig verbesserten diagnostischen und therapeutischen Möglichkeiten und den zunehmenden sozialversicherungsrechtlichen Restriktionen (z. B. Off-Label-Use“).

Im Regelfall wird es den beschuldigten Arzt nicht entlasten können, wenn er auf eine fachlich an sich gebotene Maßnahme verzichtet, weil diese noch oder nicht mehr im Leistungskatalog der Gesetzlichen Krankenversicherung enthalten ist und damit von ihm grundsätzlich auch nicht zu Lasten des Sozialversicherungssystems erbracht bzw. verordnet werden darf. Wie dieses offenkundige Dilemma zu lösen ist (z. B. durch entsprechende Hinweispflichten an den Patienten), wird die Zukunft zeigen müssen.

Ein gutachtlich bestätigter Behandlungsfehler führt nur dann im Ergebnis zur Haftung, wenn er sich in einem nachgewiesenen Schaden verwirklicht hat, wobei entsprechend den Regeln im allgemeinen Haftpflichtrecht (s. Kap. 7.5) eine Mitursächlichkeit des Behandlungsfehlers ausreicht, um die Haftung des Verantwortlichen in vollem Umfang zu begründen.

15.2.3 Begutachtung beim Vorwurf unzulänglicher Aufklärung

Aufklärungspflichten treffen den Arzt in unterschiedlicher Weise. Zum einen kann die Information dazu dienen, dem Patienten bestimmte Verhaltensmaßregeln zu empfehlen, um den Heilungsverlauf zu sichern bzw. mögliche Risiken zu mindern oder auszuschließen („**therapeutische oder Sicherungsaufklärung**“). Diese Form der Aufklärung ist unmittelbarer Teil der ärztlichen Behandlung und fällt damit systematisch unter die vorstehend skizzierte Behandlungsfehlerhaftung, einschließlich der dort geltenden Beweislastregelung.

Zum anderen kann die Information zum Ziel haben, dem Patienten „Bedeutung und Tragweite einer angeratenen Maßnahme vor Augen zu führen“ und ihm dadurch eine informierte Entscheidung – zustimmend oder ablehnend – zu ermöglichen („**Eingriffs- oder Selbstbestimmungsaufklärung**“). Bereits das Reichsgericht hatte den ärztlichen Heileingriff rechtlich als Körperverletzung gewertet, deren Rechtswidrigkeit nur entfällt, wenn und soweit der Patient hierin einwilligt.[9] Im Lichte der verfassungsrechtlich verankerten Persönlichkeitsrechte hängt die Wirksamkeit einer solchen Erklärung zusätzlich davon ab, ob der Patient zuvor über Verlauf, Risiken und etwaige Alternativen hinreichende Informationen erhalten hat (Prinzip des „informed consent“). Diese „Eingriffs“-Aufklärung ist allerdings nicht auf operative Interventionen im engeren Sinn beschränkt, vielmehr ist jede diagnostische oder therapeutische Maßnahme, die in die körperliche Integrität des Patienten mechanisch, chemisch (auch: medikamentös!) oder physikalisch eingreift dergestalt aufklärungspflichtig.

Ob eine Aufklärung in Form, Inhalt und Zeitpunkt korrekt war, ist – anders als bei der möglichen Standardverletzung – zuvorderst eine Rechtsfrage, fällt mithin nicht in die Kompetenz des medizinischen Sachverständigen. Trotz zuweilen anders lautender Beweisbeschlüsse von Gerichten ist ihm daher nicht die Aufgabe zu stellen, die Korrektheit der Aufklärung selbst zu prüfen bzw. eine entsprechende Aufklärungspflicht gutachtlich festzustellen. Er hat allerdings wichtige Vorfragen zu beantworten, was dann dem Juristen einzelfallbezogen die Bewertung der erteilten Informationen ermöglicht:

- Welche positiven und negativen Folgen eines Eingriffs waren der medizinischen Wissenschaft und Praxis zum Behandlungszeitpunkt bekannt?
- Wurde dieses Nutzen-Risiko-Verhältnis durch erkennbare individuelle Besonderheiten des Patienten verändert?
- Handelt es sich bei der in casu manifestierten Komplikation um ein „typisches“, d. h. gerade der durchgeführten Maßnahme anhaftendes Risiko?
- Bestand zur durchgeführten Maßnahme eine ernsthafte Alternative mit gleichwertigen Chancen, jedoch qualitativ oder quantitativ andersartigen Risiken?

Entgegen einem noch immer weit verbreiteten Irrtum kommt es bei der gebotenen Information grundsätzlich nicht auf Komplikationshäufigkeiten an. Die Rechtsprechung hat mehrfach betont, dass auch ein seltenes Risiko aufklärungspflichtig sein kann, wenn und soweit seine Verwirklichung die weitere Lebensführung des Patienten maßgeblich verändert, was bei schwerwiegenden Risiken wohl stets zu bejahen sein dürfte.[10]

Die im Klinikalltag üblichen „Aufklärungsformulare“ dienen der Vorbereitung und dem Beweis (s. u.) des rechtlich in aller Regel allein entscheidenden Aufklärungsgesprächs.[11] Der Gutachter kann folglich zwar beurteilen, ob das Formular Verlauf und Risiken einer Maßnahme inhaltlich korrekt darstellt. Er sollte allerdings nicht der Versuchung unterliegen, hieraus unmittelbar eine stattgehab-

[9] RGSt 25, 375
[10] Vgl. BGH Vers 1996, 195
[11] Zur Ausnahme bei Routineimpfungen BGH NJW 2000, 1784

te Aufklärung entsprechenden Inhalts abzuleiten. Er ist weder, wie gezeigt, dazu berufen, die Qualität der übermittelten Informationen zu überprüfen, noch ist er dazu anhand der Krankenunterlagen überhaupt in der Lage, da der Patient z. B. aus Zeitgründen[12] oder aufgrund sonstiger Umstände (z. B. Sprachprobleme[13]) gehindert gewesen sein kann, den Inhalt des Formulars zur Kenntnis zu nehmen bzw. dem eigentlichen Aufklärungsgespräch zu folgen.

Ein nachgewiesenes Aufklärungsdefizit führt ebenfalls nicht ohne weiteres zur Haftung. Wenn der Arzt einwendet, dass sich der Patient auch bei sachgerechter Information der Maßnahme unterzogen hätte, muss der Patient im Gegenzug plausibel dartun können, dass und warum er der Maßnahme zu diesem Zeitpunkt nicht zugestimmt hätte („plausibler Entscheidungskonflikt“). Ist ihm dies gelungen, war der – ansonsten lege artis vorgenommene – Eingriff mangels wirksamer Einwilligung rechtswidrig, womit der Arzt für sämtliche negativen Eingriffsfolgen haftbar gemacht werden kann. Insoweit gilt das für den Behandlungsfehlervorwurf Gesagte, womit für die Haftung ausreicht, dass der ansonsten lege artis vorgenommene, jedoch mangels wirksamer Einwilligung gleichwohl rechtswidrige Eingriff mitursächlich für eine Gesundheitsschädigung geworden ist.

15.2.4 Beweismaß und -last

Es gelten im Grundsatz die Regeln des allgemeinen Haftpflichtrechts, wonach der Geschädigte den Haftungsgrund einschließlich des verursachten Primärschadens – voll – zu beweisen hat. Für die Arzthaftung sowohl im vertraglichen wie deliktischen Bereich folgt daraus die Beweislast des Patienten für den schuldhaften Behandlungsfehler und den so verursachten – primären – Gesundheitsschäden, wobei der Vollbeweis gemäß § 286 ZPO erforderlich ist. Die Weiterentwicklung der Primärschädigung sowie die hieraus resultierenden Funktionsstörungen stehen zwar auch zur Beweislast des Patienten, unterliegen jedoch der Privilegierung im Beweismaß des § 287 ZPO (s. Kap. 3.2.2).

Eine nur scheinbare Ausnahme von diesem Prinzip bildet die Beweislastverteilung im Bereich der Aufklärungsrüge. Ausgehend wiederum von der erwähnten Konstruktion des Heileingriffs als einer tatbestandlichen Körperverletzung bildet die Einwilligung des zuvor ordnungsgemäß informierten Patienten einen „Rechtfertigungsgrund“, dessen Voraussetzungen aber nach allgemeinen Grundsätzen zur Beweislast des „Schädigers“ stehen, weshalb der Arzt die vollständige und rechtzeitige Aufklärung des Patienten nachzuweisen hat.

Die Rechtsprechung hat angesichts der Beweisnöte des regelmäßig fachunkundigen Patienten daneben auch im Behandlungsfehlerbereich schon sehr früh ein für das Arzthaftungsrecht spezifisches und mittlerweile sehr differenziert ausgestaltetes System möglicher Beweiserleichterungen zugunsten des Patienten entwickelt. Der Sachverständige muss dieses System in seinen Grundzügen kennen, da er sich nicht selten vor die Aufgabe durch die Gerichte gestellt sieht, die faktischen Voraussetzungen solcher Beweiserleichterungen zu prüfen.

> Wesentlich von seiner Expertise beeinflusst werden folgende für das Beweismaß und/oder die Verteilung der Beweislast bedeutsame Rechtsfiguren:
> - Dokumentationsmängel
> - voll beherrschbare Risikosphäre
> - grober Behandlungsfehler/fundamentaler Diagnosefehler
> - Verstoß gegen die Befunderhebungs- und Befundsicherungspflichten.

Dokumentationsmängel

Wesentliche Grundlage der Rechtsverfolgung im Arzthaftungsrecht ist die Behandlungsdokumentation, die Aufschluss über den Zustand des Patienten zum Behandlungszeitpunkt, die vorgenommenen Maßnahmen und den weiteren Symptomverlauf gibt oder doch geben sollte. Etwaige Lücken oder Widersprüche in der Dokumentation müssen dem Patienten die grundsätzlich ihm obliegende Beweisführung erschweren oder gar vereiteln. Neben diesen forensischen Aspekten gewährleistet die Dokumentation aber auch und in erster Linie der Sicherheit des Patienten im zeitlichen Längsschnitt einer Behandlung und erst recht in einem horizontal oder vertikal arbeitsteiligen Behandlungsgeschehen. Entgegen früherer Ansicht dient die ordnungsgemäße Dokumentation sonach nicht nur der „Gedächtnisstütze des Arztes“, sondern nicht minder den Interessen des Patienten. Die entsprechende Rechtspflicht gründet sich als Nebenpflicht aus dem geschlossenen Behandlungsvertrag und ist zusätzlich als ärztliche Berufspflicht normiert.

> **§ 10 MBO-Ärzte – Dokumentationspflicht**
> (1) Der Arzt hat über die in Ausübung seines Berufes gemachten Feststellungen und getroffenen Maßnahmen die erforderlichen Aufzeichnungen zu machen. Diese sind nicht nur Gedächtnisstützen für den Arzt, sie dienen auch dem Interesse des Patienten an einer ordnungsgemäßen Dokumentation.
> (2) Der Arzt hat dem Patienten auf dessen Verlangen grundsätzlich in die ihn betreffenden Krankenunterlagen zu gewähren; ausgenommen sind diejenigen Teile, welche subjektive Eindrücke oder Wahrnehmungen des Arztes enthalten. Auf Verlangen sind dem Patienten Kopien der Unterlagen gegen Erstattung der Kosten herauszugeben.
> (3) Ärztliche Aufzeichnungen sind für die Dauer von 10 Jahren nach Abschluss der Behandlung aufzubewahren, soweit nicht nach gesetzlichen Vorschriften eine längere Aufbewahrungspflicht besteht.

[12] BGH VersR 1992, 960
[13] OLG Oldenburg VersR 1997, 241

Die Rechtsprechung hat den Gedanken der Patientensicherheit in den Vordergrund gerückt und nur solchen Bestandteilen der Krankenakte prozessuale bzw. beweisrechtliche Relevanz zugesprochen, deren Dokumentation aus medizinischen, nicht etwa nur aus rechtlichen Gründen geboten war. Es ist also unerheblich, ob ein Vermerk in der rechtlichen Auseinandersetzung die Klärung eines für die Entscheidungsfindung wichtigen Umstands erleichtert hätte. Maßgeblich ist allein, ob es guter klinischer Übung entsprochen hätte und für die weitere Behandlung wenigstens potenziell bedeutsam gewesen wäre, einen bestimmten Befund oder Vorgang zu dokumentieren.

Dokumentationspflichtig sind alle wichtigen diagnostischen und therapeutischen Maßnahmen und Verlaufsdaten, soweit sie für das weitere Behandlungsgeschehen bedeutsam sind bzw. werden können.

Hieraus folgt, dass z. B. unauffällige Kontrollbefunde oder Routinemaßnahmen nicht oder nur eingeschränkt – z. B. in Gestalt genereller Dienstanweisungen zu bestimmten Behandlungs- oder Pflegeroutinen – schriftlich festzuhalten sind, andererseits in besonderen Gefährdungssituation – z. B. Einsatz von Berufsanfängern – verschärfte Dokumentationspflichten bestehen können.

Liegt eine relevante, d. h. aus medizinisch-gutachtlicher Perspektive zu beanstandende Dokumentationslücke vor, wird zugunsten des beweisbelasteten Patienten vermutet, dass eine nicht dokumentierte Maßnahme tatsächlich unterblieben ist bzw. sich ein Geschehensablauf so vollzogen hat, wie er dokumentiert wurde. Es ist dann Sache der Anspruchsgegner, diese Beweisvermutung z. B. durch Zeugen zu widerlegen. Ein Dokumentationsversäumnis löst also nicht schon unmittelbar die Haftung der Behandlerseite aus, sie gewährt dem Patienten lediglich Erleichterungen in der Beweisführung in Form – widerlegbarer – Beweisvermutungen.

Voll beherrschbare Risikosphäre

Von dem Gedanken ausgehend, dass die aus der „Eigenart des lebenden Organismus resultierenden Unwägbarkeiten" beweisrechtlich nicht zu Lasten des Arztes gehen dürften, hat die Rechtsprechung im Kernbereich ärztlichen Handelns eine im Schrifttum zuweilen geforderte generelle Beweislastumkehr abgelehnt. Anders dort, wo sich ein Risiko aus der von der Behandlerseite „voll beherrschbaren Sphäre" schadensverursachend verwirklicht hat. Folgende Fallgruppen lassen sich differenzieren:

- **Fehlfunktionen** eines **medizinischen Gerätes**[14],
- **Mängel in der Organisation** oder Koordination des Behandlungsgeschehens, einschließlich der hierfür benötigten Materialien[15],
- **Sturzschäden** während des Transportes oder einer Pflegemaßnahme[16],
- **Schäden nach Anfängereingriffen**[17],
- **Lagerungsschäden**[18].

[14] OLG Hamm VersR 1999, 1111
[15] BGH VersR 1982, 161

Die letztgenannte Fallgruppe ist in die Diskussion geraten, da offenbar selbst bei technisch einwandfreier Lagerung auf dem Operationstisch Schäden peripherer Nerven auftreten können.[19] Grundvoraussetzung einer derartigen Beweiserleichterung bleibt jedoch stets, dass eine Schadensursache außerhalb der „Risikosphäre" des Patienten schon durch den Schadenseintritt unterstellt oder im Einzelfall gutachtlich eindeutig gesichert werden kann. Ist dies gelungen, muss sich die Behandlerseite sowohl hinsichtlich der Einhaltung der gebotenen Sorgfalt (z. B. Gerät wurde ordnungsgemäß gewartet und die Fehlfunktion war vor dem Schadensereignis nicht erkennbar) wie auch der Schadenskausalität (z. B. Körperschaden ist unabhängig vom Gerätedefekt entstanden) entlasten, d. h. es kommt zu einer sehr weitgehenden Beweislastumkehr.

Das beweisrechtliche Instrument der „voll beherrschbaren Risikosphäre" weist gewisse Parallelen zum „Anscheinsbeweis" (= Beweis „prima facie") auf, wobei die Judikatur zuweilen beide Begriffe bemüht und eine scharfe Trennung vermissen lässt. Hier wie dort wird aus einem Schadenseintritt „nach allgemeiner Lebenserfahrung" auf eine bestimmte – haftungsauslösende – Ursache geschlossen. Während aber die Beweisvermutung prima facie bereits dann „erschüttert" ist, wenn die „reale Möglichkeit eines atypischen Geschehensablaufs" dargelegt werden kann, muss die Behandlerseite den – vollen – Gegenbeweis (§ 286 ZPO) führen, wenn der Schaden aus einer dergestalt „voll beherrschbaren Risikosphäre" herrührt.

Grober Behandlungsfehler/fundamentaler Diagnosefehler

Man empfand es in der Rechtsprechung als unbillig, dem Patienten auch dann noch die Beweislast für die Schadensursächlichkeit aufzubürden, wenn gerade der gravierende Fehler eines Arztes die Aufklärung der Kausalzusammenhänge durch „Verschiebung des Ursachenspektrums" erschwerte. Um hier zu Beweiserleichterungen zu gelangen, schuf der BGH die Rechtsfigur des „groben Behandlungsfehlers" mit folgender Definition in ständiger Spruchpraxis.

[16] BGH VersR 1991, 310 und 1058
[17] BGH VersR 1984, 60
[18] BGH VersR 1984, 386
[19] BGH VersR 1995, 539; OLG Oldenburg VersR 1995, 1194

Ein grober Behandlungsfehler ist ein Fehlverhalten, welches aus objektiver Sicht eindeutig gegen bewährte ärztliche Behandlungsregeln bzw. gesicherte grundlegende Erkenntnisse der Medizin verstößt und aus objektiver Sicht nicht mehr verständlich erscheint, weil ein solcher Fehler einem Arzt schlechterdings nicht unterlaufen darf.[20]

Zwar handelt es sich erkennbar um einen – unbestimmten – Rechtsbegriff, der keiner rein medizinischen Beurteilung zugänglich ist, jedoch hat der BGH in den vergangenen Jahren wiederholt betont, dass die juristische Wertung des groben Behandlungsfehlers nicht gegen die fachlichen Ausführungen des Sachverständigen erfolgen dürfe, vielmehr in dessen Darlegungen eine hinreichende Grundlage finden müsse.[21] Schlossen die Gerichte früher schon aus Formulierungen in einem Gutachten wie „eindeutig fehlerhaft" o. Ä. auf einen „groben Behandlungsfehler", bedarf es jetzt einer detaillierten Begründung, dass und warum ein Fehlverhalten nicht nur objektiv elementare Regeln der Diagnostik/Therapie verletzt, sondern darüber hinaus auch einem Arzt schlechterdings nicht unterlaufen darf. Auf eine subjektiv gesteigerte Vorwerfbarkeit in Bezug auf den konkret Beschuldigten kommt es freilich nicht an![22]

Ein solch grobes Fehlverhalten kann jeden Behandlungsabschnitt betreffen. Es ist nicht auf das ärztliche Personal beschränkt[23] und umfasst auch grobe Organisations- oder Beratungsfehler.[24] Hingegen gibt es keinen groben Fehler im Bereich der Eingriffsaufklärung.[25] Bei Diagnosemängeln finden sich in der Rechtsprechung differenzierte Wertungen, da letztlich jeder Diagnose in gewissem Umfang Unsicherheiten anhaften (müssen). So wird eher das Nichterheben gebotener Befunde (z. B. das Unterlassen einer kernspintomografischen Abklärung zentraler Ursachen einer plötzlich aufgetretenen Lähmung[26]) als deren Fehlinterpretation (z. B. Verkennen einer Meningitis bei einem Kleinkind bei insgesamt unklarer Symptomatik) als grob fehlerhaft eingestuft.[27]

Bei Behandlungs- wie Diagnosefehlern kommt es stets auf die Beurteilung des Gesamtgeschehens an, so dass mehrere Einzelfehler, die für sich genommen (noch) nicht sonderlich schwer wiegen, in der Addition ein grob fehlerhaftes Vorgehen darstellen können.[28] Andererseits kann im Hinblick auf Besonderheiten des Einzelfalls, z. B. erschwerte Behandlungsbedingungen, mangelnde Compliance des Patienten trotz adäquater ärztlicher Bemühungen etc. den eigentlich gravierenden Fehler in einem anderen Licht erscheinen lassen.

[20] Z. B. BGH VersR 1995, 46
[21] BGH Vers R 2001, 1030 und 1115
[22] BGH MedR 1992
[23] Z. B. OLG Oldenburg VersR 1997, 749
[24] Z. B. OLG Hamm VersR 1994, 729
[25] BGH VersR 1987, 770
[26] BGH VersR 1998, 585
[27] OLG Oldenburg NJW-RR 1997, 1117; ähnl. OLG Stuttgart MedR 1997, 275.
[28] OLG Stuttgart VersR 1997, 700

Hat der Patient einen „groben Behandlungsfehler" oder „fundamentalen Diagnosefehler" bewiesen, kehrt sich die Beweislast bereits dann um, wenn der Fehler abstrakt geeignet war, die Schädigung herbeizuführen.[29] Der nun nachweisbelastete Arzt müsste nach den Maßstäben des § 286 ZPO den (Gegen-)Beweis führen, dass auch bei sachgerechtem Vorgehen derselbe Gesundheitsschaden zu erwarten gewesen wäre bzw. der Kausalzusammenhang zwischen Fehler und Schaden „ganz unwahrscheinlich" bzw. „rein theoretisch" erscheint.[30] Die Beweislastumkehr beschränkt sich indes auf den haftungsbegründenden Kausalzusammenhang zwischen Fehler und – primärer – Körperschädigung. Für die Weiterentwicklung des Schadensbildes sowie die geklagten Funktionsstörungen bleibt grundsätzlich der Patient in der Beweispflicht, allerdings mit den Erleichterungen des § 287 ZPO im Beweismaß.

Verstoß gegen Befunderhebungs- und Befundsicherungspflichten

Eine vergleichsweise junge beweisrechtliche Schöpfung im Arzthaftungsprozess ist der Verstoß gegen Pflichten in der (Kontroll-)Befunderhebung und -sicherung. Ihr liegt ähnlich dem groben Sorgfaltspflichtverstoß der Gedanke zugrunde, dass es sich nicht zu Lasten des Patienten auswirken soll, wenn durch eine pflichtwidrig geschaffene Befundlücke Unsicherheiten in die Kausalitätsbeurteilung hineingetragen werden.

Jedoch knüpft die Rechtsprechung dabei nicht an das Ausmaß der Pflichtwidrigkeit an, sondern gibt eine besondere Prüfungsreihenfolge vor:

1. War die Erhebung eines bestimmten (Kontroll-)Befundes objektiv geboten?
2. Hätte sich bei Durchführung entsprechender Untersuchungen mit einiger Wahrscheinlichkeit ein reaktionspflichtiger Befund dargestellt?
3. Wäre die Verkennung dieses Befundes bzw. eine Nichtreaktion hierauf ein fundamentales ärztliches Fehlverhalten im Sinne eines groben Behandlungs- oder Diagnosefehlers?

In gleicher Weise verfährt die Rechtsprechung, wenn der Kontrollbefund ursprünglich erhoben, jedoch der Befundträger (z. B. Röntgenaufnahme etc.) aufgrund eines Verstoßes gegen die Befundsicherungspflichten nicht mehr auffindbar und auch nicht durch entsprechende Befundbereichte rekonstruierbar ist.

Sind alle drei Fragen zu bejahen, wird das für sich genommen nicht grob fehlerhafte Verhalten in den beweisrechtlichen Folgen der groben Pflichtverletzung gleichgestellt, d. h. zugunsten des Patienten greift für die haftungsbegründende Kausalität eine Beweislastumkehr durch.

[29] BGH VersR 2000, 1146
[30] BGH VersR 1998, 457

Die zukünftige Bedeutung dieser Rechtsfigur ist kaum zu überschätzen, gewährt sie dem klagenden Patienten doch bereits unterhalb der Schwelle des groben Sorgfaltspflichtverstoßes Beweiserleichterungen gleichen Umfangs. Freilich stellt sich die Frage nach der inhaltlichen Berechtigung eines solchen beweisrechtlichen Sonderstatus für diesen Ausschnitt ärztlicher Versäumnisse. Hier sind noch manche Fragen zu klären. So erscheint nicht unmittelbar einsichtig, denjenigen zu privilegieren, der etwa einen raumfordernder Prozess im CCT aufgrund seiner nur flüchtigen Auswertung übersieht, statt z. B. in Verkennung einer schwierigen klinischen Symptomatik auf eine solche Untersuchung zu verzichten. Auch die Frage der hypothetischen Reaktionspflichtigkeit eines hypothetischen Untersuchungsergebnisses wird den Sachverständigen schon bei qualitativen und erst recht bei quantitativen Befunden (z. B. Labordaten) vor erhebliche Probleme stellen. Noch nicht endgültig entschieden ist schließlich auch der zu fordernde „Wahrscheinlichkeitsgrad" eines so reaktionspflichtigen Befundes. Nach Auffassung einiger Oberlandesgerichte muss insoweit „mehr dafür als dagegen sprechen"[31], ein höchstrichterliches Urteil steht noch aus.

15.3 Arztstrafrecht

Von hier nicht weiter darzustellenden speziellen Begutachtungsthemen im Arztstrafrecht abgesehen, z. B. medizinische Teilaspekte im Bereich des Abrechnungsbetrugs oder der Untreue, ist der Sachverständige auch im Strafrecht aufgefordert, mögliche Pflichtverstöße in einem konkreten Behandlungsgeschehen zu identifizieren und ihre Ursächlichkeit für einen festgestellten Gesundheitsschaden zu klären.

§ 223 StGB – Körperverletzung

(1) Wer eine andere Person körperlich misshandelt oder an der Gesundheit schädigt, wird mit Freiheitsstrafe bis zu fünf Jahren oder mit Geldstrafe bestraft.

(2) Der Versuch ist strafbar.

§ 229 StGB – Fahrlässige Körperverletzung

Wer durch Fahrlässigkeit die Körperverletzung einer anderen Person verursacht, wird mit Freiheitsstrafe bis zu drei Jahren oder mit Geldstrafe bestraft.

§ 222 StGB – Fahrlässige Tötung

Wer durch Fahrlässigkeit den Tod eines Menschen verursacht, wird mit Freiheitsstrafe bis zu fünf Jahren oder mit Geldstrafe bestraft.

Das Tatbestandsmerkmal der „körperlichen Misshandlung" (= üble, unangemessene Behandlung, die zur nicht nur unerheblichen körperlichen Beeinträchtigung des Wohlbefinden führt) wird durch ein ärztliches Handeln kaum jemals erfüllt sein. In aller Regel wird es um – iatrogene – Gesundheitsbeschädigungen gehen, also um das „Herbeiführen oder Steigern einer körperlichen seelischen Krankheit" mit – sei es auch nur vorübergehend – „nicht unerheblicher Verschlechterung der körperlichen Funktionen". Dies deckt sich mit dem zivilrechtlichen Begriffsverständnis, so dass in einer Verletzung der körperlichen Integrität und/oder im Hervorrufen bzw. pflichtwidrigen Unterhalten eines pathologischen Körper- oder Geisteszustands sowohl der Straftatbestand der Körperverletzung wie auch eine „unerlaubte Handlung" nach Maßgabe des § 823 BGB zu sehen ist.

Auch die inhaltlichen Konturen des Fahrlässigkeitsvorwurfs sind auf der Ebene des objektiven Tatbestands deckungsgleich, so dass auf die Ausführungen im Kapitel 15.1 hinsichtlich der Unterschreitung des gebotenen fachärztlichen Standards in Diagnostik und Therapie Bezug genommen werden kann. Während im Zivilrecht ausschließlich eine „objektiv typisierende Betrachtung" der Pflichtverletzung vorzunehmen ist, muss im Strafrecht aber eine subjektive Fahrlässigkeitskomponente als Verschuldensmoment hinzutreten, d. h. es ist zu prüfen, ob der Betroffene nach seinen „subjektiven Kenntnissen und Fähigkeiten" in der Lage war, die Standardabweichung zu erkennen bzw. zu vermeiden. Mithin können persönliche Defizite im Strafrecht – anders als im Zivilrecht – den Schuldvorwurf entfallen lassen.

Da die oben skizzierte Konstruktion des Heileingriffs als tatbestandlicher Körperverletzung durch die Indikation in gleicher Weise im Strafrecht Geltung beansprucht, können Aufklärungsdefizite bei der Einwilligung des Patienten die rechtfertigende Wirkung nehmen und zur Bestrafung wegen fahrlässiger oder – bei Kenntnis der unwirksamen Einwilligung – sogar vorsätzlicher Körperverletzung führen.

Andererseits sind dem Strafrecht jedwede Differenzierung im Beweismaß oder in der Beweislast fremd (s. Kap. 3.2.1), was in gleicher Weise für das Arztstrafrecht gilt, womit z. B. weder Dokumentationslücken als solche eine Standardverletzung implizieren noch eine besonders gravierende Pflichtwidrigkeit des Arztes den erforderlichen Nachweis ihrer Ursächlichkeit für den eingetretenen Gesundheitsschaden entbehrlich macht. Eine Synopse der Gemeinsamkeiten und Unterschiede findet sich in Tabelle 15.2.

[31] OLG Dresden VersR 2004, 648; ähnl. OLG Köln VersR 2005, 1740

Tabelle 15.2 Gemeinsamkeiten und Unterschiede im Arzthaftungs- und Arztstrafrecht

Prüfungsreihenfolge	*Arzthaftungsrecht*	*Arztstrafrecht*
Pflichtwidrigkeit	objektive Standardabweichung	objektive Standardabweichung
Rechtswidrigkeit	Integritätsverletzung ohne wirksame Einwilligung des ordnungsgemäß aufgeklärten Patienten	Integritätsverletzung ohne wirksame Einwilligung des ordnungsgemäß aufgeklärten Patienten
Schadenskausalität	Verursachung einer primären Körper- oder Gesundheitsverletzung	körperliche Misshandlung oder Gesundheitsbeschädigung
Verschulden	nur objektive Fahrlässigkeit im Sinne eines „Außerachtlassens" der im Verkehr erforderlichen Sorgfalt (§ 276 BGB)	objektive und subjektive Fahrlässigkeit
Beweisregeln	differenziertes System von Regelungen zur Beweismaß und -last	alle schuldrelevanten Umstände sind ausnahmslos jenseits begründeter Zweifel nachzuweisen („in dubio pro reo")
Folgen	Schadensersatzpflicht	Geld- oder Freiheitsstrafe

Literatur

Bergmann KO, Kienzle HF. Krankenhaushaftung, 2. Aufl., Deutsche Krankenhaus Verlagsgesellschaft mbH, Düsseldorf 2003

Ehlers APF (Hrsg.). Medizinisches Gutachten im Prozess. 3. Aufl., C.H. Beck, München 2005

Empfehlungen zur Abfassung von Gutachten in Arzthaftungsprozessen (auch in Verfahren vor Gutachterkommissionen und Schlichtungsstellen sowie in Strafverfahren gegen Ärzte). www.awmf-online.de

Haferkamp G. Ärztliche Behandlungsfehler in der Neurologie. Ergebnisse von 250 Schlichtungsverfahren der Jahre 1992 – 2002 aus der Norddeutschen Schlichtungsstelle für Arzthaftpflichtfragen. Akt Neurol 2003; 30: 224 – 233

Kullmann HJ, et al. Arzthaftpflichtrechtsprechung (AHRS). Loseblattsammlung, Berlin, Stand: 2006

Laufs A, Uhlenbruck W. Handbuch des Arztrechts. 3. Aufl., C.F. Müller Verlag, München 2002

Marx P, Gaidzik P. Arzthaftung in der Neurologie. In: Wallesch C.-W. Neurologie. Urban & Fischer, München 2005

Stegers/Hansis/Alberts/Scheuch, Der Sachverständigenbeweis im Arzthaftungsrecht. Springer, Heidelberg 2002

Ulsenheimer K. Arztstrafrecht in der Praxis. 3. Aufl., Springer, Heidelberg 2003

16 Begutachtung im Beamtenrecht

S. May

Die medizinische Begutachtung von Beamten zu dienstrechtlichen Aufgabenstellungen stellt an den Gutachter hohe Ansprüche und führt ihn in ein Spannungsfeld zwischen Auftraggeber (Behörden oder private Auftraggeber), Rechtsprechung, medizinischem Wissen und eigenen Überzeugungen. Die Begutachtungen in den verschiedenen Begutachtungsfeldern, Einstellungsuntersuchungen, Dienstfähigkeitsuntersuchungen, Untersuchungen zu Fragen der Wiedereinstellung sind immer unmittelbar mit den persönlichen Schicksalen und Strebungen der Beamten/Beamtinnen verbunden. Der medizinische Sachverständige hat die schwere und verantwortungsvolle Aufgabe, seine berufliche Erfahrung im Einklang mit dem medizinisch anerkannten Wissen anzuwenden. Dabei sollte er sich bewusst sein, dass es zu vielen, insbesondere prognostischen Fragestellungen keine medizinisch wissenschaftlich abgesicherten Daten gibt. Es hat sich ein umfangreiches Recht durch Gesetze und Rechtsprechung entwickelt, und die Entwicklung schreitet mit jedem neuen Gesetz, mit jedem Erlass und der Rechtsprechung fort.

16.1 Gesundheitliche Eignung/ Dienstunfähigkeit von Beamten

Untersuchungen zur gesundheitlichen Eignung und zur Dienstfähigkeit bzw. Dienstunfähigkeit sind prognostische (πρόγνωσις: wörtlich das Vorwissen, die „Voraus-Kenntnis") Begutachtungen. In aller Regel geht es bei der Begutachtung um die sog. „doppelte Dienstfähigkeit". Es soll der gegenwärtige Gesundheitszustand beurteilt werden und eine mit „hoher Wahrscheinlichkeit" behaftete Aussage über den Beurteilungszeitraum, bis zum regulären Dienstzeitende, getroffen werden. Sie sind für das Individuum wegen des das berufliche, möglicherweise das ganze Leben, beeinträchtigenden Ergebnisses von großer Bedeutung. Gleiches gilt für den Auftraggeber, soweit es sich um den Dienstherrn handelt, der dienstliche Interessen vertritt.

Nicht selten verlangen Beamte nach Behandlungen die Herausgabe von Untersuchungsergebnissen oder Entlassungsberichten nach stationären Behandlungen oder die Anfertigung von Stellungnahmen zur Vorlage bei den zuständigen Behörden oder bei ihren Rechtsanwälten. Oftmals sind weitreichende persönliche wie auch soziale Dimensionen (Familie, Kinder, Angehörige) betroffen.

Ebenfalls stellen sie den Gutachter vor eine schwere Aufgabe. Zum einen gibt es zu vielen Fragen keine empirisch gesicherte prognostische Daten, zum anderen sind die zu beurteilenden Personen selbst Akteure, die gerade auf Grund des Beurteilungsergebnisses ihr Verhalten entscheidend ändern können.

Auch oder gerade die epidemiologische Sichtweise gibt selten eine verwertbare Antwort für die Lösung der jeweiligen individuellen Begutachtungssituation. Dies setzt beim Gutachter große berufliche Erfahrung und Menschenkenntnis voraus, des Weiteren fundiertes Wissen um das jeweilige soziale und berufliche Umfeld des zu Begutachtenden.

16.1.1 Laufbahn und Ausbildung der Beamten

Da über Laufbahn und Ausbildung der Beamten nur wenige Kenntnisse bei Nichtbeamten bestehen, soll eine Kurzdarstellung der laufbahnrechtlichen Hintergründe erfolgen, mit dem Anliegen, so dem neurologischen Gutachter mehr Verständnis dieser beruflichen Bedingungen zu vermitteln.

In der BRD werden Beamte in einem Vorbereitungsdienst als **Anwärter (Beamte auf Widerruf)** eingestellt und nach erfolgreicher Laufbahnausbildung und Prüfung zum **Beamten auf Probe (Beamter zur Anstellung)** ernannt. Nach Vollendung des 27. Lebensjahres kann er zum **Beamten auf Lebenszeit** ernannt werden. Er kann nicht kündigen, aber seine Entlassung beantragen. Es gibt vier Laufbahngruppen, **Einfacher Dienst, Mittlerer Dienst, Gehobener Dienst, Höherer Dienst.**

Weitere Formen des Beamtenverhältnisses sind der **Beamte auf Zeit**, zum Beispiel bei bestimmten Leitungsfunktionen, oder **kommunale Wahlbeamte**. Bei den sog. **politischen Beamten** (Staatssekretäre, Regierungspräsidenten, Ministerialdirektoren u. a.) handelt es sich nicht um eine besondere Form des Beamtenverhältnisses. Es sind Beamte auf Lebenszeit, die bei Ausübung ihres Amtes in ständiger Übereinstimmung mit den grundsätzlichen Zielen der Regierung stehen müssen. Deshalb können solche Beamte jederzeit ohne nähere Begründung in den einstweiligen Ruhestand versetzt werden.

16.1.2 Rechtliche Grundlagen der Begutachtung

In der Regel führen Amtsärzte der Gesundheitsämter (in einigen Bundesländern auch „Untere Gesundheitsbehörden") Begutachtungen zur gesundheitlichen Eignung, zur Dienstfähigkeit und Dienstunfähigkeit von Beamten und Richtern des Bundes, der Länder und Gemeinden und anderer Behörden durch. Die Aufgabe wird rechtlich mit dem Grundgesetz der Bundesrepublik Deutschland (GG Artikel 35 [Amtshilfe]) begründet. Die Untersuchungen haben ihre Rechtsgrundlagen in Bundesgesetzen (Bundesbeamtengesetz [BBG])und Landesgesetzen sowie Verwaltungsvorschriften und Erlassen. Soweit sie auf die Landesgesetzgeber zurückgehen, weisen sie Unterschiede auf, die aber für die medizinische Begutachtung durch einen beauftragten Gutachter mehr oder weniger belanglos sind. Die jeweiligen amtsärztlichen Gutachter sind aber in ihren Entscheidungen nicht in Unterordnungsverhältnisse eingebunden. Die Entscheidung über die Dienstfähigkeit wird nicht vom Arzt, sondern vom Dienstherrn des Beamten getroffen. Grundsätzlich kann nur die zuständige Behörde ein ärztliches Gutachten veranlassen. In rechtlichen Auseinandersetzungen kann das Verwaltungsgericht bei gerichtlicher Überprüfung ein Obergutachten einholen und ist an die Feststellungen eines Amtsarztes nicht gebunden.

16.1.3 Art und Umfang der Gutachten

Zur Feststellung der gesundheitlichen Eignung von Beamtenanwärtern, Wahlbeamten und Beamten werden amtsärztliche Einstellungsuntersuchungen durchgeführt und ein amtsärztliches Gutachten gefertigt. Da die Untersuchungen weitgehend standardisiert sind, werden die Untersuchungsergebnisse in der Regel in **Formulargutachten** schriftlich niedergelegt. Bei Einstellungsuntersuchungen können Verbeamtungen auf Lebenszeit auch durchgeführt werden, wenn z. B. chronische Erkrankungen wie Epilepsie oder Diabetes mellitus bekannt sind. Es kommen dann die Richt-, Leitlinien und Empfehlungen der verschiedenen Fachgesellschaften zur Anwendung.

Die Feststellung der Dienstfähigkeit bzw. Dienstunfähigkeit im Beamtenrecht ist in der Regel gesetzliche Aufgabe der Gesundheitsämter, die sich häufig auf fachärztliche Zusatzgutachten beziehen. Das Gutachtenergebnis wird auch hier häufig in einem **Formulargutachten** niedergelegt. Die veranlassten **Zusatzgutachten werden in freier Form erstellt.**

Der Umfang von Formulargutachten ergibt sich in der Regel durch die vorgegebenen Items. Die **freien Zusatzgutachten** dagegen umfassen auf die Auftragsanfrage bezogene, angemessene, individuelle Schriftsätze mit den klassischen medizinischen Ordnungspunkten wie Anamnese, Frühere Anamnese, möglichst auch Fremdanamnese, Untersuchungsbefunde, Aktenlagen etc. Vor dem Hintergrund des oben angeführten sollte sich das Untersuchungsergebnis logisch aus den genannten Ergebnissen ableiten lassen.

16.1.4 Gutachtenfelder

Die begutachtenden Amtsärzte werden von den Dienstherren der zu begutachtenden Beamten beauftragt und können in aller Regel fachliche Zusatzgutachten bei von ihnen ausgesuchten Fachgutachtern veranlassen. Die Gutachten sind in freier Form oder als Formulargutachten, als Aktengutachten oder auch als Beobachtungsgutachten zu erstellen.

Einstellungsuntersuchungen

Zu den Eignungsvoraussetzungen für Beamte gehört immer auch die gesundheitliche Eignung. Diese liegt nach der ständigen Rechtsprechung u. a. des Bundesverwaltungsgerichts nur vor bei der sog. „doppelten Dienstfähigkeit". Das heißt die Bewerberin/der Bewerber muss nicht nur zum Zeitpunkt der Ernennung voll dienstfähig sein, sondern es muss mit einem hohen Grad an Wahrscheinlichkeit ausgeschlossen werden können, dass vor dem Erreichen der Altersgrenze dauernde Dienstunfähigkeit eintritt. Zweifel an einer uneingeschränkten Dienstfähigkeit sollen auch dann gegeben sein, wenn zu erwarten ist, dass krankheitsbedingt häufig dem Dienst ferngeblieben oder dieser nur eingeschränkt verrichtet wird.

Amtsärztliche Einstellungsuntersuchungen sind in der Regel Formulargutachten, die von den für die Einstellung zuständigen Behörden vorgegeben werden. Soweit erforderlich werden Vorgutachten und vorhandene Begutachtungsergebnisse mit einbezogen. Die Richt-, Leitlinien und Empfehlungen von Fachgesellschaften sind grundsätzlich zu beachten.

Dienstunfähigkeit

Abhängig vom Status des Beamten und davon, ob die Dienstunfähigkeit durch einen Dienstunfall entstanden ist oder nicht, ergeben sich verschiedene Leistungsansprüche gegen den Dienstherrn. **Beamte auf Widerruf** und **Beamte auf Probe** haben keine Leistungsansprüche gegenüber dem Dienstherren. Sie werden, wenn sie aus dem Dienst entlassen werden, in der Gesetzlichen Rentenversicherung nachversichert und erhalten die Leistungen, die für alle Versicherten der Gesetzlichen Rentenversicherung gelten. **Beamte auf Lebenszeit** werden in den Ruhestand versetzt und erhalten Leistungen durch den Dienstherrn.

BBG § 42 – Versetzung in den Ruhestand wegen Dienstunfähigkeit und Vollendung des 63. Lebensjahres

(1) Der Beamte auf Lebenszeit ist in den Ruhestand zu versetzen, wenn er wegen seines körperlichen Zustandes oder aus gesundheitlichen Gründen zur Erfüllung seiner Dienstpflichten dauernd unfähig (dienstunfähig) ist. Als dienstunfähig kann der Beamte auch dann angesehen werden, wenn er infolge Erkrankung innerhalb eines Zeitraumes von sechs Monaten mehr als drei Monate keinen Dienst getan hat und keine Aussicht besteht, dass er innerhalb weiterer sechs Monate wieder voll dienstfähig wird. Bestehen Zweifel über die Dienstunfähigkeit des Beamten, so ist er verpflichtet, sich nach Weisung der Behörde ärztlich untersuchen und, falls ein Amtsarzt dies für erforderlich hält, auch beobachten zu lassen.

(2) Gesetzliche Vorschriften, die für einzelne Beamtengruppen andere Voraussetzungen für die Beurteilung der Dienstunfähigkeit bestimmen, bleiben unberührt.

(3) Von der Versetzung des Beamten in den Ruhestand wegen Dienstunfähigkeit soll abgesehen werden, wenn ihm ein anderes Amt derselben oder einer anderen Laufbahn übertragen werden kann. In den Fällen des Satzes 1 ist die Übertragung eines anderen Amtes ohne Zustimmung des Beamten zulässig, wenn das neue Amt zum Bereich desselben Dienstherrn gehört, es mit mindestens demselben Endgrundgehalt verbunden ist wie das bisherige Amt und zu erwarten ist, dass der Beamte den gesundheitlichen Anforderungen des neuen Amtes genügt; Stellenzulagen gelten hierbei nicht als Bestandteile des Grundgehaltes. Besitzt der Beamte nicht die Befähigung für die andere Laufbahn, hat er an Maßnahmen für den Erwerb der neuen Befähigung teilzunehmen. Dem Beamten kann zur Vermeidung seiner Versetzung in den Ruhestand unter Beibehaltung seines Amtes ohne seine Zustimmung auch eine geringer wertige Tätigkeit innerhalb seiner Laufbahngruppe übertragen werden, wenn eine anderweitige Verwendung nicht möglich ist und dem Beamten die Wahrnehmung der neuen Aufgabe unter Berücksichtigung seiner bisherigen Tätigkeit zuzumuten ist.

(4) Der Beamte auf Lebenszeit kann auch ohne Nachweis der Dienstunfähigkeit auf seinen Antrag in den Ruhestand versetzt werden, wenn er

1. das sechzigste Lebensjahr vollendet hat und schwerbehindert im Sinne des § 2 Abs. 2 des Neunten Buches Sozialgesetzbuch ist oder
2. das dreiundsechzigste Lebensjahr vollendet hat.

(5) Für Beamte, denen vor dem 1. Juli 1997 auf Antrag Teilzeitbeschäftigung oder Urlaub nach § 72a Abs. 1 Satz 1 Nr. 2 oder Nr. 4 in der am 1. Juni 1994 geltenden Fassung bewilligt worden ist, gilt für die Bestimmung des Beginns des Ruhestandes im Sinne dieser Vorschrift Absatz 4 Satz 1 Nr. 2 in der bis zum 30. Juni 1997 geltenden Fassung fort.

BBG § 46 –Versetzung des Beamten auf Probe in den Ruhestand

(1) Der Beamte auf Probe ist in den Ruhestand zu versetzen, wenn er infolge Krankheit, Verwundung oder sonstiger Beschädigung, die er sich ohne grobes Verschulden bei Ausübung oder aus Veranlassung des Dienstes zugezogen hat, dienstunfähig (§ 42) geworden ist.

(2) Er kann in den Ruhestand versetzt werden, wenn er aus anderen Gründen dienstunfähig geworden ist. Die Entscheidung trifft die oberste Dienstbehörde im Einvernehmen mit dem Bundesminister des Innern; sie kann ihre Befugnis im Einvernehmen mit diesem Minister auf andere Behörden übertragen.

(3) § 42 Abs. 3 und die §§ 43 bis 45 finden entsprechende Anwendung.

Ist ein Beamter krank, muss er nicht zum Dienst kommen. Er ist verpflichtet, dieses seinem Dienstherren nachzuweisen, etwa durch ein ärztliches Attest oder Zeugnis, aus dem die Dauer hervorgeht, über welche er nicht zum Dienst erscheinen kann.

Ist jemand dauerhaft krank, führt dies zum Ruhestand wegen Dienstunfähigkeit.

Der Beamte, der wegen Dienstunfähigkeit in den vorzeitigen Ruhestand versetzt worden ist, muss nicht berufsunfähig sein. Beamtenrechtliche Dienstunfähigkeit kann schon dann angenommen werden, wenn der Beamte innerhalb eines halben Jahres mehr als drei Monate wegen Krankheit dem Dienst ferngeblieben ist und keine Aussicht besteht, dass die volle Dienstfähigkeit innerhalb eines weiteren halben Jahres wiedererlangt wird. Beamtenrechtlich ist der Dienstherr gehalten, von der Versetzung des Beamten in den Ruhestand wegen Dienstunfähigkeit abzusehen, wenn dem Beamten ein anderes Amt derselben oder einer anderen Laufbahn übertragen werden kann.

Wiedererlangte volle Dienstfähigkeit und Teildienstfähigkeit

BBG § 42a – Begrenzte Dienstfähigkeit

(1) Von der Versetzung des Beamten in den Ruhestand wegen Dienstunfähigkeit soll abgesehen werden, wenn der Beamte unter Beibehaltung seines Amtes seine Dienstpflichten noch während mindestens der Hälfte der regelmäßigen Arbeitszeit erfüllen kann (begrenzte Dienstfähigkeit).

(2) Die Arbeitszeit des Beamten ist entsprechend der begrenzten Dienstfähigkeit herabzusetzen. Er kann mit seiner Zustimmung auch in einer nicht seinem Amt entsprechenden Tätigkeit eingeschränkt verwendet werden.

(3) Von einer eingeschränkten Verwendung des Beamten nach Absatz 2 soll abgesehen werden, wenn ihm nach § 42 Abs. 3 ein anderes Amt oder eine geringer wertige Tätigkeit übertragen werden kann.

(4) § 42 Abs. 1 Satz 3 sowie die §§ 44, 46a und 47 gelten entsprechend. § 65 Abs. 2 Satz 4 gilt mit der Maßgabe, daß von der regelmäßigen Arbeitszeit des Beamten unter Berücksichtigung der verminderten Arbeitszeit nach Absatz 2 auszugehen ist.

(5) Von der Möglichkeit nach Absatz 1 darf nur bis zum 31. Dezember 2004 Gebrauch gemacht werden.

Der § 42a des Bundesbeamtengesetzes regelt die „begrenzte Dienstfähigkeit“. Das Ziel ist, durch Rehabilitation und Weiterverwendung die frühzeitige Pensionierung zu vermeiden. Der Beamte muss mindestens für eine Halbtagsbeschäftigung geeignet sein. Wenn die begrenzte Dienstfähigkeit wieder gegeben ist, kann auch nach frühzeitiger Pensionierung eine erneute Berufung in das Beamtenverhältnis erfolgen.

BBG § 45 – Erneute Berufung in das Beamtenverhältnis nach Wiederherstellung der Dienstfähigkeit

(1) Ein wegen Dienstunfähigkeit in den Ruhestand versetzter Beamter ist, solange er das dreiundsechzigste Lebensjahr noch nicht vollendet hat, verpflichtet, einer erneuten Berufung in das Beamtenverhältnis Folge zu leisten, wenn ihm im Dienstbereich seines früheren Dienstherrn ein Amt seiner früheren oder einer anderen Laufbahn mit mindestens demselben Endgrundgehalt übertragen werden soll und zu erwarten ist, daß der Beamte den gesundheitlichen Anforderungen des neuen Amtes genügt; Stellenzulagen gelten hierbei nicht als Bestandteile des Grundgehaltes. Besitzt der Beamte nicht die Befähigung für die andere Laufbahn, hat er an Maßnahmen für den Erwerb der neuen Befähigung teilzunehmen. Dem wegen Dienstunfähigkeit in den Ruhestand versetzten Beamten kann ferner unter Übertragung eines Amtes seiner früheren Laufbahn nach Satz 1 auch eine geringer wertige Tätigkeit innerhalb seiner Laufbahngruppe übertragen werden, wenn eine anderweitige Verwendung nicht möglich ist und dem Beamten die Wahrnehmung der neuen Aufgabe unter Berücksichtigung seiner früheren Tätigkeit zuzumuten ist. Nach Ablauf von fünf Jahren seit Eintritt in den Ruhestand ist eine erneute Berufung in das Beamtenverhältnis nur mit Zustimmung des Beamten zulässig, wenn er das fünfundfünfzigste Lebensjahr vollendet hat. § 40 gilt entsprechend.

(2) Beantragt der Beamte nach Wiederherstellung seiner Dienstfähigkeit und vor Ablauf von fünf Jahren seit dem Eintritt in den Ruhestand, ihn erneut in das Beamtenverhältnis zu berufen, so ist diesem Antrag zu entsprechen, falls nicht zwingende dienstliche Gründe entgegenstehen.

(3) Die erneute Berufung in ein Beamtenverhältnis ist auch in den Fällen der begrenzten Dienstfähigkeit (§ 42a) möglich.

(4) Zur Nachprüfung der Dienstfähigkeit ist der Beamte verpflichtet, sich nach Weisung der Behörde ärztlich (§ 46a) untersuchen zu lassen. Der Beamte kann eine solche Untersuchung verlangen, wenn er einen Antrag nach Absatz 2 zu stellen beabsichtigt.

16.2 Dienstunfälle von Beamten

Gemäß § 2 Beamtenversorgungsgesetz (BeamtVG) gehört zur „Versorgung" des Beamten neben dem Ruhegehalt und der Hinterbliebenenfürsorge auch eine umfangreich gestaltete „Unfallfürsorge". Die Definition des Dienstunfalls entspricht sinngemäß der der Gesetzlichen Unfallversicherung. Details hierzu finden sich in Kapitel 7.3.

Ebenfalls vergleichbar der Gesetzlichen Unfallversicherung mit ihren Berufskrankheiten (s. Kap. 8) sind Beamte auch versichert, wenn sie im Rahmen ihrer dienstlichen Verrichtung der Gefahr der Erkrankung an bestimmten Krankheiten besonders ausgesetzt sind und eine solche Krankheit erleiden (§ 3 (3) BeamtV). Allerdings wird in diesem Fall nicht von einer Berufskrankheit, sondern ebenfalls von einem „Dienstunfall" gesprochen. Die zugehörige „Verordnung zur Durchführung des § 31 des Beamtenversorgungsgesetzes" (BeamtVG § 31 DV) orientiert sich bzgl. der in Betracht kommenden Krankheiten an die Berufskrankheiten-Verordnung (BKV). Entsprechend ist Kapitel 8 hierzu analog anzuwenden.

§ 31 BeamtVG – Dienstunfall

(3) Erkrankt ein Beamter, der nach der Art seiner dienstlichen Verrichtung der Gefahr der Erkrankung an bestimmten Krankheiten besonders ausgesetzt ist, an einer solchen Krankheit, so gilt dies als Dienstunfall, es sei denn, dass der Beamte sich die Krankheit außerhalb des Dienstes zugezogen hat. Die Erkrankung an einer solchen Krankheit gilt jedoch stets als Dienstunfall, wenn sie durch gesundheitsschädigende Verhältnisse verursacht worden ist, denen der Beamte am Ort seines dienstlich angeordneten Aufenthaltes im Ausland besonders ausgesetzt war. Die in Betracht kommenden Krankheiten bestimmt die Bundesregierung durch Rechtsverordnung mit Zustimmung des Bundesrates.

Literatur

Das öffentliche Gesundheitswesen, Band V: Gutachtenwesen. Stuttgart 1968

Grundriss des öffentlichen Gesundheitswesens: 21. Auflage, Bertelsmannverlag KG, Bielefeld 1985

Der öffentliche Gesundheitsdienst; Ministerium für Arbeit, Gesundheit und Soziales des Landes Nordrhein-Westfalen: 1992

Hennies, G. Rechtsgrundlagen der Begutachtung. In Marx P. Medizinische Begutachtung. 7. Aufl., Thieme, Stuttgart 1997

Weber A, Weltle D, Lederer P. Frühinvalidität im Lehrerberuf: Sozial- und arbeitsmedizinische Aspekte. Dtsch Ärztebl 2004; 101A-850/B-712/C-691

17 Begutachtung der Kraftfahreignung

B. Widder

17.1 Rechtliche Grundlagen

17.1.1 Straßenverkehrsgesetz (StVG)

Das Straßenverkehrsgesetz (StVG) enthält Grundregeln für den Straßenverkehr, die in verschiedenen Verordnungen wie der Straßenverkehrsordnung (StVO), Straßenverkehrs-Zulassungs-Verordnung (StVZO) oder der Fahrerlaubnis-Verordnung (FeV) genauer ausgeführt werden. Die Fahrerlaubnis und die damit zusammenhängenden Punkte werden in § 2 StVG geregelt. Das StVG und seine zugehörigen Verordnungen gehören zum Verwaltungsrecht (siehe Kap. 1.3).

Für den neurologischen Sachverständigen bedeutsame Paragraphen des Straßenverkehrsgesetzes (StVG)

§ 2 Fahrerlaubnis und Führerschein

(1) Wer auf öffentlichen Straßen ein Kraftfahrzeug führt, bedarf der Erlaubnis (Fahrerlaubnis) der zuständigen Behörde (Fahrerlaubnisbehörde). Die Fahrerlaubnis wird in bestimmten Klassen erteilt. ...

(2) Die Fahrerlaubnis ist für die jeweilige Klasse zu erteilen, wenn der Bewerber ... das erforderliche Mindestalter erreicht hat, ... (und) zum Führen von Kraftfahrzeugen geeignet ist ...

(4) Geeignet zum Führen von Kraftfahrzeugen ist, wer die notwendigen körperlichen und geistigen Anforderungen erfüllt und nicht erheblich oder nicht wiederholt gegen verkehrsrechtliche Vorschriften oder gegen Strafgesetze verstoßen hat. Ist der Bewerber auf Grund körperlicher oder geistiger Mängel nur bedingt zum Führen von Kraftfahrzeugen geeignet, so erteilt die Fahrerlaubnisbehörde die Fahrerlaubnis mit Beschränkungen oder unter Auflagen, wenn dadurch das sichere Führen von Kraftfahrzeugen gewährleistet ist.

(8) Werden Tatsachen bekannt, die Bedenken gegen die Eignung oder Befähigung des Bewerbers begründen, so kann die Fahrerlaubnisbehörde anordnen, dass der Antragsteller ein Gutachten oder Zeugnis eines Facharztes oder Amtsarztes, ein Gutachten einer amtlich anerkannten Begutachtungsstelle für Fahreignung oder eines amtlichen anerkannten Sachverständigen oder Prüfers für den Kraftfahrzeugverkehr innerhalb einer angemessenen Frist beibringt.

(13) Stellen oder Personen, die die Eignung oder Befähigung zur Teilnahme am Straßenverkehr ... beurteilen oder prüfen ..., müssen für diese Aufgaben gesetzlich oder amtlich anerkannt oder beauftragt sein. ...

(14) Die Fahrerlaubnisbehörden dürfen den in Absatz 13 Satz 1 genannten Stellen und Personen die Daten übermitteln, die diese zur Erfüllung ihrer Aufgaben benötigen. Die betreffenden Stellen und Personen dürfen diese Daten ... verarbeiten und nutzen.

17.1.2 Fahrerlaubnis-Verordnung (FeV)

Die erstmals im Jahr 1998 erlassene und bis 2005 mehrfach geänderte Fahrerlaubnis-Verordnung (FeV) ergänzt das Straßenverkehrsgesetz (StVG) durch konkrete Ausführungsbestimmungen[1, 2]. Sie wurde im Rahmen der Harmonisierung des Fahrerlaubnisrechts innerhalb der Europäischen Gemeinschaft in Deutschland erstellt. Die FeV regelt die Zulassungsbestimmungen für die Teilnahme am Straßenverkehr einschließlich der Kriterien für den Entzug der Fahrerlaubnis und die Wiederzulassung, und definiert verschiedene Führerscheinklassen (Tab. 17.**1**). Sie enthält für den medizinischen Sachverständigen bedeutsame Vorschriften (siehe Auszug von Paragraphen aus der Fahrerlaubnis-Verordnung). Außerdem werden die Anforderungen an die Begutachtungsstellen für Fahreignung definiert, die in diesem Rahmen jedoch nicht weiter zu diskutieren sind.

Für den neurologischen Sachverständigen bedeutsame Paragraphen der Fahrerlaubnis-Verordnung (FeV)

§ 1 Grundregel der Zulassung

(1) Zum Verkehr auf öffentlichen Straßen ist jedermann zugelassen, soweit nicht für die Zulassung zu einzelnen Verkehrsarten eine Erlaubnis vorgeschrieben ist.

§ 2 Eingeschränkte Zulassung

(1) Wer sich infolge körperlicher oder geistiger Mängel nicht sicher im Verkehr bewegen kann, darf am Verkehr nur teilnehmen, wenn Vorsorge getroffen ist, daß er andere nicht gefährdet. ...

§ 11 Eignung

(1) Bewerber um eine Fahrerlaubnis müssen die hierfür notwendigen körperlichen und geistigen Anforderungen erfüllen. Die Anforderungen sind insbesondere nicht erfüllt, wenn eine Erkrankung oder ein Mangel nach Anlage 4 oder

[1] Verordnung über die Zulassung von Personen zum Straßenverkehr und zur Änderungen straßenverkehrsrechtlicher Vorschriften. Bundesgesetzblatt Jahrgang 1998 Teil I Nr. 55, ausgegeben am 26.8.1998

[2] Berichtigung der Dritten Verordnung zur Änderung der Fahrerlaubnis-Verordnung und anderer straßenverkehrsrechtlicher Vorschriften. Bundesgesetzblatt Jahrgang 2005 Teil I Nr. 12 S. 379, ausgegeben am 28.2.2005

Gruppe	Klasse	Definition
Gruppe 1	A	Leistungsunbeschränkte Krafträder (einschl. Untergruppe A1 für Leichtkrafträder bei 16 – 17-Jährigen)
	B	Kraftfahrzeuge mit bis zu 3500 kg (ggf. mit Anhänger bis 750 kg) und mit bis zu 8 Fahrgastsitzplätzen
	BE	Kraftfahrzeuge der Klasse B mit Anhänger über 750 kg
	M	Kleinkrafträder bis 50 cm^3 und 45 km/h
	S	Kleinkraftfahrzeuge (Trikes, Quads oder Microcars) bis 50 cm^3 und 45 km/h
	L/T	Land- und forstwirtschaftliche Zugmaschinen
Gruppe 2	C	Kraftfahrzeuge über 3500 kg (ggf. mit Anhänger bis 750 kg) und mit bis zu 8 Fahrgastsitzplätzen
	CE	Kraftfahrzeuge der Klasse C mit Anhänger über 750 kg
	D	Kraftfahrzeuge zur Personenbeförderung mit mehr als 8 Fahrgastsitzplätzen (ggf. mit Anhänger bis 750 kg)
	DE	Kraftfahrzeuge der Klasse D mit Anhänger über 750 kg

Tabelle 17.1 Die wichtigsten Definitionen der Führerscheinklassen nach der Fahrerlaubnis-Verordnung[1]

5 vorliegt, wodurch die Eignung oder die bedingte Eignung zum Führen von Kraftfahrzeugen ausgeschlossen wird. ... Bewerber um die Fahrerlaubnis der Klasse D oder D1 müssen auch die Gewähr dafür bieten, daß sie der besonderen Verantwortung bei der Beförderung von Fahrgästen gerecht werden.

(2) Werden Tatsachen bekannt, die Bedenken gegen die körperliche oder geistige Eignung des Fahrerlaubnisbewerbers begründen, kann die Fahrerlaubnisbehörde zur Vorbereitung von Entscheidungen über die Erteilung oder Verlängerung der Fahrerlaubnis oder über die Anordnung von Beschränkungen oder Auflagen die Beibringung eines ärztlichen Gutachtens durch den Bewerber anordnen. Bedenken gegen die körperliche oder geistige Eignung bestehen insbesondere, wenn Tatsachen bekannt werden, die auf eine Erkrankung oder einen Mangel nach Anlage 4 oder 5 hinweisen. Die Behörde bestimmt in der Anordnung auch, ob das Gutachten von einem

1. für die Fragestellung (Absatz 6 Satz 1) zuständigen Facharzt mit verkehrsmedizinischer Qualifikation,
2. Arzt des Gesundheitsamtes oder einem anderen Arzt der öffentlichen Verwaltung,
3. Arzt mit der Gebietsbezeichnung „Arbeitsmedizin" oder der Zusatzbezeichnung „Betriebsmedizin",
4. Arzt mit der Gebietsbezeichnung „Facharzt für Rechtsmedizin" oder
5. Arzt in einer Begutachtungsstelle für Fahreignung, der die Anforderungen nach Anlage 14 (Anmerkung: Anlage 14 definiert die Voraussetzungen für die Anerkennung als Begutachtungsstelle für Fahreignung) erfüllt,

erstellt werden soll. Die Behörde kann auch mehrere solcher Anordnungen treffen. Der Facharzt nach Satz 3 Nr. 1 soll nicht zugleich der den Betroffenen behandelnde Arzt sein.

(5) Für die Durchführung der ärztlichen und der medizinisch-psychologischen Untersuchung sowie für die Erstellung der entsprechenden Gutachten gelten die in der Anlage 15 genannten Grundsätze.

(6) Die Fahrerlaubnisbehörde legt unter Berücksichtigung der Besonderheiten des Einzelfalls und unter Beachtung der Anlagen 4 und 5 in der Anordnung zur Beibringung des Gutachtens fest, welche Fragen im Hinblick auf die Eignung des Betroffenen zum Führen von Kraftfahrzeugen zu klären sind. Die Behörde teilt dem Betroffenen unter Darlegung der Gründe für die Zweifel an seiner Eignung und unter Angabe der für die Untersuchung in Betracht kommenden Stelle oder Stellen mit, dass er sich innerhalb einer von ihr festgelegten Frist auf seine Kosten der Untersuchung zu unterziehen und das Gutachten beizubringen hat; sie teilt ihm außerdem mit, dass er die zu übersendenden Unterlagen einsehen kann. Der Betroffene hat die Fahrerlaubnisbehörde darüber zu unterrichten, welche Stelle er mit der Untersuchung beauftragt hat. Die Fahrerlaubnisbehörde teilt der untersuchenden Stelle mit, welche Fragen im Hinblick auf die Eignung des Betroffenen zum Führen Kraftfahrzeugen zu klären sind und übersendet ihr die vollständigen Unterlagen, soweit sie unter Beachtung der gesetzlichen Verwertungsverbote verwendet werden dürfen. Die Untersuchung erfolgt auf Grund eines Auftrages durch den Betroffenen.

§ 65 Ärztliche Gutachter

Der Facharzt hat seine verkehrsmedizinische Qualifikation (§ 11 Abs. 2 Satz 3 Nr. 1), die sich aus den maßgeblichen landesrechtlichen Vorschriften ergibt, auf Verlangen der Fahrerlaubnisbehörde nachzuweisen. Der Nachweis erfolgt durch die Vorlage eines Zeugnisses der zuständigen Ärztekammer. Abweichend von Satz 1 und 2 reicht auch eine mindestens einjährige Zugehörigkeit zu einer Begutachtungsstelle für Fahreignung (Anlage 14) aus.

Der FeV beigefügt sind mehrere Anlagen, die gleichermaßen für den Sachverständigen wesentliche Ausführungsbestimmungen enthalten.

Anlage 4 zur FeV

Die Anlage enthält eine tabellarische Aufstellung „häufiger vorkommender Erkrankungen und Mängel", welche die Eignung zum Führen von Kraftfahrzeugen längere Zeit beeinträchtigen oder aufheben können. Die zugehörigen Krankheitsbilder werden im Kapitel 17.4 besprochen.

Anlage 5 zur FeV

Hierin wird auf die speziellen Anforderungen hingewiesen, die für die Fahrerlaubnis der Gruppe 2 (Fahrzeuge über 3,5 t sowie Fahrgastbeförderung) gelten. Demnach haben alle Bewerber um die Erteilung oder Verlängerung einer Fahrerlaubnis der Gruppe 2 eine ärztliche Bescheinigung (Muster im Verordnungstext) vorzulegen, aus der hervorgeht, ob Erkrankungen vorliegen, welche die Eignung oder die bedingte Eignung ausschließen.

Darüber hinaus erfordert die Erteilung oder Verlängerung einer Fahrerlaubnis zur Personenbeförderung eine ausführliche Begutachtung durch einen Betriebs- oder Arbeitsmediziner bzw. ein Gutachten einer amtlich anerkannten Begutachtungsstelle für Fahreignung. Zu beurteilen sind hierbei insbesondere die Parameter Belastbarkeit, Orientierungsleistung, Konzentrationsleistung, Aufmerksamkeitsleistung sowie Reaktionsfähigkeit.

Anlage 15 zur FeV

Diese Anlage nennt Grundsätze für die Durchführung der Untersuchungen und die Erstellung der Gutachten (Tab. 17.2).

17.1.3 Begutachtungs-Leitlinien zur Kraftfahrereignung

Erstmals 1973 wurde vom Gemeinsamen Beirat für Verkehrsmedizin beim Bundesminister für Verkehr ein interdisziplinär erarbeitetes „Gutachten Krankheit und Kraftverkehr" publiziert, das als Entscheidungshilfe für Verwaltungsbehörden und -gerichte für die Beurteilung der Kraftfahreignung konzipiert war. Dieses „Gutachten" wurde in den folgenden Jahrzehnten mehrfach überarbeitet und erreichte im Laufe der Jahre den Status einer Rechtsnorm, nach der sich auch medizinische Sachverständige zu richten haben. Die jüngste 6. Auflage stammt aus dem Jahr 2000 [Lewrenz 2000]. Hierbei wurden zum einen Aspekte der psychologischen Begutachtung mit aufgenommen, zum anderen wurde das „Gutachten" entsprechend seinem Zweck sinnvollerweise in „Begutachtungs-Leitlinien" umgetauft. Entgegen den gesetzlichen Grundlagen, die durchgehend von „Kraftfahreignung" sprechen, wurde hier allerdings der Begriff der „**Kraftfahrereignung**" benutzt, so dass hier ein gewisses Durcheinander besteht.

> Die Begutachtungs-Leitlinien zur Kraftfahrereignung sind keine Rechtsnormen, kommen aber in ihren praktischen Auswirkungen Rechtsnormen gleich.

Gemäß Text der Leitlinien wurden bei der Erstellung der Beurteilungsgrundsätze sowohl die Bedürfnisse des Einzelnen zur Teilnahme am motorisierten Straßenverkehr als auch das Interesse der Allgemeinheit an der Sicherheit berücksichtigt. Die Möglichkeit, dass es trotz sorgfältiger Abwägung aller Umstände trotzdem zu einem Schädigungsereignis kommen kann, wird dabei ausdrücklich hingenommen. Von einem Gefährdungssachverhalt ist laut Leitlinien dann auszugehen, wenn:

- von einem Kraftfahrer nach dem Grad der **festgestellten Beeinträchtigung der körperlich-geistigen (psychischen) Leistungsfähigkeit** zu erwarten ist, dass die Anforderungen beim Führen eines Kraftfahrzeuges, zu denen ein stabiles Leistungsniveau und auch die Beherrschung von Belastungssituationen gehören, nicht mehr bewältigt werden können, und/oder
- von einem Kraftfahrer in einem absehbaren Zeitraum die **Gefahr des plötzlichen Versagens der körperlich-geistigen (psychischen) Leistungsfähigkeit** (z. B. hirnorganische Anfälle, apoplektische Insulte, anfallsartige Schwindelzustände und Schockzustände, Bewusstseinstrübungen oder Bewusstseinsverlust u. ä.) zu erwarten ist, und/oder

Tabelle 17.2 Grundsätze für die Erstellung von Gutachten im Rahmen der FeV

Vor der Untersuchung hat der Gutachter den Betroffenen über Gegenstand und Zweck der Untersuchung aufzuklären.
Die Untersuchung ist anlassbezogen unter Verwendung der von der Fahrerlaubnisbehörde zugesandten Unterlagen über den Betroffenen vorzunehmen.
Der Gutachter hat sich an die durch die Fahrerlaubnisbehörde vorgegebene Fragestellung zu halten.
Gegenstand der Untersuchung sind nicht die gesamte Persönlichkeit des Betroffenen, sondern nur solche Eigenschaften, Fähigkeiten und Verhaltensweisen, die für die Kraftfahreignung von Bedeutung sind (Relevanz zur Kraftfahreignung).
Die Untersuchung darf nur nach anerkannten wissenschaftlichen Grundsätzen vorgenommen werden.
Über die Untersuchung sind Aufzeichnungen anzufertigen.
Das Gutachten muss in allgemeinverständlicher Sprache abgefasst sowie nachvollziehbar und nachprüfbar sein.
Wer eine Person in einem Kurs zur Wiederherstellung der Kraftfahreignung betreut hat oder voraussichtlich betreuen wird, darf diese Person nicht untersuchen oder begutachten.

- wegen sicherheitswidrigen Einstellungen, **mangelnder Einsicht oder Persönlichkeitsmängeln** keine Gewähr dafür gegeben ist, dass der Fahrer sich regelkonform und sicherheitsgerecht verhält.

Zusätzlich zu dem im Folgenden „Begutachtungs-Leitlinien" genannten Text [Lewrenz 2000] liegt eine „Leitlinie zur Beurteilung der Fahreignung bei neurologischen Erkrankungen" vor, die von der Kommission Leitlinien der Deutschen Gesellschaft für Neurologie (DGN) unter Mitarbeit der Deutschen Gesellschaft für Ophthalmologie und der Gesellschaft für Neuropsychologie in Auftrag gegeben wurde [Fries et al. 2005]. Einzelne Aspekte hieraus wurden im vorliegenden Text übernommen.

17.2 Ärztliche Beurteilung der Kraftfahreignung

17.2.1 Aufklärungspflicht bei fehlender Kraftfahreignung

Wenn ein Arzt die fehlende Fahreignung seines Patienten erkennt, es aber unterlässt, diesen auf mögliche Gefahren hinzuweisen und „ihm die Teilnahme am Straßenverkehr entschieden auszureden" [Laufs 1999], verletzt er die gebotene Pflicht zur „Sicherungsaufklärung" (s. Kap. 15.2.3). Es ist dabei nicht Aufgabe des Patienten, den Arzt darauf hinzuweisen, dass er ein Kraftfahrzeug führt, sondern der Arzt hat unaufgefordert entsprechende Hinweise zu geben[3]. Wie bei anderen Formen der Aufklärung besteht dabei Dokumentationspflicht des Arztes über die erfolgte Aufklärung zur Fahreignung.

17.2.2 Meldepflicht bei fehlender Kraftfahreignung

Ein nicht seltenes Problem im Zusammenhang mit der Kraftfahreignung ergibt sich aus der Frage, inwieweit ein Arzt der Straßenverkehrsbehörde anzeigen muss, wenn ein in Behandlung stehender Patient, bei dem aus medizinischen Gründen eine fehlende Kraftfahreignung ersichtlich ist, sich trotz entsprechender „Sicherungsaufklärung" nicht an ein „Fahrverbot" hält und damit eine Gefährdung des Straßenverkehrs verursacht. In diesem Fall sind 3 gesetzliche Vorgaben zu berücksichtigen:

- **§ 138 StGB** (Nichtanzeige geplanter Straftaten) nennt eine allgemeine Pflicht, geplante Straftaten zu einer Zeit, zu der die Ausführung oder der Erfolg noch abgewendet werden kann, zur Anzeige zu bringen. Allerdings schließt § 139 StGB (Straflosigkeit der Nichtanzeige geplanter Straftaten) eine solche Pflicht für Ärzte und Angehörige anderer Heilberufe ausdrücklich aus.
- **§ 203 StGB** (Verletzung von Privatgeheimnissen) definiert als Straftat, wenn Ärzte und Angehörige anderer Heilberufe „unbefugt" ihnen anvertraute, zum persönlichen Lebensbereich gehörende Geheimnisse offenbaren.
- **§ 34 StGB** (Rechtfertigender Notstand) schließt eine rechtswidrige Handlung aus, wenn bei einer nicht anders abwendbaren Gefahr eine Tat begangen wird, um die Gefahr von sich oder einem anderen abzuwenden, „wenn bei Abwägung der ... betroffenen Rechtsgüter und des Grades der ihnen drohenden Gefahren das geschützte Interesse das beeinträchtigte wesentlich überwiegt."

Die nach § 34 StGB legitimierte, „befugte" Durchbrechung der ärztlichen Schweigepflicht (**Offenbarungsbefugnis**) neigt gemäß einem neueren Urteil[4] aktuell dazu, sich in eine durchaus bedenkliche **Offenbarungspflicht** zu verändern [Parzeller u. Bratzke 2000]. Auch in Anbetracht dieser Situation müssen jedoch **vor einer Meldung an die Straßenverkehrsbehörde** in jedem Fall 2 **Grundvoraussetzungen** gegeben sein:

- **Fehlende Abwendbarkeit**: Der Arzt hat zuvor auf den Patienten ohne Erfolg eingewirkt, um ihn zur Ergreifung der notwendigen Maßnahmen von sich aus zu veranlassen.
- **Höheres Rechtsgut**: Ein in Abwägung zur Schweigepflicht höherwertiges Gefahrenpotenzial dürfte vorliegen, wenn z. B. ein Omnibus- oder LKW-Fahrer trotz mehrerer zerebraler Krampfanfälle weiterhin seiner Arbeit nachgeht und einen Bus oder LKW fährt.

17.3 Begutachtung der Kraftfahreignung

Im Gegensatz zu Begutachtungen in den übrigen Rechtsbereichen hat der Gesetzgeber für die Beurteilung der Kraftfahreignung 2 grundlegende Besonderheiten vorgegeben:

- **Verkehrsmedizinische Qualifikation:** Während in den übrigen Rechtsbereichen Ärzte mit Erwerb des Facharztstatus als kompetent erachtet werden, in ihrem Fachgebiet Begutachtungen durchzuführen, fordert der Gesetzgeber für die Begutachtung der Kraftfahreignung mit wenigen Ausnahmen (siehe § 11 FeV) eine zusätzliche „verkehrsmedizinische Qualifikation". Dies erscheint nur begrenzt nachvollziehbar, da die zahlenmäßig häufigsten „Begutachtungen" der Kraftfahreignung im ärztlichen Alltag in Klinik und Praxis erfolgen, wenn Patienten z. B. nach einem zerebralen Krampfanfall darüber aufgeklärt werden, dass nun für die nächsten Monate ein „Fahrverbot" besteht [Krämer 1999]. Wenn Fachärzte ohne verkehrsmedizinische Qualifikation vom Gesetzgeber für diese Einschätzung als nicht kompetent eingeschätzt

[3] LG Konstanz, NJW 1971, 2223ff.

[4] OLG Frankfurt 8 U 67/99 vom 5.10.1999

Tabelle 17.3 Vom Sachverständigen im Rahmen der verkehrsmedizinischen Begutachtung im Allgemeinen zu beantwortende Fragen

Bestehen die Kraftfahreignung einschränkende dauerhafte Funktionsstörungen, durch die eine Verkehrsgefährdung in „konkreten Fahrsituationen" anzunehmen ist?
Besteht ein Risiko für das Auftreten die Kraftfahreignung einschränkender paroxysmaler Ereignisse, durch die in „konkreten Fahrsituationen" mit hoher Wahrscheinlichkeit ein Unfall auftreten kann?
Welche Kompensationsmöglichkeiten bestehen, die zumindest eine bedingte Kraftfahreignung ermöglichen?
Wie ist der Verlauf einzuschätzen, wann sind ggf. Nachuntersuchungen erforderlich?

werden, können sie letztlich auch Patienten nicht sachgerecht aufklären.

- **Gutachter nicht behandelnder Arzt:** § 11 FeV definiert ausdrücklich, dass der Gutachter nicht zugleich der den Betroffenen behandelnde Arzt sein soll. Aufgrund möglicher Rollen- und Interessenskonflikte erscheint diese Forderung schlüssig, so dass es eher überrascht, dass dieser Grundsatz in anderen Rechtsbereichen nicht gleichermaßen berücksichtigt wird.

Den formalen Ablauf der verkehrsmedizinischen Begutachtung regelt Anlage 15 zur FeV, dabei sind im Allgemeinen abschließend 4 Fragen zu beantworten (Tab. 17.3). Maßstab der Begutachtung sind die Leitsätze der Begutachtungs-Leitlinien (s. Kap. 17.1.3), Abweichungen im Einzelfall werden jedoch ausdrücklich als möglich genannt. Wenn der Gutachter „unter besonderen, von der Regel abweichenden Umständen des Einzelfalls ein Abweichen von den aufgeführten Beurteilungsleitsätzen für gerechtfertigt hält", erfordert dies allerdings eine „sehr" ausführliche Begründung „mit entsprechenden Hinweisen auf die zugrunde gelegte Fachliteratur".

17.3.1 Bedingte Kraftfahreignung

Neben der uneingeschränkten Eignung kennt die FeV auch die Möglichkeit einer „bedingten Kraftfahreignung". Eine derartige Feststellung kommt in Betracht, wenn „zwar gravierende Leistungsbeeinträchtigungen bestehen", aber „das Risiko durch geeignete Auflagen und Beschränkungen auf ein vertretbares Maß zu reduzieren ist". Die Begriffe „Auflagen" und „Beschränkungen" haben dabei eine unterschiedliche rechtliche Bedeutung:

- **Auflagen** richten sich an den Führer eines Fahrzeuges, z. B. sich in bestimmten zeitlichen Abständen ärztlichen Nachuntersuchungen zu unterziehen (Tab. 17.4).
- **Beschränkungen** betreffen das Fahrzeug und beschränken den Geltungsbereich einer erteilten Fahrerlaubnis auf bestimmte Fahrzeugarten oder auf bestimmte Fahrzeuge mit besonderen Einrichtungen.

Tabelle 17.4 Mögliche Auflagen und Beschränkungen bei Feststellung der „bedingten Kraftfahreignung" gemäß Fahrerlaubnis-Verordnung (FeV)

Auflagen	• Verpflichtung zu ärztlichen Nachuntersuchungen in bestimmten zeitlichen Abständen • Tragen einer Sehhilfe beim Führen von Kraftfahrzeugen • Gestatten der Fahrtätigkeit nur innerhalb des begrenzten Umkreises • Gestatten der Fahrtätigkeit nur innerhalb festgelegter Lenkzeiten (z. B. nur bei Tageslicht) • Verpflichtung zur Einhaltung einer bestimmten Höchstgeschwindigkeit
Beschränkungen	• Beschränkung der Fahrtätigkeit auf eine bestimmte Fahrzeugart (z. B. mit Automatik, mit bauartbedingt reduzierter Höchstgeschwindigkeit) • Beschränkung der Fahrtätigkeit auf ein bestimmtes Fahrzeug (z. B. mit Handgas- und/oder Handbremsbetätigung)

Da Auflagen und Beschränkungen von erheblich einschneidender Wirkung sein können, weisen die Begutachtungs-Leitlinien ausdrücklich darauf hin, dass stets klare Vorstellungen über die Zweckmäßigkeit und Durchführbarkeit einer empfohlenen Maßnahme bestehen sollen und die Notwendigkeit für entsprechende Maßnahmen beweisbar sein muss.

17.3.2 Kompensation von Eignungsmängeln

Bei der Beurteilung von festgestellten Eignungsmängeln ist die Frage ihrer möglichen Kompensierbarkeit von zentraler Bedeutung. Hierunter wird die „Behebung oder der Ausgleich von Leistungsmängeln oder Funktionsausfällen bzw. fahreignungsrelevanten Defiziten durch andere Funktionssysteme" verstanden. Die hierzu genannten Möglichkeiten sind in Tabelle 17.5 aufgelistet.

> Eine risikoarme Verkehrsteilnahme ist bei bedingter Eignung gewährleistet, wenn der betreffende Kraftfahrer die erforderliche Sensibilität, Kritikfähigkeit und die nötige Zuverlässigkeit besitzt, um die notwendigen kompensatorischen Funktionen für eine situationsangepasste Leistung einsetzen zu können.

Tabelle 17.5 Möglichkeiten zur Kompensation von Eignungsmängeln der Kraftfahreignung gemäß Fahrerlaubnis-Verordnung (FeV)

- Technische oder medizinisch-technische Maßnahmen, z. B. Umbauten von Kraftfahrzeugen für Behinderte oder Einsatz von Prothesen
- Suffiziente Arzneimittelbehandlung von Krankheiten
- Trotz einzelner funktionaler Mängel insgesamt gesehen ausreichende intellektuelle Leistungsfähigkeit, die ein vorausschauendes Fahren bzw. eine Früherkennung von Gefahrensituationen ermöglicht
- Langjährige Vertrautheit mit dem Führen von Kraftfahrzeugen (bei Fahrerlaubnisinhabern)
- Sicherheits- und verantwortungsbewusste Grundeinstellung (Compliance), die erwarten lässt, dass die Unzulänglichkeiten der eigenen Leistungsausstattung selbstkritisch reflektiert und beim Fahren berücksichtigt werden.

17.3.3 Kumulierte Auffälligkeiten

Mehrfache Auffälligkeiten können Zweifel an der Eignung zum Führen von Kraftfahrzeugen auch dann rechtfertigen, wenn jede Auffälligkeit für sich allein noch keinen Eignungszweifel auslöst. Gemäß Begutachtungs-Leitlinien ist daher die Frage der Kumulation, wenn mehrere Auffälligkeiten vorliegen, stets zu prüfen und die Art des Zusammenwirkens der Auffälligkeiten nachvollziehbar darzustellen. Im Zweifelsfall sollen mehrere für die Fragestellungen zuständige Fachärzte mit verkehrsmedizinischer Qualifikation oder eine Begutachtungsstelle für Fahreignung mit der Begutachtung beauftragt werden.

17.4 Begutachtung spezieller Krankheitsbilder

Die Brauchbarkeit der Begutachtungs-Leitlinien ist in der konkreten Begutachtungssituation eingeschränkt, da sich in ihnen eine „bunte Mischung" von einerseits klar definierten Symptomen, andererseits aber auch komplexen Krankheitsbildern findet, deren Folgen für die Kraftfahreignung zum Teil zwar sehr konkret (z. B. bei Anfallsleiden), zum Teil jedoch nur sehr vage beschrieben werden. Nicht zu verkennen ist, dass hier viele Autoren mit über die Jahre hinweg vielen Änderungen tätig waren, so dass eine einheitliche Linie nur (noch) schwer auszumachen ist. Auch besteht kein Anspruch auf Vollständigkeit (z. B. ist die multiple Sklerose nicht erwähnt), was bei der großen Zahl der Krankheitsbilder in der gesamten Medizin allerdings kaum zu ändern ist.

Im Folgenden soll zunächst versucht werden, die Auswirkungen der für die Beurteilung der Fahreignung wichtigsten Funktionsstörungen synoptisch darzustellen. Im zweiten Schritt werden dann verschiedene für den Neurologen bedeutsame Krankheitsbilder beschrieben.

17.4.1 Fahreignung bei verschiedenen Funktionsstörungen

Soweit in den Begutachtungs-Leitlinien ein „roter Faden" zu erkennen ist, betrifft dieser die Unterscheidung in plötzlich und unvorhersehbar auftretende (paroxysmale) Ereignisse sowie in Funktionsstörungen von anhaltendem Charakter, die in ihren Auswirkungen völlig unterschiedlich zu beurteilen sind. Hieraus ergeben sich folgende Grundsätze für die Beurteilung der Kraftfahreignung:

- **Paroxysmale Funktionsstörungen:** z. B. im Rahmen von zerebralen Krampfanfällen oder Drehschwindelattacken beinhalten aufgrund ihres unvorhersehbaren und plötzlichen Auftretens ein hohes Risiko für das Führen von Kraftfahrzeugen. Beeinträchtigt die in einem solchen Fall zu erwartende Funktionsstörung die Kraftfahreignung in relevantem Umfang, besteht solange keine Kraftfahreignung, bis mit hinreichender Wahrscheinlichkeit nachgewiesen ist, dass keine „wesentliche" Rezidivgefahr mehr besteht.
- **Dauerhafte Funktionsstörungen:** z. B. im Rahmen von Paresen, Sehstörungen oder neuropsychologischen Defiziten sind in ihren Auswirkungen durch geeignete Untersuchungen zu quantifizieren und ggf. Möglichkeiten zur (teilweisen) Kompensation bestehender Eignungsmängel zu diskutieren (Tab. 17.6).

Nicht bzw. unzureichend berücksichtigt ist in den Begutachtungs-Leitlinien die Möglichkeit zur Durchführung einer praktischen Fahrprobe durch einen geeigneten Fahrlehrer. So konnten neuere Untersuchungen schlüssig nachweisen, dass nach Hirnschäden einer solchen praktischen Fahrprobe mehr Bedeutung zukommt als selbst eingehenden testpsychologischen Untersuchungen [Hannen et al. 1998, Akinwuntan et al. 2002]. Alternativ in Frage kommt hier auch der Einsatz von Fahrsimulatoren, die in jüngster Zeit zunehmend Eingang in Kliniken finden.

In Zweifelsfällen bringt bei neurologischen Erkrankungen eine praktische Fahrprobe durch einen geeigneten Fahrlehrer mehr Information über die tatsächlich vorliegende Kraftfahreignung als ausführliche bildgebende, klinische und testpsychologische Untersuchungen.

Gleichgewichtsstörungen

Einschlägige Untersuchungen zu Fahrproblemen bei Gleichgewichtsstörungen finden sich nur von HNO-ärztlicher Seite, neurologischerseits liegen keine entsprechenden Arbeiten vor. Zu unterscheiden ist zwischen dauerhaften, auch im Sitzen (!) bestehenden Gleichgewichtsstörungen z. B. im Rahmen einer zerebellären Ataxie und paroxysmal auftretender Schwindelattacken. Bei letzteren besteht Kraftfahreignung nur dann, wenn das Risiko für das Wiederauftreten derartiger Attacken während des Fahrens gering ist.

Funktionsstörung	*Kraftfahreignung*
Sehstörungen	In allen Zweifelsfällen augenärztliche Zusatzbegutachtung, detaillierte Kriterien in den Leitlinien.
Hörstörungen	In allen Zweifelsfällen (Verständigungsproblemen im normalen Gespräch) HNO-ärztliche Zusatzbegutachtung, detaillierte Kriterien in den Leitlinien.
Gleichgewichtsstörungen	siehe unten
Paresen	Fahreignung ist nur dann nicht gegeben, wenn durch technische Hilfsmittel keine ausreichende Bedienung der Steuerungselemente eines Kraftfahrzeugs zu erreichen ist.
Störungen des Muskeltonus	Bei Spastik nur der Beine ggf. technische Hilfsmittel, in allen Zweifelsfällen praktische Fahrprobe.
Dystone Störungen	In allen Zweifelsfällen praktische Fahrprobe.
Sensibilitätsstörungen	Kraftfahreignung im Allgemeinen nicht eingeschränkt, bei ausgeprägten Sensibilitätsstörungen an den Beinen Einsatz technischer Hilfmittel.
Aphasien	allein aus dem Vorliegen einer (überwiegend expressiven) Aphasie sind keine Rückschlüsse auf die Kraftfahreignung möglich [Hartje et al. 1991]. Praktische Fahrprobe.

Tabelle 17.6 Synopsis der wichtigsten dauerhaften neurologischen Funktionsstörungen und deren Auswirkungen auf die Kraftfahreignung der Gruppe 1 (Gruppe 2 ist aufgrund der wesentlich höheren Anforderungen hier nicht berücksichtigt)

Begutachtungs-Leitlinien zur Kraftfahreignung

„Störungen des Gleichgewichts“

Leitsätze

Wer unter ständigen oder anfallsweise auftretenden Störungen des Gleichgewichts leidet, ist nicht in der Lage, den gestellten Anforderungen zum Führen von Kraftfahrzeugen beider Gruppen gerecht zu werden. Fehlen subjektive Erscheinungen oder spontane bzw. Provokationssymptome, die auf das Vorliegen solcher Erscheinungen schließen lassen, so bedeuten positive Befunde bei der experimentellen Prüfung (rotatorische und kalorische Vestibularisprüfungen) zumindest eine Störung des Gleichgewichts unter erschwerten Bedingungen (Fahren einspuriger Kraftfahrzeuge!).

Begründung

Eine besondere Gefahrenlage entsteht bei Störungen des Gleichgewichts, die spontan oder unter besonderen Belastungen (Provokationen) auftreten. Sie führen mit oder ohne Schwindelsymptome zu Störungen der Orientierung über die Körperstellung bzw. Körperlage im Raum oder zu groben Störungen der Richtungskontrolle für Fremd- und Eigenbewegungen. Solche Orientierungsschwächen können bei bestimmten Leiden, die häufig oder gelegentlich mit Schwindelerscheinungen verbunden sind (Menière-Krankheit, chronische Otitiden mit Labyrinthfisteln, Labyrinthlues etc.), jederzeit plötzlich und für den Kranken unvorhersehbar auftreten. Es entstehen also Gefahren, die denen entsprechen, wie sie bei Erkrankungen mit plötzlich auftretenden Bewusstseinsstörungen vorkommen.

Fehlen bei Störungen des Gleichgewichtssinnes subjektive Erscheinungen oder Provokationssymptome, so verringert sich die Gefahr ganz erheblich. Im gewöhnlichen Lebens- und Leistungsbereich werden Menschen mit lediglich positiven Befunden bei der experimentellen Prüfung (rotatorische und kalorische Vestibularisprüfung) im Allgemeinen unauffällig sein. Dennoch ist die Leistungsfähigkeit des Gleichgewichtssinnes herabgesetzt; wie sich unter erschwerten Bedingungen bei Gleichgewichtsuntersuchungen, z. B. mit geschlossenen Augen oder auf dem Wackelbrett, leicht nachweisen lässt. Sofern also mit erschwerten Leistungsanforderungen im Straßenverkehr zu rechnen ist, können auch Störungen des Gleichgewichts auftreten (z. B. Fahren einspuriger Fahrzeuge bei Nacht u. a.). Die Beurteilung wird unter Berücksichtigung der gesamten Sachlage nur im Einzelfall erfolgen können.

Bei Bewerbern um die Fahrerlaubnis der Gruppe 2 sollte die vollständige Beherrschung von Fahrzeugen der Klasse B und Verkehrserfahrung vorausgesetzt werden. Man muss davon ausgehen, wenn Bewerber um die Fahrerlaubnisgruppe 2 Berufskraftfahrer werden wollen, dass sie sich durch Tages- und Nachtfahrten vielen Gefahren aussetzen, dass die Kontrolle über einen störungsfreien Lauf der Maschine zumindest eingeschränkt ist und dass wegen all dieser Gründe die speziellen Kompensationsleistungen zur sicheren Teilnahme am motorisierten Straßenverkehr über die Einstellung des optischen Systems voll entwickelt sein sollten, bevor die Bewerber diese Belastungen übernehmen

Neuropsychologische Defizite

Wie bereits erwähnt besitzen neuropsychologische Testuntersuchungen bei demenziellen Entwicklungen und anderen organischen Psychosyndromen nur begrenzte Aussagekraft, so dass hier in allen Zweifelsfällen der praktischen Fahrprobe bzw. der Testung am Fahrsimulator der Vorzug zu geben ist. Dabei zu berücksichtigen ist auch der oft hohe Geübtheitsgrad älterer Führerscheininhaber und die vielfältigen Kompensationsmöglichkeiten z. B. durch besonders vorsichtige Fahrweise und Fahren nur bekannter Strecken, auf die in den Leitlinien ausdrücklich hingewiesen wird.

Begutachtungs-Leitlinien zur Kraftfahreignung

„Demenz und organische Psychosyndrome"

Leitsätze

Die Beurteilung, ob die Voraussetzungen zum Führen von Kraftfahrzeugen der Gruppe 1 vorliegen, muss von der Art und Schwere eines hirnorganischen Psychosyndroms bzw. einer hirnorganischen Wesensänderung abhängig gemacht werden. So kann eine leichte hirnorganische Wesensänderung die Voraussetzungen für die Fahrerlaubnisgruppe 1 unter Umständen unberührt lassen. Schwere Störungen schließen jedoch die Voraussetzungen zum Führen von Kraftfahrzeugen auch dieser Gruppe aus.

Den gestellten Anforderungen zum Führen von Kraftfahrzeugen der Gruppe 2 können Betroffene mit einer Demenz und/oder organischem Psychosyndrom in der Regel – d. h. von seltenen Ausnahmen abgesehen – nicht gerecht werden. Solche Ausnahmen können nur bei geringfügigen Einschränkungen der psychischen Leistungsfähigkeit und/oder bei sehr leichten, ihrer Art nach für das Führen eines Kraftfahrzeuges der Gruppe 2 bedeutungslosen Wesensänderungen als gerechtfertigt angesehen werden. Im Einzelfall ist für Gruppe 1 und Gruppe 2 durch einen Facharzt für Psychiatrie und nach dessen Empfehlung evtl. durch eine neuropsychologische Zusatzuntersuchung zu prüfen, ob und in welchem Grade die geistigen Fähigkeiten beeinträchtigt sind.

Nachuntersuchungen sind (auch bei positiver Beurteilung) im Hinblick auf eine mögliche Verschlechterung vorzusehen, außer der Zustand ist erwiesenermaßen stabil (z. B. leichte posttraumatisch bedingte psychische Störungen).

Begründung

Im Anschluss an eine organische Psychose oder aber primär kann ein organisches Psychosyndrom auftreten. Dabei handelt es sich um Folgen von Hirnschäden bzw. -funktionsstörungen, insbesondere um Verlangsamung, Verarmung der Psychomotorik (Mimik, Gestik, Gang), Antriebsminderung, Mangel an Initiative und Spontaneität, Merkstörung und andere Gedächtnisstörungen, weitere kognitive Beeinträchtigungen, depressive oder euphorische Gestimmtheit.

Schwere Ausprägungsgrade nannte man bisher Demenz, heute werden alle hirnorganischen Psychosyndrome so genannt. Früher unterschied man zwischen organischer Leistungsminderung und organischer Wesensänderung (Persönlichkeitsveränderung), jedoch ist eine scharfe Grenzziehung nicht möglich und auch nicht relevant für die Beurteilung der Leistungen beim Führen eines Kraftfahrzeugs. Die Schweregrade und Ausprägungen einzelner Symptome sind sehr unterschiedlich. Meist ist der Verlauf chronisch, zum Teil fortschreitend, zum Teil auch reversibel.

Es gibt leichte hirnorganische Psychosyndrome, die sich auf die Leistungen beim Führen eines Kraftfahrzeuges (und auch im Übrigen auf die Lebensbewältigung) kaum auswirken. Schwere organische Psychosyndrome schließen jedoch die Voraussetzungen zum Führen von Kraftfahrzeugen aus.

17.4.2 Fahreignung bei Rückenmarksschäden

Aufgrund der Vielfalt der zugehörigen Krankheitsbilder, der unterschiedlichen Funktionsbeeinträchtigungen und dem häufig sehr variablen Verlauf drücken sich die Leitlinien nur relativ vage aus und schließen – bei entsprechend geringer Funktionsbeeinträchtigung – auch das Führen von Kraftfahrzeugen der Gruppe 2 nicht aus. Im Vordergrund stehen technische Hilfen, um die motorischen Funktionsbeeinträchtigungen zu kompensieren. Hier verfügen besonders die auf Versorgung Querschnittgelähmter spezialisierte Rehabilitationskliniken über eingehende Erfahrung.

Begutachtungs-Leitlinien zur Kraftfahreignung

„Erkrankungen und Folgen von Verletzungen des Rückenmarks"

Leitsätze

Wer unter Erkrankungen oder Folgen von Verletzungen oder Operationen des Rückenmarks leidet, die in relevantem Umfang zu motorischen Behinderungen führen, ist nicht in der Lage, den gestellten Anforderungen zum Führen von Kraftfahrzeugen der Gruppe 2 gerecht zu werden.

Eine Ausnahme von dieser Regelung erscheint nur in seltenen Fällen möglich und bedarf der Begründung. Ob die Voraussetzungen zum Führen von Kraftfahrzeugen der Gruppe 1 gegeben ist, hängt von der Ausprägung der Symptomatik ab.

Auf jeden Fall muss die neurologische Untersuchung ergeben, dass eine Kompensation gemäß den Sicherheitsmaßnahmen bei körperbehinderten Kraftfahrern für Schäden an den Extremitäten und der Wirbelsäule möglich ist. Handelt es sich um fortschreitende Erkrankungen, sind Nachuntersuchungen in angemessenen Zeitabständen vorzusehen.

Begründung

Die Vielfalt der Symptome bei Erkrankungen und Verletzungen des Rückenmarks lässt eine Normierung im Einzelnen nicht zu. Entscheidend ist, ob es sich um Erkrankungen handelt, die schwere Ausfallerscheinungen hervorrufen oder die in langsam fortschreitendem Verlauf zu schweren Störungen führen. Die Empfehlung berücksichtigt, dass es Ausnahmen gibt, z. B. abortive Fälle von multipler Sklerose oder auch ungewöhnlich gut kompensierte Fälle anderer Krankheits- und Schädigungsfolgen. Im Einzelfall mag darum die Voraussetzung zum Führen von Kraftfahrzeugen der Gruppe 2 – unter Umständen auch bedingt – gegeben sein. Zu beachten ist, dass in vielen Fällen dieser Krankheits- oder Geschädigtengruppe die Sicherheitsmaßnahmen bei körperbehinderten Kraftfahrern angewandt werden sollten, damit ein Zustand optimaler Bedienungssicherheit erreicht wird.

17.4.3 Fahreignung bei neuromuskulären Erkrankungen

Auch hier handelt es sich um ein breites Spektrum unterschiedlicher Erkrankungen, die bzgl. der Kraftfahreignung nur schwer zusammenzufassen sind. Entsprechend den bereits genannten Grundsätzen wird unterschieden in die

Beeinträchtigungen aufgrund progredienter motorischer Funktionen und paroxysmal auftretenden Ereignissen, für die eine vergleichbare Risikobetrachtung wie für Anfallsleiden gilt.

Begutachtungs-Leitlinien zur Kraftfahreignung

„Erkrankungen der neuromuskulären Peripherie"

Leitsätze

Wer

- unter myopathischem Muskelschwund
- an einem myasthenischen Syndrom
- an einem myotonischen Syndrom oder
- an neuropathischen Schädigungen

leidet, die zu einer relevanten Beeinträchtigung der motorischen Funktionen führen, ist nicht in der Lage, den gestellten Anforderungen zum Führen von Kraftfahrzeugen der Gruppe 2 gerecht zu werden. Die Annahme, dass ein Betroffener den Anforderungen zum Führen von Kraftfahrzeugen der Gruppe 1 gerecht werde, kann nur im Einzelfall und abhängig vom Ausprägungsgrad der Störungen durch eine nervenärztliche/neurologische Untersuchung nachgewiesen werden.

Für periodische Lähmungen muss der Nachweis geführt werden, dass die Lähmungsanfälle nicht mehr bestehen oder dass es sich um ein Krankheitsbild mit langsam einsetzenden und damit von den Betroffenen zunächst kontrollierbaren Lähmungserscheinungen handelt.

Bei schweren Formen anderer Erkrankungen der neuromuskulären Peripherie wird im Allgemeinen eine erfolgreiche Behandlung vorauszusetzen sein, bevor die Annahme, dass die Leistungsfähigkeit des Betroffenen zur Anforderungsbewältigung beim Führen eines Kraftfahrzeuges ausreichend sein wird, zu begründen ist. Wird diese Leistungsfähigkeit positiv beurteilt, so sind Nachuntersuchungen in Abständen von 1, 2 und 4 Jahren erforderlich.

Begründung

Bei periodischen Lähmungen ergibt sich eine Gefahrenlage, die, im Hinblick auf die plötzlich auftretende Aktionsunfähigkeit, derjenigen bei Anfallskranken in gewisser Weise vergleichbar ist. Die funktionellen Myopathien mit episodischen belastungsunabhängigen (paroxysmale Lähmung, episodische Adynamie) und belastungsabhängigen Störungen haben aber vielfältige Bedingungen und sind therapeutisch unterschiedlich beeinflussbar. Jeder Einzelfall muss daher – meist klinisch – untersucht und beurteilt werden.

Bei neurogenen Myatrophien und bei dystrophischem Muskelschwund ist die Beurteilung vom Verlauf und Ausprägungsgrad des einzelnen Krankheitsfalles abhängig zu machen. Deswegen sind Nachuntersuchungen erforderlich. Die Frage, ob die Leistungsfähigkeit des Betroffenen zur Anforderungsbewältigung beim Führen von Kraftfahrzeugen der Gruppe 2 ausreichend sein wird, wird sich im allgemeinen bei diesen Erkrankungen kaum ergeben, da es auch für die Betroffenen selbst evident ist, dass sie den Belastungen, die bei Teilnahme am motorisierten Straßenverkehr mit diesen Fahrzeugklassen auftreten, nicht gewachsen sind.

17.4.4 Fahreignung bei Parkinson-Syndromen

Zur Frage der Kraftfahreignung bei Parkinson-Syndromen und anderen extrapyramidalen Erkrankungen liegt inzwischen eine umfangreiche Literatur vor. Bei der Beurteilung der Kraftfahreignung ist zwischen der **Beeinträchtigung** durch die **Krankheit** selbst sowie durch die **Medikation** zu unterscheiden.

Beeinträchtigungen durch die Erkrankung

Die Erkrankung selbst mit ihren komplexen psychomotorischen Verlangsamungen führt zu erheblicheren Einschränkungen, als dies auf den ersten Blick evident ist [Radford et al. 2004, Zesiewicz et al. 2002, Heikkila et al. 1998]. Entsprechend ist das Führen von Kraftfahrzeugen der Gruppe 2 auszuschließen, das der Gruppe 1 auf leichte Fälle zu beschränken. Gemäß Radford et al. [Radford et al. 2004] zeigten sichere Fahrer im Schnitt 6 Punkte auf der Webster-Skala (Tab. 17.**7**), während ab etwa 10 Punkten im Allgemeinen mit einer unsicheren Fahrweise zu rechnen war. Entsprechend erscheint ab diesem Wert in jedem Fall eine praktische Fahrprobe bei relativ engmaschigen Kontrollen im Abstand von höchstens einem Jahr erforderlich.

Beeinträchtigungen durch die Medikation

Ein zusätzliches Problem ergibt sich durch die Nebenwirkungen der Therapie mit Dopa-Agonisten mit einer hierdurch bedingten Tagesmüdigkeit mit Einschlafattacken [Lachenmayer 2000]. Als Screeningverfahren kann die Epworth Sleepiness Scale (ESS) herangezogen werden, bei der Werte oberhalb von 10 Punkten eine erhöhte Tagesschläfrigkeit anzeigen (Tab. 17.**8**).

Begutachtungs-Leitlinien zur Kraftfahreignung

„Parkinson-Krankheit, Parkinsonismus und andere extrapyramidale Erkrankungen einschließlich zerebellärer Syndrome"

Leitsätze

Wer unter einer extrapyramidalen (oder zerebellaren) Erkrankung leidet, die zu einer herabgesetzten Leistungs- und Belastungsfähigkeit führt, ist nicht in der Lage, den gestellten Anforderungen zum Führen von Kraftfahrzeugen der Gruppe 2 gerecht zu werden. Die Eignung, Kraftfahrzeuge der Gruppe 1 zu führen, ist nur bei erfolgreicher Therapie oder in leichteren Fällen der Erkrankungen gegeben. Sie setzt die nervenärztliche/neurologische und, je nach den Umständen, psychologische Zusatzbegutachtung voraus.

Nachuntersuchungen in Abständen von 1, 2 und 4 Jahren sind je nach den Befunden, die der Einzelfall bietet, zur Auflage zu machen.

Begründung

Die meisten extrapyramidalen einschließlich der zerebellaren Störungen haben (wenn es sich nicht um frühkindlich erworbene Schädigungssyndrome handelt) einen zeitlich langgestreckten Verlauf. Ist die Symptomatik im Bewe-

Tabelle 17.7 Einschätzung des Schweregrades von Parkinson-Symdromen nach der Webster-Skala [Webster 1968]

Symptom	*Punkte*
Bradykinesie der Hände	(0) normal, (1) angedeutete Verlangsamung, (2) mäßig, Mikrographie, (3) schwer, deutliche Funktionsbeeinträchtigung
Rigor	(0) keiner, (1) angedeutet, (2) mäßig, (3) schwer, besteht auch unter Medikamenten
Haltung	(0) normal, (1) Kopf bis 12,5 cm nach vorne, (2) Kopf bis 15 cm nach vorne, Armbeugung, (3) Kopf mehr als 15 cm nach vorne, Armbeugung über die Hüfte
Mitschwingen der Arme	(0) normal, (1) ein Arm vermindert, (2) ein Arm schwingt nicht, (3) beide Arme schwingen nicht
Gangbild	(0) normal, (1) Schrittverkürzung auf 30–45 cm, (2) Schrittverkürzung auf 15–30 cm, (3) Schrittverkürzung auf unter 10 cm, Stotterschritte
Tremor	(0) keiner, (1) Amplitude <2,5 cm, (2) Amplitude <10 cm, (3) Amplitude >10 cm, Schreiben und Essen sind unmöglich
Gesicht	(0) normal, (1) ausgedehnte Hypomimie, (2) mäßige Hypomimie, Mund zeitweise offen, (3) eingefrorenes Gesicht, Speichelfluss
Seborrhö	(0) keine, (1) vermehrt, (2) ölige Haut, dünner Film, (3) dicker Film gesamter Kopf
Sprechen	(0) normal, (1) heiser, schlecht moduliert, (2) heiser, monoton, undeutlich, (3) Palilalie
Selbständigkeit	(0) normal, (1) beeinträchtigt, aber erhalten, (2) teilweise auf Hilfe angewesen, braucht viel Zeit zu allem, (3) vollständig abhängig

Tabelle 17.8 Epworth Sleepiness Scale (ESS) [Johns 1991]. Punkte für die Wahrscheinlichkeit des Einnickens in der betreffenden Situation: (0) niemals, (1) geringe Wahrscheinlichkeit, (2) mittlere Wahrscheinlichkeit, (3) hohe Wahrscheinlichkeit

Situation	*Punkte*
Im Sitzen lesend	(0) (1) (2) (3)
Beim Fernsehen	(0) (1) (2) (3)
Wenn Sie passiv (als Zuhörer) in der Öffentlichkeit sitzen (z. B. im Theater oder bei einem Vortrag)	(0) (1) (2) (3)
Als Beifahrer im Auto während einer einstündigen Fahrt ohne Pause	(0) (1) (2) (3)
Wenn Sie sich am Nachmittag hingelegt haben, um auszuruhen	(0) (1) (2) (3)
Wenn Sie sitzen und sich mit jemand unterhalten	(0) (1) (2) (3)
Wenn Sie nach dem Mittagessen (ohne Alkohol) ruhig dasitzen	(0) (1) (2) (3)
Wenn Sie als Fahrer eines Autos verkehrsbedingt einige Minuten halten müssen	(0) (1) (2) (3)
Summe	

gungsbild erkennbar, so ist oft schon die Leistungs- und Belastungsfähigkeit des Erkrankten so weit herabgesetzt, dass ihm das Führen von Kraftfahrzeugen der Gruppe 2 nicht mehr zugemutet werden kann. In vielen Fällen ergeben sich dabei aber noch keineswegs so schwere Leistungseinbußen (wie Verlangsamung, grob störende unwillkürliche Bewegungsimpulse, Desintegration der Motorik), dass Kraftfahrzeuge der Gruppe 1 nicht mehr verkehrssicher gefahren werden könnten. In jedem Falle mit deutlichen extrapyramidalen Syndromen wird die Beurteilung aber zurückhaltend zu erfolgen haben.

Diese Krankheiten können die Beherrschung eines Kraftfahrzeuges zulassen. Aber wenn sich auch die Entwicklung des prozesshaften oder degenerativen Krankheitsgesche-

hens im Einzelfall einigermaßen vorausberechnen lässt, so liegen die Schwierigkeiten der Beurteilung in der Abschätzung der Belastbarkeit. Werden ihre Grenzen überschritten, so kann es in unvorhergesehenen Situationen zum Zusammenbruch der motorischen Funktionen kommen. Die Beurteilung darf darum auch nicht allein vom Ausprägungsgrad der extrapyramidal-motorischen Symptome abhängig gemacht werden. Auf jeden Fall setzt die Beurteilung der Voraussetzungen zum sicheren Führen eines Kraftfahrzeuges in diesen Fällen die Untersuchung durch den erfahrenen Nervenarzt/Neurologen und ggf. eine psychologische Zusatzuntersuchung voraus und bei Fahrerlaubnisinhabern unter Umständen eine praktische Fahrprobe.
Da es sich (ausgenommen Residualsyndrome) um fortschreitende Erkrankungen handelt, kann von Nachuntersuchungen, die wohl zeitlich unterschiedlich lang festgesetzt werden können (abhängig vom Einzelfall), die aber doch regelmäßig erfolgen müssen, nicht abgesehen werden.

17.4.5 Fahreignung bei zerebralen Durchblutungsstörungen

Unter diesem Oberbegriff findet sich die große Gruppe der zerebralen Ischämien und Blutungen, jedoch auch die vaskulären Enzephalopathien. Entsprechend breit ist das Spektrum der dadurch bedingten Symptome. Bei der Benutzung der Leitlinien wesentlich erscheint erneut die Diffenzierung in persistierende Funktionseinschränkungen und in paroxysmale Ereignisse (transitorisch ischämische Attacken), bei denen Kraftfahreignung dann wieder besteht, wenn das zugrunde liegende Risiko behoben oder zumindest wesentlich reduziert wurde. Im ersten Fall erscheint das Führen von Fahrzeugen der Gruppe 2 grundsätzlich ausgeschlossen. Im zweiten Fall richtet sich die Wiederkehr der Kraftfahreignung für die Gruppe nach den Richtlinien für zerebrale Krampfanfälle.

Begutachtungs-Leitlinien zur Kraftfahreignung

„Kreislaufabhängige Störungen der Hirntätigkeit“

Leitsätze

Wer an den Folgen einer Hirnblutung oder -ischämie leidet, ist bei Vorliegen relevanter neurologischer und/oder neuropsychologischer Ausfälle (z. B. Lähmungen, Aphasien, Gesichtsfeldausfällen) nicht in der Lage, den gestellten Anforderungen zum Führen von Kraftfahrzeugen beider Gruppen gerecht zu werden.
Nach erfolgreicher Therapie kann, abhängig von den besonderen Umständen des Einzelfalles, angenommen werden, dass der Betreffende bedingt wieder in der Lage ist, Kraftfahrzeuge der Gruppe 1 zu führen. Die Beurteilung setzt in der Regel eine stationäre Untersuchung voraus.
Bei Vorliegen transitorisch-ischämischer Attacken, die mit Bewusstseinsstörungen oder relevanten neurologischen Ausfällen einhergehen, ist eine risikolose Teilnahme am Straßenverkehr nur dann gegeben, wenn nach entsprechender Diagnostik und Therapie keine signifikant erhöhte Rezidivgefahr mehr besteht.
Progressive Hirnleistungsstörungen (auch atrophisierende Prozesse) oder der Verdacht auf solche Krankheiten sowie isolierte zerebrale Leistungsmängel (auch unklarer Ursache) erfordern eine eingehende Untersuchung, damit relevante psychophysische Leistungsschwächen oder psychopathologische Erscheinungen ausgeschlossen werden können.
Begründen die Untersuchungen, dass ein Betroffener trotz Störung umschriebener Leistungen (z. B. Lähmungen) unter besonderen Bedingungen wieder in der Lage ist, ein Kraftfahrzeug sicher zu führen, so ist nach den Sicherheitsmaßnahmen bei körperbehinderten Kraftfahrern zu verfahren, bei Schäden am optischen System gemäß dem Kapitel „Sehvermögen“.
Nachuntersuchungen bei Annahme, dass ein Betroffener den Anforderungen beim Führen eines Kraftfahrzeuges der Gruppe 1 gerecht werden kann, sind je nach Lage des Falles, im Allgemeinen aber nach 1, 2 und 4 Jahren zur Auflage zu machen.

Begründung

Mit kreislaufabhängigen Störungen der Hirntätigkeit ist eine erhöhte Gefährdung verbunden. Selbst wenn bei intermittierendem Verlauf die Leistungsfähigkeit nicht sofort erheblich beeinträchtigt ist, so besteht doch die Gefahr eines hirnorganischen Zwischenfalles (z. B. transitorische Attacken, Apoplexie) sowie einer Verschlechterung des Grundleidens.
Für die Beurteilung ist daher die Feststellung des Grundleidens wichtig. Darum müssen vor einer Eignungsbeurteilung gesicherte, durch klinische Untersuchungen erhobene Befunde vorliegen. Erst wenn sich ergibt, dass im Einzelfall die allgemeine Prognose des Krankheitsverlaufes und insbesondere der Wiederholungsgefahr als günstig anzusehen ist, kann – sofern nicht transitorische Attacken vorliegen – die Untersuchung auf spezifische Leistungsausfälle durch eine neuropsychologische Überprüfung sinnvoll erscheinen.
Sofern relevante neurologische oder neuropsychologische Ausfälle vorliegen, sollte die Beurteilung frühestens nach Abschluss einer adäquaten Rehabilitationsmaßnahme erfolgen. Besteht weiterhin einer erhebliche Rückfallgefahr und/oder sind aufgrund des speziellen Krankheitsbildes (z. B. subkortikale arteriosklerotische Enzephalopathie) fortschreitende Verschlechterungen möglich, sind Nachuntersuchungen in Abständen von 1, 2 und 4 Jahren zu empfehlen. Da es sich in jedem Fall von Hirnblutung und Hirndurchblutungsstörungen um ein mit Leistungsausfällen und/oder Rückfallgefahren verbundenes Leiden handelt, können die Belastungen, wie sie beim Führen eines Kraftfahrzeuges der Gruppe 2 entstehen, dem Kranken nicht zugemutet werden.

17.4.6 Fahreignung bei Hirnschäden und nach Hirnoperationen

Angesichts des großen Spektrums an unterschiedlichen Befunden, die hier subsummiert sind, überrascht, dass die Leitsätze wenig spezifisch sind und sich nur vage ausdrücken. Im Umkehrschluss des genannten Zeitraums von wenigstens 3 Monaten einer fehlenden Kraftfahreignung lässt sich festhalten, dass Schädel-Hirn-Traumen ohne Hirnsubstanzschädigung (Commotio cerebri) zu keiner relevanten Einschränkung der Kraftfahreignung führen.

Begutachtungs-Leitlinien zur Kraftfahreignung

„Zuständen nach Hirnverletzungen und Hirnoperationen, angeborene und frühkindlich erworbene Hirnschäden"

Leitsätze

Wer eine Schädel-Hirn-Verletzung erlitt oder eine Hirnoperation durchmachte, die zu einer Substanzschädigung des Gehirns führte, ist im Allgemeinen für die Dauer von 3 Monaten nicht in der Lage, den gestellten Anforderungen zum Führen von Kraftfahrzeugen beider Gruppen gerecht zu werden. Eine Ausnahme gilt für Schädel-Hirn-Verletzungen, wenn durch eine nervenärztliche/neurologische Untersuchung der Nachweis erbracht wird, dass hirnorganische Leistungsstörungen im Sinne des Kapitels „Chronische hirnorganische Psychosyndrome" nicht oder nicht mehr feststellbar sind.

Bei Substanzschäden des Gehirns durch Operation oder Trauma und ebenso bei angeborenen oder in der Kindheit erworbenen Hirnschäden (z. B. infantile Zerebralparese) erfolgt die Beurteilung unter Berücksichtigung der Störungen der Motorik nach den Sicherheitsmaßnahmen bei körperbehinderten Kraftfahrern und nach den Begutachtungsleitlinien für chronische hirnorganische Psychosyndrome und hirnorganische Wesensänderungen.

Besteht Rezidivgefahr nach Operationen von Hirnkrankheiten (z. B. Tumoren), müssen Nachuntersuchungen und Begutachtungen in angemessenen Abständen (1, 2 und 4 Jahre) erfolgen.

Sowohl bei Hirnverletzten als auch bei Zuständen nach Hirnoperationen kann bei nachgewiesener Heilung angenommen werden, dass ein Betroffener den Anforderungen beim Führen eines Kraftfahrzeuges der Gruppe 2 wieder gewachsen ist. Hierzu ist durch eine nervenärztliche/neurologische Untersuchung – mit neuropsychologischer Zusatzuntersuchung – unbedingt der Nachweis zu führen, dass neben Beschwerdefreiheit keine hirnorganischen Leistungsschwächen vorliegen.

Begründung

Bei einem Schädel-Hirn-Trauma, das nach der Analyse der Initialphase zu Hirnsubstanzschäden geführt hat, kann auch eine mehrwöchige klinische Behandlung noch nicht zu vollständiger Restitution solcher Schäden führen. Beschwerdefreiheit des Betroffenen darf ggf. über diese Tatsache nicht hinwegtäuschen. Abgesehen davon, dass sich hinter der subjektiv empfundenen Symptomlosigkeit eine Persönlichkeitsnivellierung (Kritikschwäche) verbergen kann, muss abgewartet werden, welche Komplikationen sich noch einstellen (z. B. subdurales Hämatom, Anfälle, ein organisches Psychosyndrom oder eine organische Wesensänderung). Nur eine eingehende nervenärztliche/neurologische Untersuchung kann unter Berücksichtigung aller Umstände des Schädigungsereignisses und des darauffolgenden Krankheitsablaufes und nach Feststellung völliger Symptomenfreiheit im Einzelfall eine Rechtfertigung dafür abgeben, dass die Drei-Monats-Frist nicht abgewartet wird.

Im Allgemeinen sollte mit der Überprüfung der Voraussetzungen zum Führen von Kraftfahrzeugen nach schweren Schädel-Hirn-Traumen oder nach Hirnoperationen auch eine neuropsychologische Untersuchung durchgeführt werden. In jedem Fall ist eine solche Untersuchung dann erforderlich, wenn es sich um eine Feststellung der Eignung zum Führen von Kraftfahrzeugen der Gruppe 2 handelt.

17.4.7 Kraftfahreignung bei Anfallsleiden

Gegenüber den früheren „Gutachten Krankheit und Kraftverkehr" mit sehr restriktiven Vorgaben wurden in den aktuellen Leitlinien neuere wissenschaftliche Erkenntnisse zum Verlauf der Erkrankung und insbesondere auch die Forderungen der Deutschen Sektion der Internationalen Liga gegen Epilepsie [Krämer et al. 1999] überwiegend aufgenommen. Tabelle 17.9 enthält eine Synopsis der erforderlichen anfallsfreien Zeiten für das Wiedererlangen der Kraftfahrereignung.

Begutachtungs-Leitlinien zur Kraftfahreignung

„Anfallsleiden"

Leitsätze

Gruppe 1: Wer unter persistierenden epileptischen Anfällen oder anderen anfallsartig auftretenden Bewusstseinsstörungen leidet, ist in der Regel nicht in der Lage, den gestellten Anforderungen zum Führen von Kraftfahrzeugen der Gruppe 1 gerecht zu werden, solange ein wesentliches Risiko von Anfallsrezidiven besteht.

Gleiches gilt bei nichtepileptischen Anfällen mit akuter Beeinträchtigung des Bewusstseins oder der Motorik wie narkoleptischen Reaktionen, affektiven Tonusverlusten, kardiovaskulären Synkopen, psychogenen Anfällen u. a.

Ausnahmen von der Regel sind unter anderem gerechtfertigt:

- bei einfachen fokalen Anfällen, die keine Bewusstseinsstörung und keine motorische, sensorische oder kognitive Behinderung für das Führen eines Fahrzeugs zur Folge haben und bei denen nach mindestens einjähriger Verlaufsbeobachtung keine relevante Ausdehnung der Anfallssymptomatik und kein Übergang zu komplex-fokalen oder generalisierten Anfällen erkennbar wurde;
- bei ausschließlich an den Schlaf gebundenen Anfällen nach mindestens dreijähriger Beobachtungszeit.

Ein wesentliches Risiko von Anfallsrezidiven ist nicht anzunehmen:

- nach einem einmaligen Anfall (nach einer Beobachtungszeit von 3–6 Monaten);
- wenn der Anfall an bestimmte Bedingungen geknüpft war (Gelegenheitsanfall) – wie z. B. an Schlafentzug, Alkoholkonsum oder akute Erkrankungen (Fieber, Vergiftungen, akute Erkrankungen des Gehirns oder Stoffwechselstörungen) – und der Nachweis erbracht wurde, dass jene Bedingungen nicht mehr gegeben sind. Bei Gelegenheitsanfällen im Rahmen einer Alkoholabhängigkeit ist eine zusätzliche Begutachtung durch Fachärzte für Neurologie, Psychiatrie oder Rechtsmedizin erforderlich;
- wenn die neurologische Abklärung weder Hinweise auf eine ursächliche morphologische Läsion noch auf eine beginnende idiopathische Epilepsie ergeben hat;
- wenn der Betroffene ein Jahr anfallsfrei geblieben ist und kein wesentliches Risiko weiterer Anfälle besteht. Bei langjährig bestehenden, bislang therapieresistenten Epilepsien beträgt die erforderliche anfallsfreie Zeit 2 Jahre. Das Elektroenzephalogramm (EEG) muss dabei nicht von den für Epilepsie typischen Wellenformen frei sein. Eine massiv ausgeprägte Spike-wave-Tätigkeit im EEG, eine im Verlauf nachgewiesene Zunahme von generalisierten

Tabelle 17.9 Üblicherweise erforderliche anfallsfreie Zeit für die Annahme einer wieder bestehenden Kraftfahrereignung nach zerebralen Krampfanfällen

Anfallscharakteristika	*Gruppe 1*	*Gruppe 2*
Einmaliger Gelegenheitsanfall bei zuverlässigem Ausschluss provozierender Faktoren	3–6 Monate	6 Monate
Einmaliger Anfall ohne Provokation, ohne Hinweise auf strukturelle Gehirnveränderungen bzw. Hinweise auf eine beginnende Epilepsie	3–6 Monate	2 Jahre
Anfälle nach Hirnverletzungen oder -operationen sowie bei Anfallsrezidiven, einmaliger Anfall oder einzelne Anfälle während einer akuten Gehirnerkrankung (z. B. Gehirnentzündung, Gehirnhautentzündung, akute Verletzung)	6 Monate	
Anfälle nach Absetzen einer antikonvulsiven Medikation	6 Monate	
Mehr als 2 und/oder nicht an eine definierte Ursache gebundene Krampfanfälle	12 Monate	5 Jahre anfallsfrei ohne Medikamente
Langjährig bestehende, therapieresistente Epilepsien	2 Jahre	keine Kraftfahreignung
Sonderfälle		
Einfach-fokale Anfälle	12 Monate	
Ausschließlich schlafgebundene Anfälle[5]	2 Jahre	
Beendigung der antiepileptischen medikamentösen Behandlung	3 Monate (Empfehlung)	

Spike-wave-Komplexen und fokalen Sharp waves sowie die Persistenz einer Verlangsamung der Grundaktivität können Indikatoren für eine Rezidivneigung sein;
- nach Anfällen, die nur kurze Zeit (etwa 2 Wochen) nach Hirnoperationen oder Hirnverletzungen aufgetreten sind, nach einem anfallsfreien Intervall von einem halben Jahr.

Gleichzeitig bestehende weitere körperliche oder psychische Krankheiten und Störungen bzw. sonstige Besonderheiten sind bei der Begutachtung mit zu berücksichtigen, ggf. durch Hinzuziehung weiterer, für die jeweilige Fragestellung zuständige Fachärzte mit verkehrsmedizinischer Qualifikation.

Bei Beendigung einer antiepileptischen Therapie (Ausschleichen) mit Absetzen der Antiepileptika ist den Betroffenen für die Dauer der Reduzierung und des Absetzens des letzten Medikamentes sowie die ersten 3 Monate danach zu raten, wegen des erhöhten Risikos eines Anfallsrezidivs kein Kraftfahrzeug zu führen. Ausnahmen sind in gut begründeten Fällen möglich (lange Anfallsfreiheit, insgesamt wenige Anfälle, Epilepsie-Syndrom mit niedrigem Rezidivrisiko, erfolgreiche epilepsiechirurgische Behandlung).

Im Falle eines Anfallsrezidivs genügt in der Regel eine Fahrunterbrechung von 6 Monaten, wenn vorher die vorgeschriebene anfallsfreie Frist eingehalten wurde.

Bei Fahrerlaubnisinhabern oder Fahrerlaubnisbewerbern, die dauernd mit Antiepileptika behandelt werden müssen, dürfen keine Intoxikationen oder andere unerwünschte zentralnervöse Nebenwirkungen erkennbar sein (siehe Kapitel „Betäubungsmittel und Arzneimittel“ der Begutachtungs-Leitlinien). Es dürfen keine die erforderliche Leistungsfähigkeit ausschließenden hirnorganischen Veränderungen vorliegen.

Gruppe 2: Die Voraussetzung zum Führen von Kraftfahrzeugen der Gruppe 2 bleibt nach mehr als 2 epileptischen Anfällen in der Regel ausgeschlossen. Als Ausnahme gilt eine durch ärztliche Kontrolle nachgewiesene 5-jährige Anfallsfreiheit ohne antiepileptische Behandlung. Nach einem einmaligen Anfall im Erwachsenenalter ohne Anhalt für eine beginnende Epilepsie oder eine andere hirnorganische Erkrankung ist eine anfallsfreie Zeit von 2 Jahren abzuwarten. Nach einem Gelegenheitsanfall ist bei Vermeiden der provozierenden Faktoren nach 6 Monaten keine wesentliche Risikoerhöhung mehr anzunehmen.

Bei Fahrerlaubnisinhabern beider Gruppen sind Kontrolluntersuchungen in Abständen von 1, 2 und 4 Jahren erforderlich. Mit zunehmender Dauer der Anfallsfreiheit verlieren EEG-Befunde an Bedeutung.

Begründung

Wenn ein Kraftfahrer jederzeit unvorhersehbar und plötzlich in eine Bewusstseinsveränderung geraten kann und dadurch die Situationsübersicht verliert, so ist die von ihm ausgehende Gefahr bei der heutigen Verkehrsdichte so groß, dass er von der Teilnahme am motorisierten Straßenverkehr ausgeschlossen werden muss. Ob eine besondere Gefahrenlage durch ein Anfallsleiden besteht, ist im Einzelfall zu klären. Mehrfach aufgetretene Bewusstseinsstörungen rechtfertigen die Annahme, daß auch künftig mit dem Eintreten unvorhergesehener gefährlicher Bewusstseinsveränderungen gerechnet werden muss.

Es ist unerheblich, ob anfallsartig auftretende Bewusstseinsstörungen diagnostisch als epileptische Anfälle anzusehen sind oder nicht.

[5] Die Forderung nach zweijähriger Anfallsfreiheit bei ausschließlich schlafgebundenen Anfällen ist in den Leitlinien zwar enthalten, letztlich jedoch wenig nachvollziehbar.

Fahrerlaubnisinhaber oder Fahrerlaubnisbewerber, die unter anfallsartig auftretenden Bewusstseinsstörungen leiden, werden auch dann nicht den Anforderungen zum Führen von Kraftfahrzeugen gerecht, wenn bei ihnen die Anfälle nur relativ selten, z. B. jährlich zwei- oder dreimal, auftreten. Entscheidend bleibt, dass diese Anfälle jederzeit unvorhersehbar und für den Kraftfahrer unabwendbar auftreten können. Auch Anfälle mit Prodromen schließen nicht die Annahme aus, dass es beim Führen eines Kraftfahrzeuges zu gefährlichen epileptischen Reaktionen kommen kann. Die Gefahr beim Anfallskranken ist so evident, dass auch langjähriges unfallfreies Fahren des Kranken diese Feststellung nicht widerlegt.
Stets sollte beachtet werden, dass das Leiden oft erst durch einen „großen Anfall" als Unfallursache bekannt wird. Die bei manchen Anfallskranken auftretenden sehr flüchtigen Bewusstseinstrübungen besonderer Art, die sog. Absencen und andere kleine Anfälle, dürften als Unfallursache oft unentdeckt bleiben und daher eine hohe Dunkelziffer begründen. Auch „Dämmerzustände„ verschiedener Genese können erst im Zusammenhang mit einem Unfall als dessen Ursache entdeckt werden.
Ob eine besondere Gefahrenlage durch ein Anfallsleiden besteht, ist stets im Einzelfall zu klären. Es gibt z. B. postoperative und posttraumatische Anfälle, die schon nach kürzerer Zeit wieder verschwinden, so dass ein anfallsfreies Intervall von mindestens 2 Jahren nicht unbedingt abgewartet zu werden braucht. Das gleiche gilt für operativ behandelte Epilepsiekranke, die nach der Operation mindestens 1 Jahr anfallsfrei geblieben sind. Jede Beurteilung muss den besonderen, hier keineswegs vollständig aufgezählten Umständen gerecht werden. Dem Betroffenen muss zugemutet werden, den günstigen Verlauf im Einzelfall zu belegen. Aus diesem Grunde kann aus ärztlicher Sicht das Kriterium einer eventuell positiven Beurteilung nicht allein die vom Erkrankten selbst behauptete Zeit der Anfallsfreiheit sein. Die Angabe muss vielmehr durch den Nachweis einer regelmäßigen ärztlichen Überwachung und – soweit möglich – durch Fremdanamnese gesichert werden. Außerdem sind entsprechende Zuverlässigkeit und Selbstverantwortung eine wichtige persönliche Voraussetzung.
Mit ausreichender Wahrscheinlichkeit lässt sich die günstige Entwicklung nur durch wiederholte, dem Einzelfall angepasste Kontrolluntersuchungen untermauern. In Zweifelsfällen können das EEG und Antiepileptika-Serumspiegelbestimmungen hinzugezogen werden, ausnahmsweise auch eine Langzeit-EEG-Untersuchung. Es ist nicht gerechtfertigt, allein aus dem EEG Konsequenzen für die Beurteilung der Eignung zum Führen von Kraftfahrzeugen zu ziehen.
Die Voraussetzung zum Führen von Fahrzeugen der Gruppe 2 erfordert wegen der damit verbundenen anfallsprovozierenden Belastungen strenge Beurteilungsmaßstäbe.

17.4.8 Fahreignung bei multipler Sklerose

Die Begutachtungs-Leitlinien nehmen zum Krankheitsbild der multiplen Sklerose keine Stellung, was mit der großen Variabilität möglicher Funktionsstörungen zusammenhängen mag. Die Einschätzung hat sich daher am Vorliegen der einzelnen Funktionsstörungen (vgl. Kap. 17.4.1) und möglicher Kompensationshilfen zu orientieren. Insgesamt finden sich in der Literatur derzeit nur wenige Untersuchungen zur Frage der Fahreignung bei der multiplen Sklerose [Ling 2002], wobei diese offensichtlich vor allem durch bestehende kognitive Defizite eingeschränkt sein kann [Schultheis et al. 2002]. Im Zweifelsfall ist auch hier eine praktische Fahrprobe bzw. eine Testung im Fahrsimulator anzuraten [Kotterba et al. 2003].

Literatur

Akinwuntan AE, Feys H, De Weerdt W, Pauwels J, Baten G, Strypstein E. Determinants of driving after stroke. Arch Phys Med Rehabil 2002; 83:334 – 341

Fries W, Netz J, Bötzel K, Steinhoff B, Hartje W, Lachenmayr B. Leitlinie zur Beurteilung der Fahreignung bei neurologischen Erkrankungen. Akt Neurol 2005; 32:342 – 350

Hannen P, Hartje W, Skreczek W. Beurteilung der Fahreignung nach Hirnschädigung. Nervenarzt 1998; 69:864 – 872

Hartje W, Willmes K, Pach R, Hannen P, Weber E. Driving ability of aphasic and non-aphasic brain-damaged patients. Neuropsych Rehab 1991; 3:161 – 174

Heikkila VM, Turkka J, Korpelainen J, Kallanranta T, Summala H. Decreased driving ability in people with Parkinson's disease. J Neurol Neurosurg Psychiat 1998; 64:325 – 330

Johns MW: A new method for measuring daytime sleepiness: the Epworth sleepiness scale. Sleep 1991; 14: 540 – 545

Kotterba S, Orth M, Eren E, Fangerau T, Sindern E. Assessment of driving performance in patients with relapsing-remitting multiple sclerosis by a driving simulator. Eur Neurol 2003; 50:160 – 164

Krämer G. Krankheit und Führerschein: Sind Neurologen und andere Fachärzte für die Begutachtung in Deutschland nicht mehr kompetent? Akt Neurol 1999; 26: 99 – 104

Krämer G, Bauer J, Runge U, Lewrenz H. Epilepsie und Führerschein: Stellungnahme der Führerscheinkommission der Deutschen Sektion der Internationalen Liga gegen Epilepsie zur geplanten 6. Auflage der „Begutachtungs-Leitlinien zur Kraftfahreignung". Epilepsieblätter 1999; 12: 72 – 78

Lachenmayer L. Parkinson's disease and the ability to drive. J Neurol 2000; 247 Suppl 4:IV/28 – 30

Laufs A. Handbuch des Arztrechts. 2. Aufl., Beck, München1999

Lewrenz H (Bearbeiter). Begutachtungs-Leitlinien zur Kraftfahrereignung des Gemeinsamen Beirats für Verkehrsmedizin beim Bundesminister für Verkehr, Bau- und Wohnungswesen und beim Bundesministerium für Gesundheit. 6. Auflage. Berichte der Bundesanstalt für Straßenwesen (Reihe „Mensch und Sicherheit"), Wirtschaftsverlag NW, Verlag für neue Wissenschaft, Bremerhaven, 2000

Ling S. Driving accident frequently increased in patients with multiple sclerosis. Acta Neurol Scand 2002; 105:169 – 173

Parzeller M, Bratzke HJ. Grenzen der ärztlichen Schweigepflicht. Dtsch Ärztebl 2000; 97:A2364 – 2370

Radford K, Lincoln N, Lennox G: The effects of cognitive abilities on driving in people with Parkinson's disease. Disabil Rehabil 2004; 26:65 – 70

Schultheis MT, Garay E, Millis SR, De Luca J. Motor vehicle crashes and violations among drivers with multiple sclerosis. Arch Phys Med Rehabil 2002; 83:1175 – 1178

Webster DD. Critical analysis of the disability in Parkinson's disease. Med Treatm 1968; 5: 257 – 282

Zesiewicz TA, Cimino CR, Malek AR, Gardner N, Leaverton PL, Dunne PB, Hauser RA. Driving safety in Parkinson's disease. Neurology 2002; 59:1787 – 1788

Beurteilung der Funktionsbeeinträchtigung bei gutachtlich wichtigen Syndromen

18 Störungen höherer Hirnleistungen: Aufmerksamkeit, Gedächtnis und exekutive Funktionen

W. Sturm u. C.-W. Wallesch

18.1 Höhere Hirnleistungen

Als höhere Hirnleistungen werden diejenigen Funktionen des Gehirns bezeichnet, die nicht unmittelbar der sensomotorischen Reizverarbeitung, der motorischen Exekution oder der vegetativen Steuerung zuzuordnen sind. Sie können unterschieden werden in Basisfunktionen (Tab. 18.1), deren Störungen auch andere höhere Hirnleistungen beeinflussen, und spezifische „Werkzeug"-Funktionen, die weitgehend isoliert störbar sind (Tab. 18.2). Wegen der unterschiedlichen Herangehensweise in der neurologischen Begutachtung werden die qualitativ beurteilbaren Störungen (Aphasien, räumlich-konstruktive Störungen, Hemineglekt, Apraxie, Agnosie) im Kapitel 19 gesondert abgehandelt. Dieses Kapitel fokussiert hingegen auf die quantitative Analyse von Störungen höherer Hirnleistungen mittels Skalen und Scores sowie neuropsychologischer Untersuchungsverfahren.

Tabelle 18.1 Basisfunktionen höherer Hirnleistungen

- Orientiertheit (abhängig von Gedächtnisfunktionen)
- Emotionalität/Affektivität (Depression?)
- Persönlichkeit („Wesensänderung"?)
- Antrieb (evtl. bei Störungen exekutiver Funktionen oder Alertness/Vigilanzproblemen beeinträchtigt)
- Aufmerksamkeitsfunktionen (Reaktionsbereitschaft/Alertness/Vigilanz), (Ermüdbarkeit/Dauerbelastbarkeit/Verarbeitungsgeschwindigkeit), selektive/fokussierte Aufmerksamkeit (Ablenkbarkeit/Störbarkeit), Fähigkeit zur Aufmerksamkeitsteilung (Kapazitätsprobleme), Aufmerksamkeitsflexibilität, räumliche Aufmerksamkeitsausrichtung (Neglekt)

Tabelle 18.2 Spezifische „Werkzeug"-Funktionen

- Gedächtnisfunktionen (Arbeitsgedächtnis, Lernen, Speichern, Abruf, episodisches/semantisches Gedächtnis, Altgedächtnis)
- Sprache und Kommunikation
- Visuokognitive und -konstruktive Funktionen
- Praxie und Gnosis
- Exekutive Funktionen (Planung, Problemlösefähigkeit, Abstraktion, Einsicht, Kritikfähigkeit, „Willen"/Eigenantrieb)

18.2 Klinische Untersuchung höherer Hirnleistungen

Die Untersuchung kann auf unterschiedlichen Ebenen durchgeführt werden [Goldenberg u. Wallesch 2005]:

- **Qualitative Analyse** klinischer, gegebenenfalls durch Manipulation der Untersuchungssituation provozierter Beobachtungen, evtl. in Form standardisierter Aufgaben, Skalen (z. B. „Mini Mental State") und Scores (z. B. „Neurobehavioural Rating Scale", siehe Kap. 27),
- **Neuropsychologisch-psychometrische Untersuchung**, mit den Vorteilen der testtheoretischen Analyse und ihrer Quantifizierungsmöglichkeiten, die aber zwangsläufig einen (notwendigen) hohen zeitlichen Aufwand bedingt.

Die verhaltensneurologische und die neuropsychologische Untersuchung ziehen aus Beobachtungen des spontanen oder in vorgegebenen Situationen (Aufgaben, Tests) gezeigten Verhaltens Rückschlüsse auf psychische Funktionen und, im Fall von Defiziten, auf deren Pathogenese. Beobachtet werden jeweils **Epiphänomene kognitiver Prozesse**, die sich häufig auf isolierbare Subkompenten stützen und die Einflüssen der o. g. Basisfunktionen unterliegen. Vor allem Gedächtnis und Aufmerksamkeit sind keine homogenen Leistungen, sondern lassen sich in isoliert störbare Komponenten unterteilen. Der als Gutachter tätige klinische Neuropsychologe muss daher grundlegende Kenntnisse sowohl in psychologischer Testtheorie, kognitiver Psychologie und Neuropsychologie als auch in funktioneller Neuroanatomie, je nach Fragestellung auch in Psychopharmakologie und Neurotoxikologie besitzen, um eine neuropsychologische Untersuchung eines Patienten entsprechend der jeweiligen Fragestellung planen und die Ergebnisse psychometrisch und inhaltlich richtig interpretieren zu können.

Die Vielzahl in der Literatur beschriebener kognitiver Störungen kann auch in einer ausführlichen Begutachtung nicht vollständig erfasst werden. Für die Fragestellung der neuropsychologischen wie der verhaltensneurologischen Untersuchung sind daher Hypothesen wichtig, die in die Planung der Untersuchung und ggf. in die Auswahl der Untersuchungsverfahren einfließen. Eine standardisierte „Batterie", wie sie in der Gutachtenroutine oft verwendet wird, wird diesem Anspruch nicht gerecht und muss von Fall zu Fall angepasst, ergänzt oder auch reduziert werden.

Hypothesen über möglicherweise vorliegende Störungen höherer Hirnleistungen ergeben sich aus:

- der Anamnese und Beschwerdeschilderung,
- der Fremdanamnese und Schilderung von Veränderungen durch Dritte,
- der Verhaltensbeobachtung,
- den wissenschaftlich gesicherten Kenntnissen über Zusammenhänge zwischen bestimmten Schädigungen und zu erwartenden Funktionsausfällen (z. B. sind nach gedecktem Schädel-Hirn-Trauma Störungen von Aufmerksamkeit, Gedächtnis und exekutiven Funktionen häufig).

Jede Untersuchung muss auf möglichst zutreffenden Annahmen über das **prämorbide Leistungsniveau** aufbauen. Die Fremdanamnese sollte neben Informationen über berufliche und Alltagsleistungen sowie die zeitliche Entwicklung der Symptome auch Aussagen über Persönlichkeit und Affektivität enthalten. Gezielt sollte nach Störungen kognitiver Funktionen und inadäquatem bzw. gegenüber prämorbid verändertem Verhalten gefragt werden.

In der Gutachtensituation ist auch die **Erfassung intakter Funktionen** wichtig, um für Rehabilitation und Alltagsbewältigung wichtige Ressourcen im Sinne eines positiven Leistungsbildes zu erfassen.

Die Untersuchung ist immer eine artifizielle Situation, in die auch das Untersucherverhalten eingeht. Der Untersucher muss daher seine Beobachtungen stets zum Alltag des Probanden in Beziehung setzen (Anamnese und Fremdanamnese).

Eine orientierende verhaltensneurologische und auch eine psychopathologische Untersuchung gehört zum Standard der neurologischen Begutachtung. Ein unauffälliger Befund wird etwa folgendermaßen dokumentiert: „Der Proband kommt pünktlich zur Begutachtung, ist freundlich und kooperativ und reagiert auf die Gutachtensituation adäquat. Er ist nach Ort, Zeit, Person und Situation orientiert. Das Denken ist geordnet und folgerichtig. Kein Anhalt für Störungen der höheren Hirnleistungen. Aufmerksamkeitsfunktionen, Gedächtnis und Zeitgitter scheinen intakt. Er wirkt affektiv ausgeglichen und schwingungsfähig. Für eine Persönlichkeitsstörung von Krankheitswert ergibt sich kein Hinweis. Beschwerdeangaben sind präzise und glaubhaft, kein Anhalt für Simulation und Aggravation."

Bei Verdacht auf eine Hirnschädigung oder bei Angabe entsprechender Beschwerden sollte auch der verhaltensneurologische Befund Angaben zu den in Tabelle 18.3 genannten Aspekten beinhalten [von Cramon et al. 1995]. Nach Möglichkeit sollte dabei auch eine **Fremdanamnese** zu Störungen problemlösenden Denkens, Persönlichkeitsänderungen und des Sozialverhaltens erfolgen. Die qualitative verhaltensneurologische Beschreibung kann jedoch ein neuropsychologisches Zusatzgutachten nicht ersetzen.

18.3 Assessment: Skalen und Scores

Mit **Skalen und Scores** werden (in vielen Fällen hinsichtlich der Situation standardisierte) Beobachtungen dokumentiert. Ein weit verbreitetes Beispiel ist der Barthel-Score (Mahoney u. Barthel, 1965). Sie erfüllen häufig jedoch nicht psychometrische **Testgütekriterien** hinsichtlich der Reliabilität, Veränderungssensitivität, Konstruktvalidität und internen Konsistenz [vgl. Bortz u. Döring 1995], Sie haben jedoch gegenüber psychometrischen Tests die Vorteile der einfachen Handhabbarkeit, der Zeitökonomie und des geringen Schulungsbedarfs für Untersucher. Gerade für die Bewertung im Rahmen einer finalen Begutachtung bei schwererer Beeinträchtigung können sie geeignet und hinreichend sein. Auch bezüglich der Verwendung dieser Skalen außerhalb einer Gutachtensituation (z. B. für die Verlaufsdokumentation bei chronischen Erkrankungen) sind Neurologen gut beraten, wenn sie sich mit einer breiten Palette solcher Instrumente vertraut machen. Das Buch von Masur [1995] wird nachdrücklich empfohlen.

Tabelle 18.3 Verhaltensneurologische Befundung bei Hirnschädigungen

Funktion	*Beurteilungskriterien*
Aufmerksamkeitsfunktionen	Ablenkbarkeit, Ermüdbarkeit, Aufmerksamkeitsrekrutierung und -aufrechterhaltung, Kohärenz
Antrieb und Verhaltenskontrolle	Eigenantrieb, motivationale Anregbarkeit, Impulskontrolle, emotionale Ausbrüche, Frustrationstoleranz
Emotionalität und Affektivität	Stimmungslage, emotionale Anregbarkeit und Labilität, Ängstlichkeit, Euphorie
Orientierung und Zeitgitter	Nach Zeit, Ort und Person, zeitliche Einordnung von Ereignissen
Gedächtnis	Kurzzeitgedächtnis, z. B. als Zahlenspanne, Arbeitsgedächtnis, z. B. als Zahlenspanne rückwärts, Behalten von Information nach Ablenkung, Wiedergabe früher gespeicherter Information (aktuelle Tagesereignisse)

Assessmentinstrumente wie die Mini-Mental-State Examination [Folstein et al. 1975] liefern als Ergebnis häufig eine einzelne Maßzahl. Deren Zustandekommen kann aufgrund der geringen Itemzahl kaum valide analysiert werden. Die Verfahren zeigen meist nur eine geringe Sensitivität und Spezifität, besonders problematisch sind die damit verbundenen häufigen falsch negativen Diagnosen z. B. bei beginnenden demenziellen Erkrankungen. Zur differenzierten Begutachtung, insbesondere bei kausaler Fragestellung, ist eine weitergehende neuropsychologische Differenzierung mit geeigneten (psychometrischen) Verfahren erforderlich. Hierin liegt ein grundlegendes Problem von Skalen und Scores. Es wird angenommen, dass die Items jeweils zur Erfassung eines Scores als homogenem Konstrukt beitragen. Die Bündelung verschiedener Merkmale zu einem Score gefährdet die Konstruktvalidität des Instruments.

In den meisten verwendeten Skalen und Scores werden sensomotorische und höhere Hirnleistungen zusammengefasst, die Instrumente zielen auf die Beurteilung von Alltagsbeeinträchtigung. Die meisten Instrumente sind krankheitsbezogen, so z. B. für:

- **Schlaganfall** der Activity Index [Hamrin u. Wohlin 1982], die Hemispheric Stroke Scale [Clarke et al. 1999] und der Nottingham Extended ADL [Nouri u. Lincoln 1987] (Tab. 18.**4**),
- **Hirntrauma** die Disability Rating Scale [Rappaport et al. 1982].

Tabelle 18.**4** Nottingham Extended ADL (NEADL) [Nouri u. Lincoln 1987] als Beispiel eines Erfassungsinstruments der Aktivitäten des täglichen Lebens (ADL). Im NEADL werden 21 Items auf vierstufigen Skalen (1: nicht möglich ... 4: ohne Probleme) bewertet [aus Goldenberg u. Wallesch 2005]

Items des NEADL
• Mobilität in näherer Umgebung
• in Auto aus- und einsteigen
• Benutzung öffentlicher Verkehrsmittel
• Essen/Trinken
• Heißgetränk in anderen Raum tragen
• Zubereiten einer warmen Mahlzeit
• Kleinere Kleidungsstücke waschen
• Telefonieren
• Ausgehen/Halten sozialer Kontakte
• Auto fahren
• Treppen steigen
• Gehen auf unebenem Gelände
• Straßen überqueren
• Zubereitung eines heißen Getränks
• Abwasch erledigen
• Bezahlen/mit Geld umgehen
• Einkäufe selbst erledigen
• Zeitung/Bücher lesen
• Garten bestellen

Andere Instrumente, wie der Barthel-Index oder das Functional Impairment Measurement [Granger et al. 1986] sind indikationsübergreifend.

Bei der Beurteilung der Psychopathologie von Patienten mit Erkrankungen und Schädigungen des Gehirns können strukturierte Beobachtungen ein Grundgerüst für die Beschreibung von Auffälligkeiten darstellen. Auch hierfür können Scores eingesetzt werden, deren Anwendung allerdings einer umfangreichen Schulung des Anwenders bedarf. Als Beispiel sei die **Neurobehavioural Rating Scale** [Levin et al. 1987] (vgl. auch Kap. 27) genannt.

Die Skala wurde ursprünglich für die Beschreibung der psychopathologischen Symptomatik von Patienten mit Hirntrauma konzipiert und orientierte sich an der Brief Psychiatric Rating Scale [Overall u. Gorman 1962]. Sie ist unzureichend normiert, die Einbeziehung von motorischen, kognitiven und psychopathologischen Items lässt die Validität problematisch erscheinen. Andererseits geben vor allem die psychiatrisch-psychopathologischen Beschreibungsebenen eine gute Vorlage für die Strukturierung der Exploration und Befunderhebung.

18.4 Die neuropsychologische Begutachtung

Gegenstand einer neuropsychologischen und/oder verhaltensneurologischen Begutachtung ist die Erfassung und Bewertung von Störungen höherer Hirnleistungen und ggf. die Zuordnung zu einem schädigenden Ereignis.

Die neuropsychologische Begutachtung wird von speziell qualifizierten Diplompsychologen (klinische Neuropsychologen, zertifiziert durch die Gesellschaft für Neuropsychologie [GNP] oder die Gemeinsame Kommission Klinische Neuropsychologie [GKKN]), die verhaltensneurologische Begutachtung durch Neurologen oder Nervenärzte durchgeführt. Die Begutachtungsgegenstände sind häufig komplementär. Während Neuropsychologen besonders qualifiziert sind, Defizite zu quantifizieren, haben Neurologen als Ärzte eine besondere Qualifikation in der klinischen Einordnung und sozialmedizinischen Bewertung.

Entgegen der Praxis vieler Auftraggeber ist klarzustellen, dass in der gutachtlichen Zusammenarbeit zwischen Neurologen und Neuropsychologen zwei gutachtliche Bewertungen anfallen und honoriert werden müssen:

Neurologisches Gutachten

Neurologisch ist zu beurteilen, ob der medizinische Kontext das Vorhandensein einer Hirnschädigung oder einer Hirnerkrankung als Ursache der Beeinträchtigung wahrscheinlich erscheinen lässt. Der Neurologe bewertet das neuropsychologische Zusatzgutachten hinsichtlich seiner medizinisch-neurologischen Bedeutung und integriert neurologische, psychopathologische und neuropsychologische Befunde nach ihren sozialmedizinischen Auswirkungen.

Neuropsychologisches Zusatzgutachten

Das neuropsychologische Zusatzgutachten umfasst:

- die Erhebung und Analyse kognitiver und affektiv/emotionaler Befunde und – je nach Aufgabenteilung zwischen neurologischem und neuropsychologischem Gutachter – auch psychopathologischer Symptome,
- eine Aussage dazu, in welchem Umfang Defizite auf den mutmaßlichen Pathomechanismus zurückgeführt werden können,
- eine Bewertung, in welchem Umfang die erhobenen Defizite für die jeweilige Fragestellung von Bedeutung sind.

Bei Defiziten höherer Hirnleistungen, insbesondere von Aufmerksamkeit und Gedächtnis, ist eine enge Kooperation von neurologischem und neuropsychologischem Gutachter gefordert. Der Neuropsychologe benötigt dabei die Zuarbeit des Hauptgutachters (neurologische und ggf. neuroradiologische Befunde, Medikation). Insbesondere Stellungnahmen zur Berufs- und Erwerbsfähigkeit sowie zur Rehabilitationsprognose stellen eine gemeinschaftliche Leistung von begutachtendem Neurologen und Neuropsychologen dar. Qualitätsmerkmale neuropsychologischer Zusatzgutachten sind in Tabelle 18.5 aufgeführt.

> Die Neuropsychologie verfügt heute über ein hochentwickeltes Instrumentarium von Untersuchungsverfahren mit meist hohen Anforderungen an Testgütekriterien. Neuropsychologische Gutachten sollten aufgrund der notwendigen speziellen Kenntnisse bei der Auswahl, Durchführung und Bewertung neuropsychologischer Untersuchungsverfahren nur von qualifizierten Neuropsychologen erstellt werden (Gutachterliste der Gesellschaft für Neuropsychologie unter www.gnp.de).

Tabelle 18.5 Qualitätsmerkmale neuropsychologischer Zusatzgutachten

Zufallskritische Analyse der Testergebnisse.
Auswahl und Darlegung der für die jeweilige Fragestellung verwendeten Normen (z. B. Altersnorm, Bildungsnorm, spezielle Berufsanforderungen).
Diskussion konkurrierender Ursachen für evtl. Normabweichungen (z. B. Bildung, berufliche Qualifikation, andere – z. B. auch internistische – Erkrankungen, sensorische oder motorische Defizite, Medikamente, Depression u. ä.).
Je nach Fragestellung des Hauptgutachters (Achtung: wichtige Schnittstelle) Darlegung eines Zusammenhangs zwischen Untersuchungsergebnis und vermuteter Schädigung (sehr wahrscheinlich, überwiegend wahrscheinlich, möglich).
Quantifizierung der Schädigungsfolgen auf neuropsychologischem Gebiet, ggf. Bezug auf Quelle dieser Quantifizierung (z. B. Tabellen dieses Bandes).

18.4.1 Einführung

Bei der Begutachtung neuropsychologischer Funktionsstörungen nach Hirnschädigung ist es die Aufgabe des klinischen Neuropsychologen, schädigungsbedingte kognitive und affektive Beeinträchtigungen möglichst detailliert zu erfassen und zu beschreiben und diese in einem neuropsychologischen Gutachten oder Zusatzgutachten zu dokumentieren sowie ggf. zur Prognose Stellung zu nehmen und Therapievorschläge zu entwickeln.

Neben den versicherungs-, sozial- und berufsrechtlichen Fragestellungen bei neuropsychologischen Begutachtungen werden an den Neuropsychologen auch spezielle Gutachtenfragen, z. B. zur Fahreignung oder auch zur Verhandlungs- und Testierfähigkeit gestellt.

Das diagnostische Vorgehen orientiert sich einerseits an allgemeinen Kriterien der psychologischen Diagnostik, andererseits an den neurologischen, neuroradiologischen und elektrophysiologischen Informationen zur zerebralen Funktionsstörung des Patienten. Der diagnostisch tätige klinische Neuropsychologe muss daher grundlegende Kenntnisse sowohl in psychologischer Testtheorie als auch in funktioneller Neuroanatomie, je nach Fragestellung auch in Psychopharmakologie und Neurotoxikologie besitzen, um eine neuropsychologische Untersuchung eines Patienten entsprechend der jeweiligen Fragestellung planen und die Ergebnisse psychometrisch und inhaltlich richtig interpretieren zu können. Diese Kombination von Voraussetzungen erfüllen in der Regel nur Diplom-Psychologen mit einer postgradualen Ausbildung in klinischer Neuropsychologie.

Die aus der Krankheitsvorgeschichte und ggf. bei der neurologischen und neuroradiologischen Untersuchung sowie einer ausführlichen Exploration und Anamnese des Patienten gewonnenen Daten dienen dem Untersucher unter anderem zur **Hypothesenbildung** über die zu untersuchenden Funktionsbereiche. Wichtig ist aber auch die Aufdeckung reaktiver Symptome des Patienten bei vermuteter oder bekannter Hirnschädigung mit möglicherweise aggravierender Wirkung auf die Ergebnisse sowie das Erfassen von Simulationstendenzen (s. u.).

Am Anfang einer neuropsychologischen Untersuchung muss auch die Erfassung und Dokumentation von Faktoren stehen, welche die Durchführung und Ergebnisse der Untersuchung möglicherweise beeinflussen könnten. Hierzu gehören insbesondere die Medikation zum Untersuchungszeitpunkt, Visus- oder Hörstörungen sowie motorische Beeinträchtigungen besonders der dominanten Hand.

Für die zuverlässige qualitative und quantitative Erfassung eventueller psychischer Veränderungen nach einer Hirnschädigung sind differenzierte psychologische und **spezielle neuropsychologische Untersuchungsverfahren** unerlässlich [von Cramon et al. 1995, Lezak 1995, Spreen u. Strauss 1998, Sturm 2002]. Eine ausführliche neuropsychologische Untersuchung zu Begutachtungszwecken darf auf keinen Fall mithilfe sog. Kurz- oder Screening-Tests erfolgen (s. o.), da diese kaum zuverlässige und differenzierte Aussagen über den kognitiven und affektiven Zustand des Patienten zulassen.

18.4.2 Untersuchung intellektueller Funktionen

Eine Erfassung des intellektuellen Niveaus eines Patienten dient in der Regel zur Beurteilung des intellektuellen Hintergrunds, vor dem spezifischere Funktionen wie Gedächtnis und Aufmerksamkeit berücksichtigt werden sollten. Für die neuropsychologische Diagnostik ist die Analyse speziellerer kognitiver Leistungen des Patienten in der Regel jedoch wichtiger als die Bestimmung des „allgemeinen Intelligenzniveaus“. Aufschlüsse darüber ergeben sich bereits aus einer Profilanalyse der verschiedenen Untertestleistungen in den meisten Intelligenz-Testverfahren (z. B. HAWIE-R, LPS, LPS 50+, IST-70) und in einigen anderen, wie dem Berufseignungstest (BET) oder dem Wilde-Intelligenz-Test (WIT). Die meisten dieser Testverfahren enthalten **Untertests**, die spezielle Funktionen, wie „visuelle Auffassungsgeschwindigkeit“, „räumliche Orientierungs- und Vorstellungsfähigkeit“, „sprachgebundenes und sprachunabhängiges logisches Denken“, „Wortflüssigkeit“, „Form- und Gestalterfassung“ prüfen, welche durch fokale Hirnschädigungen selektiv beeinträchtigt sein können.

18.4.3 Untersuchung von Gedächtnisfunktionen

Gedächtnisleistungen, insbesondere das Arbeitsgedächtnis und die Enkodierung ins Langzeitgedächtnis sowie Aufmerksamkeitsfunktionen (s. Kap. 27.7) sind nach Hirnschädigungen besonders häufig betroffen und verursachen beim Patienten meist erhebliche Handicaps. Eine neuropsychologische Begutachtung sollte daher immer eine ausführliche Erfassung von Gedächtnis- und Aufmerksamkeitsfunktionen (als erste Schritte des Gedächtnisprozesses) berücksichtigen.

Hinsichtlich der mnestischen Funktionen wird zwischen einem **Kurzzeit-** oder **Arbeitsgedächtnis** und einem **Langzeitgedächtnis** unterschieden [vgl. Baddeley 1997]. Als **Altgedächtnis** wird das Gedächtnis für lange zurückliegende Inhalte bezeichnet. Unter **Merkfähigkeit** versteht man das kurzfristige, aber über die Kapazität und Verweildauer des Kurzzeitgedächtnisses hinausgehende Behalten einer Information nach nur einmaliger Darbietung (z. B. das Behalten eines kurzen Textes). Diese unterschiedlichen Gedächtnisaspekte können je nach Schädigung des Patienten in unterschiedlichem Maße betroffen sein.

Mindestanforderungen an eine neuropsychologische Diagnostik von Gedächtnisleistungen für gutachtliche Stellungnahmen umfassen Untersuchungen
- des Arbeitsgedächtnisses,
- der Aufnahme neuer Informationen ins Langzeitgedächtnis,
- des längerfristigen Behaltens neuer Informationen, und
- des semantischen und episodischen Altgedächtnisses.

Arbeitsgedächtnis

Besonders alltagsrelevant ist die Leistungsfähigkeit des **Kurzzeit-** bzw. **Arbeitsgedächtnisses**, d. h. der Fähigkeit, Informationen kurzfristig (für wenige Sekunden) zu behalten und mit anderen Informationen zu koordinieren. Tabelle 18.**6** zeigt die wichtigsten Arbeitsgedächtnisfunktionen und relevante Untersuchungsmethoden.

Lernfähigkeit und längerfristiges Behalten neuer Informationen

Die **Lernfähigkeit** wird meist mithilfe von Aufgaben untersucht, die eine mehrfache Wiederholung des zu behaltenden Materials erlauben und auf diese Weise eine allmähliche Abspeicherung der Informationen im Langzeitgedächtnis ermöglichen. Je nach Art der Funktionsstörung – insbesondere nach unilateralen Hirnschädigungen – kann es dabei zu materialspezifischen Beeinträchtigungen für bestimmte Lernmaterialien kommen, die separat zu untersuchen sind. Zur Überprüfung der **Langzeitstabilität** abgespeicherter Gedächtnisinhalte wird meist noch eine zeitverzögerte Abfrage durchgeführt (meist am Ende der neuropsychologischen Untersuchung, d. h. nach ca. 2–3 Stunden). Tabelle 18.7 zeigt eine Auswahl von im deutschsprachigen Raum verwendeten standardisierten Lern- und

Tabelle 18.**6** Untersuchungsverfahren zur Prüfung des Kurzzeit- und Arbeitsgedächtnisses

Test	*Aufgabe*	*Funktion*
Verbale Merkspanne	Nachsprechen von Zahlenreihen zunehmender Länge	Kapazität des sprachlichen Kurzzeitgedächtnisses
Zahlennachsprechen rückwärts	Nachsprechen von Zahlenreihen in umgekehrter Reihenfolge	Exekutivfunktion des Arbeitsgedächtnisses (Koordination von Informationen)
Untertest „Arbeitsgedächtnis“ aus der TAP [Zimmermann u. Fimm 1997]	In raschem Wechsel auftauchende einstellige Zahlen sollen daraufhin überprüft werden, ob die aktuell gezeigte Zahl mit der jeweils vorletzten Zahl übereinstimmt oder nicht	
Corsi-Block-Tapping-Test [Schellig 1997]	Nachzeigen räumlicher Sequenzen zunehmender Länge	Kapazität des visuell-räumlichen Kurzzeitgedächtnisses

Tabelle 18.7 Lern- und Merkfähigkeitstests

Test	*Aufgabe*	*Funktion*
Verbaler Lerntest (VLT) [Sturm u. Willmes 1994a, 1999a]	Wiedererkennen sich mehrfach wiederholender legaler Neologismen (Kunstwörter)	Sprachliches Lernen mit Dokumentation des Lernverlaufs und der Lernstabilität
Recurring Figures Test [Hartje u. Rixecker 1978] Nonverbaler Lerntest (NVLT) [Sturm u. Willmes 1994b, 1999b]	Wiedererkennen sich mehrfach wiederholender schwer verbalisierbarer Figuren	Nichtsprachliches, figurales Lernen mit Dokumentation des Lernverlaufs und der Lernstabilität
California Verbal Learning Test [Delis et al. 1987]	Erlernen von 16 aus 4 Kategorien stammenden Wörtern in 5 Lerndurchgängen mit freiem oder durch Vorgabe der Kategorien gefördertem Abruf. Merken einer Interferenzliste, verzögerter Abruf der zuerst gelernten Listen. Deutschsprachige Version in Vorbereitung.	Sprachliches Lernen mit Erfassung von Interferenzanfälligkeit und Langzeitstabilität der gelernten Inhalte.
Merkaufgabe „Textgedächtnis" aus dem Behavioral Memory Test [Behrendes et al. 1992, Wilson et al. 1997]	Unmittelbare und zeitverzögerte Wiedergabe eines nur einmal auditiv präsentierten kurzen Textes	Sprachliche Merkfähigkeit für kurze und längere Zeitspannen
Recognition Memory Test for Faces [Westhoff u. Kluck 1984]	Wiedererkennen von 50 männlichen, einmal dargebotenen Gesichtern	Merkfähigkeit für Gesichter
Visueller und verbaler Merkfähigkeitstest (VVM)	Unmittelbare und zeitlich verzögerte Reproduktion eines Wegs und einer „Informationstafel"	Visuell-räumliche und verbale Merkfähigkeit
Lern- und Gedächtnistest LGT 3 (Testbatterie)	Sequenzielles Lernen mehrerer visuell dargebotener verbaler oder figuraler Aufgaben mit anschließendem Abrufversuch der erlernten Gedächtnisinhalte. Schwierige Aufgabe; nur für prämorbid differenzierte Probanden geeignet.	Verbales und figurales Lernen in alltagsähnlicher Lernsituation unter hohem Zeitdruck
Berliner Amnesietest (Testbatterie)	8 Untertests: Merken, Lernen oder längerfristiges Behalten sprachlicher und figuraler Gedächtnisinhalte, z. T. unter Zuhilfenahme von Abrufhilfen.	Sprachliches und nonverbales Kurz- und Langzeitgedächtnis

Merkfähigkeitstests und von Testbatterien zur Erfassung mehrerer Gedächtnisfunktionen.

Altgedächtnis

Zur Untersuchung des Altgedächtnisses, d. h. des Langzeitgedächtnisses für zeitlich weit zurückliegende Eindrücke, liegen Fragebogen über vermutlich allgemein bekannte Persönlichkeiten und Zeitereignisse [Marslen-Wilson u. Teuber 1975, Sanders u. Warrington 1971, Seltzer u. Benson 1974] oder über autobiographische (auf die eigene Person bezogene) Daten vor [Kopelman et al. 1990].

Untersuchung von Aufmerksamkeitsleistungen

Beeinträchtigungen unterschiedlicher Aufmerksamkeitsleistungen als Symptome von Hirnfunktionsstörungen z. B. nach Schädel-Hirn-Trauma oder vaskulären Ereignissen sind sehr häufig. Nach psychologischen und neuropsychologischen Aufmerksamkeitstheorien lassen sich mindestens **5 Aufmerksamkeitskomponenten**, die je nach Art und Lokalisation der Hirnschädigung unterschiedlich betroffen sein können, unterscheiden [Sturm, 2005]:

- Aufmerksamkeitsaktivierung,
- längerfristige Aufmerksamkeitszuwendung,
- räumliche Aufmerksamkeit,
- selektive oder fokussierte Aufmerksamkeit,
- geteilte Aufmerksamkeit.

Der eingehenden diagnostischen Untersuchung der Aufmerksamkeitsfunktionen kommt in der klinischen Neuropsychologie eine besondere Bedeutung zu. Insbesondere bei neuropsychologischen Gutachten sollte jede dieser Aufmerksamkeitsfunktionen berücksichtigt werden. Auch bei der Untersuchung der Fahreignung nach Hirnschädigung spielen Aufmerksamkeitsleistungen eine besondere Rolle.

Selbst- und fremdaktivierte Alertness

Das Konzept der „Alertness" schließt einerseits den Zustand der allgemeinen Wachheit (**tonische Alertness**), der z. B. im Tagesablauf eine charakteristische Variabilität zeigt, und andererseits die Fähigkeit, das allgemeine Aufmerksamkeitsniveau nach einem Warnreiz kurzfristig zu steigern („fremdaktivierte", **phasische Alertness**) ein. In Abwesenheit eines Warnreizes kann der Grad der Aufmerksamkeitsaktivierung aber auch kognitiv zwecks schneller Reaktion auf ein erwartetes Ereignis moduliert werden (**intrinsische, selbstaktivierte Alertness**). Typische Aufgaben zur Untersuchung der Alertness sind einfache visuelle oder auditive Reaktionsaufgaben. Diese können mit (phasische Alertness) oder ohne Vorgabe eines Warnreizes (tonische und intrinsische Alertness) vor dem Reaktionsstimulus dargeboten werden. Die Reaktionszeit-Differenz zwischen diesen beiden Bedingungen gilt als Maß für die kurzfristige **phasische Aufmerksamkeitsaktivierung**, d. h. die Fähigkeit, auf einen Warnreiz hin das Aufmerksamkeitsniveau kurzfristig zu verbessern (im Alltag z. B. rascheres Starten bei grünem Ampellicht nach vorhergehender Gelbphase als Warnreiz).

Daueraufmerksamkeit und Vigilanz

Bei der längerfristigen Aufmerksamkeitszuwendung unterscheidet man zwischen Aufgaben zur Daueraufmerksamkeit und zur Vigilanz. Unter **Daueraufmerksamkeit** versteht man die längerfristige Aufrechterhaltung der Aufmerksamkeit bei hoher Reizfrequenz, unter **Vigilanz** die Fähigkeit, auch bei sehr eingeschränkten Reizbedingungen über eine sehr lange Zeit hinweg (bis zu Stunden) aufmerksam zu bleiben. Insbesondere Berufskraftfahrer benötigen die Fähigkeit zur Aufrechterhaltung der Vigilanz bei monotonen Autobahnfahrten. Auch Kontroll- und Überwachungstätigkeiten (z. B. Fließbandqualitätskontrolle; Aufsicht in Kontrollräumen von Fabriken) verlangen ein hohes Maß an Vigilanz.

Räumliche Aufmerksamkeit

s. Kap. 19.4 Hemineglekt

Selektive oder fokussierte Aufmerksamkeit

Eine Untersuchung der selektiven oder fokussierten Aufmerksamkeit, d. h. der Fähigkeit, rasch und richtig auf relevante Reize zu reagieren und sich nicht von irrelevanten Aspekten einer Aufgabe oder von Störreizen ablenken zu lassen, erfolgt typischerweise mithilfe von Aufgaben, die rasche Selektionsprozesse auf der Reiz- und/oder auf der Reaktionsseite erfordern. Häufig werden Wahl-Reaktions-Aufgaben zur Untersuchung dieses Aspekts der selektiven Aufmerksamkeit verwendet. Als Papier- und Bleistifttests zur Erfassung der fokussierten Aufmerksamkeit (im deutschsprachigen Raum oft als „Konzentrationsfähigkeit" bezeichnet) dienen meist Durchstreichtests. Bei diesen Tests sind über einen kurzen Zeitraum hinweg in Störreize eingebettete Buchstaben oder Zeichen herauszufinden und zu markieren (Tab. 18.**8**).

Geteilte Aufmerksamkeit

Im Alltag ist die Fähigkeit zur Aufmerksamkeitsteilung vor allem beim Autofahren relevant, da hier meist gleichzeitig mehrere „Informationsströme" beachtet werden müssen. Die Fähigkeit zur Aufmerksamkeitsteilung ist von Verarbeitungsressourcen und von der Qualität der verschiedenen Aufgaben, welche miteinander kombiniert werden sollen, bestimmt [van Zomeren u. Brouwer 1994]. Je ähnlicher die Aufgaben sind, umso mehr **Interferenz** entsteht zwischen ihnen [Wickens 1984]. Die meisten Aufgaben zur Prüfung der Aufmerksamkeitsteilung sind sog. Dual-Task-Aufgaben und tragen Merkmale von „Supervisory attentional control" [Shallice 1988], d. h. der Fähigkeit, flexibel mit konkurrierenden Informationen umzugehen und das richtige Antwortschema auszuwählen.

Tabelle 18.**8** Tests zur Erfassung der selektiven oder fokussierten Aufmerksamkeit

Test	*Aufgabe*	*Funktion*
Aufmerksamkeits-Belastungs-Test d2; FAIR; Alters-Konzentrationstest	Durchstreichtests: als Zielreize definierte Symbole sollen so schnell wie möglich herausgefunden und markiert werden	kurzfristige visuelle Aufmerksamkeitsfokussierung
Untertest „Go-NoGo" aus der TAP [Zimmermann u. Fimm 1997]	rasche Reaktion auf 2 von insgesamt 5 visuellen Mustern	selektive visuelle Aufmerksamkeit
Wahlreaktionsaufgabe am Wiener Reaktionsgerät (Wiener Testsystem)	rasche Reaktion auf eine bestimmte auditiv-visuelle Reizkombination	selektive auditiv-visuelle Aufmerksamkeit
Wiener Determinationsgerät	rasche Reaktion auf farbige Reize und auf Töne durch zugeordnete Hand- bzw. Fußtasten	Selektive visuell-auditive Aufmerksamkeit mit Reiz- und Reaktionsselektion
Farbe-Wort-Interferenz-Test (Stroop-Test)	die zur Wortbedeutung inkompatible Druckfarbe von Farbwörtern soll benannt werden	Interferenzmessung

18.4.4 Untersuchung von Planungs- und Kontrollfunktionen („exekutive Funktionen")

Unter Planungs- und Kontrollfunktionen („exekutive Funktionen") versteht man jene Prozesse menschlichen Planens und Handelns, die im Wesentlichen für die Handlungssteuerung verantwortlich sind [Karnath u. Sturm 2002]. Dazu gehören die Exploration des Handlungsumfelds, das Erstellen von Handlungsmodellen und -plänen, der automatische Abruf von bereits bewährten Handlungsprogrammen in Routinesituationen, das Ausführen von Handlungen und die anschließende Kontrolle der Handlung durch einen Rückkoppelungsprozess (Feedback) mit Korrektur von eventuell auftretenden Diskrepanzen zwischen Handlungsplan und tatsächlichem Verhalten.

Störungen des Planens und Problemlösens werden als „**dysexekutives Syndrom**" bezeichnet und treten häufig insbesondere nach frontalen Hirnschädigungen auf. Tabelle 18.**9** zeigt einige typische Aufgaben und Testbatterien zur Untersuchung exekutiver Funktionen.

Untersuchung berufsrelevanter Fertigkeiten

Zur Beurteilung der Berufs- und Rehabilitationsmöglichkeiten eines Patienten ist auch die Untersuchung einiger spezieller, in hohem Maße berufsabhängiger Leistungen bzw. Fertigkeiten erforderlich. Standardisierte Testverfahren zu dieser Fragestellung sind zum Beispiel der Mechanisch- oder Praktisch-Technische-Verständnis-Test (MTVT/PTVT), verschiedene Büroarbeitstests sowie der bereits genannte Berufseignungstest und die Motorische Leistungsserie. Neben der psychometrischen Untersuchung berufsbezogener Funktionen ist eine explorative Erfassung von Beeinträchtigungen in Form von Arbeitsversuchen unerlässlich.

18.4.5 Untersuchung auf affektive Störungen

Affektive Störungen können sowohl als direkte Folge einer Hirnfunktionsstörung entstehen [Gainotti 1989] oder als Reaktion auf erlebte kognitive oder motorische Beeinträchtigungen. Auch eine Kombination beider Einflussfaktoren ist möglich und sogar eher die Regel. Für eine differenzierte gutachtliche Untersuchung dieser Störungen siehe Kap. 18.5.

Insbesondere die Erfassung depressiver Symptome, z. B. mithilfe des Beck-Depressionsinventars (BDI) ist für die neuropsychologische Diagnostik von großer Bedeutung, da Depressionen kognitive Funktionen in hohem Maße negativ beeinflussen und Hirnfunktionsstörungen insbesondere im Aufmerksamkeits- und Gedächtnisbereich „vortäuschen" können (depressive Pseudodemenz).

18.4.6 Nachweis von Funktionsstörungen

Im Rahmen der neuropsychologischen Begutachtung wird häufig der Nachweis eines Zusammenhangs zwischen Schädigung und Funktionsstörung verlangt. Hierzu ist es notwendig, möglichst differenzierte Kenntnisse über die **prämorbide Leistungsfähigkeit** des Patienten zu erlangen, da nur der Vergleich der aktuell erhobenen mit den prämorbiden Leistungsdaten die Beantwortung dieser Frage ermöglicht. Sind die genauen neurologischen und neuroradiologischen Daten der Schädigung und die prämorbide Leistungsstruktur des Patienten bekannt, können aufgrund von fachspezifischen Kenntnissen über Zusammenhänge zwischen Schädigung und Funktionsstörung

Tabelle 18.**9** Untersuchungsverfahren zum Planen und Problemlösen

Test	*Aufgabe*	*Funktion*
Labyrinthaufgaben	Rasches Durchfahren eines visuellen Labyrinths mit einem Stift.	Analyse komplexer Situationen, Planen des Lösungsweges, rasche Korrektur falscher Lösungsansätze
Turm-von-Hanoi-Aufgaben	Auf einen Stab aufgefädelte Scheiben unterschiedlichen Durchmessers sollen unter Zuhilfenahme eines zweiten Stabs als Zwischenablage in möglichst wenigen Zügen auf einen dritten Stab umsortiert werden, wobei bestimmte Regeln eingehalten werden müssen.	Planen und Ausführen von Handlungen
Wisconsin-Card-Sorting-Test	Sortieren von Karten nach selbst zu entdeckenden Kategorien.	Problemlösen und Kategorisieren
Behavioral Assessment of the Dysexecutive Syndrome (BADS) [Wilson et al. 1996]	Testbatterie mit alltagsähnlichen Aufgaben. Bei geringfügigen Störungen wenig sensitiv!	• Zeitschätzung • flexibler Umgang mit Regeln • praktisches Problemlösen • Ausbildung von Strategien • Planen, Planüberwachung und Zeiteinteilung

Hypothesen über mögliche Funktionsbeeinträchtigungen relativ zu den prämorbiden Erwartungswerten aufgestellt und anhand der tatsächlich erhobenen Untersuchungsdaten überprüft werden. Hierzu wird das individuelle Testprofil des Patienten auf Leistungsdiskrepanzen untersucht, die über messfehlerbedingte Unterschiede hinausgehen und inhaltlich den zu erwartenden Funktionsstörungen zugeordnet werden können, z. B. Störungen sprachlicher intellektueller und Gedächtnisleistungen nach Schädigungen der linken Hirnhälfte, Störungen des Planens und Problemlösens nach frontalen Läsionen, Beeinträchtigung elementarer Aufmerksamkeitsleistungen nach Schädigung des Hirnstamms oder der rechten Hirnhälfte, Halbseitenneglekt nach rechtsparietaler Schädigung etc.

18.4.7 Begutachtung der Fahreignung

Eine Fahreignungsbegutachtung hirngeschädigter Patienten sollte sich an den Begutachtungs-Leitlinien des Gemeinsamen Beirats für Verkehrsmedizin, herausgegeben vom Bundesministerium für Verkehr orientieren [Lewrenz 2000]. Bei Untersuchungen der Fahreignung kommt der Diagnostik von Aufmerksamkeitsfunktionen neben der Erfassung spezifischer verkehrsbezogener Leistungen, wie sie auch in den medizinisch-psychologischen Untersuchungen des TÜV üblich sind, eine besondere Bedeutung zu. Zum Standard einer **neuropsychologischen Untersuchung zur Fahreignung** sollten daher sowohl Untersuchungsverfahren zur Erfassung der elementaren Reaktionsgeschwindigkeit als auch Tests zur selektiven und insbesondere zur geteilten Aufmerksamkeit gehören. Diese Verfahren werden in der Regel durch spezifische, fahreignungsbezogene Testverfahren, z. B. Tachistoskopischer Verkehrsauffassungstest (TAVT), und Verfahren zur visuellen Suche, z. B. Linienverfolgungstest (LVT): Wiener Testsystem; Untertest „Visuelles Scanning" aus der Testbatterie zur Aufmerksamkeitsprüfung ergänzt. Da die Patienten oft ihre eigenen Fahrleistungen nicht realistisch einschätzen können und (neuro)psychologische Tests nur eine **begrenzte Vorhersagevalidität** bzgl. der tatsächlichen Fahreignung besitzen, ist heute eine zusätzlich zur neuropsychologischen Untersuchung durchgeführte praktische Fahrprobe mit einem für diese Fragestellung geschulten Fahrlehrer die Regel. Auch Patienten mit relativ schlechten Testergebnissen (PR <16, siehe Begutachtungs-Leitlinien des Gemeinsamen Beirats für Verkehrsmedizin) [Lewrenz 2000] können oft aufgrund langjähriger Fahrpraxis und Erfahrungen gewisse Aufmerksamkeitsdefizite in der praktischen Fahrsituation kompensieren.

18.4.8 Aggravation und Simulation bei der neuropsychologischen Diagnostik

Insbesondere bei neuropsychologischen Begutachtungen stellt sich das Problem, dass Patienten entweder bewusst oder unbewusst Beeinträchtigungen vortäuschen oder verstärkt darstellen, z. B. um eine frühzeitige Berentung oder Schadensersatz von einer Versicherung zu erlangen. Das Erkennen von Aggravations- oder Simulationstendenzen bei einem Patienten ist ein komplexer diagnostischer Prozess und wird zusätzlich durch die Tatsache erschwert, dass solche Tendenzen auch bei tatsächlich vorliegenden Beeinträchtigungen nach einer Hirnschädigung auftreten können und daher vom Untersucher nicht im Sinne von „Schwarz-Weiß"-Entscheidungen behandelt werden dürfen.

An Aggravation oder Simulation ist immer dann zu denken, wenn:

- beim Patienten ein äußerer Anreiz zum verstärkten oder konstruierten Darstellen seiner Symptomatik besteht,
- die subjektiven Beschwerden oder die Testergebnisse nicht mit dem neurologischen oder funktionellen Status übereinstimmen,
- Symptome und Beschwerden medizinisch bzw. neuropsychologisch keinen Sinn ergeben,
- es aus der Krankheitsgeschichte Hinweise auf emotionale oder Persönlichkeitsstörungen gibt (z. B. soziopathisches Verhalten),
- die Kooperationsbereitschaft des Patienten fraglich ist.

Die „Testbatterie zur Forensischen Neuropsychologie (TBFN)" [Heubrock u. Petermann 2000] wurde speziell zur Aufdeckung von Aggravations- und Simulationstendenzen entwickelt. Weitere Hinweise zu diesem Thema finden sich bei Heubrock [1995], Lezak [1995] sowie bei Spreen u. Strauss [1998].

18.5 Die gutachtliche Bewertung nichtkognitiver Störungen

Der ICD-10 definiert jeweils analog zu den Beschreibungen der entsprechenden psychiatrischen Erkrankungen u. a. die organisch bedingte affektive Störung (F06.3), die organische Angststörung (F06.4), die organische emotional labile (asthenische) Störung, die organische Persönlichkeitsstörung (F07.0), „charakterisiert durch eine auffällige Veränderung des gewohnten prämorbiden Verhaltensmusters und betrifft die Äußerung von Affekten, Bedürfnissen und Impulsen" und das organische Psychosyndrom nach Schädel-Hirn-Trauma (F07.2). Letzteres wird definiert: „Das Syndrom folgt einem Schädel-Hirn-Trauma, das meist schwer genug ist, um zur Bewusstlosigkeit zu führen. Es besteht aus einer Reihe verschiedenartiger Symptome, wie Kopfschmerzen, Schwindel, Erschöpfung, Reizbarkeit, Schwierigkeiten bei Konzentration und geistigen Leistungen, Gedächtnisstörungen, Schlafstörungen und verminderter Belastungsfähigkeit für Stress, emotionale Reize oder Alkohol".

Bei kausaler Begutachtung ist hinsichtlich der organischen Verursachung der **Vollbeweis** zu fordern, der im ICD so nicht vorgesehen ist. Für die verhaltensneurologische Beschreibung ist psychopathologische Kompetenz und eine adäquate Begrifflichkeit notwendig, die Kategorien der **Neurobehavioural Rating Scale** [Levin et al. 1987] können zur Strukturierung von Beobachtungen dienen (vgl. Kap. 27). Zur Quantifizierung hat Ritter einen pragmatischen Vorschlag unterbreitet, der in Tab. 36.3 dargestellt ist.

Auch inhaltlich werden die Kategorien des ICD-10 den Erfordernissen der neurologischen Begutachtung nicht gerecht. Die Symptome der chronischen organischen Psychosyndrome interagieren häufig mit erlebnisreaktiven Zügen sowie psychogenen Symptombildungen und -verstärkungen [Gross et al. 2000]. Es ist daher oft schwierig, den hirnorganisch bedingten Anteil am Psychosyndrom abzugrenzen, dies wird aber in manchen Gutachtensituationen gefordert (z. B. PUV).

Zur syndromalen Einordnung jenseits des ICD scheinen die von Huber [1999] beschriebenen Prägnanztypen chronischer organischer Psychosyndrome geeignet:

- **„Pseudoneurasthenisches Syndrom":**
  - „reizbare Schwäche",
  - „Asthenie",
- **Organische Persönlichkeitsveränderung:** Im Rahmen einer organischen Persönlichkeitsveränderung mit den Symptomen Zuspitzung, Abschwächung differenzierter Züge, Veränderung von Grundstimmung und Antrieb, Verlangsamung und Haften bestehen die Prägnanztypen:
  - apathisch-antriebsarm,
  - euphorisch-umständlich,
  - reizbar-unbestimmt-enthemmt,
  - (chronisch halluzinatorische Syndrome).
  - Diese Prägnanztypen sind jedoch, entsprechend Bonhoeffers Diktum, Ätiologie-unspezifisch.

Literatur

Baddeley AD. Human memory. Theory and practice. 2nd ed. Hove: Psychology Press; 1997

Behrends U, Lück H, Niemeier M, Canavan AGM, Beckers K. Der Rivermead Behavioral Memory Test. Ergänzungsheft 2: Standardisierung an einer deutschen Stichprobe. Bury St. Edmunds: Thames Valley Test Company; 1992

Bortz J, Döring N. Forschungsmethoden und Evaluation. Berlin, Heidelberg: Springer; 1995

Clarke PJ, Black SE, Badley EM et al. Handicap in stroke survivors. Disabil Rehabil 1999; 21: 116 – 123

Cramon DY von, Mai N, Ziegler W. Neuropsychologische Diagnostik. London: Chapman & Hall; 1995

Delis DC, Kramer JH, Kaplan E. Ober BA. California verbal learning test (Manual). New York: Psychological Corporation; 1987

Folstein MF, Folstein SE, Hugh PR. Mini-Mental-State: A practical method for grading the cognitive state of patients for the clinician. J Psychiat Res 1975; 12: 189 – 198

Gainotti G. Disorders of emotions and affect in patients with unilateral brain damage. In: Boller F, Grafman J, eds. Handbook of neuropsychology. Vol. 3. Amsterdam: Elsevier; 1989

Goldenberg G. Neuropsychologie. Stuttgart: Fischer; 1997

Goldenberg G, Wallesch CW. Verhaltensneurologische und neuropsychologische Diagnostik. In: Wallesch CW (Hrsg). Neurologie. München: Urban & Fischer; 2005

Granger CV, Hamilton BB, Sherwin FS. Guide for the use of the uniform data set for medical rehabilitation. Buffalo NY: Medical Rehabilitation Project; 1986

Gross G, Huber G, Sturm W. Organische Psychosyndrome. In: H Rauschelbach, HJ Jochheim, Widder B (Hrsg). Neurologische Begutachtung. Thieme: Stuttgart; 2000

Hamrin E, Wohlin A. Evaluation of the functional capacity of stroke patients through an activity index. Scand J Rehabil Med 1982; 14: 93 – 100

Hartje W, Rixecker H. Der Recurring-Figures-Test von Kimura. Normierung an einer deutschen Stichprobe. Nervenarzt 1978; 49: 354 – 56

Heubrock D. Neuropsychological assessment of suspected malingering – research results and evaluation techniques. Diagnostica 1995; 41, 303 – 321.

Heubrock D, Petermann F. Testbatterie zur forensischen Neuropsychologie TBFN. Frankfurt: Swets Test Services; 2000

Huber G. Psychiatrie, 6. Aufl. Stuttgart: Schattauer; 1999

Inman TH, Berry DT. Cross-validation of indicators of malingering: a comparison of nine neuropsychological tests, four tests of malingering, and behavioral observations. Arch Clin Neuropsychol 2002; 17: 1 – 23

Karnath HO, Sturm W. Störungen von Handlungs- und Kontrollfunktionen. In: Hartje W, Poeck K, eds. Klinische Neuropsychologie. 5th ed. Stuttgart: Thieme; 2002

Kopelman M, Wilson B, Baddeley A. The Autobiographical Memory Interview. Bury St. Edmunds: Thames Valley Test Company; 1990

Levin HS, High WM, Goethe KE et al. (): The neurobehavioural rating scale: Assessment of the behavioural sequelae of head injury by the clinician. J Neurol Neurosurg Psychiat 1987; 50: 183 – 193

Lewrenz H. Begutachtungs-Leitlinien zur Kraftfahrereignung des Gemeinsamen Beirats für Verkehrsmedizin beim Bundesministerium für Verkehr, Bau und Wohnungswesen und beim Bundesministerium für Gesundheit. Bergisch Gladbach: Berichte der Bundesanstalt für Straßenwesen. Reihe „Mensch und Sicherheit", Heft M 115; 2000

Lezak MD. Neuropsychological Assessment. 3rd ed. Oxford London: University Press; 1995

Mahoney FI, Barthel DW. Functional evaluation: The Barthel index. Md State Med J 1965; 14: 61 – 65

Marslen-Wilson WD, Teuber H-L. Memory for remote events in anterograde amnesia: recognition of public figures from newsphotographs. Neuropsychologia 1975; 13: 353 – 364

Masur H. Skalen und Scores in der Neurologie. Stuttgart: Thieme; 1995

Nouri FM, Lincoln NB. An extended activities of daily living scale for stroke patients. Clin Rehabil 1987; 1: 301 – 305

Overall JE, Gorham DR. The brief psychiatric rating scale. Psychol Reports 1962; 10: 799 – 812

Rappaport M, Hall KM, Hopkins K et al. Disability Rating Scale for severe head trauma: coma to community. Arch Phys Med Rehabil 1982; 63: 118 – 123

Ritter G. Schlussbetrachtung und Diskussion. In RMA Suchenwirth, G Ritter (Hrsg.): Begutachtung der hirnorganischen Wesensänderung. Stuttgart: Fischer; 1994: 117 – 122

Sanders HI, Warrington EK. Memory for remote events in amnesic patients. Brain 1971; 94: 661 – 668

Schellig D. Block-Tapping-Test. Frankfurt: Swets; 1997

Seltzer B, Benson DF. The temporal pattern of retrograde amnesia in Korsakoff's disease. Neurology (Minneap.) 1974; 24: 527 – 530

Shallice T. From Neuropsychology to Mental Structure. Cambridge: Cambridge University Press; 1988

Spreen O, Strauss E. A Compendium of Neuropsychological Tests. Chapter 17. Malingering and Symptom Validity Testing. Oxford: Oxford University Press; 1998

Sturm W. Neuropsychologische Diagnostik. In: Hartje W, Poeck K, eds. Klinische Neuropsychologie. 5th ed. Stuttgart: Thieme; 2002

Sturm W. Aufmerksamkeitsstörungen. Göttingen: Hogrefe; 2005

Sturm W, Willmes K. Verbaler Lerntest (NVLT). Mödling: Schuhfried; 1994a; Göttingen: Hogrefe; 1999a

Sturm W, Willmes K. Nonverbaler Lerntest (NVLT). Mödling: Schuhfried; 1994b; Göttingen: Hogrefe; 1999b

Van Zomeren AH, Brouwer WH. Clinical Neuropsychology of Attention. New York: Oxford University Press; 1994

Westhoff K, Kluck M. Ansätze einer Theorie konzentrativer Leistungen. Diagnostica 1984; 30: 167 – 183

Wickens CD. Processing resources in attention. In: Parasuraman R, Davies DR eds. Varieties of Attention. New York: Academic Press; 1984

Wilson BA, Aldermann N, Burgess P, Emslie H, Evans JJ. Behavioral Assessment of the Dysexecutive Syndrome BADS. Bury St. Edmunds: Thames Valley Test Company; 1996

Wilson BA, Cockburn J, Baddeley A. The Rivermead Behavioral Memory-Test, Second Edition. Bury St. Edmunds: Thames Valley Test Company; 1997

Zimmermann P, Fimm B. Testbatterie zur Aufmerksamkeitsprüfung (TAP). Würselen: Psytest; 1997

19 Störungen höherer Hirnleistungen: Aphasien und andere Hirnwerkzeugstörungen

C.-W. Wallesch u. M. Görtler

19.1 Einleitung

Als Hirnwerkzeugstörungen werden traditionell Teilleistungsstörungen höherer Hirnleistungen aufgrund umschriebener Hirnverletzungen und -erkrankungen bezeichnet, die andere kognitive Leistungen und auch die Persönlichkeit des Patienten (weitgehend) intakt lassen. Es muss sichergestellt sein, dass die Leistung zuvor erworben war (z. B. schriftsprachliche und arithmetische Kompetenz). Einen Sonderfall stellen dabei Störungen von Aufmerksamkeitskomponenten (einschließlich Antrieb und psychomotorischer Geschwindigkeit) dar, die psychologisch als definierte kognitive Funktionen isoliert beschrieben werden können, deren Störung sich jedoch auf viele andere höheren Hirnleistungen auswirkt. Die differenzierte Aufmerksamkeitsdiagnostik ist eine Domäne der Neuropsychologie.

Im Folgenden sollen häufige gutachterliche Fragestellungen bei Aphasien und anderen Teilleistungsstörungen höherer Hirnfunktionen diskutiert werden. Nicht berücksichtigt werden die Demenzen als globale Störungen höherer Hirnleistungen, Störungen von Gedächtnis- und Aufmerksamkeitsfunktionen sowie organisch bedingte Veränderungen von Persönlichkeit und Affektivität, die in Kapitel 18 abgehandelt werden.

19.2 Aphasie

19.2.1 Definition

> Aphasien sind Störungen der Sprache nach erfolgtem Spracherwerb aufgrund einer umschriebenen Hirnschädigung. Betroffen ist der Zugriff auf das Inventar von Lauten und Wörtern und das Regelsystem, nach dem Sätze und Aussagen konstruiert werden. Aphasien betreffen in der Regel sowohl Produktion als auch Rezeption sprachlicher Äußerungen sowie Laut- und Schriftsprache.

Störungen der Sensomotorik der Artikulation und Phonation, die Dysarthr(ophon)ien, lassen Sprachverständnis und schriftsprachliche Leistungen intakt. Dies trägt zur Unterscheidung bei. Aphasien und Dysarthrien, wie auch Aphasie und Sprechapraxie, auf die hier nicht weiter eingegangen wird, sind jedoch nicht selten vergesellschaftet [Wallesch u. Johannsen-Horbach 1998].

Ein einfaches Verfahren, um das Ausmaß einer Aphasie abzuschätzen, ist der **Token-Test** [Orgass 1982], sofern Demenz, Debilität und schwere Aufmerksamkeitsstörungen ausgeschlossen sind. Wenn in der Begutachtung eines Patienten mit Aphasie nach der Aussicht von Behandlungsmaßnahmen oder der Alltagsbeeinträchtigung gefragt wird, sollte jedoch immer zumindest der **Aachener Aphasietest** [Huber et al. 1983] durchgeführt, alternativ ein logopädisches oder neurolinguistisches Zusatzgutachten angestrebt werden.

19.2.2 Klinik

Es handelt sich bei den Aphasien um die schwerpunktmäßige **Teilleistungsstörung** einer einzelnen höheren Hirnleistung, der Sprachverarbeitung, die Persönlichkeit und andere höhere Hirnleistungen sofern sie nicht sprachabhängig sind (wie z. B. das Rechnen), weitgehend intakt lässt. Dies gilt allerdings nur für tatsächlich umschriebene Schädigungen des Gehirns. Gerade bei Patienten mit Schädel-Hirn-Trauma sind aphasische Störungen häufig mit weiteren Defiziten (Aufmerksamkeitsstörung, Antriebsstörung, Gedächtnisstörung, posttraumatischer Demenz, Dysarthrie) kombiniert, was Testergebnisse beeinflussen und die Analyse erheblich erschweren kann.

Anhaltende Aphasien werden durch Schäden der **zerebralen Sprachrepräsentationen** hervorgerufen. Diese sind beim Rechtshänder und bei den meisten Linkshändern der perisylvische Kortex der linken Hemisphäre, die linke supplementärmotorische Area sowie Bahnverbindungen im subkortikalen Marklager. Ob Läsionen der linken subkortikalen Kerne zu bleibenden Aphasien führen können oder ob sie Ausdruck einer kortikalen Mitbeteiligung sind, ist umstritten, für gutachterliche Fragen jedoch auch nicht relevant.

> Aphasien sind häufige Erkrankungen, für die BRD wird jährlich mit ca. 80 000 Neuerkrankungen gerechnet. Dabei dominieren ischämische Insulte (etwa 75 %), etwa 10 % sind Folge spontaner Hirnblutungen. Weitere häufige Ursachen sind Schädel-Hirn-Traumen, Tumoren und Enzephalitiden.

Sprachstörungen bei Demenzen werden üblicherweise nicht als Aphasien bezeichnet. Gelegentlich führen regionale, häufig lobäre Hirnatrophien zu langsam **progressiven Aphasien** (z. B. primär progressive Aphasie und semantische Demenz im Rahmen der frontotemporalen Demenzen). Im Verlauf von Jahren kann es dabei zur Ausbreitung der Atrophie und damit zu diffusen Störungen höherer Hirnleistungen im Sinne einer Demenz kommen.

Etwa 75 % der chronischen (länger als 6 Monate bestehenden) vaskulären Aphasien, jedoch nur eine sehr viel geringere Zahl der Aphasien anderer Ätiologie, lassen sich einem der vier **Standard-Aphasiesyndrome** zuordnen. Diese stellen Prototypen dar, denen wenige Patienten vollständig, die meisten jedoch nur annähernd entsprechen. Eine Übersicht gibt Tabelle 19.**1**. Für die gutachterliche Bewertung ist eine exakte Syndromdiagnose nur von vergleichbar untergeordneter Bedeutung, wichtiger ist die Beschreibung des Defizits in den verschiedenen Ebenen (Laut, Wort, Satz/Text) und Modalitäten (rezeptiv und expressiv laut- und schriftsprachlich) der Sprachverarbeitung sowie die Analyse evtl. bestehender weiterer neuropsychologischer Defizite (v. a. von Aufmerksamkeits- und Gedächtnisfunktionen) sowie die Analyse der Auswirkungen auf berufliche Leistungsfähigkeit und Alltag.

19.2.3 Begutachtung

Die gutachterliche Bewertung eines Aphasikers ist ohne Durchführung des **Aachener Aphasietests** (AAT) [Huber et al. 1983] inadäquat. Dieser Test, der etwa 60 Minuten zur Durchführung und 30 Minuten zur Auswertung benötigt, ergibt ein differenziertes Bild der Leistungsfähigkeit und Fehlertypologie eines Patienten, das auf eine große Stichprobe von Aphasikern bezogen und damit quantifizierbar wird. Der Test leistet auch eine Syndromdiagnose, wobei zu beachten ist, dass die Lernstichprobe nur Patienten mit vaskulären Aphasien einschloss. Außerdem setzt der Test voraus, dass das Vorliegen einer Demenz, Debilität sowie schwererer Gedächtnis- und Aufmerksamkeitsstörungen ausgeschlossen wurde. Hier wäre je nach Gutachten-Auftrag evtl. neuropsychologische Zusatzdiagnostik zu fordern.

> Der Aachener Aphasietest (AAT) enthält ein Schema zur neurolinguistischen Analyse und Klassifikation der Spontansprache sowie die Untertests Token-Test, Nachsprechen, Schriftsprache, Benennen und Sprachverständnis. Neben der (relativ wenig bedeutsamen) Syndromdiagnose ordnet er die Symptomatik in den verschiedenen Untertests Prozenträngen der Validierungsstichprobe zu. Die Verhaltenbeobachtung während der Untersuchung ist die Grundlage für eine positive und negative Leistungsbeschreibung.

Prinzipiell kann der AAT von Neurologen angewendet werden, dies setzt jedoch Erfahrung und Übung voraus. Auf die Möglichkeit eines logopädischen Zusatzbefundes sei hingewiesen, auch viele Neuropsychologen führen den Test durch.

Der AAT ergibt, bezogen auf eine große Stichprobe von Patienten mit vaskulären Aphasien, **psychometrisch abgesicherte Aussagen** über den Schweregrad der Störung in den einzelnen Untertests mit Unterteilung in die Ausprägungen „schwer, mittel, leicht, minimal/keine Störung". Bei der gutachterlichen Bewertung sollte in Anlehnung an die Bewertungstabellen (s. 36.3) bei eindeutiger Aphasiediagnose eine **leichte Störung** nur angenommen werden, wenn das Leistungsniveau des Patienten überwiegend im Bereich „minimale Störung" liegt. Eine **schwere Störung** nehmen wir an, wenn mindestens eine der Leistungen „Token-Test", „Benennen" oder „Schriftsprache" in den Bereich der „schweren Störung" fällt. Bei homogenem Testprofil und chronischer vaskulär bedingter Aphasie (mehr als 6 Monate nach Ereignis) können in grober Annäherung MdE bzw. GdB anhand der **T-Werte des Token-Tests** geschätzt werden (Tab. 19.**2**). Bei akuten und bei Tumoraphasien kann im Einzelfall das Token-Test-Ergebnis vom Schweregrad der Aphasie deutlich abweichen.

Tabelle 19.**1** Die Standardsyndrome chronischer Aphasien

	Global	*Broca*	*Wernicke*	*amnestisch*
Ursache	ausgedehnter oder tiefer Mediainfarkt	ausgedehnter Mediainfarkt	linker hinterer Mediainfarkt, evtl. nur vordere Äste	Läsion in Randebereichen der Spracharea
Nichtvaskuläre Ätiologie	selten	selten	häufig	häufig
Typisches Patientenalter	über 50	unter 60	über 60	verschieden
Sprachproduktion	nichtflüssig	nichtflüssig	flüssig	flüssig
Sprachpathologische Symptomatik	schwere Störung in allen Bereichen, Automatismen	Agrammatismus, Sprachanstrengung	Paraphasie, Paragrammatismus	Wortfindungsstörung, Umwegstrategien
Sprachliche Kommunikation	kaum möglich	erschwert	je nach Schweregrad	meist möglich

Tabelle 19.2 Abschätzung von aphasiebedingter MdE/GdB-Werte nach Token-Test-T-Werten. Weitere verhaltensneurologische Defizite wie Aufmerksamkeitsstörungen, Wesensänderung, emotional-affektive Störungen sind zusätzlich zu berücksichtigen

Token-Test-T-Wert	*MdE*	*GdB*
> 70	individuelle Beurteilung	individuelle Beurteilung
60–70	40–50 v. H.	mindestens 50
50–60	50–60 v. H.	70–80
40–50	60–80 v. H.	80–100
< 40	mindestens 80 v. H.	100

Der begutachtende Arzt, Neuropsychologe, Logopäde oder Neurolinguist kann im Einzelfall unsicher sein, ob eine vorhandene Sprachstörung Folge einer in Zusammenhang mit der Fragestellung stehenden Hirnerkrankung, einer davon unabhängigen organischen oder psychiatrischen Erkrankung, einer vorbestehenden Minderbegabung oder von Besonderheiten des Spracherwerbs ist. Für die Beurteilung der Leistungsfähigkeit des Betroffenen (z. B. hinsichtlich seiner Fahrtauglichkeit oder seiner Testierfähigkeit) kann es darüber hinaus wichtig sein zu klären, ob die Sprachstörung Ausdruck einer Aphasie (als Teilleistungsstörung bei prinzipiell intakten übrigen kognitiven Funktionen) oder einer globalen Störung i.S. einer Demenz ist, oder ob beide Faktoren eine Rolle spielen. Zur Klärung der letzteren Frage ist der Aachener Aphasietest [Huber et al., 1983] nicht geeignet, da er nur an Gesunden und Aphasikern validiert wurde. Angesichts der großen Bedeutung der genannten Fragen erscheint ein neuropsychologisches Zusatzgutachten sinnvoll (vgl. Kap. 18).

Berufliche Leistungsfähigkeit

Die gutachterliche Beurteilung eines Aphasikers kann unter verschiedenen Fragestellungen erfolgen. Dabei wird bei leichter Aphasie die Berufsfähigkeit in besonders hohem Maße von der ausgeübten Tätigkeit abhängen (Sprechberufe, Textberufe, Berufe mit Publikumsverkehr), während in anderen Berufen (manuelle Tätigkeiten) die häufig die Aphasie begleitende Hemiparese in den Vordergrund rückt. Bei Patienten mit anhaltend mehr als leichter Aphasie und Hemiparese wird in der Regel Erwerbsunfähigkeit vorliegen. Mehrere internationale Untersuchungen belegen, dass nur ein sehr geringer Prozentsatz (weniger als 10 %) von Patienten mit bleibenden Aphasien in das Erwerbsleben zurückkehren [z. B. Black-Schaffer u. Osberg, 1990]. Im Rahmen der Rentenbegutachtung ist stets zu prüfen, ob die berufliche Leistungsfähigkeit des Versicherten durch Rehabilitationsmaßnahmen verbessert werden kann. Wir halten grundsätzlich neben der meist durchgeführten Anschlussheilbehandlung (AHB) mindestens eine weitere stationäre oder teilstationäre Maßnahme 9–12 Monate nach Auftreten der Aphasie für notwendig, bevor eine Erwerbsunfähigkeitsrente auf Dauer ausgesprochen wird. Dies findet seine Berechtigung und Begründung in der generell engen Definition von Erwerbsunfähigkeit in der Gesetzlichen Rentenversicherung.

Es darf dabei allerdings nicht übersehen werden, dass auch jüngere Menschen Insulte erleiden, deren Ursache weitgehend behoben werden kann und bei denen über Jahre eine Leistungsverbesserung unter Rehabilitation zu beobachten ist. Hier ist die Wiedereingliederung in einen Beruf ein entscheidendes Rehabilitationsziel. Die Wirksamkeit intensiver (mindestens 5-mal wöchentlicher) Aphasiebehandlung ist auch für das chronische Stadium belegt [Poeck et al. 1989; Robey 1998].

Auch bei der Begutachtung der Dienstfähigkeit von Beamten sollte bei dieser Patientengruppe der Aspekt langfristiger Rehabilitationserfolge und der Wiedereingliederung im alten Beruf nicht außer Acht gelassen werden.

Fallbeispiel 19.1

Schlaganfall mit Aphasie, berufliche Leistungsfähigkeit
In unserer Betreuung steht eine Finanzsachbearbeiterin, die im Alter von 24 Jahren einen Infarkt der vorderen linken Mediaastgruppe mit Broca-Aphasie, Sprechapraxie und brachiofazial betonter Hemiparese rechts erlitt. Neun Monate nach dem Ereignis wurde bei zwar deutlich gebesserter, aber weiterhin nachweisbarer Aphasie und Hemiparese eine gestufte berufliche Wiedereingliederung, die sich über 6 Monate hinzog, begonnen. Während dieser Zeit besserte sich die Aphasie weiter. Die Patientin erlangte volle Mobilität, schreibt allerdings weiterhin mit der linken Hand. Nach Beendigung dieser Maßnahme erreicht sie – nach Angaben ihrer Vorgesetzten – bei voller Arbeitszeit denselben Leistungsstand wie vor der Erkrankung, ist allerdings abends für 1–2 Stunden ruhebedürftig. Das Beamtenverhältnis auf Probe wurde in ein Angestelltenverhältnis überführt. Sie ist 10 Jahre nach Ereignis im erlernten Beruf weiterhin vollschichtig tätig. Sie wurde 6 Jahre nach ihrem Schlaganfall Mutter. Im Token-Test ergeben sich weiterhin leicht auffällige Werte.

Gesetzliche und Private Unfallversicherung

In der Gesetzlichen Unfallversicherung dürfte die Zuordnung zum schädigenden Ereignis allenfalls bei Sonderfällen (z. B. traumatische Karotisdissektion) Probleme aufwerfen. Hier ergibt sich, wie in der Privaten Unfallversicherung, regelmäßig die Frage nach den Aussichten einer Rehabilitationsbehandlung.

Die regelhafte Besserung von Aphasien im ersten Jahr nach Auftreten ist belegt, eine alltagsrelevante Besserung unter Therapie im Einzelfall auch nach mehr als 10 Jahren. Dennoch dürfte eine abschließende Begutachtung nach 1½ Jahren zur Rentenbemessung gerechtfertigt sein, wobei ggf. der Hinweis auf die weitere Notwendigkeit von Therapie bzw. Rehabilitationsmaßnahmen selbstverständlich sein sollte.

Speziell bei der Privaten Unfallversicherung kann es für den Begutachteten hilfreich sein, wenn ein quantitativer Rahmen für ein optimal erreichbares Rehabilitationsergebnis angegeben wird, da sich andernfalls die Schadensregulierung verzögern kann. Angesichts der gegenüber der Gesetzlichen Unfallversicherung anderen Altersstruktur der Geschädigten (vermehrt Kinder und Senioren) ist in der Privaten Unfallversicherung die Zuordnung zum schädigenden Ereignis häufiger Gegenstand der Fragestellung. Die Schätzung der prozentualen Leistungsbeeinträchtigung für die Private Unfallversicherung kann sich an den Werten für den GdB orientieren (vgl. Tab. 19.**2**).

Testierfähigkeit

Die Aphasie als Teilleistungsstörung beeinträchtigt die Testierfähigkeit des Aphasikers nicht. Eine evtl. zusätzlich bestehende Störung höherer Hirnleistungen, wie Gedächtnis, Orientierung, Planungs- und Urteilsfähigkeit sollte jedoch fachärztlich, ggf. neuropsychologisch, ausgeschlossen sein, bevor ein Aphasiker ein Testament errichtet. Außerdem ist darauf zu achten, dass der Betreffende in einer Weise befragt wird, die ihm eine eindeutige Willenserklärung ermöglicht (zum Verfahren vergleiche Leischner [1987]). Die Hinzuziehung eines Notars ist anzuraten.

Kraftfahrereignung

Auch die Eignung zum Führen eines privaten Kraftfahrzeuges wird durch die Aphasie als solche nicht wesentlich eingeschränkt oder gar prinzipiell aufgehoben. Als Teilleistungsstörung – wie definiert (s. o.) – spielt die Aphasie hinsichtlich ihrer Relevanz für die Fahrtauglichkeit nur eine untergeordnete Rolle, jedoch bestehen in Abhängigkeit von der klinischen Konstellation häufig sensomotorische Störungen, Gesichtsfelddefekte oder Störungen von Aufmerksamkeits- und exekutiven Funktionen, die die Fahrtauglichkeit aufheben können. Bei kritischer Prüfung der zusätzlichen Defizite wird bei der weit überwiegenden Mehrzahl von Patienten mit globaler und Wernicke-Aphasie Fahrtauglichkeit letztlich nicht angenommen werden können. Wie bei anderen Hirnverletzten auch sollte ophthalmologisch der Ausschluss eines Gesichtsfelddefekts und ein neuropsychologisches Gutachten eingeholt werden, bevor Fahrtauglichkeit angenommen wird. Falls auch nur geringe Zweifel bestehen, sollte eine Fahrprobe durchgeführt werden [Hannen et al. 1998] (s. auch Kap. 17).

Sofern nach einem Schlaganfall relevante neurologische oder neuropsychologische Ausfälle vorliegen, sollte die Fahrtauglichkeits-Beurteilung frühestens nach Abschluss einer adäquaten Rehabilitationsmaßnahme erfolgen [Lewrenz 2000]. So kann Fahrtauglichkeit der Führerscheingruppe 1 z. B. auch bei Aphasikern durchaus gegeben sein. Es empfiehlt sich, den Betreffenden eine schriftliche ärztliche Bestätigung auszuhändigen. Anders als in früheren Auflagen der Leitlinien sind Nachuntersuchungen nicht mehr obligatorisch, sondern nur dann zu empfehlen, wenn eine „erhebliche Rückfallgefahr“ besteht und/oder „auf Grund des speziellen Krankheitsbildes ... fortschreitende Verschlechterungen möglich“ sind [Krämer u. Widder 2000].

19.3 Räumlich-konstruktive Störungen

Die Wahrnehmung räumlicher Strukturen und das Handeln im Raum setzen mentale räumliche Repräsentationen voraus, deren zerebrales Korrelat seinen Schwerpunkt in den Parietallappen hat, wobei meist eine Dominanz der rechten Hemisphäre besteht. Räumlich-konstruktive Störungen sind daher nach rechtshirnigen Läsionen häufiger, schwerer und länger anhaltend als nach linkshirnigen.

Typische Beschwerden, die von Betroffenen bzw. ihren Angehörigen angegeben werden, sind Schwierigkeiten, sich in unbekannter Umgebung (fremde Städte) zurechtzufinden, bei Reparatur- oder Montagearbeiten den Plan auf das Objekt zu übertragen oder Geräte mittels „Joystick“ zu steuern oder Positionen, Entfernungen, Längen und Winkel zu schätzen. Bei schwereren Störungen können auch Alltagsfertigkeiten wie das Bügeln und Zusammenlegen von Hemden oder das Ankleiden (Ankleideapraxie) betroffen sein.

In der **klinischen Diagnostik** räumlich-konstruktiver Störungen werden meist einfache Zeichenaufgaben oder Konstruktionsaufgaben (z. B. Stern aus Streichhölzern) verwendet. Ein einfaches Testverfahren ist der Mosaiktest aus dem Hamburg-Wechsler-Intelligenztest, bei dem vorgegebene Muster mit Bauklötzen nachgebaut werden sollen. Andere psychologische Testbatterien enthalten Aufgaben der mentalen Rotation oder mentale Konstruktionsaufgaben (Körperabwicklungen) zur Erfassung räumlich konstruktiver Leistungen.

Kerkhoff et al.[1995] haben darauf hingewiesen, dass diese und viele andere klinisch gebräuchliche Tests hinsichtlich der geprüften Funktionen sehr unspezifisch sind, während eine differenzierte Untersuchung, insbesondere auch hinsichtlich gutachterlicher Bewertung und Rehabilitationsplanung, die Erfassung der jeweils gestörten und intakten Komponenten erfordert. Sofern der Proband Beschwerden angibt, die auf eine Störung der Verarbeitung räumlicher Informationen hinweisen oder bei einem entsprechenden Pathomechanismus besondere berufliche Betroffenheit besteht (Monteur, Vermessungstechniker u.v. a.) bzw. die Analyse und Quantifizierung für die gutachterliche Bewertung relevant ist, halten wir daher ein **neuropsychologisches Zusatzgutachten** für zwingend erforderlich. Wie von Kerkhoff et al. [1995] dargelegt, umfasst die Untersuchung u. a.:

- visuelle Exploration
- Winkelschätzung
- Längenschätzung
- Positionsschätzung
- Aufgaben zur Gestaltwahrnehmung.

Erst vor dem Hintergrund dieser Basisfunktionen lassen sich Defizite in mehr globalen Untersuchungsverfahren wie dem Mosaiktest interpretieren und bewerten.

19.4 Hemineglekt

Als Hemineglekt wird die verminderte Reaktion auf von einer Seite ausgehende Stimuli bezeichnet. Dabei ist die visuelle Exploration meist am deutlichsten betroffen, es folgen motorische Explorationshandlungen und dann erst Neglektsymptome für die eigentlichen sensorischen Qualitäten wie die typischen Extinktionsphänomene. Auch hier steht bei den meisten Patienten wiederum die visuelle Modalität im Vordergrund. In schweren Fällen visuellen Neglekts können sich Abgrenzungsprobleme zur Hemianopsie ergeben. Diese führt nicht zu einer Störung der motorischen Exploration und auch die charakteristische Störung des Linienhalbierens von Neglektpatienten (exzentrische Teilung in Abhängigkeit von der Gesamtlänge der Linie) findet sich bei Hemianopikern nicht.

Auf die Heterogenität verschiedener Neglektformen (überwiegend visueller, überwiegend motorischer, multimodaler u. a.) haben Keller und Grömminger [1995] ausdrücklich hingewiesen und verschiedene, häufig angewendete Untersuchungsverfahren beschrieben.

Unserer Erfahrung nach wird eine leichte Neglektsymptomatik eher in der **Verhaltensbeobachtung** deutlich, als dass sie sich in den üblichen Papier-und-Bleistift-Verfahren (z. B. Linienhalbieren oder Linien ausstreichen) manifestiert. Der klinischen Analyse überlegen ist dagegen die Messung der Reaktionszeiten auf unerwartete exzentrische Reize, die im Rahmen der **computergestützten Aufmerksamkeitsdiagnostik** [Zimmermann u. Fimm, 1993] durchgeführt wird. Dieses Verfahren ist in der Fahrtauglichkeitsbeurteilung von rechtshirnig geschädigten Patienten (zusätzlich zur Perimetrie) von großer Bedeutung.

Auch der Hemineglekt ist nach rechtshirnigen Läsionen häufiger, schwerer und anhaltender als nach linkshirnigen. Bei nichtprogredienter Pathologie ist eine bleibende schwere Neglektsymptomatik selten. Die Annahme der Tauglichkeit für Tätigkeiten und Fertigkeiten (Autofahren), die Aufmerksamkeitsleistungen im Raum oder im gesamten Gesichtsfeld verlangen, macht den Ausschluss auch einer Rest-Neglektsymptomatik notwendig, die nur durch computerisierte Aufmerksamkeitsdiagnostik im Rahmen einer **neuropsychologischen Zusatzbegutachtung** erfolgen kann. Auch eine Rest-Neglektsymptomatik in der visuellen Modalität schließt u.E. Fahrtauglichkeit aus. Im Zweifels- oder Konfliktfall ist auch hier eine **Fahrprobe** mit Fahrlehrer anzuraten [Hannen et al. 1998]. Wegen der Bedeutung der Fahrtauglichkeit für die Rehabilitation haben einige Rehabilitationskliniken eine entsprechende Diagnostik in ihr Angebot aufgenommen.

19.5 Störungen frontal-exekutiver Funktionen

Störungen des Planens, des analytischen, divergenten und zielorientierten, problemlösenden Denkens sind nach Hirnverletzungen, vor allem nach Schädigungen des Frontalhirns nicht selten (Tab. 19.3). Diese Liste von Eigenschaften kann als Folie dienen, um geschilderte Änderungen im Alltagsverhalten als Defizite des problemlösenden Denkens einer Frontalhirnschädigung zuzuordnen. In der Diagnostik und gutachtlichen Bewertung stehen die subtile Befragung des Probanden, seiner Angehörigen und ggf. beruflicher Kontaktpersonen und die Analyse des Gesagten mit dem Ziel des Vorher-Nachher-Vergleichs im Vordergrund. Seitens des Gutachters sind eingehende verhaltensneurologische Kenntnisse und Fertigkeiten vorauszusetzen.

Die neuropsychologische Diagnostik von Störungen frontal-exekutiver Funktionen ist vergleichsweise wenig zuverlässig. Zwar verfügt die Neuropsychologie über eine Reihe von Tests, die für Läsionen des Frontalhirns sensitiv sind, zwischen Testergebnissen und relevanten Störungen des

Tabelle 19.3 Kognitive Funktionen des Frontalhirns [nach von Cramon u. Matthes-von-Cramon 1995]

- Auswahl von Handlungszielen
- Selektion von Informationen
- Planen und Initiieren von Handlungen
- Kontrolle und Selbstregulation eigener Handlungen
- Lernen aus Rückmeldungen
- Antizipation von Handlungskonsequenzen
- Beenden initiierter Handlungen

Planens und problemlösenden Denkens besteht jedoch nur ein loser Zusammenhang. Der Vorteil psychologischer Testverfahren, ihr hoher Grad an Standardisierung und Festlegung, wendet sich hier in einen Nachteil, da die relevanten Störungen sich vor allem in Situationen mit mehreren oder vielen Freiheitsgraden manifestieren. Häufig verwendete Testverfahren werden von von Cramon u. Matthes-von-Cramon [1995] vorgestellt. Im Rahmen der Begutachtung spielen sie allenfalls eine bestätigende Rolle.

Hinsichtlich der im Rahmen von Frontalhirnsyndromen häufigen Wesensänderung und Verhaltensauffälligkeit ist eigene psychopathologische Kompetenz des Gutachters erforderlich. Als Folie können die Beschreibungsebenen der Neurobehavioral Rating Scale [Levin et al. 1987] dienen (vgl. Kapitel 27).

19.6 Apraxie, Agnosie

Nach den Aphasien sind Apraxien und Agnosien die klassischen Hirnwerkzeugstörungen. Sie werden nur äußerst selten eine Bedeutung für die Begutachtung haben. Hinsichtlich ihrer Beschreibung und Analyse sei auf Hartje u. Poeck [1997] verwiesen.

Die **ideomotorische Apraxie** als Störung der Exekution eines Handlungsprogramms ist nach größeren linkshirnigen Schädigungen zwar häufig, über eine Erschwerung der rehabilitativen Therapien hinaus erwächst aus ihr jedoch keine eigenständige Beeinträchtigung. Die Bewertung der Sprechapraxie erfolgt im Rahmen der Aphasiediagnostik.

Die **ideatorische Apraxie** führt zu einer Störung des konkreten Handelns und stellt für die Betroffenen eine enorme Behinderung dar. Sie ist außerhalb der Alzheimer-Erkrankung und akuter schwerer linkshirniger Insulte selten. Gelegentlich kann sie neben anderen Störungen wie einer schweren Amnesie auch bei posthypoxischen Zustandsbildern beobachtet werden.

Agnosien als Störungen des Erkennens (assoziative Form) oder der komplexen Wahrnehmung (apperzeptive Form) sind insgesamt selten. Sie sind gutachterlich von Simulation und psychogenen Störungen sowie von primären sensorischen Störungen abzugrenzen. Visuelle Agnosien kommen nach bilateralen Läsionen im temporoparietookzipitalen Übergangsgebiet nach zerebraler Hypoxie oder „Top-of-the-basilar“-Syndrom vor, auditive Agnosien sehr selten nach bilateralen Inselläsionen.

Isolierte Störungen, wie die Farbagnosie oder die Prosopagnosie (agnostische Störung der Erkennung von Gesichtern) können nach Schädigungen der entsprechenden Repräsentationen (parietookzipitales Übergangsgebiet links und temporobasolateral rechts) auftreten.

19.7 Abschließende Betrachtung

Wie in bei jedem anderen ärztlichen Gutachten ist der Aufbau der verhaltensneurologischen Begutachtung und Argumentation von der konkreten rechtlichen Fragestellung abhängig.

Letztlich entscheidet die Fragestellung z. B. darüber ob die Hinzuziehung eines neuropsychologischen Zusatzgutachtens zur Beantwortung nicht notwendig ist oder ob ein Verzicht darauf eine zu große Beweisgenügsamkeit darstellt. Die Entscheidung obliegt dem neurologischen Gutachter, der prüfen muss, welche zusätzlichen Leistungen und Kompetenzen benötigt werden, um den Gutachtenauftrag zu erfüllen.

Derzeit ist die Bereitschaft der Auftraggeber, einem neuropsychologischen Zusatzgutachten zuzustimmen, unterschiedlich. Wenn ein Zusatzgutachten nicht eingeholt werden kann, empfehlen wir, im Gutachten darauf hinzuweisen, welche Fragen nicht abschließend beantwortet werden konnten.

Auch wenn nicht ausdrücklich danach gefragt ist, sollte der neurologische Gutachter beim Vorliegen von Teilleistungsstörungen stets zu **Rehabilitationsbedarf und -prognose** Stellung nehmen. Falls er sich dazu nicht ausreichend kompetent fühlt, sollte er diesen Aspekt im Rahmen seines Gutachtens wenigstens aufwerfen. Es besteht auch bei weiterhin leistungspflichtigen Auftraggebern (PUV, GUV) die Tendenz, nach Ablauf von etwa 2–3 Jahren die Frage nach weiterer Rehabilitationsmöglichkeit nicht mehr zu stellen, obwohl die weitere oder nochmalige intensive Behandlung gerade bei Teilleistungsstörungen wichtige und alltags- oder eingliederungsrelevante Besserungen erbringen kann.

Literatur

Black-Schaffer RM, Osberg JS. Return to work after stroke: development of a predictive model. Arch Phys Med Rehabil 1990;71: 285–290

von Cramon DY, Matthes-von-Cramon G. Problemlösendes Denken. In: Cramon von DY, Mai N, Ziegler W (Hrsg.). Neuropsychologische Diagnostik. Chapman & Hall Weinheim 1995

Hannen P, Hartje W, Skreczek W. Beurteilung der Fahreignung nach Hirnschädigung. Nervenarzt 1998;69: 864–872

Hartje W, Poeck K. Klinische Neuropsychologie. Thieme, Stuttgart 1997

Huber W, Poeck K, Weniger D, Willmes K. Aachener Aphasie Test (AAT). Hogrefe, Göttingen 1983

Keller I, Grömminger O. Aufmerksamkeit. In: Cramon von DY, Mai N, Ziegler W (Hrsg.). Neuropsychologische Diagnostik. Chapman & Hall Weinheim 1995

Kerkhoff G, Münßinger U, Marquardt C. Sehen. In: Cramon von DY, Mai N, Ziegler W (Hrsg.). Neuropsychologische Diagnostik. Chapman & Hall Weinheim 1995

Krämer G, Widder B. Zerebrale Durchblutungsstörungen und Führerschein: Neue Begutachtungs-Leitlinien. Akt Neurologie 2000; 27: 104–105

Leischner A. Aphasien und Sprachentwicklungsstörungen. 2. Aufl., Thieme, Stuttgart 1987

Levin HS, High WM, Goethe KE et al. The neurobehavioural rating scale: assessment of the behavioural sequelae of head injury by the clinician. J Neurol Neurosurg Psychiat 1987; 50: 183 – 193

Lewrenz H. Begutachtungs-Leitlinien zur Kraftfahrereignung des Gemeinsamen Beirats für Verkehrsmedizin beim Bundesministerium für Verkehr, Bau und Wohnungswesen und beim Bundesministerium für Gesundheit. Bergisch Gladbach: Berichte der Bundesanstalt für Straßenwesen. Reihe „Mensch und Sicherheit", Heft M 115, 2000

Orgass, B. Token Test. Beltz Weinheim 1982

Poeck K, Huber W, Willmes K. Outcome of intensive language treatment in aphasia. J.Speech Hear Dis 1989; 54: 471 – 479

Robey RR: A meta-analysis of clinical outcomes in the treatment of aphasia. J Speech Lang Hear Res 1998; 41: 172 – 187

Wallesch CW, Johannsen-Horbach H. Aphasien. In: Hopf HC, Deuschl G, Diener HC, Reichmann H (Hrsg.). Neurologie in Klinik und Praxis, Bd.1. Thieme, Stuttgart 1998

Wallesch CW, Marx B, Tegenthoff M, et al. Leitlinie „Begutachtung nach gedecktem Schädel-Hirntrauma". Akt Neurol 2005; 32: 279 – 287

Zimmermann P, Fimm B. Neuropsychologische Testbatterie zur Erfassung von Aufmerksamkeitsleistungen. Psytest, Würselen 1993

20 Epileptische Anfälle und Epilepsien

G. Krämer

20.1 Einleitung und wichtige Definitionen

Traditionell werden unter einem epileptischen Anfall Manifestationen exzessiver und oder hypersynchroner, üblicherweise von alleine aufhörender Aktivität von Nervenzellen des Gehirns und unter einer Epilepsie das Auftreten von mindestens zwei epileptischen Anfällen im Abstand von mindestens 24 Stunden verstanden, wobei für das Auftreten der Anfälle jeweils keine aktuelle Ursache oder Auslöser erkennbar sind [Krämer 2005]. Vor kurzem haben die Internationale Liga gegen Epilepsie (International League Against Epilepsy: ILAE) und das Internationale Büro für Epilepsie neue Konsensusdefinitionen für die Begriffe epileptischer Anfall und Epilepsie erarbeitet [Fisher et al. 2005, Krämer 2005]. Ein epileptischer Anfall ist danach ein vorübergehendes Auftreten von krankhaften Befunden oder Symptomen aufgrund einer pathologisch exzessiven oder synchronen neuronalen Aktivität im Gehirn. Epilepsie ist nach der neuen Konsensusdefinition eine Störung des Gehirns, die durch eine dauerhafte Neigung zur Entwicklung epileptischer Anfälle sowie durch die neurobiologischen, kognitiven, psychologischen und sozialen Konsequenzen dieses Zustands gekennzeichnet ist. Neu setzt die Definition nur noch das Auftreten mindestens eines epileptischen Anfalls voraus. Darüber hinaus machen die neuen Definitionen deutlich, dass Epilepsien weit mehr als nur das Auftreten epileptischer Anfälle sein können und beispielsweise neuropsychologische Funktionsstörungen oder sozialmedizinische Aspekte eine mindestens ebenso große Relevanz haben können.

Epilepsien, Anfälle und Anfallssyndrome werden heute nach international gültigen Klassifikationssystemen differenziert. Ihr wichtigstes Prinzip ist die Unterscheidung von Anfällen, die von Anfang an beide Hirnhälften einbeziehen („generalisierte“ Anfälle) von solchen, die fokal beginnen, lokalisiert bleiben oder sekundär generalisieren („partielle“ resp. „fokale“ Anfälle). (Tab. 20.**1**). Bei den Epilepsien, Epilepsie-Syndromen und Epilepsie-Krankheiten wird zwischen idiopathischen (im Gegensatz zur sonstigen Verwendung in der Medizin nicht gleichbedeutend mit „unklarer Ätiologie“, sondern vermutlich erblich bedingten), symptomatischen und wahrscheinlich symptomatischen (sog. kryptogenen) Epilepsien unterschieden (Tab. 20.**2**). Neuere Vorschläge der ILAE zur diagnostischen Beschreibung als Grundlage einer neuen Klassifikation [Engel 2001] haben sich noch nicht allgemein durchgesetzt.

Tabelle 20.1 Einteilung der Formen epileptischer Anfälle von 1981 [nach Commission on Classification and Terminology of the International League Against Epilepsy 1981]

I	***Fokale (herdförmige, lokale, auf eine Stelle im Gehirn zu beziehende) Anfälle***
A	**Einfache fokale Anfälle (ohne Beeinträchtigung des Bewusstseins)**
1	Anfälle mit motorischen Symptomen
2	Anfälle mit sensiblen oder sensorischen Symptomen
3	Anfälle mit vegetativen oder autonomen Symptomen (wie epigastrische Sensationen, Schwitzen, Blässe, Piloerektion, Pupillenerweiterung, Inkontinenz)
4	Anfälle mit psychischen Symptomen
B	**Komplexe fokale Anfälle (mit Beeinträchtigung des Bewusstseins)**
1	Einfache fokale Anfälle mit nachfolgender Bewusstseinsstörung
2	Komplexe fokale Anfälle mit Bewusstseinsstörung von Anfang an
C	**Fokale Anfälle, die in generalisierte Anfälle übergehen**
1	Einfache fokale Anfälle, die in generalisierte Anfälle übergehen
2	Komplexe fokale Anfälle, die in generalisierte Anfälle übergehen
3	Einfache fokale Anfälle, die zunächst in komplexe fokale und dann in generalisierte Anfälle übergehen
II	***(Primär) Generalisierte Anfälle***
A	Absencen
B	Myoklonische Anfälle
C	Klonische Anfälle
D	Tonische Anfälle
E	Tonisch-klonische Anfälle
F	Atonische (astatische) Anfälle
III	***Anfälle, bei denen aufgrund unzureichender Informationen nicht entschieden werden kann, ob es sich um fokale oder generalisierte Anfälle handelt***
	z. B. einige Anfallsformen bei Neugeborenen

Tabelle 20.2 Einteilung der Epilepsien und Epilepsiesyndrome von 1989 [Commission on Classification and Terminology of the International League Against Epilepsy 1989]

1	***Fokale Epilepsien und Epilepsiesyndrome***
1.1	**Idiopathisch mit altersabhängigem Beginn** Benigne Epilepsie des Kindesalters mit zentrotemporalen Spitzen (Rolando-Epilepsie) Benigne Epilepsie des Kindesalters mit okzipitalen Paroxysmen Primäre Leseepilepsie
1.2	**Symptomatisch** Chronisch-progrediente Epilepsia partialis continua im Kindesalter (Kojewnikoff-Epilepsie, Rasmussen-Enzephalitis) Epileptische Syndrome mit spezifischen Auslösungen (Reflexepilepsien) Epileptische Syndrome von großer individueller Variabilität Temporallappenepilepsien Frontallappenepilepsien Parietallappenepilepsien Okzipitallappenepilepsien
1.3	**Kryptogen (= vermutlich bzw. wahrscheinlich symptomatisch, aber nicht fassbar)**
2	***Generalisierte (nicht auf eine Stelle im Gehirn zu beziehende) Epilepsien und EpilepsieSyndrome***
2.1	**Idiopathisch, mit altersabhängigem Beginn (nach dem Erkrankungsalter geordnet)** Benigne familiäre und nichtfamiliäre Neugeborenenanfälle Benigne frühkindliche myoklonische Epilepsie Kindliche Absencenepilepsie (Pyknolepsie) Juvenile Absencenepilepsie Juvenile myoklonische Epilepsie (Impulsiv-Petit-mal) Aufwach-Grand-Mal-Epilepsie Andere idiopathische generalisierte Epilepsien Epilepsien mit Anfällen bei bestimmten auslösenden Situationen (Reflexepilepsien)
2.2	**Kryptogen oder symptomatisch (nach dem Erkrankungsalter geordnet)** West-Syndrom (Epilepsie mit BNS-Anfällen oder infantilen Spasmen) Lennox-Gastaut-Syndrom Epilepsie mit myoklonisch-astatischen Anfällen Epilepsie mit myoklonischen Absencen
2.3	**Symptomatisch**
2.3.1	*Unspezifische Ätiologie* Frühkindliche myoklonische Enzephalopathie Frühkindliche epileptische Enzephalopathie mit Burst-suppression-EEG Andere symptomatische generalisierte Epilepsien
2.3.2	*Spezifische Syndrome* Epilepsie bei Fehlbildungen des Gehirns (z. B. Phakomatosen, Aicardi-Syndrom, Lissenzephalie, Pachygyrie) Angeborene Stoffwechselstörungen inklusive Pyridoxin- oder Vitamin-B_6-Abhängigkeit und Störungen, die häufiger zu einer progredienten Myoklonusepilepsie führen
3	***Epilepsien und Syndrome, bei denen nicht festgelegt werden kann, ob sie fokal oder generalisiert sind***
3.1	**Mit fokalen und generalisierten Anfällen** Neugeborenenanfälle Schwere frühkindliche myoklonische Epilepsie Epilepsie mit kontinuierlichem Spike-wave-Muster im synchronisierten Schlaf (ESES) Aphasie-Epilepsie-Syndrom (Landau-Kleffner-Syndrom) Andere unbestimmte Epilepsien
3.2	**Ohne eindeutige fokale oder generalisierte Merkmale** Viele generalisierte tonisch-klonische Anfälle im Schlaf (Schlaf-Grand-Mal-Epilepsie)
4	***Besondere Epilepsieformen und Syndrome***
4.1	Gelegenheitsanfälle
4.2	Einzelne, anscheinend unprovozierte epileptische Anfälle („Oligo-Epilepsie“)
4.3	Epilepsien mit speziellen Formen der Anfallsauslösung (Reflexepilepsien)
4.4	Chronisch progrediente Epilepsia partialis continua des Kindesalters

Bezeichnungen wie „zerebrale Krampfanfälle“ sowie „hirnorganisches“ oder „zerebrales Anfallsleiden“ sind nicht nur in einem gutachterlichen Kontext als zu wenig präzis abzulehnen. Epileptische Anfälle sind immer zerebralen Ursprungs, müssen aber nicht mit „Krampfen“ oder motorischen Symptomen einhergehen, und Anfälle müssen nicht zwangsläufig epileptisch sein.

Die Bedeutung einer möglichst exakten diagnostischen Einordnung sowohl der Anfalls- als auch der Epilepsieform für eine gutachtliche Bewertung ist evident: Eine traumatische Genese idiopathischer primär generalisierter Epilepsien gibt es nicht, und eine Auslösung primär generalisierter Anfälle ist allenfalls bei vorbestehender Disposition im Rahmen vorübergehender exogener Schädigungen im Rahmen von Provokationsfaktoren wie Schlafentzug oder Intoxikationen bzw. Entzugssyndromen denkbar, die jedoch nur selten von gutachterlicher Relevanz sind.

20.2 Begutachtung bei Epilepsien

Unter Berücksichtigung der Leitlinie „Allgemeine Grundlagen neurologischer Gutachten" [2005] und den Kapiteln 1 bis 4 des vorliegenden Buches sind relevante **Informationsquellen** für eine Begutachtung von epileptischen Anfällen und Epilepsien:

- Anamnese (am wichtigsten!): akribische Analyse der Anfalls- bzw. Epilepsiemanifestation (Eigenanamnese und Fremdanamnese inkl. Familienanamnese), der weiteren Entwicklung (Abklärungen und Therapieversuche inkl. dokumentierter Therapieresistenzen) der beruflichen und sozialen Anamnese; aktuelle Beschwerden (Entschädigungsbegehren, konkurrierende Faktoren, exogene Belastung?),
- Vorberichte und Befunde (ausreichende Beachtung differenzialdiagnostischer Alternativen, EEG-Befunde mit besonderer Beachtung spezifischer Veränderungen, Bildgebung möglichst mit Originalbildern),

Darüber hinaus ist im Rahmen einer Begutachtung in angemessener Weise eine apparative Zusatzdiagnostik indiziert:

- Die übliche Ableitung eines **Routine-Wach-EEG** ist in der Regel wenig ergiebig und muss bei Bedarf durch Schlaf- oder Langzeitableitungen (mobiles **Langzeit-EEG** oder auch Video-Simultanbild-Doppelaufzeichnungen) ergänzt werden. Die Indikation von Schlafentzugs-EEGs sollte wegen des Risikos der Anfallsauslösung kritisch gestellt werden.
- Die **bildgebenden Untersuchungsverfahren** zur Erfassung einer morphologischen epileptogenen Läsion sollten bei überholter Technik oder schlechter Qualität von Voruntersuchungen im Zweifelfall wiederholt werden (z. B. MRT mit hoher Feldstärke, spezieller Angulierung oder speziellen Messsequenzen zur Erfassung von Hämosiderinablagerungen [Messori et al. 2005]). Die funktionellen bildgebenden Untersuchungsmethoden (SPECT und PET sowie in neuerer Zeit auch Magnetenzephalographie [MEG]) sind bei gutachterlichen Fragestellungen nur selten hilfreich.
- Die Messung der **Serumkonzentration** (Blutspiegel) von Antiepileptika kann grobe Compliancestörungen erfassen oder umgekehrt das Vorliegen einer Pharmakoresistenz bestätigen.
- Bei Hinweisen auf kognitive Hirnleistungsstörungen ist die Anwendung **neuropsychologischer Testverfahren** erforderlich, die ein weites Befundspektrum zwischen völlig fehlenden Einschränkungen bis hin zu einer globalen Intelligenzminderung zeigen kann. Epilepsiespezifische Defizite sind nicht bekannt; häufiger gestörte Teilleistungen betreffen Lernen und Gedächtnis, Aufmerksamkeitsfunktionen und die kognitive Verarbeitungsgeschwindigkeit. Die kausale Zuordnung muss mehrere, unter Umständen interagierende Einflussfaktoren in Betracht ziehen (z. B. Krankheit, Anfälle und Medikation).

20.3 Kausalitätsbeurteilung

Bei einer gutachterlichen Bewertung von einem schädigenden Ereignis und epileptischen Anfällen oder einer Epilepsie ist die vorgestellte Klassifikation von Anfallsformen und Epilepsien von erheblicher Bedeutung, weil zum Beispiel für alle primär generalisierten Anfälle und für alle idiopathischen Epilepsien und Epilepsie-Syndrome (beispielsweise kindliche oder juvenile Absencenepilepsien oder eine juvenile myoklonische Epilepsie) eine exogene, zum Beispiel impfbedingte oder hirntraumatische Genese von vornherein ausscheidet. Allerdings darf der Gutachter eine erfolgte Eingruppierung nicht einfach unkritisch übernehmen. Zum Beispiel wird sehr häufig von vermeintlich primär generalisierten Epilepsien mit generalisierten tonisch-klonischen („Grand-Mal-)Anfällen gesprochen, obwohl keine Häufung der Anfälle in der Aufwachphase vorliegt. Argumente für die Annahme eines Zusammenhangs sind in Tabelle 20.3 zusammengestellt.

Tabelle 20.3 Argumente für die Annahme eines Zusammenhangs zwischen einer Hirnschädigung und einer Epilepsie [nach Hoppe 2005]

- Zeitliche Verbindung zwischen dem schädigenden Ereignis und dem Auftreten der Epilepsie
- Hirnläsion in „epileptogenen" Bereichen (z. B. Frontal- oder Temporallappen)
- Anfallssemiologie passt zur Lokalisation der Hirnläsion
- Iktale und interiktale EEG-Muster korrelieren mit der Lokalisation der Hirnläsion
- Keine Anhaltspunkte für konkurrierende Anfallsursachen (z. B. Alkoholabusus)
- Keine Anhaltspunkte für das Vorliegen einer idiopathischen Epilepsie

20.3.1 Epileptische Anfälle und Epilepsien als Impfkomplikation

Als Impfkomplikation kann es zu (meist febrilen) epileptischen Gelegenheitsanfällen kommen. Mit den heute üblichen Impfstoffen liegt das Risiko allerdings im Promillebereich [Davis u. Barlow 2003]:

- Die kombinierte Schutzimpfung gegen Masern, Mumps und Röteln (MMR) kann vom 6.–14. Tag nach der Impfung zum Auftreten von fiebergebundenen epileptischen Anfällen („Fieberkrämpfen") führen, wofür der Masernimpfstoff anzuschuldigen ist. Ein erhöhtes Risiko für andere epileptische Anfälle oder die Entwicklung einer Epilepsie besteht jedoch nicht.
- Die Impfung gegen Diphtherie, Tetanus und Pertussis (DPT) geht ebenfalls mit einem erhöhten Risiko für Fieberkrämpfe einher, allerdings nur in den ersten 3 Tagen der Impfung mit Schwerpunkt am ersten Tag. Es besteht ebenfalls kein erhöhtes Risiko für andere epileptische Anfälle oder für die Entwicklung einer Epilepsie.
- Poliomyelitis: Ein Zusammenhang von Prophylaxe und Epilepsie ist nur bei Verwendung von Lebendimpfstoff, einer Inkubationszeit von 3–14 Tagen und dem Nachweis von Impfviren oder einer Antikörperbildung ausreichend wahrscheinlich.

20.3.2 Epileptische Anfälle und Epilepsien nach anderen nichttraumatischen Hirnschäden

Mögliche gutachterlichen Fragestellungen in Bezug auf andere nichttraumatische Hirnschädigungen sind vergleichsweise selten (z. B. der Zusammenhang mit einer fremdverschuldeten oder im Rahmen einer versicherten Situation zugezogenen Infektion oder Durchblutungsstörung des Gehirns). Sowohl die Hirnschädigung als auch das Anfallsleiden sind dabei im Vollbeweis zu belegen. Ein kausaler Zusammenhang ist anzunehmen, wenn eine adäquate zeitliche Verbindung besteht, und die Lokalisation der Hirnschädigung mit der Anfallssemiologie und dem EEG-Befund übereinstimmt. Eine Virusmeningitis ist nicht mit einem erhöhten Epilepsierisiko assoziiert, eine bakterielle Meningitis hingegen hat hingegen ein 5fach erhöhtes Risiko, und eine Enzephalitis ein 16fach erhöhtes Risiko. Hirnabszesse oder subdurale Empyeme bedingen in 35–50% epileptische Anfälle.

20.3.3 Posttraumatische Anfälle und Epilepsien

Posttraumatische (Früh-)Anfälle bzw. eine posttraumatische Epilepsie (PTE) stellen typische Komplikation von strukturellen Schädel-Hirn-Traumen dar (s. auch Kapitel 27). Das Ausmaß des Hirnsubstanzverlustes steht in direkter Beziehung zum PTE-Risiko. Daneben bestehen die drei wichtigsten Risikofaktoren in intrakraniellen Hämatomen, Frühanfällen sowie einer Impressionsfraktur. Ein isoliertes langes Koma bzw. eine lange posttraumatische Amnesie ist nur mit einem sehr geringen PTE-Risiko von unter 2% verknüpft. Am risikoreichsten sind zentro-parietale Verletzungen, gefolgt von temporalen und frontalen sowie schließlich okzipitalen Läsionen. Nach Verifizierung eines relevanten Traumas (eine Commotio cerebri ist nicht ausreichend!) und der epileptischen Genese der Anfälle (in begründeten Zweifelsfällen kann ein Langzeitmonitoring mit videogestützte Anfallsdokumentation indiziert sein) besteht die wesentliche gutachterliche Problematik in der Überprüfung und Bewertung von Anfallsform und Latenz [Krämer 1995].

Anfallsform

Während es sich bei Sofortanfällen (innerhalb von Sekunden bis wenige Minuten nach einem SHT auftretende Anfälle) um weitgehend unspezifische Reaktionen des Gehirns mit meist generalisierten tonisch-klonischen Anfällen handelt, gilt danach die Regel, dass um so wahrscheinlicher ein fokaler Anfall mit Bezug zum Ort der Schädigung auftritt, je kürzer das Intervall zum Trauma ist. So sind die meisten Frühanfälle (Anfälle innerhalb der ersten Woche) fokal, dabei Dreiviertel fokal-motorisch. Spätanfälle (Anfälle jenseits der ersten Woche) sind etwas häufiger generalisiert als fokal; bei den fokalen überwiegen jetzt allerdings komplexe gegenüber einfachen fokalen Anfällen.

Latenz

Obwohl die Latenz bis zum Auftreten einer PTE ausnahmsweise viele Jahre betragen kann, manifestieren sich zumindest nach zivilen SHT etwa die Hälfte bis Zweidrittel aller Epilepsien im ersten Jahr. In der Literatur akzeptierte Intervalle von bis zu 30 Jahren bedürfen bei einer gutachterlichen Fragestellung einer besonders kritischen Überprüfung. Bei Schussverletzungen zeigte sich in einer Langzeit-Verlaufsbeobachtung von amerikanischen Soldaten nach durchschnittlich 15 Jahren, dass es neben den beiden bekannten Häufigkeitsgipfeln der Manifestation posttraumatischer Anfälle innerhalb der Akutphase (4% der Patienten) und bis zum Ende des ersten Jahres (76%) eine weitere Gruppe von immerhin 20% der Patienten mit einer durchschnittlich erst nach acht Jahren auftretenden PTE gab. Für diese Patienten kann erst nach 15-jähriger Anfallsfreiheit von einem „normalen" Epilepsierisiko ausgegangen werden [Weiss et al. 1986].

20.3.4 Effekt von Schädel-Hirn-Traumen auf vorbestehende Epilepsien

Vorbestehende Epilepsien können durch ein SHT eine relevante Verschlechterung bis hin zu einer Therapieresistenz erfahren, was ausnahmsweise auch schon nach leichteren Traumen der Fall sein kann [Tai u. Gross 2004]. Es kann aber auch zu einer „paradoxen" Besserung einer vorbestehenden Epilepsie durch ein SHT kommen [Spitz et al. 2000].

20.3.5 Hirntumoren nach Schädel-Hirn-Trauma

Hirntumoren, die ursächlich auf ein erlittenes SHT zurückgeführt werden und auch mit einer symptomatischen Epilepsie einhergehen können, sind außerordentlich selten und bedürfen einer besonders sorgfältigen Prüfung der Grundfragen und Kriterien [Krämer 1982, Henry u. Rajshekhar 2000].

20.4 Besonderheiten in verschiedenen Rechtsgebieten

20.4.1 Arbeitsrecht

Zur Verbesserung der beruflichen Eingliederungschancen von Menschen mit Epilepsie hat ein Arbeitskreis von Fachleuten aus Industrie und Technik, Neurologie, Arbeitsmedizin, Sozialversicherungsträgern und Rehabilitationseinrichtungen in Deutschland Empfehlungen erarbeitet, die zuletzt 1999 aktualisiert wurden [Ausschuss „Arbeitsmedizin" des Hauptverbandes der gewerblichen Berufsgenossenschaften 1999]. Rein rechtlich gesehen sind in Deutschland für Menschen mit einer trotz Behandlung weiterhin aktiven Epilepsie nur solche Berufe grundsätzlich ausgeschlossen, die das Führen von Kraftfahrzeugen zur Personen- oder Güterbeförderung beinhalten. Darüber hinaus werden aber oft die unterschiedlichsten Bedenken erhoben, die überwiegend selbstverfassten Richtlinien der jeweiligen Behörden oder Institutionen entstammen. Dies gilt zum Beispiel für den Ausschluss epilepsiekranker Menschen im Beamtenrecht, von einer Tätigkeit bei Transportunternehmen oder als Gemeindepfarrer in manchen evangelischen Landeskirchen. Die katholische Kirche hat erst vor wenigen Jahren eine Jahrhunderte lang gültige Regelung aufgehoben, nach der Männer mit Epilepsie nicht zum Pfarrer geweiht werden konnten.

Insbesondere wegen der bei den meisten epileptischen Anfällen auftretenden Störung der Bewusstseins, darüber hinaus aber auch wegen der zumindest vorübergehend fehlenden Kontrolle der Tätigkeit scheiden u. a. folgende Berufe bei einer aktiven Epilepsie aus: Berufskraftfahrer (Bus, Lastkraftwagen, Straßenbahn und Taxi), Dachdecker, Elektriker, Feuerwehrmann, Förster, Pilot, Polizist, Schornsteinfeger, Soldat, Taucher, Zugführer.

Die Arbeitslosenquote von Menschen mit Epilepsie ist bis zu dreimal höher als in der Durchschnittsbevölkerung, wobei sich Langzeitarbeitslose unter anderem durch häufigere – insbesondere große – Anfälle, unterdurchschnittliche Intelligenz und Ausbildung sowie zusätzlich bestehende Störungen und Behinderungen von stabil Beschäftigten unterscheiden. Die verständliche Tendenz vieler Betroffenen, bei Bewerbungen um einen Arbeitsplatz ihre Epilepsie generell zu verschweigen, ist nur dann unproblematisch, wenn längere Zeit Anfallsfreiheit besteht und anzunehmen ist, dass keine weiteren Anfälle mehr auftreten werden („Ausheilung"). In diesem Fall darf der Bewerber selbst auf gezielte Fragen des Arbeitgebers nach einer Epilepsie mit nein antworten. Bei weiterhin auftretenden Anfällen ist entscheidend, ob der Bewerber nach dem Bestehen von Krankheiten oder gesundheitlichen Störungen gefragt wird oder nicht. Im Gegensatz dazu muss die Frage nach einer bestehenden Schwerbehinderteneigenschaft in jedem Fall wahrheitsgemäß beantwortet werden. Eine bewusst falsche Antwort führt dazu, dass der Arbeitgeber bei Problemen das Arbeitsverhältnis wegen arglistiger Täuschung auch rückwirkend auflösen kann.

20.4.2 Verbeamtung und Dienstfähigkeit von Beamten

Dabei geht es um die Frage der uneingeschränkten oder durch Funktionsverlust beschränkten Befindlichkeit im Vergleich zum Gesunden. Bei einer Dienstunfähigkeit reicht das zu beschreibende restliche Leistungsvermögen nicht mehr aus, die zuletzt ausgeübte berufliche Tätigkeit fortzusetzen. Dazu muss eine Leistungsprognose abgeben werden, die sich nach Art, Häufigkeit und Verlaufsform der Anfälle, nach Lebensalter und Krankheitsdauer der Epilepsie, nach dem eventuellen Vorliegen psychischer Störungen, aber auch nach der Frage richtet, ob therapeutische Maßnahmen noch eine Besserung erwarten lassen.

Das Vorliegen ausgeprägter neuropsychologischer Störungen schließt die Dienstfähigkeit aus. Auch können Beamte mit Epilepsie in Positionen, in denen sie für die Sicherheit anderer verantwortlich sind (Verkehrsbetriebe, Bundesbahn, Polizei), an dieser Stelle keinen Dienst mehr tun. Sie können aber auf einen anderen Arbeitsplatz versetzt werden, z. B. in den „Innendienst" (Bürotätigkeit), und dort jahrzehntelang dienstfähig bleiben.

Beamte in Positionen mit Publikumsverkehr (Justiz-, Schul- und Kirchendienst) sind wegen psychologischer Auswirkungen großer epileptischer Anfälle oder sehr ausgestalteter komplex-fokaler (psychomotorischer) Anfälle dienstunfähig, solange noch Anfälle während der beruflichen Tätigkeit auftreten. Seltene kurze Absencen oder isolierte Auren, die der Außenstehende nicht mehr wahrnehmen kann, hindern einen Beamten nicht daran, seinen Dienst in der Öffentlichkeit auszuüben.

Für die gutachterliche Beurteilung von Beamtenanwärtern mit Epilepsie hat die Deutsche Sektion der Internatio-

Tabelle 20.4 Richtlinien für die gutachtliche Bewertung von Beamtenanwärtern mit Epilepsie [nach Penin 2000]

1.	Epilepsiebetroffene generell von der Beamtenlaufbahn auszuschließen, ist aus medizinischen Gründen nicht mehr gerechtfertigt.
2.	Epilepsiebetroffene sind – auch nach erfolgreicher Behandlung – in keinem Falle für eine Beamtenlaufbahn geeignet, in der sie für das Leben und die Gesundheit der Allgemeinheit direkt verantwortlich sind.
3.	Epilepsiebetroffene ohne psychopathologische Auffälligkeiten, die mindestens 2 Jahre nach Beendigung der Behandlung anfallsfrei geblieben sind und im EEG keine für Epilepsie typische Wellenformen mehr zeigen, können als geheilt gelten und sind für alle Positionen im Beamtendienst geeignet (mit Ausnahme von Punkt 2).
4.	Epilepsiebetroffene ohne psychopathologische Auffälligkeiten, die noch der medikamentösen Behandlung bedürfen, um anfallsfrei zu bleiben, oder dabei nur selten Anfälle haben, sind entsprechend den Unfallverhütungsvorschriften nur für Positionen geeignet, in denen ein möglicher epileptischer Anfall zu keiner Gefährdung des Beamten oder Dritter führen kann.

nalen Liga gegen Epilepsie (seit 2002 Deutsche Gesellschaft für Epileptologie) bereits 1966 Richtlinien aufgestellt, die sich in gekürzter Form in Tabelle 20.4 finden.

Ein besonderes Problem ist die gutachterliche Beurteilung von Berufsanwärtern, die bereits als Schwerbehinderte anerkannt sind und eine Verbeamtung anstreben. Voraussetzung dafür ist, dass den Amtspflichten auf dem vorgesehenen Arbeitsplatz zumindest für die Zeit von 10 Jahren voll genügt werden kann.

20.4.3 Renten- und Berufsunfähigkeitsversicherung

Ein auch bei Epilepsien bewährter Grundsatz lautet: Rehabilitation vor Berentung. Dies bedeutet, dass man bei berufstätigen Menschen mit Epilepsie vor einer eventuellen – und häufig immer noch viel zu früh eingeleiteten – Berentung prüfen sollte, welche Möglichkeiten einer betriebsinternen oder auch beruflichen Neuorientierung es gibt. Auch wenn eine Epilepsie für manche Betroffenen mit einer Verunsicherung ihrer bisherigen Lebensplanung – insbesondere im Hinblick auf die berufliche Entwicklung – einhergeht, bedeutet dies nicht, dass keine Berufstätigkeit mehr möglich ist.

Bei Betroffenen, die mit abgeschlossener Berufsausbildung und eventuell auch erst im fortgeschrittenen Lebensalter durch eine Epilepsie zu einem Tätigkeitswechsel gezwungen sind, sollte in erster Linie geprüft werden, ob zum Beispiel durch eine betriebsinterne Umsetzung die Möglichkeit besteht, die erworbenen beruflichen Kenntnisse und Erfahrungen weiterhin einzusetzen. Dabei ist die Mitwirkung von Arbeitgeber, Betriebs- und Personalrat, Betriebsarzt, Fachkraft für Arbeitssicherheit und gegebenenfalls Schwerbehindertenvertrauensperson erforderlich. Erst wenn solche Bemühungen fehlgeschlagen sind, darf wegen einer Epilepsie eine Kündigung ausgesprochen werden.

Vor einer Berentung sollte stets überprüft werden, ob die Epilepsie besser eingestellt werden kann, ob – bei Nichterreichen von Anfallsfreiheit – der ausgeübte Beruf tatsächlich nicht mehr ausgeübt werden kann und ob, wenn dies tatsächlich der Fall sein sollte, nicht eine Umschulung in Betracht kommt. Nur wenn alle medizinischen und beruflich-rehabilitativen Maßnahmen ausgeschöpft sind und mit hoher Wahrscheinlichkeit nicht zu einer erfolgreichen Integration in den Arbeitsmarkt führen werden, sollte über eine Berentung wegen verminderter Erwerbsfähigkeit nachgedacht werden [Specht u. Thorbecke 2005].

20.4.4 Unfallversicherung

Nach den Versicherungsbedingungen der **Privaten Unfallversicherung** sind Unfälle infolge von epileptischen Anfällen von der Versicherung ausgeschlossen (s. Kap. 7.4.5). Außerdem ist hier nicht die Hirnverletzung oder posttraumatische Epilepsie als solche, sondern nur eine dadurch bedingte Beeinträchtigung der Arbeitsfähigkeit oder im Extremfall tödliche Komplikation entschädigungspflichtig. Obwohl sachlich unbegründet, schreiben die derzeit gültigen AUB der privaten Versicherungen zwingend vor, dass sich das Anfallsleiden spätestens ein Jahr nach einem Unfall manifestiert haben muss. In der **Gesetzlichen Unfallversicherung** besteht demgegenüber stets Versicherungsschutz, wenn ein Arbeitsunfall als wesentliche Ursache einer Epilepsie anzusehen ist. Im Gegensatz zur Privaten Unfallversicherung gibt es auch keine Ausschlussfristen. Bei Zunahme der Häufigkeit und Schwere von Anfällen nach einem Trauma kommt außerdem eine Anerkennung als „Verschlimmerung" einer vorbestehenden Epilepsie in Betracht (s. Kap. 7.2.9).

20.4.5 Forensische Begutachtung

In iktalen Dämmerzuständen werden vereinzelt gewalttätige Handlungen ausgeführt, für die der Patient nicht zurechnungsfähig ist. Darüber hinaus können Epilepsie-assoziierte Verstimmungszustände zu aggressiven Handlungen führen. Insgesamt gibt es weder eine spezifische Kriminalität noch eine besondere Gefährlichkeit von Patienten mit Epilepsie. Die strafrechtliche Schuldfähigkeit wird nach den Bestimmungen des Strafgesetzbuches beurteilt. Falls die Diagnose einer Epilepsie feststeht, erfolgt die forensische Beurteilung nach der Kategorie „krankhafte seelische Störungen". Für die gutachterliche Beurteilung ist wichtig, im Verlauf welcher Anfallsform eine Straftat begangen wurde. Hierbei kann die Tat entweder infolge einer Bewusstseinstrübung oder affektiven Veränderung auftreten. Interiktal ist zu prüfen, ob eine erhebliche Verminderung der Steuerungsfähigkeit vorliegt. Wenngleich neuropsychologische und auch psychiatrische Komorbiditäten besonders bei Temporallappenepilepsien häufig sind, ist die auch gutachterlich nach wie vor oft zitierte, vermeintlich typische „epileptische Wesensänderung" oder Persönlichkeit ein Mythos [Devinsky u. Najjar 1999].

20.4.6 Arzthaftung

Bei der Behandlung von Patienten mit Epilepsie kann es zu Aufklärungs- und Behandlungsfehlern kommen. Zur Vermeidung von Fehlern, die eine zivil- oder strafrechtliche Haftung begründen, ist eine an den Lebensumständen des Patienten orientierte Aufklärung, eine ausreichende Dokumentation des Behandlungsablaufs und eine lege artis und mit Sorgfalt durchgeführte Behandlung erforderlich. Wenn im Einzelfall von den anerkannten Regeln der ärztlichen Heilkunst abgewichen wird, ist eine ausführliche Begründung notwendig. Patienten sind darüber aufzuklären, wenn eine Verordnung von Medikamenten außerhalb des zugelassenen Anwendungsgebietes erfolgt. Liegt Fahruntauglichkeit aufgrund von Medikamenteinnahme oder eines erhöhten Risikos des Auftretens weiterer Anfälle vor, ist der Betroffene darüber aufzuklären (s. Kap. 17.2). Insbesondere anfallsfreie Patienten sind vor einer Umstellung auf Generika oder vor dem Absetzen von Medikamenten auf die speziellen Risiken hinzuweisen [Schmidt et al. 2005].

20.4.7 Kraftfahreignung

Hier wird auf das Kapitel 17 des vorliegenden Buches sowie die entsprechenden Begutachtungsleitlinien [Lewrenz 2000] verwiesen.

Literatur

Ausschuss „Arbeitsmedizin" des Hauptverbandes der gewerblichen Berufsgenossenschaften (HVBG): BG-Information: Empfehlungen zur Beurteilung beruflicher Möglichkeiten von Personen mit Epilepsie (BGI 585). C. Heymanns Verlag KG, Köln 1999 (http://www.bge.de/Z191/TITEL.htm)

Bundesministerium für Gesundheit und Soziale Sicherung (BMGS), Hrsg. Anhaltspunkte für die ärztliche Gutachtertätigkeit im sozialen Entschädigungsrecht und nach dem Schwerbehindertengesetz. BMGS, Bonn 2005 (im Internet herunterzuladen unter http://www.bmas.bund.de/BMAS/Navigation/Service/publikationen,did=103142,render=renderPrint.html)

Commission on Classification and Terminology of the International League Against Epilepsy. Proposal for revised clinical and electroencephalographic classification of epileptic seizures. Epilepsia 1981; 22: 489 – 501

Commission on Classification and Terminology of the International League Against Epilepsy. Proposal for revised classification of epilepsies and epileptic syndromes. Epilepsia 1989; 30: 389 – 399

Davis RL, Barlow W. Placing the risk of seizures with pediatric vaccines in a clinical context. Paediatr Drugs 2003; 5: 717 – 722

Devinsky O, Najjar S. Evidence against the existence of a temporal lobe epilepsy personality syndrome. Neurology 1999; 53 (Suppl 2): 13 – 25

Engel J Jr. International League Against Epilepsy (ILAE). A proposed diagnostic scheme for people with epileptic seizures and with epilepsy: report of the ILAE Task Force on Classification and Terminology. Epilepsia 2001; 42: 796 – 803

Fisher RS, van Emde Boas W, Blume W, et al. Epileptic seizures and epilepsy: definitions proposed by the International League Against Epilepsy (ILAE) and the International Bureau for Epilepsy (IBE). Epilepsia 2005; 46: 470 – 472

Henry PT, Rajshekhar V. Post-traumatic malignant glioma: case report and review of the literature. Br J Neurosurg 2000; 14: 64 – 67

Hoppe M. Kausalitätsbeurteilung bei nichttraumatischen Epilepsien. Med Sachverst 2005; 101: 12 – 14

van Kampen N, Elsner H, Göcke K, (Hrsg.). Handbuch Epilepsie & Arbeit. Verlag einfälle Berlin 2002

Krämer G. Hirntumor nach Trauma: Literaturübersicht und Begutachtungsproblematik. Akt Neurol 1982; 9: 112 – 120

Krämer G. Posttraumatische Anfälle und Epilepsien. Epilepsie-Blätter 1995; 8: 12 – 17

Krämer G. Epilepsiediagnose schon nach dem ersten Anfall möglich! (Editorial). Akt Neurol 2005; 32: 247 – 248

Krämer G. Kleines Lexikon der Epileptologie. Thieme, Stuttgart 2005

Lewrenz H (Bearbeiter). Begutachtungs-Leitlinien zur Kraftfahrereignung des Gemeinsamen Beirats für Verkehrsmedizin beim Bundesminister für Verkehr, Bau- und Wohnungswesen und beim Bundesministerium für Gesundheit. 6. Auflage. Wirtschaftsverlag NW, Verlag für neue Wissenschaft, Bremerhaven; 2000

Messori A, Polonara G, Carle F, et al. Predicting posttraumatic epilepsy with MRI: prospective longitudinal morphologic study in adults. Epilepsia 2005; 46: 1472 – 1481

Penin H. Hirnorganische Anfälle. In: Rauschelbach H-H, Jochheim K-A, Widder B, (Hrsg.). Das neurologische Gutachten. 4, neu bearbeitete und erweiterte Auflage. Thieme, Stuttgart 2000: 279 – 293

Schmidt D, Steinhoff BJ, Krämer G, et al. Juristische Aspekte der Epilepsiebehandlung. Ärztliche Fehler. Nervenheilkunde 2005: 24: 622 – 625

Specht U, Thorbecke R. Rehabilitation und ambulante Versorgung bei Epilepsie. In: Wallesch C-W, (Hrsg.). Neurologie. Diagnostik und Therapie in Klinik und Praxis. Urban & Fischer München 2005: 1181 – 1188

Spitz MC, Towbin JA, Shantz D. Closed head injury resulting in paradoxical improvement of a seizure disorder. Seizure 2000; 9: 142 – 144

Tai PC, Gross DW. Exacerbation of pre-existing epilepsy by mild head injury: a five patient series. Can J Neurol Sci 2004; 31: 394 – 397

Weiss GH, Salazar AM, Vance SC, et al. Predicting posttraumatic epilepsy in penetrating head injury. Arch Neurol 1986; 43: 771 – 773

21 Querschnittssyndrome

T. Grehl u. M. Tegenthoff

Akuten und subakuten Querschnittssyndromen können neben den in Kapitel 31 dargestellten traumatischen Ursachen vaskuläre und entzündliche Erkrankungen des Rückenmarks sowie spinale Raumforderungen zu Grunde liegen. Für die Einschätzung hierdurch bedingter Funktionsstörungen gelten folgende Grundregeln:

- Unabhängig von der Genese sind **komplette** bzw. **inkomplette Transversalsyndrome** im Bereich der verschiedenen Myelonabschnitte (zervikal, thorakal und lumbosakral) zu unterscheiden.
- Die Reaktion des Rückenmarks auf das primäre Krankheitsgeschehen ist hierbei typischerweise **monomorph**, d. h. in Anbetracht der klinischen Symptomatik ist es nicht möglich auf die Ursache zu schließen.
- Die **Angabe der Verletzungshöhe** richtet sich nach dem letzten noch intakten Myelonsegment (nach den Richtlinien der „International Medical Society for Paraplegia"). Die Höhenangabe bezieht sich dabei auf das **Myelon**, nach kaudal ergeben sich zunehmend Unterschiede zu den entsprechenden Wirbelkörpern.
- Bei inkompletten Querschnittssyndromen muss das sensible Niveau nicht der Höhe des motorischen Querschnitts entsprechen.

> Eine nichttraumatische Ätiologie eines Querschnittssyndroms kann durchaus gutachtliche Relevanz erhalten, wenn zum Beispiel auf Grund einer fehlerhaften Diagnose eine notwendige Therapie versäumt wird (s. Arzthaftung Kap. 15).

21.1 Einteilung spezieller klinischer Syndrome

21.1.1 Komplette Transversalsyndrome

Zervikaler Querschnitt

Eine **hohe Halsmarkläsion** führt häufig direkt durch eine Atemlähmung zum Tode, da das Zwerchfell (Nn. phrenici C3–5) und die Interkostalmuskulatur gelähmt sind. Überleben die Patienten, verbleibt eine Beatmungspflichtigkeit auf Dauer.

Auch bei **Läsionen zwischen C5** und **Th6** kann es auf Grund der Parese der Interkostalmuskulatur noch zu bedrohlichen Atemstörungen kommen. Bei Läsion unterhalb Th6 ist die Atmung suffizient. (Verletzungen zwischen C5 und Th1 führen zu einer kompletten Lähmung der Interkostalmuskulatur.)

Bei **Läsionen oberhalb von C4/5** sind die vasovagalen Reflexe erhalten.

In Tabelle 21.**1** sind klinische Befunde bei zervikalen Querschnittsläsionen zusammengefasst.

Thorakaler Querschnitt

- Paraplegie mit Beteiligung der Rumpfmuskulatur, ausgeprägte Paraspastik.
- Bei Läsion oberhalb Th6 besteht das Risiko eines paralytischen Ileus (Nn. splanchnici betroffen).
- Läsion der zentralen Sympathikusbahnen in den Seitensträngen zwischen Th1 und L2 führt zu Bradykardie und Vasomotorenlähmung.
- Horner-Syndrom bei Läsion des Centrum ciliospinale (Th1, Th2).

Die Tabelle 21.**2** enthält eine Übersicht der klinischen Befunde bei thorakalen Querschnittsläsionen.

Lumbaler Querschnitt

Vorwiegend schlaffe Paraparese bis -plegie (Funktionsverlust der kaudal angrenzenden Myelonabschnitte mit persistierender schlaffer Lähmung aber zumeist ohne Wiederaufnahme der reflektorischen Eigentätigkeit des Rückenmarks).

Schlaffe, autonome Überlaufblase mit hohem Restharnvolumen und hohem Füllungsdruck sowie fortwährendem Abtropfen von Urin.

Reflektorische Erektion und Ejakulation sind nicht möglich.

Die klinischen Befunde bei lumbalen Querschnittsläsionen sind der Tabelle 21.**3** zu entnehmen.

Sakraler Querschnitt

Bei Querschnittsläsionen sub S3 ist die Innervation der Skelettmuskulatur nicht gestört, aber es treten eine Reithosenanästhesie, eine schlaffe Blasen- und Mastdarmlähmung und Sexualfunktionsstörungen auf (Tab. 21.**4**).

Fehlende Erektion und Ejakulation bei Läsion der genitospinalen Zentren S1–5.

Tabelle 21.1 Synopsis klinischer Befunde bei zervikalen Querschnittsläsionen

Syndrom	*Symptomatik*	*(Weitgehend) funktionstüchtig*	*Kennmuskel/-reflex*	*Typische Befunde*
Obere Halsmarklähmung (C1–4)	• komplette Atemmuskellähmung bei Befall oberhalb C3/4 • spastische Tetraplegie mit schlaffer Parese auf Segmenthöhe der Läsion	• Hirnnerven • Funktionsgrad der Mm. sternocleidomastoideus und trapezius sowie der kurzen Nacken- und Halsmuskeln hängt von der Läsionshöhe ab	Nackenmuskulatur	• bei hoher Lokalisation häufige Mitbeschädigung des Stammhirns • insgesamt schlechte Prognose • Beugesynergien der Arme • Strecksynergien der Beine
Sub C4	Plegie der Atemhilfsmuskulatur (Brust- und Bauchmuskeln)	Zwerchfellatmung immer intakt	• klinische Beurteilung der Atmung • Blutgasanalyse • bei klinischem V. a. nächtliche Hypoventilation ggf. spezifische pneumologische Diagnostik	• reziproke Atmung • verminderte Vitalkapazität • Horner-Syndrom
Sub C5	Plegie der Hände	• Schulterhebung • Armaußenrotation • Armabduktion • Supination • Unterarmbeugung	• M. deltoideus • M. biceps brachii	• hochgezogene Schultern • Oberarmaußenrotation und -abduktion • Unterarmbeugung und -supination
Sub C6		• Handstreckung mit Radialabduktion • beginnende Ellenbogenstreckung	• BSR und RPR • M. extensor carpi radialis longus	evtl. noch Beugestellung des Ellenbogengelenkes in Ruhe
Sub C7		• beginnende Fingerbeugung und -streckung • Rumpfstabilisierung begrenzt möglich	TSR (C6–8)	Hand in normaler Ruhelage
Sub C8	M. abd. poll. brevis plegisch	darüber hinaus beginnende Daumenmotorik	M. abd. poll. brevis (monosegmentale Versorgung aus Th1)	• nukleäres Horner-Syndrom • intrinsische Handmuskulatur betroffen

Tabelle 21.2 Synopsis klinischer Befunde bei thorakalen Querschnittsläsionen

Syndrom	*Symptomatik*	*(Weitgehend) funktionstüchtig*	*Kennmuskel/-reflex*	*Typische Befunde*
Sub Th5 Sub Th10		kaudalwärts wird die gerade und schräge Bauchmuskulatur zunehmend innerviert	Bauchhautreflexe: • obere Etage Th6–8 • mittlere Etage Th8–10 • untere Etage Th10–12	kein Abweichen des Nabels bei Innervation der Bauchmuskeln
Sub Th12		keine Bauchwandparese		

Tabelle 21.3 Synopsis klinischer Befunde bei lumbalen Querschnittsläsionen

Syndrom	Symptomatik	(Weitgehend) funktionstüchtig	Kennmuskel/-reflex	Typische Befunde
Sub L1		sichtbare Anspannung der Hüft- und Kniebeugung		
Sub L2		zunehmende Hüftbeugung und -adduktion	Kremasterreflex ist auslösbar	Außendrehung im Hüftgelenk
Sub L3		Kniestreckung	PSR	
Sub L4		• geringe Hüftstreckung • Fußdorsalflektion möglich	PSR (L3–4)	Equino-varus Stellung
Sub L5	Plegie der Plantarflektion	• Kniebeugung • Großzehenextension		

Tabelle 21.4 Synopsis klinischer Befunde bei sakralen Querschnittläsionen

Syndrom	Symptomatik	(Weitgehend) funktionstüchtig	Kennmuskel/-reflex	Typische Befunde
Sub S1		Plantarflektion	TSR	
Sub S2/S3/S4		lange Zehenbeuger und kurze Fußmuskulatur	Analreflex Bulbokavernosusreflex	Beineigenreflexe +

Konus-Syndrom

- Funktionsausfall der Segmente kaudal von S2.
- Weitgehend erhaltene Motorik, jedoch Sensibilitätsstörung im **Reithosenareal**, Beineigenreflexe auslösbar, Anal- und Bulbokavernosusreflex ausgefallen. Stuhlinkontinenz (Sphincter ani schlaff), schlaffe (autonome) Überlaufblase. Erektion nicht möglich.

Kaudaverletzung

- Läsion unterhalb des LWK2 mit Schädigung der Cauda equina (Wurzeln L4/5 sowie sakrale Wurzeln) ohne Schädigung des Rückenmarks. Polyradikuläre Symptome mit unterschiedlichem Verteilungsmuster.
- Eventuell periphere Blasen- und Mastdarmlähmungen (auch isoliert möglich) sowie Potenzstörung.

Konus-Kauda-Syndrom

- Kommt häufiger vor als das isolierte Konus-Transversalsyndrom.
- Kombinierte Schädigung der Kauda (peripher) sowie des Konus (zentraler Struktur). In der Regel schlaffe Lähmung der Beine, nur selten findet sich eine Spastik.
- Sensibilitätsausfall kaudal L3 mit zum Teil heftigen radikulären Schmerzen.

21.1.2 Inkomplette Transversalsyndrome

Residuale motorische oder sensible Funktion jeglicher Art – sakrale Reflexe allein reichen nicht aus – unterhalb der Schädigungshöhe.

Halbseitensyndrome des Rückenmarks (z. B. Brown-Séquard-Syndrom)

Vorwiegend durch penetrierende Schuss- oder Stichverletzungen. Nur selten durch gedeckte Traumata im Sinne einer lateralen Kontusion oder Kompression durch z. B. epidurale Hämatome. Die wichtigsten Funktionsstörungen sind:
- **Ipsilateral:** Periphere Paresen (schlaff, atrophisierend) der segmentalen Kennmuskeln (Vorderhornzellschädigung) plus zentrale (spastische) Hemiparese unterhalb der Läsionshöhe. Defizit der Tiefensensibilität.
- **Kontralateral:** Dissoziierte Sensibilitätsstörung (Defizit der Schmerz- und Temperaturempfindung) beginnend etwa 1–2 Segmente unterhalb des sensiblen Niveaus.

Zentromedulläre Syndrome

Tritt häufig bei Überstreckungsverletzungen der HWS mit oder ohne zervikale Fraktur oder Dislokation bei vorbestehender spinaler Enge auf, wahrscheinlich mit Quetschung des Rückenmarks zwischen Wirbelhinterkante und Lig. flavum (Kneifzangenmechanismus) mit Myelomalazie im Bereich der A. spinalis anterior und Hämatomyelie. Weitere Ursachen können z. B. eine Syringomyelie und bestimmte Tumore (Stiftgliome) sein, aber auch eine rheumatoide Arthritis. Die wichtigsten Funktionsstörungen sind [Schneider et al. 1954]:

- Paresen betont im Bereich der oberen Extremitäten (die langen Rückenmarksbahnen der oberen Extremitäten liegen am weitesten innen).
- Sensibilitätsstörungen unterhalb der Läsionshöhe in unterschiedlicher Ausprägung. Hinterstränge bleiben typischerweise ausgespart.
- Blasen-, Mastdarm- und Vasomotorenschädigung sowie trophische Hautstörung (in der Regel Urinretention).

Bei Rückenmarkskontusion ohne Hämatomyelie entwickelt sich im Verlauf bei etwa 50 % der Patienten eine ausreichende Gehfähigkeit mit Spastik; Blasen- und Mastdarmfunktion können regenerieren. Symptome der oberen Extremitäten – besonders Feinmotorikstörung – bilden sich weniger gut zurück.

Zervikale Myelopathie

Die Kompression des Myelons im zervikalen Spinalkanal verläuft in der Regel chronisch progredient. Typischerweise finden sich entweder **prädisponierende Erkrankungen,** wie z. B. ein angeborener enger Spinalkanal bzw. erworbene degenerative Erkrankungen der Wirbelsäule, oder **posttraumatische Verengungen des Spinalkanales,** z. B. nach Subluxation oder Dislokation von Wirbelkörpern oder -fragmenten bzw. traumatische Bandscheibenverletzungen mit Nucleus-pulposus-Prolaps.

Bereits bei normaler Bewegung der HWS kann eine wiederholte Traumatisierung des Rückenmarks auftreten, insbesondere eine wiederholte Ischämie bei Kompression vasaler Strukturen.

Die wichtigsten Funktionsstörungen sind:

- spastische Gangstörung mit sensiblen Störungen an den Beinen (spinal-ataktische Komponente),
- evtl. myatrophe Paresen der Hände und oberen Extremitäten sowie zervikal-radikulopathische Symptome wie z. B. Schmerzen,
- häufig Urge-Inkontinenz, selten Mastdarmstörung.

A.-spinalis-anterior-Syndrom/Vordere Rückenmarkssyndrome

Ischämie im Versorgungsgebiet der A. spinalis anterior oder ventrale Rückenmarkskontusion (dann vorwiegend zervikal) durch direkte Druckschädigung wie z. B. bei Wirbelluxation oder durch Knochensplitter. Die wichtigsten Funktionsstörungen sind [Schneider 1955]:

- Paraplegie,
- inkomplette Sensibilitätsstörung (Hinterstränge bleiben in der Regel ausgespart),
- zu Beginn häufig Bild eines kompletten Querschnittssyndroms.

Das Spinalis-anterior-Syndrom hat die schlechteste Prognose aller inkompletten Querschnittssyndrome.

Hintere Rückenmarkssyndrome

Die wichtigsten Funktionsstörungen bei diesem seltenen Krankheitsbild sind:

- Schmerzen und Parästhesien typischerweise im Bereich des Torso, der Arme und des Nackens,
- selten Paresen der Beine oder Zeichen der langen Bahnen.

21.1.3 Vegetative Störungen

Vegetative Störungen stellen relevante funktionelle Funktionsbeeinträchtigungen der Probanden dar und sind von großer Bedeutung für die gutachterliche Beurteilung. Bei etwa 80 % aller Teraplegiker und Patienten mit hoher Querschnittsläsion tritt eine autonome Dysreflexie, eine potenziell lebensbedrohliche Symptomatik, auf. Auslöser können z. B. eine Dehnung der Blasenwand, eine schwere Obstipation, Schmerzen oder gastrointestinale Erkrankungen sein.

Störungen des sympathischen Nervensystems

Die Verteilung der Störungen stimmt nicht mit den sensiblen Körpermetameren überein und ist in der Regel nicht für eine Höhenlokalisation der Rückenmarksläsion zu verwerten (Versorgung von Kopf und Hals über Th1–4, der Arme über Th3–6, des Rumpfes über Th7–9, der Beine sowie der Ejakulation über Th10–L2). Ausfälle finden sich lediglich bei beidseitigen und mehrere Segmente betreffenden Läsionen. Die wichtigsten Funktionsstörungen sind:

- **Läsion oberhalb Th1:** spinale vegetative Dysautonomie, u. a. Verlust von Gefäß- und Wärmeregulationskontrolle,
- **Läsion oberhalb Th5:** orthostatische Kreislaufstörung, Schweißsekretionsstörung von Armen, Nacken und Gesicht sowie Vasomotorenverlust (Regulation der Gefäßweite ausschließlich durch den Sympathikus).
- **Läsionen oberhalb von Th6:** autonome Hyperreflexie möglich.

Blasenstörungen

Die Restharnsonographie ist für die Diagnostik und Therapie neurogener Blasenstörungen unverzichtbar und muss bei Patienten mit Rückenmarkserkrankungen routinemäßig erfolgen. In der Stabilisierungsphase nach Querschnittsläsion sowie zur erstmaligen gutachterlichen urologischen Beurteilung sollte eine neurourologische Diagnostik inkl. Druck-Flow-EMG-Registrierung, Miktionszysturethrographie oder Videourodynamik erfolgen. Zu unterscheiden sind:

- **Schockblase:** Überlaufblase bei schlaffer Lähmung und Areflexie unterhalb der Myelonläsion im Rahmen des spinalen Schocks (Detrusorareflexie). Nach wenigen Tagen Entwicklung eines Harnverhalts bei Spastik des äußeren Harnröhrensphinkters.

- **Detrusorhyperreflexie:** Entsteht bei partieller Läsion des Rückenmarks, vornehmlich die Seitenstränge betreffend. Es folgt eine Enthemmung des Miktionsreflexes. Häufig bei Myelopathien oder Entmarkungen im Halsmarkbereich (inhibitorische kortikale und subkortikale Einflüsse werden nicht mehr ausreichend wirksam). Klinisch Pollakisurie, Nykturie, imperativer Harndrang und Dranginkontinenz, kein Restharn.
- **Detrusor-Sphinkter-Dyssynergie (DSD):** Bei Schädigung deszendierender und aszendierender (Hinterstränge) Bahnen des Rückenmarks auf zervikalem oder thorakalem Niveau. Drang- oder Reflexinkontinenz, Stakkatomiktion, erschwerte Miktionseinleitung, vermehrte Restharnmenge. Oft mit einer Detrusorhyperreflexie vergesellschaftet. Insgesamt zeigt sich das Zusammenspiel von Blase und quergestreiftem Harnröhrensphinkter gestört. Liegt bei etwa 90 % aller Querschnittpatienten nach Abklingen der sog. Schockblase vor. Bei bis zu 30 % der Querschnittpatienten können die perineale Reizung oder das suprapubische Beklopfen zu einer effektiven Detrusorkontraktion mit ausreichender Blasenentleerung führen.
- **Detrusor-Areflexie:** Bei Läsion im Konus-Kauda-Bereich oder auf Höhe des Lumbosakralmarks. Erschwerter Miktionsbeginn mit Einsatz der Bauchpresse oder Harnverhalt mit Überlaufinkontinenz. Beeinträchtigung der sensiblen und/oder motorischen Innervation der Blase mit der Folge einer Detrusorschwäche oder -lähmung. Bei Schädigung des N. pudendus auf Höhe oder unterhalb der Vorderhornzellen kann eine neurogene Stressinkontinenz resultieren.

Mastdarmstörungen

- Im Rahmen des spinalen Schocks schlaffer Sphinktertonus und Inkontinenz (Incontinentia alvi).
- Läsion oberhalb der lumbosakralen Zentren führt zum Stuhlverhalt (Retentio alvi).
- Sphinkterschluss in der Regel bei spastischer Parese insuffizient.
- Bei Läsionen oberhalb des Sakralmarkes (S2–4) fehlt der Analreflex (Incontinentia alvi).
- Unter dem Einfluss der spinalen Eigenaktivität kann im Verlauf eine automatische Stuhlentleerung, gesteuert durch Ganglien der Darmwand möglich sein (beeinflussbar durch Diät und Laxanzien).

Genitalstörungen

Bei **Frauen** besteht in etwa 50 % der Fälle eine Amenorrhoe, die sich meistens nach etwa 6 Monaten zurückbildet. Die Fertilität ist dann in der Regel ungestört. Jedoch können sich auch Veränderungen im sexuellen Erleben und der Orgasmusfähigkeit einstellen. Abhängig von der Schädigungshöhe kann es zu einer verminderten vaginalen Sekretion, einer Hyp- oder Anästhesie im Genitalbereich sowie zu einer verminderten Kontrolle der vaginalen Muskulatur kommen. Die genitale Gefäßfüllung (sympathisch kontrolliert) und der Orgasmus als Ausdruck einer reflektorischen Antwort des autonomen Nervensystems können beeinträchtigt sein [Sipski et al. 2006]. Die Mehrzahl der Frauen mit stattgehabtem Rückenmarkstrauma erleben im Verlauf ein relativ normales Sexual-Leben [Charlifue et al. 1992].

Bei **Männern** können nach Rückenmarkstraumen innerhalb weniger Wochen massive Veränderungen des Samenepithels mit Hodenatrophie auftreten, eine Hormontherapie ist meist erfolglos. Darüber hinaus bestehen zum Teil komplexe Sexualfunktionsstörungen.

Bei der Funktionsbeschreibung sind zu unterscheiden:

- **Vollständige Lähmung vom supranukleären Typ:** Störung der Erektion (Zentrum im 3. Sakralsegment), evtl. im Verlauf reflektorische Erektion möglich. Bei unvollständigen Läsionen ggf. auch psychisch ausgelöste Erektionen möglich. Störung der Ejakulation (Zentrum im 1. Lumbalsegment) meistens permanent. Die Orgasmusfähigkeit ist aufgehoben.
- **Vollständige Lähmung vom peripheren Typ:** Psychisch gesteuerte Erektion mit Ejakulation und Orgasmus sind möglich. Ejakulation selten reflektorisch.
- **Schädigung Sub L1:** In der Regel Impotentia coeundi et generandi. Elektromassagen und intrathekale Prostigmingaben können eine Ejakulation provozieren, jedoch auch schwere autonome Hyperreflexien auslösen.

21.2 Untersuchungen

In der Begutachtungssituation liegen regelmäßig zahlreiche bildgebende Befunde, insbesondere in Form von MRT-Untersuchungen vor, die Aussagen über morphologische Befunde vermitteln. Darüber hinaus vermitteln insbesondere evozierte Potenziale wesentliche Aussagen zur Objektivierung von spinalen Läsionen sowie zur weiteren Prognose. Evozierte Potenziale können jedoch keine spezifisch ätiologische Diagnose liefern.

> SEP und MEP sind gut geeignet, den Krankheitsverlauf zu beurteilen, da erfasste Veränderungen den klinischen Schweregrad einer spinalen Läsion gut widerspiegeln [Hess et al. 1987, Maertens de Noordhout et al. 1991, Tegenthoff 1992, Brunholzl et al. 1994].

Auf Grund der besonderen Blutversorgung des Rückenmarks besteht eine erhöhte Vulnerabilität der ventralen Rückenmarksanteile. Das erklärt auch die höhere Stabilität des SEP im Vergleich zum MEP gegenüber einer Rückenmarksschädigung [Zentner 1989].

SEP

Somatosensibel evozierte Potenziale (SEP) liefern Informationen über die Funktion des dorsalen Anteils des Rückenmarksabschnittes (ipsilaterale Hinterstränge und Hinterwurzeleintrittszone des jeweils gereizten peripheren Nervs) [Simpson et al. 1981]. Die Untersuchung ist **beliebig wiederholbar** und **auch bei Bewusstlosen oder unkooperativen Patienten** sowie unter Pharmakotherapie **anwendbar** [Stöhr 1996].

Bei inkompletten Rückenmarksläsionen besteht eine gute Korrelation zwischen der Schwere der Schädigung des zu beurteilenden afferenten Systems und der Amplitudenreduktion der kortikalen Antwort [Dorfman et al. 1980]. Frühzeitig ausgefallene SEP gehen mit einer schlechten Prognose des klinischen Befundes einher [Rowed et al. 1978]. Jedoch schließen Normalbefunde spinale Störungen nicht gänzlich aus.

MEP

Mittels der transkraniellen Magnetstimulation (MEP) können Funktionsstörungen des Tractus corticospinalis sowie der motorischen Vorderhornzellen einschließlich der Vorderwurzelaustrittszone untersucht werden [Hess 1996]. MEP liefern damit Informationen über den ventralen Anteil des Rückenmarksabschnittes.

MEP gelten als sensitiver als SEP im Rahmen der Beurteilung einer akuten Rückenmarksschädigung. Hier besteht eine gute Korrelation zwischen elektrophysiologischem Befund und klinischer Symptomatik. Ein unauffälliges MEP schließt eine höhergradige Parese aus. Auch subklinische Störungen können z. T. erfasst werden [Herdmann et al. 1992; Tavy 1994]. Bei belastungsinstabiler oder frisch osteosynthetisch versorgter Wirbelsäulenfraktur ist das MEP kontraindiziert [Katz et al. 1991].

Bei leichtgradigen Myelonläsionen zeigen die MEP frühzeitig eine deutliche Polyphasierate und eine Verlängerung der Antwortpotenziale, die klinische Wertung ist jedoch noch schwierig [Tegenthoff 1996]. Die zeitliche Verlaufsbeobachtung möglicherweise initial ausgefallener und im Verlauf restituierter MEP stellt den besten Indikator für das Ausmaß der spinalen Schädigung und die weitere Prognose dar. Die Latenzen des MEP zeigen eine Korrelation zu der sich entwickelnden Gehfähigkeit [Curt et al. 1997]. Bei Verdacht auf psychogene Lähmungen kann die MEP-Untersuchung die regelrechte Leitungsfähigkeit des Tractus corticospinalis darstellen [Meyer et al. 1992]. Die Ergebnisse der MEP-Untersuchung werden jedoch durch zentral wirksame Medikamente beeinflusst.

21.3 Gutachtliche Einschätzung von Funktionsbeeinträchtigungen

21.3.1 Einschätzung von Schädigungsfolgen

Bei traumatischen Rückenmarksschäden besteht häufig eine Mehrfachverletzung, was sich auch im Rahmen der Begutachtung niederschlagen muss, so dass das neurologische Fachgebiet oft nur einen Aspekt des klinischen Symptomkomplexes abdeckt. Wie in anderen Bereichen gilt es, die durch die neurologischen Unfallfolgen bedingte **Funktionsbeeinträchtigungen** des Probanden zu bestimmen. Funktionell belanglose Befunde wie z. B. eine Reflexdifferenz sind hingegen unerheblich.

Bei den Folgen der Rückenmarksschädigung darf nicht ausschließlich der reine Schaden **(Impairment)** beurteilt werden. Vielmehr müssen die funktionelle Behinderung **(Disability)** sowie die funktionelle Behinderung **mit sozialen Folgen (Handicap)** berücksichtigt werden. Die Begutachtung muss **daher in Abhängigkeit des jeweils relevanten Rechtssystems** dem Umstand gerecht werden, dass die Folgen einer Rückenmarksverletzung auch das soziale und berufliche Umfeld des Probanden beeinflussen.

Ausgeprägte Querschnittsyndrome sind immer als **außergewöhnlich schwere Unfallfolge** zu werten, wobei insbesondere der Erfassung von Blasen-/Mastdarm- sowie Sexualfunktionsstörungen erhebliche Bedeutung zukommt. Tabellarische Bewertungsrichtlinien finden sich in den Kapiteln 36.4 und 36.5.

Gesetzliche Unfallversicherung

Rückenmarksverletzte (und andere Schwerverletzte), die eine MdE von mindestens 50 v. H. erreichen, erhalten 10 v. H. Zulage zur Verletztenrente und Kinderzulagen, wenn sie auf Grund der Unfallfolgen auf Dauer einer Erwerbstätigkeit nicht nachgehen können und keine andere Versichertenrente erhalten.

Die Beurteilung, inwiefern die Rückenmarksschädigung als wesentliche Teilursache des **Eintritts des Todes** des Probanden gewertet werden kann, ist oft problematisch. Auch komplizierende Sekundärerkrankungen wie Harnwegsentzündungen, trophische Druckgeschwüre, osteoporotische Veränderungen und Spontanfrakturen sowie periartikuläre Ossifikationen müssen hierbei beachtet werden, da diese zu einer nicht unerheblichen Verkürzung der Lebenserwartung beitragen können.

Soziales Entschädigungsrecht

Auf Grund der sog. **Kann-Versorgung** (s. Kap. 11.3.3), kann auch eine neu aufgetretene Querschnittsymptomatik als Folge von Gesundheitsstörungen anerkannt werden, über deren Ursache in der medizinischen Wissenschaft Ungewissheit besteht (§ 1 Ab. 3 Satz2 BVG). Als relevante Erkrankungen sind multiple Sklerose, Syringomyelie oder Malignome mit Befall des Myelons zu nennen. Nach den „Anhaltspunkten“ [BMGS 2005] wird jedoch gefordert, dass Krankheitssymptome direkt oder maximal 6 Monate nach dem Schädigungsereignis erstmals auftreten. Weitere Krankheiten, für die eine entsprechende allgemeine Zustimmung durch das Bundesministerium für Arbeit und Soziales erteilt wurde, gehen nicht typischerweise mit einer Querschnittsymptomatik einher, ggf. muss eine solche jedoch differenzialdiagnostisch abgegrenzt werden (z. B. spastische Spinalparalyse, progressive spinale Muskelatrophie oder amyotrophe Lateralsklerose).

Private Unfallversicherung

Eine abschließende Begutachtung im Bereich der Privaten Unfallversicherung im Hinblick auf einen End- oder Dauerzustand erfolgt zweckmäßiger Weise bei vollständiger Lähmung frühestens innerhalb des ersten Jahres, bei unvollständiger Lähmung nach zwei Jahren. Da verschiedene Versicherungsverträge Sonderzahlungen bei akutem Auftreten einer Querschnittlähmung beinhalten, sind jedoch nicht selten bereits initial gutachtliche Einschätzungen erforderlich.

Zwar wird verschiedentlich die Ansicht vertreten, bei Rückenmarksverletzungen sei eine pauschale Schadensbemessung außerhalb der Gliedertaxe mit prozentualer Beurteilung der Invalidität sinnvoll. Dem steht jedoch eindeutig die Rechtsprechung gegenüber, die der Bewertung nach der Gliedertaxe Vorrang einräumt und nur für verbleibende Funktionsdefizite eine prozentuale Bewertung vorsieht[1]. Entsprechend ergibt sich folgendes Vorgehen:

Zunächst Einschätzung der Gebrauchsminderung der Arme und Beine nach der Gliedertaxe. Bei inkompletten Lähmungen sind Vergleiche mit konkreten Gebrauchsminderungen sinnvoll (s. Kap. 36.6 und 36.7). Auch Schmerzsyndrome, soweit sie die Funktionsfähigkeit der Extremitäten betreffen, sind bei der Bewertung nach der Gliedertaxe zu berücksichtigen.

Einschätzung verbliebener, nicht die Gliedmaßen (oder Sinnesorgane) betreffender Funktionsdefizite. Hierzu gehören Blasen-/Mastdarmstörungen sowie Störungen der Sexualfunktion, jedoch auch Sekundärschäden wie Schmerzen, Instabilitäten der Wirbelsäule oder Dekubitalulzera.

[1] BGH VersR 74, 577; OLG Hamm VersR 85, 729; OLG Celle r+s 91, 179

> Die abschließende Bildung der Gesamtinvalidität erfolgt im Gegensatz zu den anderen Versicherungsbereichen nicht durch den Sachverständigen, sondern durch den Versicherer (bzw. das Gericht).

21.3.2 Hilfsmittelgewährung

Die Hilfsmittelgewährung ist bei den verschiedenen Kostenträgern nach z. T. spezifischen Richtlinien mit teilweise unterschiedlichen detaillierten Angaben zu technischen Hilfen sowie Hilfs- und Heilmitteln geregelt:

- In der **Gesetzlichen Unfallversicherung** gelten die „Gemeinsamen Richtlinien der Unfallversicherungsträger über Gewährung, Gebrauch und Ersatz von Körperersatzstücken, Hilfsmitteln und Hilfen“.
- Die Hilfsmittelgewährung im **Sozialen Entschädigungsrecht** ist durch die Bundesprothesenliste geregelt.
- Die Hilfsmittelgewährung bei den **Rentenversicherungen** und **Krankenkassen** ist nach dem Hilfsmittelkatalog der Krankenversicherungen geregelt.

In Einzelfällen muss jedoch eine individuelle Einschätzung durch den Gutachter erfolgen, insbesondere bei gezielten Fragen nach Spezialmaßnahmen oder Hilfsmitteln, die in den Katalogen nicht erwähnt werden. Eine Übersicht über die Auswahl von Hilfsmitteln zeigt Tabelle 21.**5**.

Ist der Proband ständig oder zeitweise auf einen Rollstuhl angewiesen, ist die Gewährung einer **Wohnungshilfe** zur Erstellung einer rollstuhlgerechten Wohnung (DIN-Norm 18025, Bl.1) möglich[2].

21.3.3 Pflegebedürftigkeit, Pflegezulage, Grad der Hilflosigkeit

Bei der Bemessung des **Pflegegeldes** gelten zumeist tabellarisch verfasste Anhaltspunkte, die nicht jeder individuellen Eigenart gerecht werden können, so dass auch hier flexible Bewertungen nötig sind. Entscheidend für die Beurteilung der **Hilflosigkeit** ist ausschließlich das vorhandene Defizit im Hinblick auf die Fähigkeit zur Selbstbetreuung [Igl 1988] und richtet sich nicht allein nach dem medizinischen Befund[3].

> Die Gewährung einer Pflegezulage hängt davon ab, in welchem Umfang eine dauernde Hilfeleistung durch andere Personen erforderlich ist.

[2] Nach den Gemeinsamen Richtlinien der Verbände der Unfallversicherungsträger über Wohnungshilfen, HVBG, 1998

[3] BSG-Urteil vom 28.8.1958; BSGE 8, 97

Tabelle 21.5 Erfordernisse der Hilfsmittelversorgung bei vollständigen Querschnittslähmungen, modifiziert [nach Meinecke 2000]

Läsion	*Funktionelle Einschränkungen*	*Erforderliche Hilfsmittel*
Tetraplegie		
C1–3	• fehlende Zwerchfellatmung • keine Muskelfunktion an Rumpf und Gliedmaßen • vollständig pflegeabhängig	• Respirator (Dauerbeatmung) oder Zwerchfellstimulation • Rollstuhl elektrisch und mechanisch • Pflegehilfen
C4	• ausschließliche Zwerchfellatmung • hochgradige Einschränkung der Lungenfunktion • fehlende Sitzbalance • keine Funktionsrelevante Extremitätenmotorik • vollständig pflegeabhängig	• Elektrorollstuhl mit Kinnsteuerung • mechanischer Rollstuhl für Transport außerhalb der Wohnung. Umweltsteuergeräte • Stehübungen mit Stehbrett (elektrisch) oder Aufrichtestuhl (elektrisch)
C5	• pflegeabhängig • begrenzte Handfunktion	• wie C4, jedoch Handbedienung für elektrischen Rollstuhl • Hand- und Unterarmhilfen
C6	• sehr eingeschränkt selbstständig • Handfunktion	• wie C5, jedoch ggf. angepasster Pkw • keine Umweltsteuergeräte
C7	• Körperpflege und Ankleiden begrenzt selbstständig • Körperpflege im Oberkörperbereich, Essen und teilweises An- und Ausziehen im Oberkörperbereich mit Hilfsmitteln möglich	• 2 mechanische Rollstühle • ggf. angepasster Pkw • Hand- und Unterarmhilfen • Stehbrett • ggf. Pflegehilfen
C8	• noch reine Zwerchfellatmung mit Einschränkung der Lungenfunktion • gute Gebrauchsfähigkeit der Arme und Hände • weitgehende Selbsthilfe	• 2 mechanische Rollstühle • Pkw mit Handkontrollen und Schaltautomatik • evtl. Handhilfen • Stehbarren oder Stehbrett
Paraplegie		
Th1–10	• selbstständig, rollstuhlabhängig • Verbesserung der Sitzbalance durch zunehmende Innervierung der Rücken- und Bauchmuskulatur • Verbesserung der Lungenfunktion durch zunehmende Innervierung der Interkostalmuskulatur • bis Th5 Gefahr autonomer Hyperreflexien	• Beinstützapparate und Unterarmgehstützen • Pkw-Bedienung mit Handkontrolle und Schaltautomatik • 2 mechanische Rollstühle
Th11–L2	• selbstständig • rollstuhlabhängig • volle Sitzbalance durch volle Innervierung der gesamten Rücken- und Bauchmuskulatur • eingeschränkt Treppensteigen	• Durchschwunggang oder Vier-Punkt-Gang mit Beinstützapparaten und Unterarmgehstützen • sonst wie Th1–10
L3–L4	• selbstständig • Gehvermögen in geschlossenen Räumen mit 2 Unterarmgehstützen • teilweise rollstuhlabhängig • Treppensteigen	• angepasster Pkw • 2 mechanische Rollstühle • Peroneushilfe, evtl. Beinstützen • Unterarmgehstützen
L5/S1	• selbstständig • Rollstuhl nicht erforderlich • eigenständige Gehfähigkeit mit 2 Handstöcken und Peroneushilfen	• angepasster Pkw • Peroneushilfe, ggf. zwei Gehstöcke • angepasste Schuhversorgung
S2/3	• keine wesentlichen motorischen Ausfälle mehr	• Pkw-Versorgung nicht erforderlich

Soziales Entschädigungsrecht

Die **Pflegezulage** im Sozialen Entschädigungsrecht wird in 6 Stufen entsprechend dem Ausmaß der Hilfsbedürftigkeit gewährt. Eine höhere Pflegezulage als nach Stufe I ist dann gerechtfertigt, wenn die Gesundheitsstörung so schwer ist, dass sie dauerndes Krankenlager oder außergewöhnliche Pflege erfordert (nach § 35 Abs. 1 BVG). Rückenmarksverletzungen finden nur in den Stufen V (Querschnittgelähmte mit Blasen- und Mastdarmlähmung) und VI (erhebliche Teillähmung an beiden Armen bei vollständiger Lähmung beider Beine mit Blasen- und Mastdarmlähmung) Erwähnung. Ein außergewöhnliches Pflegebedürfnis wird anerkannt, wenn ein Pflegeaufwand etwa wie bei Bettlägerigkeit nötig ist.

Gesetzliche Unfallversicherung

Für den Bereich der Gesetzlichen Unfallversicherung gelten die aktuellen „Anhaltspunkte zur Bemessung des Pflegegeldes gemäß § 44 SGB VII". Im Rahmen der Einzeleinstufungen des Pflegegeldes (unterteilt in 4 Kategorien) bei Arbeitsunfällen finden sich 7 Stufen, die für Versicherte mit Querschnittssymptomatik relevant sind (Tab. 21.**6**).

Tabelle 21.**6** Einzeleinstufungen des Pflegegeldes bei Querschnittssyndromen in der Gesetzlichen Unfallversicherung. Punkte 1, 5, 11, 16, 20, 23, evtl. 28 nach HVBG[4]

Verletzungsfolgen	*Funktionseinschränkungen, auch im Verhältnis zu höher bzw. niedriger bewerteten Verletzungsfolgen*	*% Höchstbetrag*
(1) Verletzte mit vollständiger Halsmarklähmung (Tetraplegie) – bei überwiegender oder dauernder Beatmung	Vollständige Abhängigkeit von fremder Hilfe in allen Phasen der wiederkehrenden Verrichtung des täglichen Lebens, auch Hilfe und Pflege bei künstlicher Beatmung.	100
(5) Tetraplegie – bei erhaltener Eigenatmung	Die Funktionseinschränkungen hängen ab von den restmotorischen Fähigkeiten (Höhe des Querschnittssyndromes).	80–100
(11) Teilschädigung des Rückenmarks (zentrales Halsmarksyndrom, Tetraparese, Paraplegie bis Th10)	Die Funktionseinschränkungen hängen von den restmotorischen Fähigkeiten ab (Höhe des Querschnittssyndromes). Es besteht überwiegend Rollstuhlabhängigkeit, zumindest zur Überwindung größerer Strecken außerhalb der Wohnung.	60–80
(16) Paraplegie sub Th10–L3, Tetraparese ohne einschränkende Spastik	Unterschiedliche Rollstuhlabhängigkeit. ... Keine wesentliche Einschränkung ... bei der Körperpflege und Ernährung. Der Verletzte ist eingeschränkt in der Lage, sich selbst zu versorgen; kann an einer weitestgehend normalen Kommunikation teilnehmen. Eingeschränkte Mobilität außerhalb der Wohnung auf Grund einer Blasen-/Mastdarmstörung. Ggf. bestehen Sicherheitsrisiken bei einzelnen Verrichtungen unter Einsatz von Hilfsmitteln. Teilweise ist regelmäßige Hilfe zur Vermeidung von medizinischen Komplikationen erforderlich. ...	40–60
(20) Verletzte mit vollständiger Lähmung beider Beine, ohne Blasen- und Mastdarmbeteiligung	Rollstuhlfahrer wie Ziffer (16). ... jedoch ... kontrollierte Hygiene. Körperpflege und Ernährung sind weitestgehend ohne fremde Hilfe möglich. Eingeschränkte Mobilität. Ggf. bestehen Sicherheitsrisiken bei einzelnen Verrichtungen unter Einsatz von Hilfsmitteln.	30–50
(23) Paraplegie sub L3 und Paraparese	Teilweise Rollstuhlabhängigkeit bis hin zur Gehfähigkeit ohne ... Hilfsmittel. ... Hilfsbedürftigkeit in wesentlichen Phasen der Verrichtung des täglichen Lebens. ... Verletzte ist besser gestellt als unter Ziffer (16). Weitestgehende Selbstständigkeit in der Körperpflege und Versorgung. Normale Kommunikation. Eingeschränkte Mobilität außerhalb der Wohnung auf Grund einer Blasen-/Mastdarmstörung. Ggf. bestehen Sicherheitsrisiken bei einzelnen Verrichtungen unter Einsatz von Hilfsmitteln. Teilweise ist regelmäßige Hilfe zur Vermeidung von medizinischen Komplikationen erforderlich.	25–40
(28) Halbseitenlähmung	Je nach Ausprägung ... ist der Versicherte in der Lage, sich selbst zu versorgen und ist nur bedingt hilfsbedürftig.	0–25

[4] HVBG: Richtlinien zur Rehabilitation im Rahmen der GUV – Arbeitsunfall und BK, 2002; 2. Auflage: Seiten 152 ff., Gentner Verlag Stuttgart

Diese Anhaltspunkte berücksichtigen nicht ausschließlich die verletzungsbedingten Funktionseinschränkungen, sondern in besonderem Maße auch „die verbleibenden Fähigkeiten Unfallverletzter und Berufskranker, insbesondere unter Einsatz von Hilfsmitteln und technischen Hilfen, gesundheitliche Beeinträchtigungen auszugleichen". Bemessen werden die Schwere des Gesundheitsschadens und das Ausmaß der Hilflosigkeit. Als Grundlage dient ein Erhebungsbogen zur Ermittlung und Dokumentation der konkreten Verhältnisse im Einzelfall.

Soziale Pflegeversicherung

Die Begriffe Hilflosigkeit aus der Gesetzlichen Unfallversicherung und dem Sozialen Entschädigungsrecht sind nicht gleichzusetzen mit dem Begriff der Pflegebedürftigkeit nach der Sozialen Pflegeversicherung.

Berücksichtigungsfähige „Verrichtungen" finden sich in § 14 SGB XI. Siehe auch Hennies et al. [1997].

21.3.4 Schwerbehindertenrecht

Die Beurteilung der Behinderung ist den entsprechenden Tabellen zur Einschätzung der GdB zu entnehmen. Besonders relevant ist für Patienten mit einer Querschnittslähmung die Beurteilung im Hinblick auf die verschiedenen Merkzeichen im Sinne eines **Nachteilsausgleiches** (s. Kap. 10.2). Für Querschnittslähmungen sind folgende Besonderheiten zu berücksichtigen:

- **Merkzeichen „aG":** Zwar werden „Querschnittsgelähmte" in den „Anhaltspunkten" ausdrücklich als Beispiel für die Anerkennung einer außergewöhnlichen Gehbehinderung genannt, allerdings soll der Begriff der „Querschnittslähmung" nur in den Fällen verwendet werden, in denen eine komplette Symptomatik besteht. Inkomplette Querschnittssyndrome sind analog zu „Doppeloberschenkelamputierten" zu bewerten. Ein Vergleich mit „Doppelunterschenkelamputierten" ist nicht zulässig. Die Versorgung mit einem Rollstuhl stellt allein kein Kriterium dar, sofern selbstständige Gehstrecken von etwa 50 m grundsätzlich noch möglich sind.
- **Merkzeichen „B":** Eine erhebliche Einschränkung der Bewegungsfähigkeit im Straßenverkehr ist bei Querschnittslähmungen im Allgemeinen lediglich bei Schädigungen im Bereich des Halsmarks mit nachweisbaren Problemen bei der selbstständigen Fortbewegung zu diskutieren. Eine bestehende Rollstuhlversorgung allein rechtfertigt das Merkzeichen nicht, sofern entsprechende Mobilität besteht.
- **Merkzeichen „H":** Die Anerkennung von Hilflosigkeit ist im Allgemeinen nur bei hohen Querschnittssyndromen mit einer funktionellen „Tetraplegie" anzunehmen.

21.3.5 Kraftfahreignung

Die Eignung zum Führen von Kraftfahrzeugen der Gruppe 1 (s. Kap. 17.4.2) nach Rückenmarkstraumen liegt grundsätzlich bei einer Läsionshöhe sub C6 vor. Das Kraftfahrzeug muss, entsprechend den vorliegenden Funktionsstörungen, ggf. mit Handkontrolle, Schaltautomatik, Servolenkung und -bremsen behindertengerecht angepasst werden (siehe auch Tab. 21.5). Eine Eignung zum Führen von Kraftfahrzeugen der Gruppe 2 liegt in der Regel nicht vor. Ausnahmen von dieser Regelung bedürfen einer individuellen Prüfung und Begründung.

Auch Querschnittsverletzte sind in unserer Gesellschaft in besonderem Maße auf die Verwendung eines Kraftfahrzeuges sowohl im beruflichen als auch im privaten Umfeld angewiesen. In den entsprechenden Rehabilitationseinrichtungen wird daher in Zusammenarbeit mit speziellen Fahrschulen und Kraftfahrzeugmechanikern der Führerscheinerwerb gefördert.

21.3.6 Berufliche Leistungsfähigkeit

Bei Begutachtung eines Verletzten mehr als 1–2 Jahre nach einem erlittenen Rückenmarkstrauma kann die berufliche Leistungsfähigkeit in der Regel auf Dauer beurteilt werden, da Zeitrenten nur für längstens 3 Jahre in Betracht kommen.

Eine hinreichende Kontrolle der Blasenfunktion (z. B. auch durch intermittierende Selbstkatheterisierung) stellt die Voraussetzung für eine Teilhabe am Arbeitsleben dar [Frommelt 2003]. Blasen-/Mastdarmstörungen bedingen evtl. großzügigere Pausenregelungen am Arbeitsplatz. Es muss auch berücksichtigt werden, dass Querschnittsgelähmte normalerweise mehr Mühe haben, den Arbeitsplatz zu erreichen als gesunde Arbeitnehmer.

Für die Beurteilung der qualitativen beruflichen Leistungsfähigkeit ist es entscheidend, ob der Arbeitsplatz für einen Patienten mit einer Querschnittslähmung frei zugänglich und geeignet ist. Die einzelne Beurteilung ist abhängig von der Höhe des Querschnittes. **Beispiele:**

- **Paraplegie:** Betroffene sind prinzipiell in der Lage, alle Tätigkeiten in sitzender Position zu verrichten. Schwere Tätigkeiten aus dem Sitzen heraus, mit Gebrauch der Arme sind in der Regel jedoch nicht möglich.
- Bereits geringe **sensomotorische Residualsymptome** im Bereich der **Beine** können das Arbeiten mit überwiegendem Einsatz im Stehen bzw. mit häufigem Gehen unmöglich machen.
- Residuale **Sensibilitätsstörungen** im Bereich der **Hände** können zu einer maßgeblichen Beeinträchtigung der Feinmotorik führen, und **dissoziierte Sensibilitätsstörungen** können aufgrund verminderter oder aufgehobener Schmerz- und Temperaturempfindung zu Gefähr-

dungen des Probanden führen, da die Schutzsensibilität evtl. fehlt.

Entscheidend für Querschnittsgelähmte sind somit u. a. die Gehfähigkeit, die Sitzfähigkeit, die Gebrauchsfähigkeit der Hände sowie die Notwendigkeit einer Hilfsmittelversorgung. Der Gutachter muss ein positives Leistungsbild erstellen, mit Berücksichtigung der Arbeitsschwere (z. B. Klassifizierung der körperlichen Beanspruchung an Arbeitsplätzen nach REFA) und der Arbeitshaltung unter Berücksichtigung der arbeitstäglichen Verteilung (s. Kap. 9.3.2).

Literatur

Brunhölzl C, Claus D. Central motor conduction time to upper and lower limbs in cervical cord lesions. Arch Neurol 1994; 51(3): 245 - 249

Charlifue SW, Gerhart KA, et al. Sexual issues of women with spinal cord injuries. Paraplegia 1992; 30(3): 192 - 199

Curt A, Dietz V. Prognosis of traumatic spinal cord lesions. Significance of clinical and electrophysiological findings. Nervenarzt 1997; 68(6): 485 - 495

Dorfman LJ, Perkash I, et al. Use of cerebral evoked potentials to evaluate spinal somatosensory function in patients with traumatic and surgical myelopathies. J Neurosurg 1980; 52(5): 654 - 660

Frommelt P. Neurologische Erkrankungen. Sozialmedizinische Begutachtung für die gesetzliche Rentenversicherung. Springer, Berlin 2003: 481 ff.

Hennies G, Rauschelbach HH. Tafel für den Gutachter: Hilflosigkeit - Pflegebedürftigkeit. Med Sachverständ 1997; 93: 35

Herdmann J, Dvorak J, et al. Motor evoked potentials in patients with spinal disorders: upper and lower motor neurone affection. Electromyogr Clin Neurophysiol 1992; 32(7 - 8): 323 - 330

Hess C. Die mittels Kortexreizung motorischen evozierten Potentiale (MEP). In: Stoehr M, Dichgans J, Buettner UW, Hess CW, Altenmüller E. Evozierte Potentiale. Springer, Berlin, Heidelberg 1996: 589 - 654

Hess CW, Mills KR, et al. Magnetic brain stimulation: central motor conduction studies in multiple sclerosis. Ann Neurol 1987; 22(6): 744 - 752

Igl G. Der Begriff der Pflegebedürftigkeit im Recht der sozialen Sicherheit. Med Sachverständ 1988; 84: 77 - 84

Katz RT, Toleikis RJ, et al. Somatosensory-evoked and dermatomal-evoked potentials are not clinically useful in the prognostication of acute spinal cord injury. Spine 1991; 16(7): 730 - 735

Maertens de Noordhout A, Remacle JM, et al. Magnetic stimulation of the motor cortex in cervical spondylosis. Neurology 1991; 41(1): 75 - 80

Meinecke F. Rückenmarkschäden - Querschnittsyndrome. In: Rauschelbach HH, Jochheim KA, Widder B. Das neurologische Gutachten. Thieme, Stuttgart 2000

Meyer BU, Britton TC, et al. Motor responses evoked by magnetic brain stimulation in psychogenic limb weakness: diagnostic value and limitations. J Neurol 1992: 239: 251 - 255

Rauschelbach HH. Behinderung, Voraussetzung für Nachteilsausgleiche (Schwerbehindertengesetz). In: Rauschelbach HH, Jochheim KA, Widder B. Das neurologische Gutachten. Thieme, Stuttgart 2000

Rowed DW, McLean JA, et al. Somatosensory evoked potentials in acute spinal cord injury: prognostic value. Surg Neurol 1978; 9(3): 203 - 210

Schneider RC. The syndrome of acute anterior spinal cord injury. J Neurosurg 1955; 12(2): 95 - 122

Schneider RC, Cherry G, et al. The syndrome of acute central cervical spinal cord injury; with special reference to the mechanisms involved in hyperextension injuries of cervical spine. J Neurosurg 1954; 11(6): 546 - 577

Schönberger A, Mehrtens G, et al. Arbeitsunfall und Berufskrankheit - Rechtliche und Medizinische Grundlagen für Gutachter, Sozialverwaltung, Berater und Gerichte. Erich Schmidt Verlag, Berlin 2003

Simpson RK, Jr, Blackburn JG, et al. Peripheral nerve fiber and spinal cord pathway contributions to the somatosensory evoked potential. Exp Neurol 1981; 73(3): 700 - 715

Sipski ML, Arenas A. Female sexual function after spinal cord injury. Prog Brain Res 2006; 152: 441 - 447

Stöhr M. Somatosensible Reizantworten von Rückenmark und Gehirn (SEP). In: Stöhr M, Dichgans J, Büttner UW, Hess CW, Altenmüller E. Evozierte Potentiale. Springer, Berlin, Heidelberg 1996: 23 - 28

Tavy DL, Wagner GL, et al. Transcranial magnetic stimulation in patients with cervical spondylotic myelopathy: clinical and radiological correlations.Muscle Nerve 1994; 17(2): 235 - 241

Tegenthoff M. Clinical applications of transcranial magnetic stimulation in acute spinal cord injury. In: Lissens M. Clinical applications of transcranial magnetic stimulation. Peeters Press, Leuven 1992

Tegenthoff M. Evozierte Potentiale in der Diagnostik spinaler Notfälle. Z EEG-EMG 1996; 27: 33 - 39

Tegenthoff M, Kutzner M, et al. Rückenmarktraumen. In: Suchenwirth RMA, Kunze K, Krasney OE. Neurologische Begutachtung. Urban & Fischer, München, Jena 2000

Zentner J. Noninvasive motor evoked potential monitoring during neurosurgical operations on the spinal cord. Neurosurgery 1989; 24(5): 709 - 712

22 Radikulo- und Neuropathien

P. Schwenkreis u. M. Tegenthoff

22.1 Umschriebene Nervenläsionen

22.1.1 Allgemeines

Periphere Nervenverletzungen ergeben sich am häufigsten im Zusammenhang mit Unfallverletzungen. Die Frage nach funktionellen Beeinträchtigungen als Folge von peripheren Nervenläsionen stellt daher insbesondere auf dem Gebiet der Gesetzlichen und Privaten Unfallversicherung eine der häufigsten neurologischen Fragestellungen überhaupt dar. Zu unterscheiden sind dabei:

- Primäre Nervenverletzungen, welche direkt durch ein spitzes oder stumpfes Trauma hervorgerufen werden und typischerweise unmittelbar nach dem Trauma vorhanden sind.
- Sekundäre Nervenverletzungen, welche typischerweise mit einer Latenz zum Trauma auftreten und z. B. durch Hämatome, Kallusbildung oder traumatische Aneurysmen hervorgerufen werden.

Eine Sonderform stellen die sog. **Spätparesen** dar, welche als Unfallfolgen noch Jahre nach einem Trauma auftreten können und sich klinisch typischerweise als langsam progrediente Nervenläsion manifestieren. Ursächlich hierfür sind oft in Fehlstellung verwachsene Frakturen bzw. Kallusbildung, was zu einer allmählichen Schädigung des betroffenen Nervs durch Druck oder Traktion führt. Nervenläsionen als mittelbare Unfallfolgen treten häufig in Zusammenhang mit medizinischen Maßnahmen auf, beispielsweise im Rahmen von Osteosynthesen oder als Lagerungsschaden. Daneben können Nervenschäden als mittelbare Unfallfolge aber auch als Druckläsion bei Bewusstlosen auftreten.

Chronisch-progrediente Nervenschädigungen können auch als sog. **Beschäftigungsneuropathie** auftreten und dann unter bestimmten Voraussetzungen als entschädigungspflichtige Berufskrankheit anerkannt werden. Im Folgenden soll zunächst eine Übersicht über die wichtigsten peripheren Nervenläsionen an oberen und unteren Extremitäten gegeben werden, anschließend werden Fragen der Funktionsbeeinträchtigung und der daraus resultierenden gutachtlichen Beurteilung erörtert. Eine umfassende Darstellung von Anatomie und Klinik der peripheren Nervenläsionen ist nicht Inhalt dieses Kapitels, hier wird auf die einschlägige Literatur verwiesen [Mumenthaler et al. 2003].

22.1.2 Spezielle Krankheitsbilder

N. ulnaris

Bei der Ulnarisparese handelt es sich – alle Lokalisationen zusammengenommen – um die häufigste periphere Nervenschädigung überhaupt [Mumenthaler et al. 2003]. Sie führt dabei insbesondere die Gruppe der traumatischen Nervenläsionen bezüglich ihrer Häufigkeit an. Bei Berücksichtigung der verschiedenen Lokalisationen ist die chronische Ulnarisneuropathie am Ellenbogen die zweithäufigste nichttraumatische Mononeuropathie. Die wichtigsten Ursachen in Abhängigkeit von der Läsionshöhe sind in Tabelle 22.**1** dargestellt.

In der gutachtlichen Praxis ergeben sich am häufigsten Probleme bei der Abgrenzung zwischen einer akuten traumatischen Schädigung des N. ulnaris im Bereich des Sulcus ulnaris und einer chronischen Schädigung im Sinne eines Sulcus-ulnaris-Syndroms. Bei der Differenzierung kann besonders die elektrophysiologische Diagnostik helfen. Eine ausgeprägte motorische Leitungsverzögerung über dem Sulcus ulnaris spricht eher für eine chronische Schädigung, wobei ein beidseitiger pathologischer Befund auf eine anlagebedingte Störung hinweist. Bei einer akuten Druckschädigung hingegen ist eher ein partieller oder kompletter Leitungsblock ohne deutliche Leitgeschwindigkeitsverzögerung zu erwarten. Elektromyographische Veränderungen in der ulnarisversorgten Muskulatur, abgeleitet in den ersten Tagen nach einem Trauma, sprechen ebenfalls für eine Vorschädigung des Nervs.

N. medianus

Die chronische Druckschädigung des N. medianus im Karpaltunnel stellt mit 45 % die häufigste nichttraumatische periphere Nervenläsion dar. Andererseits spielen aber Medianusverletzungen auch als Unfallfolgen eine bedeutende Rolle. In Tabelle 22.**2** sind die wichtigsten Ursachen einer Medianusläsion in Abhängigkeit von der Schädigungshöhe aufgeführt.

Tabelle 22.1 Wichtigste Ursachen einer N.-ulnaris-Läsion in Abhängigkeit von der Schädigungshöhe

Schädigungshöhe N. ulnaris	*Wichtigste Ursachen*
Axilla und Oberarm	• direktes Trauma • iatrogen (z. B. Oberarmblutsperre) • traumatisches Aneurysma der A. brachialis
Ellenbogenbereich	**akut aufgetreten** • direktes Trauma • distale Humerusfraktur (v. a. Condylus medialis, Trochlea, suprakondylär) • iatrogen (Leitungsanästhesie am Ellenbogen, operative Versorgung ellenbogengelenknaher Frakturen) • akute Druckläsion (Lagerungsschaden bei Narkose oder bettlägerigen Patienten, längeres Aufstützen auf harter Unterlage) **chronisch-progredient** • Kubitaltunnel-Syndrom (Engpass-Syndrom i. e. S.) • Sulcus-ulnaris-Syndrom (chronische Mikrotraumatisierung, anlagebedingt bei flacher Ulnarisrinne und Ulnaris(sub)luxation oder als Beschäftigungsneuropathie bei repetitiven Beuge- und Streckbewegungen) • Spätparese nach Frakturen und Luxationen (v. a. bei suprakondylärer Humerusfraktur mit Valgusdeformation oder bei posttraumatischer Arthrose)
Unterarm	• direktes Trauma • bei Unterarmfrakturen (primär oder sekundär)
Handgelenk	**akut aufgetreten** • direktes Trauma • distale Vorderarmfraktur mit Beeinträchtigung des Radioulnargelenkes **chronisch-progredient** (Loge-de-Guyon-Syndrom) • chronische Druckläsion (z. B. durch Arbeitsinstrumente oder Radfahren) • Kompression (Ganglion, Arterie o.ä.) • ohne fassbare Ursache

Auch beim N. medianus ergeben sich häufig Streitfälle bei der Differenzierung zwischen einer unfallbedingten Nervenschädigung im Bereich des Karpaltunnels und einer anlagebedingten unfallunabhängigen Schädigung im Rahmen eines Engpasssyndroms. Auch hier können elektrophysiologische Verlaufsuntersuchungen sowie Seitenvergleiche wertvolle Hinweise liefern.

Fallbeispiel 22.1

Medianusläsion, Gesetzliche Unfallversicherung
Ein 42-jähriger Mann erlitt im Rahmen eines Arbeitsunfalls einen Schlag gegen das linke Handgelenk mit Schwellung und Hämatomverfärbung. Er stellte sich wenige Tage später bei einem Neurologen vor und klagte über seit dem Unfall persistierende Kribbelparästhesien im Medianusversorgungsgebiet links, rechts bestanden keinerlei Beschwerden. Bei der Messung der Nervenleitgeschwindigkeiten fanden sich beidseits eine grenzwertige distal-motorische Latenz sowie leichtgradig verzögerte sensible Nervenleitgeschwindigkeiten des N. medianus. Der Neurologe diagnostizierte eine „Medianusprellung links“ sowie ein „beidseitiges unfallunabhängiges Karpaltunnelsyndrom“. Trotz medikamentöser Therapie kam es zu keiner wesentlichen Besserung der Beschwerden. Bei einer erneuten neurologischen Untersuchung ca. 12 Monate später bei einem anderen Neurologen hatten sich die neurographischen Messwerte rechts nicht verändert, links war nun eine deutliche Verzögerung von distal-motorischer Latenz und sensibler Nervenleitgeschwindigkeit zu verzeichnen. Dieser Neurologe stellte nun die Diagnose eines „posttraumatischen Karpaltunnelsyndroms“ und veranlasste eine operative Karpaltunnel-

Tabelle 22.**2** Wichtigste Ursachen einer N.-medianus-Läsion in Abhängigkeit von der Schädigungshöhe

Schädigungshöhe N. medianus	*Wichtigste Ursachen*
Axilla und Oberarm	• direktes Trauma • iatrogen (z. B. Oberarmblutsperre, Osteosynthese von Humerusschaftfrakturen) • Druckläsion (besonders im Schlaf) • traumatisches Aneurysma der A. brachialis • Kompression durch anlagebedingte Besonderheiten (Processus supracondylaris humeri, fibröses Band zum Epicondylus medialis)
Ellenbogenbereich	• distale Humerusfraktur (primär v. a. bei starker volarer Dislokation des distalen Fragmentes, Spätparese) • iatrogen (z. B. i. v. Injektion, Shuntanlage, Herzkatheter)
Unterarm	• iatrogen (Osteosynthese von Unterarmfrakturen) • ischämische Volkmann-Kontraktur • Pronator-teres-Syndrom (anlagebedingtes Engpasssyndrom oder als Beschäftigungsneuropathie bei repetitiven Bewegungen mit Pronation und Streckung) • Interosseus-anterior-Syndrom (lokale Kompression, oder häufiger ohne fassbare Ursache)
Handgelenk	**akut aufgetreten** • direktes Trauma • Frakturen im Bereich des Handgelenkes (v. a. distale Radiusfraktur) • iatrogen (bei operativer Frakturversorgung) **chronisch-progredient** (Karpaltunnelsyndrom) • primär (anlagebedingt) • sekundär (posttraumatisch, bei rheumatoider Arthritis, Hypo-/Hyperthyreose, Akromegalie, Diabetes mellitus, lokaler Raumforderung, chronischer Niereninsuffizienz, als Beschäftigungsneuropathie z. B. bei Polsterern und Arbeiten mit vibrierenden Maschinen)

spaltung, was zu einer deutlichen Beschwerdebesserung führte. Im Operationsbericht wurden narbige Verwachsungen des Nervs bei engem Karpaltunnel beschrieben. Im Gutachten für die Berufsgenossenschaft war nun zu klären, ob es sich dabei um eine Folge des Arbeitsunfalls oder um eine unfallunabhängige Erkrankung handelte. Aufgrund der progredienten einseitigen Verschlechterung der elektrophysiologischen Befunde in Gefolge des Unfalles und der seitdem durchweg aktenkundig dokumentierten konsistenten Beschwerdesymptomatik wurde der Arbeitsunfall als wesentliches Ereignis für die Entwicklung des Karpaltunnelsyndroms im Sinne einer richtunggebenden Verschlimmerung anerkannt.

N. radialis

Die Schädigung des N. radialis am Oberarm bei Humerusschaftfraktur ist die häufigste primäre Nervenschädigung bei einem Knochenbruch überhaupt. Ihre Häufigkeit wird mit 10–12 % angegeben, umgekehrt betreffen 70 % aller in Zusammenhang mit einer Oberarmfraktur auftretenden Frakturen den N. radialis. Die verschiedenen weiteren Ursachen einer Radialisläsion sind der Tabelle 22.**3** zu entnehmen.

Andere Armnerven

Verschiedene Ursachen einer Schädigung anderer ausgewählter Armnerven sind in Tabelle 22.**4** aufgeführt.

Beinnerven

Läsionen von Beinnerven sind insgesamt seltener als Läsionen von peripheren Nerven der oberen Extremitäten. Am häufigsten betroffen ist der N. peroneus aufgrund seiner exponierten Lage am Fibulaköpfchen. Differenzialdiagnostische Schwierigkeiten können dabei insbesondere dadurch erwachsen, dass bei inkompletten Schädigungen des N. ischiadicus häufig der peroneale Anteil aufgrund einer höheren Vulnerabilität wesentlich stärker betroffen ist als

Tabelle 22.3 Wichtigste Ursachen einer N.-radialis-Läsion in Abhängigkeit von der Schädigungshöhe

Schädigungshöhe N. radialis	*Wichtigste Ursachen*
Axilla	• direktes Trauma • Druckläsion (z. B. durch Oberarmgehhilfen)
Oberarm	• Humerusschaftfraktur, seltener distale Humerusfraktur • iatrogen (intramuskuläre Injektion in dorsalen Oberarm, Osteosynthese) • Druckläsion („Schlaflähmung")
Unterarm	**R. profundus:** • direktes Trauma • Frakturen und Luxationen (Radiusköpfchen, Ulna) • Supinatorlogensyndrom (spontan, externe Kompression im Supinatorkanal oder als Beschäftigungsneuropathie bei repetitiver Extension im Ellenbogengelenk) **R. superficialis:** • direktes Trauma • Druckschädigung (z. B. Handschellen)

Tabelle 22.4 Wichtigste Ursachen einer Schädigung verschiedener Armnerven (Auswahl)

Nerv	*Wichtigste Ursachen*
N. axillaris	• Schulterluxation mit/ohne Humeruskopffraktur • iatrogen (Injektion, Gipsverband) • Druckschädigung (in Schlaf oder Narkose)
N. suprascapularis	• direktes Trauma • Schulterluxation, Fraktur Collum scapulae (auch Spätparesen) • Engpasssyndrom in der Incisura scapulae
N. thoracicus longus	• direktes Trauma • Druckschädigung (z. B. bei Transportarbeitern, Rucksacklähmung, OP-Lagerung) • bei wuchtigen Schulterbewegungen (z. B. Schlag mit Axt) • bei körperlich schwer Arbeitenden auch ohne fassbares Trauma • iatrogen (z. B. bei Operationen in der Axilla, Thorakotomie)
N. musculocutaneus	• direktes Trauma • Zerrung nach abrupter Retroflexion bei halbabduziertem Arm • Druckschädigung (z. B. Rucksackverband)

der tibiale Anteil. Im Einzelfall muss daher auch bei scheinbar eindeutiger Peroneusparese an eine proximalere Schädigung im Bereich des Ischiadikusstammes gedacht und dies beispielsweise durch eine elektromyographische Untersuchung des kurzen Bizepskopfes verifiziert oder ausgeschlossen werden. In Gutachtensituationen kann außerdem die nicht selten von nichtneurologischen Untersuchern praktizierte stereotype Bezeichnung „Peroneusparese" für Fußheberparesen jedweder Genese für Verwirrung sorgen, so dass dieser Begriff bei der Bewertung von aktenkundig dokumentierten Vorbefunden nicht selten einer kritischen Überprüfung unterzogen und gegebenenfalls ein fälschlicherweise darunter subsumiertes L5-Syndrom ausgeschlossen werden muss. Die Tabelle 22.5 fasst die wichtigsten Ursachen isolierter peripherer Nervenschäden an den unteren Extremitäten zusammen.

Tabelle 22.5 Wichtigste Ursachen einer Schädigung verschiedener Beinnerven (Auswahl)

Nerv	*Wichtigste Ursachen*
N. femoralis	**Nervenstamm** • direktes Trauma • iatrogen (intra- bzw. postoperativ, z. B. bei Totalendoprothese des Hüftgelenkes, Herniotomie, vaginaler und abdominaler Hysterektomie, Appendektomie, gefäßchirurgischen Eingriffen, Operationen in Steinschnittlage, Herzkatheteruntersuchungen, arteriellen und venösen Punktionen in der Leiste, Oberschenkelblutsperre) • Hämatom bei Blutgerinnungsstörungen • Strahlenschäden • Dehnungsschaden bei plötzlicher Überstreckung des Hüftgelenkes **N. saphenus** • iatrogen (z. B. Kniegelenkoperationen, Varizenoperationen) • Engpasssyndrom
N. obturatorius	• Beckenfraktur (primär oder Spätlähmung) • iatrogen (z. B. bei Hysterektomie)
N. ischiadicus	• direktes Trauma • Frakturen und Luxationen im Becken- und Oberschenkelbereich • Operationen im Bereich von Hüfte und Oberschenkel • Lagerungsschaden (Koma, OP-Lagerung) • „Spritzenlähmung“
N. peroneus	• direktes Trauma • Druckläsion am Fibulaköpfchen (z. B. Lagerung, Unterschenkelgips) • Frakturen und Luxationen von Kniegelenk, Unterschenkel und Sprunggelenk • Operationen im Bereich von Kniegelenk, Unterschenkel und Sprunggelenk • längeres Arbeiten in kniender oder hockender Stellung • Kompartmentsyndrom der Tibialis-anterior-Loge
N. tibialis	**akut aufgetreten** • direktes Trauma • Kniegelenkluxation, Frakturen und Luxationen im Bereich des Sprunggelenkes **chronisch-progredient** (Tarsaltunnelsyndrom) • primär • sekundär nach Verletzungen am Sprunggelenk
N. gluteus superior/inferior	• direktes Trauma mit Verletzung im Beckenbereich • „Spritzenlähmung“

Plexusläsionen

Bei Läsionen des Plexus brachialis oder Plexus lumbosacralis handelt es sich aufgrund der einschneidenden funktionellen Defizite um die schwerste Form einer peripheren Nervenläsion überhaupt. Plexus-brachialis-Schädigungen können nach ihrem Ausfallsmuster grob in 2 Typen unterteilt werden, nämlich in eine obere und in eine untere Plexusparese. Der Plexus brachialis ist besonders bei Traumen gefährdet, bei denen eine plötzliche heftige Zugwirkung auftritt. Dabei führt Zug nach unten, nach außen oder eine plötzliche Vergrößerung des Hals-Schulter-Winkels bevorzugt zu einer oberen Plexuslähmung, Zug nach oben zu einer unteren Plexuslähmung.

Tabelle 22.6 Wichtigste Ursachen einer Plexusläsion

Typ der Plexusparese	*Wichtigste Ursachen*
Plexus brachialis	• direktes Trauma • geschlossene Plexusschädigung durch Zerrung bzw. Zerreißung (z. B. bei Motorradunfällen, Schulterluxationen) • Lagerungsschaden • radiogene Armplexusparese • neuralgische Schulteramyotrophie • Engpasssyndrom (Thoracic-outlet-Syndrom) • geburtstraumatische Schädigung
Plexus lumbosacralis	• Verletzungen im Beckenbereich (v. a. zentrale Hüftgelenk- und Os-sacrum-Frakturen) • Hüftgelenktotalendoprothese (in bis zu 10 % der Fälle) • intrapelvine Raumforderungen und Blutungen • Beinplexusneuritis • radiogene Beinplexusparese • diabetische Plexopathie

Ähnlich den Armplexusläsionen können auch bei den Beinplexusläsionen 2 Haupttypen voneinander unterschieden werden, nämlich Läsionen des Plexus lumbalis und Läsionen des Plexus sacralis. Die wichtigsten Ursachen einer Schädigung des Plexus brachialis bzw. des Plexus lumbosacralis sind in Tabelle 22.6 dargestellt.

Nervenwurzelläsionen

Praktische Bedeutung haben in erster Linie zervikale und lumbale Wurzelläsionen. Diese können traumatisch in Zusammenhang mit Wirbelfrakturen oder Luxationen auftreten, aber auch in Gefolge von Bandscheibenvorfällen oder im Rahmen einer HWS-Distorsion (zur kausalen Begutachtung siehe gesonderte Kapitel). Weiterhin sind iatrogene Läsionen durch Injektionen oder Punktionen möglich. Außerdem kommt eine Beteiligung im Rahmen von Infektionen (Borreliose, Herpes zoster) vor.

Hirnnervenläsionen

Aufgrund ihrer geschützten Lage sind Hirnnervenläsionen seltener als Läsionen von Arm- oder Beinnerven. Häufig treten sie nicht isoliert, sondern in Kombination mit einem Schädel-Hirn-Trauma auf. Bei der Begutachtung von resultierenden Funktionsbeeinträchtigungen nach Hirnnervenläsionen bestehen Überlappungen mit anderen Fachgebieten, so bei Sehstörungen mit der Ophthalmologie, und bei Riech-, Hör- und Gleichgewichtsstörungen mit der Hals-Nasen-Ohren-Heilkunde. Zur Objektivierung von Visusstörungen oder Gesichtsfelddefekten ist es sinnvoll, ein ophthalmologisches Zusatzgutachten zu veranlassen. Ein HNO-ärztliches Zusatzgutachten sollte eingeholt werden, wenn der Patient über Riechstörungen, eine Hörminderung oder einen Tinnitus klagt, oder wenn der Verdacht auf eine peripher-vestibuläre Schädigung besteht.

Die wichtigsten Ursachen von Läsionen einzelner Hirnnerven sind in Tabelle 22.7 zusammengefasst.

Tabelle 22.7 Wichtigste Ursachen verschiedener Hirnnervenläsionen

Hirnnerv	*Wichtigste Ursachen*
N. olfactorius	• frontobasales Schädel-Hirn-Trauma • medikamentös-toxische Schädigung
N. opticus	• direktes Trauma • ischämische Schädigung • Optikusneuritis • medikamentös-toxische Schädigung
Nn. oculomotorius/trochlearis/abducens	• traumatisch • bei Diabetes mellitus
N. trigeminus	• direktes Trauma • bei Operationen im Gesichts-/Kieferbereich
N. facialis	• idiopathisch • infektiös-entzündlich (Zoster oticus, Borreliose) • bei Felsenbeinfraktur • bei Kleinhirnbrückenwinkelprozessen
N. accessorius	• bei Lymphknotenexstirpation im Halsbereich
N. hypoglossus	• bei Operationen im Halsbereich

22.1.3 Gutachtliche Beurteilung

Diagnosesicherung

An erster Stelle stehen zunächst die Sicherung der Diagnose einer peripheren Nervenläsion, einer Plexusläsion oder einer Radikulopathie, und ihre differenzialdiagnostische Abgrenzung gegenüber anderen (z.B. auch nichtorganischen) Störungen. Dabei spielen neben der Anamnese und einer differenzierten klinischen Untersuchung die folgenden apparativen Zusatzuntersuchungen eine besondere Rolle:

- **Elektrophysiologie:** Insbesondere die Elektromyographie und -neurographie liefern nicht nur einen wichtigen Beitrag zum Nachweis der organischen Natur einer Störung und zur Lokalisation der Schädigungshöhe, sondern erlauben auch eine Abschätzung des Schweregrades der peripheren Nervenverletzung und Aussagen zu Prognose. Dabei ist bei traumatischen Nervenläsionen besonders der Zeitverlauf der zu erwartenden Veränderungen zu beachten (siehe auch Tab. 22.8). Allerdings schließt eine unauffällige Neurographie eine leichtgradige Nervenläsion nicht aus, wenn klinisch eine eindeutige, anatomisch zuzuordnende Symptomatik mit konsistent angegebenen Sensibilitätsstörungen und (leichtgradigen) Paresen besteht. Andererseits können subklinische pathologische Befunde in der Neurographie erhoben werden, denen jegliches klinisches Korrelat fehlt. Diese dürfen im Gutachten nicht überbewertet werden. Bei Diskrepanzen zwischen klinischem und elektrophysiologischem Befund können im Einzelfall bildgebende Methoden wertvolle Dienste leisten. So wurde in einer neueren Studie über eine höhere Sensitivität der MR-Tomographie beim Sulcus-ulnaris-Syndrom im Vergleich zur Standardneurographie berichtet [Vucic et al. 2006]

Generell sollten in Gutachten die exakten Werte der ermittelten elektrophysiologischen Befunde (z.B. Nervenleitgeschwindigkeit und Amplitude) angegeben werden, um eine bessere Vergleichbarkeit bei erneuten Begutachtungen zu ermöglichen. Weiterhin sollten (im Idealfall quantitative) Aussagen zur Hauttemperatur gemacht werden.

- **Ninhydrin-Test:** Dieser Test kann wichtige differenzialdiagnostische Informationen bei der Abgrenzung zwischen Nervenwurzelschädigung (ohne Schweißsekretionsstörung) einerseits und Plexus- bzw. peripherer Nervenläsion (mit Schweißsekretionsstörung) andererseits liefern [Schliack 1976].
- **Bildgebende Untersuchungen:** Neben der bereits genannten MR-Tomographie ist auch mittels hochauflösender Sonographie eine Diagnostik bei peripheren Nervenläsionen möglich. Diese Methode liefert in der Hand eines erfahrenen Untersuchers in Ergänzung zur klinischen und neurophysiologischen Diagnostik wertvolle Informationen über den morphologischen Zustand des Nerven und seiner Umgebung [Beekman et al. 2004, Walker et al. 2004]. Diese Technik ist allerdings bislang nur in wenigen spezialisierten Zentren etabliert.

Auf Details der Diagnose und Differenzialdiagnose kann in diesem Rahmen nicht weiter eingegangen werden, hier wird auf die einschlägige Literatur verwiesen [Ludin 1997, Mumenthaler et al. 2003, Stöhr 1998, Stöhr et al. 1996].

Kausalität

Bei den primären akuten Nervenverletzungen ergibt sich der ursächliche Zusammenhang zwischen schädigendem Ereignis und peripherem Nervenschaden in den allermeisten Fällen offensichtlich aus der charakteristischen Schädigungssituation, der lokalisatorischen Übereinstimmung des Schädigungsortes und besonders aus dem zeitlichen

Tabelle 22.8 Elektrophysiologische Befunde bei inkompletten traumatischen Nervenläsionen [nach Ludin 1997]

		Spontanaktivität	*Aktivitätsmuster*	*Potenziale motorischer Einheiten*	*Nervenleitung*
Neurapraxie		–	gelichtet	normal	distal der Läsionsstelle normal (lädierte Fasern leiten nicht durch Läsionsstelle)
Axonotmesis/ Neurotmesis	**erste Tage nach Verletzung**	–	gelichtet	normal	distal der Läsionsstelle normal (lädierte Fasern leiten nicht durch Läsionsstelle)
	10 Tage nach Verletzung	–	gelichtet	normal	lädierte Fasern leiten nicht mehr
	4 Wochen nach Verletzung	Fibrillationen, positive scharfe Wellen	gelichtet	normal	lädierte Fasern leiten nicht mehr
	6–12 Monate nach Verletzung	(Fibrillationen, positive scharfe Wellen)	gelichtet bis normal	verlängert	regenerierte Fasern leiten langsam

Zusammenhang zwischen schädigendem Ereignis und Auftreten der peripheren Nervenläsion. Das gilt auch für Nervenschäden, welche nach therapeutischen Interventionen wie beispielsweise Injektionen oder Operationen auftreten. Schwieriger kann die Zusammenhangsfrage in Fällen sein, bei welchen eine zeitliche Latenz zwischen dem schädigenden Ereignis und der Nervenläsion besteht. Dies trifft in besonderem Maße für die sog. Spätlähmungen zu, welche sich unter Umständen auch mit mehrjähriger Latenz als chronisch progrediente Paresen manifestieren können, oder aber für die Beschäftigungsneuropathien. In diesen Fällen kommt der exakten Darlegung des Kausalzusammenhanges eine besondere Bedeutung zu. Dabei ist es einerseits wichtig, den kausalitätsbegründenden Schädigungsmechanismus darzulegen, andererseits muss aber auch eine differenzialdiagnostische Abgrenzung gegenüber anderen möglichen Ursachen erfolgen.

Fallbeispiel 22.2

Obturatoriusschädigung, Gesetzliche Unfallversicherung
Ein 29-Jähriger erlitt im Rahmen eines Arbeitsunfalls eine Beckenringfraktur, welche konservativ behandelt wurde. Neurologische Ausfälle waren primär nicht dokumentiert. Im Rahmen einer chirurgischen Begutachtung im Auftrag der zuständigen Berufsgenossenschaft klagte der Mann über eine zunehmende Muskelumfangsminderung und Kraftverlust im linken Oberschenkel, welche ihm eineinhalb Jahre nach dem Unfall erstmals aufgefallen sei. Im daraufhin veranlassten neurologischen Gutachten fand sich eine Atrophie und mittelgradige Parese der Adduktorenmuskulatur des linken Oberschenkels. Elektromyographisch konnte aus den Adduktoren pathologische Spontanaktivität als Zeichen einer floriden neurogenen Schädigung abgeleitet werden. Insgesamt wurde die Diagnose einer inkompletten Obturatoriusparese links gestellt, sonstige neurologische Defizite bestanden nicht. Bei sorgfältiger Betrachtung der mitgebrachten Röntgenaufnahmen konnte auf den Beckenübersichtsaufnahmen eine knöcherne Exostose gesehen werden, welche sich im Verlauf im Bereich eines Frakturspaltes im Sinne einer überschießenden Kallusbildung entwickelt hatte und deutlich in das Foramen obturatorium hineinragte. Mittels MRT des Beckens konnten anderweitige Ursachen der Obturatoriusparese (z. B. Raumforderung) ausgeschlossen werden. Insgesamt wurde die Obturatoriusparese als neurologische Unfallfolge im Sinne einer Spätlähmung anerkannt.

Bei der Beurteilung der Kausalitätsfrage in Zusammenhang mit peripheren Nervenschäden ist auch ein möglicher **Vorschaden** zu berücksichtigen. Dabei kann es sich einerseits um eine vorbestehende allgemeine Schädigung des peripheren Nervensystems handeln, wobei insbesondere Polyneuropathien unterschiedlicher Ätiologie in Betracht kommen (z. B. durch Alkohol, Diabetes mellitus oder hereditär). Andererseits können auch individualtypische anatomische Besonderheiten wie etwa abnorme Insertionen von Muskeln oder Halsrippen das Auftreten einer peripheren Nervenläsion begünstigen. Entscheidend für die Kausalitätsfrage ist hierbei die Art des Traumas: Tritt die Schädigung im Rahmen einer allgemein üblichen Betätigung auf, so ist diese als Gelegenheitsursache zu werten und die individuelle Anatomie bzw. die Vorschädigung als wesentliche Ursache anzusehen. Tritt die Schädigung hingegen im Rahmen eines Traumas oder außergewöhnlichen Ereignisses auf und ist der unmittelbare zeitliche Zusammenhang gegeben, so ist von einer anderen kausalen Verknüpfung auszugehen. Während in der Gesetzlichen Unfallversicherung diese Frage nach der wesentlichen Ursache nur nach dem „Alles-oder-Nichts"-Prinzip beantwortet werden kann, ist in der Privaten Unfallversicherung eine Kausalitätsaufteilung vorzunehmen (s. Kap. 7.15).

Eine periphere Nervenläsion ist unabhängig von einer Vorschädigung dann als unfallabhängig zu bewerten, wenn das auslösende Trauma oder Ereignis den Rahmen einer allgemein üblichen Betätigung überschreitet.

Feststellung der Funktionsbeeinträchtigung

Bei der Feststellung der Funktionsbeeinträchtigung kommt der klinischen Untersuchung die entscheidende Bedeutung zu. Funktionsbeeinträchtigungen resultieren bei peripheren Nervenschäden dabei einerseits aus Sensibilitätsstörungen im Sinne von sensiblen „Plus"- und „Minus"-Symptomen, andererseits aus Störungen der Motorik im Sinne von Paresen. Darüber hinaus können auch autonome und trophische Störungen zu funktionellen Beeinträchtigungen führen.

- **Sensible „Minus"-Symptome:** Darunter fallen Störungen des Temperatur-, Schmerz-, Vibrations- und Berührungsempfindens. Bei ihrer Beurteilung kommt dem Vorhandensein oder Fehlen einer Schutzsensibilität wesentliche funktionelle Bedeutung zu. Dabei kann von einer ausreichenden Schutzsensibilität ausgegangen werden, wenn bei der klinischen Untersuchung an der betroffenen Extremität Zeichen des Gebrauchs festgestellt werden können, aber trotzdem keine Zeichen einer Verbrennung oder schlecht heilender Wunden vorliegen. Daneben spielt bei Läsionen der Handnerven die 2-Punkte-Diskriminationsfähigkeit eine wichtige Rolle. Die 2-Punkte-Diskriminationsschwelle korreliert dabei mit dem Ausmaß der Beeinträchtigung der Handfunktion. Von einer Beeinträchtigung der Handfunktion ist bei Werten über 10 mm an der Fingerbeere auszugehen, bei Werten über 40 mm muss eine deutliche Beeinträchtigung auch des Grobgriffes und eine gestörte Schutzsensibilität angenommen werden.

Sofern die Schutzsensibilität erhalten ist, sind isolierte Sensibilitätsstörungen in der Regel ohne wesentliche funktionelle Bedeutung.

- **Sensible „Plus"-Symptome:** Darunter werden Spontanschmerz, Allodynie (schmerzhafte Wahrnehmung primär nichtschmerzhafter Reize) und Hyperalgesie (ver-

Tabelle 22.9 Bewertung von Muskelparesen

Kraftgrad	*Definition*
0	keine Muskelaktivität
1	sichtbare Kontraktion ohne Bewegungseffekt
2	Bewegungsmöglichkeit unter Ausschaltung der Schwerkraft des abhängigen Gliedabschnittes
3	Bewegungsmöglichkeit gegen die Schwerkraft des abhängigen Gliedabschnittes
4	Bewegungsmöglichkeit gegen Widerstand
5	normale Kraft

stärkte Wahrnehmung von Schmerzreizen) subsumiert. Diese können zu einer deutlichen Funktionsbeeinträchtigung führen und in Extremfällen sogar den weitgehenden Funktionsverlust einer Extremität bedingen. Bei der Beurteilung ist dabei besonders auf eine Konsistenz zwischen Schilderung der Beschwerden und Verhalten des Patienten zu achten, da die Möglichkeiten einer objektiven Beurteilung von Spontanschmerz und Allodynie letztendlich beschränkt sind. Dazu ist unter Umständen auch eine mehrtägige stationäre Beobachtung sinnvoll.

- **Motorisches Defizit:** Für die Beurteilung von Muskelparesen steht die allgemein akzeptierte 6-stufige Skala des Medical Research Council zu Verfügung (Tab. 22.9). Dabei wird häufig noch eine Differenzierung der Stufe 4 in die Grade 4-/4/4+ (entsprechend gegen leichten/mäßigen/starken Widerstand) vorgenommen. Bei der gutachtlichen Einschätzung ist allerdings nicht so sehr der Paresegrad einzelner Muskeln als die daraus resultierende Funktionsstörung entscheidend. Ausgehend von den in den entsprechenden Tabellen (s. Tab. 36.7 und 36.9) angegebenen Werten bei kompletter Läsion einzelner Nerven muss bei inkompletten peripheren Nervenschädigungen die resultierende Funktionseinbuße abgeschätzt werden.

Die Angabe motorischer Funktionseinbußen sollte sich an komplexen Bewegungsfunktionen (z. B. Greiffunktion, Armbeugung, Aufstehen, Hackenstand) und nicht nur an einzelnen Muskeln orientieren.

- **Autonome und trophische Störungen:** Trophische Störungen können beispielsweise durch eine gestörte Wundheilung zu funktionellen Beeinträchtigungen führen. Daneben kann der Verlust der Hautfeuchtigkeit bei Anhidrose die „Griffigkeit" der Hand beeinträchtigen. Allerdings ist die resultierende funktionelle Beeinträchtigung verglichen mit den motorischen Störungen in der Regel relativ gering.

Prognose

Die Prognose einer peripheren Nervenläsion hängt entscheidend vom Ausmaß der Schädigung ab. Neben einer wiederholten klinischen Untersuchung, wobei insbesondere ein fehlendes oder nicht nach distal wanderndes Hoffmann-Tinel-Zeichen als prognostisch ungünstig gewertet werden muss, können elektromyographische bzw. -neurographische Verlaufsuntersuchungen einen wichtigen Beitrag zur Prognoseabschätzung leisten. Eine Untersuchung in den ersten Tagen nach einer Läsion kann dabei Hinweise auf mögliche Vorschädigungen geben, da veränderte Potenziale motorischer Einheiten zu diesem Zeitpunkt als Folge des frischen Traumas noch nicht zu erwarten sind. Nach ca. 3 Wochen gelingt es dann zuverlässig, zwischen einer Neurapraxie (mit guter Prognose) und einer Axonotmesis/Neurotmesis (mit fraglicher Prognose) zu unterscheiden. Weitere Verlaufsuntersuchungen in ca. 6-wöchigen Abständen können das Auftreten oder aber auch das Ausbleiben von Reinnervationsaktivität belegen. Ein vollständiges Ausbleiben von Reinnervation 6 Monate nach einer peripheren Nervenläsion ist in aller Regel mit einer schlechten Prognose verbunden und sollte spätestens dann zur Diskussion eines sekundären chirurgischen Eingriffes am lädierten Nerven veranlassen. Andererseits kann eine sich in Gang befindliche Nervenregeneration auch noch über ein Jahr nach dem Unfall zu einer funktionellen Verbesserung führen. Dies muss gutachtlich durch die Empfehlung einer Nachbegutachtung berücksichtigt werden.

Bei irreversiblen Nervenläsionen sind unter Umständen auch **Ersatzoperationen** zu erwägen. Dazu werden normale Muskeln nicht geschädigter Nerven verlagert, um die verlorengegangene Funktion bestimmter Muskeln eines lädierten Nervs zu imitieren. Ein durch eine solche erfolgreiche Ersatzoperation reduziertes Funktionsdefizit muss bei der gutachtlichen Einschätzung ebenfalls Berücksichtigung finden.

Gutachtenrelevante Besonderheiten

Im Gefolge einer peripheren Nervenläsion kann es zu Phänomenen kommen, welche den Verlauf verkomplizieren und zu Funktionsstörungen führen, die ebenfalls gutachtlich bewertet werden müssen. Dazu gehören:

- **Gewohnheitslähmung:** Darunter versteht man eine persistierende Lähmung trotz elektrophysiologisch nachgewiesener vollständiger Restitution einer vorbestehenden peripheren Nervenläsion [Hirschmann 1943]. Als Auslöser einer solchen Gewohnheitslähmung werden einerseits bewusstseinsferne psychogene Mechanismen, andererseits aber auch eine Ausschaltung der betroffenen Muskeln aus dem zentralen Bewegungsprogramm im Sinne eines „Verlernens von Bewegungen" diskutiert. Begünstigt wird das Auftreten einer solchen Gewohnheitslähmung häufig durch eine längerfristige Ruhigstellung in schlecht sitzenden Verbänden. Eine solche Gewohnheitslähmung ist ebenfalls als Unfallfolge anzuerkennen, wenn die auslösende periphere Nervenschädigung traumatisch verursacht wurde, wobei die Funktionseinschränkung analog zu einer Funktionseinschränkung bei einer rein organisch bedingten Parese zu bewerten ist. Allerdings muss das seltene Störungsbild der Gewohnheitslähmung immer sorgfältig von primär psychogenen (Konversionsstörung) bzw. bewusstseinsnahen Störungsbildern (Simulation) abgegrenzt werden. Dazu ist die Dokumentation einer initialen organischen Nervenläsion obligat. Außerdem ist auf Inkonsistenzen bei der Untersuchung (Untersuchung der paretischen Bewegung in verschiedenen Lagen, z. B. im Sitzen und Liegen; Abnutzungs- und Gebrauchsspuren z. B. von Schuhen) zu achten.

> Eine Gewohnheitslähmung entwickelt sich auf dem Boden einer organischen peripheren Nervenläsion. Die resultierenden Funktionseinschränkungen sind gutachtlich analog zur zugrunde liegenden Nervenschädigung zu bewerten.

- **Pathologische Mitbewegungen**: Dabei handelt es sich um ein Phänomen, das aus einer Fehlregenerierung nach höhergradiger peripherer Nervenläsion mit Schädigung der Leitschienen (Neurotmesis) resultiert. Manche der neu aussprossenden Axone erreichen dann nicht ihren ursprünglich zugehörigen Muskel, sondern einen anderen, dem gleichen Nerv zugeordneten Muskel. Die entsprechenden Entladungen der Vorderhornmotoneurone erreichen dann über die falsch ausgesprossten Neurone einen ihnen nicht zugedachten Muskel, was zu einer nicht unterdrückbaren Masseninnervation führt (Synkinesie) [Holler u. Hopf 1968]. Dies kann insbesondere im Bereich des N. ulnaris und des N. facialis zu sehr störenden Funktionseinschränkungen führen, welche gutachtlich berücksichtigt werden müssen. Entscheidend ist dabei die Auswirkung auf die normale Gebrauchsfähigkeit z. B. der Hand, hier ist anhand der Tabellen die MdE, der GdB oder die Invalidität entsprechend einem teilweisen Verlust der Handfunktion zu extrapolieren.

22.1.4 Besonderheiten in verschiedenen Rechtsgebieten

Gesetzliche Unfallversicherung

Für die Bewertung der Funktionsbeeinträchtigung aufgrund einer Nervenverletzung wird von der Gesetzlichen Unfallversicherung eine Einschätzung der resultierenden Minderung der Erwerbsfähigkeit (MdE) auf dem allgemeinen Arbeitsmarkt vorgenommen. Bei Zusammentreffen mehrerer Verletzungen an verschiedenen Extremitäten werden dabei die einzelnen MdE nicht einfach addiert, sondern es wird die Gesamtauswirkung auf den Betroffenen berücksichtigt.

Private Unfallversicherung

Hier richtet sich die Einstufung von Nervenverletzungen nach der sog. Gliedertaxe, d. h. die jeweilige Behinderung der betroffenen Extremität wird in Bruchteilen der vollständigen Gebrauchsunfähigkeit angegeben. Dabei wird dem vollständigen Verlust einer Gliedmaße in den meisten Verträgen ein Invaliditätsgrad von 70 % zugrunde gelegt, und eine geringere Gebrauchbeeinträchtigung in Bruchteilen dieses vollen Arm- bzw. Beinwertes gemessen. Beim Zusammentreffen mehrerer Verletzungen an unterschiedlichen Extremitäten wird jede Gliedmaße für sich beurteilt, und die einzelnen Invaliditätsgrade werden im Gegensatz zur gesetzlichen Unfallversicherung addiert.

22.2 Polyneuropathien

22.2.1 Allgemeines

Polyneuropathien sind Erkrankungen des peripheren Nervensystems, welche gleichmäßig oder in unterschiedlichem Ausmaß motorische, sensible und autonome Fasern betreffen. Entsprechend ihrem Verteilungsmuster werden eine **distal symmetrische Polyneuropathie (PNP)**, eine PNP vom Typ der **Mononeuritis multiplex** und eine **Schwerpunktneuropathie** unterschieden. Unter pathogenetischen Gesichtspunkten lassen sich primär demyelinisierende Polyneuropathien von primär axonalen Polyneuropathien unterscheiden. Diabetische und alkoholtoxische Polyneuropathien sind die beiden am häufigsten auftretenden Formen, gefolgt von den entzündlichen Neuropathien. Ungefähr 20–30 % aller Fälle bleiben ätiologisch ungeklärt. Die wichtigsten PNP-Ursachen sind in Tabelle 22.**10** aufgelistet.

22.2.2 Gutachtliche Beurteilung

Diagnosesicherung

Die klinische Symptomatik einer PNP ist in der Regel so charakteristisch, dass die Diagnose meist allein mit Hilfe der klinisch-neurologischen Untersuchung gestellt werden kann. Elektroneurographie sowie Elektromyographie dienen einerseits der Diagnosebestätigung, andererseits der Differenzierung zwischen axonalen und demyelinisierenden Formen, was gewisse ätiologische Anhaltspunkte liefern kann.

Schwierigkeiten können auftreten bei der sog. Small-Fiber-Neuropathie, bei welcher in erster Linie die dünnen Aδ- und C-Fasern betroffen sind, die in der Standardneurographie nicht erfasst werden [Lacomis 2002]. Klinisch klagen die Patienten dabei in erster Linie über Schmerzen und Missempfindungen, sowie über Störungen des Temperaturempfindens. Ob in der gutachlichen Situation die quantitativ-sensorische Testung (QST) mit Bestimmung der

Tabelle 22.**10** Wichtige Ätiologien von Polyneuropathien

Gruppe	*Beispiele*
Genetisch bedingte Polyneuropathien	hereditäre motorische und sensible Neuropathie hereditäre sensible und autonome Neuropathie hereditäre Neuropathie mit Neigung zu Druckläsionen (HNPP) PNP bei Lipidosen
Immunoneuropathien	Guillain-Barré-Syndrom (AICP) chronische inflammatorische demyelinisierende Polyneuropathie (CIDP) multifokal-motorische Neuropathie PNP bei Paraproteinämien
Erregerbedingte Polyneuropathien	HIV Borreliose Lepra Diphtherie Botulismus
Metabolische Polyneuropathien	bei folgenden Stoffwechselstörungen möglich: • Diabetes mellitus • Urämie • Leberzirrhose • Vitaminmangel (B_1, B_6, B_{12}, Folsäure, E) • Gicht • Hypo-/Hyperthyreose • Fettstoffwechselstörung
Exogen-toxische Polyneuropathien	alkoholtoxische PNP Schwermetalle organische Lösungsmittel Insektizide Medikamente
Vaskulär bedingte Polyneuropathien	isolierte Vaskulitis des PNS Panarteriitis nodosa andere Immunvaskulitiden Arteriosklerose
Critical Illness Polyneuropathie	
Paraneoplastische Polyneuropathien	

Schmerz- und Temperaturempfindungsschwellen [Lacomis 2002] zu zuverlässigen Werten führt, muss bezweifelt werden [Buchanan et al. 2002]. Im Einzelfall kann auch eine – in der gutachtlichen Situation nicht duldungspflichtige – Hautbiopsie mit Bestimmung der intradermalen Nervenfaserdichte zur Diagnose beitragen [Polydefkis et al. 2001].

Ätiologische Diagnostik

Nach Sicherung der Diagnose muss die Ätiologie der Polyneuropathie geklärt werden. Diabetische und äthyltoxische Polyneuropathie stellen dabei in westlichen Ländern die beiden häufigsten Ursachen dar. Zur Abklärung weiterer Ursachen (s. Tab. 22.**10**) kann im Einzelfall eine umfangreiche Labordiagnostik erforderlich sein. Bei bestimmten Formen der immunvermittelten Polyneuropathien ist auch die

Liquoruntersuchung richtungsweisend. Schließlich können andere Formen (z. B. isolierte Vaskulitis des PNS) nur mit Hilfe einer Suralisbiopsie nachgewiesen werden. Einschränkend muss gesagt werden, dass 20–30% aller Polyneuropathien trotz umfassender Abklärung einschließlich Suralisbiopsie in ihrer Ätiologie letztendlich ungeklärt bleiben.

Kausalität

Unter gutachtlichen Aspekten ist im Bereich der Gesetzlichen Unfallversicherung insbesondere die Gruppe der exogen-toxischen Polyneuropathien von Interesse (s. Kap. 34), wobei eine Vielzahl schädigender Agenzien eine Polyneuropathie auslösen kann. Eine weitere gutachtlich wichtige Polyneuropathie ist die Critical Illness Polyneuropathie. Diese tritt typischerweise nach langdauernden intensivmedizinischer Behandlung in Verbindung mit einer längeren Beatmung und einem septischen Geschehen auf und kann damit eine mittelbare Unfallfolge darstellen.

Feststellung der Funktionsbeeinträchtigung

Die Beurteilung sensibler „Plus"- und „Minus"-Symptome, motorischer Ausfälle und autonomer Störungen erfolgt basierend auf dem klinischen Untersuchungsbefund in Analogie zum Vorgehen bei umschriebenen peripheren Nervenläsionen. Im Gegensatz zu den umschriebenen Nervenläsionen weist jedoch keine MdE oder GdB-Tabelle unmittelbar ablesbare Werte für eine Polyneuropathie aus. Hier muss von den für die einzelnen peripheren Nervenausfällen angegebenen Werten ausgegangen werden und im Vergleich dazu eine analoge Festlegung von MdE oder GdB erfolgen (s. auch Tab. 34.9). Bei schweren Fällen mit hochgradiger Para- oder Tetraparese können auch die für entsprechende Querschnittssyndrome nach spinalen Läsionen angegebenen Werte als Anhaltspunkt verwendet werden.

Literatur

Beekman R, Schoemaker MC, Van Der Plas JP, Van Den Berg LH, Franssen H, Wokke JH, Uitdehaag BM, Visser LH. Diagnostic value of high-resolution sonography in ulnar neuropathy at the elbow. Neurology 2004; 62: 767 – 773

Buchanan D, Jamal GA, Pilkington A, Hansen S: Clinical validation of methods of diagnosis of neuropathy in a field study of United Kingdom sheep dippers. Occup Environ Med 2002; 59: 442 – 446

Hirschmann J. Schon- und Gewohnheitslähmungen bei Nervenverletzungen. Z Ges Neurol Psychiatr 1943; 175: 688 – 698

Holler M, Hopf HC. Posttraumatische Synkinesien zwischen Zwerchfell und Muskeln des Plexus brachialis. Dtsch Z Nervenheilkd 1968; 193: 141 – 153

Lacomis D. Small-fiber neuropathy. Muscle Nerve 2002; 26: 173 – 188

Ludin HP, Praktische Elektromyographie. 5. Aufl., Enke, Stuttgart 1997

Mumenthaler M, Stöhr M, Müller-Vahl H: Läsionen peripherer Nerven und radikuläre Syndrome. 8. Aufl., Thieme, Stuttgart 2003

Polydefkis M, Hauer P, Griffin JW, McArthur JC. Skin biopsy as a tool to assess distal small fiber innervation in diabetic neuropathy. Diabetes Technol Ther 2001; 3: 23 – 28

Schliack H. Ninhydrin-Schweisstest nach Moberg. Dtsch. med. Wschr. 1976; 101: 1336

Stöhr M, Atlas der klinischen Elektromyographie und Neurographie. 4. Aufl., Kohlhammer, Stuttgart 1998

Stöhr M, Dichgans J, Buettner UW, Hess CW, Altenmüller E, Evozierte Potentiale. 3. Aufl. 1996, Berlin: Springer.

Vucic S, Cordato DJ, Yiannikas C, Schwartz RS, Shnier RC. Utility of magnetic resonance imaging in diagnosing ulnarneuropathy at the elbow. Clin Neurophysiol 2006; 117: 590 – 595

Walker FO, Cartwright MS, Wiesler ER, Caress J. Ultrasound of nerve and muscle. Clin Neurophysiol 2004; 115: 495 – 507

23 Extrapyramidale Syndrome und Ataxien

C. Muhl u. D. Timmann

Zu den extrapyramidalen Syndromen zählen Parkinson-Syndrome, Chorea, Dystonien, Dyskinesien, Tics, Tremor und letztlich auch das Restless-Legs-Syndrom. Im Vordergrund der klinischen Symptomatik steht die Beeinträchtigung von Bewegungen, entweder im Sinne einer Verminderung oder eines Überschusses der Spontan- und Willkürmotorik. Ataxien sind nichtfokale Erkrankungen des Kleinhirns und seiner Verbindungen. Ihr Leitsymptom ist die Störung des koordinierten Bewegungsablaufes. Fakultativ begleitend auftretende kognitive und psychische Störungen führen je nach Ausprägung zu zusätzlichen Funktionsbeeinträchtigungen.

Für den neurologischen Sachverständigen stehen Fragen zur beruflichen Leistungsfähigkeit, zur Versicherungsfähigkeit, zu Behinderungen im Schwerbehindertenrecht sowie zur Kraftfahreignung im Vordergrund. Selten ergeben sich auch forensische Fragen zur Schuldfähigkeit. Kausalitätsbezogene Fragestellungen tauchen demgegenüber so gut wie nie bzw. allenfalls sekundär im Rahmen weiterer Schädigungsfolgen (z. B. im Rahmen einer Kohlenmonoxidvergiftung) auf, und brauchen daher im vorliegenden Kapitel nicht berücksichtigt zu werden.

23.1 Parkinson-Syndrom

23.1.1 Einteilung der Parkinson-Syndrome

Unter dem Begriff „Parkinson-Syndrom" werden Krankheitsbilder zusammengefasst, die das Kernsymptom Akinese und mindestens eins der Zusatzsymptome Rigor, Ruhetremor sowie gestörte Stellreflexe/posturale Instabilität aufweisen. Je nach Krankheitsbild treten zusätzlich vegetative und psychische Störungen auf. Eine Übersicht der verschiedenen Parkinson-Syndrome gibt Tabelle 23.1.

Tabelle 23.**1** Einteilung von Parkinson-Syndromen [nach Oertel et al. 2003]

Parkinson-Syndrom	*Typ und Vorkommen*
Idiopathisches Parkinson-Syndrom (ca. 75 % aller Parkinson-Syndrome)	akinetisch-rigider Typ Äquivalenz-Typ Tremordominanz-Typ monosymptomatischer Ruhetremor (seltene Variante)
Symptomatische (sekundäre) Parkinson-Syndrome	vaskulär (subkortikale vaskuläre Enzephalopathie, Stammganglieninfarkte oder -blutungen) Normaldruckhydrozephalus metabolisch (Morbus Wilson, Morbus Fahr) posttraumatisch Gehirntumor entzündlich (Lues, AIDS-Encephalopathie, seltene Enzephalitiden) toxisch (Mangan, CO, CS_2, Pb, Hg, Zyanid, MPTP, Methanol) medikamentös induziert: • Dopaminantagonisten (klassische Neuroleptika, Antiemetika, Tiaprid) • präsynaptische Antagonisten (Reserpin, Tetrabenazin, Alpha-Methy-Dopa) • Kalziumantagonisten (Flunarizin, Cinnarizin)
Neurodegenerative Erkrankungen mit Parkinson-Syndrom (atypische Parkinson-Syndrome)	Multisystematrophie (MSA), Parkinson-Typ (MSA-P) oder zerebellärer Typ (MSA-C) progressive supranukleäre Blickparese (PSP) kortikobasale Degeneration (CBG) Demenz vom Lewy-Körper-Typ (DLBD) einige Subtypen spinozerebellärer Ataxien

23.1.2 Diagnostik im Rahmen der Begutachtung

Die Diagnose eines idiopathischen Parkinson-Syndroms ist klinisch zu stellen und beinhaltet neben einer sorgfältigen Anamnese und Befunderhebung das Ansprechen auf die Gabe von Dopaminergika (L-Dopa-Test, Apomorphin-Test) und typische, z. T. durch die spezifische Medikation bedingte Verlaufsparameter [Oertel et al. 2003, Hughes 1992]. Zum Staging und zur Quantifizierung des Schweregrades der Krankheit stehen verschiedene Skalen zur Verfügung, so die Unified Parkinson's Disease Rating Scale

Tabelle 23.**2** Stadieneinteilung von Parkinson-Syndromen nach Hoehn und Yahr [1967]

Stadium	*Symptomatik*
I	einseitige Symptomatik ohne/geringe Beeinträchtigung
II	beidseitige Symptomatik, keine Haltungsinstabilität
III	geringe bis mäßige Behinderung mit leichter Haltungsinstabilität
IV	Vollbild mit starker Behinderung, Patient kann aber noch ohne Hilfe gehen und stehen
V	Patient ist an Rollstuhl oder Bett gebunden und auf Hilfe Dritter angewiesen

[Fahn et al. 1987] oder die Einteilung nach Hoehn und Yahr [1967] (Tab. 23.**2**). Bildgebende und nuklearmedizinische Verfahren haben ihre Bedeutung v. a. in der differenzialdiagnostischen Abgrenzung gegenüber sekundären/atypischen Parkinson-Syndromen und dienen nicht der Beurteilung der Funktionsbeeinträchtigungen.

Zur Erfassung autonomer kardiovaskulärer Störungen eignen sich neben dem Schellong-Test im Einzelfall eine Kipptischuntersuchung, die Herzfrequenzvarianzanalyse sowie das 24-h-Blutdruckmonitoring. Eine urodynamische Untersuchung ist indiziert bei klinisch manifester Blasenfunktionsstörung. Kognitive Funktionseinschränkungen werden mit neuropsychologischen Testverfahren quantifiziert.

23.1.3 Gutachtliche Einschätzung

Bei der Einschätzung von Funktionsstörungen bei Parkinson-Syndromen sind vier klinische Symptomkomplexe zu berücksichtigen:

- **Motorische Symptome** in Form von Rigor, Tremor und Bradykinese sind hauptverantwortlich für die Gesamtbehinderung von Parkinson-Kranken. Insbesondere im Anfangsstadium stehen Einschränkungen der feinmotorischen Fähigkeiten z. B. beim Gebrauch von Besteck und Werkzeugen oder Schreiben (Mikrographie) im Vordergrund, was bei Fragen der beruflichen Leistungsfähigkeit zu berücksichtigen ist. Gleiches gilt für den typischen Ruhetremor (4–6/s), dessen Abhängigkeit von affektiver Belastung z. B. Tätigkeiten unter Zeitdruck oder mit häufigem Publikumsverkehr problematisch machen kann. Weitere Einschränkungen der beruflichen Leistungsfähigkeit können sich durch Rigor bedingte Schmerzen, Veränderungen der Sprache sowie einer Stand- und Gangunsicherheit aufgrund gestörter Stellreflexe ergeben. Dysphagie durch Akinese des Schluckaktes führt zu Gewichtsverlusten bis hin zur Kachexie.
- **Vegetative Regulationsstörungen** beeinträchtigen die Betroffenen in mehrfacher Hinsicht: Die orthostatische Hypotonie führt zu Stürzen mit erhöhtem Verletzungsrisiko und Einschränkung der Mobilität. Blasenstörungen prädisponieren zu rezidivierenden Harnwegsinfekten und greifen neben den Sexualfunktionsstörungen wie Impotenz, Libidoverlust oder medikamentös bedingte Libidosteigerung erheblich in das partnerschaftliche und soziale Leben der Betroffenen ein.
- **Sensorische Symptome** wie Veränderungen der Sehschärfe, Farbdiskrimination und Geruchsstörungen führen im allgemeinen nur zu geringen Funktionsbeeinträchtigungen, im Einzelfall kann z. B. ein Sommelier hierdurch jedoch erheblich eingeschränkt sein.
- **Psychische Störungen** bestehen in Form von Depressionen, und einer sich altersabhängig in bis zu 40 % entwickelnden Demenz. Kognitive Funktionsstörungen mit Verlangsamung von Denkabläufen und nachlassender Reaktionsbereitschaft werden vor allem bei gleichzeitiger Durchführung von Arbeiten deutlich. Betroffene, die an gefährlichen Maschinen arbeiten oder Fahrzeuge führen, gefährden sich und andere.

Neben diesen primär durch das Parkinson-Syndrom bedingten Beeinträchtigungen kann es zu **sekundären Funktionsstörungen** durch Nebenwirkungen einer mehrjährigen L-Dopa-Therapie kommen:

- Motilitätsschwankungen in Form von End-of-Dose-Akinese sowie On/Off-Phänomenen mit Hyperkinesen,
- schmerzhafte Dystonien meist der Füße,
- Paranoid-halluzinatorische Psychosen.

Im Wesentlichen gelten die genannten Funktionseinschränkungen in unterschiedlicher Ausprägung für alle Parkinson-Syndrome unabhängig von der Ätiologie.

Versicherungsfähigkeit in der privaten Unfallversicherung

Im Hinblick auf die Versicherungsfähigkeit in der Privaten Unfallversicherung gilt das Parkinson-Syndrom, insbesondere im Anfangsstadium, nicht mehr als „schweres Nervenleiden" und damit nicht mehr grundsätzlich als „versicherungsunfähig". Hier ist stadienabhängig im Einzelfall zu entscheiden[1].

GdB im Schwerbehindertenrecht

Da sich das Krankheitsbild fortschreitend entwickelt und unterschiedlich ausgeprägte Funktionsbeeinträchtigungen im motorischen, psychischen, und vegetativem Bereich vorliegen können, kommen GdB-Werte zwischen 30 und 100 in Betracht [Muhl u. Jörg 2000]. Details s. Tabelle 36.**14**.

[1] VersR 1981, 455f; r+s 1990,176; Grimm, AUB-Kommentar, 1987, § 5 Rn.9

Bei der Behandlung mit L-Dopa ist in Analogbewertung zur antikonvulsiven Therapie von einem GdB von wenigstens 30 auszugehen, auch wenn – letztlich bedingt durch die Therapie – keine extrapyramidalen Symptome erkennbar sind.

Werden End-of-Dose-Akinese oder On-Off-Phänomene nicht erfragt und die Betroffenen ausschließlich in einer Phase guter Beweglichkeit untersucht, besteht die Gefahr der Annahme eines zu geringen GdB-Wertes. Bei schwankenden Verläufen empfiehlt sich daher die Beobachtung über einen längeren Bebachtungszeitraum mit Führen von Tagebuchaufzeichnungen/Bewegungsprotokollen und anschließend Bildung eines Durchschnitts-GdB.

Nachteilsausgleiche im Schwerbehindertenrecht

- **Merkzeichen „G"**: Dieses Merkzeichen ist zu vergeben, wenn eine Wegstrecke von etwa 2 km nicht mehr innerhalb einer halben Stunde zurückgelegt werden kann oder das Merkzeichen „H" besteht.
- **Merkzeichen „aG"**: Eine außergewöhnliche Gehbehinderung wird im Allgemeinen lediglich dann anzunehmen sein, wenn Betroffene dauernd auf einen Rollstuhl angewiesen sind.
- **Merkzeichen „B"**: Dieses Merkzeichen ist zu vergeben, wenn die Voraussetzungen für die Merkzeichen „G" oder „H" vorliegen und die Betroffenen zur Vermeidung von Gefahren für sich oder andere regelmäßig auf fremde Hilfe angewiesen sind.
- **Merkzeichen „RF"**: Voraussetzung ist hier das Vorliegen eines GdB von 80 sowie die nur bei schwerst Betroffenen vorliegende Situation, dass diese „trotz Begleitperson und technischer Hilfsmittel" ständig an die Wohnung gebunden sind.
- **Merkzeichen „H"**: Hilflos im Sinne des SGB IX ist, wer bei häufig und regelmäßig wiederkehrenden Verrichtungen (z. B. An- und Auskleiden, Nahrungsaufnahme, Körperpflege, Blasen- und Darmentleerung) dauernd „mit einem täglichen Zeitaufwand an Hilfeleistungen bei mindestens drei Verrichtungen von mindestens zwei Stunden" fremder Hilfe bedarf.

Berufliches Leistungsvermögen/ Berufsunfähigkeit

Während im Bereich der Gesetzlichen Rentenversicherung quantitative Leistungseinschränkungen auf dem allgemeinen Arbeitsmarkt mit hieraus resultierender Erwerbsminderung erst in relativ fortgeschrittenem Stadium zu erwarten sind, kann Berufsunfähigkeit bereits in sehr frühen Erkrankungsstadien zu attestieren sein. Sie hängt neben den körperlichen Funktionseinschränkungen ab vom Arbeitsplatz, zeitlichen Umfang und der Art der Arbeit [Jörg 1992]. Eine Hypophonie mit stotternder Sprache wirkt sich z. B. besonders behindernd aus bei Betroffenen, die beruflich auf verbale Kommunikation angewiesen sind. Ein im Vordergrund stehender Tremor kann jede Art von Berufstätigkeit, die eine ungestörte Feinmotorik verlangt (z. B. PC-Arbeitsplatz, Musiker), ausschließen. Im Einzelfall zu prüfen ist jedoch der Einsatz geeigneter Hilfsmittel (Fallbeispiel 23.1).

Fallbeispiel 23.1

Parkinson-Syndrom, Hilfsmittelversorgung

Ein Mitarbeiter einer Druckerei leidet an einer Parkinson-Erkrankung. Er ist gelernter Zeichner und kann aufgrund der Feinmotorikstörung seinen Beruf nicht mehr ausüben. Mit finanzieller Hilfe des zuständigen Integrationsamtes wurde ein neuer Arbeitsplatz für großflächige Farbposterdrucke für ihn eingerichtet. Das Druck-Center, ein kleiner Betrieb mit acht Beschäftigten, erhielt damit einen hochmodernen Arbeitsplatz (Quelle: REHADAT).

Schuldfähigkeit

In strafrechtlicher Hinsicht kann eine nach §§ 20, 21 StGB vorzunehmende Prüfung der Schuldfähigkeit bei Psychosen oder sexuellen Normabweichungen als Nebenwirkungen der Parkinson-Therapie erforderlich sein (Fallbeispiel 23.2).

Fallbeispiel 23.2

Parkinson-Syndrom, Schuldfähigkeit

Ein 45-jähriger Parkinson-Betroffener mit erheblichen On-Off-Dyskinesien und medikamentös bedingten psychotischen Episoden wird wegen exhibitionistischer Handlungen angeklagt. Im Rahmen der Begutachtung erklärt der Proband, dass Phasen der Hyperkinese oft mit gesteigerten sexuellen Wunschvorstellungen einhergingen, die den Drang zum Exhibitionismus ausgelöst hätten und er schließlich die Kontrolle über sich verloren habe. Nachdem man ihn zur Rede gestellt habe, sei ihm sofort klar gewesen, dass er eine verbotene und anstößige Handlung durchgeführt habe. Im Hinblick auf die Schuldfähigkeit ist das Vorliegen einer krankhaften seelischen Störung mit erheblich beeinträchtigter Steuerungsfähigkeit anzunehmen. Aufgrund des chronischen Charakters der Erkrankung und Notwendigkeit einer Fortführung der Therapie besteht Wiederholungsgefahr. Therapeutisch kann versucht werden, die Hypersexualität durch Wechsel des Dopaminantagonisten, Einsatz von Antipsychotika oder Antiandrogenen zu reduzieren (Quelle: Berger).

Kraftfahreignung

Gemäß Fahrerlaubnis-Verordnung (FeV) ist bei Parkinson-Erkrankten die Fähigkeit, Kraftfahrzeuge sicher zu führen, nur bei erfolgreicher Therapie oder in leichten Fällen der Erkrankung gegeben. Leidet ein Betroffener an Tagesmüdigkeit und Episoden plötzlichen Einschlafens, entweder im Rahmen der Erkrankung oder als Folge dopaminerger Substanzen, sollte er von der Teilnahme am

Straßenverkehr bzw. der Arbeit an potenziell gefährlichen Tätigkeiten solange ausgeschlossen sein, bis solche Episoden nicht mehr auftreten. Während dieser Zeit ist ein Vigilanz-Monitoring sinnvoll (Tagebuch). Ein generelles Fahrverbot für Parkinson-Erkrankte unter dopaminerger Medikation besteht nicht (s. Kap. 17.4.4).

23.2 Choreatische und andere hyperkinetische Syndrome

23.2.1 Einteilung choreatischer Syndrome

Choreatische Bewegungsstörungen sind gekennzeichnet durch unwillkürliche, plötzliche, rasche, unregelmäßige, nicht vorhersehbare Bewegungen mit eher niedriger Amplitude des Gesichtes, des Halses und des Rumpfes, die sowohl in Ruhe als auch bei Willkürbewegungen auftreten können. Andere unwillkürliche Hyperkinesien sind:

- **Athetose**, bei der der Patient für Augenblicke in einer eingenommenen Körperposition verharrt,
- **Ballismus**, der durch großamplitudige Bewegungen charakterisiert ist,
- **Myoklonus**, der zunächst meist nur einzelne Muskeln betrifft.

Die Ursachen choreatischer Bewegungsstörungen sind vielfältig. Neben der häufigsten erblichen choreatischen Erkrankung, der „Chorea Huntington“ (autosomal-dominant), gibt es metabolisch und infektiös bedingte Störungen, oder solche, die in der Folge verschiedener Grundkrankheiten oder als Medikamentennebenwirkung vorkommen [Töpper et al. 2003]. Halbseitige Formen sprechen stets für eine erworbene/sekundäre Störung.

23.2.2 Diagnostik im Rahmen der Begutachtung

Die Diagnosestellung basiert auf einer sorgfältigen Anamneseerhebung unter besonderer Berücksichtigung der Familien- und Medikamentenanamnese und einer aufmerksamen klinischen Untersuchung. Zur Diagnostik und Verlaufskontrolle werden verschiedene neuropsychologische Tests eingesetzt. Eine standardisierte Beurteilung der durch die Bewegungsstörung bedingten Funktionseinbußen ist anhand der Unified Huntington's Disease Rating Scale möglich [Huntington Study Group 1996]. Die Diagnosesicherung ist mit Nachweis des Gendefektes (Bestimmung der CAG-Triplet Wiederholungen im Huntington-Gen) nach Aufklärungsgespräch und schriftlicher Einwilligung möglich, zur gutachtlichen Erfassung der Funktionseinschränkungen aber nicht notwendig.

Die Zusatzdiagnostik in Form zerebraler Bildgebung (CCT, MRT) und Labordiagnostik (u. a. Schilddrüsenwerte, Kollagenosediagnostik, Akanthozyten im Blutausstrich) dient dem Ausschluss bzw. Nachweis sekundärer, symptomatischer Chorea-Formen, bei denen die motorischen Funktionsbeeinträchtigungen z. T. reversibel sein können [Weindl et al. 2005, Töpper 2003].

23.2.3 Gutachtliche Einschätzung

Bei der Huntington-Krankheit bestehen die ersten Symptome häufig in psychischen Auffälligkeiten, in Form von **Persönlichkeitsänderungen und kognitiven Einbußen**, die aufgrund des schleichenden Verlaufs initial länger verkannt werden und als vermehrte Reizbarkeit, Aggressivität, Pflichtvernachlässigung, aber auch Gehemmtheit, Antriebslosigkeit oder Ängstlichkeit imponieren. Auch Depression, Halluzination und Sexualstörungen kommen vor [Weindl et al.2005]

Gleichzeitig oder den psychischen Störungen nachfolgend treten **unwillkürliche, abrupte Bewegungen** auf, die über verschiedene Körperregionen verteilt sind. Hyperkinesen der Gesichtsmuskulatur führen zu unkontrolliertem Grimassieren, Schmatz- und Kaubewegungen sowie Beeinträchtigung der Artikulation, was für den Betroffenen ein großes soziales Handicap darstellt. Mit Fortschreiten der Erkrankung verstärken sich die choreatischen Hyperkinesen bis hin zur Geh- und Stehunfähigkeit. Im Spätstadium der Erkrankung sind die Patienten vollständig pflegebedürftig.

Versicherungsfähigkeit in der privaten Unfallversicherung

Als „progrediente und unbeeinflussbar bis zum Tode fortschreitende Erkrankung“ ist die Chorea Huntington ein „schweres Nervenleiden“, das damit ab Diagnosestellung zur Versicherungsunfähigkeit in der Privaten Unfallversicherung führt (Fallbeispiel 23.3).

Fallbeispiel 23.3

Chorea Huntington, Private Unfallversicherung[2]
Mit Wirkung vom 15.11.1985 schloss der Kläger eine Unfallversicherung ab. Leistung hieraus machte der Kläger geltend, als er am 22.4.1991 auf der Kellertreppe seines Hauses stolperte, stürzte und sich ein schweres Schädel-Hirn-Trauma zuzog. Bereits 1987 wurde bei ihm aufgrund von Unruhe, Schlafstörungen, hektischen Bewegungen und Gangstörungen eine Chorea Huntington diagnostiziert, an der auch der Vater des Klägers litt. Die Versicherung lehnte Leistungen ab, weil der Versicherte wegen des 1987 festgestellten schweren Nervenleidens AUB nicht versicherungsfähig sei. Die Klage wurde abgewiesen, die vom Kläger eingelegte Berufung blieb ohne Erfolg. Es komme nicht darauf an, ob der Kläger schon bei Vertragsabschluss 1985 von dieser erblichen Belastung wusste; er sei jedenfalls seit Feststellung der Erkrankung 1987 nicht mehr versicherungsfähig.

[2] OLG Frankfurt v. 07.06.1995 – 23 U 126/94

Kraftfahreignung

Aufgrund der kognitiven und motorischen Defizite sind die Voraussetzungen zur Aufrechterhaltung der Fahrerlaubnis im fortgeschrittenen Krankheitsstadium nicht mehr gegeben.

Schwerbehindertenrecht

Frühstadien einer Chorea Huntington mit krankheitsbedingten psychischen Störungen oder choreatischer Bewegungsunruhe werden mit einem GdB von 20–40 bemessen; in Spätstadien mit generalisierten Hyperkinesen und ausgeprägtem Psychosyndrom kommen GdB-Werte von 50–100 in Betracht. Bei symptomatischen Formen choreatischer Bewegungsstörungen ist die prinzipiell mögliche Reversibilität zu berücksichtigen. Eine Nachbegutachtung sollte in der Regel nach einem Jahr erfolgen.

23.3 Dystone Erkrankungen

23.3.1 Einteilung der Dystonien

Dystonien sind Bewegungsstörungen mit länger anhaltenden unwillkürlichen Kontraktionen der quergestreiften Muskulatur, die häufig zu verzerrenden und repetitiven Bewegungen, abnormen Haltungen oder bizarren Körperfehlstellungen führen. Nachdem lange Zeit vor allem die fokalen Dystonien als psychogene Körperstörungen betrachtet wurden, gelten heute die psychischen Begleitsymptome, die den Patienten oft nicht weniger beeinträchtigen als die motorischen Störungen, als reaktiv [Volkmann et al. 2003]. Zur Einteilung s. Tabelle 23.3.

23.3.2 Diagnostik im Rahmen der Begutachtung

Die Diagnose eines dystonen Syndroms wird klinisch gestellt durch das Erkennen von bestimmten, typischen Bewegungsmustern. Das setzt ein genaues Beobachten des Patienten voraus, ggf. können Videoaufzeichnungen und deren detaillierte Auswertung hilfreich sein. Zusatzuntersuchungen sind einschließlich struktureller Bildgebung bei den idiopathischen Formen unauffällig und im Rahmen der Begutachtung nicht erforderlich.

23.3.3 Gutachtliche Einschätzung

Die Einschätzung der Funktionsbeeinträchtigung ist abhängig von den betroffenen Muskelgruppen und den daraus resultierenden Bewegungsstörungen. Vorschläge hierzu finden sich in Tabelle 23.4. Hinzuzurechnen sind ggf. ein Nachteilsausgleich wie z. B. das Merkzeichen „RF“ bei

Tabelle 23.3 Einteilung der Dystonien [nach Ceballos-Baumann 2005]

Nach Ätiologie	primär (idiopathisch)	• sporadisch • hereditär
	sekundär (symptomatisch)	• degenerativ • vaskulär • metabolisch • medikamentös
Nach Alter	infantile Form	0–12 Jahre
	juvenile Form	12–20 Jahre
	adulte Form	> 20 Jahre
Nach topischer Verteilung	fokal	auf eine Körperregion begrenzt (z. B. Blepharospasmus)
	segmental	auf 2 benachbarte Körperregionen begrenzt (z. B. Torticollis)
	multifokal	2 oder mehrere, nicht benachbarte Körperregionen sind betroffen (z. B. Schreibkrampf plus Blepharospasmus)
	generalisiert	Ausdehnung auf mehrere, nicht benachbarte Körperregionen einschließlich eine der unteren Extremitäten
	Hemidystonie	nur 1 Körperseite an unterer und oberer Extremität betroffen

Tabelle 23.4 Vorschläge zur Einschätzung des GdB bei Dystonien ohne bislang verbindlichen Charakter [nach Deuschl 1999, Erbguth 2002]

Dystonie	*Funktionsbeeinträchtigungen*		*GdB*
Zervikale Dystonie (z. B. Torticollis)[1]	dystone Kopffehlhaltung mit Nackenschmerzen		50–70
	Einschränkung des Gesichtsfelds durch die Kopfdrehung	• Betroffener muss seitwärts gehen, um nicht anzuecken • erschwerte Ausführung von Tätigkeiten, die nicht mehr im Blickfeld liegen	50–70
		erhebliche räumliche Orientierungsstörung durch Kopfzwangshaltung	80[2]
Blepharospasmus mit Sehstörungen	• deutliche Beeinträchtigung im beruflichen und sozialen Leben • notwendige Alltagsanforderungen nur bedingt durchführbar • Lesen oder Autofahren erschwert		50
	starke Beeinträchtigung der Orientierungsfähigkeit		70–90[2]
	faktische Blindheit		100
Meige-Syndrom[3]	kosmetische Entstellung im Vordergrund		10–20
	Beeinträchtigung ist so ausgeprägt, dass sie mit „beidseitiger Fazialisparese mit Kontrakturen" vergleichbar ist.		40
Oromandibuläre und andere kraniale Dystonien	pharyngeale Dystonie mit Schluckstörung	ohne wesentliche Behinderung der Nahrungsaufnahme	0–10
		mit erheblicher Behinderung der Nahrungsaufnahme	20–40
		mit häufiger Aspiration und erheblicher Beeinträchtigung des Kräfte- u. Energiezustandes	50–70
	linguale Dystonie mit Artikulationsstörung	mit verständlicher Sprache	0–10
		mit schwer verständlicher Sprache	20–40
		mit unverständlicher Sprache	50
	Kieferdystonie	mit erheblicher Behinderung der Nahrungsaufnahme	20–40
		Kieferklemme mit Notwendigkeit der Aufnahme flüssiger/passierter Nahrung und Sprechstörung	50
Spasmodische Dysphonie	mit guter Stimme		0–10
	mit dauernder Heiserkeit		20–30
	mit völliger Stimmlosigkeit		50
Schreibkrampf und andere Aufgaben-induzierte Dystonien	isolierter Fingerkrampf bei aufgabenspezifischer Tätigkeit (z. B. bei Pianisten oder Uhrmachern)		10–20
	Vollbild mit Schreibunfähigkeit bei sonst vollständig erhaltener Gebrauchsfähigkeit der Hand		20–30
Generalisierte Dystonie	gering ausgeprägte Gangstörungen bei noch erhaltener Feinmotorikstörung der Hände		30–40
	Störung des Ganges und Motorik der Hände		50–70
	schwere Beeinträchtigungen bis zur Immobilität		80–100

[1] Die Beurteilung des Schweregrades des Funktionsstörung ist anhand verschiedener Skalen möglich: Beurteilungsskala für die idiopathischen Torsionssyndrome; Toronto Western Spasmodic Torticollis Rating Scale; Beurteilungsskala für zervikale Dystonien [Tsui 1986].
[2] Außerdem ggf. Merkzeichen „G" und „B".
[3] Je nach der im Vordergrund stehenden Funktionsstörung sind für die Bewertung des Gesamt-GdB die GdB-Werte für den Blepharospasmus **oder** die Beteiligung der orofazialen Muskulatur maßgeblich.

Tabelle 23.5 Einteilung [American Sleep Disorder Association 1997] und Vorschläge zur GdB-Bewertung des Restless-Legs-Syndroms [nach Benes 2000]

Schweregrad	*Symptomatik*		*GdB*
Leicht	episodisches Auftreten, kaum Schlafstörungen, geringe Beeinträchtigung der Tagesbefindlichkeit		0
Mittel	Auftreten < 2-mal/Woche, starke Schlafstörung, mäßige Beeinträchtigung der Tagesbefindlichkeit		20
Schwer	Auftreten > 2-mal/Woche bis täglich, schwere Störung des Schlafes und der Tagesbefindlichkeit	unzureichender Therapieeffekt, noch vorhandener Restsymptomatik am Tage	30–40
		unzureichender Therapieeffekt, deutliche Nebenwirkungen der medikamentösen Therapie	50
		therapieresistentes RLS, sekundär psychische Begleitsymptomatik und zusätzlich bestehende Begleit-/Grunderkrankung	60–80

störend wirkenden Kopf- und Gliedmaßenbewegungen, welche die Teilnahme an öffentlichen Veranstaltungen verhindern.

23.4 Tics

Tic-Erkrankungen stellen ein heterogenes Spektrum von Bewegungsstörungen mit abrupten, kurzen, stereotypen einfachen („einfache Tics") oder koordinierten Bewegungen („komplexe Tics") dar. Es resultieren meist geringe motorische Funktionsbeeinträchtigungen, die je nach Ausprägung mit einem GdB von 20–40 bewertet werden. Bei gesichtsentstellenden Tics der mimischen Muskulatur kommen GdB-Werte bis 50 in Frage. Das therapeutisch schlecht zu beeinflussende Gilles-de-la-Tourette-Syndrom kann aufgrund der vokalen Tics mit Koprolalie bei sozial isolierten Schwerstbetroffenen einen GdB bis zu 100 bedingen.

23.5 Restless-Legs-Syndrom

Das Restless-Legs-Syndrom (RLS) [Benes 2000] tritt entweder in einer idiopathischen Form mit autosomal-dominantem Erbgang oder symptomatisch bei verschiedenen Grundkrankheiten auf. Die Diagnose wird klinisch aufgrund der typischen quälenden Dysästhesien der Extremitäten (vorwiegend der Beine) gestellt, die mit motorischer Bewegungsunruhe und ausgeprägtem Bewegungsdrang einhergehen. Im Einzelfall ist eine Polysomnographie zur Diagnosestellung erforderlich.

Die typische Beschwerdezunahme in der Nacht führt fast regelhaft zu schweren Schlafstörungen und damit zur erheblichen Beeinträchtigung der Tagesbefindlichkeit und Leistungsfähigkeit. Die Tagesmüdigkeit kann mit Hilfe des multiplen Schlaflatenztestes objektiviert werden. Da zahlreiche suffiziente medikamentöse Behandlungsmöglichkeiten zur Verfügung stehen, erscheint eine gutachtliche Einschätzung erst nach dokumentiert erfolgloser Therapie sinnvoll (Tab. 23.5).

23.6 Tremor

23.6.1 Einteilung der Tremorformen

Tremor ist definiert als unwillkürliche rhythmische Oszillation eines oder mehrerer Körperabschnitte. Der Tremor ist ein Symptom und ätiologisch heterogen [Deuschl et al. 2003]. Die Tremorformen werden nach einem Klassifikationsvorschlag der Movement Disorder Society eingeteilt (Tab. 23.6). Es lassen sich einerseits bestimmte häufige Krankheiten und andererseits bestimmte ätiologisch heterogene Symptomkonstellationen abgrenzen, die beide zusammen in die Klassifikation aufgenommen wurden.

Im Weiteren wird auf den klassischen essenziellen Tremor eingegangen. Für die übrigen Tremorformen wird auf die Kapitel zu den jeweiligen Grunderkrankungen verwiesen.

Tabelle 23.6 Verschiedene Tremorformen [nach Deuschl u. Bain 2002]

- Verstärkter physiologischer Tremor
- Essenzieller Tremor
- Tremor bei Parkinson-Syndromen
- Zerebellärer Tremor
- Medikamenten-induzierter Tremor (z. B. Lithium, Valproinsäure, Neuroleptika, trizyklische Antidepressiva, Theophyllin, Steroide, Bronchodilatatoren, Koffein)
- Toxischischer Tremor (z. B. Alkohol, Schwermetalle)
- Orthostatischer Tremor
- Dystoner Tremor
- Aufgaben- und Positions-spezifischer Tremor
- Holmes-Tremor
- Gaumensegeltremor
- Tremor bei peripherer Neuropathie
- Psychogener Tremor

23.6.2 Diagnostik im Rahmen der Begutachtung

Die Begutachtung stützt sich auf die Anamnese und den klinisch-neurologischen Befund. Die Indikation für eine quantitative Tremormessung ergibt sich im Rahmen der Begutachtung im Regelfall nicht.

23.6.3 Gutachtliche Einschätzung

Ein **Haltetremor**, insbesondere ein ausgeprägter begleitender Aktionstremor beeinträchtigen den feinmotorischen Handgebrauch und das Tragen, Bewegen und Handhaben von Gegenständen. Ein **Stimmtremor** beeinträchtigt die Fähigkeit zur Vermittlung von gesprochenen Mitteilungen. Fast alle Betroffenen sind sozial eingeschränkt.

Schwerbehindertenrecht

Der Grad der Behinderung (GdB) nach dem Schwerbehindertengesetz ist gemäß „Anhaltspunkten" [BMGS 2005] je nach dem Ausmaß der Störung der Ziel- und Feinmotorik im Analogschluss zu den Vorgaben für Koordinations- und Gleichgewichtsstörungen (s. Tab. 36.**2**) zu bewerten. Die seelische Belastung in sozialen Situationen kann so ausgeprägt sein, dass eine Höherbewertung aufgrund außergewöhnlicher seelischer Belastung gerechtfertigt ist (s. Kap. 36.10).

Berufliches Leistungsvermögen/ Berufsunfähigkeit

Die Feinmotorikstörungen der Hände reduziert die Leistungsfähigkeit an Arbeitsplätzen mit manueller Tätigkeit. Insbesondere beim ausgeprägten Aktionstremor ist die Verletzungsgefahr erhöht. Ein Stimmtremor führt zu Einschränkungen in Berufen mit Publikationsverkehr und Telefonkontakt. Essenzieller Tremor führt nicht selten zu erheblichen Beeinträchtigungen.

23.7 Ataxien

23.7.1 Einteilung der Ataxien

Als Ataxien werden nichtfokale Erkrankungen des Kleinhirns und seiner Verbindungen bezeichnet, deren Leitsymptom chronische Ataxie ist [Klockgether et al. 2005]. Die Erkrankungen sind ganz überwiegend chronisch progredient und es steht nur in Einzelfällen eine symptomatische Therapie zur Verfügung [Schöls et al. 2004]. Fokale oder multifokale Erkrankungen des Kleinhirns, wie Schlaganfälle, Tumoren oder multiple Sklerose, und Polyneuropathien werden nicht zur Krankheitsgruppe der Ataxien gezählt, auch wenn Ataxie das Hauptsymptom ist. Tabelle 23.**7** gibt einen Überblick über die derzeitige Einteilung der Ataxien.

Tabelle 23.**7** Einteilung der Ataxien

Erbliche Ataxien	autosomal rezessive Ataxien	• Friedreich-Ataxie (FRDA) • Ataxie mit okulärer Apraxie (AOA) • früh beginnende zerebelläre Ataxie (EOCA)
	rezessive Erkrankungen mit Ataxie als fakultativem Symptom	Ataxie-Teleangiektasie (AT)
	autosomal dominante Ataxien (ADCA)	• spinozerebelläre Ataxien (SCA) • episodische Ataxien (EA)
	fragile X-Tremor-Ataxie-Syndrom (FXTAS)	
Nichterbliche degenerative Ataxien	sporadische Ataxie unklarer Genese (SAOA, früher als IDCA bezeichnet)	
	Multisystematrophie, zerebelläre Form (MSA-C)	
Symptomatische Ataxien	alkoholische Kleinhirndegeneration	
	Ataxien aufgrund anderer toxischer Ursachen	
	paraneoplastische Kleinhirndegeneration	
	Ataxie aufgrund erworbenen Vitaminmangels oder metabolischer Ursache	
	zerebelläre Enzephalitis	
	Ataxie aufgrund physikalischer Ursachen	

23.7.2 Diagnostik im Rahmen der Begutachtung

Die Begutachtung stützt sich in erster Linie auf die Anamnese und den klinisch-neurologischen Befund. Wichtig ist zu erfassen, inwieweit Hilfsmittel (Stock, Gehwagen, Rollstuhl, Begleitperson) notwendig sind. Nach begleitenden autonomen Symptomen (Blasenstörung, erektile Dysfunktion, orthostatische Dysfunktion) sollte gefragt werden. Zur Quantifizierung der zerebellären Ataxie stehen validierte Ataxie-Skalen zur Verfügung (Tab. 23.**8**). Zusätzliche Maße sind z. B. die Zeit für eine festgelegte Gehstrecke (z. B. 10 m), die Geschwindigkeit im Streckbretttest und bei der Silbenwiederholung (z. B. pata). Neurophysiologische Zusatzdiagnostik steht nur eingeschränkt zur Verfügung. Die Elektronystagmographie eignet sich zur Objektivierung einer zerebellär gestörten Okulomotorik und die Posturographie zur Quantifizierung der Standataxie.

Zur Erfassung einer möglichen extrazerebellären Mitbeteiligung können Nervenleitgeschwindigkeiten (eine begleitende Polyneuropathie ist bei den meisten Heredoataxien häufig) sowie magnetisch und sensibel evozierte Potenziale nützlich sein. Der Schellong-Test oder eine ausführlichere autonome Testung eignen sich zur Erfassung von autonomen Symptomen bei der MSA-C.

Eine neuroradiologische Zusatzdiagnostik (kranielle Kernspintomographie) kann bei Zweifel an der vorgestellten Diagnose hilfreich sein. Eine molekulargenetische Diagnostik ist im Rahmen einer Begutachtung im Regelfall nicht indiziert.

23.7.3 Gutachtliche Einschätzung

Ataxien beeinträchtigen in erster Linie die Mobilität, aber auch die Kommunikation. Es besteht das Risiko von Stürzen. Auch sind die Folgen einer zerebellär gestörten Okulomotorik zu beachten. Eine gestörte Fixationssuppression des vestibulookulären Reflexes führt zu Verschwommensehen beim Fixieren und gleichzeitigen Kopfbewegungen, z. B. beim Autofahren.

Extremitätenataxie mit Dysmetrie und kinetischem Tremor beeinträchtigt den feinmotorischen Handgebrauch und, zusammen mit der Stand- und Gangataxie, das Tragen, Bewegen und Handhaben von Gegenständen. Die zerebelläre Dysarthrie beeinträchtigt die Fähigkeit zur Vermittlung von gesprochenen Mitteilungen. Die gestörte Mobilität und Kommunikation führt zu Beeinträchtigungen in allen Bereichen der Selbstversorgung und im häuslichen Leben.

Eine reine zerebelläre Ataxie wird selten zu begutachten sein (z. B. bei SAOA, früher IDCA, und SCA6). Häufig finden sich extrazerebelläre Begleitsymptome (Polyneuropathie, Pyramidenbahnstörung, extrapyramidale und autonome Symptome), die die beschriebenen Funktionsstörungen verstärken. Zusätzliche kognitive Einschränkungen können bei Heredoataxien vorkommen.

Schwerbehindertenrecht

Der Grad der Behinderung (GdB) ist gemäß „Anhaltspunkten" [BMGS 2005] für „Koordinations- und Gleichgewichtsstörungen (spino-)zerebellärer Ursache" je nach dem Ausmaß der Störung der Ziel- und Feinmotorik einschließlich der Schwierigkeiten beim Gehen und Stehen zwischen 30 und 100 anzunehmen. Nähere Angaben zur Gradeinteilung werden nicht gemacht. Zur Orientierung hilft die Gradein-

Tabelle 23.**8** Diagnostik der Ataxien im Rahmen der Begutachtung

Klinische Scores	International Cooperative Ataxia Rating Scale (ICARS) [Trouillas et al. 1997]	
	Scale for the Assessment and Rating of Ataxia (SARA) [Schmitz-Hübsch et al. 2006]	
	Friedreich Rating Scale [Subramony et al. 2005]	
Erweiterte klinische Diagnostik	Gehstrecke	
	Steckbretttest	
	Silbengeschwindigkeit	
Neurophysiologische Untersuchung	zerebelläre Okulomotorikstörung	Elektronystagmographie
	Standmessung	Posturographie
	extrazerebelläre Begleitsymptome	• Elektroneurographie (Polyneuropathie) • magnetisch evozierte Potenziale (Pyramidenbahnläsion) • visuell, akustisch und somatosensibel evozierte Potenziale (Hinterstrang-, N.-II-, N.-VIII-Affektion) • autonome Testung

teilung für das Parkinson-Syndrom (s. Tab. 36.**14**). Zusätzliche Maßstäbe für die Bewertung finden sich im Kapitel 23.1.3. Die seelische Belastung kann insbesondere bei Heredoataxien so ausgeprägt sein, dass eine Höherbewertung aufgrund außergewöhnlicher seelischer Belastung gerechtfertigt ist. Die Ataxien im engeren Sinne sind progrediente Erkrankungen, die eine Nachbegutachtung und Höhereinstufung abhängig vom Krankheitsverlauf notwendig machen. Zusätzlich sind, abhängig vom Schweregrad der Stand- und Gangataxie, die Merkzeichen „G" (erhebliche Beeinträchtigung der Bewegungsfähigkeit im Straßenverkehr), „B" (Notwendigkeit ständiger Begleitung) und „aG" (außergewöhnliche Gehbehinderung) zuzuerkennen.

Berufliches Leistungsvermögen/ Berufsunfähigkeit

Die Erwerbsfähigkeit ist durch die Sturzgefahr (z. B. auf Leitern und Gerüsten) und Verletzungsmöglichkeit im Rahmen der Extremitätenataxie (z. B. an laufenden Maschinen) vermindert. Eine Stand- und Gangataxie schränkt die Ausübung von Berufen mit nichtsitzender Tätigkeit ein.

Feinmotorikstörungen der Hände, aber auch eine Okulomotorikstörung, reduzieren die Leistungsfähigkeit an computergestützten Arbeitsplätzen. Eine zerebelläre Dysarthrie führt zu Einschränkungen in Berufen mit Publikationsverkehr und Telefonkontakt.

Im Einzelfall ist zu überprüfen, inwieweit eine Anpassung des Arbeitsplatzes, eine innerbetriebliche Umbesetzung oder Umschulung eine Fortführung der Erwerbstätigkeit ermöglichen. Im Rahmen der Erwerbstätigkeit und für Aktivitäten des täglichen Lebens sind Rehabilitationsmaßnahmen wichtig, um Funktionen zu verbessern und das Fortschreiten der Funktionsstörungen zu verzögern (Fallbeispiel 23.4).

Fallbeispiel 23.4

Spinozerebelläre Ataxie, Schwerbehindertenrecht, Berufsunfähigkeit

Ein 35 Jahre alter Metzger leidet seit 4 Jahren unter Gleichgewichtsstörungen, die seit einem Jahr deutlich zugenommen haben. Im neurologischen Untersuchungsbefund findet sich eine ausgeprägte zerebellär gestörte Okulomotorik, eine leichtgradige Extremitäten- und eine leicht- bis mittelgradige Stand- und Gangataxie. Hilfsmittel werden nicht benötigt. Bei positiver Familienanamnese ist eine SCA6 (spinozerebelläre Ataxie vom Typ 6) molekulargenetisch gesichert worden. Die Symptomatik führt zu einer mittelschweren Leistungsbeeinträchtigung (d. h. im Alltag sich deutlich auswirkend), für die ein GdB von 60 gerechtfertigt erscheint. Die Voraussetzungen für das Merkzeichen „G" sind zum Zeitpunkt der Untersuchung (noch) nicht erfüllt. Aufgrund der Verletzungsgefahr ist eine Berufstätigkeit als Metzger nicht mehr möglich. Rehabilitationsmaßnahmen sind auszuschöpfen. Eine innerbetriebliche Umsetzung ist nicht möglich. Da die SCA6 im Regelfall langsam progredient verläuft, wird aufgrund des jungen Alters des Patienten eine Umschulung zum Bürokaufmann eingeleitet.

Kraftfahreignung

Das Vorliegen einer Ataxie schließt das Führen eines Kraftfahrzeugs der Gruppe 1 nicht grundsätzlich aus. Eignungsmängel können unter Umständen durch entsprechende Hilfsmittel, Umbauten, aber auch eine besonders erfahrene, vorausschauende und sicherheitsbewusste Fahrweise kompensiert werden [Fries et al. 2005]. Die Eignung für das Führen eines Kraftfahrzeugs ist individuell zu überprüfen. Hierzu werden in der Regel psychologische Testverfahren verlangt. Im Zweifelsfall ist die Fahreignung durch eine praktische, standardisierte Fahrprobe zu belegen.

Menschen mit Ataxien eignen sich im Regelfall nicht zum Führen von einspurigen Kraftfahrzeugen (Klasse A) und Kraftfahrzeugen der Gruppe 2 (d. h. Lastwagen und Fahrzeugen, die der Personenbeförderung dienen).

Anforderungen an das Sehvermögen sind nach § 12 FeV Anlage 6 festgelegt. Für Fahrerlaubnisinhaber der Gruppe 1 sind Doppelbilder zulässig, solange bei Kopfgeradehaltung im Geradeausblick keine Doppelbilder auftreten. Ein dauerhafter Nystagmus ist zulässig, wenn die Erkennungszeit für einzelne Sehzeichen nicht mehr als 1 s beträgt. Für Fahrerlaubnisinhaber der Gruppe 2 besteht bei Nystagmus und bei (auch zeitweiligen) Doppelbildern keine Fahreignung.

Literatur

American Sleep Disorders Association. International classification of sleep disorders. Revised: Diagnostik and coding manual. American Sleep Disorders Association, Rochester, Minnesota 1997

Benes H. Das Restless Legs Syndrom: Klinisches Bild, funktionelle Auswirkungen und Begutachtung. Med Sach 2000; 96: 120 – 124

Berger C. Sexuelle Delinquenz und Morbus Parkinson. Zu beziehen über DPV, Neuss

Bundesministerium für Gesundheit und Soziale Sicherung: Anhaltspunkte für die ärztliche Gutachtertätigkeit im sozialen Entschädigungsrecht und nach dem Schwerbehindertenrecht (2005)

Ceballos-Baumann A. Dystonien. In: Ceballos-Baumann A, Conrad B (Hrsg.). Bewegungsstörungen. 2. Aufl., Thieme, Stuttgart 2005: 30

Deuschl G, Bain P. Klassifikation des Tremors. Akt Neurol 2002; 29: 273 – 281

Deuschl G, Högenauer H. Begutachtung der generalisierten und fokalen Dystonien nach dem Schwerbehindertengesetz. Med Sach 95 1999; 3: 97 – 102

Deuschl G, Högenauer H. Extrapyramidale Bewegungsstörungen. In: Suchenwirth MA, Kunze K, Krasney OE (Hrsg.). Neurologische Begutachtung. Urban und Fischer, München 2000: 410 – 427

Deuschl G, Schulz JB, Spieker S. Tremor. In: Diener HC (Hrsg.): Leitlinien für Diagnostik und Therapie in der Neurologie. 3. Aufl., Thieme, Stuttgart 2005: 98 – 120

Erbguth F. Dystonie als Behinderung. Deutsche Dystonie Gesellschaft e.V. 2002

Fahn S, Elton RL. Members of the UPDRS Development Committee. The Unified Parkinson's Disease Rating Scale. In: Fahn S, Marsden CD, Calne DB, Goldstein M eds. Recent Developments in Parkinson's Disease, vol. 2. Florham Park NJ: Macmillan Health Care Information 1987; 153 – 164, 293 – 304

Fries W, Netz J, Bötzel K, Steinhoff B, Hartje W, Lachenmayr B. Leitlinie zur Beurteilung der Fahreignung bei neurologischen Erkrankungen. Akt Neurol 2005; 32: 342 – 350

Hoehn MM, Yahr MD. Parkinsonism. Onset, progression, and mortality. Neurology 1967: 17427 – 17442

Hughes AJ, Ben-Shlomo Y, Daniel SE, et al. What features improve the accuracy of clinical diagnosis in Parkinson's disease: a clinical pathological study. Neurology 1992; 42:114 – 6

Huntington Study Group (Kieburtz K, primary author). The Unified Huntington's Disease Rating Scale: Reliability and Consistency. Mov Dis 1996; 11: 136 – 142

Jörg J. Anhaltspunkte für die Beurteilung der Minderung der Erwerbsfähigkeit von Parkinsonkranken. DPV-Nachrichten 1992; 33: 17 – 21

Klockgether T, Abele M, Auburger G, Bürk K, Schöls L, Schulz JB, Timmann-Braun D. Ataxien. In: Diener HC (Hrsg.). Leitlinien für Diagnostik und Therapie in der Neurologie. 3. Aufl., Thieme, Stuttgart 2005: 158 – 164

Muhl C, Jörg J. Begutachtung des Parkinson-Syndroms nach dem Schwerbehindertengesetz und im sozialen Entschädigungsrecht. Med Sach 96 2000; 5:137 – 141

Oertel et al. Parkinson-Syndrome. In: Diener HC (Hrsg.). Leitlinien für Diagnostik und Therapie in der Neurologie. 2. Aufl., Thieme, Stuttgart 2003

Rehadat, Dokument der Datenbank REHADAT, Referenznr. R/PB3088; Institut der deutschen Wirtschaft Köln, Gustav-Heinemann-Ufer 84 – 88, 50968 Köln, Tel: 0221 – 4981 – 843

Schmitz-Hübsch T, du Montcel ST, Baliko L, Berciano J, Boesch S, Depondt C, Giunti P, Globas C, Infante J, Kang JS, Kremer B, Mariotti C, Melegh B, Pandolfo M, Rakowicz M, Ribai P, Rola R, Schols L, Szymanski S, van de Warrenburg BP, Durr A, Klockgether T. Scale for the assessment and rating of ataxia: development of a new clinical scale. Neurology. 2006; 66: 1717 – 1720

Schöls L, Bauer P, Schmidt T, Schulte T, Riess O. Autosomal dominant cerebellar ataxias: clinical features, genetics, and pathogenesis. Lancet Neurology 2004; 3: 291 – 304

Subramony SH, May W, Lynch D, Gomez C, Fischbeck K, Hallett M, Taylor P, Wilson R, Ashizawa T. Cooperative Ataxia Group. Measuring Friedreich ataxia: Interrater reliability of a neurologic rating scale. Neurology 2005; 64: 1261 – 1262

Töpper et al. Chorea. In: Diener HC (Hrsg.). Leitlinien für Diagnostik und Therapie in der Neurologie. 2. Aufl. Thieme. Stuttgart 2003

Trouillas P, Takayanagi T, Hallett M, Currier RD, Subramony SH, Wessel K, Bryer A, Diener HC, Massaquoi S, Gomez CM, Coutinho P, Ben Hamida M, Campanella G, Filla A, Schut L, Timann D, Honnorat J, Nighoghossian N, Manyam B. International Cooperative Ataxia Rating Scale for pharmacological assessment of the cerebellar syndrome. The Ataxia Neuropharmacology Committee of the World Federation of Neurology. J Neurol Sci 1997; 145: 205 – 211

Tsui JKC, Eisen A, Stoessl AJ, Calne DB. Double blind study of botulinum toxin in spasmodic torticollis. Lancet 1986; ii:245 – 247

Volkmann J. Dystonie. In: Diener HC (Hrsg.). Leitlinien für Diagnostik und Therapie in der Neurologie. 2. Aufl., Stuttgart, Thieme 2003

Weindl A, Conrad B. Corea. In: Ceballos-Baumann A, Conrad B (Hrsg.). Bewegungsstörungen. 2. Aufl., Thieme, Stuttgart 2005: 195 – 221

24 Schwindelsyndrome

F. Thömke u. M. Dieterich

Schwindel ist kein einheitliches Krankheitsbild, sondern das unspezifische Symptom einer Reihe verschiedener Erkrankungen unterschiedlichster Ursachen. „Schwindel" meint ganz allgemein Verlust oder Unsicherheit der räumlichen Orientierung bzw. eine als unangenehm empfundene scheinbare Bewegung des Betroffenen und/oder seiner Umgebung. Schwindel ist Folge einer Inkongruenz, eines „mismatch", zwischen den erwarteten und den tatsächlich eingehenden vestibulären, visuellen und somatosensorischen Informationen [Brandt 1999, Brandt et al. 2004]. Bei jeder Eigenbewegung kommt es durch Reizung der vestibulären, visuellen und somatosensorischen Sinnesorgane zu einem bewegungsspezifischen multisensorischen Informationsmuster. Dieses Muster wird mit einem multisensorischen Erwartungsmuster verglichen, das auf den individuellen Bewegungserfahrungen basiert. Schwindel wird immer dann erlebt, wenn die tatsächlich eingehenden Informationen vom Erwartungsmuster abweichen. Dies ist bei einer Reizung oder Störung in jedem an der Haltungs- und Blickkontrolle beteiligten sensorischen System möglich. Dabei kommt den Störungen im vestibulären System die mit Abstand wichtigste Rolle zu, wohingegen eine Schädigung der Gelenkrezeptoren der Halswirbelsäule bei einem intakten vestibulären und visuellen System rasch und nahezu vollständig kompensierbar ist, so dass z. B. zervikogene Schwindelursachen eine nur untergeordnete Bedeutung haben, allgemein aber deutlich überschätzt werden.

24.1 Einteilung von Schwindelsyndromen

In der klinischen Praxis hat sich eine auf den Angaben der Patienten basierende Einteilung in 4 Kategorien bewährt (Tab. 24.1).

Tabelle 24.1 Klinische Einteilung von Schwindel aufgrund anamnestischer Angaben

Kategorie des Schwindelsyndroms	*Krankheitsbilder*
(Dreh)schwindelattacken (Sekunden, Minuten, bis Stunden)	• Morbus Menière • vestibuläre Migräne • transitorisch ischämische Attacken im vertebrobasilären Stromgebiet • Vestibularisparoxysmie • vestibuläre Epilepsie • familiärer episodischer Schwindel bzw. familiäre episodische Ataxie
Anhaltender (Dreh)schwindel (Stunden bis Tage)	• Neuritis vestibularis • akute Labyrinthschädigung • Morbus Menière • vestibuläre Migräne • Kleinhirnbrückenwinkeltumor • Schädigungen des N. vestibularis im Hirnstamm • Schädigungen des Vestibulariskerns
Lage- und Lagerungsschwindel	• benigner peripherer paroxymaler Lagerungsschwindel • alkoholischer Lageschwindel • zentraler Lage- und Lagerungsschwindel • Perilymphfistel • Hyperviskositätssyndrom
Schwank- und Benommenheitsschwindel	• phobischer Schwankschwindel • Upbeat- und Downbeat-Nystagmus-Syndrom • Kleinhirnerkrankungen • bilaterale Vestibulopathie • Hirnstammläsionen • Parkinson-Syndrom und Multi-System-Atrophien • Sehstörungen • Polyneuropathie • Orthostatische Dysregulation • Intoxikationen

24.2 Grundlagen der gutachlichen Einschätzung schwindelbedingter Funktionsstörungen

Erfreulicherweise lässt sich eine Reihe von Schwindelsyndromen erfolgreich behandeln (z. B. benigner peripherer paroxymaler Lagerungsschwindel, vestibuläre Migräne, Vestibularisparoxysmie), so dass über 6 Monate dauernde oder bleibende Defizite mit anhaltenden Beschwerden, die zu einer gutachterlich relevanten Funktionsstörung führen, selten sind. Nicht zuletzt zeigt auch der überwiegende Teil der Schwindelsyndrome eine Spontanbesserung durch Kompensationsvorgänge, wobei allerdings die Kompensationsfähigkeit mit zunehmendem Alter abnimmt. Dies kann im Einzelfall auch dazu führen, dass bei anerkannten Schwindelsyndromen eine spätere Verschlimmerung anzunehmen ist. Die klinische Einteilung von Schwindelzuständen in attackenartig auftretenden oder anhaltenden Schwindel ist auch für die gutachterliche Beurteilung von grundlegender Bedeutung.

24.2.1 Berufliche Leistungsfähigkeit

Das Auftreten von Schwindelsymptomen, sofern diese nicht anhand geeigneter Untersuchungsmethoden nachweisbar („Vollbeweis"!) sind, führt in der gesetzlichen Rentenversicherung so gut wie nie zur Anerkennung einer Erwerbsminderung. Bei entsprechend exponierten Berufen (z. B. Dachdecker, Gefahrguttransport) kann jedoch Berufsunfähigkeit gemäß den Versicherungsbedingungen der privaten Berufsunfähigkeit-(Zusatz)Versicherung vorliegen, sofern der Vertrag keine entsprechende Verweisklausel enthält (s. Kap. 11.2). In der gesetzlichen Rentenversicherung wird bei Berufsunfähigkeit seit 2001 nur noch unter eingegrenzten Bedingungen eine Rente gewährt (s. Kap. 11.1).

24.2.2 Gesetzliche und private Unfallversicherung

Traumatisch verursachte Schwindelbeschwerden (z. B. nach Labyrinthkontusionen) sind in der gesetzlichen Unfallversicherung nach den in Tabelle 24.2 genannten Kriterien einzuschätzen. Die Definitionen der Intensitäts- und Belastungsstufen sind in den Tabellen 24.3 und 24.4 dargestellt. In der privaten Unfallversicherung sind Schwindelsyndrome nur dann entschädigungspflichtig, wenn sie nachweislich (!) eine körperliche Ursache besitzen. Die Einschätzung der Invalidität erfolgt außerhalb der Gliedertaxe, Einschätzungstabellen hierzu existieren nicht. Die Beurteilung wird sich daher in grober Annäherung an den Regeln der gesetzlichen Unfallversicherung orientieren. Allerdings ist zu berücksichtigen, dass die „Beeinträchtigung der Leistungsfähigkeit" in der privaten Unfallversicherung sich auf die gesamten Lebensumstände sowohl des Berufs- als auch des Privatlebens beziehen, so dass bei leichteren Schwindelsyndromen mit Beeinträchtigungen vor allem im Freizeitbereich für die Invalidität möglicherweise höhere Werte als für die lediglich auf das Erwerbsleben bezogene MdE anzusetzen sind. Gleichermaßen sollte jedoch beachtet werden, dass im Gegensatz zum Haftpflichtrecht, das auf die konkreten Beeinträchtigungen im individuellen Fall abstellt (s. Kap. 24.2.3), in der privaten Unfallversicherung der abstrakte „Durchschnittsmensch" Maßstab ist.

	Auftreten von Schwindel bei Belastungsstufe				
Schwindel der Intensitätsstufe	*0*	*1*	*2*	*3*	*4*
0		< 10	< 10	< 10	< 10
1	40	30	20	10	< 10
2	60	40	30	20	10
3	80	60	40	30	20
4	100	80	60	40	30

Tabelle 24.2 MdE-Einschätzung von Schwindelsyndromen in der gesetzlichen Unfallversicherung [nach Schönberger et al. 2003]

Tabelle 24.3 Einteilung der Intensitätsstufen des Schwindels

Stufe	*Intensität*	*Subjektive Beschreibung*
0	Weitgehend beschwerdefrei	Gefühl der Unsicherheit
1	Leichte Unsicherheit, geringe Schwindelbeschwerden	Schwanken, Stolpern
2	Deutliche Unsicherheit, starke Schwindelbeschwerden	Fallneigung, Ziehen nach einer Seite
3	Erhebliche Unsicherheit, sehr starke Schwindelbeschwerden	Fremder Hilfe bedürftig. Unfähig, Tätigkeiten allein auszuüben.
4	Heftiger Schwindel, vegetative Erscheinungen	Übelkeit, Erbrechen, Orientierungsverlust

Tabelle 24.4 Einteilung der Belastungsstufen, bei denen Schwindelsymptome auftreten

Stufe	*Belastung*	*Auftreten*
0	Keine Belastung	Ruhelage
1	Niedrige Belastung	langsame Kopf- und Körperbewegungen, Drehen im Bett, Aufrichten aus sitzender oder liegender Haltung, leichte Arbeiten im Sitzen (z. B. Schreiben)
2	Mittlere Belastung	Waschen und Anziehen, Bücken und Aufrichten, Gehen, Treppensteigen, leichte Arbeiten im Stehen
3	Hohe Belastung	Heben von Lasten, Gehen im Dunkeln, Auto fahren (nachts, im Nebel oder auf unebener Straße), Fahren auf vibrierenden Maschinen (z. B. Bagger fahren)
4	Sehr hohe Belastung	rasche Körperbewegungen, Stehen und Gehen auf Gerüsten, spezifische Belastungen außerhalb der beruflichen Tätigkeit (z. B. Rad fahren, Tanzen, Reiten, Ski fahren, Schwimmen)

24.2.3 Haftpflichtrecht

Besondere Bedeutung kommt Schwindelbeschwerden im Rahmen von Begutachtungen im Haftpflichtrecht zu, da nach PKW-Unfällen häufig derartige Probleme geklagt werden. Zur Frage der Kausalitätsbeurteilung siehe Kap. 24.4. Für die Beurteilung bestehender Funktionsstörungen existieren keine verbindlichen Tabellen. Die Einschätzung orientiert sich an der konkreten Beeinträchtigung des Betroffenen in seinem beruflichen und privaten Umfeld.

24.2.4 Schwerbehinderten- und Soziales Entschädigungsrecht

Bei der GdB/MdE-Einschätzung sind die „Anhaltspunkte" [Bundesministerium für Gesundheit und soziale Sicherung 2004] als verbindlicher Maßstab einzusetzen. Dabei ist zwischen Schwindelattacken und dauerhaften, schwindelbedingten Gleichgewichtsstörungen zu unterscheiden.

Schwindelattacken

Schwindelattacken ohne fassbare auslösende Ursachen sollten in Analogie zu fokalen epileptischen Anfällen unter Berücksichtigung von Intensität und Dauer der Attacken eingeschätzt werden (Details s. Tab. 36.**14**). Es versteht sich dabei von selbst, dass bei Schwindelattacken, deren Auftreten an klar fassbare auslösende Ursachen gebunden ist, primär die zugrunde liegenden Ursachen bei der Einschätzung berücksichtigt werden.

Dauerhafter Schwindel

Bei organisch begründbaren Störungen mit dauerhaft vorhandenem Schwindel ergibt sich die Einschätzung von GdB/MdE aus dem Ausmaß der klinisch fassbaren Beeinträchtigungen des Patienten (z. B. Stand- und Gangataxie, Visusminderung infolge von Oszillopsien, etc.) (Tab. 24.**5**). Dabei bedingt der alleinige apparative Nachweis einer einzelnen Normabweichung (z. B. Untererregbarkeit eines horizontalen Bogenganges, Verkippung der subjektiven visuellen Vertikalen) bei subjektiver Beschwerdefreiheit des Probanden oder völlig regelrechtem Untersuchungsbefund keinen GdB/MdE-Grad.

Bei Schwindelsyndromen im Rahmen einer somatoformen Störung oder sonstigen psychiatrischen Grunderkrankungen werden GdB/MdE in erster Linie vom Ausmaß der eingeschränkten Erlebnis- und Gestaltungsfähigkeit und des sozialen Rückzuges bestimmt (s. Tab. 36.**15**).

24.3 Einschätzung von Funktionsstörungen bei verschiedenen Schwindelsyndromen

24.3.1 (Dreh)schwindelattacken

Morbus Menière

Die klassische klinische Trias des Morbus Menière – episodischer Schwindel, fluktuierende Hörminderung und Tinnitus – gehört zum allgemeinmedizinischen Grundwissen [James u. Thorp 2001, Brandt et al. 2004]. Die Diagnose wird entsprechend den Kriterien der „American Academy of Otolaryngology – Head and Neck Surgery" gestellt (Tab. 24.**6**) [Committee on Hearing and Equilibrium 1995].

Die Einschätzung der Funktionsbeeinträchtigung ergibt sich einerseits aus Häufigkeit und Intensität der Attacken und andererseits aus den nachweisbar eingetretenen vestibulären und/oder kochleären Schädigungen (Fallbeispiel 24.1).

Tabelle 24.5 Einschätzung schwindelbedingter Gleichgewichtsstörungen in den „Anhaltspunkten"

Schwindelsyndrome	*Symptome*	*GdB/MdE*
Ohne wesentliche Folgen	• Beschwerdefrei, allenfalls Gefühl der Unsicherheit bei alltäglichen Belastungen (z. B. Gehen, Bücken, Aufrichten, Kopfdrehungen, leichte Arbeiten in wechselnder Körperhaltung) • leichte Unsicherheit, geringe Schwindelerscheinungen (Schwanken) bei höheren Belastungen (z. B. Heben von Lasten, Gehen im Dunkeln, abrupte Körperbewegungen) • stärkere Unsicherheit mit Schwindelerscheinungen (Fallneigung, Ziehen nach einer Seite) erst bei außergewöhnlichen Belastungen (z. B. Stehen und Gehen auf Gerüsten, sportliche Übungen mit raschen Körperbewegungen) • keine nennenswerten Abweichungen bei den Geh- und Stehversuchen	0–10
Mit leichten Folgen	• leichte Unsicherheit, geringe Schwindelerscheinungen wie Schwanken, Stolpern, Ausfallsschritte bei alltäglichen Belastungen • stärkere Unsicherheit und Schwindelerscheinungen bei höheren Belastungen • leichte Abweichungen bei den Geh- und Stehversuchen erst auf höherer Belastungsstufe	20
Mit mittelgradigen Folgen	• stärkere Unsicherheit, Schwindelerscheinungen mit Fallneigung bereits bei alltäglichen Belastungen • heftiger Schwindel (mit vegetativen Erscheinungen, gelegentlich Übelkeit, Erbrechen) bei höheren und außergewöhnlichen Belastungen • deutliche Abweichungen bei den Geh- und Stehversuchen bereits auf niedriger Belastungsstufe	30–40
Mit schweren Folgen	heftiger Schwindel, erhebliche Unsicherheit und Schwierigkeiten bereits bei Gehen und Stehen im Hellen und anderen alltäglichen Belastungen, teilweise Gehhilfe erforderlich	50–70
	bei Unfähigkeit, ohne Unterstützung zu gehen oder zu stehen	80

Tabelle 24.6 Klinische Kennzeichen des Morbus Menière und erforderliche Untersuchungen

Diagnosekriterien eines sicheren Morbus Menière	• mindestens 2 Schwindelepisoden von mindestens 20 Minuten Dauer • mindestens einmal im Verlauf eine audiometrisch nachgewiesene Hörminderung • Tinnitus oder Völlegefühl auf dem betroffenen Ohr • Ausschluss anderer Ursachen
Erforderliche Untersuchungen zur Beurteilung von Funktionsstörungen	**obligat:** • eingehende neuroophthalmologische Untersuchung und Lagerungsproben • seitengetrennte Prüfung der Erregbarkeit der horizontalen Bogengänge mittels Warm- und Kaltwasserspülung der äußeren Gehörgänge • Audiometrie • akustisch evozierte Potentiale **fakultativ (Otolithenfunktionstests):** • vestibulokollischer Reflex • Bestimmung der subjektiven visuellen Vertikalen

Fallbeispiel 24.1

Kraftfahreignung und berufliche Leistungsfähigkeit bei Schwindelattacken

Ein 35-jähriger Berufskraftfahrer, der mit einem LKW Gefahrgut transportiert, erleidet seit etwa einem halben Jahr im Durchschnitt alle 2–3 Wochen stereotyp ablaufende Schwindelattacken. Beginnend mit einem Völlegefühl („wie Wasser im Ohr") und einer Hörminderung auf dem rechten Ohr kommt es nach einigen Minuten zu einem zunehmenden Drehschwindel mit Übelkeit und meist auch Erbrechen. Wenn diese Attacken beim Autofahren auftraten, habe er bislang immer genug Zeit gehabt, den Wagen zumindest am Straßenrand abzustellen. Nach etwa einer halben Stunde habe sich der Schwindel schließlich weitgehend zurückgebildet, wobei allerdings nach den letzten Attacken eine leichte Hörminderung rechts zurückgeblieben sei.

Die seitengetrennte Prüfung der Erregbarkeit der horizontalen Bogengänge ergibt eine abnorme Untererregbarkeit des rechten horizontalen Bogengangs um 38 %. Bei der Audiometrie zeigt sich eine leichte rechtsseitige Hochtonschwerhörigkeit. Ein Behandlungsversuch mit Betahistin führt zu einer deutlichen Reduktion der Attacken auf durchschnittlich 1 Attacke alle 2 Monate.

Entsprechend den „Begutachtungsleitlinien zur Kraftfahreignung" besteht insbesondere für Fahrzeuge der Gruppe 2 fehlende Kraftfahrereignung (s. Kap. 17.3.1). Damit erscheint der Proband nicht mehr in der Lage, seine Tätigkeit als LKW-Fahrer auszuüben. Sofern der Rentenantrag vor dem 1.1.2001 gestellt wurde bzw. der Proband vor dem 2.1.1961 geboren ist, besteht in der Gesetzlichen Rentenversicherung Berufsunfähigkeit (s. Kap. 9.1.2). Andernfalls wird aufgrund der Verweisbarkeit auf den allgemeinen Arbeitsmarkt mit Tätigkeiten von 6 Stunden und mehr keine Rente gewährt. Das Auftreten von durchschnittlich 1 Schwindelattacke alle 2 Monate führt im Schwerbehindertenrecht zu einem GdB von 20.

Vestibuläre Migräne

Schwindel kann das einzige oder führende Symptom einer Migräne sein, deren klinische Charakteristika in Tabelle 24.7 aufgelistet sind [Dieterich u. Brandt 1999, Neuhauser u. Lempert 2004].

Die Einschätzung der Funktionsbeeinträchtigung ergibt sich aus Häufigkeit, Dauer und Intensität der Migräne-Attacken (Fallbeispiel 24.2).

Tabelle 24.7 Klinische Kennzeichen der vestibulären Migräne und erforderliche Untersuchungen

Allgemein	• Beginn meist zwischen dem 40. und 50. Lebensjahr, prinzipiell aber in jedem Lebensalter • Frauen etwas häufiger als Männer betroffen (ca. 1,5:1) • bei ca. 50 % einzige Migränemanifestation
Klinische Symptome	• meist Dreh-, seltener Schwankschwindel, oft mit Zunahme bei Kopfbewegungen oder Lageänderungen (zentraler Lagerungs- oder Lageschwindel mit atypischer Schlagrichtung des Nystagmus) • selten alleiniger zentraler Lageschwindel mit atypischer Nystagmus-Schlagrichtung (z. B. rein vertikal oder rein torsionell) • sehr variable Dauer (von Sekunden bis zu mehr als 1 Tag) • gelegentlich Tinnitus, Hörminderung und/oder Druckgefühl im Ohr • meist, aber nicht regelhaft mäßig stark ausgeprägte Kopfschmerzen (meist bilateral im Nacken bzw. Hinterkopf, seltener holozephal drückend) • oft weitere charakteristische Begleitsymptome einer Migräne • bei ca. ¾ der Patienten monosymptomatische Episoden mit audiovestibulären Symptomen • gelegentlich Dysarthrie, sensible Störungen, selten Doppelbilder oder Paraparese der Beine (basiläre Migräne)
Erforderliche Untersuchungen zur Beurteilung von Funktionsbeeinträchtigungen	**obligat:** • eingehende neuroophthalmologische Untersuchung nach zentralen Okulomotorikstörungen (sakkadierte Blickfolge, Blickrichtungsnystagmus, dysmetrische Sakkaden), Lage- und Lagerungsproben • seitengetrennte Prüfung der Erregbarkeit der horizontalen Bogengänge mittels Warm- und Kaltwasserspülung der äußeren Gehörgänge

Fallbeispiel 24.2

GdB bei vestibulärer Migräne

Eine 27-jährige Krankenschwester erleidet seit 2 Jahren wiederholt etwa 2–3-mal pro Monat auftretende Schwindelattacken, die bevorzugt, aber nicht ausschließlich, während ihrer Regelblutung auftreten. Hierbei handelt es sich um ein Drehgefühl, das sich bei Kopf- und Körperbewegungen sowie bei Lageänderungen intensiviert und meist einen Tag, seltener länger oder kürzer andauert. Dabei treten Scheinbewegungen der Umwelt und regelhaft auch rezidivierendes Erbrechen auf. Beim Gehen besteht eine ausgeprägte Fallneigung nach rechts. Nach einigen Stunden tritt zusätzlich bei der Mehrzahl der Attacken noch ein mäßig stark ausgeprägter bilateraler drückender Nacken-Hinterkopf-Schmerz hinzu. Während einer solchen Attacke zieht sie sich ins Bett zurück und verdunkelt das Zimmer. Die meisten dieser Attacken dauern einige Stunden, ausnahmsweise auch einen Tag.

Klinisch neurologisch zeigt sich im Intervall ein horizontaler Blickrichtungsnystagmus nach rechts. Die seitengetrennte Prüfung der Erregbarkeit der horizontalen Bogengänge erbringt eine abnorme linksseitige Untererregbarkeit von 58 %. Die Attackenfrequenz nimmt unter einer Migräneprophylaxe mit Metoprolol innerhalb von 3 Monaten deutlich ab, so dass im Weiteren nur noch 3–4 Attacken pro Jahr auftreten. Die zusätzliche Gabe von Valproinsäure im Rahmen eines individuellen Heilversuchs erbrachte keine weitere Besserung und wurde schließlich wegen einer Gewichtszunahme von 10 kg abgebrochen. Die zusätzliche Gabe von 2×50 mg Topiramat war ohne Effekt, höhere Dosen wurden nicht toleriert.

Bei jährlich durchschnittlich 3 Attacken einer vestibulären Migräne von einigen Stunden Dauer besteht ein GdB von 20 %.

Vestibularisparoxysmie

Eine neurovaskuläre Kompression des N. vestibulocochlearis in der Nerveneintrittszone wird zunehmend als Ursache kurzer rezidivierender Schwindelattacken erkannt (Tab. 24.8) [Brandt u. Dieterich 1994, Dieterich 1999]. Häufigkeit und Dauer der Schwindelattacken bestimmen das Ausmaß der bestehenden Funktionsbeeinträchtigung (Fallbeispiel 24.3).

Fallbeispiel 24.3

Seltene Vestibularsparoxysmie

Eine 32-jährige Lehrerin bekommt im Durchschnitt 5-mal pro Monat Drehschwindelattacken, die immer gleich ablaufen. Ohne Vorbotensymptome kommt es zu einem heftigen Drehschwindel mit starker Übelkeit. Dabei verspürt sie eine ausgeprägte Fallneigung nach links, so dass sie sich beim Gehen festhalten muss. Die Dauer einer solchen Attacke beträgt etwa 1 Minute.

Die Kalorik erbringt eine nicht pathologisch verwertbare Untererregbarkeit des linken horizontalen Bogenganges um 23 % (normal sind Seitendifferenzen bis zu 25 %). Im MRT ist eine vaskuläre Kompression in der Eintrittszone des linken N. vestibulocochlearis nachzuweisen. Die Gabe von 2 × 300 mg Carbamazepin führt zu weitgehender Beschwerdefreiheit, so dass gutachtlich keine relevante Funktionsstörung anzunehmen ist.

Tabelle 24.8 Klinische Kennzeichen einer Vestibularisparoxysmie und erforderliche Untersuchungen

Klinische Symptome	• rezidivierende Dreh-(Schwank-)Schwindelattacken, möglicherweise mit Tinnitus und/oder einer Hörminderung • die Dauer kann Sekunden bis einige Minuten betragen • oft Übelkeit und Erbrechen • oft durch bestimmte Kopfpositionen auslösbar oder in der Dauer modifizierbar • evtl. mit Defizit im Intervall (z. B. ipsilaterale Untererregbarkeit in der kalorischen Erregbarkeit der horizontalen Bogengänge, Tinnitus, Hörminderung) • MR-tomographischer Nachweis der neurovaskulären Kompression des N. VIII in der Nerveneintrittszone (nicht pathognomonisch)
Erforderliche Untersuchungen zur Beurteilung von Funktionsbeeinträchtigungen	**obligat:** • eingehende neuro-ophthalmologische Untersuchung mit Lagerungsproben • seitengetrennte Prüfung der Erregbarkeit der horizontalen Bogengänge mittels Warm- und Kaltwasserspülung der äußeren Gehörgänge • Audiometrie • akustisch evozierte Potenziale **fakultativ** (Otolithenfunktionstests): • vestibulokollischer Reflex • Bestimmung der subjektiven visuellen Vertikalen

24.3.2 Anhaltender (Dreh)Schwindel

Neuritis vestibularis

Die Neuritis vestibularis [Baloh 2003, Brandt et al. 2004] ist die klinisch bedeutsamste Erkrankung, die zu einem anhaltenden Drehschwindel führt (Tab. 24.**9**). „Ohrsymptome" wie Hörminderung, Tinnitus, oder ein Völlegefühl im Ohr treten hierbei nicht auf.

In den ersten 3–4 Wochen besteht im Allgemeinen Arbeitsunfähigkeit, über 6 Monate anhaltende Funktionsstörungen sind selten. Allerdings können diese im Einzelfall bei exponierten Tätigkeiten zu Berufsunfähigkeit führen (Fallbeispiel 24.4). Die bestehenden Funktionsstörungen werden dabei von dem klinisch und/oder elektronystagmographisch zu objektivierenden Defizit bestimmt.

Fallbeispiel 24.4

Berufsunfähigkeit als Dachdecker bei Neuritis vestibularis
Ein 53-jähriger Dachdecker entwickelt einen akuten Drehschwindel mit Übelkeit und heftigem Erbrechen. In der Klinik wird die Diagnose einer Neuritis vestibularis rechts gestellt. Nach deutlicher Besserung innerhalb der ersten Woche wird er entlassen und ist nach weiteren 2 Wochen bei intensiver physiotherapeutischer Behandlung mit Gleichgewichtstraining zur Verbesserung der vestibulospinalen Haltungskontrolle weitgehend beschwerdefrei. Allerdings verspürt er auch noch nach einem Jahr ein ausschließlich bei raschen Kopfbewegungen auftretendes kurzzeitiges, bis einige Sekunden anhaltendes Schwindelgefühl mit Scheinbewegungen der Umwelt und einer leichten Standunsicherheit.
Die seitengetrennte Prüfung der Erregbarkeit der horizontalen Bogengänge mittels Warm- und Kaltwasserspülung der äußeren Gehörgänge belegt eine abnorme rechtsseitige Untererregbarkeit um 46 %.
Das bei raschen Kopfbewegungen auftretende kurzzeitige Schwindelgefühl mit Scheinbewegungen der Umwelt und leichter Gangunsicherheit führt zu Berufsunfähigkeit als Dachdecker. Ein relevanter GdB wird in diesem Fall kaum erreicht (allenfalls GdB 20 gemäß „Anhaltspunkten").

Tabelle 24.**9** Klinische Kennzeichen der Neuritis vestibularis und erforderliche Untersuchungen

Klinische Symptome	• akuter Drehschwindel zur gesunden Seite mit ausgeprägter Übelkeit und Erbrechen • horizontal-rotatorischer Spontannystagmus mit rascher Komponente zur gesunden Seite • Abnahme/Sistieren des Spontannystagmus bei Fixation bzw. Zunahme bei Wegfall der Fixation (z. B. Frenzel-Brille, im Dunkeln) • Fallneigung zur betroffenen Seite • Vorbeizeigen zur betroffenen Seite • erheblich eingeschränktes Allgemeinbefinden in den ersten Tagen
Verlauf	• deutliche Besserung in den ersten Tagen • allmähliche weitere Besserung im Verlauf einiger Wochen (bis Monate) – bei ca. 40 % vollständige Rückbildung – bei 20–30 % unvollständige Rückbildung – bei 30–40 % bleibendes Defizit • Auch bei bleibenden Defiziten besteht Beschwerdefreiheit, solange keine raschen hochfrequenten Kopfbewegungen ausgeführt werden. Diese führen zu Scheinbewegungen Umwelt (Oszillopsien) infolge retinaler Bildverschiebungen durch Störung des vestibulookulären Reflexes für die Zeit der jeweiligen Kopfbewegung, d. h. für jeweils einige Sekunden.
Erforderliche Untersuchungen zur Beurteilung von Funktionsbeeinträchtigungen	**Obligat:** • eingehende neurologische Untersuchung zum Ausschluss zentraler Störungen der Okulomotorik, ggf. auch mit einem ENG sowie Ausschluss fokalneurologischer Zeichen • seitengetrennte Prüfung der Erregbarkeit der horizontalen Bogengänge mittels Warm- und Kaltwasserspülung der äußeren Gehörgänge **fakultativ** (Otolithenfunktionstest): • vestibulokollischer Reflex • Bestimmung der subjektiven visuellen Vertikalen

24.3.3 Lage- und Lagerungsschwindel

Benigner peripherer paroxysmaler Lagerungsschwindel (BPPL)

Der BPPL des hinteren Bogenganges ist die häufigste Schwindelform im höheren Lebensalter (6. und 7. Lebensjahrzehnt) [Parnes et al. 2003, Brandt et. al. 2004)]. Dieser kann zwar kurzfristig zu Arbeitsunfähigkeit führen, aber eine – definitionsgemäß über 6 Monate anhaltende – Einschränkung der beruflichen Leistungsfähigkeit ergibt sich jedoch so gut wie nie, da ca. 90 % der Betroffenen durch ein Befreiungsmanöver beschwerdefrei wird, gut die Hälfte davon schon nach einem und etwa ein Drittel nach mehreren Befreiungsmanövern. Entsprechend besteht auch nur in seltenen Fällen – meist bei langjährigem Verlauf ohne korrekte Behandlung – ein GdB im Schwerbehindertenrecht, der von den Umständen des Auftretens sowie von der Häufigkeit und Intensität der Schwindelattacken bestimmt wird. Allerdings kann in Einzelfällen Berufsunfähigkeit z. B. bei Dachdeckern oder Berufskraftfahrern vorliegen.

24.3.4 Schwank- und Benommenheitsschwindel

Somatoformer Schwankschwindel

Der somatoforme phobische Schwankschwindel ist die wohl häufigste Schwindelform des mittleren Lebensalters (Tab. 24.**10**) [Strupp et al. 2003, Eckhardt-Henn u. Dieterich 2005]. Die Einschätzung der Funktionsbeeinträchtigung ergibt sich aus dem Ausmaß der individuellen Beeinträchtigung im Zusammenhang mit der psychiatrischen/psychosomatischen Komorbidität (Fallbeispiel 24.5).

Tabelle 24.**10** Klinische Kennzeichen von Schwindel im Rahmen einer somatoformen Störung (z. B. phobischer Schwankschwindel) und erforderliche Untersuchungen

Klinische Symptome	• subjektive, vom Beobachter nicht nachvollziehbare unwillkürliche Körperschwankungen beim Stehen und Gehen • subjektive Benommenheit und Stand- und Gangunsicherheit bei objektiv normalen Untersuchungsbefunden der Haltungsregulation • z. T. attackenartig auftretende Fallangst (ohne Stürze) und unwillkürliche einzelne Körperschwankung • oft, aber keineswegs immer, Angst während der Schwindelattacken (sollte gezielt nachgefragt werden) • bevorzugtes Auftreten des Schwindels in Situationen, die als Auslöser anderer phobischer Störungen bekannt sind (z. B. auf Brücken, in Treppenhäusern, in leeren Räumen, auf der Straße, in Menschenansammlungen, im Kaufhaus, im Restaurant etc.) • im Verlauf oft Generalisierung der auslösenden Reize mit zunehmendem Vermeidungsverhalten der Betroffenen • nicht selten besondere psychosoziale Belastungssituation oder organische Schwindelsyndrome am Anfang der Erkrankung • häufig zwanghafte und perfektionistische Persönlichkeitszüge • nicht selten auch reaktiv-depressive Verstimmungen • Besserung während sportlicher Betätigungen, evtl. auch nach Genuss kleinerer Mengen Alkohols • unauffälliger klinisch-neurologischer Untersuchungsbefund
Erforderliche Untersuchungen zur Beurteilung von Funktionsbeeinträchtigungen	**obligat:** • eingehende neurologische und neuroophthalmologische Untersuchung einschließlich einer detaillierten Untersuchung von Stand und Gang sowie der Lagerungsproben • seitengetrennte Prüfung der Erregbarkeit der horizontalen Bogengänge mittels Warm- und Kaltwasserspülung der äußeren Gehörgänge **fakultativ:** • vestibulokollischer Reflex • Bestimmung der subjektiven visuellen Vertikalen • Audiometrie • akustisch evozierte Potentiale

Fallbeispiel 24.5

GdB bei somatoformem Schwindel

Ein 32-jähriger Büroangestellter berichtet über ein seit 1 Jahr bestehendes, zunehmendes Gefühl der ständigen Unsicherheit, das ausschließlich im Stehen und beim Gehen auftritt sowie über eine nicht weiter zu präzisierende Benommenheit. Zusätzlich tritt noch eine attackenartige, etwa 1 Sekunde anhaltende Fallangst ohne Stürze auf. Auf gezieltes Nachfragen wird auch über ein während der Schwindelattacken häufig, aber keineswegs immer auftretendes Angstgefühl mit Zittern, Engegefühl in der Brust und/oder einem Kloßgefühl im Hals berichtet. Anfangs seien diese Beschwerden, insbesondere die attackenartige Verschlechterung des Befindens in größeren Menschenansammlungen besonders ausgeprägt gewesen, würden aber immer öfter auch unabhängig davon auftreten, so dass er es zunehmend vermeide, das Haus zu verlassen. Beim Radfahren und Joggen fühle er sich vorübergehend besser, unmittelbar danach jedoch wieder schwindelig.

Der klinisch-neurologische Untersuchungsbefund ist regelrecht. Bei den Standprüfungen imponiert zunächst ein ungerichtetes Schwanken, das bei zusätzlichen Konzentrationsaufgaben (z. B. Rechnen) oder Ablenkung sistiert. Die seitengetrennte Prüfung der Erregbarkeit der horizontalen Bogengänge und die Untersuchung des vestibulokollischen Reflexes sowie der subjektiven visuellen Vertikale erbringen jeweils Normalbefunde.

Leichter Ausdauersport und eine stationäre psychosomatische Therapie führen zu einer leichten Besserung des Schwindels, nicht jedoch des sozialen Rückzugs und des bestehenden Vermeidungsverhaltens. Als „stärker behindernde Störung mit wesentlicher Einschränkung der Erlebnis- und Gestaltungsfähigkeit“ gemäß „Anhaltspunkten“ erscheint hierfür ein GdB von 40 gerechtfertigt.

Downbeat- und Upbeat-Nystagmus-Syndrom

Downbeat- und Upbeat-Nystagmus-Syndrom zählen zu den klinisch bedeutendsten zentralvestibulären Schwindelsyndromen (Tab. 24.**11**) [Brandt 1999, Brandt et al. 2004]. Die Ursachen sind sehr vielfältig und reichen von degenerativen Erkrankungen und Fehlbildungen des Kleinhirns (z. B. Arnold-Chiari-Malformation, basilare Impression) über multiple Sklerose, Hirnstamminfarkte und -tumoren bis hin zu traumatischen Ursachen im Rahmen eines Schädel-Hirn-Traumas. Die Einschätzung der Funktionsstörungen ergibt sich in erster Linie aus der Intensität der Oszillospien und der Ausprägung der üblicherweise hiermit assoziierten Stand- und Gangataxie (Fallbeispiel 24.6).

Tabelle 24.**11** Klinische Kennzeichen von Downbeat- und Upbeat-Nystagmus Syndrom sowie erforderliche Untersuchungen

Klinische Symptome	**Downbeat-Nystagmus-Syndrom** (oft persistierend): • wechselnd stark ausgeprägte Oszillopsien • Spontan- und Fixationsnystagmus nach unten • typischerweise Zunahme des Nystagmus beim Blick zur Seite und nach unten • Haltungsstörungen mit Fallneigung nach hinten • Vorbeizeigen nach oben im Geradeaus-Zeigeversuch **Upbeat Nystagmus-Syndrom** (häufig transient): • wechselnd stark ausgeprägte Oszillopsien • Spontan- und Fixationsnystagmus nach unten • typischerweise mit Zunahme des Nystagmus beim Blick nach oben • Haltungsstörungen mit Fallneigung meist nach vorn • Vorbeizeigen nach unten im Geradeaus Zeigeversuch
Erforderliche Untersuchungen zur Beurteilung von Funktionsbeeinträchtigungen	**obligat:** • eingehende klinisch-neurologische Untersuchung • MRT mit Darstellung von Kleinhirn, Hirnstamm und kraniozervikalem Übergang **fakultativ:** • Aufzeichnung vertikaler Augenbewegungen mittels Gleichstromregistrierung, im Gegensatz zur Aufzeichnung horizontaler Augenbewegungen jedoch nur relativ ungenaue Methode. Präzisere Methoden an nur wenigen Orten verfügbar.

Fallbeispiel 24.6

GdB bei zentral-vestibulärem Schwindel
Ein 38-jähriger Metallfacharbeiter berichtet über seit einigen Monaten auftretende und an Ausprägung zunehmende Scheinbewegungen der Umwelt, wegen der er immer größere Probleme beim Sehen und auch bei seiner Arbeit habe. Sein Gang sei unsicherer geworden, besonders beim Treppengehen.
Klinisch-neurologisch findet sich ein Spontan- und Fixationsnystagmus nach unten, dessen Ausprägung beim Seitblick und beim Blick nach unten zunimmt, wobei auch eine Zunahme der Oszillopsien berichtet wird. Darüber hinaus zeigen sich im Romberg-Stehversuch bei Augenschluss leichte anterior-posteriore Körperschwankungen. Die MRT erbringt den Verdacht auf eine degenerative Kleinhirnerkrankung. Individuelle Heilversuche mit 4-Aminopyridin und Gabapentin führten zu einer nur geringen Besserung der Oszillopsien und keiner wesentlichen Veränderung der posturalen Instabilität. Der GdB infolge der Stand- und Gangataxie und der durch die Oszillopsien bedingten Sehstörungen wird zunächst mit 40 eingeschätzt. Aufgrund der Grunderkrankung mit zu erwartender weiterer Verschlechterung im Verlauf werden Nachuntersuchungen im Jahresabstand angeraten.

Bilaterale Vestibulopathie

Leitsymptome einer bilateralen Vestibulopathie sind bei rascheren Kopfbewegungen auftretende Oszillopsien und eine v. a. im Dunkeln oder auf unebenem Grund auftretende Gangunsicherheit mit Fallneigung (Tab. 24.**12**) [Brandt et al. 2004]. Die Ursachen sind sehr vielfältig, z. B. als Endzustand eines beidseitigen Morbus Menière, nach bakterieller Meningitis, als Nebenwirkung von Aminoglykosid-Antibiotika, als Ausdruck eines autoimmun vermittelten Geschehens beim Morbus Cogan, oft jedoch auch idiopathisch.

24.4 Beurteilung der Kausalität bei Trauma-assoziiertem Schwindel

Vergleichbar dem „posttraumatischen Kopfschmerz" ist der sog. „postraumatische Schwindel" kein einheitliches Syndrom. Es handelt sich vielmehr um eine Reihe sehr unterschiedlicher Störungen, die zwar mit einer äußeren Gewalteinwirkung assoziiert sind, bei denen eine traumatische Genese im Sinne einer Organschädigung jedoch nicht zwingend besteht. In erster Linie handelt es sich um Schädel-Hirn-Traumen und HWS-Beschleunigungsverletzungen, bei denen Schwindel neben Kopfschmerzen zu den am häufigsten geklagten Symptomen zählt und in einer Häufigkeit zwischen 14 % und 90 % berichtet worden ist [Brandt 1999, Luxon 1996]. Posttraumatische Schwindelsyndrome im engeren Sinne umfassen ausschließlich Erkrankungen, die eindeutig (!) einer Schädigung des vestibulären Systems zuzuordnen und in aller Regel positiv zu diagnostizieren sind (Tab. 24.**13**).

Dabei ist zu betonen, dass sich alle einseitigen peripher- und zentralvestibulären Schäden innerhalb von Wochen bis Monaten aufgrund der zentralen Kompensation bessern und weitgehend zurückbilden. Nur ausgeprägte bilaterale Läsionen können nicht ausreichend kompensiert werden und führen zum Dauerschwindel. Solche Störungen sind allerdings mit persistierend abnormen klinischen und apparativen Befunden verbunden, so dass ein Dauerschwindel bei regelrechten Untersuchungsbefunden nicht organisch durch eine vestibuläre Läsion erklärbar ist.

Daneben werden nach einem Trauma jedoch auch nicht selten anhaltende Schwindel- und Gleichgewichtsstörungen geklagt, bei denen eine Zuordnung zu einer vestibulären Schädigung nicht gegeben ist. Hier sind in erster Linie der „zervikogene Schwindel" bzw. die „zervikalen Gleichgewichtsstörungen" nach HWS-Beschleunigungsverletzungen und Schwindel nach geschlossenem Schädel-Hirn-Trauma ohne Anhalt auf eine morphologische Hirnschädigung zu nennen (s. Kap. 24.4.2).

Tabelle 24.**12** Klinische Kennzeichen einer bilateralen Vestibulopathie und erforderliche Untersuchungen

Klinische Symptome	• vor allem im Dunkeln oder auf unebenem Grund auftretende Gangunsicherheit mit Fallneigung • Scheinbewegungen der Umwelt bei rascheren Kopfbewegungen • Störungen des räumlichen Gedächtnisses
Erforderliche Untersuchungen zur Beurteilung von Funktionsbeeinträchtigungen	**obligat:** • eingehende neurologische und neuroophthalmologische Untersuchung einschließlich des Halmagyi-Curthoys-Kopfimpulstest • seitengetrennte Prüfung der Erregbarkeit der horizontalen Bogengänge mittels Warm- und Kaltwasserspülung der äußeren Gehörgänge • Drehsprüfung mit Bestimmung des postrotatorischen Nystagmus

Tabelle 24.13 Posttraumatische Schwindelsyndrome infolge vestibulärer Schädigungen

- Posttraumatischer benigner peripherer paroxysmaler Lagerungsschwindel
- Posttraumatischer Otolithenschwindel
- Labyrinthkontusion
- Perilymphfisteln
- Verzögerter Endolymphhydrops
- N.-vestibulocochlearis-Schädigung bei Felsbeinquerfrakturen
- Schwindel bei dorsolateralem Medulla-oblongata-Infarkt (Wallenberg-Syndrom) infolge traumatischer Vertebralisdissektion
- Zentralvestibuläre Schwindelzustände infolge kontusioneller Schädigungen der Vestibulariskerngebiete und/oder zentralvestibulärer Verbindungen im Hirnstamm und/oder Kleinhirn
- Sekundär somatoformer Schwindel nach vorangegangener traumatischer vestibulärer Schädigung

24.4.1 Schwindel durch vestibuläre Schädigungen

Ein ursächlicher Zusammenhang eines geklagten Schwindels mit einer traumatischen Schädigung des vestibulären Systems ist grundsätzlich nur dann anzunehmen, wenn der Beginn der Beschwerden in unmittelbarem zeitlichen Zusammenhang mit einem Trauma nachzuweisen ist. Dabei ist für eine spätere retrospektive gutachterliche Zusammenhangsbeurteilung die Dokumentation eindeutiger klinischer oder apparativer Befunde einer Funktionsstörung des vestibulären Systems im Anschluss an das Trauma von grundlegender Bedeutung, da Schädigungen des vestibulären Systems meist durch eine deutliche Besserung im Verlauf gekennzeichnet sind. Ohne eine zeitnahe Dokumentation der vestibulären Funktionsstörung ist die Zuordnung einer Jahre später festgestellter Gleichgewichtsstörungen zu einem lange zurückliegenden Trauma nicht möglich, zumal es bekanntermaßen zahlreiche Einflussfaktoren bei der multifaktoriellen Genese des Symptoms „Schwindel" gibt. Wir verfügen über keine Untersuchungsmethoden, mit denen im Nachhinein eine traumatische Schädigung des vestibulären Systems eindeutig zu beweisen wäre, und es gibt auch keine spezifischen HNO-ärztlichen oder neurologischen Untersuchungsbefunde, die eine sichere retrospektive Zuordnung erlauben würden.

Postttraumatischer Lagerungsschwindel

Ein posttraumatischer benigner peripherer paroxysmaler Lagerungsschwindel entsteht durch Dislokation von Otokonien aus den Otolithenorganen in einen oder mehrere Bogengänge. Klinische Beschwerden treten einige Tage bis maximal 3 Wochen nach einem Schädel-Hirn-Trauma, seltener nach HWS-Beschleunigungsverletzungen auf, bei ca. 20 % beidseitig. Als Ursache der Latenz wurden verschiedene Mechanismen diskutiert, u. a. eine langsame Degeneration der Otolithen nach Prellung des Labyrinths; Ablagerung dislozierter Otokonien zunächst im Utrikulus, bevor sie in den hinteren oder horizontalen Bogengang gelangen.

Neben einem adäquaten Trauma müssen für die Anerkennung eines kausalen Zusammenhangs folgende Forderungen erfüllt sein:

- Nachweis eines mit einer Latenz von einigen Sekunden nach Lagerung auf die betroffene Seite auftretenden vertikal-rotatorischen Nystagmus, der vorwiegend rotatorisch zum unten liegenden (betroffenen) Ohr schlägt und beim Blick zum oben liegenden Ohr vorwiegend vertikal nach oben schlägt,
- weitgehende Unterdrückung dieses Nystagmus durch Fixation,
- Persistenz von Beschwerden trotz wiederholt durchgeführter Befreiungsmanöver. Beim beidseitigen Auftreten sind oft wiederholte Befreiungsmanöver nötig, was eine längere Behandlungsdauer bedingt.

Labyrinthkontusion

Eine Labyrinthkontusion ist oft mit Hörstörungen assoziiert und wird allgemein auf mikrospkopische Einblutungen in das Labyrinth und die Kochlea zurückgeführt. Ein ähnlicher Mechanismus ist auch bei einer N.-vestibulocochlearis-Schädigung bei einer Felsbeinquerfraktur anzunehmen. Dabei entsprechen die auftretenden vestibulären Symptome denen einer akuten peripheren Vestibulopathie, z. B. bei Neuritis vestibularis (s. Tab. 24.9). In der Mehrzahl der Fälle kommt es zu einer deutlichen Besserung im Verlauf einiger Wochen bis Monate.

Neben einem adäquaten Trauma müssen für die Anerkennung eines kausalen Zusammenhangs mindestens zwei der folgenden Befunde vorliegen:

- abnorme Untererregbarkeit eines horizontalen Bogenganges bei der seitengetrennten Prüfung der Erregbarkeit mittels Warm- und Kaltwasserspülung der äußeren Gehörgänge,
- in den ersten Tagen nach dem Trauma evtl. Spontannystagmus, dessen rasche Phasen zur gesunden Seite schlagen,
- evtl. patholgischer Kopfimpulstest (Halmagyi-Curthoys-Test), jedoch nicht bei partieller Schädigung,
- evtl. pathologischer vestibulokollischer Reflex (Sacculus-Läsion),
- evtl. abnorme Verkippung der subjektiven visuellen Vertikalen (Utrikulus-Schädigung),
- evtl. objektivierbare Hörminderung.

Perilymphfisteln

Leitsymptom von Perilymphfisteln sind kurzzeitige Dreh- oder Schwankschwindelattacken mit und ohne Oszillopsien, die durch laute Geräusche oder intrakranielle Druckerhöhungen (z. B. beim Husten, Niesen, Pressen oder körperlicher Anstrengung) ausgelöst werden und mit einer Stand- und Gangunsicherheit einhergehen. Es gibt 2 Prädilektionsstellen:

- die knöcherne, zur Trommelfellhinterseite gerichtete Wand des horizontalen Bogenganges („äußere" Bogengangsfistel),
- die knöcherne Abdeckung des apikalen vorderen (anterioren) Bogenganges zur Schädelbasis hin („innere" Bogengangsfistel).

Bei einer **äußeren Bogengangsfistel** kommt es bei lauten Geräuschen zu Druckschwankungen, die über eine Verformung der bindegewebigen Wand des Perilymphraumes zur Perilymphbewegung führen, die auf den Endolymphraum übertragen wird und hier eine Bewegung der Endolymphe verursacht, durch die wiederum eine ampullopetale Auslenkung der Kupula und somit eine Stimulation des horizontalen Bogenganges resultiert. Klinisch findet man einen horizontalen Spontannystagmus zur betroffenen Seite, der wegen der Fixationssuppression nur (oder deutlich ausgeprägter) unter der Frenzel-Brille zu sehen ist. Bei entsprechendem Verdacht wird mit einem Politzer-Ballon Luft in den äußeren Gehörgang eingeblasen, was zu einem horizontalen Nystagmus zur betroffenen Seite führt, wohingegen bei Aspiration ein horizontaler Nystagmus zur Gegenseite auftritt.

Die erstmals von Minor et al. [1998] beschriebene **innere Perilymphfistel** des vorderen Bogengangs („superior semicircular canal dehiscence syndrome") ist durch kurzzeitige Dreh- oder Schwankschwindelattacken mit und ohne vertikale Oszillopsien gekennzeichnet, die bei plötzlichen intrakraniellen Druckerhöhungen auftreten (z. B. beim Husten, Niesen, Pressen oder körperlicher Anstrengung). Hierbei werden über einen knöchernen Defekt im apikalen Anteil des vorderen Bogenganges Druckänderungen im Liquorraum über den Perilymph- auf den Endolymphraum übertragen, was schließlich zu einer Endolymphbewegung mit Auslenkung der Kupula führt. Es resultiert ein vertikal-rotatorischer Spontannystagmus (rotatorisch zur betroffenen Seite und vertikal nach unten), der wegen der Fixationssuppression erst (oder deutlich ausgeprägter) unter der Frenzel-Brille zu sehen ist. Bei mehr als der Hälft der Fälle sind diese Beschwerden erstmals nach einem leichten Schädel-Hirn- oder Baro-Trauma aufgetreten.

Neben einem adäquaten Trauma sind für die Anerkennung eines kausalen Zusammenhangs die folgenden beiden Befunde zu fordern:

- entsprechender Nystagmus bei Druckänderungen im äußeren Gehörgang und/oder bei intrakranieller Drucksteigerungen, und
- computertomographischer Nachweis eines entsprechenden knöchernen Defektes des horizontalen oder vorderen Bogenganges mittels hochauflösender Computertomographie des Felsenbeins (Schichten mindestens 1 mm). Bei eindeutiger Anamnese und eindeutigem klinischem Befund ist eine Anerkennung auch ohne entsprechenden CT-Befund möglich, da nicht alle Fisteln computertomographisch nachweisbar sein müssen.

Endolymphhydrops

Die klinischen Symptome eines sog. verzögerten Endolymphhydrops entstehen infolge einer durch eine Felsenbeinfraktur entstandenen Störung der Endolymphresorption und entsprechen denen einer Morbus-Menière-Attacke ohne Hörstörungen (s. Tab. 24.**6**).

Neben einem adäquaten Trauma muss für die Anerkennung eines kausalen Zusammenhangs mindestens einer der folgenden Befunde vorliegen:

- Nachweis mindestens eines der folgenden abnormen Befunde zum Zeitpunkt der Begutachtung:
  - abnorme Untererregbarkeit eines horizontalen Bogenganges bei der seitengetrennten kalorischen Prüfung,
  - eindeutig pathologischer Kopfimpulstest (Halmagyi-Curthoys-Test),
  - pathologischer vestibulokollischer Reflex (Sacculus-Läsion),
  - abnorme akustisch evozierte Potentiale,
- Nachweis einer Felsenbeinfraktur
- mindestens einmalig dokumentierte Hörminderung auf der betroffenen Seite.

Posttraumatischer Otolithenschwindel

Ein posttraumatischer Otolithenschwindel wird auf dislozierte Otokonien zurückgeführt. Ob hierbei auch ein zusätzlicher benigner paroxysmaler Lagerungsschwindel besteht, hängt von der Lage der dislozierten Otokonien im Labyrinth ab. Die Dislokation der Otokonien soll zu einer seitendifferenten Verteilung von Otokonien in den Otolithenorganen und dadurch zu einer Imbalance führen. Dies würde einen Schwank-, nicht jedoch einen Drehschwindel vor allem bei Kopfbewegungen erklären und mit einer Gangunsicherheit (wie „auf Wolken" oder „auf einem Wasserkissen") einhergehen. Eine Besserung dieser Beschwerden ist im Verlauf einiger Tage bis Wochen durch zentrale Kompensationsvorgänge zu erwarten.

Zwar gibt es bislang keine an größeren Patientengruppen validierten Untersuchungsverfahren zum zweifelsfreien Nachweis einer posttraumatischen Otolithenfunktionsstörung, ein Zusammenhang einer entsprechenden Symptomatik mit einem vorangegangenem Trauma ist aber nur beim Nachweis einer Otolithenfunktionsstörung zu diskutieren, d. h. neben einem adäquaten Trauma muss für die Anerkennung eines kausalen Zusammenhangs mindestens einer der folgenden Befunde vorliegen:

- pathologischer vestibulokollischer Reflex (Sakkulus-Läsion),
- abnorme Verkippung der subjektiven visuellen Vertikalen (Utrikulusschädigung).

Wallenberg-Syndrom

Schwindel beim Wallenberg-Syndrom ist Folge eines Infarktes der dorsolateralen Medulla oblongata in ursächlichem Zusammenhang mit einer traumatischen Vertebralisdissektion. Dabei treten die klinischen Ausfälle typischerweise nicht sofort, sondern mit einer Latenz von Stunden bis Tagen auf (s. Kap. 31.3.1). Der hierbei bestehende Drehschwindel ist Ausdruck eines Ungleichgewichts der Afferenzen des vorderen und horizontalen Bogenganges zugunsten der gesunden Seite [Rambold u. Helmchen 2005]. Klinisch ähneln der Schwindel und der klinische Verlauf einer Neuritis vestibularis, d. h. es kommt innerhalb einiger Wochen bis Monate zu einer deutlichen Besserung und oft vollständigen Rückbildung durch zentrale Kompensationsvorgänge über das kontralaterale Vestibulariskerngebiet und das Kleinhirn.

Neben einem adäquaten Trauma müssen für die Anerkennung eines kausalen Zusammenhangs mindestens die folgenden Voraussetzungen erfüllt sein:

- Kernspintomographischer Nachweis eines dorsolateralen Medulla-oblongata-Infarktes **oder** eindeutige klinische Zeichen eines solchen Infarktes in der akuten Phase,
- Nachweis einer Vertebralisdissektion in bildgebenden Untersuchungen (s. Tab. 31.2),
- Nachweis mindestens eines der folgenden abnormen Befunde zum Zeitpunkt der Begutachtung:
  - ipsiläsionelle Stand- und Gangataxie, die von einer funktionellen Störung abzugrenzen ist,
  - Störung der Okulomotorik (Sakkadendysmetrie) (ipsiläsionell: hypermetrisch, kontraläsionell: hypometrisch),
  - ipsiläsionelle Verkippung der subjektiven visuellen Vertikalen.

Weitere zentralvestibuläre Schwindelzustände

Neben dem Schwindel beim Wallenberg-Syndrom gibt es noch eine Reihe weiterer zentralvestibulärer Schwindelzustände, die Folge einer kontusionellen Schädigung der Vestibulariskerngebiete und/oder zentralvestibulärer Verbindungen sind oder durch traumatische Blutungen in der hinteren Schädelgrube zustande kommen. Hierbei liegt in aller Regel eine erhebliche Gewalteinwirkung vor, und es bestehen zumindest initial noch weitere Symptome von Seiten des Hirnstamms und/oder Kleinhirns, z. B. unterschiedlich stark ausgeprägte Bewusstseinsstörungen über Stunden bis Tage (Wochen), Hemi- oder Tetraparese, Störungen der Okulomotorik, Dysarthrie, Dysphagie. Auch diese Störungen zeigen im Verlauf eine Besserung, deren Ausmaß in aller Regel umso geringer ist, je schwerer die strukturellen Schädigungen des Hirnstammes sind.

Neben einem adäquaten Trauma müssen für die Anerkennung eines kausalen Zusammenhangs die folgenden Voraussetzungen erfüllt sein:

- in der akuten Phase eindeutige klinische Zeichen einer Hirnstamm- und/oder Kleinhirnschädigung **oder** kernspintomographischer Nachweis von Hirnstamm- und/oder Kleinhirnläsionen,
- Nachweis mindestens eines der folgenden abnormen Befunde zum Zeitpunkt der Begutachtung:
  - Stand- und Gangataxie, die von einer funktionellen Störung abzugrenzen ist,
  - Störung der Okulomotorik,
  - zentrale Paresen,
  - abnorme Verkippung der subjektiven visuellen Vertikalen.

Sekundär somatoformer Schwindel nach Vestibularisschädigung

Ein sekundärer somatoformer Schwindel oder auch eine depressive Anpassungsstörung kann sich letztlich bei allen diesen vestibulären Funktionsstörungen entwickeln. Ein entsprechender Verdacht sollte aufkommen, wenn innerhalb von 1–2 Monaten trotz abgeklungener vorbestehender vestibulärer Funktionsstörung keine merkliche Besserung eintritt [Brandt 1996].

Als Voraussetzung zur Anerkennung sind zu fordern:

- Dokumentation eindeutiger klinischer oder apparativer Untersuchungsbefunde einer vestibulären Funktionsstörung zeitnah zum vorangegangenen Trauma.
- Nachweis einer mit Wahrscheinlichkeit durch die Vestibularisschädigung verursachten (im öffentlichen Recht auch wesentlich mitverursachten) psychischen Störung.

Dabei ist zu berücksichtigen, dass neuerdings nach dem „Tinnitus-Urteil" des BGH auch in der privaten Unfallversicherung psychoreaktive Folgen einer nachweisbaren Vestibularisschädigung möglicherweise entschädigungspflichtig sind (s. Kap. 35.3.7).

Die Einschätzung der resultierenden Funktionsstörungen sollte nach einer psychosomatisch bzw. psychiatrischen Begutachtung erfolgen und wird in erster Linie vom Ausmaß des sozialen Rückzugs sowie der eingeschränkten Erlebnis- und Gestaltungsfähigkeit bestimmt (s. Kap. 36.10).

24.4.2 Schwindel ohne nachweisbare vestibuläre Schädigungen

Neben den genannten Schwindelzuständen werden auch lange nach einem Trauma anhaltende Schwindel- und Gleichgewichtsstörungen geklagt, bei denen keine Schädigung des vestibulären Systems zu belegen ist und zum Zeitpunkt der Untersuchung alle diesbezüglichen klinischen und apparativen Befunde regelrecht sind. Allenfalls sind Befunde zu erheben, deren Bedeutung kontrovers diskutiert wird (z. B. Zervikalnystagmus, Posturographiebefunde). Hier sind in erster Linie der zervikogene Schwindel bzw. die zervikalen Gleichgewichtsstörungen nach HWS-Beschleunigungsverletzungen und Schwindel nach geschlossenem Schädel-Hirn-Trauma ohne Anhalt auf eine morphologische Hirnschädigung zu nennen. In diesen Fällen ist die gutachtliche Zusammenhangsbeurteilung nicht unproblematisch, da letztlich in allen Rechtsgebieten zunächst der Nachweis eines Primärschadens im „Gleichgewichtssystem" im „Vollbeweis" zu führen ist. Ohne hier in allen Einzelheiten auf die mittlerweile sehr umfangreiche und kontroverse Literatur zu dieser Problematik eingehen zu können, sollen einige in diesem Zusammenhang relevante physiologische Tatsachen sowie die Bedeutung einiger „objektiver" Befunde diskutiert werden, die als Beleg für eine organisch begründbare Störungen angeführt worden sind.

Pathophysiologie zervikaler Afferenzen

Die bei Bewegungen der HWS auftretenden propriozeptiven Informationen tragen zur Blickstabilität und Haltungskontrolle bei (Auge-, Kopf-, Körperkoordination, Körperorientierung im Raum). Diese Signale stammen in erster Linie von den tiefen Nackenmuskeln der Segmente $C_1/C_{2(3)}$, die viele Muskelspindeln enthalten, und werden u. a. zu den Vestibulariskerngebieten weitergeleitet. Von hier aus bestehen wiederum Verbindungen zu den okulomotorischen Hirnnervenkernen. Diese Verbindungen sind die neuroanatomisch-neurophysiologische Grundlage des zervikookularen Reflexes (ZOR). Allerdings ist beim Menschen bzw. einigen anderen Säugetieren (Katzen, Kaninchen) der Beitrag propriozeptiver Informationen zur Blickstabilität und Haltungskontrolle im Vergleich zum vestibulären und optischen System von nur untergeordneter Bedeutung, so dass tierexperimentelle Befunde nur mit Einschränkungen auf den Menschen übertragbar sind. So führt die einseitige Schädigung dieser Afferenzen beim Menschen zu einer Stand- und Gangunsicherheit mit ipsiläsioneller Fallneigung und im geringeren Maße auch zu einer ipsiläsionellen gliedkinetischen Ataxie. Solch eine gerichtete oder auch ungerichtete Stand- und Gangunsicherheit wäre auch bei traumatischen Schädigungen der Halsafferenzen zu erwarten. Da die propriozeptiven Informationen der HWS in erster Linie von den tiefen Nackenmuskeln der oberen Zervikalsegmente stammen, setzt ihre Schädigung eine gewisse Gewalteinwirkung voraus, die zumindest initial auch zu einer vorübergehenden deutlichen aktiven und passiven Bewegungseinschränkung der HWS und zervikovertebragenen Schmerzen führen sollte. Drehschwindel oder ein Spontan-, Fixations-, Lage- oder Lagerungsnystagmus sind mit einer alleinigen Schädigung der Halsafferenzen nicht zu vereinbaren; sie weisen auf eine vestibuläre Läsion hin (s. o.).

Zervikalnystagmus

Als Zervikalnystagmus, der in der HNO-ärztlichen Literatur in Deutschland weit mehr Beachtung als im neurologischen Schrifttum und in der internationalen Literatur gefunden hat, werden konjugierte horizontale Oszillationen der Augen bezeichnet, die bei Drehungen der Halswirbelsäule bei festgestelltem Kopf, also ohne gleichzeitige Drehung des Kopfes und somit ohne gleichzeitige Reizung der Bogengangsrezeptoren auftreten. Die bei der Drehung der HWS generierten propriozeptiven Informationen sind die hauptsächlichen Afferenzen des zervikookularen Reflex (ZOR). Eine Schädigung dieses Systems mit läsioneller Imbalance des ZOR könnte theoretisch Ursache eines Zervikalnystagmus sein. Allerdings ist der ZOR beim Menschen unter physiologischen Bedingungen von nur untergeordneter Bedeutung für die Blickstabilisierung, so dass eine Störung des ZOR durch ein intaktes vestibuläres und optisches System kompensiert werden kann. Bis heute ist nicht eindeutig geklärt, ob alleinige Störungen der Afferenzen von den HWS-Gelenkrezeptoren zu einem zervikalen Nystagmus führen können, oder ob hierbei noch zusätzliche Schädigungen bestimmter Hirnstamm- und/oder Kleinhirnstrukturen erforderlich sind [Bronstein u. Hood 1985]. So führen einseitige Störungen der Propriozeption beim Menschen durch einseitige Injektion von Lidocain zwischen HWK2 und 3 [de Jong et al. 1977] oder durch Bupovacain-Blockade der C_2-Wurzel [Dieterich et al. 1993] nicht zu einem Zervikalnystagmus und auch zu keinen anderen okulomotorischen Befunden.

Die funktionelle Bedeutung des ZOR nimmt bei Patienten mit peripher- oder zentralvestibulären Störungen deutlich zu. Unter diesen Bedingungen, d. h. bei gleichzeitig bestehenden vestibulären Läsionen, z. B. durch Hirnstamm- und/oder Kleinhirnschädigungen, könnten ZOR-Imbalancen nur noch unzureichend kompensiert werden [Bronstein und Hood 1985 u. 1987]. In diesem Zusammenhang ist hervorzuheben, dass Moser [1974] bei 210 von 1.200 (17 %) HNO-ärztlich untersuchten Patienten einen horizontalen Zervikalnystagmus sah, was aber vor allem Patienten betraf, bei denen neben Schädigungen der Halswirbelsäulen-Gelenkrezeptoren durchaus noch zusätzliche peripher- oder zentralvestibuläre Störungen wahrscheinlich bzw. dokumentiert waren (z. B. Patienten mit „Schädel- und Halstraumen", „Durchblutungsstörungen" oder „beidseitigem Labyrinthausfall"). Auch wenn Hülse [1983] stellvertretend für eine Reihe HNO-ärztlicher Kollegen einen Zervikalnystagmus als Bedingung für die Annahme einer zervikalen Gleichgewichtsstörung fordert („Worauf könnte sich die Diagnose „zervikaler Schwindel" gründen, wenn nicht auf den Zervikalnystagmus"), so ist ein Zervikalnystagmus im Einzelfall kein pathologisch zu wertender Befund, da er unter standardisierten Laborbedingungen bei gesunden Probanden regelhaft und mit gleicher Häufigkeit und Intensität nachgewiesen werden kann wie bei Patienten mit einem oberen Zervikalsyndrom [Holtmann et al. 1993].

Posturographie

Auch eine Messung der Standschwankungen mittels Posturographie vermag für sich allein genommen keine organisch begründbare Störung zu belegen. So zeigen auch Patienten mit somatoformem Schwindel beim einfachen Stehen eine erhöhte Schwankaktivität [Querner et al. 2000, Holmberg et al. 2003]. Ursächlich scheint eine Kokontraktion der Fußbeuger und -strecker zu sein, also ein Aktivierungsmuster, das bei Gesunden bei vorsichtigem Gehen

(z. B. auf Eis) oder einer wirklichen Sturzgefahr gefunden wird. Hier liegt die Annahme nahe, dass Patienten mit somatoformem Schwankschwindel eine ängstlichen Strategie der Gleichgewichtskontrolle haben [Querner et al. 2000, Holmberg et al. 2003]. Darüber hinaus sind Patienten mit somatoformem Schwindel posturographisch um so „gesünder", je schwieriger die Anforderungen an ihre Gleichgewichtskontrolle sind [Querner et al. 2000], was mit der Ablenkung des Fokus ihrer Aufmerksamkeit auf die Gleichgewichtskontrolle erklärt werden kann [Andersson et al. 2003].

Gutachtliche Einschätzung

Unter welchen Voraussetzungen kann ein posttraumatischer Schwindel, insbesondere nach HWS-Beschleunigungsverletzungen, anerkannt werden, wenn keine vestibulären Schädigungen nachweisbar sind? Für die Begutachtung gelten hierfür nach heutiger Sicht folgende Regeln:

- Drehschwindel mit Übelkeit und/oder Erbrechen sowie ein Lage- oder Lagerungsschwindel können nicht Folge einer HWS-Beschleunigungsverletzung sein, wenn das vestibuläre System intakt ist.
- Bei intaktem vestibulären System wäre nach einer HWS-Beschleunigungsverletzung oder einem geschlossenem Schädel-Hirn-Trauma ein Schwankschwindel mit ungerichteter oder gerichteter Stand- und Gangataxie, ggf. mit Zunahme bei Kopfbewegungen möglich und mit der Physiologie des multisensorischen Gleichgewichtssystems vereinbar. Ein solcher Schwindel sollte jedoch innerhalb von Tagen bis Wochen (längstens einigen Monaten) abklingen. Bei anhaltenden Beschwerden sollte unbedingt eine Otolithenfunktionsstörung durch Untersuchung der subjektiven visuellen Vertikalen und des vestibulokollischen Reflexes ausgeschlossen werden (s. o.).
- HWS-Beschleunigungsverletzungen, die zu traumatischen Läsionen proprizeptiver Strukturen führen, setzen eine relevante Gewalteinwirkung voraus und sind ohne eine initiale vorübergehende deutliche aktive und passive Bewegungseinschränkung der HWS und zervikovertebragene Schmerzen nicht denkbar.
- Gestörte Informationen von den HWS-Gelenkrezeptoren können bei einem intakten vestibulären und visuellen System rasch, d. h. innerhalb von Tagen bis Wochen, (längstens einigen Monaten) kompensiert werden. Selbst Störungen des physiologisch ungleich wichtigeren vestibulären Systems weisen im Verlauf meist eine Besserung auf. Deshalb erscheint ein Unfallzusammenhang umso unwahrscheinlicher, je länger posttraumatische Gleichgewichtsstörungen als anhaltend oder sogar progredient angegeben werden. Auch persistierende „Verspannungen" oder „Blockierungen" und/oder eine radiologisch nachgewiesene Steilstellung bzw. Osteochondrose der HWS können nicht Ursache persistierender Beschwerden sein, da die Kompensation etwaiger propriozeptiver Defizite ja gerade außerhalb dieser Strukturen im vestibulärer System erfolgt. Eine Kausalität wäre dann nur noch im Rahmen einer psychoreaktiven Unfallfolge anzuerkennen, sofern sich im Rahmen einer psychosomatischen oder psychiatrischen Untersuchung eine solche nachweisen lässt (s. Kap. 35.3.6).

Die Neigung, in Anlehnung an den im Strafrecht geläufigen Grundsatz „in dubio pro reo" bei unklarer oder widersprüchlicher Befundkonstellation zugunsten des Unfallopfers zu begutachten, ist abzulehnen. Der Schutz der Solidargemeinschaft vor unbegründeten und mit dem aktuellen Wissensstand nicht zu vereinbarenden Forderungen steht gleichberechtigt neben dem Anspruch des Einzelnen auf eine angemessene Entschädigung posttraumatischer Schädigungen.

Literatur

Andersson G, Hagman J, Talianzadeh R, Svedberg A, Larsen HC. Dual-task study of cognitive and postural interference in patients with vestibular disorders. Otol Neurotol 2003; 24: 289 – 293

Baloh RW. Clinical practice. Vestibular neuritis. N Engl J Med 2003; 348: 1027 – 1032

Baloh RW, Jacobson K, Winder T. Drop attacks in Menière's syndrome. Ann Neurol 1990; 28: 384 – 387

Brandt T. Phobic postural vertigo. Neurology 1996; 46 :1515 – 1519

Brandt T. Vertigo – Its multisensory syndromes. Springer, Berlin 1999

Brandt T, Dieterich M. Vestibular paroxysmia: vascular compression of the eighth nerve? Lancet 1994; 342: 798 – 799

Brandt T, Dieterich M, Strupp M. Vertigo – Leitsymptom Schwindel. Steinkopff, Darmstadt 2004

Bronstein AM, Hood JD. Cervical nystagmus due to loss of cerebellar inhibition on the cervico-ocular reflex: a case report. J Neurol Neurosurg Psychiatry 1985; 48: 128–131

Bronstein A M, Hood JD. Oscillopsia of peripheral vestibular origin. Central and cervical compensatory mechanisms. Acta Oto-Laryngol. 1987; 104: 307–314

Bundesministerium für Gesundheit und Soziale Sicherung: Anhaltspunkte für die ärztliche Gutachtertätigkeit im sozialen Entschädigungsrecht und nach dem Schwerbehindertenrecht. 2004

Committee on Hearing and Equilibrium. Meniere's disease: criteria for diagnosis and evaluation of therapy for reporting. Otolaryngol Head Neck Surg 1995; 113: 181 – 185

de Jong PTVM, de Jong, Cohen B, Jongkees LBW. Ataxia and nystagmus induced by local anesthetics in the neck. Ann Neurol 1977; 1: 240 – 246

Dieterich M. Neurovaskuläre Kompression des 8. Hirnnerven: Vestibularis-Paroxysmie. Akt Neurol 1999; 26: 55 – 59

Dieterich M, Brandt T. Episodic vertigo related to migraine (90 cases): vestibular migraine? J Neurol 1999; 246: 883 – 892

Dieterich M, Pöllmann W, Pfaffenrath V: Cervicogenic headache: electronystagmography, perception of verticality and posturography in patients before and after C_2-blockade. Cephalalgia 1993; 13: 285 – 288

Eckhardt-Henn A, Dieterich M. Psychiatric Disorders in Neurootologic Patients. Neurol Clinics 2005; 23: 731 – 749

Feldmann H. Das Gutachten des Hals-Nasen-Ohren-Arztes. Thieme, Stuttgart 2001

Gemeinsamer Beirat für Verkehrsmedizin beim Bundesministerium für Verkehr, Bau- und Wohnungswesen und beim Bundesministerium für Gesundheit: Begutachtungsleitlinien zur Kraftfahreignung. Berichte der Bundesanstalt für Straßenwesen. Mensch und Sicherheit. Heft M 115, 2000

Holmberg J, Karlberg M, Fransson PA, Magnusson M. Phobic postural vertigo: body sway during vibratory prorioceptive stimulation. NeuroReport 2003; 14: 1007 – 1011

Holtmann S, Reiman V, Schöps P. Zur klinischen Bedeutung zerviko-okulärer Reaktionen. Laryngo-Rhino-Otol 1993; 72: 306 – 310

Hülse M – Die zervikalen Gleichgewichsstörungen. Springer, Berlin Heidelberg New York Tokyo 1983

James A, Thorp M. Meniere's disease. Clinical Evidence 2001; 5: 348 – 355.

Luxon LM. Posttraumatic Vertigo. In Disorders of the Vestibular System. Hrsg. v. Baloh RW, Halmagyi GM. Oxford University Press, New York 1996: 381 – 395

Minor LB, Solomon D, Zinreich JS, Zee DS. Sound- and/or pressare-induced vertigo due to bone dehiscence of the superior semicircular canal. Arch Otolaryngol Head Neck Surg 1998; 124: 249 – 258

Moser M. Zervicalnystagmus und seine diagnostische Bedeutung. HNO 1974; 22: 350 – 355

Neuhauser H, Lempert T. Vertigo and dizziness related to migraine: a diagnostic challenge. Cephalalgia 2004; 24: 83 – 91

Parnes LS, Agrawal SK, Atlas. Diagnosis and management of benign paroxysmal positional vertigo (BPPV). CMAJ 2003; 30: 681 – 693

Querner V, Krafczyk S, Dieterich M, Brandt T. Patients with somatoform phobic postural vertigo: the more difficult the balance task, the better the balance performance. Neurosci Lett 2000; 285: 21 – 24

Rambold H Helmchen C. Spontaneous nystagmus in dorsolateral medullary infarction indicates vestibular semicircular canal imbalance. J Neurol Neurosurg Psychiatry 2005; 76: 88 – 94

Schönberger A, Mehrtens G, Valentin H. Arbeitsunfall und Berufskrankheit. 7. Aufl., Erich Schmidt Verlag, Berlin 2003

Strupp M, Glaser M, Karch C, Rettinger N, Dieterich M, Brandt T. Häufigste Schwindelform im mittleren Alter: phobischer Schwankschwindel. Nervenarzt 2003; 74: 911 – 914

25 Schmerzsyndrome

B. Widder

Schmerzen sind die am häufigsten geklagten Beschwerden im Rahmen neurologisch-psychiatrischer Gutachten und stellen auch den weitaus überwiegenden Teil der vor Sozialgerichten zur Verhandlung anstehenden strittigen Fälle dar [Widder u. Aschoff 1995]. Die nachfolgenden Empfehlungen basieren in ihren wesentlichen Aspekten auf den AWMF-Leitlinien zur Begutachtung von Schmerzen, die von einer interdisziplinären Expertenkommission verschiedener medizinischer Fachgesellschaften (Deutsche Gesellschaft für Neurologie, Deutsche Gesellschaft für Orthopädie und Orthopädische Chirurgie, Deutsche Gesellschaft für Psychosomatische Medizin und Psychotherapie, Deutsches Kollegium für Psychosomatische Medizin, Deutsche Gesellschaft für Psychiatrie, Psychotherapie und Nervenheilkunde) erarbeitet wurden [Widder et al. 2005].

25.1 Klassifikation von Schmerzsyndromen

Gemäß Internationaler Klassifikation der Funktionsfähigkeit, Behinderung und Gesundheit (ICF) wird Schmerzempfindung als „unangenehmes Gefühl, das mögliche oder tatsächliche Schäden einer Körperstruktur anzeigt“, beschrieben. Von einem „chronischen Schmerzsyndrom“ ist zu sprechen, wenn:

- der Schmerz das vorherrschende Symptom („Leitsymptom“) der geklagten Beschwerden ist,
- der Schmerz über einen längeren Zeitraum anhält.

Die Frage, ab wann von einem „chronischen Schmerz“ zu sprechen ist, wird in der wissenschaftlichen Literatur wenig klar definiert. Die International Association for the Study of Pain [1986] geht von einer Chronifizierung aus, wenn der Schmerz über die normale Heilungszeit einer Erkrankung bzw. Schädigung hinaus besteht („pain which has persisted beyond normal tissue healing time“), wobei die „normale“ Heilungszeit etwas willkürlich mit 3 Monaten angenommen wird, andere Autoren nennen eine Schmerzdauer von 6 Monaten [Willweber-Strumpf et al. 2000]. In der ambulanten Schmerztherapievereinbarung in Deutschland wird der Zeitbegriff ganz verlassen und von einem chronischen Schmerz als einem „Schmerz, der seine Warn- und Leitfunktion verloren hat und zum eigenen Krankheitsbild geworden ist“, gesprochen. Da Begutachtungen in den meisten Rechtsbereichen eine Dauer der bestehenden Beschwerden von wenigstens 6 Monaten voraussetzen, dürfte bei zur Begutachtung anstehenden Schmerzen so gut wie immer von einem „chronischen Schmerzsyndrom“ zu sprechen sein.

25.1.1 Klassifikationssysteme

Mit Schmerzen einher gehende Krankheitsbilder finden sich in der ICD-10-Klassifikation an verschiedenen Stellen. Nachdem der ICD-10 definitionsgemäß die Grundlage für die diagnostische Einschätzung im Rahmen von Begutachtungen darstellt, sind diese Diagnosen auch zu verwenden. Problematisch sind allerdings zwei Punkte:

- Die Diagnosen geben keine Informationen über das Ausmaß bestehender Funktionsstörungen. Hierfür sei auf die in Kapitel 5.3.1 näher beschriebenen ICF (Internationale Klassifikation der Funktionsfähigkeit, Behinderung und Gesundheit) verwiesen. Für die gutachtliche Situation ist die Nennung der Diagnose allein ohne detaillierte Beschreibung der damit zusammenhängenden Funktionsstörungen in jedem Fall unzureichend.
- Die Diagnosen des ICD-10 beinhalten überwiegend eine eindimensionale Klassifikation, wonach Schmerzen entweder als somatisch oder psychisch verursacht eingeteilt werden. Wie später noch ausgeführt, ist eine derartige eindimensionale Sichtweise jedoch weder für therapeutische noch für gutachtliche Belange zielführend.

Für gutachtliche Bedürfnisse erscheint eine dreiteilige Klassifikation sinnvoll, wie sie in den AWMF-Leitlinien vorgeschlagen wurde (Abb. 25.**1**) [Widder et al. 2005]. Darin werden drei Grundkategorien unterschieden (Tab. 25.**1**):

- eine nozizeptiv-neuropathische durch Gewebeschädigung bedingte Schmerzsymptomatik,
- primär psychisch bedingte Schmerzen, sowie
- eine „Mischkategorie“ mit Schmerzen bei somatisch-psychischer Komorbidität.

25.1.2 Nozizeptiv-neuropathische Schmerzsyndrome

Pathophysiologische Klassifikation

Durch eine Gewebeschädigung oder -erkrankung begründete Schmerzsyndrome sind pathophysiologisch in 2 Gruppen mit typischer Ursache und typischer klinischer Ausprägung einzuordnen (Tab. 25.**2**):

- **Nozizeptiver Schmerz:** Ursache des Schmerzerlebnisses sind schädigende Einflüsse auf Nozizeptoren in Haut und Körpergewebe, Muskeln und Gelenken sowie in Eingeweiden. Periphere und zentrale neuronale Strukturen bleiben dabei intakt, werden bei längerer Dauer jedoch – überwiegend reversibel – sensibilisiert. Verschwindet

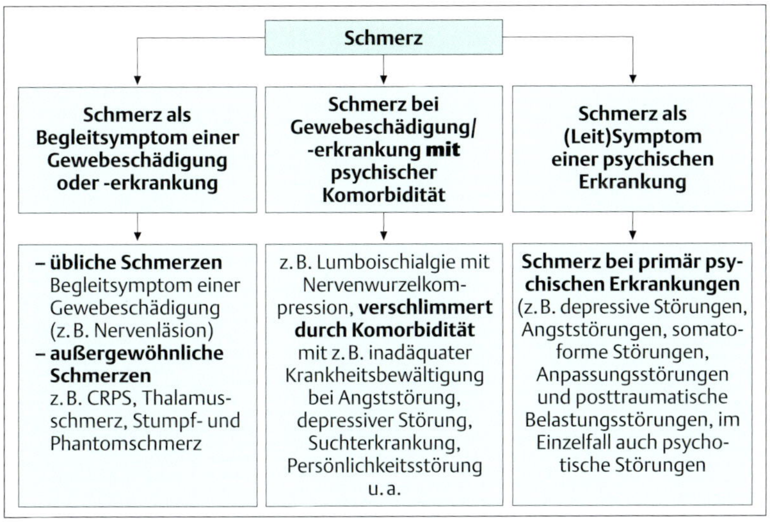

Abb. 25.1 Einteilung von Schmerzen aus gutachtlicher Sicht [nach Widder et al. 2005].

Tabelle 25.1 Diagnostische Klassifikation der häufigsten Schmerzsyndrome im ICD-10-System

Schmerzsyndrom	*Beschreibung*	*ICD-Diagnose*
Schmerz als Begleitsymptom einer Gewebeschädigung oder -erkrankung	üblicher Schmerz	ICD-Code der Gewebeläsion
	außergewöhnlicher Schmerz	ICD-Code der Gewebeläsion, zusätzlich z. B. G56.4 (Kausalgie)
Schmerz bei Gewebeschädigung/-erkrankung mit psychischer Komorbidität	depressive und/oder ängstliche Reaktion bei Gewebeschädigung	ICD-Code der Läsion und F43.2 (Anpassungsstörung)*
	maladaptives Verhalten („Fehlverarbeitung“) bei Gewebeschädigung	ICD-Code der Läsion sowie F54 (psychologische Faktoren und Verhaltensfaktoren bei andernorts klassifizierten Krankheiten), im Einzelfall auch F45.4 (somatoforme Schmerzstörung)
	Gewebeschädigung bei psychischer Vorerkrankung	ICD-Code der Läsion und ggf. der psychischen Vorerkrankung im Sinne der „Verschlimmerung“
	funktionelles Schmerzsyndrom aufgrund psychisch bedingter Stressreaktion	ICD-Code der Lokalisation sowie F54 (psychologische Faktoren und Verhaltensfaktoren bei andernorts klassifizierten Krankheiten)
Schmerz als Leitsymptom einer psychischen Erkrankung	Schmerz im Rahmen einer depressiven Störung	F33 (rezidivierende depressive Störung)
	Schmerz im Rahmen einer psychoreaktiven Störung	je nach Ursache und Ausprägung F43.1 (posttraumatische Belastungsstörung) oder F43.2 (Anpassungsstörung)
	Schmerz im Rahmen einer Angst- oder Panikstörung	F41 (sonstige Angststörungen)
	Schmerz im Rahmen einer somatoformen Störung	F45.4, bei komplexen Symptomen auch F45.0 oder F45.1
	Schmerz im Rahmen einer Psychose	ICD-Code der psychotischen Störung
	Schmerz in Verbindung mit psychotropen Substanzen	vor allem F1_.1 (schädlicher Gebrauch) oder F1_.2 (Abhängigkeitssyndrom)

* Dauer üblicherweise bis 2 Jahre, bei längerem Verlauf ist eine chronische depressive Störung zu verschlüsseln.

Tabelle 25.2 Charakteristika nozizeptiv und neuropathisch verursachter Schmerzsyndrome

Schmerzsyndrom	*Ursache*	*Attributierung*	*Lokalisation*	*Besonderheiten*
Nozizeptiv verursachte Schmerzsyndrome	Schädigung in Knochen oder Weichteilen	dumpf, drückend, pochend, bohrend	gut lokalisierbar	Dauerschmerz, oft mit bewegungsabhängigem Durchbohrschmerz
	Schädigung in Eingeweiden	hell, spitz, schneidend, oft kolikartig	schlecht lokalisierbar	vegetative Begleitsymptome
	Ischämie	hell, pochend, intensiv	Extremitäten, auch viszeral möglich	Belastungsabhängig bzw. nach Nahrungsaufnahme
Neuropathisch verursachte Schmerzsyndrome	Nervenschädigung	einschießend, elektrisierend, brennend	im Versorgungsgebiet der betroffenen Nervenstruktur	mit neurologischen Ausfällen einher gehend, Dys-/Parästhesie, Hyperalgesie/-pathie, triggerbar
	Deafferenzierungs-/Phantomschmerz	wie oben	im Amputationsbereich (Organ/Extremität)	häufig „freies" Intervall nach dem Trauma
	sympathisch unterhaltener Schmerz/CRPS	heiß, hell, brennend, lageabhängig	Neigung zur Ausbreitung	mit komplexer Symptomatik einhergehend

die Schädigung, ist im Allgemeinen mit einer Restitution zu rechnen, sofern nicht psychische Komorbiditätsfaktoren (s. Kap. 25.1.4) für eine Aufrechterhaltung der Symptomatik sorgen.

- **Neuropathischer Schmerz:** Hier liegen dem Schmerzerlebnis mechanische, metabolische, toxische oder entzündliche Schädigungen peripherer Nerven oder zentralvenöser Strukturen zugrunde. Wegen der Degeneration schmerzhemmender Systeme können neuropathisch verursachte Schmerzen andauern, wenn die Schädigung ausgeheilt ist, und dann z. B. zu „komplexen regionalen Schmerzsyndromen" führen.

Gutachtliche Klassifikation

Über die pathophysiologische Klassifikation hinaus ergibt sich im Rahmen von Begutachtungen eine weitere Unterteilung nach der Ausprägung der Schmerzsyndrome. So werden in der Gutachtenliteratur des Sozialrechts zwei Untergruppen definiert, die analog auch im Beamtenrecht zu berücksichtigen sind:

- **„Übliche Schmerzen"** als regelhaftes Begleitsymptom einer Nerven- oder sonstigen Gewebeschädigung. Obwohl der überwiegende Teil auftretender Schmerzsyndrome dieser Gruppe zuzuordnen ist, spielen sie in der Begutachtungspraxis nur eine untergeordnete Rolle, da „übliche" Schmerzen in den Bewertungstabellen bereits berücksichtigt sind.
- **„Außergewöhnliche Schmerzen"** stellen demgegenüber vor allem hohe Anforderungen an die Qualität der diagnostischen Abklärung, da sie ansonsten falsch eingeschätzt werden. Hierzu gehören z. B. Schmerzen nach Schädigung bestimmter Hirnstrukturen („Thalamusschmerz"), bei Neuromen sowie nach Amputationen („Stumpf-" und „Phantomschmerz"), insbesondere jedoch auch das sog. „komplexe regionale Schmerzsyndrom" (CRPS), das häufig übersehen wird, jedoch gesondert entschädigungspflichtig ist.

Komplexe regionale Schmerzsyndrome

Komplexe regionale Schmerzsyndrome sind in der wissenschaftlichen Literatur seit vielen Jahren unter den Begriffen wie **„Morbus Sudeck"**, **„sympathische Reflexdystrophie"**, **„Algodystrophie"** und **„Kausalgie"** bekannt. Der von der International Association for the Study of Pain (IASP) vorgeschlagene, deskriptive Terminus [Stanton-Hicks et al. 1995] ersetzt die bislang oft unscharf benutzten Begriffe. Gutachtlich sind die „komplexen regionalen Schmerzsyndrome" vor allem deswegen von wesentlicher Bedeutung, weil das Ausmaß der damit verbundenen Beschwerden definitionsgemäß in krassem Missverhältnis zum Schweregrad des auslösenden Ereignisses steht [Baron 1997] und zumindest beim Typ I (Tab. 25.**3**) keine Hinweise auf eine Läsion (größerer) Nerven vorliegen. Auch hält sich die Lokalisation der Schmerzsyndrome nicht an das Versorgungsgebiet von Nerven, sondern zeigt eine Neigung zur Ausbreitung.

> Bei komplexen regionalen Schmerzsyndromen besteht ein Missverhältnis zwischen dem auslösenden Ereignis und den geltend gemachten Beschwerden und deren Ausbreitung, die sich nicht an radikuläre oder peripher-nervale Versorgungsgebiete hält.

Die Ursache dieser komplexen Schmerzsyndrome ist bis heute nicht eindeutig geklärt [Baron u. Jänig 1998], was für

Tabelle 25.3 Einteilung komplexer regionaler Schmerzsyndrome (CRPS) [nach Stanton-Hicks et al. 1995]

CRPS	*Synonyme*	*Auslöser*
Typ I	Morbus Sudeck, sympathische Reflexdystrophie	meist nach schmerzhaften Traumen der distalen Extremitäten (z. B. Quetschungen, Frakturen) ohne offensichtliche Läsion größerer Nerven
Typ II	Kausalgie	nach partiellen, klinisch und elektrophysiologisch nachweisbaren peripheren Nervenläsionen

Tabelle 25.4 Symptomatik komplexer regionaler Schmerzsyndrome

Schmerzen	• heftige, meist brennende oder bohrende Spontanschmerzen • Verstärkung der Schmerzen bei Bewegungen, Herabhängenlassen der Extremität, Berührungsreizen, Wärme- und/oder Kälteexposition
Sensible Störungen	• Hyperalgesie, jedoch meist keine Hypästhesie
Motorische Störungen	• Kraftminderung, insbesondere bei komplexen Bewegungen • Tremor, Myoklonien, seltener auch komplexe Dystonien mit Neigung zur Generalisierung • erhaltene Muskeleigenreflexe (CRPS Typ I)
Vegetative Störungen	• distale Extremität im Vergleich zur gesunden, normal temperierten Seite um mehr als 1 °C kälter oder wärmer • rötlich-livide oder blass-zyanotische Hautfarbe • gestörte Schweißproduktion (je nach Stadium Hyper- oder Hypohidrosis) • Ödem (insbesondere bei herabhängender Extremität)
Trophische Störungen	• gestörtes Nagel- und Haarwachstum (vermehrt in der Akut-, vermindert in der chronischen Phase) • Hyperkeratose, Fibrosierung und/oder Atrophie der Haut • Gelenkversteifungen, Sehnenverkürzungen und/oder Muskelatrophien • Knochenstoffwechselstörung mit Demineralisation (Röntgen, Szintigraphie, MRT)

gutachtliche Belange jedoch nur von untergeordneter Bedeutung ist. Die Diagnose stützt sich im Wesentlichen auf die typische Anamnese, vor allem jedoch auf die objektiven Begleitsymptome wie ödematöse Verquellung, Hautverfärbungen, Schweißsekretions-, Temperatur- und trophische Störungen (Tab. 25.4). Diese sind nicht zuletzt bei der Einschätzung motorischer Störungen von Bedeutung, die als eine Form des Neglekts interpretiert werden [Galer et al. 1995], bei Fehlen sonstiger charakteristischer Auffälligkeiten in der gutachtlichen Situation jedoch mit gebotener Zurückhaltung zu interpretieren sind. So sind bei schwerwiegenderen motorischen Funktionsstörungen **stets** auch trophische Störungen relevanten Ausmaßes zu erwarten (Tab. 25.5). Radiologische, szinti- und kernspintomographische Untersuchungen stützen die Diagnose, ergeben jedoch nur bei Schädigungen der distalen Extremitäten typische Befunde. Komplexe regionale Schmerzsyndrome können aber auch an anderen Stellen des Körpers auftreten.

Das Vorhandensein eines schwereren komplexen regionalen Schmerzsyndroms (Grad II/III) ist abzulehnen, wenn keine trophischen Störungen nachweisbar sind.

Tabelle 25.5 Einteilung des Schweregrades komplexer regionaler Schmerzsyndrome [Baron 1997]

Grad	*Symptomatik*
I	geringer Schmerz, geringe Funktionsstörung, kein hoher Analgetikabedarf, rasche Besserung bei Hochlagerung
II	stärkere Schmerzen und Funktionsstörung, sofortige Besserung bei Immobilisation, protrahierter Verlauf
III	ausgeprägte Schmerzen und Funktionsstörungen, keine Schmerzreduktion durch Immobilisation, ausgeprägte trophische Störungen

25.1.3 Primär psychisch verursachte Schmerzsyndrome

Anhaltende somatoforme Schmerzstörung

Körperlich **völlig unerklärbare Schmerzen** stellen in der Gutachtensituation die Ausnahme dar. In der Regel besteht ein körperlich erklärbarer „Kern", der das Ausmaß der geklagten Beschwerden jedoch nicht hinreichend erklärt. Daher werden anhaltende somatoforme Schmerzstörungen in Kapitel 25.1.4 diskutiert.

Andere psychisch verursachte Schmerzsyndrome

Jede psychische Störung vermag mit Schmerzsensationen einherzugehen. Im Bereich der depressiven Störungen finden sich hier die Begriffe der „larvierten Depression" oder der „Konversionssymptomatik". Aber auch Angst- und Panikstörungen sowie psychoreaktive Störungen wie posttraumatische Belastungsstörungen und Anpassungsstörungen (s. Kap. 35.2) gehen nicht selten mit körperlich nicht (hinreichend) erklärbaren Schmerzsyndromen einher, während Schmerzsyndrome im Rahmen psychotischer Störungen in der Begutachtungssituation selten zu finden sind.

Eine Sonderkategorie stellen Schmerzsyndrome in Verbindung mit psychotropen Substanzen (Suchterkrankungen) dar, die allerdings meist in nozizeptiv-neuropathischer Komorbität auftreten. Zu unterscheiden dabei sind:

- Auslösung einer Suchterkrankung durch ein nozizeptiv-neuropathisches oder im Rahmen einer psychischen Störung aufgetretenes Schmerzsyndrom (Fallbeispiel 25.1).
- Aufrechterhaltung einer vorbestehenden Suchterkrankung durch Opiatmedikation bei einem Schmerzsyndrom.

In beiden Fällen spielen regelmäßig iatrogene Faktoren eine wesentliche Rolle, die insbesondere auch für die Chronifizierung verantwortlich zu machen sind [Widder 2005].

Fallbeispiel 25.1

Schmerzsyndrom, Opiatabhängigkeit, Gesetzliche Unfallversicherung

Der 36-jährige selbständige Ingenieur erleidet als Fahrer eines PKW einen Wegeunfall mit Frontalaufprall. Keine Bewusstlosigkeit, unmittelbar danach jedoch starke Rückenschmerzen. Im Krankenhaus werden Stauchungsfrakturen BWK7 und 10 sowie LWK1, eine Sternumfraktur sowie eine Fraktur des Mittelhandknochens V links diagnostiziert. Während des stationären Aufenthalts bei stabilen Frakturen zunehmende Mobilisation, Entlassung 4 Wochen nach dem Unfallereignis mit 2 Paracetamol zur Nacht.

In der folgenden Zeit mehrfach Konsultationen beim Hausarzt wegen unerträglicher Rückenschmerzen, dieser rezeptiert Tramadol, das von 1–2 Kaps./Tag schließlich auf 800 mg/Tag gesteigert wird. Zahlreiche diagnostische Maßnahmen (Röntgen, MRT, Szintigraphie) zeigen keinen relevanten pathologischen Befund. In den Monaten nach dem Unfall Verlust von Aufträgen aufgrund der mangelnden beruflichen Leistungsfähigkeit, Zusammenbruch der Kleinfirma. Erstmalige Konsultation eines Schmerztherapeuten 9 Monate nach dem Unfall mit Umsetzen der Medikation auf retardiertes Morphin. In den folgenden 3 Jahren zahlreiche ambulante Therapieversuche bei Schmerztherapeuten, Absetzversuche der Opiate werden aufgrund heftiger Schmerzangabe nicht toleriert. Seit dem Unfall keine Berufstätigkeit mehr, sozialer Rückzug und Depravation. Zu keiner Zeit nervenärztliche Versorgung, mit Ausnahme einer orthopädischen Rehabilitationsmaßnahme 6 Monate nach dem Unfall keine stationären Behandlungsmaßnahmen.

Diagnose eines iatrogen unterhaltenen chronischen Schmerzsyndroms mit Opiatabhängigkeit bei Fehleinschätzung einer Anpassungsstörung auf die primär körperlichen Unfallfolgen. Da letztere im Rahmen der Versorgung der Unfallfolgen auftrat und keine Anhaltspunkte für Vorschäden oder konkurrierende Erkrankungen zu eruieren sind, ist die bestehende chronifizierte Symptomatik als durch das Unfallereignis – zumindest im Sinne der wesentlichen Mitverursachung – bedingt anzusehen und entschädigungspflichtig.

25.1.4 Schmerzsyndrome bei somatisch/psychischer Komorbidität

In der Begutachtungspraxis chronischer Schmerzsyndrome stellt diese Gruppe den zahlenmäßig größten und auch gleichzeitig schwierigsten Anteil dar. Meist handelt es sich dabei um primär nozizeptiv-neuropathische Schmerzen, die durch psychische Faktoren verstärkt werden (Fallbeispiel 25.1).

Anhaltende somatoforme Schmerzstörung

In der ansonsten überwiegend eindimensionalen ICD-10-Klassifikation stellt die somatoforme Schmerzstörung eine Ausnahme dar. Obwohl diese Störung unter den psychischen F-Diagnosen zu finden ist, verweist die Definition auf den mehrdimensionalen bio-psycho-sozialen Zusammenhang (Tab. 25.**6**). Auf der „biologischen Ebene" wird demnach ausdrücklich darauf hingewiesen, dass eine körperliche Störung als „Mitursache" nicht ausgeschlossen ist, diese lediglich die Beschwerden „nicht vollständig" erklärt. Damit stellt die somatoforme Schmerzstörung ausdrücklich keine ausschließlich psychische Erkrankung dar, wenngleich auf der „psychischen Ebene" gefordert wird, dass „emotionale Konflikte" oder andere „psychosoziale Belastungen" – hierzu gehören selbstverständlich auch alle belastenden Faktoren in Familie und Beruf – „entscheidend" in der Verursachung der Störung sein müssen. Es ist hier entsprechend selbstverständliche Aufgabe des Sachverständigen, diese Diagnose nur dann zu stellen, wenn er derartige Faktoren als wesentlich herausarbeiten kann. Der Wunsch nach persönlicher Unterstützung auf der „sozialen Ebene" schließlich kennzeichnet das Problem des Sachverständigen, hier zwischen „nicht Wollen" und „nicht Können" differenzieren zu müssen.

Tabelle 25.6 Bio-psychosoziales Konzept für die Definition der anhaltenden somatoformen Schmerzstörung im ICD-10

F45.4 Anhaltende somatoforme Schmerzstörung	
Biologische Ebene	„Die vorherrschende Beschwerde ist ein andauernder, schwerer und quälender Schmerz, der durch einen physiologischen Prozess oder eine körperliche Störung nicht vollständig erklärt werden kann."
Psychische Ebene	„Er tritt in Verbindung mit emotionalen Konflikten oder psychosozialen Belastungen auf, die schwerwiegend genug sein sollten, um als entscheidende ursächliche Faktoren gelten zu können. ... Schmerzzustände mit vermutlich psychogenem Ursprung, die im Verlauf depressiver Störungen oder einer Schizophrenie auftreten, sollten hier nicht berücksichtigt werden."
Soziale Ebene	„Die Folge ist meist eine beträchtlich gesteigerte persönliche oder medizinische Hilfe und Unterstützung."

Depressive und/oder ängstliche Reaktion bei Gewebeschädigung

Die Entwicklung einer reaktiv depressiven Störung nach schwereren, traumatisch oder im Rahmen idiopathischer Erkrankungen verursachter Gewebeschäden stellt eine „normale" Reaktion auf derartige Situationen dar, zumal dann, wenn sich die Schädigung als nicht mehr besserungsfähig oder sogar progredient erweist. Diagnostisch sind derartige Entwicklungen Anpassungsstörungen zuzurechnen, bei sorgfältiger Exploration stellt die diagnostische Sicherung kaum je ein Problem dar.

Mancherorts wird für diese Symptomatik der Begriff des „algogenen Psychosyndroms" verwendet. Es handelt sich dabei allerdings um eine wenig glückliche Wortschöpfung, da der Begriff des „Psychosyndroms" üblicherweise hirnorganisch bedingte psychische Störungen definiert. Der Begriff sollte daher verlassen werden.

Maladaptives Verhalten bei Gewebeschädigung

Diagnostisch und auch gutachtlich schwierig erscheinen die Fälle, bei denen das Ausmaß der geklagten Schmerzen in einem groben Missverhältnis zu den eher geringen körperlichen Schäden steht, so dass sich die o. g. Einschätzung als depressive Anpassungsstörung auf eine schwere Erkrankung (oder Traumatisierung) nicht ohne Weiteres erschließt. Diese Probanden zeichnen sich durch ein bemerkenswert homogenes Bild mit diffusen, polytopen, als extrem stark beschriebenen, sich zu keiner Zeit und allenfalls durch Schonen zu bessernden Schmerzen aus (Tab. 25.7), die meist ein verständnisvolles Umfeld vorweisen können, das ihnen diese Schonung ermöglicht.

Eine diagnostische Zuordnung als „anhaltende somatoforme Schmerzstörung" ist aufgrund der ICD-10-Kriterien zwar möglich, sollte aber den Fällen vorbehalten sein, bei denen die psychische Fehlverarbeitung gegenüber der durch eine Gewebeschädigung begründbaren Schmerzsymptomatik eindeutig im Vordergrund steht und sich anhand der Aktenlage bzw. im Rahmen der Exploration auch in geeigneter Weise herausarbeiten lässt. Andernfalls erscheint es sinnvoller, von einer „maladaptiven Schmerzverarbeitung", „Schmerzfehlverarbeitung" oder auch – deutlich neutraler – „Symptomausweitung" (symptom magnification syndrome) [Matheson 1988] zu sprechen. Im ICD-Katalog ist eine derartige Symptomatik – mangels anderer Möglichkeiten der Verschlüsselung – „psychologischen und Verhaltensfaktoren bei andernorts klassifizierten Krankheiten" (F54) zuzuordnen. Es versteht sich von selbst, dass diese multifaktoriell verursachten Fälle bei Zusammenhangsbegutachtungen erhebliche Schwierigkeiten aufgrund der oft kaum möglichen Abgrenzbarkeit der einzelnen Faktoren bereiten. Dabei gilt festzuhalten, dass Vorschäden und konkurrierende Erkrankungen im „Vollbeweis" zu klären sind, auch wenn dies zum Teil angezweifelt wird [Drechsel-Schlund 2006].

Tabelle 25.7 Hinweise auf ein maladaptives Verhalten im Sinne einer „Schmerzfehlverabeitung" bzw. „Symptomausweitung" [nach Kopp et al. 1997]

- Diffuse, polytope Symptombeschreibung
- Sehr hohe Schmerzbewertung (8–10 auf einer 10er-Skala)
- Keine Kenntnis darüber, was Schmerzen verstärkt oder vermindert
- Keine aktiven Strategien zur Schmerzkontrolle
- Überwiegend passive Behandlungsansätze (Ruhe, Medikamente)
- Delegieren der Kontrolle über das persönliche Umfeld und zukünftige Ziele an die Schmerzsymptomatik
- Sehr niedrige Bewertung der eigenen Leistungsfähigkeit („Selbstlimitierung")

Gewebeschädigung bei psychischer Vorerkrankung

Das zufällige Zusammentreffen einer Gewebeschädigung mit hierdurch bedingtem nozizeptiv-neuropathischem Schmerz bei bereits bestehender psychischer Störung (im Sinne einer „Vorschädigung") führt häufig zu einer Exazerbation sowohl der ursprünglichen psychischen Symptomatik als auch des Schmerzempfindens auf ein durch die bestehende Gewebeschädigung nicht erklärbares Niveau. Diese Situation ist für den Sachverständigen vor allem in Zusammenhangsgutachten von Bedeutung, wenn der Anteil der Vorschädigung in Bezug auf die jetzt erkennbare Symptomatik abzuklären ist.

Funktionelle Schmerzzustände

Im Gegensatz zu den o. g. Komorbiditäten liegt die Primärursache hier in intrapsychischen Vorgängen, die sekundär zu nachweisbaren muskulären Dysfunktionen und Spannungszuständen führen. Derartige Symptomkonstellationen finden sich für den Sachverständigen ebenfalls vor allem im Rahmen von Zusammenhangsgutachten nach relativ banalen HWS-Beschleunigungsverletzungen, wenn sich im Laufe der Zeit eine muskuläre Dysfunktion chronifiziert.

25.2 Einflussfaktoren der Prognose

25.2.1 Copingmechanismen

Insbesondere bei der Einschätzung körperlich nicht (hinreichend) erklärbarer Schmerzen ist es für den Sachverständigen von Bedeutung, die möglichen Formen des Umgangs mit Schmerzen („Coping") zu kennen (Tab. 25.**8**) und bei dem Betroffenen herauszuarbeiten.

25.2.2 Chronifizierungsfaktoren

In den vergangenen Jahren wurden insbesondere für Rückenschmerzen (Tab. 25.**9**) zahlreiche Faktoren herausgearbeitet, die als Risikofaktoren einer Chronifizierung anzusehen sind. Als wesentliche Kontextfaktoren für die Entwicklung einer somatoformen Schmerzstörung werden Belastungsfaktoren in der Kindheit und Jugend (emotionale Vernachlässigung, körperliche Misshandlung, sexueller Missbrauch, permanente Disharmonie in der Primärfamilie, chronisch körperlich und/oder psychisch erkrankter Elternteil) angesehen [Egle et al. 2000]. In seiner Bedeutung kaum zu überschätzen sind auch iatrogene Einflüsse bei der Entwicklung und Unterhaltung chronischer Schmerzen [Widder 2005]. Positive Marker sind demgegenüber eine weiterbestehende soziale Integration sowie ein zumindest zum Teil somatisch erklärbares Beschwerdebild.

25.2.3 Prognoseeinschätzung

Regelmäßig hat der Sachverständige in seinem Gutachten Aussagen zur weiteren Prognose des von ihm diagnostizierten Schmerzsyndroms zu machen. Entscheidend hierfür sind 3 Faktoren:

- **Chronifizierungsfaktoren:** Je mehr von den in Tab. 25.**9** genannten Chronifizierungsfaktoren erkennbar sind, umso schlechter ist im Allgemeinen die Prognose einzuschätzen.
- **Dauer der Symptomatik:** Eine nicht unwesentliche, häufig jedoch weit überschätzte Bedeutung kommt der Beschwerdedauer und insbesondere auch der Dauer der Krankschreibung zu (s. auch S. 294).
- **Adäquate Therapiemaßnahmen:** Sind Schmerzsyndrome erst einmal chronifiziert, sind sie regelmäßig einer „monomodalen", ausschließlich somatisch ausgerichteten Therapie unzugänglich, sie erfordern eine umfassende psychotherapeutische Behandlung des maladaptiven, passiven Krankheitsverhaltens. Wurden derartige Maßnahmen, die bei längerer Krankheitsdauer so gut wie immer stationär erfolgen sollten und psychiatrisch-psy-

Tabelle 25.**8** Mögliche Formen der Verarbeitung („Coping") von Schmerzen [nach Widder u. Frisch 2005]

(Adäquate) Bewältigung	*Vermeidung („fear avoidance")*	*Durchhalten („avoidance-endurance")*
• „Nichtneurotische" Auseinandersetzung mit dem Schmerz • Aktives Handeln und positives Denken • Hinnehmen der Situation • Annahme der angebotenen Therapiemöglichkeiten • Führen eines möglichst „normalen" Lebens • Balance zwischen An- und Entspannung	• Angst vor noch größerem Schaden und vor der Zukunft („Katastrophisieren") • Verlust des Vertrauens in die eigene Funktionstüchtigkeit • Körperliches, psychisches und soziales Schonverhalten • Vermehrte Aufmerksamkeit und Rücksicht durch die Familie, dadurch Wegfall unangenehmer Pflichten	• Ignorieren der Schmerzen ohne Rücksicht auf die eigene Leistungsfähigkeit und Grenzen • Überaktivität bei zunehmender Anspannung • Erfolgsdruck für die Schmerzbesserung • Risiko der depressiven Entgleitens („der Krug geht solange zum Brunnen, bis er bricht")

Tabelle 25.9 Risikofaktoren (Kontextfaktoren) für die Chronifizierung von Schmerzen [nach Widder u. Frisch 2005]

Bereich	Risikofaktoren
Arbeitsplatzfaktoren	anhaltende Schwerarbeit
	unergonomische Arbeitsplatzgestaltung
	monotone Tätigkeiten am Arbeitsplatz
	niedriges Ausbildungsniveau
	geringe berufliche Qualifikation
	Unzufriedenheit mit der Arbeitssituation
	Konflikte mit Vorgesetzten
	Kränkungserlebnisse durch Arbeitskollegen
	Verlust des Arbeitsplatzes
Somatische Faktoren	genetische Disposition
	prädisponierende Erkrankungen
	degenerative Veränderungen
	Dauereinwirkung biomechanischer Stressoren
Psychosoziale Faktoren	maladaptive kognitiv-affektive Krankheitsverarbeitung (Katastrophisieren, Hilf-/Hoffnungslosigkeit)
	biographische Belastungen
	Psychische Komorbiditäten (Somatisierungsstörungen, Angsterkrankungen, depressive Störungen)
	Kompensationsansprüche
	psychische Stressoren im familiären Umfeld
Iatrogene Faktoren	mangelnde ärztliche Deeskalation bei ängstlichen, „katastrophisierenden" Patienten
	Somatisierung und Angstförderung durch „katastrophisierende" ärztliche Beratung
	fehlende oder zu geringe Medikation bei akuten Schmerzen
	Förderung passiver (regressiver) Therapiekonzepte
	lange, unreflektierte Krankschreibung
	übertriebener Einsatz diagnostischer Maßnahmen
	Überschätzen unspezifischer somatischer Befunde
	Unterschätzen psychiatrischer Komorbidität
	fehlende Beachtung psychosozialer Belastungsfaktoren
	Präferenz und fehlerhafte Indikationsstellung invasiver und/oder suchtfördernder Therapien

chotherapeutische Kompetenz des Behandlungsteams erfordern, nicht durchgeführt, ist dies gutachtlich zu berücksichtigen.

Nach Rehabilitationsverfahren gibt die im Abschlussbericht meist enthaltene Auflistung der durchgeführten Maßnahmen wichtige Hinweise sowohl zum multimodalen Charakter (Umfang psychodiagnostischer und -therapeutischer Maßnahmen) als auch der Intensität (Anzahl der Einzeltherapien) der Behandlung. Sofern kein ausgewogenes Verhältnis zwischen physiotherapeutischen und psychotherapeutischen Therapieeinheiten erkennbar ist, insbesondere auch keine angemessene Zahl von **Einzeltherapien** genannt wird, ist die Frage ausreichender, adäquater Therapiemaßnahmen zu verneinen.

25.3 Zusatzuntersuchungen

25.3.1 Bildgebende und elektrophysiologische Untersuchungsverfahren

Da Schmerzsyndrome ohne oder ohne adäquaten körperlichen Befund typischerweise durch das Fehlen entsprechender körperlicher Befunde definiert sind, tragen bildgebende Verfahren (CT, MRT) sowie elektrophysiologische Untersuchungstechniken (EMG, SEP, NLG) nur wenig zur Klärung der Frage bei, ob und wie stark jemand Schmerzen empfindet. Ihre Hauptbedeutung liegt darin, zunächst eine körperlich begründbare Störung auszuschließen.

In diesem Zusammenhang sei auf zwei kernspintomographische Studien der Lendenwirbelsäule bei beschwerdefreien Probanden hingewiesen. In einem altersgemischten Kollektiv fanden Boden et al. [1990] bereits in der Gruppe der 20–39-Jährigen in 21 % relevante Bandscheibenvorfälle. Vergleichbar hierzu beschrieben Jensen et al. [1994] bei 98 beschwerdefreien Probanden im Durchschnittsalter von 42 Jahren bei der Hälfte der Untersuchten Bandscheibenprotrusionen, bei rund 30 % waren diese von der Qualität eines Bandscheibenvorfalles.

Eine wichtige Ausnahme stellen „komplexe regionale Schmerzsyndrome" dar. An erster Stelle sind hier die „klassischen" Verfahren der Röntgenuntersuchung, der 3-Phasen-Szintigraphie und der MRT der betroffenen Extremität zu nennen, die bei positivem Befund die Diagnose eines solchen Syndroms weiter erhärten Befund [Fialka et al. 1991]. Zukünftig könnten jedoch auch Untersuchungsverfahren wie das funktionelle MRT des Kopfes dazu beitragen, die Diagnose eines „zentralen Schmerzsyndroms" anhand von Veränderungen der kortikalen Repräsentation sensibler Areale im Gehirn zu klären [Casey et al. 2003, Cook et al. 2000, Maihöfner et al. 2004]. Derartige Verfahren haben bislang jedoch noch keinen Eingang in gutachtliche Fragestellungen gefunden.

25.3.2 Algesimetrie

Die Forderung nach objektiven Methoden zur Messung eines subjektiv empfundenen Phänomens wie Schmerz stellt letztlich einen Anachronismus dar. Trotzdem besitzt die Schmerzmessung mit Anwendung verschiedener Schmerzreize (Algesimetrie) z. B. in der Therapie von Tumorschmerzen ihre Bedeutung, sind auf diese Weise doch wichtige Aussagen zum Verlauf und zum Therapieerfolg möglich. In der gutachtlichen Situation kommt üblicherweise jedoch als zusätzliche Dimension der Wunsch nach materieller oder immaterieller Kompensation der empfundenen Beschwerden hinzu, der sich bewusst oder unbewusst regelmäßig in einer verständlichen Verdeutlichung oder Aggravation ausdrückt. Ob zukünftig die Ableitung schmerzevozierter Potenziale eine Objektivierung der Schmerzempfindung ermöglicht [Treede et al. 2003], ist bislang nicht abschließend geklärt.

25.3.3 Selbsteinschätzungsskalen und Fragebogen

Selbsteinschätzungsskalen und Fragebogen zu bestehenden Funktionsbeeinträchtigungen gehören zum Standardrepertoire der Begutachtung von Schmerzen. Es ist jedoch darauf hinzuweisen, dass diese für die Begutachtungssituation nicht valide sind. Sie dienen im Wesentlichen 2 Zielen:

- Sie ergänzen die Eigenschilderung der Beschwerden und helfen bei der Standardisierung von Befunden.
- Sie sind ein wichtiger Parameter der gutachtlichen „Konsistenzprüfung" (s. Kap. 25.4.4).

Nicht zuletzt wird in jüngster Zeit von Sozialgerichten ausdrücklich gefordert, dass „Schmerzgutachten" derartige Selbsteinschätzungsskalen und Fragebogen zu enthalten haben (s. unten). Vergleichbar bildgebenden Befunden und den Methoden der Algesimetrie kommt ihnen jedoch keine Bedeutung als objektives Kriterium für das Vorhandensein von Funktionsstörungen zu. Untersuchungen hierzu liegen u. a. von Chapman u. Brena [1990] vor, die bei schwebenden Rentenverfahren eine erhebliche Inkonsistenz der Fragebogeneinschätzung fanden. Auch ließ sich kein Zusammenhang zwischen den Ergebnissen von Fragebogen und der Rückkehr zum Arbeitsplatz bei chronischen Rückenschmerzpatienten nachweisen [Lehmann et al. 1993].

> Eine unkritische Übernahme subjektiv von Probanden beschriebener Beeinträchtigungen aus Fragebogen und Selbsteinschätzungsskalen kann ein Gutachten wertlos machen.

> **BSG B 5 RJ 80/02 B vom 9.4.2003 – Einsatz von Fragebogen**
> ...„Selbstverständlich dürfen die Eigenangaben des Probanden nicht überbewertet und zum alleinigen Kriterium der Beurteilung gemacht werden. Andererseits müssen stets Schmerzerlebnis, Schmerzverhalten und Schmerzverarbeitung des Probanden erfasst werden, wozu wissenschaftlich erarbeitete Fragebogen dienen wie z. B. ... die Fragebogen SF-36 Health Survey und von Zerssen-Skala, oder psychometrische Testbögen wie der Pain Disability Index (PDI), die Allgemeine Depressionsskala (ADS) oder der Deutsche Schmerzfragebogen (DSF). Diese Angaben sind dann die Grundlage für die Beurteilung des Grades und des Ausmaßes der Symptomatik und deren konkrete Auswirkungen auf die Leistungsfähigkeit im Erwerbsleben durch den Sachverständigen, wozu es veröffentlichte (positive wie negative) „Indizienlisten" und „Prüfkriterien" ... gibt, die aber letztlich nicht die eigenständig zu verantwortende Leistungsbeurteilung durch einen mit der Problematik der Schmerzbegutachtung erfahrenen Sachverständigen ersetzen."

Für die Selbsteinschätzung schmerzbedingter Funktionsbeeinträchtigungen steht inzwischen eine kaum mehr übersehbare Anzahl verschiedener Fragebogen zur Verfügung, die zu einem Großteil über das Internet heruntergeladen werden können (z. B. www.drk-schmerz-zentrum.de, www.dgss.de). Die derzeit umfassendste Form stellt der von der Deutschen Gesellschaft zum Studium des Schmerzes (DGSS) entwickelte „Deutsche Schmerzfragebogen" dar, der neben einer ausführlichen Erfassung subjektiv empfundener Schmerzparameter und des Krankheitsverlaufs verschiedene standardisierte psychometrische Tests enthält. Allerdings genügt es auch hier nicht, die Selbsteinschätzung des Probanden einfach zu übernehmen. Vielmehr ist es Aufgabe des Sachverständigen, im Fragebogen geltend gemachte Beschwerden und Funktionsbeeinträchtigungen ggf. konkret zu hinterfragen, sofern sich diese nicht schlüssig aus der Beobachtung im Rahmen der Begutachtungssituation ergeben. Nur auf diese Weise lässt sich z. B. ausschließen, dass die geltend gemachte Unmöglichkeit zur Benutzung öffentlicher Verkehrsmittel nicht lediglich damit zusammenhängt, dass solche am Wohnort des Probanden nicht zur Verfügung stehen.

> Selbsteinschätzungsskalen und Fragebogen sind aufgrund fehlender Validierung und Validität in der gutachtlicher Situation nur dann sinnvoll zu verwerten, wenn die gemachten Angaben vom Sachverständigen konkret hinterfragt und mit der Beobachtung während der Begutachtungssituation korreliert werden.

Selbsteinschätzungsskalen bzw. Fragebogen lassen sich bei der Begutachtung chronischer Schmerzen im Wesentlichen auf 6 Grundformen (Tab. 25.**10**) zurückführen.

Tabelle 25.10 Grundformen der bei der Begutachtung von Schmerzen verwendeten Fragebogen und Selbsteinschätzungsskalen

Fragebogen:
- zur Schmerzlokalisation (z. B. „Schmerzzeichnung")
- zum Schmerzverlauf (z. B. „Schmerztagebuch")
- zur Schmerzqualität (z. B. „Schmerz-Simulationsskala")
- zur Schmerzstärke (z. B. „Numerische Rating-Skala")
- zu schmerzbedingten Beeinträchtigungen (z. B. „Pain Disability Index")
- zu psychischen Komorbiditäten (z. B. „Zung-Depressionsskala")

Fragebogen zur Schmerzlokalisation

Einen schnellen Überblick sowohl über die Lokalisation als insbesondere auch über die Einschätzung von Schmerzsyndromen als eher somatisch oder psychisch bedingt gibt die Einzeichnung der geklagten Schmerzen in ein Körperschema (Abb. 25.2) [Ransford et al. 1976]. Körperlich begründbare Schmerzzustände resultieren erfahrungsgemäß in eher „spärlichen" Einzeichnungen, die segmentalen oder peripheren Nervenverläufen entsprechen, während somatoforme Schmerzstörungen häufig mit einem symmetrischen, „bunten" Bild zahlreicher Schmerzlokalisationen vergesellschaftet sind.

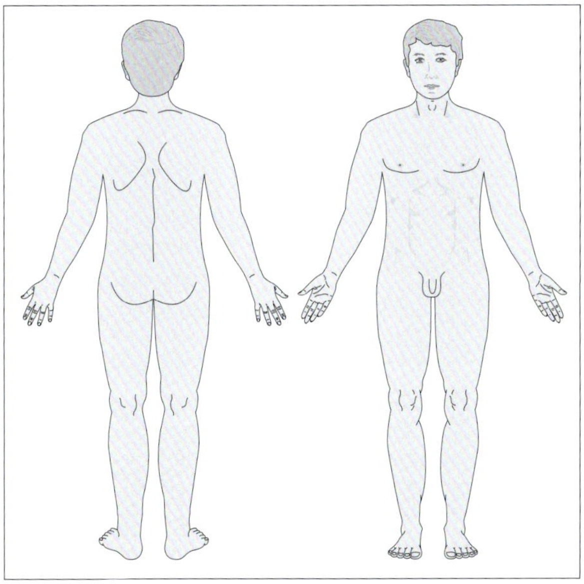

Abb. 25.2 Körperschema für die Einzeichnung von Schmerzen („Schmerzzeichnung").

Fragebogen zum Schmerzverlauf

Zur Längsschnittbeurteilung einer Schmerzsymptomatik eignen sich vor allem sog. „Schmerztagebücher", die über den Tag hinweg die Schmerzstärke in Abhängigkeit der aktuellen Ruhe- oder Aktivitätsbedingungen und der jeweiligen Medikation erfassen (Tab. 25.11). Es erscheint sinnvoll, Probanden zu bitten, die Woche vor dem Begutachtungstermin auf diese Weise zu dokumentieren und das „Schmerztagebuch" zur Untersuchung mitzubringen. Darüber hinaus lässt sich der Verlauf von Schmerzen anhand verschiedener „kombinierter" Schmerzfragebogen wie z. B. dem „Verlaufs-Schmerzfragebogen" des DRK-Schmerzzentrums Mainz erfassen.

Fragebogen zur Schmerzqualität

Zur Verlaufsbeobachtung in der Schmerztherapie findet häufig die Abfrage schmerzbeschreibender Begriffe Anwendung. So unterscheidet z. B. die Schmerzempfindungsskala (SES) [Geissner 1995] in 24 affektiv (grausam, heftig, mörderisch, schauderhaft, scheußlich, schwer, furchtbar, unerträglich usw.) und sensorisch (klopfend, pochend, hämmernd, schneidend, reißend, stechend) geprägte Adjektive. Da in der gutachtlichen Situation regelmäßig lediglich eine „punktförmige" Untersuchung stattfindet, macht eine solche Abfrage nur dann Sinn, wenn sich hieraus Kriterien zur Konsistenzprüfung der geklagten Beschwerden ableiten lassen.

Hierfür bietet sich die sog. „Schmerz-Simulationsskala" an [Leavit 1986, 1991]. Sie geht davon aus, dass Personen, die Schmerzen verdeutlichen wollen, mehr Begriffe einer angebotenen Tabelle von Schmerzbegriffen wählen und zusätzlich ein spezielles Repertoire von Begriffen benutzen. Die deutsche Übersetzung (Tab. 25.12) wurde an Tumorpatienten validiert [Bikowski 1996]. Kriterien zur Auswertung finden sich in Tabelle 25.13.

Fragebogen zur Schmerzstärke

Die einfachste Form der Selbsteinschätzung von Schmerzen beinhaltet eine von 0 (kein Schmerz) bis 10 (maximal vorstellbarer, unerträglicher Schmerz) gehende Skala (Abb. 25.3), anhand derer aktuelle, frühere, maximal-minimale und/oder durchschnittliche Schmerzstärken angegeben werden können (sog. Visuelle Analog-Skala: VAS oder nu-

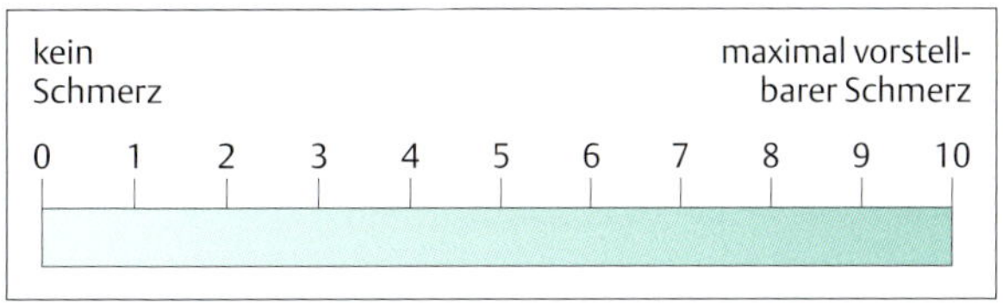

Abb. 25.3 Visuelle Analog-Skala zur Einzeichnung der Schmerzstärke („Schmerzthermometer").

Tabelle 25.11 Beispiel für den Aufbau eines „Schmerztagebuchs"

Aktuelle Situation (Mehrfachnennungen möglich)	***Uhrzeit***					***Nacht-stunden***
	7–9	*10–12*	*13–15*	*16–18*	*19–21*	
Schlafen, Ruhen						
Körperpflege						
Nahrungsaufnahme						
Arbeit (Beruf, Haushalt, Garten)						
Hobbys (Basteln, Stricken usw.)						
Sport, Spaziergänge						
Fernsehen, Lesen, Musik hören						
Besuche, Geselligkeit						
Einkaufen						
Arzt- und Therapeutenbesuche						
Sonstige Aktivitäten						
Schmerzstärke (0–10)						
Medikamenteneinnahme						

Tabelle 25.12 „Schmerz-Simulationsskala" [nach Bikowski 1996] mit affektiven, sensorischen und lokalisatorischen Schmerzbegriffen

Schmerz-Simulationsskala*		
Affektive Schmerzbegriffe	***Sensorische Schmerzbegriffe***	***Lokalisatorische Schmerzbegriffe***
quälend	einschießend	oberflächlich
zermürbend	reißend	tief
belastend	hämmernd	nicht lokalisierbar
grässlich	beißend	**am ganzen Körper**
peinigend	pochend	an der Hautoberfläche
störend	schneidend	**im Muskel**
grausam	sengend	**im Knochen**
unerträglich	zwickend	**in Gelenken**
schrecklich	klopfend	wandernd
bedrängend	**ziehend**	
vernichtend	**betäubend**	
furchtbar	brennend	
bedrückend	stechend	
unangenehm	juckend	
erdrückend	bohrend	
abscheulich	kneifend	
empfindlich	wechselnd	
zermalmend	kurzdauernd	
mörderisch	**anhaltend**	
beunruhigend	**elektrisierend**	
entmutigend		
heftig		

* Für die Auswertung wichtige Begriffe sind hervorgehoben.

	Glaubhaft	*Grenzbereich*	*Aggravation*
Gesamtzahl angekreuzter Items	< 10	10–15	> 15
Anzahl spezieller Begriffe (fett)	< 6	6–10	> 10
Erhöhte Werte in beiden Kategorien deuten auf eine bewusstseinsnahe Aggravation von Beschwerden hin, finden sich jedoch auch bei schweren depressiven Störungen, was bei der Einschätzung zu berücksichtigen ist.			

Tabelle 25.**13** Auswertung der deutschen Übersetzung der „Schmerz-Simulationsskala" [nach Bikowski 1996]

Lebensbereich	*Definition*
Familiäre und häusliche Verpflichtungen	Hausarbeit und Tätigkeiten rund um das Haus bzw. die Wohnung, auch Gartenarbeiten
Erholung	Hobbys, Sport und Freizeitaktivitäten
Soziale Aktivitäten	Zusammensein mit Freunden und Bekannten, wie z. B. Feste, Theater- und Konzertbesuche, Essengehen und andere soziale Aktivitäten
Beruf	Aktivitäten, die Teil des Berufs sind oder unmittelbar mit dem Beruf zu tun haben; einschl. Hausfrauen-/Hausmännertätigkeit
Sexualleben	Häufigkeit und die Qualität des Sexuallebens
Selbstversorgung	Aktivitäten, die Selbständigkeit und Unabhängigkeit im Alltag ermöglichen, wie z. B. sich waschen und anziehen, Autofahren, ohne dabei auf fremde Hilfe angewiesen zu sein
Lebensnotwendige Tätigkeiten	Tätigkeiten wie Essen, Schlafen und Atmen

Tabelle 25.**14** Auf einer 10teiligen Skala (keine Beeinträchtigung bis völlige Beeinträchtigung) erfasste Lebensbereiche in der deutschen Übersetzung des Pain Disability Index (PDI) [nach Dillmann et al. 1994]

merische Rating-Skala: NRS). Insbesondere in Kombination mit einem Schmerztagebuch (s. oben) ergibt die VAS/NRS einen umfassenden Überblick über die Selbsteinschätzung des Schmerzverlaufs. Aber auch in der Begutachtungssituation stellt die aktuelle Schmerzeinschätzung einen wichtigen Parameter dar, wenn dieser mit der Beobachtung korreliert wird.

Fragebogen zu schmerzbedingten Beeinträchtigungen

Alle hier zur Verfügung stehenden Fragebogen versuchen in mehr oder weniger ausführlicher Form die schmerzbedingten Beeinträchtigungen im täglichen Leben zu erfassen. Am bekanntesten – und mit lediglich 7 Fragen sehr knapp – ist der Pain Disability Index (Tab. 25.**14**). Etwas detaillierter sind die Fragen z. B. im „MoPO-Test" (Measurement of Patient Outcome) [Jäckel et al. 1987]. Auch hier erscheint jedoch stets eine Nachexploration und ggf. Konfrontation mit dem unterschiedlichen Eindruck während der Untersuchung unabdingbar. Alternativ oder ergänzend sind Fragebögen einzusetzen, die – unabhängig von Schmerzen – ein Bild des gesamten Gesundheitszustandes bzw. der verbliebenen Lebensqualität vermitteln sollen. Am weitesten verbreitet ist hier der SF-36 Short Form Health Survey [Ware u. Sherbourne 1992] mit 36 Fragen, der in einer deutschen Übersetzung vorliegt [Bullinger et al. 1995]. Aussagen zur Lebensqualität vermitteln z. B. die „Fragen zur Lebenszufriedenheit" (FLZ) [Henrich u. Herschbach 2000].

Fragebogen zu psychischen Komorbiditäten

Hier sind vor allem Fragebogen zum Ausschluss depressiver und Angststörungen zu unterscheiden, welche die häufigsten psychischen Komorbiditäten bei chronischen Schmerzsyndromen darstellen. Als Screening-Instrument zum Ausschluss depressiver Störungen sind in der Psychiatrie mehrere Skalen gebräuchlich. Die am weitesten verbreiteten Skalen finden sich in Tabelle 25.**15**. Eine konkrete

Tabelle 25.**15** Gängige Skalen zum Ausschluss depressiver Störungen

- Allgemeine Depressionsskala (ADS)
- Beck-Depressionsinventar (BDI)
- Center of Epidemiological Studies Depressions-Skala (CES-D)
- Hamilton Depression Rating-Skala (Ham-D)
- Zung-Depressionsskala (ZDS)

Tabelle 25.16 Aussagen der „Hospital Anxiety and Depression Scale“ (HADS) in den beiden Subskalen Angst und Depressivität [nach Zigmond u. Snaith 1983]

Angst	*Depressivität*
Ich fühle mich angespannt und überreizt.	Ich habe an den gleichen Dingen Freude wie früher.
Ich habe Angst, dass mir etwas Schreckliches passieren könnte.	Ich lache gern und bin positiv eingestellt.
Ich mache mir Sorgen.	Ich fühle mich gut und habe gute Laune.
Ich kann in Ruhe dasitzen, nichts tun und mich entspannen.	Ich fühle mich in meinen Aktivitäten gebremst.
Ich habe Angstgefühle und wie einen Knoten im Magen.	Mein Aussehen interessiert mich nicht mehr.
Ich fühle mich rastlos und kann nicht still sitzen.	Ich blicke mit Freude in die Zukunft.
Mich überkommt plötzlich ein panikartiger Zustand.	Ich kann mich über ein gutes Buch oder über eine Fernsehsendung freuen.

Empfehlung zum Einsatz eines dieser Tests im Rahmen von Begutachtungen lässt sich nicht geben, zumal die verwendeten Fragen erhebliche Ähnlichkeit zeigen. Auch hier ist jedoch die aufgrund der Begutachtungssituation begrenzte Reliabilität der Skalen zu berücksichtigen.

Zur Erfassung sowohl von Depressivität als auch Angst ist die „Hospital Anxiety and Depression Scale“ (HADS) einschließlich ihrer deutschen Version (HADS-D) am weitesten verbreitet [Hermann et al. 1995]. Die HADS enthält 14 Items (je 7 pro Subskala in alternierender Abfolge) mit vierstufigen itemspezifischen Antwortmöglichkeiten, für die 0–3 Punkte vergeben werden (Tab. 25.16). Erfasst wird die Ausprägung ängstlicher und depressiver Symptomatik während der vergangenen Woche.

25.4 Begutachtung von Schmerzsyndromen

Mit Entwicklung der Zusatzbezeichnung „Spezielle Schmerztherapie“ in den ärztlichen Weiterbildungsordnungen ist es vielerorts üblich geworden, von **„schmerztherapeutischen Gutachten“** zu sprechen. Dieser Begriff stellt jedoch in sich einen Widerspruch dar, da therapeutische Anliegen mit den gutachtlichen Aufgaben nicht in Einklang zu bringen sind. Dies drückt sich nicht zuletzt auch dadurch aus, dass in Deutschland lediglich Gutachten zu therapeutischen Fragen wie z. B. zur Betreuung oder zu Rehabilitationsmaßnahmen von der Umsatzsteuer befreit sind, während dies für alle anderen Bereiche nicht der Fall ist. „Schmerzgutachten“ sollten daher, wie es auch die ärztlichen Weiterbildungsordnungen vorsehen, grundsätzlich nach dem Fachgebiet des erstellenden Arztes benannt werden. Gemäß den eingangs genannten AWMF-Leitlinien sollten chronische Schmerzsyndrome begutachtende Ärzte jedoch in jedem Fall über zwei Anforderungen erfüllen:

- den aktuellen evidenzbasierten Wissensstand der Krankheitsbilder mit Leitsymptom „chronischer Schmerz“ kennen,
- die Kompetenz sowohl zur Beurteilung körperlicher als auch psychischer Störungen besitzen.

> Der Begriff „schmerztherapeutisches Gutachten“ sollte bei der Begutachtung chronischer Schmerzen nicht verwendet werden, da die Verknüpfung therapeutischer und gutachtlicher Aufgaben in sich einen Widerspruch beinhaltet.

25.4.1 Objektivierung subjektiv empfundener Beschwerden

Im Gegensatz zur gutachtlichen Beurteilung z. B. von Nervenschädigungen steht der Sachverständige bei der Quantifizierung schmerzbedingter Funktionseinschränkungen vor mehreren Problemen:

- Die subjektive Selbsteinschätzung einschließlich aller Selbsteinschätzungsskalen und Fragebogen allein ist in der gutachtlichen Situation mit dem Wunsch einer finanziellen und/oder gesellschaftlichen Kompensation der geklagten Beschwerden nur von geringer Bedeutung.
- Klinische und apparative Befunde allein sind nur von geringer Bedeutung, da pathologische Befunde entweder ganz fehlen oder z. B. der (Zufalls)Befund eines Bandscheibenvorfalls nichts über das Ausmaß tatsächlich bestehender Funktionsbeeinträchtigungen aussagt.
- Auch noch so beeindruckende Diagnosen wie z. B. das Fibromyalgiesyndrom erklären nicht den Schweregrad einer Schmerzsymptomatik.
- Ein geringer oder ausbleibender Behandlungserfolg begründet nicht zwangsläufig auch einen hohen Leidensdruck mit schweren Funktionsbeeinträchtigungen.

Angesichts dieser Situation sind für die Objektivierung schmerzbedingter Funktionsbeeinträchtigungen zwei Parameter wichtig und von besonderer Bedeutung (Tab. 25.17):

Tabelle 25.**17** Kriterien zur Objektivierung subjektiv empfundener Beschwerden

Nachweis von:
• Beeinträchtigungen im privaten und/oder beruflichen Alltagsleben
• Beeinträchtigungen in der sozialen Partizipation
• Beeinträchtigungen anhand der Beobachtung und klinischen Untersuchung

- Der Nachweis körperlicher und/oder psychischer Beeinträchtigungen im privaten und/oder beruflichen Alltagsleben sowie in der sozialen Partizipation.
- Die Beurteilung der objektivierbaren Funktionsbeeinträchtigungen anhand der Beobachtung während der Exploration und Untersuchung.

Quantifizierung subjektiv empfundener Schmerzen bedeutet Zusammentragen möglichst vieler „Indizien" zu einem „Indizienbeweis" gemäß dem Grundsatz: „Wer Schmerzen bei der Arbeit hat, hat diese auch im sonstigen Leben."

25.4.2 Anamnese

Die Erfassung der o. g. Parameter erfordert eine umfassende und detaillierte Exploration des Probanden (Tab. 25.**18**), weswegen „Schmerzbegutachtungen" regelmäßig mit einem deutlich erhöhten Zeitbedarf einhergehen. Neben der auch bei sonstigen Begutachtungen erforderlichen Arbeits- und Sozialanamnese sowie der allgemeinen Anamnese körperlicher und psychischer Erkrankungen gründet sich die Exploration bei chronischen Schmerzsyndromen besonders auf folgende Punkte:

- spezielle Schmerzanamnese,
- Behandlungsanamnese,
- Einschränkungen in den Aktivitäten des täglichen Lebens,
- Einschränkungen der Partizipation im familiären und sozialen Leben,
- Selbsteinschätzung des positiven und negativen Leistungsbildes,
- Fremdanamnese.

Medikamentenspiegel

Bedeutung bei der „Konsistenzprüfung" der gemachten Angaben (s. Kap. 25.4.4) kommt im Einzelfall auch dem Serumspiegel der aktuell als eingenommen genannten Medikamente zu. So beschreiben Walk u. Wehking [2005], dass bei annähernd 40 % der untersuchten „Schmerzpatienten" in einer Rehabilitationsklinik keine relevanten Medikamentenspiegel verordneter Substanzen nachweisbar gewesen seien. Nahezu alle in der Schmerztherapie und Psychiatrie relevanten Medikamente sind heute ohne größere Probleme, meist mit der Methode der Hochdruck-Flüssigkeitschromatographie (HPLC), nachweisbar (Tab. 25.**20**), die meisten größeren Labors bieten entsprechende Bestimmungen an. Bezüglich der Quantifizierung sind allerdings Probleme des individuellen Stoffwechsels der Patienten zu berücksichtigen. Der Proband ist über den Zweck der Untersuchung aufzuklären.

Pro untersuchte Substanz sind jeweils rund 1 ml Serum oder Plasma erforderlich, die Kosten belaufen sich nach GOÄ auf 30–40 EUR pro untersuchtes Medikament. Im Gerichtsverfahren sind für toxikologische Untersuchungen im Normalfall bis 51 EUR[1], bei außergewöhnlich umfangreichen Untersuchungsleistungen sind bis 1000 EUR vorgesehen. Opiate und Benzodiazepine können ggf. auch im Urin nachgewiesen werden.

25.4.3 Klinische Befunde

Psychopathologischer Befund

Neben der „üblichen" neurologischen Untersuchung einschließlich apparativer Zusatzbefunde beinhaltet die Untersuchung von Probanden mit geklagten chronischen Schmerzen zwingend die Erhebung eines ausführlichen psychopathologischen Befundes, der sich nicht nur in wenigen Textzeilen ausdrücken kann. Psychiatrisch weniger erfahrenen Kollegen ist hier die Verwendung einer strukturierten Diagnoseprozedur zu empfehlen. In Frage hierfür kommen, zum Beispiel:

- Strukturiertes Klinisches Interview für DSM-IV (SKID),
- Composite International Diagnostic Interview der WHO (CIDI)
- Diagnostisches Kurzinterview bei psychischen Störungen (Mini-DIPS).

Beobachtung während der Begutachtung

Darüber hinaus kommt der Beobachtung des Probanden während des Begutachtungsablaufes wesentliche Bedeutung zu, da sich hieraus wichtige Schlussfolgerungen zum tatsächlichen Vorhandensein der geklagten Beschwerden (**„Konsistenz"**) ziehen lassen (Tab. 19.**21**).

25.4.4 Beurteilung von Funktionsbeeinträchtigungen

Wie bei anderen Gutachten zur „Leistungsbeurteilung" sind auch bei der gutachtlichen Beurteilung von Schmerzen letztlich dieselben Punkte zu klären:

- Sind die geklagten Gesundheits- und damit verbundene Funktionsstörungen „ohne vernünftigen Zweifel" **nachweisbar** („Konsistenzprüfung")?

[1] Nr. 302 der Anlage zu § 10 Abs. 1 JVEG

Tabelle 25.18 Erforderliche Anamnese bei der Begutachtung von Schmerzen

Anamnesepunkt	*Hinweise*
Arbeits- und Sozialanamnese	Berufsausbildung mit/ohne Abschluss, Arbeitsbiographie, besondere psychische und physische Belastungen am Arbeitsplatz, Dauer und Begründung für Arbeitslosigkeit und Arbeitsunfähigkeit, Entwicklung der familiären Situation und deren Belastungen
Allgemeine Anamnese	Entwicklung der körperlichen und psychischen Erkrankungen aktuell und unter Einbeziehung früherer Lebensabschnitte einschließlich familiärer Belastungen – bei „kausalen" Fragestellungen außerdem Angaben zu Unfallereignissen und anderen ursächlichen Einwirkungen und zum Verlauf danach.
Spezielle Schmerzanamnese	Lokalisation, Häufigkeit und Charakter der Schmerzen Abhängigkeit von verschiedenen Körperhaltungen, Tätigkeiten und Tageszeiten, Verlauf mit/ohne Remissionen biographische Schmerzerfahrungen (körperliche Misshandlung, emotionale Vernachlässigung, chronische familiäre Disharmonie, Parentifizierung, mehrfache postoperative Schmerzsituationen, Schmerzmodell bei wichtigen Bezugspersonen)
Behandlungsanamnese	Dauer, Intensität und Ergebnis bisheriger Behandlungsmaßnahmen, insbesondere Häufigkeit und Regelmäßigkeit von Arztbesuchen Häufigkeit und Dauer der Einnahme von Medikamenten* und deren Nebenwirkungen Intensität physiotherapeutischer Behandlungen Einbringen eigener Bewältigungsstrategien symptomverstärkende und -unterhaltende ärztliche Maßnahmen
Einschränkungen in den Aktivitäten des täglichen Lebens	Schlaf, Tagesablauf, Mobilität, Selbstversorgung, Haushaltsaktivitäten wie Kochen, Putzen, Waschen, Bügeln, Einkaufen, Gartenarbeit, erforderliche Ruhepausen, Fähigkeit zum Auto- und Radfahren
Einschränkungen der Partizipation in verschiedenen Lebensbereichen	Familienleben einschließlich Sexualität und schmerzbedingter Partnerprobleme soziale Kontakte einschließlich Freundschaften und Besuche Freizeitbereich wie Sport, Hobbys, Vereinsleben, Halten von Haustieren, Urlaubsreisen soziale Unterstützung und Qualität der Partnerbeziehung
Selbsteinschätzung	eigene Einschätzung des positiven und negativen Leistungsbildes (z. B. anhand der Diskussion von geläufigen Verweistätigkeiten mit geringer körperlicher Beanspruchung, Tab. 25.19)
Fremdanamnese	Exploration von engen Familienmitgliedern, Freunden oder Bekannten – mit Einverständnis des Probanden und – zumindest im Zivilrecht, mit Zustimmung beider Parteien

* ggf. einschließlich Bestimmung des Medikamentenspiegels

Tabelle 25.19 Leichte Verweistätigkeiten auf dem allgemeinen Arbeitsmarkt mit allgemein bekanntem Anforderungsprofil

Nachtportier im Hotel, Rezeption von Kurklinik
Lagerist für Autozubehör, Tätigkeit in einer Werkzeugausgabe
Hausmeister in Fußballclub oder Appartmenthaus
Wächter in Tiefgarage (Beobachtung von Monitoren, Wechsel von Stehen, Sitzen und Gehen)
Botendienst für eilige Arzneimittel (wenn Führerschein vorhanden)
Tätigkeit bei einem Wachdienst (kein Heben und Tragen von Lasten)
Verkäufer in Tabakladen, Zeitschriftenkiosk, Tankstelle
Berater in Baumarkt, Möbelhaus usw. (in Abhängigkeit der beruflichen Kenntnisse)
Aufsicht Putzkolonne im Büro, Krankenhaus usw.
Telefonvermittlung in Firma
Poststelle (Frankieren und Sortieren)

Tabelle 25.20 Mögliche Bestimmungen des Blutspiegels von Medikamenten (Drug Monitoring)

Substanzgruppe	*Beispiele bestimmbarer Medikamentenspiegel*
Schmerzmittel	Acetylsalicylsäure, Paracetamol, Metamizol
Antirheumatika	Diclofenac, Ibuprofen
Opioide	Tramadol, Tilidin
Opiate	Morphin, Buprenorphin, Oxycodon, Methadon
Antidepressiv	Amitryptilin, Trimipramin, Doxepin, Mirtazapin, Venlafaxin, (Es)Citalopram
Antiepileptika	Carbamazepin, Oxcarbazepin, Gabapentin, Duloxetin, Pregabalin, Diazepam und Derivate

- Sind die nachgewiesenen Funktionsstörungen durch „zumutbare Willensanspannung" (zum Teil) **überwindbar** (Prüfung der willentlichen Steuerbarkeit)?

„Konsistenzprüfung" der geklagten Beeinträchtigungen

Im ersten Schritt hat der Sachverständige Stellung dazu zu nehmen, ob und aufgrund welcher Fakten die vom Probanden geklagten Funktionsbeeinträchtigungen zur subjektiven Gewissheit des Gutachters („Vollbeweis") im geklagten Umfang bestehen. Diese Abklärung erfordert eine kriminalistisch anmutende „Konsistenzprüfung" durch kritische Zusammenschau von Exploration, Untersuchungsbefunden, Verhaltensbeobachtung und Aktenlage. Zweifel am Ausmaß der geklagten Beschwerden können aufkommen, wenn die in Tabelle 25.22 genannten Kriterien erkennbar sind. Zum Problem von Aggravation und Simulation s. Kap. 25.4.6.

Tabelle 25.21 Anhand der Beobachtung des Probanden erhebbare Befunde

- Gangbild vor/während/nach der Begutachtung
- Lebhaftigkeit der Spontanmotorik
- Fähigkeit zum Stillsitzen
- Erforderliche Entlastungsbewegungen
- Bewegungsmuster beim An- und Auskleiden
- Körperpflege
- Ausprägung der Muskulatur
- Hand- und Fußbeschwielung
- Arbeitsspuren an den Händen
- Körperbräune und deren Verteilung

Tabelle 25.22 Hinweise auf nicht oder nicht in dem geklagten Umfang vorhandene Funktionsbeeinträchtigungen („Konsistenzparameter")

- Diskrepanz zwischen Beschwerdeschilderung (einschließlich Selbsteinschätzung in Fragebogen) und körperlicher und/oder psychischer Beeinträchtigung in der Untersuchungssituation
- Wechselhafte und unpräzis-ausweichende Schilderung der Beschwerden und des Krankheitsverlaufes
- Diskrepanzen zwischen eigenen Angaben und fremdanamnestischen Informationen (einschließlich Aktenlage)
- Fehlende Modulierbarkeit der beklagten Schmerzen
- Diskrepanz zwischen geschilderten Funktionsbeeinträchtigungen und zu eruierenden Aktivitäten des täglichen Lebens
- Fehlen angemessener Therapiemaßnahmen und/oder Eigenaktivitäten zur Schmerzlinderung trotz ausgeprägt beschriebener Beschwerden
- Fehlende sachliche Diskussion möglicher Verweistätigkeiten bei Begutachtungen zur beruflichen Leistungsfähigkeit
- Diskrepanz zwischen der Medikamentenanamnese und laborchemisch bestimmten Medikamentenspiegeln

Die gutachtliche „Konsistenzprüfung" dient dazu, die vom Probanden gemachten Angaben zu Beeinträchtigungen im Alltags- und Berufsleben anhand objektiver Parameter der Untersuchung und Beobachtung zu erhärten (oder als nicht hinreichend nachweisbar abzulehnen).

Soweit aufgrund derartiger Beobachtungen eine Klärung des tatsächlichen Ausmaßes der Funktionsbeeinträchtigungen nicht möglich ist, soll sich der Gutachter nicht scheuen, dies in seinem Gutachten klar auszudrücken. Die

Unmöglichkeit einer sachgerechten Beurteilung führt im Rechtsstreit meist zur Ablehnung des Renten- oder Entschädigungsantrags[2], da die Beweis- bzw. Feststellungslast in der Regel beim Antragsteller liegt. Diese rechtliche Konsequenz darf jedoch auf das Gutachtenergebnis keinen Einfluss haben. Ebenso ist zu beachten, dass es einen Grundsatz des „in dubio pro aegroto" bei Begutachtungen sowohl im Öffentlichen und als auch im Zivilrecht nicht gibt.

Prüfung der „willentlichen Steuerbarkeit"

Lassen sich Funktionsbeeinträchtigungen zur Überzeugung des Gutachters nachweisen, gilt im zweiten Schritt zu klären, ob und inwieweit die geklagten Beschwerden **bewusst** oder **bewusstseinsnah** zur Durchsetzung eigener Wünsche (z. B. nach Versorgung, Zuwendung oder Entlastung von unangenehmen Pflichten) gegenüber Dritten eingesetzt werden und damit letztlich willentlich zu überwinden wären, oder ob die „Schmerzkrankheit" den Lebensablauf und die Lebensplanung soweit übernommen hat, dass eine Überwindbarkeit – willentlich und/oder durch Therapie – nicht mehr möglich erscheint.

Dabei ist zu berücksichtigen, dass eine zunächst bewusst „eingesetzte" Schmerzsymptomatik sich im Rahmen einer Chronifizierung zunehmend verselbständigen kann und schließlich nicht mehr willentlich zu beeinflussen ist [Aschoff 1991, 1994]. Allein die Tatsache lange andauernder Beschwerden schließt eine bewusstseinsnahe Steuerbarkeit jedoch nicht aus. Hinweise auf eine bestehende Steuerbarkeit der geklagten Beschwerden geben insbesondere nachfolgende 2 Kriterien:

- **Rückzug von unangenehmen Tätigkeiten** (z. B. Beruf, Haushalt), jedoch nicht von den angenehmen Dingen des Lebens (z. B. Hobbys, Vereine, Haustiere, Urlaubsreisen) und/oder
- **Beibehalten von Führungs- und Kontrollfunktionen** (z. B. Überwachung der Haushaltsarbeit von Angehörigen, Beibehaltung matriarchalischer/patriarchalischer Funktionen, Steuerung des Einkaufverhaltens der Angehörigen) trotz erkennbarem Rückzug von aktiven Tätigkeiten.

Das in zahlreichen Gutachten als „Beweis" für das Vorliegen einer irreversiblen Schmerzkrankheit genannte Stadium III gemäß dem Mainzer Stadienmodell der Schmerzchronifizierung nach Gerbershagen [Gerbershagen 1986] ist nicht zielführend, da ein derartiger Chronifizierungsgrad bereits ausschließlich aufgrund eigener Angaben dauerhafter, multilokulärer Schmerzen, verbunden mit einem häufigen Wechsel des betreuenden Arztes erreicht wird, ohne dass jemals ausreichende therapeutische Maßnahmen erfolgten. Auch das LSG Berlin[3] hat unlängst nochmals ausdrücklich festgehalten, dass „allein aus der Chronifizierung eines Leidens ... noch nicht auf die Quantität oder eine bestimmte Qualität der Leistungseinbußen geschlossen werden" kann.

Das Vorliegen eines Stadiums III der Schmerzchronifizierung nach Gerbershagen allein begründet nicht das Vorliegen einer quantitativen Einschränkung der beruflichen Leistungsfähigkeit.

Fallbeispiel 25.2

Chronischer Schmerz, berufliche Leistungsfähigkeit

Die inzwischen 52-jährige türkische Staatsbürgerin lebt seit 23 Jahren zusammen mit ihrer Familie in Deutschland. Neben der Versorgung ihrer 4 Kinder war sie stets als angelernte Arbeiterin in einem metallverarbeitenden Betrieb tätig. Nach längerem Krankheitsausfall, bedingt durch einen häuslichen Sturz auf das Steißbein, wurde ihr gekündigt, was von ihr als ausgeprägt kränkend empfunden wurde. Ein Antrag auf Erwerbsunfähigkeitsrente aufgrund persistierender Rückenschmerzen wurde abgelehnt, und auch mehrere nervenärztliche und orthopädische Gutachten der folgenden Jahre beschreiben bei Fehlen wesentlicher Organbefunde stets vollschichtige Leistungsfähigkeit. Eine relevante psychische Störung liege ebenfalls nicht vor.

Bei erneuter Begutachtung 6 Jahre nach Stellen des ersten Rentenantrages berichtet die begleitende Tochter, dass die Mutter seit dem Unfall zuhause den ganzen Tag überwiegend auf dem Sofa liege. Die Versorgung des Haushalts sei schon vor Jahren von der Familie übernommen worden, sie habe aber trotzdem in der Familie das Sagen gehabt. In den letzten 1–2 Jahren habe sie sich jedoch zunehmend zurückgezogen, interessiere sich nicht mehr dafür, was die Familie mache, und nehme auch nicht mehr an Familientreffen teil. Die Fremdanamnese weist damit auf eine inzwischen chronifizierte somatoforme Schmerzstörung von Krankheitswert hin, wesentlichstes Indiz dafür ist der „Verlust" des zunächst bestehenden sekundären Krankheitsgewinns (Entlastung bei gleichzeitig beibehaltenen Kontrollfunktionen innerhalb der Familie).

Beantwortung der gutachtlichen (Beweis)Fragen

Nach der „Konsistenzprüfung" der geklagten Beschwerden und der Prüfung der „willentlichen Steuerbarkeit" ergeben sich für den Sachverständigen im Allgemeinen nur 4 Möglichkeiten einer abschließenden Aussage zu den Auswirkungen und zur Prognose der geltend gemachten Funktionsstörungen (Tab. 25.**23**). Die üblicherweise hieraus zu erwartenden rechtlichen Konsequenzen dürfen das Gutachtenergebnis jedoch nicht beeinflussen.

[2] OLG Frankfurt 25 U 87/02 vom 17.6.2005: „...Übertreibt der Versicherungsnehmer seine Krankheit gegenüber dem gerichtlichen Sachverständigen und lässt sich deswegen nicht feststellen, ob der Versicherungsnehmer zu mindestens 50 % in der Ausübung seines Berufes gehindert ist, gereicht dies dem beweispflichtigen Versicherungsnehmer zum Nachteil."

[3] LSG Berlin L 3 RJ 15/03 vom 22.7.2004

Tabelle 25.23 Möglichkeiten der abschließenden gutachtlichen Bewertung der geklagten Funktionsbeeinträchtigungen

Aussage des Sachverständigen	*Rechtliche Konsequenz*
Er ist davon überzeugt, dass die geklagten Funktionsbeeinträchtigungen bestehen **und** willentlich oder durch Therapie nicht (mehr) überwunden werden können.	i. d. R. Anerkennung durch den Auftraggeber
Er ist zwar davon überzeugt, dass die geklagten Funktionsbeeinträchtigungen bestehen, diese aber durch Therapie in absehbarer Zeit und in wesentlichem Umfang überwunden werden könnten.	i. d. R. befristete Anerkennung durch den Auftraggeber, wenn Dauer > 6 Monate
Er ist zwar davon überzeugt, dass die geklagten Funktionsbeeinträchtigungen bestehen, diese aber willentlich in wesentlichem Umfang überwunden werden könnten.	i. d. R. **keine** Anerkennung durch den Auftraggeber (Beweislast des Antragstellers)
Er ist nicht davon überzeugt, dass die Funktionsbeeinträchtigungen in der geklagten Form bestehen	i. d. R. **keine** Anerkennung durch den Auftraggeber (Beweislast des Antragstellers)

25.4.5 Beurteilung von Zusammenhangsfragen

Klärung der Kausalkette im „Vollbeweis"

Bei Beurteilung geklagter Schmerzen als Folge eines Unfalls oder sonstigen Traumas gilt es bekanntlich, zunächst die einzelnen Glieder der Kausalkette (s. Abb. 3.2) im „Vollbeweis" zu klären. Hierzu gehören neben der Schaden stiftenden Situation und dem Schadensereignis selbst, die zur haftungsbegründenden Kausalität gehören und grundsätzlich vom Versicherer zu klären sind, die beiden folgenden vom Sachverständigen zu beantwortenden Fragen:

- Welche **„primäre" Gesundheitsschädigung** ist „ohne vernünftigen Zweifel" nachweisbar?
- Welche **Schädigungsfolgen** (Funktionsbeeinträchtigungen) sind „ohne vernünftigen Zweifel" nachweisbar?

Beide Fragen sind mit den im Kapitel 25.3.4 genannten Punkten weitgehend identisch, so dass hier ebenfalls die bereits dort genannten Kriterien zu beachten sind. Besondere Bedeutung kommt der Klärung zu, ob es bei dem Ereignis überhaupt zu einer körperlichen oder seelischen „primären" Gesundheitsschädigung gekommen ist. Ist eine solche **nicht** nachzuweisen, erübrigt sich jegliche Diskussion von Schädigungsfolgen, mögen diese „ex post" auch noch so gut mit einem stattgehabten Schädigungsereignis vereinbar sein.

Klärung des Zusammenhangs mit „Wahrscheinlichkeit"

Im abschließenden Schritt ist dann zu klären, ob die Gesundheitsschädigung mit den resultierenden Schmerzen ursächlich auf das Schädigungsereignis zurückzuführen ist. In allen Rechtsgebieten des Öffentlichen und Zivilrechts genügt hier die „Wahrscheinlichkeit", wenn mehr für als gegen einen Zusammenhang spricht (s. Kap. 3.2). Details der verschiedenen Kausalitätstheorien brauchen hier nicht erneut diskutiert werden.

Die Beweisführung bei geklagten Schmerzsymptomen als Unfallfolge basiert dabei im Wesentlichen auf 3 „Brückensymptomen":

- **Nachweis des zeitlichen Zusammenhangs:** Im Allgemeinen zwingende Voraussetzung für die Annahme eines kausalen Zusammenhangs ist ein Beginn der geklagten Schmerzsymptomatik unmittelbar nach dem Unfallereignis. Ausnahmen hiervon stellen z. B. eine anfängliche Analgesie im Rahmen intensivmedizinischer Maßnahmen, sekundäre Eingriffe und Komplikationen sowie komplexe regionale Schmerzsyndrome dar.

Problematisch kann diese Forderung bei anfänglich immobilisierten, mit starken Analgetika behandelten und/oder sedierten Patienten sein. Hier gilt es für den Gutachter, den Beginn der Schmerzsymptome im Kontext mit dem Verlauf der Krankenhausbehandlung anhand der Schilderungen des Betroffenen – ggf. auch unter Zuhilfenahme der Krankenakten – zu rekonstruieren und auf Schlüssigkeit hin zu überprüfen. Gleichermaßen ergeben sich nicht selten Schwierigkeiten bei unzureichend in den Akten dokumentierten oder widersprüchlichen Schmerzangaben. In diesem Fall ist es Aufgabe des Gutachters, das Vorliegen eines „Beweisnotstandes" anzusprechen und sich ggf. außerstande zu erklären, mit der geforderten Wahrscheinlichkeit eine Aussage zu machen. In der Gesetzlichen Rentenversicherung wird dies im Allgemeinen zu einer Ablehnung schmerzbedingter Unfallfolgen führen, während im Sozialen Entschädigungsrecht möglicherweise die Beweiserleichterung der „Glaubhaftmachung" (s. Kap. 5.2.5) zum Tragen kommt.

- **Nachweis des typischen Schmerzverlaufs:** Schmerzen bleiben in den seltensten Fällen nach einem Unfallereignis konstant, sondern zeigen nach der Initialphase meist eine (gewisse) Besserung (z. B. postkommotionelles Syndrom, Frakturschmerz). Eine Verschlechterung ist demgegenüber nur in bestimmten Fällen (z. B. Neurombildung, Schmerzausweitung beim komplexen regionalen Schmerzsyndrom, posttraumatische Syringomyelie) zu erwarten, die dann jedoch mit charakteristischen Befunden einhergehen.

- **Ausschluss konkurrierender Erkrankungen:** Wesentliche Bedeutung kommt der Frage schädigungsunabhängiger Erkrankungen zu, die möglicherweise in Konkurrenz zum schädigenden Ereignis stehen. Wichtigster Beleg ist hier der Leistungsauszug der Krankenkasse, der meist wesentliche Einblicke in die Vorgeschichte ermöglicht.

25.4.6 Problematik der Symptomverstärkung

Gemäß den eingangs genannten AWMF-Leitinien sind bei der Begutachtung von Schmerzen verschiedene symptomverstärkende Darstellungsformen geklagter Beschwerden zu unterscheiden:

- **Simulation** ist das bewusste und ausschließliche Vortäuschen einer krankhaften Störung zu bestimmten, klar erkennbaren Zwecken. „Echte" Simulation ist sehr selten anzutreffen.
- **Aggravation** ist die bewusste verschlimmernde bzw. überhöhende Darstellung einer krankhaften Störung zu erkennbaren Zwecken. Sie ist in der Begutachtungssituation relativ häufig zu beobachten und im Gutachten entsprechend den in Kap. 25.4.4 genannten Vorgaben zu würdigen.
- **Verdeutlichungstendenzen** sind demgegenüber der Begutachtungssituation durchaus angemessen und sollten nicht mit Simulation oder Aggravation gleichgesetzt werden. Es handelt sich hierbei um den mehr oder weniger bewussten Versuch, den Sachverständigen vom subjektiv tatsächlichen Vorhandensein der Schmerzen zu überzeugen. Hierbei spielen nicht selten Übertragungsprobleme in der Interaktion zwischen Proband und Gutachter eine wesentliche Rolle (s. Kap. 5.3.5).

> Es besteht häufig eine enge Korrelation zwischen einer zunehmenden Verdeutlichung von Beschwerden durch den Probanden und einem desinteressierten, oberflächlichen Gutachter.

25.4.7 Schmerzbegutachtung bei Ausländern

Aufgrund des anderen Schmerzverständnisses in erheblichem Umfang sind aus dem ländlichen Mittelmeerraum und/oder dem islamischen Religionskreis stammende Personen getrennt zu betrachten. Hier gilt es zu berücksichtigen, dass Krankheit und Schmerz in viel stärkerem Umfang als in Mitteleuropa ganzheitlich, als „selbständig existierendes Sein", zum Teil auch als von Gott kommende Strafe, empfunden wird, was erheblichen Einfluss auf die Bereitschaft zur „Willensanspannung" besitzt. Auch werden Depressionen so gut wie immer als ausschließlich körperliche Störung erlebt, und der Betroffene verneint entschieden jede seelische Ursache [Teusch 1986, Vadasz 1984].

> Letztlich gilt zu berücksichtigen, dass Gastarbeiter der ersten Generation (gleiches gilt für Aussiedler aus den östlichen Ländern) vor ihrer Erkrankung oft besonders leistungsbereit waren, einen übermäßigen Arbeitseifer zeigten, und ihre ganze körperliche und seelische Kraft für die soziale Besserstellung der nachfolgenden Generation opferten. Es braucht dann relativ wenig, um dieses labile psychische Gleichgewicht zum Kippen zu bringen. So genügt häufig bereits ein Bagatelltrauma, um den Betroffenen schlagartig bewusst zu machen, dass sie jahrelang „über ihre Verhältnisse" gearbeitet haben und was ihnen im Leben versagt geblieben ist. Hier ist es Aufgabe des Sachverständigen, diese Zusammenhänge aufzuklären und – insbesondere bei kausalitätsbezogenen Gutachten – in Relation zum Unfallschaden zu setzen.

25.5 Besonderheiten in verschiedenen Rechtsgebieten

25.5.1 MdE/GdB-Bewertung im öffentlichen Recht

Schmerzen bei vorliegender Gewebeschädigung

Bei der Einschätzung von vollständigen oder zum Teil durch Gewebeschäden erklärbare Schmerzen sind primär die MdE- und GdB-Werte aus den entsprechenden Bewertungstabellen für die zugrunde liegende Gewebeschädigung (z. B. Nervenschädigung, Weichteilverletzung) zu verwenden. Darüber hinaus sind bzgl. (zusätzlicher) schmerzbedingter Funktionsstörungen folgende Besonderheiten zu berücksichtigen:

- **Übliche Schmerzen und seelische Begleiterscheinungen** – einschließlich „besonders schmerzhafter Zustände" – sind in den Bewertungstabellen bereits berücksichtigt und rechtfertigen keine höheren MdE/GdB-Werte.
- **Außergewöhnliche Schmerzen und/oder seelische Begleiterscheinungen** können hingegen zu höheren MdE/GdB-Werten führen, als dies in den Bewertungstabellen für die zugrunde liegende Funktionsstörung vorgesehen ist. Deren Vorhandensein ist vom Sachverständigen auf den konkreten Einzelfall bezogen im „Vollbeweis" zu belegen, wenn die Schmerzen bzw. seelischen Begleiterscheinungen „über das übliche Maß hinausgehen" und eine „spezielle ärztliche Behandlung" erfordern. Der hierdurch bedingte GdB/MdE-Wert kann in seltenen Extremfällen, die dann einer dezidierten Begründung bedürfen, 100 (v. H.) erreichen. Bezogen auf die in den Bewertungstabellen genannten „reinen" Schmerzsyndrome wird der „Zuschlag" zu den funktionell bedingten MdE/GdB-Werten jedoch im Regelfall 10–20 bis maximal 50 (v. H.) nicht übersteigen.

„Außergewöhnliche Schmerzen" können eine Erhöhung der MdE bzw. des GdB um 10–50 v. H., im Einzelfall bis 100 v. H. erforderlich machen.

Schmerzen bei primär psychischen Erkrankungen

Bei nicht oder nur in untergeordnetem Umfang durch Gewebeschäden erklärbaren Schmerzen orientiert sich deren Einschätzung an der Einschränkung der „Erlebnis- und Gestaltungsfähigkeit" im täglichen Leben und der sozialen Partizipation (s. Tab. 36.**15**).

25.5.2 Private Unfallversicherung

Maßgeblich für die Invaliditätsbemessung in der privaten Unfallversicherung sind organpathologisch begründete Funktionsstörungen. Der damit verknüpfte Schmerz gilt mit der auf die Funktionsbeeinträchtigung abgestellten Invaliditätsbemessung als miterfasst. Zu unterscheiden sind:

- **Einschätzung nach der Gliedertaxe:** Schmerzhafte Funktionsstörungen an Armen und Beinen sowie nur an den Extremitäten relevante Nervenfunktionsstörungen, die von einem Wirbelsäulen- oder Hirnschaden ausgehen, sind mit dem der teilweisen Gebrauchseinschränkung entsprechenden Bruchteil der gesunden Gliedmaßenfunktion zu bemessen (s. Kap. 36.6 u. 36.7).
- **Einschätzung außerhalb der Gliedertaxe:** Sofern sich der Invaliditätsgrad für eine schmerzhafte Funktionsstörung nicht nach der Gliedertaxe bestimmen lässt, bemisst er sich danach, inwieweit die normale körperliche oder geistige Leistungsfähigkeit insgesamt beeinträchtigt ist. Dabei sind ausschließlich medizinische Gesichtspunkte zu berücksichtigen. Hierzu zählen z. B. dem Unfall kausal anzulastende Kopfschmerzen und Schmerzen im Bereich der Wirbelsäule, sofern sie eine auf Dauer bleibende Unfallfolge darstellen.

„Psychoklausel"

Gemäß den Allgemeinen Unfallversicherungs-Bedingungen (AUB) fallen krankhafte Störungen infolge psychischer Reaktionen nicht unter den Versicherungsschutz, „auch wenn diese durch einen Unfall verursacht wurden" (AUB 99). Damit wären körperlich nicht begründbare Schmerzen grundsätzlich nicht entschädigungspflichtig. In jüngster Zeit zeichnet sich hier jedoch durch verschiedene Entscheidungen des BGH ein Paradigmenwechsel ab (s. Kap. 35.3.7), wonach psychische Reaktionen nur dann nicht versichert sind, wenn diese nicht auf einem körperlichen Schaden beruhen [Widder u. Gaidzik 2006]. Auf Schmerzsyndrome bezogen könnte dies bedeuten, dass zukünftig im Rahmen einer Anpassungsstörung auf einen körperlichen Unfallschaden (s. Kap. 25.1.4) bestehende, körperlich nicht (mehr) erklärbare Schmerzen vom Versicherungsschutz erfasst wären.

25.5.3 Einschätzung des beruflichen Leistungsvermögens

Die Begutachtung von Rentenantragstellern erfolgt sowohl in der gesetzlichen Rentenversicherung als auch in der privaten Berufsunfähigkeits-(Zusatz)Versicherung nach den in Kapitel 9.3 genannten Kriterien. Demnach hat der Sachverständige vor allem zu folgenden Punkten Aussagen im Sinne des „Vollbeweises" zu machen:

- **Positives und negatives Leistungsbild:** In Abhängigkeit der gesetzlichen bzw. versicherungsrechtlichen Vorgaben (Bezug auf das „abstrakte" oder „konkrete" Leistungsvermögen) sind die bestehenden „Leistungseinschränkungen" (negatives Leistungsbild) und das noch vorhandene „Restleistungsvermögen" (positives Leistungsbild) in seiner qualitativen Ausprägung darzustellen.
- **Quantitative Leistungseinschränkungen:** Im nächsten Schritt gilt es, entsprechend dem erkennbaren positiven und negativen qualitativen Leistungsbild die Frage möglicher quantitativer Leistungseinschränkungen zu klären. Schmerzsyndrome führen im Allgemeinen nur dann zu einer relevanten quantitativen Einschränkung des beruflichen Leistungsvermögens, wenn gleichzeitig ausgeprägte Einschränkungen im Alltagsleben und der sozialen Partizipation gemäß Tabelle 25.**18** trotz ausreichender und angemessener Therapie nachweisbar sind.

Literatur

Aschoff JC. Zur Frage der „zumutbaren Willensanspannung" bei der Überwindung eines Leidens. Ein schwieriges sozialmedizinisch-gutachterliches Problem. Versicherungsmedizin 1991; 43: 5–9

Aschoff JC. Vom „Quantensprung" zwischen Festlegung einer psychiatrischen Diagnose und Einschätzung des Leistungsvermögens auf dem Arbeitsmarkt. Med Sach 1994; 90: 29–31

Baron R. Komplexe regionale Schmerzsyndrome (CRPS) – sympathische Reflexdystrophie und Kausalgie. Akt Neurol (Suppl.) 1997: E6 1–11

Baron R, Jänig W. Schmerzsyndrome mit kausaler Beteiligung des Sympathikus. Anaesthesist 1998; 47: 4–23

Bikowski W. Die „Schmerz-Simulations-Skala" als Beitrag zur Erkennung von Aggravation bei der gutachterlichen Beurteilung von Schmerzen. Dissertation Ulm 1996

Boden SD, Davis DO, Dina TS, Patronas NJ, Wiesel SW. Abnormal magnetic-resonance scans of the lumbar spine in asymptomatic subjects. A prospective investigation. J Bone Joint Surg Am 1990; 72: 403–408

Bullinger M, Kichberger I, Ware J. Der deutsche SF 36 Health Survey. Übersetzung und psychometrische Testung eines krankheitsübergreifenden Instrumentes zur Erfassung der gesundheitsbezogenen Lebensqualität. Z Gesundheitswiss 1995; 1: 21–36

Bundesministerium für Gesundheit und Soziale Sicherung: Anhaltspunkte für die ärztliche Gutachtertätigkeit im sozialen Entschädigungsrecht und nach dem Schwerbehindertenrecht (2004)

Casey KL, Lorenz J, Minoshima S. Insights into the pathophysiology of neuropathic pain through functional brain imaging. Exp Neurol 2003; 184 (Suppl 1): 80–88

Chapman SL, Brena SF. Patterns of conscious failure to provide accurate self-report data in patients with low back pain. Clin J Pain 1990; 6: 178–190

Cook DB, Lange G, Ciccone DS, Liu WC, Steffener J, Natelson BH. Functional imaging of brain responses to pain. A review and meta-analysis. Neurophysiol Clin 2000; 30: 263–288

Dillmann U, Nilges P, Saile H, Gerbershagen HU. Behinderungseinschätzung bei chronischen Schmerzpatienten. Schmerz 1994; 8:100 – 110

Drechsel-Schlund C. Neue Aspekte in der Beurteilung psychoreaktiver und neuropsychologischer Störungen als Leistungsgrund – aus Sicht der gesetzlichen Unfallversicherung. Med Sach 2006; 102: 63 – 66

Egle UT, Nickel R, Schwab R, Hoffmann SO. Die somatoforme Schmerzstörung. Dtsch Ärztebl 2000; 97:1469 – 1473

Fialka V, Schimmerl S, Schurawitzki H, Schneider B, Uher E. Vergleichende klinische, röntgenologische, szintigraphische und kernspintomographische Untersuchungen bei der sympathischen Reflexdystrophie. Wien Med Wochenschr 1991; 141: 383 – 388

Galer BS, Butler S, Jensen MP. Case reports and hypothesis: a neglect-like syndrome may be responsible for the motor disturbance in reflex sympathetic dystrophy (Complex Regional Pain Syndrome-1). J Pain Symptom Management 1995; 10: 385 – 391

Geissner E: Die Schmerzempfindungsskala SES – Ein differenziertes und veränderungssensitives Verfahren zur Erfassung chronischer und akuter Schmerzen. Rehabilitation (Stuttg) 1995; 34, XXXV-XLIII

Gerbershagen U. Organisierte Schmerzbehandlung – Eine Standortbestimmung. Internist 1986; 27: 459 – 469

Henrich G, Herschbach H. Fragen zur Lebenszufriedenheit. In: Ravens-Sieberer U, Cieza A (Hrsg.). Lebensqualitätsforschung und Gesundheitsökonomie in der Medizin. Ecomed Verlagsgesellschaft, Landsberg 2000: 98 – 110

Herrmann C, Buss U, Snaith RP. HADS-D. Hospital Anxiety and Depression Scale – Deutsche Version. Ein Fragebogen zur Erfassung von Angst und Depressivität in der somatischen Medizin. Verlag Hans Huber, Bern 1995

International Association for the Study of Pain: Classification of chronic pain. Pain (Suppl. 3) 1986; S1-S226

Jäckel W, Cziske R, Andres C, Jacobi E. Messung der körperlichen Beeinträchtigung und der psychosozialen Konsequenzen bei chronischen Kreuzschmerzen. Z Rheumat 1987; 46: 25 – 33

Jensen MC, Brant-Zawadzki MN, Obuchowski N, Modic MT, Malkasian D, Ross JR. Magnetic resonance imaging of the lumbar spine in people without back pain. New Engl J Med 1994; 331: 69 – 73

Kopp HG, Oliveri M, Thali A. Erfassung und Umgang mit Symptomausweitung. Ein neues Konzept als Synthese von altbekannten klinischen Beobachtungen. SUVA Medizinische Mitteilungen 1997: 56 – 78

Leavitt F, Sweet JJ. Characteristics and frequency of malingering among patients with low back pain. Pain 1986; 25: 357 – 364

Leavitt F. Predicting disability time using formal low back pain measurement: the low back pain simulation scale. J Psychosom Res 1991; 35: 599 – 607

Lehmann TR, Spratt KF, Lehmann KK. Predicting long-term disability in low back injured workers presenting to a spine consultant. Spine 1993; 18: 1103 – 1112

Matheson LM. Symptom magnification syndrome. In Isernhagen SJ (Hrsg). Work Injury. Aspen Publishers. Gaithersburg, Maryland 1988: 257 – 282

Maihöfner C, Handwerker HO, Neundörfer B, Birklein F. Cortical reorganization during recovery from complex regional pain syndrome. Neurology 2004; 63: 693 – 701

Ransford AO, Cairns D, Mooney V. The pain drawing as an aid to the psychologic evaluation of patients with low-back pain. Spine 1976; 1: 127 – 134

Stanton-Hicks M, Jänig W, Hassenbusch S, Haddox JD, Boas R, Wilson P. Reflex sympathetic dystrophy: changing concepts and taxonomy. Pain 1995; 63: 127 – 133

Teusch L. Begutachtung von kranken Gastarbeitern. Dtsch Ärztebl 1986;83: 3616 – 3618

Treede RD, Lorenz J, Baumgartner U. Clinical usefulness of laser-evoked potentials. Neurophysiol Clin 2003; 33: 303 – 314

Vadasz F. Funktionelle Beschwerden südländischer Gastarbeiter. Ein Beitrag zum Problem der „psychogenen" Invalidität beziehungsweise Renten-„Neurose". Schweiz Rundsch Med 1984; 73: 375 – 380

Walk HH, Wehking E. Objektivierung von Schmerz unter besonderer Berücksichtigung der Medikamentenspiegel. Med Sach 2005; 101: 166 – 168

Ware JE, Sherbourne CD. The MOS 36-item Short-Form Health Survey (SF-36): I. Conceptual framework and item selection. Medical Care 1992; 30: 473–83

Widder B. Iatrogen verursachte und unterhaltene Schmerzsyndrome. In: Oertel WH, Diener HC, Busch E (Hrsg.). Neurologie. Thieme, Stuttgart 2005: 413 – 416

Widder B, Egle UT, Foerster K, Schiltenwolf M. Leitlinien für die Begutachtung von Schmerzen. Akt Neurol 2005; 32: 149 – 154

Widder B, Frisch SAL. Chronische Schmerzsyndrome. In Bundesarbeitsgemeinschaft für Rehabilitation (Hrsg.). Rehabilitation und Teilhabe. Wegweiser für Ärzte und andere Fachkräfte der Rehabilitation. Deutscher Ärzte-Verlag, Köln 2005: 293 – 310

Widder B, Aschoff JC. Somatoforme Störung und Rentenantrag: Erstellen einer Indizienliste zur quantitativen Beurteilung des beruflichen Leistungsvermögens. Med Sach 1995; 91: 14 – 20

Widder B, Gaidzik PW. Neue Vorgaben des BGH zur Anerkennung psychoreaktiver Unfallfolgen in der privaten Unfallversicherung. Med Sach 2006 (im Druck)

Willweber-Strumpf A, Zenz M, Bartz D. Epidemiologie chronischer Schmerzen. Eine Befragung in 5 Facharztpraxen in Bochum. Schmerz 2000; 14, 84 – 91

Zigmond AS, Snaith RP. The Hospital Anxiety and Depression Scale. Acta Psych Scand 1983; 67: 361 – 370

26 Befindlichkeitsstörungen

B. Widder

„Befindlichkeitsstörungen" stellen den Oberbegriff für ein weites Spektrum diffuser, überwiegend im Subjektiven verhafteter Beschwerdebilder dar, deren gemeinsame Grundlage das Fehlen einer erklärenden körperliche Ursache ist. Befindlichkeitsstörungen sind kein neues Problem. Bereits in der Antike diente die Gebärmutter (hystera) als Modell für ansonsten nicht erklärbare körperliche Beschwerden, in der griechisch-römischen Humoralpathologie wurde von Galen der Begriff der Hypochondrie für die Fehldeutung alltäglicher körperlicher Wahrnehmungen als Krankheitszeichen eingeführt (Tab. 26.1). Im 18. Jahrhundert wurde von Manningham [1750] der Begriff der „Febricula" (kleines Fieber") für ein Beschwerdebild geprägt, das „üblicherweise als nervöses oder hysterisches Fieber" bezeichnet wurde. Im 19. Jahrhundert kam während des amerikanischen Bürgerkrieges die auch heute noch im ICD-10-Katalog benutzte Diagnose der **„Neurasthenie"** in Gebrauch [Beard 1869]. Das 20. Jahrhundert schließlich brachte neben „Erschöpfungsepidemien" die Aufnahme des Begriffs der „**somatoformen Störung**" in die diagnostischen Klassifikationssysteme sowie die Entwicklung „neuer Krankheiten" mit scheinbar eindeutigen Krankheitsentitäten. Hierzu zählen vor allem das **„Chronic-Fatigue-Syndrom"**, die **„Multiple Chemical Sensitivity"** oder das **„Fibromyalgie-Syndrom"**.

26.1 Somatoforme Störungen

Gemäß ICD-10 sind somatoforme Störungen (F45) durch folgende Kriterien charakterisiert:

- Wiederholte Darbietung körperlicher Symptome in Verbindung mit anhaltenden Forderungen nach medizinischen Untersuchungen trotz wiederholter negativer Ergebnisse und Versicherung der Ärzte, dass die Symptome nicht bzw. nicht ausreichend körperlich begründbar sind.
- Ausgeprägt unterschiedliche Lokalisation der Beschwerden mit Bezug auf multiple Organsysteme.
- Feststehende Überzeugung des Betroffenen, dass die Beschwerden körperlich verursacht sind.
- Hartnäckiger Widerstand gegenüber Versuchen, die Möglichkeit einer psychischen Ursache zu diskutieren, auch wenn Beginn und Fortdauer der Symptome eine

Tabelle 26.1 Geschichtliche Entwicklung von „Befindlichkeitsstörungen" [nach Schäfer 2002]

Zeit	*Autoren*	*Begriffe*
2. Jh.	Galen	„Morbus hypochondricus" als Unterform der Melancholie
17. Jh.		„Hypochondrie" als nervöse Störung
1750	Mannigham	„Febricula"
19. Jh.		„Eisenbahnkrankheit", später „Telephonkrankheit"
1869	Beard	„Neurasthenie"
ca. 1920	Marcel Proust	Selbstbeschreibung einer Überempfindlichkeit auf Gerüche
1921	Morita	„shinkeishitsu", konstitutioneller Erschöpfungszustand mit Überempfindlichkeit gegen Lärm, Kälte ...
1934/1955		„Epidemische Neuromyasthenie", Erschöpfungsepidemie (1934 General Hospital Los Angeles, 1955 London)
1976	Hench	„Fibromyalgie" als Ersatz für „Fibrositis"
1980	DSM-III	„Somatoforme Störung" (1991 Einführung im ICD-10-Katalog)
1987	Cullen	„Multiple Chemical Sensitivity"
1988	Holmes et al.	„Chronic-Fatigue-Syndrom"

enge Beziehung zu belastenden Lebensereignissen, Schwierigkeiten oder Konflikten aufweisen.
- Aufmersamkeitssuchendes (histrionisches) Verhalten mit oft häufigem Wechsel des Arztes.

Unterformen somatoformer Störungen betreffen die Somatisierunsgstörung – einschließlich ihrer nur partiellen Ausprägung als „undifferenzierte“ Somatisierungsstörung –, die hypochrondrische Störung, die somatoforme autonome Funktionsstörung sowie die in Kapitel 25.1.4 näher beschriebene somatoforme Schmerzstörung (Tab. 26.**2**). In Anlehnung an die Klassifikation im DSM-IV sind hierzu letztlich auch Konversionsstörungen (dissoziative Störungen) zu rechnen.

Differenzialdiagnostisch abzugrenzen sind vor allem depressive und ängstliche Störungen. Derartige Symptome gehören zwar regelmäßig zum Bild der somatoformen Störung, sind jedoch nur dann zu diagnostizieren, wenn ihnen eine eigenständige Bedeutung zukommt. Weiterhin abzugrenzen sind wahnhafte Störungen z. B. im Rahmen einer Schizophrenie mit somatischem Wahn, jedoch auch depressive Störungen mit hypochondrischem Wahn.

26.2 „Neue Krankheiten“

In den letzten 30 Jahren sind verschiedene „neue Krankheiten“ mit scheinbar eindeutigen Syndromkonstellationen entstanden. Vergleichbar „eindeutige“ Krankheiten sind in der Literatur nicht unbekannt. Es sei hier nur an die „Eisenbahnkrankheit“ Mitte des 19. Jahrhunderts hingewiesen [Hausotter 1996]. Die in den letzten 15 Jahren massiv angestiegene Zahl wissenschaftlicher Publikationen zum Thema belegt jedoch die zunehmende Bedeutung dieser „Krankheiten“ auch für den Sachverständigen (Abb. 26.**1**).

Für Sachverständige sind die genannten „neuen Krankheiten“ nicht selten mit einer wesentlichen Besonderheit verbunden, indem sie hier zum Teil massiven persönlichen Angriffen ausgesetzt sind, die von Interessengruppen und selbsternannten „Spezialisten“, jedoch auch durch zahlreiche parawissenschaftliche Publikation und durch einen aufreißerischen Umgang in den Medien geschürt werden. Diese Einflussnahme verhindert in beträchtlichem Umfang die sachliche wissenschaftliche Diskussion dieser Störungen [Altenkirch 1997]. Im Rahmen von Begutachtungen führt dies nicht selten dazu, dass vom Gericht bestellte Sachverständige bereits im Vorfeld der Untersuchung von Probanden aufgefordert werden, ihre fachlichen Kenntnisse schriftlich zu belegen und während der Untersuchung von den Probanden mitgebrachte „Zeugen“ und/oder den Mitschnitt auf Datenträger zu akzeptieren.

Betroffene „neuer Krankheiten“ zeigen regelmäßig, vergleichbar somatoformen Störungen, über die Organgrenzen hinausgehende, multiple, wechselnde Beschwerden (Tab. 26.**3**), und sind gleichermaßen regelmäßig von einer körperlichen Ursache trotz zahlreicher unauffälliger Untersuchungsbefunde überzeugt [Nasterlack 1998]. Nachdem sich zusätzlich bei der Mehrzahl der Betroffenen typische belastende Lebenssituationen und Konflikte eruieren lassen, vermag der psychiatrisch geschulte Neurologe daher meist nur schwer zu erkennen, warum es sich hierbei um eigenständige Krankheitsbilder und nicht um somatoforme Störungen im Sinne der ICD-10-Klassifikation handeln soll. Die Ursache dürfte nicht zuletzt darin zu suchen sein, dass die Diagnoseschöpfungen der letzten Jahre dem Kausalitätsbedürfnis medizinischer Fachgebiete entspringen, denen das psychiatrisch-psychotherapeutische Fachgebiet relativ fremd ist. Nachdem der neurologische Sachverstän-

Tabelle 26.**2** Definitionen somatoformer Störungen im ICD-10-Katalog

ICD-10	*Unterkategorie*	*Wichtigste diagnostische Kriterien*
F45.0	Somatisierungsstörung	Multiple, häufig wechselnde körperliche Beschwerden, meist mit Beginn vor dem 30. Lebensjahr, mit hieraus resultierender (gewisser) Beeinträchtigung familiärer und sozialer Funktionen, häufig auch mit Abhängigkeit und Missbrach von Medikamenten.
F45.1	Undifferenzierte Somatisierungsstörung	Nur in Teilen vorliegende Somatisierungsstörung (z. B. keine dramatisierende Beschwerdeschilderung, geringe Anzahl von Beschwerden, geringe familiäre oder soziale Einschränkungen).
F45.2	Hypochondrische Störung	Im Vordergrund beharrliche Beschäftigung mit der Möglichkeit an einer schweren Krankheit zu leiden.
F45.3	Somatoforme autonome Funktionsstörung	Im Vordergrund Betroffensein des kardiovaskulären, gastrointestinalen, respiratorischen und/oder Urogenitalsystems.
F45.4	Anhaltende somatoforme Schmerzstörung	Im Vordergrund stehende Schmerzen (s. Kap. 25.1.4).
F44	Dissoziative Störung/Konversionsstörung	Ausfälle sensomotorischer oder mnestischer Funktionen sowie Anfälle oder Krämpfe im Zusammenhang mit Konflikten oder anderen Belastungsfaktoren.

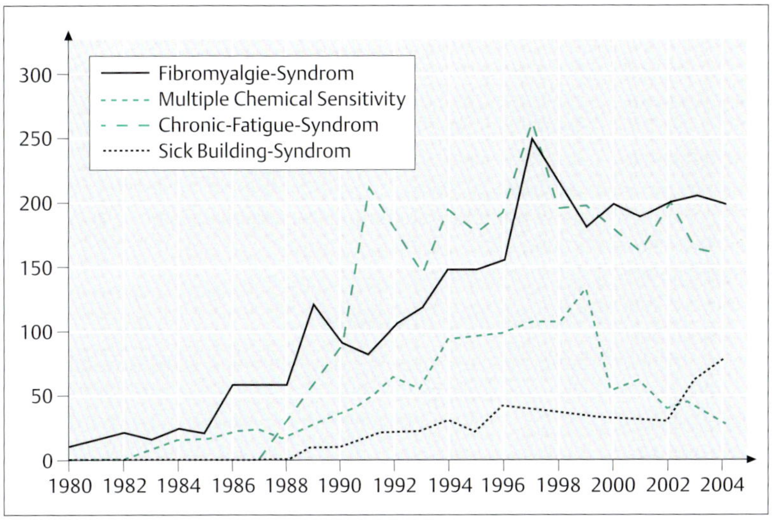

Abb. 26.1 Ergebnis einer Medline-Recherche zur Anzahl der Publikationen über „neue Krankheiten“ für die Jahre 1980–2004.

dige jedoch nicht selten mit einer entsprechenden Vordiagnose konfrontiert wird, findet sich im Folgenden ein kurzer Überblick über die verschiedenen „neuen Krankheiten“.

26.2.1 Fibromyalgie-Syndrom (FMS)

Gemäß den vom American College of Rheumatolgy [1990] publizierten Diagnosekriterien ist die Diagnose eines „primären Fibromyalgie-Syndroms“ dann zu stellen, wenn folgende 4 Kriterien zusammentreffen:

- mehr als 3 Monate anhaltende, polytope Schmerzen,
- Schmerzen an 11 von 18 möglichen Druckschmerzpunkten („tender points“) bei digitaler Palpation mit einem Druck von etwa 4 kp/cm^2,
- weitere Symptome wie Schmerzen auch außerhalb der „tender points“, Schlafstörungen, allgemeine Müdigkeit, Erschöpfbarkeit, Angst, Kopfschmerzen, Atembeschwerden, Globusgefühl, und funktionelle Darmstörungen,
- Ausschluss einer die Symptomatik erklärenden entzündlichen, neoplastischen usw. Ursache (in diesem Fall „sekundäre“ Fibromyalgie).

Das „primäre“ Fibromyalgie-Syndrom ist damit die wohl einzige bekannte „Krankheit“, bei der die Diagnose ausschließlich dadurch gestellt wird, dass mit dem Finger auf verschiedene Stellen am Körper (Abb. 26.2) gedrückt wird und diese dann als subjektiv schmerzhaft angegeben wer-

Tabelle 26.3 Häufigste gemeinsame Symptome („common trunk“) der „neuen Krankheiten“

- Vorzeitige Erschöpfbarkeit und Müdigkeit
- Gedächtnis- und Konzentrationsstörungen
- Muskel- und Gelenkschmerzen
- Kopfschmerzen
- Muskelschwäche
- Schlafstörungen
- Missempfindungen und Taubheitsgefühl
- Angstzustände
- Verschwommensehen
- Hyperreagibles Bronchialsystem
- Störungen des Immunsystems
- Funktionelle Darmstörungen

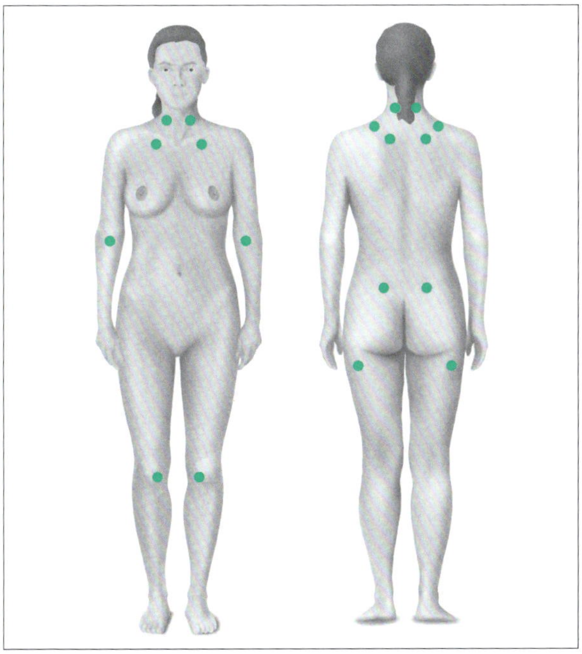

Abb. 26.2 Die Lokalisation der „tender points“ beim Fibromyalgie-Syndrom [nach Wolfe et al. 1990].

den. Darüber hinaus erscheint bemerkenswert, dass die „Fibromyalgie" in Deutschland sogar ein rechtlich geschütztes Wirtschaftsprodukt darstellt.[1]

Angesichts dieser eher skurril anmutenden diagnostischen Kriterien und Begleitumstände überrascht die Ernsthaftigkeit, mit der zahlreiche Publikationen sich mit der Frage beschäftigen, ob das Fibromyalgie-Syndrom denn nun eine körperliche oder eher doch seelische Erkrankung ist, und mit der nach Parametern geforscht wird, welche die körperliche Ebene der Fibromyalgie beweisen sollen. Zwar wird immer wieder darauf hingewiesen, dass es sich beim Fibromyalgie-Syndrom doch um eine im ICD-10 aufgenommene Erkrankung (M79.0) handle. Dem ist jedoch entgegenzuhalten, dass im ICD-10 bekanntlich alle auf 8 oder 9 endenden Krankheiten nicht näher bezeichneten „Ersatzdiagnosen" entsprechen und nur dann einzusetzen sind, wenn keine eindeutige Zuordnung möglich ist. Letztlich stellt der Begriff der „Fibromyalgie" auch nichts anderes als eine griechisch-lateinische Umschreibung für die Situation dar, dass es an vielen Stellen – im Bindegewebe und im Muskel – weh tut.

In diesem Zusammenhang erscheint bemerkenswert, dass der Hauptautor der 1990 publizierten Diagnosekriterien, Frederick Wolfe, 2003 in einem Editorial im Journal of Rheumatology selbstkritisch bemerkt: „Perhaps tender points, as the essential criterion, was a mistake. By ignoring the central psychosocial and distress features of the syndrome and choosing instead a physical examination item, we allowed FM to be seen as mostly a physical illness. More than that, we removed all traces of the most central features of the illness." Sein Beitrag endet mit dem Appell „... let us stop using the ACR criteria in the clinic and let's stop using them in medical reports". Dem ist nichts hinzuzufügen.

ICD-10-Definition

M 79.0 Rheumatismus, nicht näher bezeichnet
Fibromyalgie
Fibrositis

Wie von Hausotter [1998] zu Recht vermerkt, besteht aufgrund des zugrunde liegenden bio-psycho-sozialen Konzepts (s. S. 283) kein Grund, im Falle der „Fibromyalgie" nicht die wesentlich klarer definierte Diagnose einer anhaltenden somatoformen Schmerzstörung (F45.4) zu stellen. Dem Argument, dass dieses nur in Verbindung mit schwerwiegenderen „emotionalen Konflikten oder psychosozialen Belastungen" zu diagnostizieren ist, muss entgegen gehalten werden, dass deren Erkennung häufig vor allem eine Frage der Sorgfalt und Erfahrung bei der psychopathologischen Exploration ist. So konnten Kisely et al. [1997] zeigen, dass bei mehr als der Hälfte der Betroffenen eine psychische Störung besteht, wenn diese mehr als 4 Schmerzlokalisationen bzw. weitere Körperbeschwerden aufweisen. Bei der Begutachtung solcher Probanden überrascht immer wieder, wie zugrunde liegende psychosoziale Konflikte von betreuenden und begutachtenden Ärzten „übersehen" werden, und damit einer iatrogenen Verstärkung und Chronifizierung Vorschub geleistet wird [Widder 2005].

[1] Markenschutz Nr. 398 52 003 des Deutschen Patent- und Markenamtes vom 14.6.1999. Markeninhaber: Deutsche Fibromyalgie-Vereinigung (DFV) e.V., Murrhardt.

Verlauf und Prognose

Aufgrund der kaum zu übersehenden Nähe zur anhaltenden somatoformen Schmerzstörung ist der Verlauf und die Prognose des „Fibromyalgie-Syndorms" eng an die aus dem psychiatrischen Fachgebiet bekannten Faktoren gekoppelt [Hausotter 2006]. Negative Prädiktoren sind vor allem ein langjähriger, chronifizierender Verlauf sowie das Festhalten an einer somatischen Genese der Erkrankung ohne die Bereitschaft, multifaktorielle Ursachen gelten zu lassen. Von besonderer Bedeutung erscheint dabei auch der erhebliche iatrogene Anteil, wenn Ärzte die Betroffenen in der Überzeugung bestärken, Opfer einer von außen kommenden Schädigung zu sein [Widder 2005]. Demgegenüber ist die Prognose erwartungsgemäß umso besser, je eher das Beschwerdebild als sekundär im Rahmen einer behandelbaren somatischen Erkrankung zu erklären ist. Ebenfalls als prognostisch günstig anzusehen ist der Erhalt des beruflich-sozialen Umfeldes.

26.2.2 Chronic-Fatigue-Syndrom (CFS)

Unter dem Chronic-Fatigue-Syndrom wird eine Störung verstanden, die über einen längeren Zeitraum mit gesteigerter geistiger und körperlicher Ermüdbarkeit und Erschöpfbarkeit einhergeht. Fakultativ können zahlreiche weitere Symptome hinzutreten (Tab. 26.**4**). Voraussetzung ist auch hier der Ausschluss einer im Vordergrund stehenden, die Symptomatik erklärenden körperlichen Erkrankung. Zu Beginn der Symptomatik findet sich häufig ein Infekt, weswegen u. a. eine postinfektiöse Genese diskutiert wird. Befürworter einer breit angelegten, multifaktoriellen Pathogenese sprechen von einer das „psychoneuro-endokrino-immunologische Netzwerk" betreffenden Balancestörung [Fock u. Krueger 1994].

Auch für das Chronic-Fatigue-Syndrom wird darauf verwiesen, dass dieses inzwischen im ICD-10-Katalog aufgenommen sei. Die zum neurologischen Fachgebiet gehörende Ziffer **„G93.3 Chronisches Müdigkeitssyndrom"** beinhaltet jedoch definitionsgemäß „sekundäre" Müdigkeitssyndrome bei körperlich erklärbaren Störungen, was expressis verbis in den Diagnosekriterien des „primären" Chronic-Fatigue-Syndroms ausgeschlossen ist. Entsprechend erscheint nicht ersichtlich, warum hierfür nicht der altbekannte diagnostische Begriff der **„Neurasthenie"** (F48.0) als wesentlich besser zugehörig herangezogen werden sollte (Tab. 26.**5**).

Tabelle 26.4 Diagnosekriterien des primären Chronic-Fatigue-Syndroms [nach Fukuda et al. 1994]

Hauptkriterium	Persistierende Müdigkeit oder leichte Ermüdbarkeit für mindestens 6 Monate, die: • nicht durch eine andere Erkrankung erklärt werden kann • neu aufgetreten ist • nicht Folge einer chronischen Belastungssituation ist • nicht deutlich durch Bettruhe zu beheben ist und • so ausgeprägt ist, dass die durchschnittliche Leistungsfähigkeit deutlich reduziert ist.
Nebenkriterien	Mindestens 4 von folgenden Nebenkriterien bestehen für 6 Monate oder länger: • Gedächtnis- und Konzentrationsstörungen • Halsschmerzen • druckdolente axilläre und zervikale Lymphknoten • Muskel- und Gelenkschmerzen • neu aufgetretene Kopfschmerzen • kein erholsamer Schlaf • Zustandsverschlechterung nach (früher tolerierten) Belastungen.

Tabelle 26.5 Diagnostische Kriterien der Neuasthenie (F48.0)

Anhaltende und quälende Klagen über: • gesteigerte Ermüdbarkeit nach geistiger Anstrengung oder • körperliche Schwäche und Erschöpfung nach geringsten Anstrengungen
Mindestens eine der folgenden Empfindungen: • Muskelschmerzen und -beschwerden • Schwindelgefühle • Spannungskopfschmerzen • Schlafstörungen • Unfähigkeit zu entspannen • Reizbarkeit • Dyspepsie
Die vorliegenden autonomen oder depressiven Symptome sind nicht schwer genug, um die Kriterien für eine der spezifischeren Störungen in dieser Klassifikation zu erfüllen.
Die Dauer der Symptomatik beträgt mindestens 3 Monate.
Die Diagnose sollte nicht gestellt werden, wenn gleichzeitig eine depressive Symptomatik von Krankheitswert, eine Angststörung oder eine andere schwerwiegende psychische Störung vorliegt

ICD-10-Definition

G93.3 Chronisches Müdigkeitssyndrom
Benigne myalgische Enzephalomyelitis
Chronisches Müdigkeitssyndrom bei Immundysfunktion
„Postvirales Müdigkeitssyndrom"

Verlauf und Prognose

Die AWMF-Leitlinien Psychotherapeutische Medizin und Psychosomatik (www.awmf.de) vermerken unter der Diagnose der „Neurasthenie/Chronic-Fatigue-Syndrom" nach Ausschluss anderer zugrunde liegender und entsprechend zu behandelnder Erkrankungen (Tab. 26.**6**) als Grundprinzip der Therapie ein individuell gestuftes Programm der körperlichen Aktivierung. Ausgeprägtes Schonverhalten und längerdauernde körperliche Inaktivität führe zur einer Verstärkung und Chronifizierung der Symptomatik. Die positive Wirkung eines angeleiteten körperlichen Trainings mit allmählich gesteigerter körperlicher Aktivierung könne als empirisch gesichert gelten. Gleichzeitig gilt es, die oft ausgeprägten Ängste, durch Aktivität die Symptomatik weiter zu verschlimmern (dysfunktionale Kognition), im Rahmen einer geeigneten Psychotherapie abzubauen.

26.2.3 Multiple Chemical Sensitivity (MCS)

Die sog. Multiple Chemical Sensitivity (MCS) ist durch rezidivierende Symptome in verschiedenen Organsystemen gekennzeichnet, die durch eine Vielzahl von chemischen Substanzen in der Umwelt wie z. B. Lösemittel, Pestizide, Textilien oder Lebensmittelzusätze ausgelöst werden. Charakteristischerweise liegen die auslösenden Konzentrationen weit unterhalb der Wirkschwellen, die für diese Substanzen allgemein etabliert sind. Es handelt sich damit nach üblichem Verständnis nicht um eine toxische Schädigung, was bei der gutachtlichen Bewertung von Bedeutung ist. Das Vorliegen toxischer Konzentrationen schließt eine MCS sogar im Gegenteil aus [Cullen 1987].

Tabelle 26.6 Wichtigste Differenzialdiagnosen beim chronischen Müdigkeitssyndrom

• Körperliche Erkrankungen, die mit gesteigerter Erschöpfbarkeit einhergehen (z. B. endokrine Erkrankungen, Autoimmunerkrankungen, Infekte, Malignome, multiple Sklerose)
• Postenzephalitische oder andere hirnorganisch begründete Erschöpfung
• Vorübergehende Befindlichkeitsstörungen mit Erschöpfung (auch postviral)
• Schlafstörungen
• Erschöpfung bei (narzisstischen) Persönlichkeitsstörungen
• Psychosen
• Medikamentennebenwirkungen

Die Hypothesen zur Ätiologie sind vielfältig und wurden erst unlängst in einem Positionspapier des Arbeitskreises „Klinische Umweltmedizin" der Deutschen Gesellschaft für Arbeitsmedizin und Umweltmedizin nochmals zusammengefasst [Nasterlack et al. 2002]. Zur Verfügung stehen demnach vor allem 4 konkurrierende Hypothesen:

- MCS ist eine biologisch/physiologische Reaktion auf chemische Expositionen im Niedrigdosisbereich, deren Mechanismen im Einzelnen noch nicht erforscht sind (z. B. immunologische oder neurotoxische Ursache, neurogene Entzündung).
- MCS-Symptome werden durch eine Attribution von Stresssymptomen auf Umweltexpositionen im Niedrigdosisbereich ausgelöst. Die zunehmende Empfindlichkeit ist somit das Ergebnis einer Konditionierung.
- MCS ist eine Fehldiagnose. Die Symptome beruhen auf einer nicht diagnostizierten körperlichen oder psychiatrischen Krankheit (z. B. Depression, Angststörung, Somatisierungsstörung, Porphyrie).
- MCS ist ein Glaubenssystem, das sich durch kulturell geprägtes Krankheitsverhalten manifestiert.

Nach Cullen et al. [1992] erkranken vor allem Personen mit hohem sozioökonomischem Status, während Personen mit Berufen, die häufig und relativ hoch mit Chemikalien konfrontiert sind, relativ selten betroffen sind. Anlässlich eine WHO-Symposiums [World Health Organization 1997] wurde vorgeschlagen, statt MCS den Begriff der **„idiopathischen umweltbedingten Unverträglichkeiten"** (Idiopathic Environmental Intolerances: IES) zu verwenden, um dem ungesicherten Krankheitsbegriff besser Rechnung zu tragen. Dieser Begriff hat sich bislang jedoch nicht allgemein durchgesetzt.

Von den Vertretern einer organischen Genese der MCS wird das Beschwerdebild der ICD-Ziffer T78.4 „Allergie, nicht näher bezeichnet" zugeordnet. Die Code-Nummer T78 umfasst als Oberbegriff „andernorts nicht klassifizierbare unerwünschte Nebenwirkungen". Da in der Legende zusätzlich darauf hingewiesen wird, dass hiermit auch Schäden „durch unbekannte, nicht feststellbare oder ungenau bezeichnete Ursachen" zu kennzeichnen sind, erscheint die Verschlüsselung auch aus neurologisch-psychiatrischer Sicht nachvollziehbar, solange nicht anhand der psychopathologischen Exploration und der Begleitumstände die Diagnose einer somatoformen Störung, einer anhaltenden depressiven Episode oder vor allem einer Angststörung zu stellen ist. Bei einem erheblichen Teil der Betroffenen lässt sich eindeutig eine spezifische Angststörung (F40.2) mit einer bereits in der Vergangenheit bestehenden phobischen Störung herausarbeiten, die sich auf das angstvolle Erleben von Geruchsstoffen – im Einzelfall möglicherweise aufgrund der besseren sozialen Akzeptanz durch das soziale Umfeld – verlagert hat. Ein wichtiges Kriterium ist das Auftreten von „MCS-Symptomen" bereits in Erwartung eines unangenehmen Geruches, was bei zahlreichen Betroffenen – vor allem durch Fremdanamnese – belegbar ist.

ICD-10-Definition

T78.4 Allergie, nicht näher bezeichnet
Allergische Reaktion o. n. A.
Idiosynkrasie o. n. A.
Überempfindlichkeit o. n. A.

F40 Phobische Störungen
Eine Gruppe von Störungen, bei der Angst ausschließlich oder überwiegend durch eindeutig definierte, eigentlich ungefährliche Situationen hervorgerufen wird. In der Folge werden diese Situationen typischerweise vermieden oder mit Furcht ertragen. Die Befürchtungen des Patienten können sich auf Einzelsymptome wie Herzklopfen oder Schwächegefühl beziehen, häufig gemeinsam mit sekundären Ängsten vor dem Sterben, Kontrollverlust oder dem Gefühl, wahnsinnig zu werden. **Allein die Vorstellung, dass die phobische Situation eintreten könnte, erzeugt meist schon Erwartungsangst.**

F40.2 Spezifische (isolierte) Phobien
Phobien, die auf eng umschriebene Situationen wie Nähe von bestimmten Tieren, Höhen, Donner, Dunkelheit, Fliegen, geschlossene Räume, Urinieren oder Defäkieren auf öffentlichen Toiletten, Genuss bestimmter Speisen, Zahnarztbesuch oder auf den Anblick von Blut oder Verletzungen beschränkt sind. Obwohl die auslösende Situation streng begrenzt ist, kann sie Panikzustände wie bei Agoraphobie oder sozialer Phobie hervorrufen.

Von Nervenärzten erstattete Gutachten zur MCS werden nicht selten mit dem Hinweis abgelehnt, die unlängst vorgelegte Studie des Umweltbundesamts zum Verlauf und zur Prognose des MCS-Syndroms [Umweltbundesamt 2005] habe gezeigt, dass dieses keine psychische Erkrankung sei, weswegen Neurologen und Psychiater für das Beschwerdebild nicht kompetent seien. Bei genauer Analyse der Daten erscheint diese Aussage wenig nachvollziehbar. Die genannte Studie umfasste 234 Patienten aus 6 Umweltambulanzen, die mittels multipler Fragebogen analysiert wurden. Für die Beurteilung psychischer Belastungen wurde der SCL-90-R verwendet, außerdem erfolgte ein standardisiertes psychiatrisches Interview (CIDI). Dabei zeigte sich, dass zwischen MCS-Patienten und Nicht-MCS-Patienten relevante Unterschiede „nur" bzgl. der Items **Somatisierung** und **Ängstlichkeit** bestehen, wobei zusätzlich zu berücksichtigen ist, dass auch „Nicht-MCS-Patienten" einer Umweltambulanz sicherlich ein ausgeprägt selektiertes Kollektiv darstellen. Entsprechend überrascht nicht, dass sich der Unterschied bzgl. der Skala **Somatisierung** im Vergleich zum Normalkollektiv der SCL-90-Standardisierungsstichprobe deutlich verstärkt, interessanterweise nicht jedoch bzgl. einer depressiven Verarbeitung. Bemerkenswert erscheint außerdem, dass im CIDI-Interview 84 % der Gesamtstichprobe der untersuchten Umweltpatienten die Kriterien für wenigstens 1 psychische Erkrankung in der Vorgeschichte erfüllten (häufigste Diagnosen: F45.1 undifferenzierte Somatisierungsstörung 52 %, F45.4 somatoforme Schmerzstörung 18 %, F32.2 schwere depressive Episode 14 %). Bei den MCS-Patienten lag die Diagnosehäufigkeit einer Somatisierungsstörung sogar bei 72 %.

26.2.4 Sick Building-Syndrom (SBS)

Beim Sick-Building-Syndrom treten Beschwerden typischerweise beim Aufenthalt in bestimmten Gebäuden oder Räumen auf und bessern sich oder verschwinden nach Verlassen desselben. Vergleichbar den übrigen Befindlichkeitsstörungen ist auch hier der Ausschluss einer körperlich begründbaren Erkrankung (z. B. Legionelleninfektion über die Klimaanlage, toxische Belastung durch Lösungsmittel, Allergenbelastung durch Hausstaub) zu fordern. Im deutschsprachigen Raum spielt das Sick Building-Syndrom derzeit (noch) keine gravierende Rolle und braucht daher nicht weiter berücksichtigt werden.

26.3 Zusatzuntersuchungen

Definitionsgemäß finden sich bei somatoformen Störungen und „neuen Krankheiten" keine oder zumindest keine erklärenden körperlichen Befunde. Da bei den Betroffenen ebenfalls definitionsgemäß jedoch die feste Überzeugung besteht an einer schwereren somatischen Krankheit zu leiden, erfolgten regelmäßig bereits im Vorfeld zahlreiche Abklärungen. So gut wie immer vermag der Sachverständige daher auf eine umfangreiche Aktenlage zurückzugreifen. Dies gilt insbesondere auch für bildgebende Untersuchungen des Kopfes und der Wirbelsäule, anhand derer häufig eine recht engmaschige Verlaufsbeobachtung möglich ist. Mit Ausnahme von Untersuchungen, die der Quantifizierung geklagter Funktionsstörungen dienen, werden in diesem Fall kaum weitere Abklärungen benötigt. Das Spektrum geklagter Beschwerden lässt sich bzgl. des neurologisch-psychiatrischen Fachgebiets dabei auf 3 regelmäßig geklagte Hauptbereiche eingrenzen, die im Folgenden näher zu diskutieren sind.

26.3.1 Schmerzen

Die Beurteilung geklagter Schmerzen einschließlich der Verwendung geeigneter Selbstbeurteilungsskalen sind im Kapitel 25 beschrieben, so dass sich hier eine weitere Diskussion erübrigt.

26.3.2 Neuropsychologische Defizite

Bei geklagten Konzentrations- und Merkfähigkeitsstörungen im Rahmen somatoformer Störungen und „neuer Krankheiten" führt die neuropsychologische Diagnostik nicht selten zu widersprüchlichen, wenig überzeugenden Ergebnissen, da diese zum einen in erheblichem Umfang von der Kooperationsbereitschaft des Probanden abhängen, und zum anderen häufig Ausdruck einer „Pseudodemenz" sind, wie diese bei depressiven Störungen wohlbekannt ist. Es ist hier daher Aufgabe des erfahrenen Sachverständigen, diese im Gesamtkontext der Untersuchung zu werten.

So sinnvoll die häufig vorgeschlagene Trennung von neurologischer und neuropsychologischer Untersuchung z. B. bei der Begutachtung der Folgen eines Schädel-Hirn-Traumas (s. Kap. 27.7) sein mag, so problematisch ist sie bei Störungen, die sich überwiegend im Subjektiven bewegen und bei denen der Konsistenz der Beschwerden sowie dem durch die Beschwerden entstandenen Leidensdruck entscheidende Bedeutung zukommt (s. Kap. 25.4.1). Hier ist oftmals weniger das objektiv gemessene Testergebnis als die Beobachtung des Probanden während der Testdurchführung richtungweisend. Besteht keine optimale Kommunikation zwischen den verschiedenen Untersuchern, gehen Information hierüber leicht verloren oder die formalen Ergebnisse werden unkritisch fehlbewertet.

Von psychologischer Seite wurden in den letzten Jahren mehrere Testbatterien entwickelt, die für sich den Anspruch erheben, eine unzureichende Leistungsmotivation bei psychologischen Untersuchungen zu entdecken [Schmand et al. 1998]. Im deutschen Sprachraum ist hier vor allem auf die deutsche Version des „Amsterdamer Kurzzeitgedächtnistests" hinzuweisen [Merten et al. 2005], der z. B. bei der Beurteilung toxischer Enzephalopathien eingesetzt wird [Van Hout 2003]. Weitere derartige Tests sind z. B. der „Test of Memory Malingering" (TOMM) [Tombaugh 1996] sowie der „Word Memory Test" (WMT) [Green et al. 1999]. Allen dieser Tests gemeinsam ist, dass sie kommerziell vertrieben und untereinander in beträchtlicher Konkurrenz stehen [Bolan et al. 2002].

Beispiel für eine zur Beobachtung des Probanden geeignete einfache Untersuchung ist nach eigener Erfahrung der d2-Test. Wird das Kommando zur Beendigung der gerade bearbeiteten Zeile unmittelbar vor Ankreuzen eines weiteren „d2" gegeben, werden sowohl bemühte als auch umstellungserschwerte Probanden so gut wie immer noch den entsprechenden Begriff ankreuzen. Um ein möglichst schlechtes Ergebnis besorgte, voll konzentrierte Probanden erscheinen demgegenüber wesentlich besser in der Lage, die bereits intendierte Bewegung zu unterbrechen. Darüber hinaus zeigen selbst schwer hirngeschädigte Probanden bei entsprechender Motivation regelmäßig einen bemerkenswerten „sportlichen Ehrgeiz" im Verlauf der Testbearbeitung mit Steigerung der Leistungsrate – bei Hirngeschädigten allerdings auch mit Zunahme „konfusen" Verhaltens. Lässt sich beides nicht erkennen, ist an eine reduzierte Kooperation zu denken.
Als weitere, auch von Nicht-Psychologen einsetzbare Hilfe zur Abschätzung der Kooperationsbereitschaft hat sich der von Rey vorgeschlagenen Test bewährt [zitiert in Lezak 1983]. Er beinhaltet 3 Teiltests, die auch einzeln eingesetzt werden können:
15-Zeichen-Gedächtnistest: Präsentiert wird eine scheinbar schwierige Prüfung der Merkfähigkeit, die auf wenigen Grundstrukturen beruht (Abb. 26.3). Der Proband wird aufgefordert, die erinnerten Zeichen unabhängig von der Reihenfolge aufzuzeichnen. Jeder nicht schwerstbehinderte,

schreib- und lesefähige Proband kann spätestens beim zweiten Durchgang wenigstens 9 Items korrekt wiedergeben.

Punkte-Zähl-Test: Dieser Test beruht auf den simplen Erfahrungen, dass für das Zählen unsortierter Punktmengen mehr Zeit benötigt wird als für sortierte Punktmengen, und dass die benötigte Zeit für das Zählen von Punktmengen in einem Zusammenhang mit der Zahl der zu zählenden Punkte steht. Präsentiert werden in regelloser Reihenfolge Karten mit sortierten und unsortierten Punkten (Abb. 26.**4**), die Ergebnisse werden in eine Auswertetabelle eingetragen, die einen Eindruck über die Konsistenz der Zählungen vermittelt (Tab. 26.**6**).

Worte-Wiedererkennungstest: Auch hier basiert der Test auf der letztlich banalen Erfahrung, dass passives Wiedererkennen vorgelesener Begriffe wesentlich einfacher als aktives Memorieren ist. Für das passive Wiedererkennen werden folgende Begriffe vorgelesen: Hälfte, Kamel, Fehler, Spielzeug, Morgen, Haare, Wachs, Korn, Keks, Flug, Platz, Kirsche, Tür, Knie, Staat. Für das aktive Memorieren dienen die Begriffe: Trommel, Vorhang, Klingel, Kaffee, Schule, Eltern, Mond, Garten, Hut, Bauer, Nase, Huhn, Farbe, Haus, Fluss. Die Abbildung 26.**5** enthält die dem Probanden vorgelegte Tafel für das Wiedererkennen von Begriffen. Zwischen beiden Testteilen sollte wenigstens 10 Minuten Zeit liegen, um eine genügende Trennschärfe zu ermöglichen.

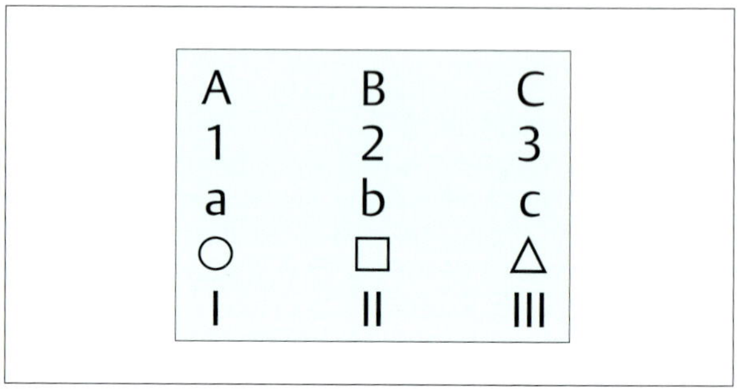

Abb. 26.**3** Präsentation des 15-Zeichen-Gedächtnis-Tests nach Rey [zitiert in Lezak 1983].

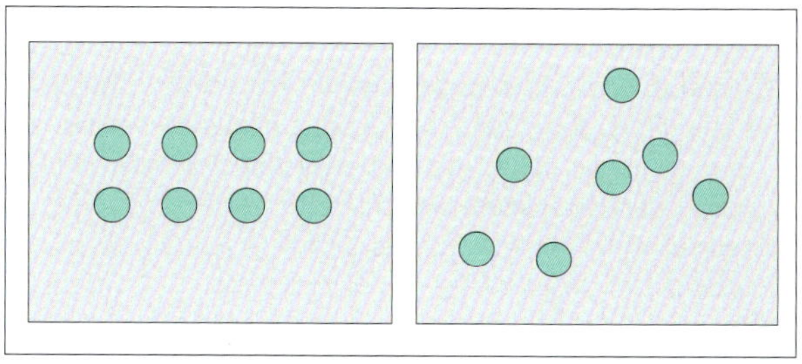

Abb. 26.**4** Beispiele sortierter und unsortierter Punktkarten beim Punkte-Zähl-Test nach Rey [zitiert in Lezak 1983].

Tabelle 26.**6** Auswertetabelle des Punkte-Zähl-Tests nach Rey [zitiert in Lezak 1983]

Unsortiert						*Perzentile*	
Nr.	***Punkte***	***100***	***75***	***50***	***25***	***0***	***Benötigte Zeit***
1	7	1	2	4	5	11	
2	11	2	3	4	5	17	
3	15	3	4	6	7	17	
4	19	4	6	7	9	19	
5	23	5	8	10	12	30	
6	27	6	9	11	16	30	
Sortiert						*Perzentile*	
Nr.	***Punkte***	***100***	***75***	***50***	***25***	***0***	***Benötigte Zeit***
1	8	0,5	1	1	2	3	
2	12	1	2	2	2	3	
3	16	1	2	2	4	5	
4	20	1	1	2	4	5	
5	24	2	2	2	5	6	
6	28	2	2	3	5	7	

Bitte kreuzen Sie an, welche Begriffe Sie wiedererkennen:

☐ Gruß	☐ Stil	☐ Haare
☐ Geschenk	☐ Wachs	☐ Käse
☐ Kamel	☐ Tür	☐ Pferd
☐ Morgen	☐ Konzert	☐ Lächeln
☐ Hälfte	☐ Gras	☐ Licht
☐ Flugzeug	☐ Flasche	☐ Knie
☐ heute	☐ Keks	☐ Flug
☐ Korn	☐ Platz	☐ Fehler
☐ Kraft	☐ Faden	☐ Kirsche
☐ Spielzeug	☐ Wand	☐ Staat

Abb. 26.5 Beim Worte-Wiedererkennungstest nach Rey [zitiert in Lezak 1983] vorgelegte Tafel für das passive Wiedererkennen von Begriffen.

26.3.3 Schwindel und Gleichgewichtsstörungen

Die Differenzierung tatsächlicher von demonstrierten Gleichgewichtsstörungen stellt den Sachverständigen bei der neurologischen Untersuchung im Einzelfall vor beachtliche Probleme. Durch mehrmaliges Wiederholen von Stand- und Gangversuchen mit offenen und geschlossenen Augen sowie durch entsprechende Ablenkung lässt sich jedoch in den meisten Fällen ein klares Bild erreichen, das zuverlässiger als alle apparativen Tests Aussagen über die Konsistenz geklagter Gleichgewichtsstörungen vermittelt.

26.4 Begutachtung von Funktionsstörungen

Das Auftauchen einer Diagnose wie des „Fibromyalgie-" oder des „Chronic-Fatigue-Syndroms" führt häufig dazu, dass die Betroffenen hieraus die irrige Vorstellung ableiten, dass damit „automatisch" eine fehlende Berufs- und/oder Erwerbsfähigkeit nachgewiesen sei. Entgegen der Erwartung in Laienkreisen sagen diese Diagnosen – ebenso wie die einer „somatoformen Störung" – jedoch nichts darüber aus, ob der zu Begutachtende „bei Anlegen eines strengen Maßstabes" – wie juristischerseits gefordert – noch in der Lage ist, „bei zumutbarer Willensanspannung" eine Tätigkeit „ohne Gefährdung der Restgesundheit" auszuüben. Aschoff [1994] spricht daher von einem „Quantensprung" bzw. einer „Scheinkorrelation" zwischen Diagnose und Leistungseinschätzung.

26.4.1 Objektivierung subjektiv empfundener Beschwerden

Vergleichbar den Problemen bei Schmerzsyndromen (s. Kap. 25.4.1) gilt es bei der gutachtlichen Einschätzung von Funktionsstörungen bei Probanden mit somatoformen Störungen und „neuen Erkrankungen" subjektiv berichtete Beschwerden zu objektivieren. Daher sind die in Kapitel 25.4.4 genannten Kriterien hier gleichermaßen gültig, wonach für die Einschätzung von Befindlichkeitsstörungen 2 Parametern ausschlaggebende Bedeutung zukommt:

- Nachweis körperlicher und/oder psychischer Beeinträchtigungen im privaten und/oder beruflichen Alltagsleben sowie in der sozialen Partizipation.
- Beurteilung der objektivierbaren Funktionsbeeinträchtigungen anhand der Beobachtung während der Exploration und Untersuchung.

Die bei den Schmerzsyndromen gegebenen Empfehlungen zur Exploration und Untersuchung einschließlich der zugehörigen Fragen brauchen hier nicht nochmals wiedergegeben werden, hierzu sei auf Tabelle 25.**18** verwiesen.

26.4.2 Einschätzung der beruflichen Leistungsfähigkeit

Für die Einschätzung der beruflichen Leistungsfähigkeit gelten bei somatoformen Störungen und „neuen Erkrankungen" grundsätzlich dieselben Grundregeln wie bei Schmerzsyndromen, wonach der Sachverständige abschließend zu 2 Fragen Stellung zu nehmen hat:

- Ist der Sachverständige davon überzeugt, dass die Funktionsbeeinträchtigungen im geklagten Umfang bestehen?
- Ist der Sachverständige davon überzeugt, dass die nachweisbaren Funktionsbeeinträchtigungen bei zumutbarer Willensanstrengung und/oder durch eine geeignete Therapie nicht (mehr) überwunden werden können?

Werden beide Fragen positiv beantwortet, stellt sich lediglich noch die Frage des zeitlichen Umfangs der noch möglichen Tätigkeiten bzw. zusätzlicher qualitativer Einschränkungen. Muss eine der beiden Fragen negativ beantwortet werden, führt dies im Allgemeinen weder im Sozial- noch im Zivilrecht zu einer Anerkennung eines Rentenanspruchs – allenfalls zu einer zeitlich begrenzten Rentengewährung für den Zeitraum der erforderlichen therapeutischen Maßnahmen.

Besonderheiten beim Chronic-Fatigue-Syndrom

Bei der Begutachtung eines geltend gemachten Chronic-Fatigue-Syndroms ergeben sich für den Sachverständigen regelmäßig erhebliche Probleme der gutachtlichen Leistungseinschätzung. Im Gegensatz zu Schmerzsyndromen, bei denen letztlich der simple Grundsatz „wer Beschwerden bei der Arbeit hat, hat dieses auch im sonstigen Leben" die Basis für die Begutachtung darstellt, treten beim Chronic-Fatigue-Syndrom die Beschwerden typischerweise gerade erst dann auf, wenn der Betreffende unter dem sicherlich nicht unbeachtlichen Druck eines heutigen Arbeitsplatzes Tätigkeiten ausüben soll. Außerhalb des Arbeitsplatzes haben sich die Betroffenen dagegen meist auf einem relativ niedrigen Leistungsniveau „eingependelt" und zeigen in dieser Situation einen bemerkenswert geringen Leidensdruck.

Die Rückkehr an einen Arbeitsplatz steht damit im Spannungsfeld zwischen einer zu erwartenden Erhöhung des Leidensdrucks und einer von den Betreffenden befürchteten Verschlimmerung, und auf der anderen Seite der Frage, wieviel Willensanspannung die Gesellschaft vom Einzelnen zur Überwindung seiner dann möglicherweise auftretenden Müdigkeit und Erschöpfung erwarten darf. Die Beantwortung dieser Frage ist mehr ein philosophisches als medizinisches Problem und vom Sachverständigen letztlich nicht zu klären [Aschoff 1991].

Da andererseits dem Antragsteller im Rentenverfahren sowohl im Sozial- als auch im Zivilrecht die Beweispflicht zukommt, hat nicht der Sachverständige zu beweisen, dass der Antragsteller in einem bestimmten Leistungsumfang Tätigkeiten **noch** ausüben kann, sondern der Antragsteller muss den Sachverständigen von seiner dem Rentenantrag zugrunde liegenden Sicht überzeugen („Vollbeweis"), dass er (bestimmte) Tätigkeiten **nicht** mehr zu leisten vermag. Gelingt ihm dies nicht, was z. B. bei fehlender Bereitschaft zu Umsetzung allgemein akzeptierter Therapieempfehlungen einer gestuften Leistungssteigerung der Fall sein kann, wird der Sachverständige seine fehlende Überzeugung bzgl. des „Nicht-Könnens" dem Rentenversicherer bzw. Gericht darlegen. Welche Konsequenzen der Auftraggeber daraus zieht, liegt nicht im Ermessen des Sachverständigen.

Bei Fragen zur zumutbaren Willensanspannung hat nicht der Sachverständige die Leistungsfähigkeit des Rentenantragstellers zu beweisen, sondern der Antragsteller muss den Sachverständigen – und dieser wiederum den Versicherungsträger bzw. das Gericht – von seiner im Rentenantrag behaupteten fehlenden Leistungsfähigkeit überzeugen.

Fallbeispiel 26.1

Gesetzliche Rentenversicherung, Sozialgericht

Die 58-jährige technische Zeichnerin klagt über ein seit 1994 bestehendes Erschöpfungssyndrom, 1997 habe sie deswegen selbst ihren Arbeitsplatz gekündigt. In der Anamnese sind allerdings auch früher bereits jeweils nur kurze Beschäftigungszeiten mit dazwischen liegenden längeren Erholungspausen zu eruieren. Im Jahr 1994 erfolgte eine eingehende internistisch-immunologische Abklärung ohne richtungweisenden Befund, seitdem keine relevanten weiteren Untersuchungen und auch keine Therapien, insbesondere auch keine nervenärztliche Betreuung. Nach eigenen Angaben versorgt sie den Haushalt, benötigt jedoch viel Zeit dazu. Wenn sie jetzt eine Tätigkeit annehme, könne sie „mit Sicherheit" sagen, dass sie nach spätestens 2 Wochen krank sei. Auch könne sie wegen der Gerüche nicht mit dem Bus zur Arbeit fahren.

Zu Frage der beruflichen Leistungsfähigkeit liegen 2 nervenärztliche Gutachten vor, die eine „Neurasthenie" bzw. eine „Neigung zu funktioneller Beschwerdebildung mit konversionsneurotischer Färbung" bei vollschichtiger Leistungsfähigkeit diagnostizieren. Ein internistisch-immunologisches Gutachten diagnostiziert dem gegenüber ein „Chronic-Fatigue-Syndrom". Auch wenn sie inzwischen ihr Leben so eingerichtet habe, dass sie mit ihren Beschwerden zurecht komme, könne sie keine 3 Stunden mehr arbeiten, jede zusätzliche Anstrengung könne zu einem Rückfall führen.

Bei der aktuellen Begutachtung unauffälliger neurologischer Befund. Psychisch ist keine Depression oder Psychose erkennbar und sowohl anamnestisch als auch fremdanamnestisch in der aktuellen Situation kein wesentlichen Leidensdruck. Auch nach 3 Stunden Fahrt mit Bus (!) und Bahn sowie 2 Stunden Untersuchung keine Erschöpfungszeichen. Im Vergleich zu den für sie negativen nervenärztlichen Vorgutachten deutlich „geübter" in der Argumentation. Bei Fragen zu tatsächlichen Aktivitäten im Gegensatz zu sonstigen Angaben recht vage Antworten. Schließt für sich die Durchführung eine Therapie aus.

Gutachtliche Einschätzung: Der Sachverständige vermag sich **nicht** davon zu überzeugen, dass die Klägerin bei zumutbarer Willensanstrengung und gestufter Belastungstherapie **nicht** in der Lage wäre, leichte Tätigkeiten mit verschiedenen qualitativen Einschränkungen wenigstens 6 Stunden arbeitstäglich auszuüben.

Besonderheiten bei der Multiple Chemical Sensitivity

Bei geklagter Multiple Chemical Sensitivity wird nicht selten vom Rentenantragsteller geltend gemacht, der Sachverständige müsse zunächst nachweisen, dass seine Untersuchungsräume frei von Lösemitteln und Pestiziden seien, und auch das beteiligte Personal nur bestimmte Kosmetika benutze, die bei dem Betreffenden keine MCS-Symptomatik auslösen. Begründet wird dies mit einer möglichen Gefährdung des Betroffenen, was dann auch meist durch Atteste von Umweltmedizinern unterstützt wird. Über vage Aussagen hinaus können regelmäßig jedoch keine Belege für eine Gefährdung der Probanden vorgelegt werden, und in der aktuellen wissenschaftlichen Literatur (Medline) finden sich keine Daten hierzu. Zumindest im Bereich der Rentenversicherung und des Schwerbehindertenrechts wird die Situation vereinfacht, dass dem Rentenantragsteller die o. g. Beweispflicht zukommt. Nach eigenen Erfahrungen zeigen sich daher so gut wie alle Betroffenen nach entsprechendem Hinweis in der Lage, an einer Untersuchung teilzunehmen. Komplexer ist die Situation demgegenüber in der Gesetzlichen Unfallversicherung bei der Frage einer neurotoxisch bedingten Berufskrankheit (s. Kap. 26.5.2). Hier kommt dem Unfallversicherungsträger die Aufklärungspflicht zu, wozu auch geeignete Untersuchungen gehören. Der Unfallversicherungsträger hat in diesem Fall mit dem Problem umzugehen, dass der Antragsteller geltend macht, er könne nur von bestimmten Umweltmedizinern, die diese Voraussetzungen erfüllen, begutachtet werden. Diese sind andererseits nicht selten mit den konkreten rechtlichen Bedingungen der Begutachtung von Berufskrankheiten wenig vertraut.

26.4.3 Einschätzung im Schwerbehindertenrecht

Zur Einschätzung von Befindlichkeitsstörungen findet sich in den „Anhaltspunkten" [Bundesministerium für Gesundheit und Soziale Sicherung 2005] der etwas kryptische Satz „Die Fibromyalgie und ähnliche Somatisierungssyndrome (z. B. CFS/MCS) sind jeweils im Einzelfall entsprechend der funktionellen Auswirkungen analog zu beurteilen". Zur Verwirrung trägt außerdem bei, dass sich diese Handlungsanweisung trotz der offensichtlichen Einordnung der Fibromyalgie und anderer „neuer Krankheiten" unter die „Somatisierungssyndrome" nicht im Kapitel „26.3 Nervensystems und Psyche" – wo auch somatoforme Störungen genannt werden – findet, sondern im Kapitel „26.18 Haltungs- und Bewegungsorgane, rheumatische Krankheiten" erscheint. Hier erscheint die Rechtsprechung wesentlich klarer, die unmissverständlich definiert hat, dass für die Bewertung der Fibromyalgie und MCS die Angaben zu „Neurosen, Persönlichkeitsstörungen, Folgen psychischer Traumen" (Anhaltspunkte 26.3) heranzuziehen sind[2].

26.5 Begutachtung von Zusammenhangsfragen

26.5.1 Befindlichkeitsstörungen nach Unfällen

Befindlichkeitsstörungen im Gefolge eines Unfalles ohne nachweisbare körperliche Schädigung sind gutachtlich „psychoreaktiven Störungen" zuzurechnen. Hierzu sei auf Kapitel 35 verwiesen. Ein Zusammenhang mit einem Trauma ist lediglich für das Fibromyalgie-Syndrom zu diskutieren. So sind „sekundäre" Fibromyalgie-Syndrome im Anschluss an schwere (!) Polytraumen in der Literatur beschrieben [Müller et al. 1997], nicht jedoch nach fokalen Traumen wie HWS-Beschleunigungsverletzungen oder Extremitätenfrakturen [Tishler et al. 2006]. Da hierbei Schmerzen im Vordergrund stehen, kann sich die Begutachtung an den in Kapitel 25.4 genannten Kriterien orientieren.

26.5.2 Befindlichkeitsstörungen und Berufskrankheiten

Chronic-Fatigue-Syndrom

Befindlichkeitsstörungen vom Prädominanztyp eines Chronic-Fatigue-Syndroms können im Rahmen infektiöser, beruflich bedingter Exposition auftreten (z. B. Borreliose). Gemäß den in Tabelle 26.4 genannten Kriterien ist jedoch nur dann ein „Chronic-Fatigue-Syndrom" im engeren Sinne zu diagnostizieren, wenn übliche körperliche Erkrankungen ausgeschlossen sind. Entsprechend sollte in einem solchen Fall sinnvollerweise von „pseudoneurasthenischen Symptomen im Rahmen einer Borreliose" gesprochen werden, um begriffliche Unschärfen zu vermeiden. Zur Einschätzung infektiöser Hirnerkrankungen s. Kapitel 24 und 25.

Multiple Chemical Sensitivity

Eine Anerkennung der Multiple Chemical Sensitivity ist grundsätzlich nicht möglich, da sie zum einen nicht Bestandteil der Berufskrankheiten-Liste ist, und zum anderen auch keine gesicherten medizinischen Erkenntnisse vorliegen, die eine Verursachung der Multiple Chemical Sensitivity durch toxische Konzentrationen chemischer Substanzen nachweisen und damit eine Anerkennung im Sinne des § 9 (2) SGB VII möglich machen würden. Auch die Deutsche Gesellschaft Multiple-Chemical-Sensitivity e.V. als Interessensvertretung der Betroffenen räumt auf ihrer Website (www.dgmcs.de) ein, dass eine Anerkennung gemäß der derzeitigen Rechtsprechung nicht in Betracht kommt.

[2] BSG B 9 SB 6/01 R - Urteil vom 27.02.2002

Literatur

Altenkirch H. Multiple Chemical Sensitivity (MCS)-Syndrom. Gesundheitswesen 1997; 57: 661–666

Aschoff JC. Vom „Quantensprung" zwischen Festlegung einer psychiatrischen Diagnose und Einschätzung des Leistungsvermögens auf dem Arbeitsmarkt. Med Sach 1994; 90: 29–31

Aschoff JC. Zur Frage der „zumutbaren Willensanspannung" bei der Überwindung eines Leidens. Ein schwieriges sozialmedizinisch-gutachterliches Problem. Versicherungsmedizin 1991; 43: 5–9

Beard GM. Neurasthenia, or nervous exhaustion. Boston Med Surg 1869; 80: 217–224

Bolan B, Foster JK, Schmand B, Bolan S. A comparison of three tests to detect feigned amnesia: The effects of feedback and the measurement of response latency. Journal of Clinical and Experimental Neuropsychology 2002; 24: 154–167

Bundesministerium für Gesundheit und Soziale Sicherung: Anhaltspunkte für die ärztliche Gutachtertätigkeit im sozialen Entschädigungsrecht und nach dem Schwerbehindertenrecht, 2005

Cullen MR (ed.). The worker with multiple chemical sensitivities. Occup. Med: State Art Rev., Hanley & Belfus, Philadelphia 1987

Cullen MR, Pace PE, Redlich CA. The experience of the Yale occupational and environmental medicine clinics with multiple chemical sensitivities, 1986–1991. Toxicol Ind Health 1992; 8: 15–19

Fock RRE, Krueger GRF. Chronisches Erschöpfungssyndrom. Eine Standortbestimmung. Dtsch Ärzteblatt 1994; 91: B2172–2177

Fukuda K, Straus SE, Hickie J, Sharpe MC, Dobbins JG, Komaroff A. The International Chronic Fatigue Syndrome Study Group: The chronic fatigue syndrome – a comprehensive approach to ist definition and study. Ann Int Med 1994; 121: 953–959

Green P, Iverson GL, Allen LM. Detecting malingering in head injury litigation with the Word Memory Test. Brain Injury 1999; 13, 813–819

Hausotter W: Die Begutachtung der Eisenbahnunfälle am Beginn des Industriezeitalters. Versicherungsmedizin 1996; 48: 137–142

Hausotter W: Fibromyalgie – ein entbehrlicher Krankheitsbegriff? Versicherungsmed 1998; 50: 12–17

Hausotter W. Aktuelle Aspekte der Fibromyalgie in der Begutachtung. Med Sach 2006; 102: 164–170

van Hout MSE, Schmand B, Wekking EM, Hagemann G, Deelman BG. Suboptimal performance on neuropsychological tests in patients with suspected chronic toxic encephalopathy. NeuroToxicology 2003; 24: 547–551

Kisely S, Goldberg D, Simon G. A comparison between somatic symptoms with and without clear organic cause: results of an international study. Psychol Med 1997; 27:1011 – 1019

Lezak MD. Neuropsychological assessment. Oxford University Press, New York 1983

Mannigham R. The symptoms, nature, causes, and cure of the febricula, or little fever. J. Robinson, London 1750

Merten T, Green P, Henry M, Blaskewitz N, Brockhaus R. Analog validation of German-language symptom validity tests and the influence of coaching. Arch Clin Neuropsych 2005; 20: 719 – 726

Müller W, Kühl M, Stratz Th, Wild J. Die Begutachtung der Fibromyalgie. Med Sach 1997; 93: 189 – 192

Nasterlack M. MCS, CFS, FMS, SBS und andere „moderne" Erkrankungen. Versicherungsmedizin 1998; 50: 99 – 103

Nasterlack M, Kraus T, Wrbitzky R. Multiple Chemical Sensitivity: Eine Darstellung des wissenschaftlichen Kenntnisstandes aus arbeitsmedizinischer und umweltmedizinischer Sicht. Dtsch Ärztebl 2002; 99: A-2474

Schäfer F. Zur Geschichte des Neurastheniekonzepts und seiner modernen Varianten Chronic-Fatigue-Sydnrom, Fibromyalgie sowie Multiple Chemische Sensitivität. Fortschr Neurol Psychiat 2002; 70: 570 – 582

Schmand B, de Sterke S, Lindeboom J. Cognitive complaints in patients after whiplash injury: the impact of malingering. J Neurol Neurosurg Psychiatry 1998; 64: 339 – 343

Tishler M, Levy O, Maslakov I, Bar-Chaim S, Amit-Vazina M. Neck injury and fibromyalgia – are they really associated? J Rheumatol 2006; 33: 1183 – 1185

Tombaugh TN. Test of Memory Malingering (TOMM). Multi-Health Systems. Ontario, Toronto 1996

Umweltbundesamt: Studie zum Verlauf und zur Prognose des MCS-Syndroms – Erweiterung der Basisstichprobe und Nachuntersuchung. WaBoLu-Hefte 01/2005 (www.umweltbundesamt.de/uba-info-daten/daten/mcs)

Widder B. Iatrogen verursachte und unterhaltene Schmerzsyndrome. In Oertel WH, Diener HC, Busch E (Hrsg.) Neurologie 2005. Thieme, Stuttgart 2005: 413 – 416

Wolfe F, Smythe HA, Yunus MB, Bennett RM, Bombardier C, Goldenberg DL, Tugwell P, Campbell SM, Abeles M, Clark P. The American College of Rheumatology 1990. Criteria for the classification of fibromyalgia: Report of the multicenter criteria committee. Arthritis Rheum 1990; 33:160 – 172

Wolfe F. Stop using the American College of Rheumatology criteria in the clinic. J Rheumat 2003; 30: 1671 – 1672

World Health Organization: Report of Multiple Chemical Sensitivities (MCS). Workshop: International Programme on Chemical Safety/ German Workshop on Multiple Chemical Sensitivities. 1996. Int Arch Occup Environ Health 1997: 69: 224 – 226

Beurteilung der Kausalität bei gutachtlich wichtigen Krankheitsbildern

27 Schädel-Hirn-Traumen

C.-W. Wallesch u. R. Schmidt

27.1 Epidemiologie

In Deutschland werden jährlich mehr als 200 000 Patienten mit akutem Schädel-Hirn-Trauma, gekennzeichnet durch eine Bewusstseinsstörung oder mindestens amnestische Lücke, stationär behandelt [Statistisches Bundesamt 2004]. In dieser Zahl nicht berücksichtigt sind diejenigen, die keine ärztliche Akutversorgung in Anspruch nehmen oder ambulant versorgt werden. Etwa 10 000–15 000 Personen erleiden in Deutschland jährlich ein schweres Schädel-Hirn-Trauma, das zum Tode oder zu anhaltender Behinderung führt [Sakowitz u. Unterberg 2005]. Ein erheblicher Teil der schädigenden Situationen ist durch bestehende Versicherungen (gesetzliche Unfallversicherung, private Unfall- und Haftpflichtversicherungen) abgedeckt, so dass häufig Gutachten zum Anspruch auf und Umfang von Versicherungsleistungen notwendig werden.

Knapp die Hälfte der Schädel-Hirn-Traumata resultiert aus Verkehrsunfällen, etwa ein Viertel aus Stürzen in Beruf, Haushalt und Freizeit. Sportverletzungen machen ebenfalls etwa ein Viertel aus. Abzugrenzen sind die reine Schädelprellung und die isolierte Schädelfraktur, die nicht mit neurologischen Symptomen, also ohne Bewusstseinsstörung und ohne amnestischer Lücke mit Kontinuität des Erlebens einhergehen.

27.2 Traumatologie

Grundsätzlich lassen sich **gedeckte** von **offenen Schädel-Hirn-Traumen** unterscheiden. Bei letzteren besteht durch Duraverletzung eine Kommunikation zwischen Liquorraum und Außenwelt. Ein wichtiges gutachtliches Kriterium ist der Nachweis intrakranieller Luft in der Akutbildgebung.

Folgende Schädigungsmechanismen nach Schädel-Hirn-Traumen lassen sich unterscheiden [Jellinger 1999]:

- **unmittelbare Gewalteinwirkung** und Zerreißung z. B. bei Schusswunden oder unter einem Imprimat,
- **fokale Kontusion** an der Stelle der Einwirkung des traumatischen Impulses (Translationstrauma) sowie am Contrecoup, jeweils an Hirnoberflächen – meist frontal und temporal [Lahaye et al. 1988],
- **diffuse axonale Schädigung (DAI)** durch die Hirnbeschleunigung (vor allem Rotationstrauma) – meist frontal und temporal [Gentry et al. 1988],
- **Schädigung von Mittellinienstrukturen** (Balken, Fornix, Hirnstamm) bei allerdings umstrittenem Pathomechanismus [Firsching et al. 2001],
- **sekundäre Schäden** (Raumforderung, Ödem, ischämisch-hypoxische Schädigung bei Polytrauma, Spasmen bei Subarachnoidalblutung mit konsekutivem Infarkt, Einwanderungsmeningitis, neuroendokrinologische Defizite).

Für die Begutachtung besonders problembehaftet ist die **diffuse axonale Schädigung**, da vermutlich auch klinisch wenig gravierende Schädel-Hirn-Traumen über diesen Pathomechanismus zu bleibenden Schäden führen können [Blumbergs et al. 1995, Mittl et al. 1994, Fork et al. 2005]. Zugleich treten funktionell psychische Störungen – die sich unter ganz ähnlichen klinischen Bildern manifestieren können – nach leichteren Schädel-Hirn-Traumen häufiger auf, was die Klärung zusätzlich erschwert.

27.3 Prädiktoren einer ZNS-Schädigung

Der Nachweis von intrazerebralen Substanzschäden oder Einblutungen in der Akutbildgebung beweist das Vorliegen einer substanziellen Hirnschädigung, ihr Fehlen schließt sie nicht aus. Hirnschwellung und -ödem können sich erst Stunden nach dem Trauma entwickeln, die subtilen Zeichen einer diffusen axonalen Schädigung (DAI) entwickeln sich ebenfalls erst nach Stunden und sind im CT nur über Tage, im MRT über Monate nachweisbar. Zumindest bei einem Teil der von einer DAI Betroffenen lassen sich auch im chronischen Stadium mittels T2*-MR-Sequenzen noch multiple kleine Hämosiderinablagerungen mit Schwerpunkt an der Mark-Rindengrenze darstellen [Scheid et al. 2003], welche die Annahme einer substanziellen Hirnschädigung untermauern.

- **Schädelfrakturen** weisen auf eine erhebliche Gewalteinwirkung hin, zugleich absorbieren sie auch Energie, ihr Vorliegen beweist daher nicht, dass es zu einer Hirnschädigung gekommen ist.
- Ein **akutes epidurales Hämatom** führt zwar bei verzögerter Versorgung zu Hirnschäden durch Druckeinwirkung, bei zügiger Versorgung kann es jedoch nicht als Prädiktor einer Hirnschädigung gelten [Firsching et al. 2005, van Landeghen 2005].
- **Akute subdurale Hämatome** und **traumatische Subarachnoidalblutungen** entstehen hingegen durch Ruptur kortikaler und kortexnaher Gefäße und sind somit ein verwertbarer Indikator einer Hirnschädigung [Mattioli et al. 2003, Firsching et al. 2005, Sackowitz u. Unterberg 2005].

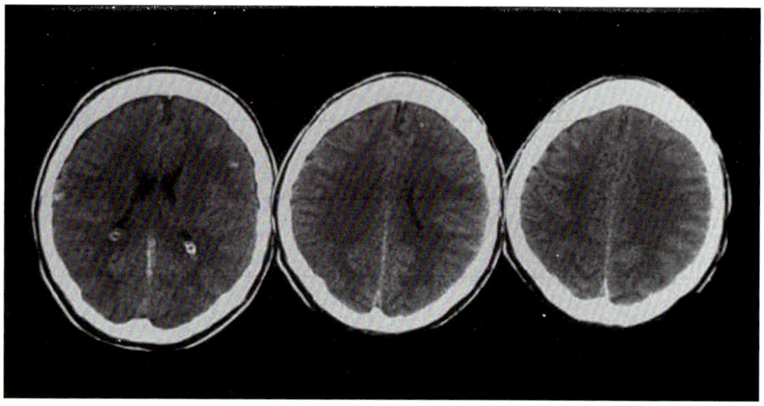

Abb. 27.1 Kleine subkortikale Einblutungen als CT-Korrelat einer diffusen axonalen Schädigung bei einer 42-jährigen Frau 10 Stunden nach Pkw-Unfall. Der initiale Glasgow Coma Score beträgt 8.

- **Hirnnervenverletzungen** treten vor allem im Rahmen von Schädelbasis- und Mittelgesichtsfrakturen auf und betreffen die Riechfäden bei Frakturen der Frontobasis, die okulomotorischen Nerven und den N. opticus bei Orbitafrakturen sowie den Fazialis und Statoakustikus bei Felsenbeinfrakturen. Keine dieser Nervenverletzungen beweist eine Hirnschädigung. Außerdem wird beim Schädel-Hirn-Trauma nicht nur das Gehirn erschüttert oder verletzt, sondern auch das Gleichgewichtsorgan, so dass es zum traumatischen Lagerungsschwindel und zur Labyrinthkontusion kommen kann. Die neurologische Untersuchung in der Akutphase ermöglicht eine rasche Diagnose.

Fehlen von Bewusstlosigkeit und/oder amnestischer Lücke schließt eine schwere substanzielle Hirnschädigung vor allem bei umschriebenen Verletzungen (z. B. Schussverletzungen) nicht aus, auch wenn dies nur selten beobachtet wird („contusio sine commotio") [Bunse 1987].

27.4 Schwere der Hirnschädigung

Generell gilt, dass Dauer und Tiefe der **Bewusstseinsstörung** mit der Schwere einer Hirnverletzung und langfristigen Defiziten assoziiert sind. Auch die Dauer der **posttraumatischen Amnesie** korreliert mit der Schwere der Hirnverletzung. Allerdings sind Korrelationen nicht Ausdruck von kausalen Beziehungen, sondern markieren nur eine statistische Assoziation. Überdies werden sie häufig von Konstellationen der beiden Extreme (sehr leichten und sehr schweren Verletzungen) dominiert. Schließlich werden Dauer und Schwere von Bewusstlosigkeit und Amnesie durch medizinische Interventionen (Primär-, Frühversorgung) beeinflusst.

Für die Einschätzung der Tiefe einer Bewusstlosigkeit hat das Neurotraumatologische Komitee der World Federation of Neurosurgical Societies eine Klassifizierung in 4 **Schweregrade** empfohlen. In dieser Klassifikation ist Koma definiert als Zustand von Bewusstlosigkeit und Unerweckbarkeit, in welchem der Betroffene auch auf Schmerzreize die Augen nicht öffnet und keine gerichteten Reaktionen zeigt (Tab. 27.1).

Die Komagrade I–III werden von der **Glasgow Coma Scale** abgebildet [Teasdale u. Jennett 1974], die in Rettungswesen und Intensivmedizin breiteste Verwendung findet (Tab. 27.2).

Eine allgemein akzeptierte Klassifikation der Schädel-Hirn-Traumen nach Schweregrad besteht bislang nicht [Piek 2005], da 3 Dimensionen zu berücksichtigen sind:

- **fokale Schädigungen** (Coup, Contrecoup, intrazerebrale Blutung),
- **diffuse Schädigungen** (diffuse axonale Schädigung, Hirnschwellung, Ödem),
- **Komplikationen** (extrazerebrale Hämatome, Hypoxie/Ischämie, Komplikationen der Intensivbehandlung).

Für die Begutachtung pragmatisch relevant ist auch heute noch die Einteilung nach Tönnis u. Loew [1953], die nach dem Verlauf drei Schweregrade unterscheidet (Tab. 27.3).

Für die Bewertung des Einzelfalls, um die es in der Begutachtung ja geht, gilt weiterhin das Diktum von Plänitz

Tabelle 27.1 Einschätzung der Tiefe der Bewusstlosigkeit bei Komata [nach Frowein et al. 1978, Plänitz u. Jochheim 2000]

Komatiefe	*Definition*
I	Bewusstlosigkeit ohne weitere neurologische Störungen
II	Bewusstlosigkeit mit neurologischen Störungen (Paresen, Anfälle, Hirnnervensymptome)
III	Bewusstlosigkeit mit Streck- und/oder Beugesynergismen
IV	Bewusstlosigkeit, Tonuslosigkeit der Extremitäten, beidseits lichtstarre weite Pupillen, jedoch noch Spontanatmung („coma depassé")

Tabelle 27.**2** Glasgow Coma Scale

Funktion	*Reaktion*	*Score*
Augenöffnen	spontan	4
	auf akustischen Reiz	3
	auf Schmerzreiz	2
	fehlt	1
Verbale Antwort	orientiert	5
	verwirrt, desorientiert	4
	einzelne Wort erkennbar	3
	unverständlich	2
	keine	1
Motorische Antwort	befolgt Kommandos	6
	gezielte Abwehr	5
	ungezielte Abwehr, Wegziehen	4
	Beugesynergismen	3
	Strecksynergismen	2
	keine	1

Tabelle 27.**3** „Klassische" Einteilung von Schädel-Hirn-Traumen nach Tönnis u. Loew [1953]

Grad	*Definition*
I	Rückbildung der Hirnfunktionsstörung innerhalb von 4 Tagen
II	Rückbildung der Hirnfunktionsstörung innerhalb von 3 Wochen
III	Persistieren der Störungen über drei Wochen

u. Jochheim [2000]: „Die Fiktion, eine Commotio cerebri ohne Substanzbeteiligung und mit definitionsgemäß voller Wiederherstellung klinisch sicher diagnostizieren zu können, muss fallengelassen werden. Möglich – und für die praktischen Bedürfnisse der Begutachtung in bescheidener Weise immer noch nützlich – ist allein eine grobe Unterscheidung in „leichte Hirntraumen", bei denen mehrheitlich eine volle Reversibilität zu erwarten, im Einzelfall aber auch eine substanzielle Hirnschädigung möglich ist, und „schwere Hirntraumen" bei denen öfter Dauerschäden der Hirnfunktion möglich, wenn auch nicht unausweichlich sind".

Zur Gruppe der schweren Hirntraumen rechnen Plänitz u. Jochheim [2000] „gewiss" diejenigen mit einer primären Bewusstlosigkeit von mehr als 1 Stunde.

27.5 Klinischer Verlauf und Komplikationen

Bei Patienten, die länger als 24 Stunden bewusstlos sind, bedeutet der Nachweis einer bilateralen Hirnstammschädigung im MRT eine ungünstige Prognose [Firsching et al. 2001]. Diese Konstellation ist allerdings nicht häufig. Auch klinische Daten [Rovlias u. Kotsou 2004] und somatosensibel evozierte Potenzialen erlauben prognostische Aussagen [Amantini et al. 2005]. Für die Begutachtung stehen allerdings diejenigen Verletzten im Vordergrund, bei denen die Bewusstlosigkeit kürzer als 24 Stunden angehalten hat oder – wegen intensivmedizinischer Intervention – nicht abschätzbar ist.

> Nach längerer Bewusstlosigkeit ist die Beurteilung der meist deutlichen Schädigungsfolgen einfach. Sie resultieren vor allem aus der Schädigung von Hirnstamm- und mittelliniennahen Strukturen und beinhalten Ataxie, Tetraspastik, Hypokinese, Dysarthrie, Aufmerksamkeits-, Gedächtnis- und Verhaltensstörungen in variablen Kombination und interindividuell unterschiedlichem Ausmaß.

Wichtig ist, dass zur Prognose des Schädel-Hirn-Traumas hinsichtlich Lebensqualität und Erwerbsfähigkeit nicht nur die primären Schädigungsvariablen und demographische Faktoren, sondern auch das akut- und rehabilitationsmedizinische Behandlungssystem und soziale Faktoren beitragen [Schönle 2005].

Langanhaltendes Koma führt nach einigen Wochen, nach Wiederanspringen der im Hirnstamm repräsentierten Schlaf-Wach-Rhythmik, zum **apallischen Syndrom** [Wallesch u. Firsching 1999].

Epileptische Frühanfälle sind nach offenen Hirnverletzungen und Impressionsfrakturen häufiger, treten jedoch auch bei Hirnverletzungen ohne Hinweise für eine strukturelle Schädigung und ohne Folgeschäden (i.S. der „Commotio cerebri") auf [McCrory u. Berkovic 1998]. Dass sich bei Auftreten von Anfällen in der ersten Woche nach einem Schädel-Hirn-Trauma eine Epilepsie entwickelt (in 17 % der Fälle) ist nicht so selten, wie vermutet wird [Schütze et al. 1999].

Wichtige **somatische Spätkomplikationen** nach Schädel-Hirn-Traumen sind:

- **posttraumatischer Hydrozephalus** in ca. 1 bis über 10 % [Guyot u. Michael 2000], der sich meist 1–3 Monate nach dem Unfallereignis entwickelt [Synowitz 2005], besonders häufig nach traumatischer Subarachnoidalblutung,
- **chronisches subdurales Hämatom und Hygrom,**
- **Meningitis bei Liquorfistel** [Friedman et al. 2001]
- **„Spätepilepsie"** vor allem nach schwerem Schädel-Hirn-Trauma mit intrazerebraler Blutung [Schütze et al. 1999],
- **Spätabszesse** bei intrazerebralen Fragmenten, v. a. bei Schuss-, Hieb- und Stichwunden [Marquardt et al. 2000],

- **Hypophysenschädigung** mit hormonellen Störungen (Schneider et al. 2004).

Nach ursprünglicher guter oder teilweiser Kompensation von Defiziten kann eine vaskuläre oder degenerative Zweiterkrankung oder auch das normale Altern wieder zu einer Zunahme hirnverletzungsbedingter Ausfälle führen [Rauschelbach 1963]. Auch die zeitliche Vorverlegung einer Alzheimer-Demenz durch schwerere Hirntraumata wird durch epidemiologische Beobachtungsstudien nahegelegt (s. Kap. 27.7.7).

Verbleiben nach einem Schädel-Hirn-Trauma anhaltende Beeinträchtigungen, kann es nach initial anscheinend gelungener Anpassung auch noch nach Jahren zu sekundären Anpassungsstörungen kommen – wenn der Betroffene mit den Entwicklungen im persönlichen Lebensumfeld nicht mithalten kann und sich Funktionsbeeinträchtigungen und Handicaps individuell wie sozial immer deutlicher auswirken [Mazaux et al 2002].

27.6 Nachweis einer traumatischen Hirnschädigung

Der Nachweis einer traumatischen Hirnschädigung ist bei kausaler Begutachtung im „Vollbeweis“ zu führen [Widder 2005]. Dies ist vor allem bei leichteren Schädel-Hirn-Traumen ohne dramatische Klinik im Nachhinein oft schwierig, weil eine qualifizierte neurologische Untersuchung im Rahmen der Primärversorgung unterblieb oder die Erfordernisse der operativen oder intensivmedizinischen Versorgung eine Beurteilung der Dauer der Bewusstseinsstörung unmöglich machen. Häufig erfolgte auch nur eine initiale CT-Bildgebung, die bei vermutet unauffälligem Befund für die Begutachtung kaum verwertbar ist. Es wird daher empfohlen, ggf. die gesamte Dokumentation des erstversorgenden Krankenhauses, vor allem Pflegeberichte und Medikation (z. B. kann die Gabe von Neuroleptika auf inadäquates Verhalten als Ausdruck eines Psychosyndroms hinweisen) zur Begutachtung heranzuziehen [Widder 2005].

27.6.1 Klinische Befunde

Verschiedene klinische Befunde rechtfertigen die Annahme einer substanziellen Hirnschädigung (Tab. 27.**4**) [Wallesch et al. 2005]. Die gutachtliche Erfassung und Bewertung dieser Befunde ist jedoch problematisch und nur eingeschränkt valide, wenn in die Primärversorgung kein Neurologe/Nervenarzt oder Neurochirurg einbezogen wurde. Erfordernisse der Behandlung (Sedierung, Beatmung, operative Versorgung) können die eindeutige Feststellung von längerdauernder Bewusstlosigkeit, Amnesie oder Verwirrtheit unmöglich machen. Auch wenn keine derartige Intervention erfolgte, fehlen in der ärztlichen Dokumentation häufig Angaben, die eine Erfüllung der Zeitkriterien belegen. Hier kann **Pflegeberichten** herausragende Bedeutung zukommen.

Bei Fehlen von Zeichen einer Hirnschädigung anhand bildgebender Untersuchungen ist eine solche trotzdem als gesichert anzusehen, wenn sich typische klinische Befunde insbesondere in Form eines länger anhaltenden, nicht durch andere Ursachen erklärbaren „Durchgangssyndroms“ nachweisen lassen.

Bei Überprüfung der Unfallanamnese ist insbesondere auch auf psychopathologische Auffälligkeiten zu achten, die sich in zeitlichem Zusammenhang mit dem Trauma oder im Rahmen der Erstbehandlung manifestieren. Sie können Ausdruck einer akuten exogenen Störung der Hirnfunktion sein und – auch wenn sonstige Traumafolgen nicht erkennbar sind – ebenfalls auf eine stattgehabte Hirnschädigung hinweisen. Zugleich können die initialen Beobachtungen den für die Klärung funktionell psychischer Störungen entscheidenden Hinweis geben.

Eine fachneurologische Untersuchung unterbleibt leider häufig oder wird erst nach Entlassung des Patienten veranlasst. Ein hierbei erhobener unauffälliger somatisch-neurologischer Befund schließt eine Hirnschädigung nicht aus. Besondere Bedeutung kann ein möglichst früh, z. B. nach 24 Stunden, und adäquat (Ausschluss Müdigkeit) abgeleitetes EEG gewinnen, wenn z. B. der Vergleich mit späteren Ableitungen retrospektiv eine Grundrhythmusverlangsamung ergibt [Wallesch et al. 2005].

Tabelle 27.**4** Nachweis einer substanziellen Hirnschädigung anhand klinischer Befunde

- Längere Bewusstlosigkeit > 1 h (falls keine iatrogene Ursache und kein Schock) oder
- Amnesie > 8 h (falls keine iatrogene Ursache und kein Schock) oder
- Verwirrtheit > 24 h (falls keine iatrogene oder andere Ursache) oder
- Fokale zentral-neurologische Ausfälle (dokumentiert und dem Trauma zuzuordnen) oder
- Bildgebende Darstellung von Substanzschäden, die dem Trauma zuzuordnen sind (vgl. Tab. 27.**5**) oder
- EEG-Veränderungen (Allgemeinveränderung, Herdbefund) > 24 h nach Trauma mit anschließender Dynamik (falls keine medikamentöse Ursache und falls das initiale EEG adäquat abgeleitet und dokumentiert wurde, z. B. Vigilanzprüfung bei Grundrhythmusverlangsamung)

Tabelle 27.5 Gutachtliche Bewertung der Befunde bildgebender Untersuchungen nach Schädel-Hirn-Trauma [nach Widder 2005]

Substanzielle Hirnverletzung	*Befund*
Sicher	• Rindenkontusion, Rinden- oder Marklagerblutung • im CT kleine Hyper- oder Hypodensitäten, im MRT Hypo- und Hyperintensitäten im Bereich der Mark-Rinden-Grenze als Ausdruck der diffusen axonalen Schädigung • in der Initialphase isolierte Signalanhebung im DWI-MRT
Wahrscheinlich, bei entsprechender Klinik sicher	• traumatische Subarachnoidalblutung • Verminderung eines Hirnödems im Verlauf • in der Spätphase fokale kortikale Atrophie als Zeichen einer fokalen Rindenkontusion • in der Spätphase multifokale Blutungen im T2*-GRE-MRT als Zeichen einer abgelaufenen diffusen axonalen Schädigung
Möglich, aber nur von untergeordneter Beweiskraft	• adäquat versorgte traumatische Epi- oder Subduralblutung • in der Spätphase diffuse Hirnatrophie • in der Initialphase Zeichen eines Hirnödems ohne Kontrolluntersuchung • Marklager-Hyperintensitäten im T2-MRT ohne Blutungsnachweis

27.6.2 Bildgebende Befunde

Zusätzlich gibt Tabelle 27.5 Hinweise für die Bewertung der Befunde bildgebender Untersuchungen hinsichtlich der Annahme einer substanziellen Hirnschädigung. Der Nachweis einer akuten traumatischen Hirnschädigung in der initialen Bildgebung beweist diese, der Nachweis einer traumabedingten Subarachnoidalblutung (SAB) oder eines akuten subduralen Hämatoms legt sie nahe. Im Falle der SAB ist im Gutachten die Abgrenzung einer spontanen SAB mit Trauma als Folge kritisch abzuwägen. Der Nachweis eines epiduralen Hämatoms belegt (bei früher und adäquater Versorgung) nicht mit hinreichender Wahrscheinlichkeit die Annahme einer Hirnschädigung (hier sollte die klinische Symptomatik im postoperativen Verlauf analysiert werden).

Der Vergleich des im Rahmen der Akutversorgung erstellten CT mit späteren Aufnahmen kann – muss aber nicht, da Ödeme erst nach ca. 8–12 Stunden ihr Maximum erreichen – Hinweise auf ein Ödem und damit Anhaltspunkte für das Vorliegen einer substanziellen Hirnschädigung geben. Gleiches gilt für den Befund einer im posttraumatischen Verlauf aufgetretenen Atrophie. Die unkritische Verwertung unspezifischer MR-Veränderungen (z. B. Marklagerhyperintensitäten) als Traumafolge ist abzulehnen. Im Zweifel erscheint ein neuroradiologisches Zusatzgutachten oder besondere eigene Kompetenz des Gutachters unabdingbar.

27.6.3 Diffuse axonale Schädigung

Das Problem des Nachweises oder Ausschlusses einer substanziellen Hirnschädigung wurde verschärft durch das wissenschaftlich mittlerweile hinreichend belegte Konzept der leichten „diffusen axonalen Schädigung“. Es handelt sich dabei um Patienten, die initial nicht zwingend länger als eine Stunde bewusstlos sind, bei Erstkontakt mit dem Notarzt oder Aufnahmearzt nicht zwingend einen GCS <15 haben und in der akuten Bildgebung meist keine eindeutig pathologischen Befunde aufweisen – allerdings mit mäßiger Sensitivität im CT und hoher Sensitivität in MRT nach > 12 Stunden, wobei diese Befunde in der Standardbildgebung nach einigen Wochen (CT) bzw. Monaten (MRT) häufig nicht mehr zu erfassen sind –, die jedoch in den ersten Wochen nach Trauma deutliche und nach Monaten noch nachweisbare neuropsychologische Defizite von Aufmerksamkeits-, frontal-exekutiven und -behavioralen sowie Gedächtnisfunktionen aufweisen [Fork et al. 2005].

Die Begutachtung stellt besonders hohe Anforderungen an den neurologischen Gutachter. Ein neuropsychologisches Zusatzgutachten, das auch Aussagen zur Wahrscheinlichkeit der Verursachung des erhobenen Defizitprofils durch das erlittene Schädel-Hirn-Trauma im Vergleich zu anderen Hirnschädigungen und -erkrankungen, Depressivität, Substanzmissbrauch, somatoformen Störungen, Aggravation und dissoziativer Symptombildung machen soll, wird dringend angeraten. T2*-Sequenzen, nach Möglichkeit im Hochfeld-MR (3T), können in dieser Situation noch punktförmige Hämosiderinablagerungen nachweisen [Scheid et al. 2003].

27.7 Gutachtliche Zuordnung traumatisch bedingter Funktionsstörungen

Monate und Jahre nach Schädel-Hirn-Traumen dominieren kognitive Störungen, vor allem des Gedächtnisses und Defizite bei den Aufmerksamkeitsfunktionen, des Antriebs und der psychomotorischen Geschwindigkeit sowie bei Exekutivfunktionen [Mazaux et al. 1997].

> Kognitive, emotionale und interaktionelle Folgen eines Schädel-Hirn-Traumas sind im Querschnittsbild bei einmaliger Untersuchung nicht immer zu erkennen, selbst wenn sie sich privat wie beruflich als schwere Beeinträchtigung auswirken. Es kann daher angezeigt sein, das Gutachten im Rahmen einer stationären Beobachtung oder (bei sozialmedizinischen Fragen) einer Belastungs- oder Arbeitserprobung zu erstellen. Zu einer vollständigen Befunderhebung gehört daher eine qualitative, möglichst fremdanamnestisch ergänzte Beschreibung des Alltags des Verunfallten, aus der hervorgeht, welche Probleme in welchen Situationen auftreten und wie (erfolgreich) der Proband sie löst.

27.7.1 Exekutive Funktionen

Exekutive Funktionen beinhalten u. a. Steuerungsfähigkeit, Impulskontrolle, Planung, Entscheidungsfindung und deren Umsetzung in Handlungen, die Fähigkeiten zu abstrahieren und zu kategorisieren, zu Kritik und Selbstkritik, zum Wechsel zwischen Handlungsroutinen, zur Generierung von Lösungen sowie die Fähigkeit, sich in Denken und Motivation anderer hinein zu versetzen. Die meisten dieser Funktionen lassen sich nur schwer in standardisierte psychologische Testsituationen übertragen. Daher sind – wenn zur Beantwortung der Fragestellung erforderlich – Qualifikation und Erfahrung des neuropsychologischen Zusatzgutachters besonders wichtig sind.

27.7.2 Gedächtnisstörungen

Patienten mit gedecktem Schädel-Hirn-Trauma und substanzieller Hirnschädigung klagen vor allem über Gedächtnisstörungen. Bei detaillierter Untersuchung können sich interindividuell erhebliche Unterschiede hinsichtlich betroffener Gedächtnisfunktionen und -domänen ergeben. Es besteht meist eine Konfundierung mit Störungen von Aufmerksamkeitsfunktionen. Ein neuropsychologisches Zusatzgutachten zur Differenzierung von Gedächtnisdefiziten zur Schadensbewertung und Rehabilitationsplanung wird insbesondere bei leichteren, allein aufgrund der (Fremd)Anamnese schwer fassbaren Defiziten nachdrücklich empfohlen [Wallesch et al. 2005, vgl. Kap. 18]. Stehen die geklagten Beeinträchtigungen in einem Missverhältnis zur Schwere der Hirnschädigung ist, besonders wenn das Wissen um die eigene Person und Biographie betroffen sind, an die Möglichkeit einer psychogenen, vor allem dissoziativen Symptombildung zu denken.

27.7.3 Störungen von Aufmerksamkeitsfunktionen

Den zweithäufigsten Beschwerdekomplex Betroffener stellen Störungen von Aufmerksamkeit, Konzentration und Antrieb dar. Die Anamnese gibt Hinweise auf vermehrte Ermüdbarkeit und Ablenkbarkeit, verminderte Daueraufmerksamkeit und konzentrative Belastbarkeit, in der Exploration können Aufmerksamkeitsschwankungen deutlich werden. Neuropsychologisch lassen sich auch bei Patienten mit insgesamt geringen Defiziten häufig noch Aufmerksamkeitsstörungen, vor allem in Form einer vermehrten Ablenkbarkeit/Interferenzanfälligkeit aufdecken [Stuss et al. 1985].

Auch im Vergleich der verschiedenen Aufmerksamkeitsfunktionen untereinander (z. B. selektive, gerichtete und geteilte Aufmerksamkeit, Vigilanz) ist eine relativ selektive oder zumindest schwerpunktmäßige Schädigung nach Schädel-Hirn-Traumen möglich. Zur Beschreibung und Quantifizierung von Aufmerksamkeitsstörungen wird eine neuropsychologische Zusatzbegutachtung nachdrücklich empfohlen [Wallesch et al. 2005]. Da sich Aufmerksamkeitsstörungen differenziert erfassen und beschreiben lassen, erscheint der Begriff des „pseudoneurasthenen Syndroms" für diffuse Beschwerden mit Konzentrationsstörung, generelle Leistungsminderung, Abgeschlagenheit und vermehrte Ermüdbarkeit organischer Ätiologie obsolet. Entsprechende Beschwerdebilder erfordern jedoch den Ausschluss einer funktionell psychischen Störung.

> „Kurztests" (z. B. Syndrom-Kurztest, Benton-Test, Mehrfachwahl-Wortschatztest) sind für die Begutachtung nach Schädel-Hirn-Traumen in keinem Fall ausreichend, ihre Validität in Bezug auf die Fragestellung ist nicht belegt [Wallesch et al. 2005].

27.7.4 Kopfschmerz

Als Begleitsymptom schwererer Verletzungen sind Kopfschmerzen eine häufige und beeinträchtigende Folgeerscheinung, deren Ätiologie meist vielschichtig ist und eine differenzierte Schmerzanalyse erforderlich machen kann [Nicholson u. Martelli 2004]. In Zusammenhang mit posttraumatisch manifest gewordenen Kopfschmerzen ist auch an die Möglichkeit einer subsyndromalen, aber doch verlaufsrelevanten funktionell psychischen Störung zu denken [Helmchen 2001].

Kopfschmerz als einzige Verletzungsfolge nach Schädel-Hirn-Trauma ohne Hirnhautnarbe ist vermutlich selten (aber im ICD-10 vorgesehen). In Einzelfällen kann sich eine Migränesymptomatik nach einem Schädel-Hirn-Trauma erstmanifestieren [Haas 1996], hier sind bei Begutachtung besonders strenge Maßstäbe an die Dokumentation der Vorgeschichte anzulegen.

Bei relevantem Trauma, belastender Symptomatik, konsistenter Anamnese und Ausschluss einer psychosozialen Problematik (und nur dann) wird eine pragmatische Anerkennung im Sinne eines Spannungskopfschmerzes bei beeinträchtigungsbedingter Überlastung und evtl. Stressintoleranz empfohlen [Wallesch et al. 2005]. Bei dieser Konstellation können auch langfristig bestehende Kopfschmerzen mittelbare Schädigungsfolge sein. Differenzialdiagnosen sind Schmerzmittelabusus und somatoforme Schmerzstörung, bei denen zumindest im Bereich des Sozial- und Verwaltungsrechts (öffentliches Recht) die Frage einer mittelbaren Schädigungsfolge zu prüfen ist. Zu beachten ist, dass posttraumatisch imponierende Kopfschmerzen offenbar auch nach anderen schweren körperlichen Verletzungen auftreten können, ganz ohne dass ein Schädel-Hirn-Trauma oder ein „HWS-Schleudertrauma" vorausgegangen ist [Haas 2004].

27.7.5 Anfälle

Eine posttraumatische Epilepsie stellt eine typische Spätkomplikation nach einer strukturellen Hirnschädigung dar [Schütze et al. 1999]. Unter gutachtlichen Gesichtspunkten ist zunächst eine Verifizierung der epileptischen Genese der beklagten Anfallszustände erforderlich. Hierzu ist eine dezidierte klinische Erfassung der Symptomatik mit verlässlicher und detaillierter Fremdanamnese und EEG-Diagnostik erforderlich. Die Dokumentation von Anfällen und ihrer pathophysiologischen Genese durch Video-EEG scheitert in der Regel an der geringen Anfallsfrequenz. Die Schilderung des Verletzten allein reicht zur Annahme einer posttraumatischen Epilepsie in der Regel nicht aus.

Wenn eine epileptische Genese der Anfallsereignisse wahrscheinlich und ein Zusammenhang mit dem erlittenen Schädel-Hirn-Trauma zumindest möglich erscheinen, ist je nach Rechtsgebiet abzuwägen, ob das erlittene Trauma eine relevante oder überwiegende Ursache darstellt. Ausmaß und die Lokalisation der zerebralen Schädigung korrelieren mit dem Risiko des Auftretens einer posttraumatischen Epilepsie. Lokalisatorisch findet sich das höchste Risiko bei zentroparietalen Verletzungen, gefolgt von temporalen und frontalen Läsionen, während es bei okzipitalen Kontusionen am geringsten ist. In der weit überwiegenden Mehrzahl der Betroffenen handelt es sich um primär oder sekundär generalisierte tonisch-klonische Anfälle [Schütze et al. 1999].

Wesentliche **Risikofaktoren** für die Entwicklung einer posttraumatischen Epilepsie sind intrakranielle Hämatome, Impressionsfrakturen mit offener Hirnverletzung sowie Frühanfälle innerhalb der ersten Woche. Schütze et al. [1999] befragten Patienten 6–36 Monate nach Schädel-Hirn-Trauma und berechneten relative Risiken für in der Literatur beschriebene Risikofaktoren (Tab. 27.**6**). In dieser Untersuchung entwickelte sich eine posttraumatische Epilepsie häufiger nach Spätanfällen (48 %) als nach Frühanfällen (17 %).

Gegen einen ursächlichen Zusammenhang zwischen Schädel-Hirn-Trauma und Anfällen sprechen typische Symptome idiopathischer Anfallsleiden wie z. B. die tageszeitliche Bindung von Anfällen, typische Petit-Mal-Anfälle, eine generalisierte hypersynchrone Aktivität im EEG, eine familiäre Belastung mit Anfällen bzw. eine Epilepsie in der Vorgeschichte. Schwierig und individuell zu bewerten ist die Bedeutung eines Alkoholabusus (Tab. 27.**7**). Ebenso kann die Abgrenzung dissoziativer Anfälle schwer fallen, umso mehr als kombinierte Anfallsleiden mit zum Teil epileptischen, zum Teil psychogenen Anfällen vorkommen können.

Die **Latenz** bis zum Auftreten eines erstmaligen posttraumatischen Anfalls erlaubt keine eindeutige Entscheidung über einen kausalen Zusammenhang. Zwar tritt die Mehrzahl posttraumatischer Anfälle innerhalb der ersten 2–4 Jahre nach dem Hirntrauma auf. Vor allem nach offenen Schädel-Hirn-Traumen kann es jedoch auch zu einer Erstmanifestation einer posttraumatischen Epilepsie mehr als 10 Jahre nach dem Trauma kommen [Anneger et al. 1998]. Hier ist im Einzelfall eine kritische individuelle Abwägung der in den Tabellen 27.**4** und 27.**5** genannten Einflussfaktoren erforderlich.

27.7.6 Organische Wesensänderung

Hier sollte der neurologische Gutachter über eigene psychopathologische Kompetenz verfügen oder mit einem in der Fragestellung erfahrenen Psychiater kooperieren. Ein neuropsychologisches Zusatzgutachten trägt zur ursächlichen Klärung und quantitativen Bewertung wenig bei. Klinisch-psychologische Skalen (z. B. FPI) können allenfalls als Hinweis für die Exploration und Fremdanamnese dienen, da sie weder für die Begutachtungssituation noch für Patienten mit Hirnverletzungen validiert wurden. Das System von Beobachtungskategorien der Neurobehavioural

Tabelle 27.**6** Relatives Risiko bei monovariater Analyse für das Vorliegen einer Epilepsie bei 612 Patienten 6–36 Monate nach Schädel-Hirn-Trauma jeglichen Schweregrades [nach Schütze et al. 1999]

Untersuchte Risikofaktoren	*Relatives Risiko*
Intrakranielles Hämatom	9,0
Schädelfraktur	5,4
Fokale neurologische Ausfälle	4,2
Alter > 30 Jahre	3,2
Bewusstlosigkeit > 5 min	3,0
Männliches Geschlecht	2,6
Alkoholabusus	2,2

Tabelle 27.7 Zur Beurteilung des ursächlichen Zusammenhangs zwischen Hirnverletzung und Epilepsie [nach Rauschelbach 1977]

Im Zweifelsfall eher dafür	*Im Zweifelsfall eher dagegen*
Schwere, ausgedehnte Hirnverletzung	Leichte Hirnverletzung
Offene Hirnverletzung	Gedeckte Hirnverletzung
Verletzung der Parietal-, Temporal-, Frontalregion	Verletzung der Okzipitalregion
Nach gedeckter Hirnverletzung erste Anfälle in den ersten 2 Jahren	Nach gedeckter Hirnverletzung erste Anfälle erst nach über 2 Jahren
Fokale und fokal beginnende Anfälle in Übereinstimmung mit Verletzungssitz	Tageszeitliche Bindung der Anfälle
Status-epilepticus-Attacken	Auftreten auch eindeutiger Petit-Mal-Anfälle
EEG: Herdbefund	EEG: generalisierte Krampfaktivität
Keine familiäre Belastung mit Anfällen	Familiäre Belastung mit Anfällen
	Alkoholabusus

Tabelle 27.8 Beobachtungskategorien der Neurobehavioural Rating Scale [Levin et al. 1987] (Es ist zu beachten, dass das System primär auf Patienten mit akuten Hirnverletzungen zugeschnitten ist und nicht nur psychopathologische Inhalte umfasst. Die nichtpsychopathologischen Inhalte stellen bedeutsame Kontrollvariablen dar [aus Wallesch et al. 2005].)

	Beobachtungskategorien	
Alertness/Wachheit	Agitiertheit	Desorientiertheit
Aufmerksamkeit	Sprechstörungen	Expressive Störungen
Verständnisstörungen	Gedächtnisstörungen	Motorische Verlangsamung
Körperbezogene Beschwerden	Inadäquate Selbsteinschätzung	Halluzinationen
Ungewöhnliche Denkinhalte	Angst	Depressive Stimmung
Schuldgefühle	Affektlabilität	Affektverflachung
Irritabilität/Ablenkbarkeit	Enthemmung	Erregtheit/Manie
Feindseligkeit/unkooperatives Verhalten	Misstrauen	Emotionale Zurückgezogenheit
Formale Denkstörungen	Umstellungsfähigkeit	Planungsfähigkeit
Mangel an Initiative/Motivation	Ermüdbarkeit	

Rating Scale [Levin et al. 1987] gibt mögliche Beschreibungsebenen für die gutachtlichen Beobachtungen und die Bewertung fremdanamnestischer Angaben vor (Tab. 27.8).

Die Skala wurde ursprünglich für die Beschreibung der psychopathologischen Symptomatik von Patienten mit Hirntrauma konzipiert und orientierte sich an der Brief Psychiatric Rating Scale [Overall u. Gorham 1962]. Sie ist unzureichend normiert, die Einbeziehung von motorischen, kognitiven und psychopathologischen Items lässt die Konstruktvalidität problematisch erscheinen. Andererseits geben vor allem die psychiatrisch-psychopathologischen Beschreibungsebenen eine gute Vorlage für die Strukturierung der Exploration und die Beschreibung der erhobenen Befunde.

27.7.7 Demenz nach Schädel-Hirn-Trauma

Ein Schädel-Hirn-Trauma kann Gedächtnis und andere kognitive Funktionen dauerhaft und so schwer beeinträchtigen, dass formale Demenzkriterien erfüllt sind. Das Konzept der posttraumatischen Demenz wurde zu Recht kritisiert, weil betroffene Patienten nach Rehabilitation nicht selten wieder beruflich eingegliedert werden konnten, weshalb die DSM-IV Kategorie der „Demenz nach Schädel-Hirn-Trauma" wenig passend erscheint [Leon-Carrion 2002].

Gelegentlich wird im Rahmen einer Begutachtung die Frage aufgeworfen, ob ein Schädel-Hirn-Trauma das Auftreten einer degenerativen Demenzerkrankung begünstigen oder auslösen kann. Bereits die Literatur der 1950er Jahre zur Begutachtung von Kriegsverletzungen operierte mit dem Konzept der eingeschränkten Kompensationsfähigkeit, wenn Altersveränderungen zu den hirnverletzungsbedingten Ausfällen hinzutraten. Für die Begutachtung bedeutsam ist das Ergebnis einer großen epidemiologischen Studie, die Hinweise dafür ergab, dass ein zuvor erlittenes schweres Schädel-Hirn-Trauma das Risiko, eine Demenz vom Alzheimer Typ zu erleiden zwar nicht absolut erhöht, den Ausbruch der Erkrankung jedoch um 8–10 Jahre vorverlagert [Nemetz et al. 1999, Fleminger et al. 2003]. Charakteristische neuropathologische Befunde eines Morbus Alzheimer fanden sich nach vorherigem Schädel-Hirn-Trauma signifikant häufiger [Jellinger et al. 2001]. Da der Mechanismus der Assoziation zwischen Schädel-Hirn-Trauma und Neurodegeneration noch nicht hinreichend geklärt ist [Jellinger 2004], sind in der Begutachtung die Aspekte des Einzelfalls sorgfältig und kritisch zu würdigen. Leichte Hirntraumen erhöhen das Risiko einer Demenzentwicklung nicht [Mehta et al. 1999].

27.7.8 Funktionell psychische Störungen

Nach Schädel-Hirn-Trauma auftretende funktionell psychische Störungen können idealtypisch einer der 4 Fallkonstellationen zugeordnet werden:

- unfallunabhängige komorbide Erkrankung,
- im Kern somatische, durch die Hirnschädigung gleichsam freigelegte Störung,
- erlebnisreaktiven Störung, bei der das Unfallereignis zu einer auch psychischen Traumatisierung geführt hat,
- Störung, die sekundär als Folge verbleibender Behinderungen im Verlauf auftritt.

Dem Gutachter obliegt die schwierige Aufgabe, das Ursachengefüge der Störung aufzuklären und die Rolle des Schädel-Hirn-Traumas und seiner Folgen zu beurteilen (z. B. „psychische Reaktionsbildung" in der privaten Unfallversicherung vs. organisch bedingter Depression/Angststörung).

Klinisch können sich von der akuten Belastungsreaktion bis hin zu anhaltenden – nichtorganischen – Persönlichkeitsänderungen alle Arten psychischer Störungen zeigen [Koponen et al. 2002]. Die gutachtliche Klärung kann schwierige Fragen aufwerfen und differenzierte Untersuchungen erfordern, zumal unfallunabhängigen psychosozialen Faktoren (Vorgeschichte, persönliche Entwicklung vor und Lebenssituation zum Zeitpunkt des Unfalls, Versicherungsbedingungen, Behandlungskontext) bei Entstehung und Aufrechterhaltung der Symptomatik wesentliche Bedeutung zukommen kann. Da psychogene, hirnorganisch imponierende oder nach einem Hirntrauma rasch als hirnorganisch interpretierte kognitive Beeinträchtigungen häufig sind, kann ein neuropsychologisches Zusatzgutachten sinnvoll sein.

Zur Diagnosestellung sind, gerade in der Gutachtensituation, ICD- und DSM-Kriterien zu beachten und ggf. zu zitieren. Unscharf definierte und ganz unterschiedlich verwendete Begriffe wie „psychovegetative Dystonie", „psychische Überlagerung" u. Ä., aber auch „Rentenneurose", sind als Diagnosen zu vermeiden, da sie leicht zu Missverständnissen Anlass geben. Entsprechende klinische Bilder und Zusammenhänge sind im Befund zu beschreiben und, falls sie als Diagnosen Aufnahme in das Gutachten finden sollen, nach gängigen Klassifikationssystemen einzuordnen.

Depression und Angststörungen

An psychiatrischen Diagnosen sind Depressionen und Angststörungen nach Schädel-Hirn-Traumen besonders häufig [Deb et al. 1999]. Als häufigste Störung findet sich das Bild einer **Major Depression** in bis zu einem Drittel der Betroffenen, sehr häufig verbunden mit komorbider Angst [Deb et al. 1999, Jorge et al. 2004]. Dysthyme Störungen/Minor Depression sind ebenfalls häufig, maniforme Bilder sind außerhalb der Akutphase eher selten. Unter den Angststörungen stehen Panikstörungen und spezifische, vor allem soziale, Phobien im Vordergrund [Deb et al. 1999]. Das Risiko von Suizidversuchen und erfolgreichen Suiziden ist erhöht [Arciniegas u. Anderson 2002].

Posttraumatische Belastungsstörung

Nach den Symptomen einer posttraumatischen Belastungsstörung (PTSD) muss gezielt gefragt werden, da sie häufig verschwiegen oder nur indirekt angegeben werden. Betroffene vermeiden aus Furcht vor einer Konfrontation mit der Angstsymptomatik das Gespräch darüber und die Exploration. Körperliche Beschwerden können dann ganz im Vordergrund stehen. Im Einzelfall können stützende Interventionen erforderlich sein, um eine Untersuchung und gutachtliche Klärung überhaupt möglich zu machen.

Eine PTSD nach Schädel-Hirn-Trauma soll bei bis zu einem Viertel der Betroffenen auftreten [Bryant et al. 2001, Mellman et al. 2001], was uns überhöht erscheint und vermutlich aus der Anwendung der Klassifikationskriterien ohne Berücksichtigung der Begleitsymptomatik resultiert. Bei der Diagnosestellung wird zudem leicht übersehen, dass mit dem deskriptiven Konzept der PTSD noch keine Aussagen zur Kausalität gemacht sind. Zu beachten ist, dass eine posttraumatische Belastungsstörung nach Schädel-Hirn-Trauma auch bei Amnesie für das Geschehen vorkommen können soll [Bryant et al. 2001]. Die gutachtliche Anerkennung einer PTSD nach Schädel-Hirn-Trauma ist

Gegenstand aktueller und kontroverser Diskussion (s. Kap. 35), die Begutachtung mit speziellen Schwierigkeiten verbunden [Leonhardt u. Foerster 2003]. Der Gutachter sollte hier besondere Sorgfalt walten lassen [Wallesch et al. 2005]. Für die Bewertung sind **in der Akutphase aufgetretene psychische Auffälligkeiten** besonders bedeutsam (Krankenakte, Pflegebericht, Fremdanamnese). Insbesondere können akute Erlebnisreaktionen, Ausnahmezustände und dissoziative Phänomene einen Hinweis geben [Harvey u. Bryant 2000].

Somatoforme Störungen

Zwischen den charakteristischen Beschwerden nach Schädel-Hirn-Trauma und denen bei somatoformen Störungen bestehen breite Überschneidungsbereiche. Somatoforme Störungen können schwer zu erkennen sein und eigene gutachtliche Anforderungen stellen [Hausotter 2002]. Neben reinen somatoformen Störungen nach vernachlässigbarem Schädel-Hirn-Trauma bestehen vor allem somatoforme Überlagerungen somatischer Kernschäden. Eine somatoforme Störung oder Symptomverstärkung kommt vor allem bei anhaltenden oder gar zunehmenden (Kopf-)Schmerzen, Schwindel und Erschöpfung/Fatigue nach Schädel-Hirn-Trauma in Betracht. Eine Konversionsstörung mit entsprechender Symptomatik (Lähmungen, Anfälle) kann sich auch bei zusätzlichem Vorliegen offensichtlicher Verletzungsfolgen einstellen und dann eine durch die organische Störung prinzipiell erklärbare Symptomatik nachahmen. Ein psychogener Störungsanteil wird umso wahrscheinlicher je mehr die aktuelle Symptomatik nach Qualität und Dynamik die Beschwerden nachzeichnet, die der Betroffene beim Unfall oder im Rahmen der Behandlung „am eigenen Leib" erlebt hat.

27.7.9 Neuroendokrinologische Traumafolgen

Eine posttraumatische Hypophysenvorderlappen (HVL-)Insuffizienz ist eine vermutlich nicht seltene und bislang häufig übersehene Folge eines Schädel-Hirn-Traumas [Schneider et al. 2004]. In nichtrepräsentativen Kollektiven werden Prävalenzen von bis zu 69 % angegeben [Lieberman et al. 2001]. Die HVL-Insuffizienz kann typische Beschwerden nach Schädel-Hirn-Trauma imitieren und verstärken (Leistungsminderung, Aufmerksamkeitsstörungen, depressive Verstimmung, Libidoverlust, Wesensänderung). In der Akutphase kann es zu vermehrter Hormonausschüttung kommen, so dass der Hormonmangel erst im weiteren Verlauf wirksam wird. Bei depressiven Symptomen und/oder Klagen über Befindlichkeitsstörungen **und** (weiteren) hinweisenden Symptomen auf eine HVL-Insuffizienz (Tab. 27.**9**) sollte daher auch eine endokrinologische Zusatzbegutachtung in Betracht gezogen werden. Bislang fehlen allerdings prospektive Studien und Untersuchungen an großen Kollektiven, so dass noch keine Empfehlungen für ein generelles Screening im Rahmen der Begutachtung gegeben werden können. Nach derzeitiger Datenlage sind weit überwiegend Personen betroffen, die ein schweres Schädel-Hirn-Trauma (GCS > 8) erlitten hatten [Lieberman et al. 2001].

27.8 Gutachtliche Bewertung traumatischer Hirnschäden

Tabellen zur Einschätzung traumatischer Hirnfunktionsstörungen finden sich in Kapitel 36.3. Ergänzend zu den allgemeinen Bewertungstabellen der Gutachtenliteratur hat Ritter [1994] für die Bewertung sozialer, emotional-affektiver, kognitiver und Persönlichkeitsstörungen nach Schädel-Hirn-Trauma sicherlich angreifbare, aber sehr pragmatische Vorschläge anhand der erkennbaren Beeinträchtigungen im Alltag und im (tatsächlich ausgeübten) Berufsleben gemacht (s. Tab. 36.**3**).

Häufig wird vom Auftraggeber die Frage gestellt, ob weitere **Therapiemöglichkeiten** bestehen und welche Erfolgsaussicht diese haben. Diese Frage ist vom Gutachter nach bestem Wissen zu beantworten. Insbesondere bei sensomotorischen und neuropsychologischen Defiziten wird es häufig als wahrscheinlich erscheinen, dass durch weitere qualifizierte Rehabilitation eine Besserung der Behinderung erzielt werden kann. Der Gutachter sollte hierbei immer auch ausführen, welcher Umfang einer Besserung durch Re-

Tabelle 27.**9** Hinweisende Symptome auf eine Hypophyseninsuffizienz [nach Schneider et al. 2004]

HVL-Hormon	*Klinische Symptome*
GH	Verminderung der Muskelmasse verstärkte abdominelle Fetteinlagerung LDL-Erhöhung/HDL-Verminderung
LH/FSH	Verminderung von Achsel- und Schambehaarung vermehrte periokuläre und periorale Fältelung der Haut bei der Frau Oligo-/Amenorrhoe beim Mann Libido- und Potenzminderung
TSH	Kälteintoleranz trockene Haut Gewichtszunahme Bradykardie
ACTH	Muskelschwäche Gewichtsverlust Apathie Übelkeit und Erbrechen in Stresssituationen Neigung zu Hypoglyämien

habilitation allenfalls erhofft werden kann. Als Formulierung wird z. B. empfohlen „mit einer versicherungsrechtlich relevanten Änderung der Unfallfolgen ist nicht zu rechnen“ oder „auch nach Durchführung einer adäquaten Rehabilitationsbehandlung ist mit einer verbleibenden unfallbedingten MdE/einem Grad der Invalidität von zumindest ... v. H./ % zu rechnen“ [Wallesch et al. 2005].

27.9 Leitlinie „Begutachtung nach gedecktem Schädel-Hirn-Trauma“

Wegen der großen sozialmedizinischen Bedeutung und der Schwierigkeit der Begutachtung nach gedecktem Schädel-Hirn-Trauma sowie um einheitliche Standards sicherzustellen hat die Arbeitsgemeinschaft Neurologische Begutachtung (ANB) im Auftrag der Kommission „Leitlinien“ der Deutschen Gesellschaft für Neurologie (DGN) gemeinsam mit Vertretern der Deutschen Gesellschaft für Neurochirurgie (DGNC), der Deutschen Gesellschaft für Psychiatrie, Psychotherapie und Nervenheilkunde (DGPPN) und des Berufsverbandes Deutscher Neurologen (BDN) eine Leitlinie zur Begutachtung nach gedecktem Schädel-Hirn-Trauma erarbeitet und verabschiedet [Wallesch et al. 2005]. Im Folgenden finden sich die wichtigsten Empfehlungen der Leitlinie.

1. Begutachtung

1.1. Die Kenntnis der Leitlinie „Allgemeine Grundlagen neurologischer Gutachten“ [Marx et al. 2005] ist Voraussetzung zur Anwendung dieser Leitlinie.

1.2. Klinische Befunde, auf die früher die Diagnose einer substanziellen Hirnschädigung gestützt wurde, können auch weiterhin für die gutachtliche Anerkennung eines Zusammenhangs zwischen Beschwerden und Trauma herangezogen werden, ihr Fehlen rechtfertigt jedoch nicht die Ablehnung eines Zusammenhangs. Angesichts der großen Bedeutung der Initialbefunde sollte der Gutachter sicherstellen, dass diese ihm vollständig vorliegen.

1.3. Die Arbeitsgruppe hält die Durchführung (oder Heranziehung) einer MR-Bildgebung in jedem Fall einer kausalen Begutachtung zu den Folgen eines Schädel-Hirn-Traumas, in dem die vorliegende Bildgebung keinen eindeutig positiven Hinweis ergibt, für notwendig. Diese sollte T2*-gewichtete Sequenzen enthalten.

1.4. Monate und Jahre nach Schädel-Hirn-Trauma dominieren Störungen des Gedächtnisses, von Aufmerksamkeitsfunktionen, Antrieb und psychomotorischer Geschwindigkeit sowie frontal exekutive Defizite die neuropsychologische Symptomatik. Nach diesen ist gezielt zu fragen. Da für die gutachtliche Beurteilung das Ausmaß der kognitiven Funktionsstörungen hinreichend reliabel und valide quantifiziert sein muss, ist zur Beurteilung der Wahrscheinlichkeit des Zusammenhangs hinsichtlich des Defizitprofils und zur Quantifizierung der Defizite eine neuropsychologische Untersuchung, in der Regel als neuropsychologisches Zusatzgutachten, notwendig.

1.5. So genannte „Kurztests“ (z. B. Syndrom-Kurztest, Benton-Test, Mehrfachwahl-Wortschatztest) sind für die Begutachtung in keinem Fall ausreichend, ihre Validität in Bezug auf die Fragestellung ist nicht belegt.

1.6. Eine verlässliche Fremdanamnese unterstützt die Beurteilung und Bewertung von Auswirkungen im Alltag.

1.7. Bei sehr schwerer Gewalteinwirkung treten Schädigungen von Mittelhirn- und Hirnstammstrukturen hinzu, die wesentliche pathologische Korrelate für psychomotorische Verlangsamung, aber auch Tetraspastik, Ataxie und Hypokinese darstellen. Die gutachtliche Bewertung wirft selten Probleme auf.

1.8. Kopfschmerz ist als Verletzungsfolge nach Schädel-Hirn-Trauma ohne Hirnhautnarbe vermutlich selten (aber im ICD vorgesehen). Bei relevantem Trauma, belastender Symptomatik und glaubhafter Schilderung (und nur dann) empfehlen wir pragmatische Anerkennung im Sinne eines Spannungskopfschmerzes bei beeinträchtigungsbedingter Überlastung und evtl. Stressintoleranz.

1.9. An psychiatrischen Diagnosen sind Depressionen und Angststörungen besonders häufig. Auch posttraumatische Belastungsstörungen kommen trotz Amnesie für das Geschehen nach Schädel-Hirn-Trauma vor.

2. Optimierung der Versorgung im Hinblick auf die Erfordernisse einer späteren Begutachtung

2.1. Eine qualifizierte neurologische und verhaltensneurologische Untersuchung einschließlich EEG sollte bei allen Patienten nach Schädel-Hirn-Trauma in den ersten 14 Tagen angestrebt werden.

Literatur

Amantini A, Grippo A, Fossi S, et al. Prediction of „awakening“ and outcome in prolonged acute coma from severe traumatic brain injury: evidence for validity of ahort latency SEPs. Clin Neurophysiol 2005; 116: 229 – 235

Anneger JF, Hauser WA, Coan SP, Rocca WA. A population-based study after traumatic brain injury. N Engl J Med 1998; 338: 20 – 24

Arciniegas DB, Anderson CA. Suicide in neurological illness. Curr Treatm Opt Neurol 2002; 4: 457 – 468

Blumbergs PG, Scott G, Manavis J, et al. Topography of axonal injury as defined by amyloid precursor protein and the sector scoring method in mild and severe closed head injury. Lancet 1995; 344: 1055 – 1056

Bryant RA, Marosszeky JE, Crooks J, et al. Posttraumatic stress disorder and psychosocial functioning after severe traumatic brain injury. J Nerv Ment Dis 2001; 189: 109 – 113

Bunse J. Ungestörte Handlungsfähigkeit nach temporaler Schussverletzung mit zahlreichen intracerebralen Schrotkugeln. Nervenarzt 1987; 58: 305 – 307

Deb S, Lyons I, Koutzoukis C et al. Rate of psychiatric illness 1 year after traumatic brain injury. J Psychiatry 1999;156: 374 – 378

Firsching R, Woischneck D, Klein S et al. Classification of severe head injury based on magnetic resonance imaging. Acta Neurochir (Wien) 2001; 143: 263 – 271

Firsching R, Woischneck D, Reissberg S. Bildgebung beim Schädel-Hirn-Trauma. In: Wallesch CW, Unterberg A, Dietz V (Hrsg). Neurotraumatologie. RRN Neurologie, Thieme, Stuttgart 2005

Fleminger S, Oliver DL, Lovestone S, et al. Head injury as a risk factor for Alzheimer's disease: the evidence 10 years on; a partial replication. J Neurol Neurosurg Psychiat 2003; 74: 857 – 862

Fork M, Bartels C, Ebert AD, et al. Neuropsychological sequelae of diffuse traumatic brain injury. Brain Inj 2005; 19: 135 – 146

Friedman JA, Ebersold MJ, Quast LM. Post-traumatic cerebrospinal fluid leakage. World J Surg 2001; 25: 1062 – 1066

Frowein RA, Steinmann HW, Terhaag D, auf der Haar K. Koma – Einteilung und Verlaufsbeobachtung. Unfallheilkunde 1978; 132: 187 – 195

Gentry JR, Godersky JC, Thompson B. MR imaging of head trauma: review of the distribution and radiographic features of traumatic brain lesions. Am J Radiol 1988; 150: 663 – 672

Guyot L, Michael DB (2000): Post-traumatic hydrocephalus. Neurol Res 33: 25 – 28

Haas D. Chronic post-traumatic headaches classified and compared with natural headaches. Cephalalgia 1996; 16: 486 – 493.

Haas D. Traumatic-event headaches. BMC Neurol 2004; 4:17

Harvey AG, Bryant RA. Two-year prospective evaluation of the relationship between acute stress disorder and posttraumatic stress disorder following mild traumatic brain injury. Am J Psychiatry 2000; 157: 626 – 628

Hausotter W. Psychoreaktive Unfallfolgen. In: Hausotter W. Begutachtung somatoformer und funktioneller Störungen. Urban und Fischer, München 2002: 159 – 172

Helmchen, H. Unterschwellige psychische Störungen. Nervenarzt 2001; 72: 181 – 189.

Jellinger K. Läsionsmechanismen bei Schädel-Hirn-Traumen. In: Hopf HC, Deuschl G, Diener HC, Reichmann H (Hrsg.). Neurologie in Praxis und Klinik, Band I. Thieme, Stuttgart 1999: 971 – 980

Jellinger KA. Head injury and dementia. Curr Opin Neurol 2004; 17: 719 – 723

Jellinger KA, Paulus W, Wrocklage C, Litvan I. Effects of closed traumatic brain injury and genetic factors on the development of Alzheimer's disease. Eur J Neurol 2001; 8: 707 – 710

Jorge RE, Robinson RG, Moser D, et al. Major depression following traumatic brain injury. Arch Gen Psychiat 2004; 61: 42 – 50

Koponen S, Taiminen T, et al. Axis I and II psychiatric disorders after traumatic brain injury: a 30-year follow-up study. Am J Psychiatry 2002; 159: 1315 – 1321.

Lahaye PA, Gade GF, Becker DP. Injury to the cranium. In: Mattox KL, et al. (eds). Trauma. Appleton & Lange, East Norwalk 1988: 237 – 251

Landeghen F. Neuropathologie von traumatischen Läsionen des ZNS und PNS. In: Wallesch CW, Unterberg A, Dietz V (Hrsg.). Neurotraumatologie. RRN Neurologie, Thieme, Stuttgart 2005

Leon-Carrion J. Dementia due to head trauma: an obscure name for a clear neurocognitive syndrome. Neuro Rehabilitation 2002; 17: 115 – 122

Leonhardt M, Foerster K. Probleme bei der Begutachtung der posttraumatischen Belastungsstörung. Med Sach 2003; 99: 150 – 155

Levin HS, High WM, Goethe KE, et al. The neurobehavioural rating scale: assessment of the behavioural sequelae of head injury by the clinician. J Neurol Neurosurg Psychiat 1987; 50: 183 – 193

Lieberman SA, Oberoi AL, Gilkison CR, et al. Prevalence of neuroendocrine dysfunction in patients recovering from traumatic brain injury. J Clin Endocrinol Metab 2001; 86: 2752 – 2756

Marquardt G, Schick U, Müller-Hartmann W. Brain abscess decades after a penetrating shrapnel injury. Br J Neurosurg 2000; 14: 246 – 248

Marx P, Gaidzik W, Hausotter W, et al. (2005): Allgemeine Grundlagen der neurologischen Begutachtung. Akt Neurol 32: 94 – 101

Mattioli C, Beretta L, Gerevini S, et al. Traumatic subarachnoid hemorrhage on the comuterized tomography scan obtained at admission: a multicenter assessment of the accuracy of diagnosis and the potential impact on patient outcome. J Neurosurg 2003; 98: 37 – 43

Mazaux J, Croze P, et al. Satisfaction of life and late psycho-social outcome after severe brain injury: a nine-year follow-up study in Aquitaine. Acta Neurochir Suppl 2002; 79: 49 – 51

Mazaux JM, Masson F, Levin HS, et al. Long-term neuropsychological outcome and loss of social autonomy after traumatic brain injury. Arch Phys Med Rehabil 1997; 78: 1316 – 1320

McCrory PR, Berkovic SF. Concussive convulsions: Incidence in sport and treatment recommendations. Sports Med 1998; 25: 131 – 136

Mehta KM, Ott A, Kalmijn S, et al. Head trauma and risk of dementia and Alzheimer's disease. Neurology 1999; 53: 1959 ff.

Mellman TA, David D, Bustamante V, et al. Predictors of post-traumatic stress disorder following severe injury. Depress Anxiety 2001; 14: 226 – 231

Mittl RL, Grossman RI, Hiehle JF, et al. Prevalence of MR evidence of diffuse axonal injury in patients with mild head injury and normal head CT findings. Am J Neuroradiol 1994; 15 1583 – 1589

Nemetz PN, Leibson C, Naesens JM, et al. Traumatic brain injury and time to onset of Alzheimer's disease: a population-based study. Am J Epidemiol 1999; 149: 32 – 40

Nicholson K, Martelli MF. The problem of pain. J Head Trauma Rehabil 2004; 19: 12 – 19

Overall JE, Gorham DR. The brief psychiatric rating scale. Psychol Reports 1962; 10: 799 – 812

Piek J. Einteilung und Klassifikation des Schädel-Hirn-Traumas. In: Wallesch CW, Unterberg A, Dietz V (Hrsg.). Neurotraumatologie. RRN Neurologie, Thieme, Stuttgart 2005

Plänitz H, Jochheim KA. Schädel-Hirn-Traumen. In: Rauschelbach HH, Jochheim KA, Widder B (Hrsg.). Das neurologische Gutachten. Thieme, Stuttgart 2000: 199 – 220

Rauschelbach HH. Zur MdE-Einschätzung bei alternden Hirnverletzten – unter Berücksichtigung der jüngsten Rechtsprechung. Kriegsopferversorgung 1963; 12: 188 – 191

Rauschelbach HH. Zur gutachterlichen Beurteilung der traumatischen Epilepsien. Med Sach 1977; 73: 86 – 88

Ritter G. Schlussbetrachtung und Diskussion. In: Suchenwirth RMA, Ritter G (Hrsg.). Begutachtung der hirnorganischen Wesensänderung. Fischer, Stuttgart: 1994: 117 – 122

Rovlias A, Kotsou S. Classification and regression tree for prediction of outcome after severe head injury using simple clinical and laboratory variables. J Neurotrauma 2004; 21: 886 – 893

Sakowitz O, Unterberg A. Akutversorgung und Therapie des Schädel-Hirntraumas. In: Wallesch CW, Unterberg A, Dietz V (Hrsg.). Neurotraumatologie. RRN Neurologie, Thieme, Stuttgart 2005

Scheid R, Preul C, Gruber O, et al. Diffuse axonal injury associated with chronic traumatic brain injury: Evidence from T2* – weighted gradient-echo imaging at 3T. AJNR 2003; 24: 1049 – 1056

Schneider HJ, Schneider M, von Rosen F, Stalla GK. Hypophyseninsuffizienz nach Schädel-Hirn-Trauma. Deutsches Ärzteblatt 2004; 101: A712-A717

Schönle PW. Prognose und Rehabilitation nach Schädel-Hirn-Trauma. In: Wallesch CW, Unterberg A, Dietz V (Hrsg.). Neurotraumatologie. RRN Neurologie, Thieme, Stuttgart 2005

Schütze M, Dauch WA, Guttinger M. Risikofaktoren für posttraumatische Anfälle und Epilepsie. Zentralbl Neurochir 1999; 60: 163 – 167

Statistisches Bundesamt. Gesundheitswesen – Diagnosedaten der Krankenhauspatientinnen und -patienten (einschl. Sterbe-, ohne Stundenfälle) 2002. Statistisches Bundesamt, Wiesbaden 2004

Stuss DT, Ely P, Hugenholtz D. Subtle neuropsychological deficits in patients with good recovery after closed head injury. Neurosurgery 1985; 17: 41-47

Synowitz HJ. Komplikationen und Spätfolgen nach Schädel-Hirn-Trauma. In: Wallesch CW, Unterberg A, Dietz V (Hrsg.). Neurotraumatologie. RRN Neurologie, Thieme, Stuttgart 2005

Teasdale G, Jennett B. Assessment of coma and impaired consciousness. A practical scale. Lancet 1974; ii: 81 – 84

Tönnis W, Loew F. Einteilung der gedeckten Hirnschädigungen. Ärztl Praxis 1953; 5: 13 – 14

Wallesch C.W., Firsching R. Apallisches Syndrom und andere komaähnliche Zustände. In: Hopf HC, Deuschl G, Diener HC, Reichmann H (Hrsg.). Neurologie in Klinik und Praxis. Band 1, Thieme, Stuttgart 1990: 75 – 79

Wallesch CW, Marx B, Tegenthoff M, et al. Leitlinie „Begutachtung nach gedecktem Schädel-Hirntrauma“. Akt Neurol 2005; 32: 279 – 287

Widder B. Grundsätze der Begutachtung. In: Wallesch CW, Unterberg A, Dietz V (Hrsg.). Neurotraumatologie. RRN Neurologie, Thieme, Stuttgart 2005

28 Rückenmarktraumen

T. Grehl u. M. Tegenthoff

28.1 Einleitung

Rückenmarkschädigungen (15–30 Fälle/1 Million Einwohner/Jahr) treten in erster Linie traumatisch bedingt insbesondere im Rahmen von Verkehrsunfällen (40–75 %) und Sturzereignissen auf. Seltener finden sich Verletzungen z. B. durch herabfallende Gegenstände oder Verschüttungen. Eine Zunahme lässt sich bei Freizeitunfällen feststellen. Extensionsverletzungen der HWS mit entsprechenden Rückenmarkverletzungen treten z. B. weiterhin nach Kopfsprung in zu flache Gewässer, zumeist bei jungen Patienten auf. Seltene gutachtliche Fragen beziehen sich auf Folgen diagnostischer und therapeutischer Eingriffe, auf Elektro- oder Blitzschlagtraumata, Tauchunfälle (Caisson-Krankheit), Folgen z. B. einer Strahlentherapie, einer Intoxikation oder psychogene Beschwerden. Insgesamt stellen Folgen eines Rückenmarktraumas sowohl für die gesetzliche Renten- und Unfallversicherungen als auch für die privaten Unfall- und Haftpflichtversicherungen ein relevantes Krankheitsbild dar.

28.1.1 Mechanische Schädigungsmechanismen

Bei 10–30 % aller Wirbelsäulenverletzungen, bevorzugt im Bereich der unteren HWS, des dorsolumbalen Überganges und der LWS, kommt es zu einer simultanen Schädigung des Myelons. Man unterscheidet **offene Rückenmarkverletzungen** mit Zerstörung der Hirnhäute, z. B. im Rahmen von penetrierenden Schuss- oder Stichverletzungen, von **stumpfen/gedeckten Traumata** (ohne Verletzung der Dura) bei zumeist indirekter Gewalteinwirkung.

Iatrogene Rückenmarkverletzungen können im Rahmen der Erstversorgung, z. B. bei unsachgemäßer Lagerung bzw. bei therapeutischen Manövern (z. B. Intubation bei instabiler Fraktur, Spondylose, Morbus Bechterew oder Halsgefäßschäden), oder als **Spätschäden** nach initial übersehenen Verletzungen, insbesondere des zweiten Halswirbelkörpers auftreten.

- **Inkomplette Querschnittsyndrome** mit typischen klinischen Defiziten oder mit speziellen Symptomkomplexen (wie dem zentralen Halsmarksyndrom oder dem A.-spinalis-anterior-Syndrom) sind eine häufige Folge.
- **Radikuläre Symptome** können im Vordergrund des Beschwerdebildes stehen oder aber begleitendes Symptom sein (traumatische Wurzelschädigungen durch Rhexisblutungen, sekundäre Degeneration nach Vorderhornzellzerstörung, Wurzelzerrung oder -ausriss).

28.1.2 Physikalische Schädigungsmechanismen

Bei einem **Elektro-** oder **Blitzschlagtrauma** kann es sowohl zu **Querschnittlähmungen** (nach Blitzschlag Keraunoparalyse genannt) als auch zu **nukleären Paresen** kombiniert mit einer Pyramidenbahnläsion sowie meist schnell regredienten Sensibilitätsstörungen kommen (insbesondere bei Stromfluss durch die Arme und das Halsmark). In der Regel findet sich über Monate eine Rückbildung des gemischt atrophisch-spastischen Syndroms.

Umstritten sind **Spätfolgen** im Sinne einer **Meningopathia adhaesiva**, in jedem Fall ist ein adäquater Stromfluss im Rahmen der Traumatisierung zu fordern. Weitere mögliche Differenzialdiagnosen sind in diesen seltenen Fällen kritisch auszuschließen.

28.1.3 Tauchunfälle

Bei der **Caisson**-Dekompressions-Taucher**krankheit** führt eine zu rasche Abnahme des atmosphärischen Umgebungsdruckes (Auftauchen, Ausschleusen aus einem Überdruckmilieu, oder aber ein plötzlicher Übergang von normalem Druck zu Unterdruck z. B. im Rahmen von Flugzeugunfällen) zu intravasaler Gas-(Stickstoff-)bildung und -embolie mit den unterschiedlichsten klinischen Bildern. Insbesondere kann es auch zu spinalen Ausfällen kommen (von einer isolierten Urinretention bis hin zum kompletten Querschnittsyndrom) und zwar in einem Zeitraum von etwa einer Viertelstunde bis zu einem Tag nach dem „Trauma". Zum Teil verbleibt eine Residualsymptomatik. Die Folgen der Caisson-Krankheit sind bei Tauchern als **Berufskrankheit** anerkannt (BK 2201).

28.1.4 Strahlenmyelopathie

Die Strahlenmyelopathie stellt heutzutage eine eher seltene Komplikation dar. Erste Symptome können Jahre nach erfolgter Strahlentherapie auftreten (**lange Latenzzeit**). Man unterscheidet früh (< 90 Tage nach Beginn der Strahlentherapie) bzw. spät auftretende (> 90 Tage) Strahlenfolgen [Nieder et al. 2003]. Eine subakute Strahlenfolge stellt das **Lhermitte-Syndrom** dar, das einer **transienten Demyelinisierung** entspricht. Die **irreversible Myelopathie** ist bedingt durch vaskuläre, gliale sowie neuronale Schädigungen, eventuell begleitet von Entzündungsreaktionen. Wahrscheinlich stellt jedoch eine Endothelzellschädigung der Blutgefäße den eigentlichen Mechanismus dieser chronischen Strahlenfolgen dar [Morris et al. 1994, 1996].

Typischerweise finden sich (multi-)segmentale Schmerzen und Sensibilitätsstörungen sowie ein **zunehmendes Querschnittsyndrom.** Der Verlauf ist jedoch nicht zwingend chronisch progredient, sondern kann auch schubförmig anmuten oder sogar mit längeren Phasen fehlender Progression einhergehen. Auch reversible Verläufe (mit ausschließlich sensiblen Störungen) werden selten beschrieben.

Die **radiogene Myelopathie** gilt als mittelbare Schädigungs- und Unfallfolge im Sinne des Sozialen Entschädigungsrechtes und der Gesetzlichen Unfallversicherung, sofern die Strahlentherapie wegen der Folgen eines versicherten Schädigungsereignisses durchgeführt wurde (z. B. Bestrahlung eines Mesotheliomes nach Asbestexposition). Die Diagnose erfolgt als Ausschlussdiagnose. Differenzialdiagnostisch muss immer eine Symptomatik im Rahmen des malignen Grundprozesses diskutiert werden (metastatische oder paraneoplastische Genese). Eine entsprechende Myelondosis (nicht deutlich weniger als 50 Gy) und ein entsprechender Zeitverlauf (ab 6 Monate nach Bestrahlung) werden ursächlich gefordert [Wenz et al. 2000]. Die **Toleranzdosis** (**$TD_{5/5}$**, Spätfolge in 5 % der behandelten Patienten innerhalb von 5 Jahren) für das Myelon liegt bei 47–50 Gy in täglichen Einzeldosen von 2 Gy [Emami et al. 1991]. Berufliche Exposition mit kleineren oder größeren Strahlenmengen, die unter der Nummer 2402 in der Berufskrankheiten-Verordnung aufgeführt sind, dürften hingegen keine relevante Größenordnung erreichen, um eine Strahlenmyelopathie auszulösen.

Typischerweise kann eine radiogene Myelopathie nach Bestrahlung von Tumoren im Kopf/Hals- oder Thoraxbereich auftreten. Die MRT kann Befunde wie ein Ödem oder segmentale KM-Anreicherung aufweisen. Eine Korrelation zur Strahlenexposition kann evtl. durch das Fettmarksignal bestrahlter Wirbelkörper hergestellt werden.

Typische Folge einer strahlentherapeutischen Behandlung kann selten auch ein **Sekundärmalignom** im Bestrahlungsfeld sein (z. B. Sarkome).

28.1.5 Intoxikationen und Impfschäden

Insgesamt handelt es sich hier um eine sehr seltene Ursache einer Rückenmarkschädigung, z. B. ausgelöst durch organische Phosphorverbindungen (Triarylphosphat-Myelopolyneuropathie). Das **Tri-ortho-Kresyl-Phosphat (TOCP)** wird z. B. als Glyzerinersatz, als Lösemittel in der Kunststoffherstellung und als Maschinenschmiermittel in der Industrie verwendet. Bekannt wurde es durch eine missbräuchliche Verwendung als Speiseöl. Symptome treten 5–30 Tage nach oraler Aufnahme auf. Typischerweise findet sich eine von Parästhesien begleitete symmetrische, sensomotorische Polyneuropathie, ausgehend von den unteren Extremitäten. Bei Rückbildung der peripher neurogenen Schädigung tritt eine (Para-)Spastik als Ausdruck der Rückenmarkschädigung auf.

Nach den Maßstäben des Sozialen Entschädigungsrechts kann eine entsprechende Residualsymptomatik (Paraspastik) als Schädigungsfolge anerkannt werden (**Kann-Versorgung**).

Der **Lathyrismus** ist Ausdruck einer chronischen Intoxikation nach chronischem Genuss von Kichererbsen (zum Beispiel in gestrecktem Mehl enthalten) durch **Beta-N-Oxalyl-Amino-L-Alanin (BOAA)**. Klinisch imponiert das Bild einer spastischen Spinalparalyse mit Blasen-, Mastdarm- und Sexualfunktionsstörungen, jedoch ohne sensible Symptome [Spencer et al. 1986]. Diese Erkrankung spielt in Deutschland keine Rolle.

Weiter neurotrope Vergiftungen führen in der Regel zu einer kombinierten Schädigung des peripheren und des gesamten zentralen Nervensystems. Entscheidend ist immer die Dauer und Höhe der Exposition sowie der klinische Verlauf der Symptomatik.

Impfschäden mit spinalen Symptomen sind extrem selten.

28.2 Untersuchungen

Für die **gutachtliche Beurteilung** sind alle Untersuchungen bedeutsam, die eine Rückenmarkschädigungs im Sinne eines **primären Körperschadens,** der durch einen Unfall bzw. eine Noxe hervorgerufen wurde, dokumentieren (s. Kap. 21.2).

Aber auch Untersuchungen bzw. Untersuchungsergebnisse die einen pathologischen Zustand **vor** dem schädigenden Ereignis (z. B. degenerative WS-Veränderungen) belegen, können relevant sein, wenn es darum geht **Vorschäden oder Schadensanlagen** (vorbestehender Zustand, der zwar noch zu keiner Funktionsbeeinträchtigung geführt hat, der aber ein erhöhtes Verletzungsrisiko birgt) zu beschreiben. In erster Linie ist hier die bildgebende Diagnostik, einschließlich der nativen Röntgendiagnostik zu erwähnen.

Typischerweise können z. B. vorbestehende spinale Engen auch bei Bagatelltraumata ein wesentlicher pathogenetischer Faktor für die Entstehung von Myelonschädigungen sein.

Spätfolgen oder Folgeschäden müssen von **Nachschäden** unterschieden werden (s. Kap. 7.2.9).

28.3 Hinweise zum Verlauf und der Prognose

Der Verlauf der klinischen Symptomatik sowie die Prognose sind abhängig von:

- der Art des primären Schädigungsereignisses: Unfallmechanismus, Ausmaß des Traumas, zeitlicher Verlauf (akut oder chronisch verlaufende Schädigung),
- pathomorphologischen Vorgängen (wichtig scheint hier insbesondere die mikrovaskuläre Versorgung des Myelons zu sein),
- Begleitverletzungen,
- traumaunabhängigen Gegebenheiten wie z. B. Vorerkrankungen des Probanden. So kann z. B. eine Antikoagulanzientherapie auch nach Bagatelltrauma zu erheblichen Symptomen bei Entwicklung eines Hämatoms führen.

28.3.1 Akut auftretende Symptomatik

Commotio spinalis

Vorübergehende, unterschiedlich ausgeprägte, spinale Symptomatik.

Prognose: Komplett reversibel ohne andauerndes morphologisches Korrelat.

Contusio spinalis

Tritt in der Regel nach gedeckten, stumpfen Traumata auf. Morphologisch nachweisbare Läsionen zumeist im Sinne zentral lokalisierter Rhexisblutungen mit Ödem. Es kann auch ein sog. Contrecoup im Sinne einer Kontusion in räumlicher Entfernung zum Ort des primär schädigenden Ereignisses auftreten.

Prognose: Persistierende Residualsymptome, die abhängig vom Ausmaß der Schädigung (punktförmige Hämorrhagie bis hin zu schwersten Myelonverletzungen, evtl. den gesamten Querschnitt betreffend) sind.

Penetrierende Verletzungen

In der Regel primär manifeste Schädigungen des Myelons, zusätzlich aber auch z. B. durch begleitende Gefäßverletzungen, **Symptomwandel** oder weitere Symptome im Verlauf möglich. Komplette oder partielle Kontinuitätsdurchtrennungen des Myelons sind selten (möglich bei Einwirkung stärkster transversaler Abscherkräfte oder nach extremen Flexions-/Rotationsbewegungen).

Prognose: Persistierende Residualsymptome, die abhängig vom Ausmaß der Schädigung auftreten.

Spinale Ischämie

Aufgrund anatomischer Besonderheiten – das Myelon wird von ventral her aus **einer** perforierenden Zentralarterie gespeist, welche aus der unpaaren A. spinalis anterior entspringt – ist von einer erhöhten Vulnerabilität der ventralen Rückenmarkanteile mit den funktionell bedeutsamen motorischen Bahnsystemen im Vergleich zum dorsalen Teil des Rückenmarks auszugehen.

28.3.2 Mit Latenz auftretende Symptomatik

Folgende Symptome können mit einem zeitlichem Intervall nach dem Trauma auftreten:

- **Compressio spinalis:** Rückenmarksschädigung in Folge intraspinaler Drucksteigerung. Zu unterscheiden sind:
  - **Extramedulläre Hämatome:** Klinische Symptome treten in der Regel mit einem zeitlichen Intervall nach dem Trauma auf. So können sich epidurale Blutungen (meist venöser Genese) weiträumig im epiduralen Fettgewebe verteilen und zum Teil erst mit einer längeren Latenz, z. B. auch erst im Rahmen der Hämatomorganisation symptomatisch werden.
  - **Intra- und extraspinale Hämatome** können sich auch ohne scheinbar adäquates Trauma spontan oder im Rahmen einer Koagulopathie (vorbekannt aus der Anamnese des Probanden, oder aber im Rahmen z. B. auch einer Sepsis) oder einer Antikoagulanzientherapie entwickeln.
  - **Subdurale und subarachnoidale Blutungen** sind fast nie raumfordernd, können jedoch z. B. auch im Rahmen einer Commotio spinalis auftreten.
- **Sekundäre, gefäßbedingte Läsionen** können z. B. im Halsmark mit entsprechender Querschnittsymptomatik entstehen. Die Ursache können Thrombosen oder die Insuffizienz kleiner Spinalgefäße, von Wurzelgefäßen oder der A. spinalis anterior sein (traumatische Spinalgefäßschäden, selten auch z. B. nach Sturz auf Gesäß oder Füße). Hierbei kommt der intramedullären Mikrozirkulation eine wesentliche Bedeutung zu. Da es sich bei den Arterien, die den zentralen Myelonabschnitt versorgen, um Endarterien handelt, besteht hier eine funktionelle vaskuläre Grenzzone mit vermehrter Anfälligkeit, insbesondere bei ventralen Myelonverletzungen.
- **Entzündungen:** Entzündliche Prozesse in enger räumlicher Beziehung zum Myelon können im Verlauf raumfordernd wirken und eine entsprechende Querschnittsymptomatik verursachen. Gleiches gilt für Blutungen im Rahmen der Organisation.

So kann evtl. ein Empyem bei Spondylodiszitis nach operativer Versorgung einer traumatischen Wirbelkörperfraktur zusätzlich in von dem Operationsgebiet entfernten Segmenten zu einer Raumforderung führen mit entsprechender Myelonkompression.

- **Intoxikationen** führen in der Regel erst nach länger andauernder Exposition zu entsprechenden Symptomen.
- **Fibrokartilaginäre Embolie:** Sehr seltenes Krankheitsbild [Furtner et al. 2005].

28.3.3 Verlaufsdynamik

Bei den meisten Rückenmarkschäden handelt es sich in der Akutphase nicht um ein einzeitiges, abgeschlossenes Geschehen, sondern vielmehr um einen dynamischen Prozess mit zum Teil mehrfachem Symptomwandel.

Initialsymptome

Bei komplettem Querschnittsyndrom zeigt sich initial in etwa 80% der Fälle ein spinaler Schock (**Diaschisis**) mit schlaffer Plegie, einem kompletten Sensibilitätsverlust für alle Qualitäten, einer schlaffen Blasen- und Mastdarmarmlähmung (Atonie) sowie einer Areflexie (völliger Verlust der reflektorischen Eigentätigkeit des Rückenmarks). Die Dauer kann Minuten bis zu mehrere Wochen betragen. In dieser Phase kann es aufgrund einer Störung der Viszeromotorik, der Vasomotorik und der Thermoregulation zu **lebensbedrohlichen Komplikationen** kommen. Die **autonome Hyperreflexie** (bei Läsionen oberhalb von Th6) stellt eine lebensbedrohliche Komplikation dar und kann über z. B. Blutdruckentgleisungen auch zu Schäden führen, die im weiteren Verlauf eine klinische und gutachterliche Relevanz erhalten (z. B. Enzephalopathie).

Erwähnenswert ist, dass sich das sensible Niveau innerhalb der ersten 48 Stunden im Rahmen der Ödemphase um mehrere Segmente nach kranialwärts verschieben kann.

Prognostische Aussagen sind erst nach Abklingen des spinalen Schocks möglich. Ein Priapismus in der Akutphase (ebenfalls Ausdruck einer vegetativen Störung bei Halsmarkläsionen) gilt jedoch als prognostisch ungünstiges Zeichen.

Symptomwandel

Über einen Zeitraum von Wochen bis Monaten folgt den Initialsymptomen eine Phase des Symptomwandels mit Ausbildung einer **Spastik** sowie einer **Reflexautomatik** (der Blase und besser funktionierend des Darmes) unterhalb der Läsionshöhe, sofern die Läsion nicht tiefer als L1 liegt. Es treten Reflexsynergismen (Beuge- und Strecksynergien) auf.

Besonders Strecksynergismen sowie eine Paraspastik können im späteren Verlauf im Rahmen der Rehabilitation zum Erlernen der selbstständigen Fortbewegung nützlich sein.

Von Bedeutung ist jedoch auch die **vegetative Umstellung** mit wechselnden Funktionsstörungen. Aus der schlaffen Blase entwickelt sich bei Läsionen oberhalb von L1 eine **neurogene Reflexblase.** Das sensible Niveau kann sich in dieser Phase weiterhin verändern (vermutlich durch Ödembildung und lokale posttraumatische spinale Durchblutungsstörungen). Bei Irritation der Hinterwurzeln und Seitenhörner oberhalb der akuten Myelonschädigung kommt es oft zu segmentalen Brennschmerzen sowie einer hyperästhetischen Randzone. Auf Grund der Läsion der Sympathikusbahnen entstehen trophische Störungen der Haut mit der Neigung zu Dekubitalgeschwüren. Vom Patienten aufgrund der Sensibilitätsstörung nicht bemerkte nozizeptive Reize (Überdehnung von Blase und Mastdarm, Hautläsionen) können schwere hypertensive Krisen auslösen.

Auch weitere pathomorphologische Vorgänge können zu einem Symptomwandel führen. So kann sich bei einer **Contusio spinalis** die initial zumeist zentrale Hämorrhagie sowie die begleitende Ödemreaktion typischerweise nach zentrifugal über mehrere Segmente ausdehnen (nach kaudal und kranial), bis hin zur **Hämatomyelie** (Konfluenz der Blutung bzw. Nekrosen). Diesen progredienten pathomorphologischen Veränderungen entspricht eine Ausweitung der neurologischen Symptomatik innerhalb der ersten **48 Stunden.**

Unsichere **prognostische Hinweise** nach Myelonschädigung ergeben sich durch Prüfung des Babinski-Phänomens. Bei typischer Antwort wird eher eine unvollständig verbleibende Residualsymptomatik erwartet. Ein vollständiges Querschnittsyndrom scheint sich hingegen bei einer atypischen Antwort einzustellen (träge Beugung der Zehen II–V). Ein prognostisch ungünstiges Zeichen scheint auch eine längere Zeit persistierende schlaffe Lähmung zu sein (irreversible nukleäre Schädigung im Bereich der Vorderhörner). Eine ausgeprägte Spastik findet sich hingegen bei in der Folge inkompletten Querschnittsyndromen.

Abschluss der Rückenmarkfunktionsumstellung

Nach Abschluss der Umstellungsphase findet sich schließlich das typische syndromale Bild der entsprechenden Rückenmarkschädigung wie in Kapitel 21 ausführlich beschrieben.

Übliche **durchschnittliche Behandlungszeiten** betragen für Paraplegiker 6 Monate und für Tetraplegiker 8 Monate. Entscheidend für den Verlauf, aber auch die Prognose sind hierbei mögliche Begleitverletzungen, Komplikationen im klinischen Verlauf, insbesondere rezidivierende Harnwegsinfekte, Thrombosen, Dekubitalulzera, aber auch unsachgemäße Betreuung bzw. verspätete Zuweisung an spezialisierte Zentren sowie Fehler in der Betreuung nach der Entlassung aus der Akutbehandlung.

Eine gliöse **Narbenbildung** nach entsprechendem Rückenmarktrauma, eine **Traktdegeneration** auf- und absteigender Bahnsysteme mit **Markatrophie** (im Rahmen einer Waller-Degeneration) sowie **Nekrosezysten** können zu einem Symptomwandel auch nach Abschluss der „physiologischen" Umstellungsphase, also nach Wochen bis Monaten führen.

Wachsende Nekrosezysten können durch sekundäre Volumenzunahme bei Flüssigkeitsaufnahme mit einer Latenz von Monaten bis Jahren für eine **progrediente Symptomatik**, im Sinne eines intramedullären Tumors verantwortlich sein.

Auch eine **spinale Arachnopathie** (eine narbige Verwachsungen der weichen und harten Rückenmarkhäute, als seltene Spätfolge nach subarachnoidalen Blutungen, direkter Dura- oder Rückenmarkverletzung oder aber auch indirekt nach Wirbelfrakturen oder -luxationen mit Fibrosierung, Liquor- und Blutzirkulationsstörungen) kann erst im späteren Verlauf symptomatisch werden. Zumeist finden sich hierbei jedoch radikuläre Beschwerden, spinale Syndrome im Sinne einer Querschnittsymptomatik werden eher selten beobachtet.

28.3.4 Prognose

Prognostische Parameter zur Beschreibung eines zu erwartenden Endzustandes in der Frühphase nach dem akuten Rückenmarktrauma sind nicht sehr verlässlich.

Evozierte Potenziale erlauben zum Teil eine gewisse Einschätzung:

- In der Frühphase nach Rückenmarktrauma ausgefallene **SEP** gehen mit einer schlechten Prognose hinsichtlich einer Wiederherstellung funktioneller Defizite einher [Rowed et al. 1978].
- Eine **Restitution** des **MEP** nach initialem Amplitudenverlust nach akutem Rückenmarktrauma kann eher günstige prognostische Hinweise liefern [Curt et al. 1997].
- Auch bei akuten **ischämischen Rückenmarkläsionen** erlaubt die Erfassung einer klinischen Dynamik mittels simultaner SEP- und MEP-Ableitungen im frühen Krankheitsverlauf eine gewisse Einschätzung der Prognose. Im Gegensatz zu einer traumatischen Rückenmarksläsion ist ein initialer SEP-Ausfall hier häufiger reversibel [Tegenthoff 1996].
- Reproduzierbar ableitbare, erhaltene MEP schließen eine organisch bedingte, motorisch vollständige, Querschnittsymptomatik aus. Jedoch ist der Einsatz des MEP in der Frühphase bei unkooperativen Patienten, Bewusstseinsstörungen, pharmakologischen Einflüssen oder aber nach Wirbelkörperfraktur nur eingeschränkt oder gar nicht verwertbar oder kontraindiziert. Leichtgradige Paresen können gelegentlich mit noch regelrechten MEP einhergehen [Müllges et al. 1991, Meyer et al. 1992].

Recht gute Daten zur Verlaufsbeurteilung liefert die standardisierte **ASIA-Motorik-Skala** der „American Spinal Injury Association" (Abb. 28.1), da sich erhaltene motorische Funktionen als der reliabelste prognostische Faktor erwiesen haben [Ditunno et al. 1994].

Prognostisch entscheidend ist der **klinische Verlauf** innerhalb der ersten Tage bis Wochen:

- Bei **fehlender Rückbildungstendenz** einer kompletten Querschnittsymptomatik innerhalb von **48 Stunden** muss von einer persistierenden Symptomatik ausgegangen werden.
- Bei primär unvollständigen Transversalsyndromen kann eine Rückbildung der Symptome innerhalb von **4 Wochen** eine günstige Prognose erwarten lassen.
- Mit dem Instrument FIM™ (Functional Independence Measure) [Granger et al. 1993] können funktionelle Einschränkungen von Patienten anhand von 18 Merkmalen mit je 7 Ausprägungen gemessen werden (nach C. Granger u. a. im Uniformed Data System for Medical Rehabilitation [UDSmr] seit 1990 verwendet, seit 1997 in deutscher Sprache verfügbar [IVAR 1997]). Die Skala erlaubt auch eine Verlaufsbeurteilung und besitzt damit ggf. auch eine gewisse prognostische Relevanz [Dvorak et al. 2005].

Eine für den Probanden funktionell bedeutsame Rückbildung findet sich bei initial inkomplettem Querschnitt in bis zu 70 % und bei initial kompletter Symptomatik in etwa 20 % der Fälle [Meinecke et al. 1992].

28.4 Beurteilung der Kausalität

28.4.1 Akute Symptome

Bei **akut aufgetretenen Symptomen** und **adäquatem Trauma** ist die Frage der Kausalität eines entstandenen Rückenmarksschadens in der Regel einfach zu beantworten.

Wenn die **Traumatisierung** jedoch **nicht relevant** erscheint, kann es auch bei im zeitlichen Zusammenhang auftretender Symptomatik schwierig sein, einen Kausalzusammenhang herzustellen,

Nach **chiropraktischen Manövern** mit neu aufgetretenen oder verschlimmerten myelopathischen Symptomen konnte z. B. nur in seltenen Fällen ein direkter Zusammenhang nachgewiesen werden [Padua et al. 1996].

Grundsätzlich gilt zwar, dass die **Schwere** einer knöchernen Wirbelverletzung auf die **Stärke** der stattgehabten Krafteinwirkung im Rahmen des Traumas hinweist, aber die Ergebnisse der bildgebenden Diagnostik können in besonderen Situationen das wahre Ausmaß der Traumatisierung durchaus verschleiern.

So ist z. B. das Ausmaß der initialen Wirbelkörperdislokation (insbesondere bei Flektionsverletzungen) häufig im Rahmen des Unfallgeschehens deutlich stärker ausgeprägt (wenn auch nur kurzzeitig) als Ergebnisse einer geeigneten Bildgebung später im Rahmen der Erstversorgung vermuten lassen. Das Ausmaß einer möglichen Myelonverletzung kann dann unterschätzt werden.

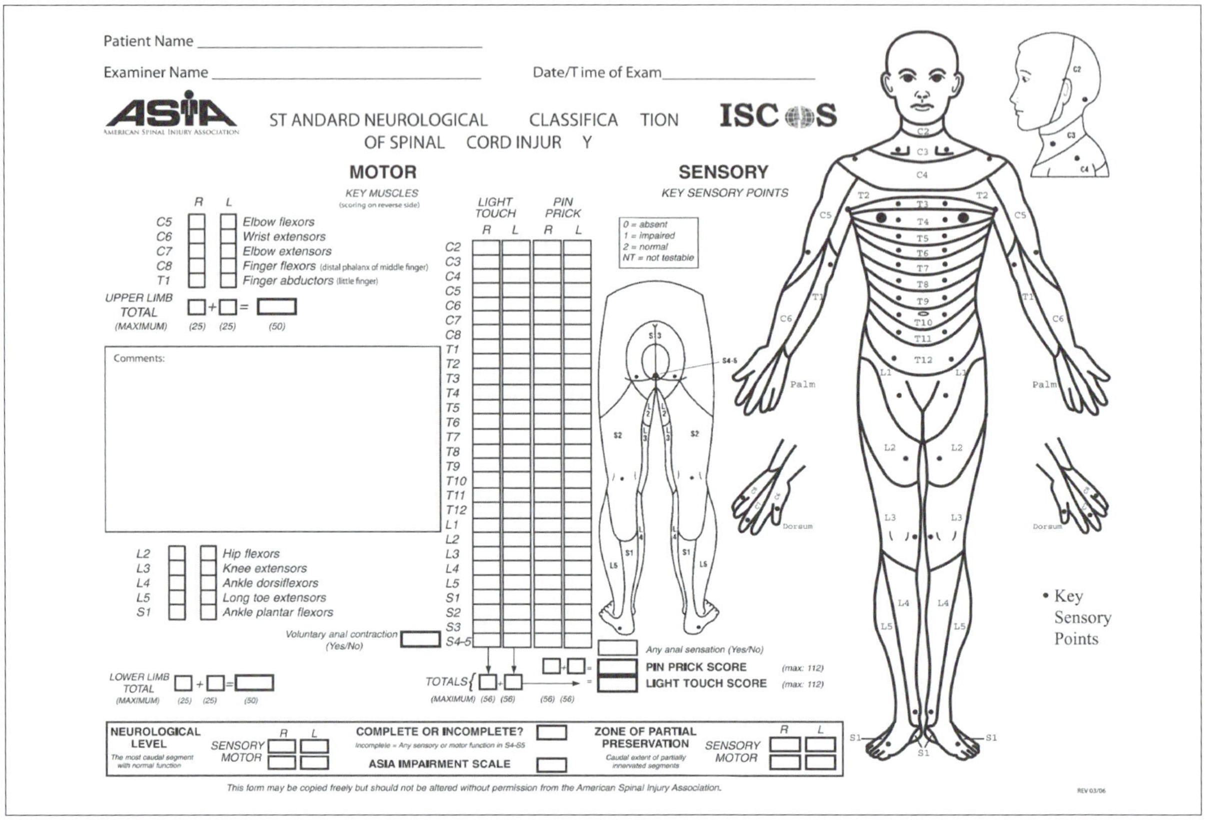

Abb. 28.1 ASIA-Skala für die Verlaufsdokumentation sensomotorischer Ausfälle bei Patienten mit Rückenmarkverletzung.

Wichtig ist auch die Kenntnis der **besonderen Blutversorgung** des Rückenmarks, da besonders im Bereich einer ungünstigen Grenzzone der spinalen Gefäßversorgung auf den Höhen Th4 und L1 eher Querschnittsyndrome auftreten können, und zwar auch **ohne Nachweis einer direkten Traumatisierung.**

Gutachtlich relevant kann auch eine dem **Contrecoup** der zerebralen Verletzungen bei schwerem Schädel-Hirn-Trauma entsprechende Schädigung des Rückenmarkes **fernab der Gewalteinwirkung** sein, z. B. eine Halsmarkschädigung mit hohem Querschnitt bei Sturzereignis auf die Füße oder das Gesäß.

Darüber hinaus erklärt jedoch nicht jeder in der Bildgebung gewonnene pathologische Befund eine geklagte oder dargestellte klinische Symptomatik. Insbesondere der Nachweis eines Bandscheibenvorfalls (BSP) bereitet häufig Probleme.

Zervikale Engen, z. B. durch degenerative Veränderungen der Wirbelsäule, können ausreichen, um auch bei Bagatelltraumen zu einer Rückenmarkschädigung zu führen.

Die Entwicklung einer posttraumatischen Syrinx ist nach einer Rückenmarkverletzung möglich. Jedoch wird eine Syringomyelie bei zunehmendem Einsatz der MRT häufig auch rein zufällig diagnostiziert (s. Kap. 28.4.2).

Schwierig stellt sich die Situation auch bei den **„nichtmechanischen" Unfallmechanismen** dar:

- Bei einem Tauchunfall können z. B. Symptome mit einer Latenz erst nach der Dekompression auftreten.
- Bei einem Stromunfall kann es schwierig werden, den tatsächlichen Stromfluss zu ermitteln.
- Die für später auftretende Symptome verantwortlich gemachte Strahlentherapie liegt in der Regel schon Jahre zurück.

Probleme bereiten in erster Linie dynamische Verläufe mit einer Beschwerdezunahme mit kurzer oder langer Latenz nach dem relevanten Unfallereignis.

Für die Begutachtung wichtig ist der Nachweis eines, auch hinsichtlich der genannten Besonderheiten, relevanten Unfallmechanismus, die Beschreibung geeigneter Brückensymptome sowie die lückenlose Dokumentation der klinischen Symptomatik und der Zusatzdiagnostik mit Objektivierung entsprechender Befunde in der Bildgebung oder der elektrophysiologischen Untersuchung. Immer sollten dabei jedoch die Ergebnisse der Zusatzdiagnostik kritisch hinterfragt werden.

28.4.2 Progrediente spinale Symptome im Verlauf

Extramedulläre Blutungen

Diese können zum Teil erst nach einer gewissen Latenzzeit im Rahmen ihrer Organisation mit entsprechender Kompression des Myelons raumfordernd wirken, und eine entsprechende Klinik verursachen. Insbesondere im Arzthaftungsrecht kann hier die Durchführung einer rechtzeitigen Diagnostik und adäquaten Therapie zur Beurteilung anstehen.

Entzündungen

Ähnliches gilt für Entzündungen bzw. entzündliche Raumforderungen im und vor allem in Assoziation zum Myelon. So befassen sich viele Arzthaftungsverfahren gegen Neurologen mit dem entsprechenden zeitlichen Verlauf nach Auftreten von klinisch hinweisenden Symptomen (Schmerzen, peripher neurogene oder radikuläre sowie Querschnittsyndrome) bis zur Diagnostik und Therapie (Entlastungsoperation, Einleitung einer antientzündlichen Therapie) von z. B. sub- oder epiduralen Abszessen.

Caisson-Krankheit

Im Rahmen der „traumatischen Dekompression" kann es z. T. erst bis zu einem Tag nach dem Ereignis zum Auftreten erster spinaler Symptome kommen. Durch eine entsprechende Anamnese sollte die Frage nach einem kausalen Zusammenhang jedoch keine Probleme bereiten. Wichtig ist im Zusammenhang mit dem Arzthaftungsrecht, die zeitlich adäquate Einleitung einer Therapie nach dem Ereignis.

Impfspätschäden

Nach **Poliomyelitis-Schluckimpfung** kann es zum Auftreten persistierender spinaler Paresen bei den geimpften Personen (0,23 Erkrankungen auf 1 Million Impfungen) sowie bei Kontaktpersonen (1 Erkrankung auf 15,5 Millionen Impfungen) kommen. Die Inkubationszeit beträgt 3–38 Tage. Nach **Grippe-Schutzimpfung** kam es früher (vor der Reinigung von Eiproteinen) extrem selten zu einzelnen Fällen mit einer Enzephalomyelitis.

> Seltene progrediente spinale Symptome, zum Teil auch nach Jahren mit stabilem Verlauf stellen ein besonderes Problem in der Begutachtung traumatischer Rückenmarksverletzungen dar.

Zervikale Myelopathie

Der kausale Zusammenhang zwischen einem Traum und einer Jahre später auftretenden Symptomatik im Sinne einer **Myelopathie** in der Folge primär übersehener oder in Fehlstellung verheilter Wirbelsäulenverletzungen ist schwer zu beurteilen, insbesondere wenn prädisponierende Faktoren bestehen, muss individuell in Zusammenarbeit mit dem unfallchirurgischen Gutachter entschieden werden.

Posttraumatische Ischämie

Auch auf dem Boden vaskulärer Veränderungen kann es Jahre nach dem Trauma zu weiteren spinalen Symptomen kommen. So können alte Wirbelkörper-(luxations-)frakturen, insbesondere im zervikozephalen Übergang im Verlauf über eine Beeinträchtigung der Blutversorgung zu einer **Ischämie des Myelons** führen, die dann als unfallabhängig gewertet werden muss. Die Symptomatik kann einem **Spinalis-anterior-Syndrom** entsprechen (insbesondere in Höhe C3/4). Bei der Kausalitätsbeurteilung müssen aber immer auch Vorschäden wie Spondylophytenbildung sowie unfallunabhängige Gefäßprozesse (insbesondere bei älteren Probanden) berücksichtigt werden. In seltenen Fällen wurde jedoch auch ein Spinalis-anterior-Syndrom bei Kindern innerhalb von Stunden nach Bagatelltrauma beschrieben [Tegenthoff et al. 1993].

Posttraumatische Syringomyelie

Syringomyelien treten in 3 % bis zu 25 % aller Patienten mit Rückenmarktraumen im Verlauf von Jahren, zumeist im Hals- und Lumbalmark auf [Nurick et al. 1970, Rossier et al. 1985, Brodbelt et al. 2003]. Klinisch Symptome können wie ein intramedullärer Tumor imponieren. Eine operative Behandlung kann in bis zu 50–70 % zu einem Stillstand der Progression oder aber zu einer Verbesserung des klinischen Befundes führen [Lee et al. 2001, Jaksche et al. 2005]. Ein Unfallzusammenhang im Sinne einer posttraumatischen Syringomyelie (zystischen Myelopathie) kann dann angenommen werden, wenn diagnostisch unfallunabhängige Faktoren auszuschließen sind, ein medulläres Trauma, evtl. mit Hämatomyelie in der Initialphase in vergleichbarer Lokalisation vorgelegen hat und wenn sich die progrediente Symptomatik möglichst an die posttraumatische Akutphase zumindest mit Brückensymptomen anschließt. Der MRT-Verlauf lässt insbesondere in der Frühphase nach dem Trauma eine Dynamik mit Ausweitung der Syrinx erkennen. Die Differenzialdiagnose kann sich bei mehrjährigem freiem zeitlichem Intervall, das ausnahmsweise ca. 2 Jahrzehnte betragen kann, schwierig gestalten [Tegenthoff et al. 2000]. Eine intraspinale Höhlenbildung kann mit einer Inzidenz von 8/100 000 in der Normalbevölkerung auftreten [Di Lorenzo et al. 2005] und muss nicht zwingend eine neurologische Symptomatik bedingen.

Posttraumatische Arachnopathie

Ein weiteres Problem stellt die **spinale Arachnopathie** dar. Mit einer Latenz von Jahren kann es in der Regel zu progredienten radikulären, seltener jedoch auch zu spinalen Syndromen kommen, bevorzugt betroffen sind die lumbosakralen Wurzeln. Ursächlich diskutiert werden narbige Verwachsungen der Hirnhäute insbesondere nach subarachnoidalen Blutungen, spinale Menigitiden, Wirbelsäulen- oder Rückenmarktraumen (auch nach einer Commotio spinalis) oder Wibelsäulenoperationen. Darüber hinaus kann sich eine chronisch progressive Arachnopathie aber auch nach intrathekaler Medikamentengabe, bei posttraumatisch auftretenden Liquor- und Blutzirkulationsstörungen sowie spontan entwickeln. Auch die differenzialdiagnostische Abgrenzung der Beschwerden ist schwierig, da es keine geeignete Zusatzuntersuchung gibt, die die Diagnose einer spinalen Arachnopathie beweist (auch die Myelographie ergibt kein pathognomonisches Bild).

Sonstige Spätschäden

Progrediente Symptome im Sinne eines **Vorderhornprozesses** sind nach **Elektrotraumen** in Einzelfällen beschrieben. Bei zeitlichem Zusammenhang der nachgewiesenen physikalischen Rückenmarkschädigung und dem Auftreten eines der spinalen Muskelatrophie vergleichbaren Syndroms (innerhalb von 6 Monaten) ist daher ein ursächlicher Zusammenhang nicht zwingend abzulehnen. Insgesamt ist eine **Kann-Versorgung** zu erwägen, wenn eine **motorische Systemerkrankung** während oder bis zu 6 Monate nach einem Elektrotrauma (aber auch nach einer Poliomyelitis, Wirbelsäulentraumen, Barotraumen, Fehl- oder Unterernährung, toxische Schäden u. a.) auftritt.

Natürlich muss eine sporadisch oder familiär auftretende neurodegenerative Erkrankung so weit wie möglich ausgeschlossen werden. Eine wiederholte Exposition geringgradiger Elektrotraumen ist jedoch auch über einen längeren Zeitraum nicht für eine progrediente Vorderhornschädigung verantwortlich zu machen. Hier sowie bei Symptomen, die Jahre nach dem Elektrotrauma auftreten, ist ein Zusammenhang abzulehnen.

Meningeome werden nicht als Traumafolge anerkannt.
Über **fibrokartilaginäre Embolien** als Ursache einer spinalen Symptomatik finden sich nur Einzelfallberichte [Furtner et al. 2005].
Auch ein **psychogenes Querschnittsyndrom** kann als unfallabhängig gewertet werden, wenn, bei gesicherter Diagnose, ein zeitlicher Zusammenhang sowie eine nachvollziehbare unfallabhängige psychodynamische Grundlage besteht (s. Kap. 35.3).

Literatur

Brodbelt AR, Stoodley MA. Post-traumatic syringomyelia: a review. J Clin Neurosci 2003; 10(4): 401 – 408

Curt A, Dietz V. Prognosis of traumatic spinal cord lesions. Significance of clinical and electrophysiological findings. Nervenarzt 1997; 68(6): 485 – 495

Di Lorenzo N, Cacciola F. Adult syringomielia. Classification, pathogenesis and therapeutic approaches. J Neurosurg Sci 2005; 49(3): 65 – 72

Ditunno J.F, Young W, et al. The international standard booklet for neurological and functional classification of spinal cord injury. Paraplegia 1994; 32: 70 – 80

Dvorak MF, C. Fisher CG., et al. Factors predicting motor recovery and functional outcome after traumatic central cord syndrome: a long-term follow-up. Spine 2005; 30(20): 2303 – 2311

Emami B, Lyman J, et al. Tolerance of normal tissue to therapeutic irradiation. Int J Radiat Oncol Biol Phys 1991; 21(1): 109 – 122

Furtner M, Felber S, et al. Spinal fibrocartilaginous embolism. Nervenarzt 2005; 76(10): 1246 – 1249

Granger CV, Hamilton BB, et al. Performance profiles of the functional independence measure. Am J Phys Med Rehabil 1993; 72: 84 – 89

IVAR: Manual. Version 1. FIM – Funktionale Selbstständigkeitsmessung. Straubing 1997

Jaksche H, Schaan M, et al. Posttraumatic syringomyelia serious complication in tetra- and paraplegic patients. Acta Neurochir 2005; 93: 165 – 167

Lee TT, Alameda GJ, et al. Surgical treatment of post-traumatic myelopathy associated with syringomyelia. Spine 2001; 26(24 Suppl): 119 – 127

Meinecke FW, Exner G. Injuries of the thoracolumbar spine. In: Vinken PJ, Bruyn GW, Klawans HL. Handbook of Clinical Neurology. Elsevier, Amsterdam 1992: 17 – 89

Meyer BU, Britton TC, et al. Motor responses evoked by magnetic brain stimulation in psychogenic limb weakness: diagnostic value and limitations. J Neurol 1992; 239: 251 – 255

Morris GM, Coderre JA, et al. Boron neutron capture irradiation of the rat spinal cord: histopathological evidence of a vascular-mediated pathogenesis. Radiat Res 1996; 146(3): 313 – 320

Morris GM, Coderre JA, et al. Boron neutron capture therapy: a guide to the understanding of the pathogenesis of late radiation damage to the rat spinal cord. Int J Radiat Oncol Biol Phys 1994; 28(5): 1107 – 1112

Müllges W, Ferbert A, et al. Transkranielle Magnetstimulation bei psychogenen Paresen. Nervenarzt1991; 62: 349 – 353

Nieder C, Rodemann HP. Späte Strahlenveränderungen der Gewebe. In: Bamberg M, Molls M, Sack H. Radioonkologie-Band 1. Grundlagen. W. Zuckerschwerdt Verlag, München 2003: 251 – 265

Nurick S, Russell JA, et al. Cystic degeneration of the spinal cord following spinal cord injury. Brain 1970; 93(1): 211 – 222

Padua L, Padua R, et al. Radiculomedullary complications of cervical spinal manipulation. Spinal Cord 1996; 34(8): 488 – 492

Rossier AB, Foo D, et al. Posttraumatic cervical syringomyelia. Incidence, clinical presentation, electrophysiological studies, syrinx protein and results of conservative and operative treatment. Brain 11985; 108 (Pt 2): 439 – 461

Rowed DW, J. McLean A, et al. Somatosensory evoked potentials in acute spinal cord injury: prognostic value. Surg Neurol 1978; 9(3): 203 – 210

Spencer PS, Roy DN, et al. Lathyrism: evidence for role of the neuroexcitatory aminoacid BOAA. Lancet 1986; 2(8515): 1066 – 1067

Tegenthoff M. Evozierte Potentiale in der Diagnostik spinaler Notfälle. Z. EEG-EMG 1996; 27: 33 – 39

Tegenthoff M, Kotterba S. Ischämische Rückenmarksinfarkte nach minimalem Trauma bei Kindern. Durchblutungsstörungen im Bereich des Nervensystems. In: Huffmann G, Braune HJ, Griewing B (Hrsg.). Durchblutungsstörungen des Nervensystems. Einhorn-Presse Verlag, Reinbek 1993: 569

Tegenthoff M, Kutzner M, et al. Rückenmarktraumen. In: Suchenwirth RMA, Kunze K, Krasney OE. Neurologische Begutachtung. Urban & Fischer München 2000

Wenz FR, Guttenberger, et al. Gehirn, Rückenmark und Sinnesorgane. Nebenwirkungen in der Radioonkologie 1. In: Dörr W, Zimmermann JS, Seegenschmiedt M H. Münchener medizinische Taschenbücher Bd.1, Medizin und Wissen. Urban und Vogel, München 2000: 178 – 190

29 HWS-Beschleunigungsverletzungen

M. Tegenthoff u. P. Schwenkreis

„... Sie ließ sich untersuchen, befühlen und betasten; dabei beobachtete sie die Ärzte mit schlauem Blick. „Wir müssen sie zum Gehen bringen", sagte der eine. Sie schrie: „Ich kann das nicht mehr, meine lieben Herren, ich kann das nicht mehr!" Da fassten sie die Alte unter, hoben sie hoch und schleppten sie einige Schritte weit; aber sie glitt ihnen aus den Händen und fiel zu Boden. Dabei stieß sie so entsetzliche Schreie aus, dass man sie mit unendlicher Behutsamkeit wieder auf ihren Sitz tragen musste. Sie gaben ein zurückhaltendes Urteil ab, schlossen aber auf Arbeitsunfähigkeit..."
Dieses literarische Beispiel aus der Novelle „Hoch zu Ross" von Guy de Maupassant veranschaulicht in pointierter Weise die Problematik der nicht objektivierbaren, aber auch nicht ausschließbaren Körperschäden bei Verkehrsunfällen. Besonders im Zusammenhang mit der HWS-Beschleunigungsverletzung ist der ärztliche Gutachter damit konfrontiert. In diesen Fällen stehen ein zumeist wenig dramatisches Unfallgeschehen sowie eher spärliche objektivierbare klinische und röntgenologische Befunde im Kontrast zu einem oft langanhaltenden bunten und ausgeprägten subjektiven Beschwerdebild, welches dem Gutachter vor allem hinsichtlich der Kausalitätseinschätzung häufig Probleme bereitet.

Beschleunigungsverletzungen der Halswirbelsäule sollen nach aktuellen Schätzungen bei etwa 47 % der Verkehrsunfallopfer in Deutschland auftreten. Insofern handelt es sich dabei um den häufigsten Verletzungsmechanismus, der bei den etwa 424 000 pro Jahr in Deutschland auftretenden Verkehrsunfällen mit Körperschäden eintritt. Die unfallbedingte Inzidenz von HWS-Beschleunigungsverletzungen in Deutschland liegt damit bei etwa 200 Personen pro 100 000 Einwohner im Jahr. Bemerkenswert ist, dass diese Inzidenz in Ländern mit unterschiedlichen Versicherungs- und Entschädigungsbedingungen, auch innerhalb Europas, deutlich variiert, was auf die Bedeutung gesetzlicher Regelungen sowie kultureller Besonderheiten und gesellschaftlich determinierter Erwartungshaltungen an der Entstehung einer unfallbedingten Beschwerdesymptomatik hinweist [Obelieniene et al. 1999, Schrader et al. 1996]. Die Kosten, die für HWS-Beschleunigungsverletzungen aufzuwenden sind, werden für Deutschland mit etwa 500 Mio. Euro pro Jahr geschätzt. In Italien belaufen sie sich auf ca. 2,3 Mrd., in Finnland lediglich auf 1,5 Mio. Euro pro Jahr. Damit sind die „Fallkosten" in Deutschland mit ca. 2500 Euro im europäischen Vergleich eher niedrig, In der Schweiz sind diese mit ca. 35 000 Euro anzusetzen [Comitté Européen des Assurances 2004].

In den letzten Jahren ist durch die Überlagerung der HWS-Beschleunigungsverletzungen mit psychoreaktiven Störungen, insbesondere der häufig unkritisch gebrauchten Diagnose einer „posttraumatischen Belastungsstörung", ein Anstieg dieser Kosten zu beobachten. Schätzungen in den Vereinigten Staaten gehen davon aus, dass dort etwa 10 % der Entschädigungsforderungen – ca. 20 Milliarden Dollar pro Jahr – für letztlich auf Simulation oder Aggravation beruhende Beschwerden ausgegeben werden [Keidel 2000, Status report 1995]. Diese Problematik einer Überlagerung von organischen Schäden mit psychoreaktiven Faktoren, sowie häufig durch die Medien getriggerte übersteigerte Erwartungshaltungen in Bezug auf Entschädigungszahlungen, bilden die wesentliche Grundlage für die gutachtliche Problematik, die sich seit Jahren in nahezu unveränderter Weise bei der Beurteilung der HWS-Beschleunigungsverletzungen ergibt [Stevens 2006, Thomann u. Rauschmann 2006].

29.1 Pathomechanismen

Unter einer Beschleunigungsverletzung der Halswirbelsäule (HWS) versteht man eine plötzliche, in der Regel unerwartet einsetzende Retroflexions-, Anteflexions- oder Rotationsbewegung der HWS, die grundsätzlich durch von vorn, hinten oder auch seitlich einwirkende Beschleunigungskräfte hervorgerufen werden kann.

Typischer und häufigster Mechanismus sind die Heckkollisionen im Rahmen von Verkehrsunfällen, bei denen in bis zu 60 % der Fälle eine HWS-Beschleunigungsverletzung beschrieben wird [Castro et al. 1997, Münker et al. 1995]. Der Begriff der HWS-Beschleunigungsverletzung beschreibt insofern einen Schädigungsmechanismus und stellt keine eigentliche Diagnose dar. Die weithin verbreitete Bezeichnung des **„HWS-Schleudertraumas"**, welche gleichfalls einen Unfallmechanismus beschreibt, sollte grundsätzlich nicht mehr verwandt werden, da dieser Begriff für den Laien häufig das Vorliegen einer schweren Verletzung bzw. die Notwendigkeit einer Entschädigung impliziert [Malin u. Tegenthoff 1990]. Der von der Quebec Task Force inaugurierte Begriff der **„whiplash associated disorders"** (WAD) [Spitzer et al. 1995] drückt sich diesbezüglich zwar sehr vorsichtig aus und stellt damit eine Alternative zur „HWS-Beschleunigungsverletzung" dar, hat sich im deutschsprachigen Raum – vor allem wohl aufgrund einer fehlenden griffigen Übersetzung – jedoch nicht durchgesetzt.

Häufigste Folge einer HWS-Beschleunigungsverletzung ist eine Zerrung der komplexen Weichteilstrukturen im Bereich des Halses oder auch der kleinen Wirbelgelenke durch einen Heckaufprall (s. Tab. 29.**3**). Diagnostisch ist in solchen Fällen – gestützt auf eine adäquate klinische Symptomatik (s. Kap. 29.2.2) – in der Regel eine **HWS-Distorsion** zu dokumentieren. Bei der typischen HWS-Beschleunigungsverletzung handelt es sich primär um eine „Non-Contact-Verletzung". Ein begleitender Anprall des Kopfes, der häufig mit einer **HWS-Stauchung** einhergeht, kann darüber hinaus zu einer Schädelprellung, einer Commotio cerebri oder einer höhergradigen Hirnverletzung führen, welche ggf. diagnostisch frühzeitig eindeutig abgegrenzt werden muss (Tab. 29.**1**). Kommt es unfallbedingt zu einer direkten HWS-Traumatisierung („Contact-Verletzung"), so ist im Einzelfall auch eine **HWS-Prellung** zu diagnostizieren.

29.1.1 Unfallmechanische Parameter

Die Erfassung und Beurteilung der unfallmechanischen Abläufe bei einem Auffahrunfall sollte stets dem technischen Sachverständigen überlassen bleiben. Trotzdem sollte auch der medizinische Sachverständige entsprechende Grundkenntnisse besitzen, da die in den verkehrstechnischen Gutachten gemachten Angaben von den Parteien häufig argumentativ für oder gegen den Nachweis eines Unfallschadens verwendet werden.

Von den verschiedenen Parametern, welche die Belastung der Fahrzeuge (und deren Insassen) bei einem Auffahrunfall beschreiben (Tab. 29.**2**), hat sich die Geschwindigkeitsänderung Δv als der wichtigste prädiktive Wert für das Auftreten körperlicher Unfallschäden bei den Insassen des jeweiligen Fahrzeugs herausgestellt. Dieser beschreibt die Be- bzw. Entschleunigung, denen die Fahrgastzelle – und damit das Unfallopfer – im Verlauf des Unfallereignisses ausgesetzt ist. Alle anderen Parameter wie die Geschwindigkeit der einzelnen Fahrzeuge (Kollisionsgeschwindigkeit) oder deren Relativgeschwindigkeit zueinander besitzen nur untergeordnete Bedeutung, da die Übertragung dieser Parameter auf das Unfallopfer in erheblichem Umfang von den äußeren Bedingungen der Fahrzeuge („Knautschzone", Gewichtsverhältnisse zwischen beiden Fahrzeugen) abhängt.

29.1.2 Unfallmechanismen und Verletzung

Von wesentlicher Bedeutung für mögliche Körperschäden beim Unfallopfer ist die Art des Aufpralls. Zu unterscheiden sind hier als Grundformen Frontal-, Heck- und Seitenkolli-

Tabelle 29.**1** Verletzungsmöglichkeiten im Kopf-Hals-Bereich

„Non-Contact-Verletzung"	Indirektes HWS-Trauma ohne direkte Gewalteinwirkung auf Kopf und Hals durch heftige Relativbewegung zwischen Kopf und Rumpf, z. B. abrupte Rumpfbeschleunigung oder -abbremsung bei Aufprall von hinten. **Folge:** HWS-Distorsion.
„Contact-Verletzung"	Direktes HWS-Trauma, zum Beispiel Schlag, Strangulation. **Folge:** HWS-Prellung.
	Direktes Schädel-Hirn-Trauma mit indirektem HWS-Trauma, zum Beispiel Schlag gegen den Kopf mit sekundärer HWS-Verletzung. **Folge:** HWS-Stauchung.
	Direktes HWS-Trauma mit indirektem Schädel-Hirn-Trauma, z. B. sekundärer Schädelaufprall.
	Isoliertes Schädel-Hirn-Trauma

Tabelle 29.**2** Wichtigste unfallmechanische Parameter bei Auffahrunfällen

Begriff	***Definition***
Kollisionsgeschwindigkeit	Geschwindigkeit eines Fahrzeugs zum Zeitpunkt des Erstkontakts
Relativgeschwindigkeit	Differenz der Kollisionsgeschwindigkeiten zweier Fahrzeuge
Auslaufgeschwindigkeit	Geschwindigkeit eines Fahrzeugs nach Beendigung der Kollision
Geschwindigkeitsänderung (Δv)	Be- bzw. Entschleunigung eines Fahrzeugs durch die Kollision

Tabelle 29.3 Grundformen von Auffahrunfällen und die hieraus resultierenden Verletzungen

Verletzung	*Heckaufprall*	*Frontalaufprall*	*Seitenaufprall ipsilateral*	*Seitenaufprall kontralateral*
Weichteilzerrung	+	++	–	++
Distorsion der Wirbelgelenke	++	–	–	–
Wirbelsäulenstauchung	–	bei Kontaktverletzung	bei Kontaktverletzung	–

sionen mit unterschiedlichen Verletzungsmechanismen (Tab. 29.3). Es versteht sich von selbst, dass versetzte Aufprallmechanismen zu kombinierten Verletzungsmustern führen können. Weiterhin gilt zu berücksichtigen, dass nicht selten auch komplexe Unfallmechanismen auftreten, wenn z. B. bei einem Heckaufprall das Fahrzeug noch auf das davor stehende Fahrzeug geschoben wird, so dass ein kombinierter Heck-/Frontalaufprall vorliegt. Allerdings gilt als Grundregel, dass so gut wie immer der erste Aufprall aufgrund der hier maximalen kinetischen Energie die wesentlichste Verletzung bewirkt. Be- oder Entschleunigungskräfte, die beim forcierten Anfahren oder beim starken aktiven Abbremsen auftreten, sind demgegenüber grundsätzlich nicht ausreichend, eine HWS-Beschleunigungsverletzung hervorzurufen [Lang et al. 2005].

Heckaufprall

Eine **„HWS-Distorsion"** im Sinne einer „Überdrehung" oder „Überdehnung" von Strukturen der Halswirbelsäule (kleine Wirbelgelenke, Ligamente) ist aufgrund der anatomischen Gegebenheiten in erster Linie beim Heckaufprall zu erwarten (Abb. 29.1). Die inzwischen standardmäßige Ausrüstung von Kraftfahrzeugen mit Kopfstützen vermindert dabei die typische Beschleunigungskraft des Heckaufpralls in hohem Maße.

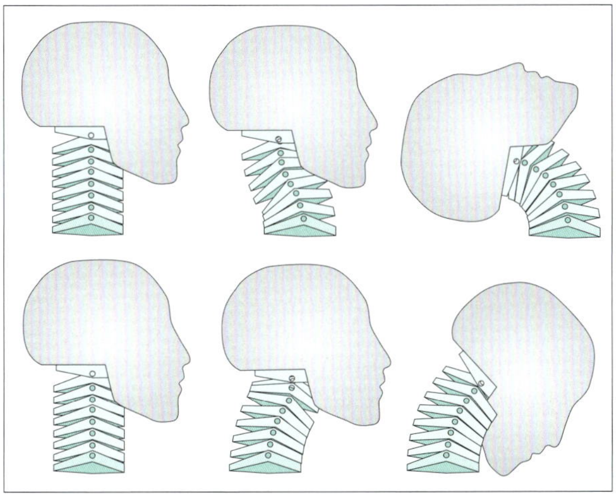

Abb. 29.1 Schematische Darstellung der Kopf-Hals-Bewegung (jeweils von links nach rechts) beim Heck- und Frontalaufprall [nach Svensson et al. 2000]. Heckaufprall mit Retraktions- und Extensionsbewegung der Halswirbelsäule (oben) sowie Frontalaufprall mit kurzer Protraktion und anschließender Flexion (unten).

Kontrovers diskutiert wird die Bedeutung der kollisionsbedingten Geschwindigkeitsänderung (Δv) für die Manifestation von Organschäden. Aus rein biomechanischer Sicht ist eine relative Geschwindigkeitsänderung von weniger als 8–10 km/h nicht in der Lage, eine relevante körperliche Schädigung hervorzurufen. Insofern wurde z. B. von Castro eine „Grenze der Harmlosigkeit" zwischen 10 und 15 km/h angesetzt [Castro et al. 1997]. Inzwischen überwiegt jedoch die Einschätzung, dass sich eine manifeste HWS-Verletzung allein (!) aufgrund eines technischen Gutachtens mit der entsprechenden Festlegung der Δv **nicht** ausschließen lässt [Ludolph 2005, Wedig 2003]. Körperliche Vorschäden des Verletzten wie z. B. bislang subklinische knöcherne Läsionen (chronische Polyarthritis, Osteolysen, Morbus Bechterew), eine anlagebedingte Hypermobilität der HWS oder präexistente Gefäßpathologien (z. B. Marfan-Syndrom) können auch bei geringen Kollisionsgeschwindigkeiten eine Organschädigung begründen. Die klinische Erfahrung zeigt, dass auch banal erscheinende Unfälle zu manifesten, selten auch schwerwiegenden Verletzungen führen können [Mattern et al. 1995].

Die Schleuderbewegung und damit auch der Unfallschaden kann durch eine Rotation bzw. Torsion um die Körperlängsachse, etwa bei zum Aufprallzeitpunkt nach rückwärts gedrehter HWS oder gedrehtem Rumpf bzw. Kopf kompliziert werden [Sturzenegger et al. 1994]. Insofern können individuell zum Zeitpunkt des Unfalls eingenommene Sitzposition, das Vorhandensein und die Stellung der Kopfstütze und andere Faktoren, die den primär mechanischen Unfallhergang beeinflussen, für den Unfallschaden von Bedeutung sein. Diese Faktoren müssen ggf. vom technischen Sachverständigen in seinem Gutachten berücksichtigt werden [Münker et al. 1995]. Das Ausmaß der körperlichen Schädigung korreliert dabei nicht zwingend mit dem häufig auf Fotos eindrucksvoll dokumentierten sichtbaren Schweregrad des Unfallereignisses bzw. dem Fahrzeugschaden.

Frontalaufprall

Bei leichteren Frontalkollisionen stehen Zerrungen der Nackenmuskulatur im Vordergrund, während Strukturen der Halswirbelsäule aufgrund der „physiologischen" Nickbewegung kaum betroffen sind (s. Abb. 29.1). Zudem können modernere Schutzeinrichtungen wie Airbags das Ausmaß der induzierten HWS-Bewegung einschränken und die Unfallfolgen ebenfalls mindern. Andere Verhältnisse ergeben sich demgegenüber, wenn es zu einem Aufprall des Kopfes z. B. auf das Lenkrad kommt. In diesem Fall sind neben unmittelbaren zerebralen Schäden Stauchungsverletzungen der Halswirbelsäule möglich.

Seitenaufprall

Beim Seitenaufprall ist die Halswirbelsäule durch die Abstützung in den kleinen Wirbelgelenken gut geschützt, so dass Distorsionen im Allgemeinen nicht zu erwarten sind. Darüber hinaus sind Kollissionen von der ipsi- und kontralateralen Seite zu unterscheiden:

- Beim Aufprall auf der Seite der Sitzposition kommt es – zumindest bei stärkerem Aufprall – regelmäßig zu einem Anschlagen des Kopfs gegen den Seitenholm („B-Säule" beim PKW) mit der Möglichkeit einer Stauchung der Halswirbelsäule sowie zerebraler Kontusionsverletzungen.
- Bei Aufprall auf der Gegenseite wird der Körper aus dem Sicherheitsgurt heraus in Richtung des Aufpralls gedreht. Hieraus resultiert eine häufig langstreckige Zerrung der seitlichen paravertebralen HWS- und BWS-Muskulatur.

Weitere Verletzungsmechanismen

Neben dem bereits erwähnten Heckaufprall finden sich Beschleunigungsverletzungen seltener infolge von Sturzereignissen aus größerer Höhe oder infolge von Sport- bzw. Freizeitunfällen (z. B. Bungee-Jumping, rückwärtiger Sturz ins Kletterseil beim Bergsteigen).

29.1.3 Verletzungsmechanismen

Nachdem in allen Rechtsgebieten vom Sachverständigen der Nachweis einer primären Unfallverletzung im „Vollbeweis" zu führen ist („ohne Primärschaden auch kein Folgeschaden"), kommt der Beschreibung des bei einem Auffahrunfall oder vergleichbaren Mechanismen erlittenen Primärschadens in der Begutachtungssituation zentrale Bedeutung zu. Eine Übersicht über die bei HWS-Beschleunigungsverletzungen möglichen Schädigungen findet sich in Tabelle 29.**4**. Ausdrücklich sind hierbei auch psychoreaktive Unfallfolgen aufgeführt, die bei Nachweis eines entsprechenden psychischen Primärschadens (s. Kap. 35.3.4) in den meisten Rechtsgebieten entschädigungspflichtig sind.

29.1.4 Klassifikation und Schweregradeinteilung

Es existieren unterschiedliche Klassifikationssysteme zur Einteilung des Schweregrades einer HWS-Beschleunigungsverletzung. Diese Systeme bedienen sich anamnestischer, klinischer und radiologischer Befunde. Im Rahmen der Begutachtung kann es hilfreich sein, das zu bewertende Trauma entsprechend einem der Klassifikationsschemata einzuordnen, um so eine gewisse Nachvollziehbarkeit der Beurteilung zu erreichen und ggf. die gutachtliche Bewertung besser begründen zu können.

Im deutschsprachigen Raum existieren zum einen seit langem die relativ einfache Schweregradeinteilung nach Erdmann (Tab. 29.**5**), sowie die Einteilung aufgrund des interdisziplinären Enzensberger Konsensuspapiers von 1993 (Tab. 29.**6**). International gebräuchlicher ist die Einteilung nach den Ergebnissen der „Quebec Task Force" von 1995 [Spitzer et al. 1995] (Tab. 29.**7**). Der Sachverständige sollte sich auf eines der beschriebenen Klassifikationsschemata festlegen und dieses auch benennen.

29.2 Klinische Symptomatik und Diagnostik

29.2.1 Diagnostik

Die wesentlichen diagnostischen Maßnahmen sind, abgestuft nach ihrer Notwendigkeit, den Tabellen 29.**8** bis 29.**11** zu entnehmen. Überflüssige diagnostische Maßnahmen können eher zu einer Fixierung des Verletzten auf sein Krankheitsbild führen.

Bildgebende Untersuchungen

Grundsätzlich keine Relevanz in der gutachtlichen Beurteilung der HWS-Beschleunigungsverletzung haben funktionell bildgebende Verfahren (SPECT, PET, fMRT, Brain-Mapping) [Bicik et al. 1998, Radanov et al. 1999]. Spezielle Indikationen ergeben sich für Einzelfälle (Tab. 29.**9**).

Tabelle 29.**4** Mögliche Schäden nach HWS-Beschleunigungsverletzung

Lokalisation	*Schädigung*
Halsmuskulatur	Zerrung, Mikrotraumen
Ligamente	Zerrung, Zerreißungen
Wirbelgelenke	Distorsion
Bandscheiben	randständige Ablösungen
Nervenwurzeln	Einblutungen
Gefäße	Dissektionen
Hirnstamm	Kontusion, Blutung, diffuse axonale Schädigung (DAI)
Vestibularorgan	Lagerungsschwindel, Reizung zervikaler Afferenzen (?)
Kiefergelenke	Distorsion
Psyche	Posttraumatische Belastungsstörung, Anpassungsstörung

Tabelle 29.5 Schweregradeinteilung nach Erdmann [1983]

Symptome	*Grad I*	*Grad II*	*Grad III*
Freies Intervall	Ja	Ja/nein	Nein
Neurologische Symptome (z. B. Parästhesien)	Nein	Ja	Ja
HWS-Röntgen			
Primäre Läsion	Nein	Nein	Ja
Sekundäre Läsion (z. B. reparative Narbe)	Nein	Ja/nein	Ja

Tabelle 29.6 Schweregradeinteilung nach Enzensberger Konsensuspapier [1993]

Symptome	*Grad I*	*Grad II*	*Grad III*	*Grad IVa*	*Grad IVb*
Schmerz bzw. klinische Symptome	< 72–96 h	≤ 3 Wochen			
Radiologische Diagnostik	–	–	+ Fehlstellung, Subluxation	+ Luxation, Fraktur	
Klinisch-neurologischer Befund	–	–/+ Nackensteife, Schmerz, Druckdolenz, musk. Hartspann	+ neurologische Defizite	+ neurologische Defizite	+ Exitus letalis

Tabelle 29.7 Schweregradeinteilung nach Quebec Task Force [1995]

Symptome	*Grad 0*	*Grad I*	*Grad II*	*Grad III*	*Grad IV*
Nackenschmerz	–	+	+	+	
Klinischer Befund	–	–	+ muskulärer Hartspann, reduzierte HWS-Beweglichkeit	+ neurologisches Defizit	
Radiolog. Befund	–	–	–	–	Fraktur, Dislokation

Tabelle 29.8 Notwendige Diagnostik bei der Begutachtung der HWS-Beschleunigungsverletzung

- Subtile Anamnese (ggf. Fremdanamnese, Polizeiprotokoll, Notarztprotokoll)
- Initiale ärztliche Befunde (z. B. D-Arzt-Bericht, Ambulanzbefund vom Unfalltag)
- Möglichst umfangreiche Verlaufsbefunde (aus verschiedenen Fachgebieten)
- falls möglich Vorerkrankungsverzeichnis der Krankenkasse
- Klinisch/körperlicher Untersuchungsbefund (Neurostatus, psychopathologischer Befund, osteomuskulärer Befund – ggf. orthopädisch/unfallchirurgische Mituntersuchung, ggf. klinische Gleichgewichtsprüfung)
- HWS-Nativ-Röntgen (2 Ebenen), ggf. Funktionsaufnahmen (Flexion/Extension)

Tabelle 29.9 Zusatzdiagnostik für spezielle Indikationen im Einzelfall

- Doppler-/Duplex-Scan (ggf. MR-Angio, Angiographie) bei Dissektionsverdacht
- MRT-Gehirn (ggf. mit T2*-Sequenz) ggf. CCT bei V. a. Hirntrauma bzw. Dissektionsverdacht
- Myelographie/Myelo-CT z. B. bei MR-Kontraindikation
- Liquordiagnostik zur Abgrenzung primär entzündlicher ZNS/PNS-Erkrankungen

Aktuell heftig umstritten ist die Bedeutung kernspintomographischer Befunde für die Feststellung unfallbedingter Läsionen der Kopfgelenkbänder, insbesondere der Ligamenta alaria (Abb. 29.**2**). Eine norwegische Arbeitsgruppe beschreibt in zwei Arbeiten, die sich auf eine identische Patientengruppe stützen, zum einen eine Korrelation zwischen dem MR-Nachweis von Läsionen der Kopfgelenksbänder und den subjektiven Beeinträchtigungen von Patienten nach einer HWS-Beschleunigungsverletzung [Kaale et al. 2005a]. Weiter stellen die gleichen Autoren zusätzlich eine lokalisatorische Korrelation zwischen der verletzten Bandstruktur und der Kopfposition des Verletzten zum Zeitpunkt des Unfalls sowie der Richtung der unfallbedingten Krafteinwirkung dar [Kaale et al. 2005b]. Angesichts des Abstandes von bis zu 9 Jahren zwischen Trauma und MR-Untersuchung und der Verwendung vom Verletzten erhobener subjektiver unfallmechanischer Daten erscheint eine methodenkritische Überprüfung dieser in der Literatur isoliert stehenden Ergebnisse erforderlich. Andere Arbeitsgruppen fanden unabhängig voneinander keine generelle traumatologisch relevante Aussagekraft der MR-Diagnostik der Kopfgelenkbänder. Dabei zeigte sich insbesondere eine divergente Befundung entsprechender MR-Aufnahmen durch unterschiedliche Untersucher [Roy et al. 2004]. Die Darstellung von Asymmetrien im Bereich der Ligamenta alaria, die immer wieder zum Nachweis einer abgelaufenen Verletzung des Bandapparats herangezogen wird, ist kein valider Parameter, da sich gleichartige Veränderungen auch bei gesunden beschwerdefreien Probanden nachweisen lassen. [Pfirrmann et al. 2000, 2001]. Eine Unterscheidung zwischen Verletzten und Gesunden ist also allein anhand der MR-Aufnahmen nicht möglich [Wilmink und Patijn 2001]. Die kinematische MR-Diagnostik im Kopfgelenkbereich befindet sich noch in einem experimentellen Stadium.

Kernspintomographisch beschriebene Veränderungen der Kopfgelenkbänder können aktuell allein nicht als Beweis für eine organische Schädigung nach einer HWS-Beschleunigungsverletzung angesehen werden.

Elektrophysiologische Zusatzuntersuchungen

Einen wesentlichen Teil der speziellen neurologischen Zusatzdiagnostik stellen die neurophysiologischen Untersuchungsverfahren dar. Hier eignen sich die SEP als nichtinvasives Untersuchungsverfahren zum Screening der funktionellen Integrität afferenter Bahnsysteme. Zu beachten ist dabei, dass die üblicherweise eingesetzten Nervenstamm-SEP multisegmentale Leitungswege haben, so dass pathologische Befunde nicht spezifisch für eine einzelne radikuläre Läsion sind. Eine radikulär eindeutig zuzuordnende Funktionsprüfung kann hier in gewissen Grenzen nur über die Ableitung von Dermatom-SEP erfolgen [Tegenthoff 1993]. Entsprechendes gilt im Hinblick auf die efferenten Bahnsysteme für die MEP. Das EMG erlaubt erst etwa 3 Wochen nach dem Trauma den Nachweis frischer neurogener Schädigungszeichen in den betroffenen Myotomen. Im Verlauf erstellte EMG-Befunde, die multisegmentale beidseitige chronisch neurogene Schädigungen beschreiben, sollten in aller Regel nicht als Hinweis auf eine traumatische Schädigung, sondern eher im Gegenteil als Anzeichen für länger andauernde, primär degenerative Vorschädigungen angesehen werden.

Der Einsatz zerebraler neurophysiologischer Diagnostik wie EEG, VEP oder AEP ist nur dann begründet, wenn eine zerebrale Schädigung weitergehend ausgeschlossen werden soll, oder zur Beurteilung des Ausmaßes bzw. der Ausdehnung einer begleitenden zerebralen Läsion, wenn entsprechende Hinweise vorliegen (Tab. 29.**10**). Isolierte unspezifisch pathologische EEG- oder AEP-Befunde können eine zerebrale Schädigung **nicht** begründen [Tegenthoff 1993]. Gleiches gilt für die breite Palette neurootologischer Untersuchungen (siehe unten).

Hinzuziehung anderer Fachgebiete

Eine zeitnahe HNO-ärztliche Mituntersuchung ist zur Dokumentation z. B. einer Vestibularisstörung erforderlich, wenn systematische bzw. lageabhängige Schwindelbeschwerden vorliegen, oder wenn z. B. persistierende Schluckbeschwerden an pharynxnahe Hämatome denken lassen (Tab. 29.**11**).

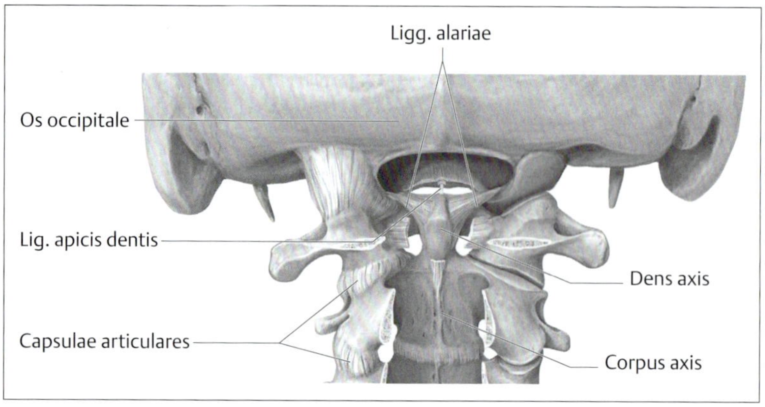

Abb. 29.**2** Darstellung der Ligamenta alaria von dorsal nach Wegnahme des Ligamentum cruciforme atlantis [nach Sobotta u. Becher 1972].

Methode	*Aussage*
Somatosensorisch evozierte Potenziale (SEP)	Screening afferenter Bahnsysteme
Elektromyographie (EMG)	positive Befunde frühestens 3 Wochen nach Trauma
Elektroneurographie (NLG, F-Welle)	Abgrenzung/Lokalisation peripherer Läsionen
Motorisch evozierte Potentiale (MEP)	Differenzierung zentral bzw. peripher motorischer Störungen, Screening efferenter Bahnsysteme
Kernspintomographie (MRT-HWS)	Erfassung von Bandscheiben- bzw. Weichteilläsionen
Computertomographie (CT-HWS)	Erfassung primärer knöcherner WS-Läsionen

Tabelle 29.**10** Zusatzdiagnostik unter gezielter Indikation bei auffälligem neurologischem Befund

Konsiliarisches Zusatzgutachten	*Abklärung von Schädigungen*
Unfallchirurgie/Orthopädie (meistens Hauptgutachten)	Beurteilung des osteomuskulären Schadens
HNO (Vestibularisprüfung)	peripher vestibuläre Schädigung
Urologie (Blasenfunktionstest)	Myelonschädigung
Psychiatrie/Psychosomatik	psychoreaktive Störung

Tabelle 29.**11** Konsiliarische Zusatzbegutachtungen unter spezieller Fragestellung

Beschwerdekategorie	*Typische Symptome*
Schmerzsymptomatik	Nacken-Hinterkopf-Schmerzen, Schulterschmerzen, Nackensteife
Radikuläre Symptome	Armschmerzen, Paresen und Sensibilitätsstörungen
Neurootologische Beschwerden	Schwindel, Tinnitus, Gleichgewichtsstörungen
Neuropsychologische Beschwerden	Konzentrations- und Merkfähigkeitsstörungen, vermehrte Erschöpfbarkeit, Leistungsminderung
Dysphagische Symptome	Schluckbeschwerden, Kloßgefühl, Heiserkeit
Sonstige Beschwerden	Sehstörungen, Kiefergelenkbeschwerden

Tabelle 29.**12** Kategorien typischer Beschwerden nach leichtgradigeren HWS-Beschleunigungsverletzungen

29.2.2 Klinische Symptomatik

Der zentrale und häufigste Symptomenkomplex nach einer HWS-Beschleunigungsverletzung besteht in Nackenschmerz, HWS-Bewegungseinschränkung, sowie vegetativen Beschwerden wie Schwindel, Übelkeit und Kopfschmerzen (Tab. 29.**12**). Diese initiale klinische Beschwerdesymptomatik geht in der Regel mit einem bei der körperlichen Untersuchung fassbaren pathologischen Untersuchungsbefund im Schulter-/Nackenbereich einher. Dabei findet sich häufig neben einer schmerzhaft eingeschränkten Beweglichkeit der HWS eine Druckschmerzhaftigkeit des umgebenden Muskelweichteilgewebes mit tastbaren Muskelverhärtungen. Ein solcher klinischer Untersuchungsbefund ist von ärztlicher Seite in gewissen Grenzen objektiv reproduzierbar und sollte möglichst frühzeitig nach dem Unfallereignis dokumentiert werden. Eine entsprechende Befunddokumentation kann bei der späteren gutachtlichen Beurteilung wesentliche Grundlage für die Sicherung einer abgelaufenen HWS-Beschleunigungsverletzung darstellen.

Beschwerdefreies Intervall

Nach einer HWS-Beschleunigungsverletzung tritt in vielen Fällen ein beschwerdefreies Intervall mit unterschiedlicher Dauer auf, von wenigen bis zu maximal 24 Stunden. Das spätere Auftreten einer Beschwerdesymptomatik muss grundsätzlich Zweifel an einer Unfallabhängigkeit dieser Beschwerden aufkommen lassen. Die Dauer des Intervalls steht im Zusammenhang mit dem Schweregrad der abgelaufenen Distorsion. Je kürzer das beschwerdefreie Intervall, desto ausgeprägter stellen sich die Verletzungsfolgen dar.

Darüber hinaus finden sich in geringerer Häufigkeit weitere vielgestaltige subjektive Beschwerden (Abb. 29.3), sowie selten im Rahmen schwerergradiger HWS-Beschleunigungsverletzung eine manifeste Ausfallssymptomatik von Seiten des zentralen oder peripheren Nervensystems (Tab. 29.11). Eine subjektiv empfundene Muskelschwäche, Kribbelparästhesien und subjektive Gefühlsstörungen im Bereich der oberen Extremitäten können insbesondere in der Frühphase nach einer HWS-Beschleunigungsverletzung auftreten. Gerade im Hinblick auf eine spätere gutachtliche Beurteilung sollte bei einer entsprechenden persistierenden Symptomatik frühzeitig diagnostisch der Ausschluss bzw. der Nachweis einer manifesten radikulären Schädigung mittels subtiler klinischer Untersuchung sowie neurophysiologischer und kernspintomographischer Zusatzdiagnostik erfolgen. In diesem Zusammenhang kann in Abhängigkeit vom Unfallmechanismus (z. B. Gurtverletzung) die Abgrenzung einer Armplexusläsion bedeutsam sein. In sehr seltenen Fällen kann eine HWS-Beschleunigungsverletzung mit und auch ohne manifeste neurogene Läsion zur Entwicklung eines komplexen regionalen Schmerzsyndroms (CRPS) führen.

Eine Querschnittverletzung infolge einer HWS-Beschleunigungsverletzung ist nur selten zu beobachten. Neben einer massiven mechanischen Krafteinwirkung finden sich in diesen Fällen häufig vorbestehende disponierende Faktoren, wie z. B. osteophytäre knöcherne Einengungen der zervikalen Spinalkanals, die eine Rückenmarkläsion herbeiführen können (siehe Fallbeispiel 29.1). Extreme Raritäten sind sekundäre vaskuläre Rückenmarksläsionen.

29.3 Verlauf und prognostische Faktoren

Der Beschwerdekomplex nach einer HWS-Beschleunigungsverletzung zeigt in der Regel einen abklingenden Verlauf mit einer Rückbildung der subjektiven Beschwerdesymptomatik über einen Zeitraum von Tagen bis Wochen. Die weit überwiegende Zahl der HWS-Beschleunigungsverletzung heilt auf diese Weise im Verlauf von maximal 4–8 Wochen folgenlos aus. Bei etwa 15–20 % der betroffenen Patienten persistiert eine Beschwerdesymptomatik über einen Zeitraum von mehr als 6 Monaten, so dass eine Chronifizierung angenommen wird. Hier sind im Verlauf in der Regel gutachtliche Beurteilungen erforderlich [Rodriguez 2004, Keidel 2000]. Typische Risikofaktoren für eine solche Chronifizierung der Beschwerdesymptomatik sind in Tabelle 29.13 dargestellt.

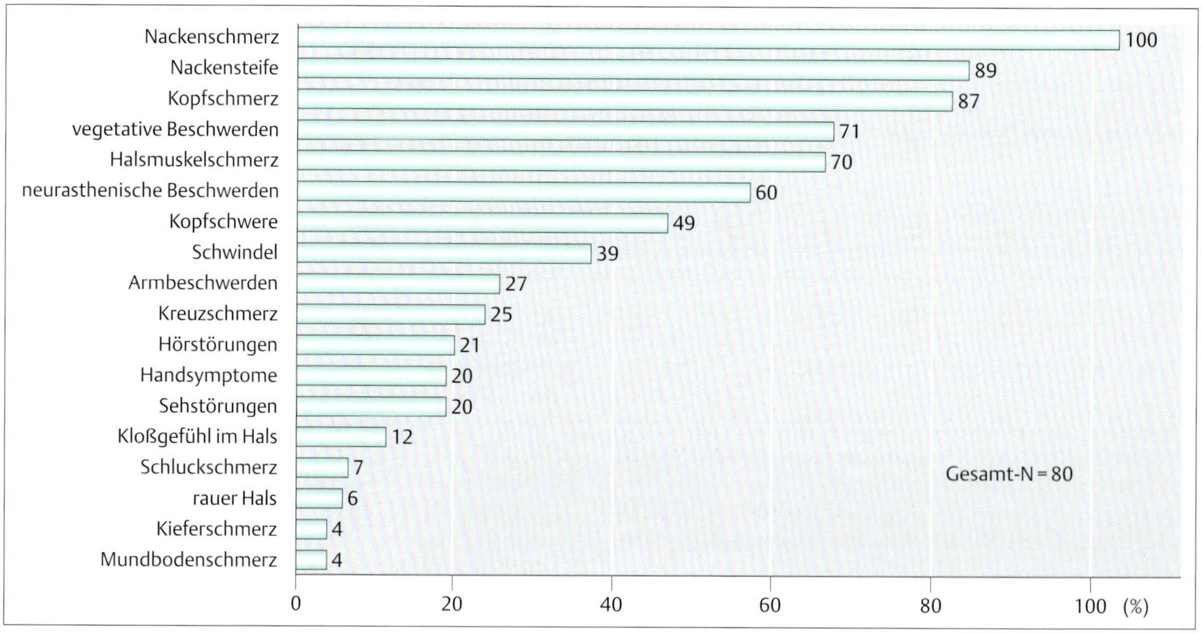

Abb. 29.3 Häufigkeit subjektiver Beschwerden nach HWS-Beschleunigungsverletzung [nach Keidel 2000].

Tabelle 29.13 Risikofaktoren für eine Chronifizierung der Beschwerden nach HWS-Beschleunigungsverletzung

Unfallanamnese	• Unfallschweregrad • **kein** Heckaufprall • fehlende Nutzung des Sicherheitsgurts[1] • **kein** PKW-Insasse, Passagier (z. B. in einem Bus) • Kopfrotation oder -inklination zum Unfallzeitpunkt
Individuelle Merkmale	• höheres Lebensalter • weibliches Geschlecht • verheiratet, viele Familienangehörige • Teilzeitbeschäftigung • vorbestehender Kopfschmerz • vorausgegangenes Schädel-Hirn-Trauma
Klinische Symptomatik	• bereits initial ausgeprägter Kopf- und/oder Nackenschmerz • Parästhesien der Finger innerhalb von 7 Tagen nach Trauma • radikuläre Symptomatik • eingeschränkte HWS-Beweglichkeit 1 Woche nach Trauma • multilokuläre Beschwerdesymptomatik • depressive Symptomatik
Zusatzbefunde	• vorbestehende HWS-Osteoarthrose • zervikale Spinalkanalstenose • manifeste traumatische HWS-Gefügestörung/HWS-Fraktur

[1] allerdings inkonsistente Studienlage

29.4 Spezielle Aspekte der Zusammenhangsbeurteilung

Die wesentliche Problematik bei der Begutachtung von Folgen leichtgradiger HWS-Beschleunigungsverletzungen besteht in der Kausalitätsbewertung der häufig vielgestaltigen Beschwerdesymptomatik. Dabei reicht das Vorhandensein eines möglicherweise geeigneten Unfallereignisses allein zur Annahme eines Kausalzusammenhanges nicht aus. Im „Vollbeweis" nachzuweisen ist vielmehr die primäre Unfallschädigung, die von einer leichten Muskelzerrung bis hin zu einer Myelonschädigung reichen kann. Grundvoraussetzung für die Diskussion eines unfallbedingten Folgeschadens überhaupt sind dabei folgende Voraussetzungen:

- Der medizinisch dokumentierte Nachweis (!) von im Rahmen einer HWS-Distorsion relevanter Beschwerden im zeitlichen Zusammenhang mit dem Unfall, wobei ein „freies Intervall" von in der Regel maximal 24 Stunden nicht überschritten sein sollte.
- Der dokumentierte Verlauf der Beschwerdesymptomatik sowie des klinischen Befundes, insbesondere innerhalb der ersten 6 Wochen, der auch bei einem späteren Residualzustand typischerweise einen Decrescendo-Charakter aufweist. Ausnahmen von dieser Verlaufsdynamik können durch die Entwicklung von Sekundärkomplikationen, wie z. B. traumatischen Gefäßdissektionen, begründet sein.

Sekundäre Verschlechterungen

Gutachtlich sehr kritisch sind Krankheitsverläufe zu prüfen, bei denen es nachträglich nach einer zum Teil mehrwöchigen oder mehrmonatigen beschwerdefreien Phase zu einer Verschlimmerung der Symptomatik kommt. Typisch für solche, häufig „endlosen" Krankheitsverläufe sind u. a. eine zunehmende Ausweitung der Beschwerdesymptomatik und ein verspätetes „Miteinschleusen neuer Verletzungseinzelheiten". In diesen Fällen ist in der Regel kein Unfallzusammenhang anzunehmen. Gerade in diesem Zusammenhang sollen vorgelegte ärztliche Aussagen, z. B. in Form von Attesten, in denen ohne genaue Kenntnis des Unfallhergangs sowie der Vorgeschichte zur Kausalität Stellung genommen wird, sehr kritisch beurteilt werden. [Malin u. Tegenthoff 1990].

29.4.1 Kopfschmerzen nach HWS-Beschleunigungsverletzung

Ein akuter posttraumatischer Kopfschmerz tritt nach einer HWS-Beschleunigungsverletzung typischerweise kombiniert mit einem posttraumatischen Nackenschmerz auf. Der akute Kopfschmerz bildet sich in der Regel innerhalb von wenigen Wochen bis zu maximal 2 Monaten wieder zurück [Keidel 2000]. Besteht der Kopfschmerz länger als 8 Wochen nach der HWS-Beschleunigungsverletzung, ist er nach den üblichen Kriterien als chronisch zu klassifizieren. Typischerweise handelt es sich dabei um Kopfschmerzen vom Spannungstyp. Da ausschließlich im Kopfbereich lokalisierte posttraumatische Kopfschmerzen durch eine reine HWS-Beschleunigungsverletzung nicht zu begründen sind, ist in aller Regel ein Kopfschmerz vom Spannungstyp zu diagnostizieren, der nicht in einem Kausalzusammenhang mit dem Unfallereignis steht. Zur Begründung einer solchen Kausalitätsbewertung ist die Kenntnis einer vorbestehenden Kopfschmerzsymptomatik durch Anamnese oder Vorerkrankungsverzeichnis sowie die Analyse der Kopfschmerzlokalisation und Dynamik wesentlich [Stude u. Keidel 2003].

Abzugrenzen ist diagnostisch ggf. ein medikamenteninduzierter Kopfschmerz als Folge einer regelmäßigen Analgetikaeinnahme nach dem Unfallereignis. Ein solcher medikamenteninduzierter Kopfschmerz wird nach einer HWS-Beschleunigungsverletzung in der Regel nicht als Unfallfolge anzuerkennen sein. Gegenteilige Ausnahmen, die z. B. bei einer wesentlichen iatrogenen Schädigung auftreten können, bedürfen ggf. einer speziellen Begründung. Dabei ist neben evtl. vorbestehenden Abhängigkeitserkrankungen auch die primäre Persönlichkeitsstruktur des Verletzten zu berücksichtigen.

Eine Migräne als zyklischer konstitutioneller Kopfschmerz kann **nicht** durch eine HWS-Beschleunigungsverletzung verursacht werden. Möglich ist jedoch, bei entsprechender Anlage, die ggf. auch erstmalige Auslösung oder Verschlimmerung einer anlagebedingten Migräne. Diese Konstellation findet sich jedoch selten, insbesondere bei jüngeren Patienten. Die entsprechende Anamnese ergibt häufig entweder bereits langjährig vorbestehende Migräneattacken oder eine familiäre Migränedisposition. In diesen Fällen wird sich in Abhängigkeit von der Häufigkeit und Schwere der in zeitlichem Zusammenhang mit dem Unfallereignis auftretenden Migräneattacken in der Regel eine unfallbedingte, zeitlich befristete, Verschlimmerung eines vorbestehenden/anlagebedingten Leidens über einen Zeitraum von maximal 6–12 Monaten anerkennen lassen. [Stude u. Keidel 2003]. Die gleichen Beurteilungsgrundlagen gelten prinzipiell auch für die Gruppe der sog. trigeminoautonomen Kopfschmerzen wie z. B. den Clusterkopfschmerz oder das SUNCT-Syndrom.

29.4.2 Zervikalsyndrom nach HWS-Beschleunigungsverletzung

Das Zervikalsyndrom stellt die zentrale klinische Symptomatik nach einer HWS-Beschleunigungsverletzung dar. Dieses kann sich in Form eines isolierten Nackenschmerzes, häufiger jedoch in einer ausgedehnten Hals-/Nacken-/Hinterkopf-Schmerzsymptomatik, evtl. mit Ausstrahlung in den Schultergürtel und die Arme zeigen. Primäre gutachtliche Aufgabe ist zunächst der Nachweis bzw. Ausschluss struktureller Läsionen im Bereich des Achsenskeletts und der umgebenden Weichteilstrukturen. Hierzu ist primär unfallchirurgisch/orthopädische Kompetenz mit entsprechender radiologischer Diagnostik (s. Tab. 29.**4** u. 29.**5**) erforderlich. Auch die gutachtliche Bewertung des Zervikalsyndroms wird in der Regel durch den unfallchirurgisch/orthopädischen Gutachter erfolgen. Bei gutachtlicher Bewertung durch den neurologischen Gutachter sollte dieser über eine entsprechende traumatologische Erfahrung verfügen.

Auch wenn sich keine strukturellen unfallbedingten Läsionen im Bereich des Skeletts und der umgebenden Weichteilstrukturen nachweisen lassen, sind chronifizierte Schmerzverläufe möglich. Sehr selten kann eine solche langdauernde Schmerzsymptomatik allein durch ein entsprechend schweres HWS-Beschleunigungsverletzung begründet sein. Bei den meisten Menschen entwickeln sich degenerative Veränderungen im Bereich der Halswirbelsäule bereits ab dem 3. Lebensjahrzehnt. Weiterhin zeigen tendomuskuläre bzw. vertebragene Schmerzsyndrome im Schulter-/Nackenbereich eine sehr hohe spontane Prävalenz. Insofern ist zumeist davon auszugehen, dass durch die Beschleunigungsverletzung eine solche evtl. bislang subklinische Vorschädigung „aus der Latenz gehoben wurde“ und posttraumatisch ggf. auch erstmals zu klinisch manifesten Symptomen führte. Unter diesen Voraussetzungen kann sich im Rahmen der Begutachtung eine vorübergehende Verschlimmerung eines vorbestehenden Leidens feststellen lassen (s. Kap. 7.2.8). In diesen Fällen geht man davon aus, dass ein vorbestehender krankhafter Befund aufgrund des Unfalles für einen begrenzten Zeitraum eine entschädigungspflichtige Zunahme seines Krankheitswertes zeigt. Hier ist eine zeitliche Staffelung der unfallbedingten MdE bzw. Invalidität vorzunehmen, die sich in aller Regel auf maximal 2 Jahre nach dem Unfallereignis beschränken wird (s. Tab. 29.**15**).

Diese gutachtliche Einschätzung ist für den Verletzten, insbesondere wenn er vor dem Unfallereignis nicht unter einer wesentlichen Beschwerdesymptomatik im Schulter-/Nackenbereich gelitten hat, oft nur schwer verständlich.

29.4.3 Neurologische Defizite nach HWS-Beschleunigungsverletzung

Manifeste neurologische Defizite nach einer HWS-Beschleunigungsverletzung sind selten und treten in der Regel nur im Rahmen einer höhergradigen Verletzung auf (Tab. 29.**4**). Verletzungen des Rückenmarks lassen sich mittels klinischer Untersuchung sowie neurophysiologischer und kernspintomographischer Zusatzdiagnostik eindeutig objektivieren. Die gutachtliche Bewertung der Ausfallssymptomatik erfolgt entsprechend den Bewertungstabellen für Rückenmarksverletzte (s. Kap. 36.4). Da zwischen einer HWS-Beschleunigungsverletzung und einer traumatischen Querschnittläsion in der Regel ein eindeutiger zeitlicher Zusammenhang besteht, bereitet die Kausalitätsbewertung keine Schwierigkeiten. Bedeutsam ist im Bereich der privaten Unfallversicherung eine adäquate Würdigung der Bedeutung unfallunabhängiger Vorschädigungen bzw. „Gebrechen" bei der Manifestation der unfallbedingten Gesundheitsschädigung unter Berücksichtigung der „Mitwirkungsregelung" (s. Kap. 7.4.6). Dabei sind in erster Linie im Bereich der Halswirbelsäule degenerative knöcherner Veränderungen und/oder vorbestehende degenerative Bandscheibenvorfälle, welche z. B. einen „Kneifzangenmechanismus" bewirken können, sowie selten auch anlagebedingte Anomalien/Dysplasien zu berücksichtigen (Fallbeispiel 29.1).

Fallbeispiel 29.1

Sturz bei Skiunfall, Private Unfallversicherung

Eine 46-jährige Patientin erlitt einen Skiunfall, bei dem sie nach vorn fiel und mit dem Gesicht in den Schnee stürzte. Sofort nach dem selbständigen Aufstehen traten subjektive Missempfindungen im Bereich des rechten Beines sowie nach etwa 15 Minuten bei Kopfbewegungen „elektrische Schläge" in allen 4 Extremitäten auf. Innerhalb von 2 Stunden zeigten sich Taubheit im Bereich der Finger beidseits mit Kraftminderung sowie subjektive Koordinationsstörungen im Bereich der Hände und Arme beidseits. Das HWS-MRT zeigte einen links mediolateralen Bandscheibenvorfall in Höhe HWK5/6 mit Pelotierung des Rückenmarks und resultierender Spinalkanalstenose sowie Bandscheibenprotrusionen bei C4/5, geringer bei C3/4 und C6/7. Weiterhin deutliche multisegmentale spondylarthrotische Veränderungen von C2–C7. Keine myelopathischen Herde (Abb. 29.4). Im Verlauf operative Entfernung eines links der Mitte gelegenen großen Bandscheibensequesters, Abtragung von Retrospondylophyten bei C5/C6 und Entfernung zweier kleinerer Sequesteranteile im Bereich der Nervenwurzel C6 links. Keine Hinweise auf Instabilität. Postoperativ Besserung der neurologischen Ausfallssymptomatik.

Im Rahmen der neurologischen Begutachtung für die private Unfallversicherung ein Jahr nach dem Unfall fand sich ein residuales diskretes sensomotorisches Tetrasyndrom mit latenter Parese des rechten Beines sowie Gefühlsstörungen im Bereich der Finger, links mehr als rechts. Die resultierende unfallbedingte Invalidität wurde – ohne Verwendung der Gliedertaxe – mit 15 % geschätzt. Der Bandscheibenvorfall wurde als unfallunabhängig eingestuft, da kein adäquates Trauma und keine nachgewiesene Instabilität der HWS vorlagen. Die der klinischen Symptomatik zugrunde liegende diskrete Rückenmarkskontusion wurde als unfallbedingt eingeordnet. Den kernspintomographisch und intraoperativ beschriebenen multisegmentalen deutlichen degenerativen Veränderungen im Bereich der HWS war ein wesentlicher Anteil bei der Entstehung der Rückenmarksverletzung zuzumessen. Das Unfallereignis allein hätte bei einer „gesunden HWS" mit Wahrscheinlichkeit nicht zu einer Rückenmarksschädigung geführt. Unverzichtbar für die Entstehung der Rückenmarksläsion war der durch die degenerativen Veränderungen begründete „Kneifzangenmechanismus". Insofern wurde unter Bezug auf die Mitwirkungenregelung der AUB 88 der Anteil der vorbestehenden degenerativen HWS-Erkrankung an der Manifestation der unfallbedingten Gesundheitsschädigungen mit zumindest 80 % angesetzt. (Grundlagen s. Kap. 7.4.6).

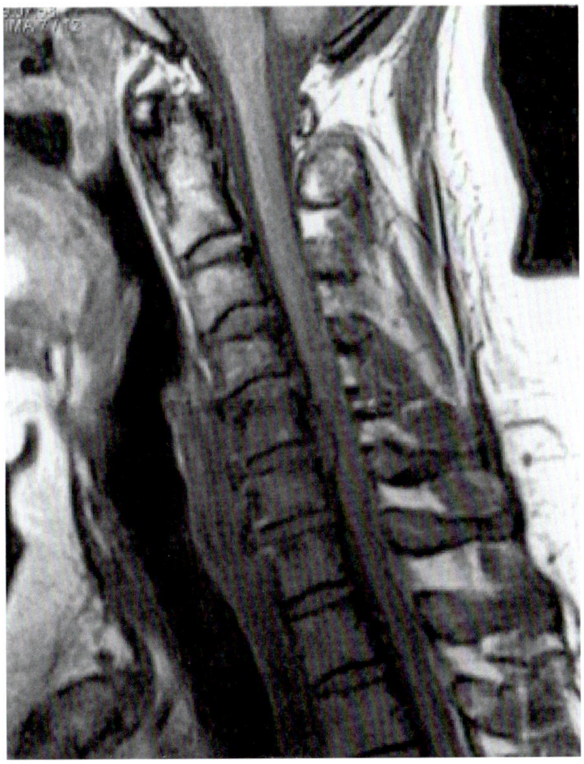

Abb. 29.4 Erläuterungen siehe Fallbeispiel 29.1.

Spätschäden

Das Auftreten von unfallbedingten Spätschäden nach einer HWS-Beschleunigungsverletzung stellt eine absolute Rarität dar. Voraussetzung für eine entsprechende Anerkennung sind eine dokumentierte Brückensymptomatik im Zeitraum zwischen primärer Verletzung und sekundärer Komplikation sowie der eindeutige Ausschluss anderweitiger Krankheitsursachen. Häufig zeigt eine subtile Analyse der Initialbefunde in diesen Fällen, dass die unfallbedingten pathologischen Veränderungen bereits frühzeitig bestanden, jedoch nicht ausreichend beachtet bzw. gewürdigt wurden. Eine HWS-Distorsion allein, ohne eine initiale Rückenmarkssymptomatik bzw. den Nachweis einer Rückenmarkläsion in zeitlicher Verbindung zum Unfallereignis, kann nicht als Ursache für eine spätere „posttraumatische Syringomyelie" angesehen werden (Fallbeispiel 29.2) [Batzdorf 2005] Das Auftreten einer klinischen Beschwerdesymptomatik nach einem länger dauernden beschwerdefreien Intervall muss primär an eine unfallunabhängige Erkrankung oder eine primär psychogene Erkrankung denken lassen.

Fallbeispiel 29.2

Komplexe HWS-Zerrung, GUV

Eine 45-jährige Patientin erlitt einen Wegeunfall, bei dem ihr PKW infolge einer Vollbremsung ins Schleudern geriet und nach einer Drehung um 180 Grad auf dem Seitenstreifen zum Stehen kam. Direkt nach dem Unfall seien Nackenschmerzen aufgetreten und am nächsten Tag okzipitale Kopfschmerzen sowie eine schmerzhafte Bewegungseinschränkung der HWS. Bis auf die subjektive Angabe einer Hypästhesie im Bereich des 3. und 4. Fingers links sowie des lateralen Unterschenkels rechts zeigte sich ein regelrechter organneurologischer Befund. Das 3 Monate nach dem Unfall durchgeführte HWS-MRT zeigte eine zentrale Signalveränderung im Myelon von C2–C7 reichend. Verlaufskontrollen des MRT 6 und 12 Monate nach dem Unfallereignis ließen keine Befundänderung erkennen. Bei der Begutachtung für die gesetzliche Unfallversicherung klagte die Patientin über persistierende Nacken- und Hinterkopfschmerzen sowie eine Bewegungseinschränkung im Bereich der HWS und Gefühlsstörungen im Bereich der Finger 3 und 4 beidseits. Objektivierbare Veränderungen im neurologischen Untersuchungsbefund waren nicht vorhanden. Insgesamt wurden gutachtlich auf neurologischem Fachgebiet keine Unfallfolgen gesehen. Die kernspintomographisch beschriebene zervikale Syringomyelie wurde als unfallunabhängig eingeordnet, da kein adäquates Trauma, keine Brückensymptomatik und keinerlei Veränderungen des morphologischen MRT-Befundes in der Verlaufsbeobachtung über ein Jahr festzustellen waren.

Radikuläre unfallbedingte Schädigungen zeigen sich in einer typischen segmental zuordnungsfähigen sensomotorischen Symptomatik. Die Bewertung radikulärer Schädigungen kann in Anlehnung an die Bewertungstabellen für periphere Nerven erfolgen (s. Kap. 36.6 u. 36.7). Ursächlich kommt in seltenen Fällen ein traumatischer Bandscheibenvorfall vor. Diese Problematik wird ausführlich in Kapitel 30 abgehandelt. Radikuläre Schädigungen infolge einer HWS-Beschleunigungsverletzung können jedoch auch, insbesondere bei vorbestehenden degenerativen HWS-Veränderungen, z. B. aufgrund einer transienten Wurzelkompression im Rahmen der Distorsion auftreten. Auch hier ist bei Beurteilungen im Bereich der privaten Unfallversicherung im Hinblick auf die pathogenetische Bedeutung der degenerativen Vorschädigungen ggf. die „Mitwirkungsregel" zu berücksichtigen. Neben der klinischen Untersuchung und der bildgebenden Diagnostik ist für die Objektivierung radikulärer Schädigungen die adäquat eingesetzte Elektomyographie bedeutsam. Ein EMG-Befund mit multisegmentalen oft „älteren neurogenen Schädigungszeichen" ist in diesem Zusammenhang jedoch nicht geeignet, eine unfallbedingte radikuläre Schädigung zu beweisen. Eine solche Befundkonstellation deutet eher auf eine unfallunabhängige degenerative Verursachung hin. Demgegenüber zeigen unfallbedingte radikuläre Läsionen in der Regel eine Beschränkung auf ein oder zwei Segmente mit einer typischen neurophysiologischen Verlaufsdynamik. Entsprechend kann auch allein die subjektive Angabe von diffusen Kribbelparästhesien eine radikuläre Schädigung nicht beweisen. Hinsichtlich der klinischen Symptomatik ist zwingend eine Verteilung der sensomotorischen Störungen entsprechend der anatomisch vorgegebenen Dermatom- bzw. Myotomeinteilung zu fordern.

Fallbeispiel 29.3

Heckauffahrunfall, GUV

Der 31-jährige Patient erlitt einen Wegeunfall, bei dem ein fremdes Fahrzeug von hinten auf seinen stehenden PKW auffuhr. Der D-Arztbericht beschreibt eine HWS- und LWS-Zerrung mit leichtgradigem Muskelhartspann, Schulter-/Nackenschmerzen, eingeschränkter HWS-Beweglichkeit ohne manifeste neurologische Symptomatik. Im Verlauf zeigte sich eine Rückbildung der Beschwerdesymptomatik mit Arbeitsfähigkeit 2 Wochen nach dem Unfall. Etwa 2 Monate nach dem Unfall bemerkte der Patient bei schwerem Heben und bei schnellen Bewegungen ein Kribbeln im Bereich der Finger und Hände beidseits links betont. Die Symptomatik war durch schnelle Kopfbewegungen sowie durch Kopfsprung ins Wasser provozierbar. Das 3 Monate nach dem Unfall durchgeführte HWS-MRT zeigte eine ausgeprägte Nucleus-pulposus-Degeneration mit rechtsseitiger Neuroforamenstenose bei C4/5 und einen relativ großen breitbasigen regressiv veränderten mediobilateralen Bandscheibenvorfall bei C5/6 mit ausgeprägten Neuroforamenstenosen beidseits und einen bei C6/7 paramedian rechts gelegenen frischeren Bandscheibenvorfall mit Myelonkompression (Abb. 29.5). Im Rahmen der neurologischen Begutachtung für die gesetzliche Unfallversicherung zeigten sich keine objektivierbaren Abweichungen im neurologischen Untersuchungsbefund. Medianus- und Tibialis-SSEP waren unauffällig. Das MEP ergab bei Ableitung vom M. interosseus dor-

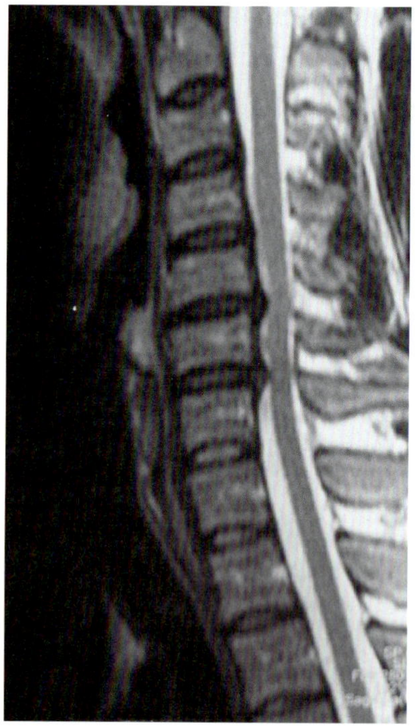

Abb. 29.5 Erläuterung siehe Fallbeispiel 29.3.

salis I einen pathologischen Befund mit Hinweisen auf eine Läsion der linksseitigen Pyramidenbahn. Insgesamt wurden auf neurologischem Fachgebiet keine Folgen des Unfalles festgestellt. Die beschriebenen Bandscheibenvorfälle mit der inzipienten, neurophysiologisch nachweisbaren zervikalen Myelopathie wurden als unfallunabhängig eingeordnet. Für die Annahme eines Kausalzusammenhanges war das Unfallereignis zu gering und die Latenz bis zum Auftreten einer klinischen Symptomatik zu lang. Darüber hinaus zeigte die MRT-Diagnostik multisegmentale deutliche degenerative Veränderungen, so dass hier von einer primär unfallunabhängigen degenerativen Erkrankung auszugehen war.

29.4.4 Schwindel nach HWS-Beschleunigungsverletzung

Etwa jeder dritte Patient klagt nach einer HWS-Beschleunigungsverletzung über Schwindelbeschwerden. Dabei handelt es sich zumeist um ein unspezifisch subjektiv empfundenes Beschwerdebild. Ob ein zervikaler Schwindel existiert ist umstritten. Im Rahmen einer gutachtlichen Fragestellung kann insofern eine Schwindelsymptomatik allein nicht Grundlage für die Annahme einer Organschädigung nach einer HWS-Beschleunigungsverletzung sein [Brandt u. Bronstein 2001, Tegenthoff 2003]. Eine reproduzierbare Drehschwindelsymptomatik nach einer HWS-Beschleunigungsverletzung sollte in erster Linie an eine vestibuläre Genese denken lassen. Diese Unfallfolge wird zum Teil unter dem häufig unscharf gebrauchten Oberbegriff einer Commotio oder Contusio labyrinthi zusammengefasst. Ursächlich kann eine unfallbedingte Absprengung von Otokonien mit resultierendem Otolithenschwindel in Form von Schwankschwindel, Oszillopsien und Gangunsicherheit vorliegen. Finden sich die abgesprengten Otokonien im Bereich der Bogengänge, kann auch ein posttraumatischer benigner paroxysmaler Lagerungsschwindel auftreten. Die bei diesen beiden peripher vestibulären Störungen vorhandene Seitendifferenz der Otolithenafferenzen wird durch zentrale Kompensation innerhalb von Tagen bis Wochen wieder ausgeglichen. Gerade bei älteren Patienten, etwa jenseits des 60. Lebensjahres, kann eine solche zentrale Kompensation deutlich verzögert ablaufen und im Einzelfall auch unvollständig bleiben. Für die gutachtliche Bewertung solcher residualer vestibulärer Schwindelzustände finden sich Bewertungstabellen z. B. in der HNO-ärztlichen Literatur [Stoll et al. 2003]. Finden sich Hinweise auf eine organisch determinierte peripher vestibuläre Störung, sollte zwingend eine HNO-ärztliche Mituntersuchung erfolgen. Grundlage für die gutachtliche Anerkennung eines posttraumatischen peripher vestibulären Schwindels muss dabei neben einem direkten zeitlichen Zusammenhang zwischen dem Unfallereignis und der Schwindelsymptomatik der Nachweis der Vestibularisstörung durch entsprechende fachspezifische vestibuläre Funktionsuntersuchungen sein. Nach unserer Erfahrung werden auch typisch verlaufende posttraumatische peripher vestibuläre Schwindelzustände gerade dann, wenn eine HWS-Beschleunigungsverletzung in Zusammenhang mit einem Polytrauma auftritt, übersehen bzw. verkannt.

Die Annahme einer unfallbedingten Hirnstammläsion als pathogenetische Grundlage für eine isolierte Schwindelsymptomatik nach HWS-Beschleunigungsverletzung ist abzulehnen. Eine traumatische Hirnstammschädigung geht mit einer komplexen, anfangs meistens schweren neurologischen Symptomatik einher und ist bei der Fortentwicklung der neuroradiologischen Diagnosemöglichkeiten in der Regel kernspintomographisch nachweisbar. Die im Rahmen HNO-ärztlicher Gutachten erstellten oft umfangreich apparativen neurootologischen Befunde allein sind beim Fehlen einer klinisch zuordnungsfähigen Hirnstammsymptomatik nicht geeignet, eine unfallbedingte Hirnstammläsion zu beweisen. Die in diesem Zusammenhang verwendeten diagnostischen Begriffe, wie „Hirnstammtaumeligkeit“, „zentral degenerativer Nystagmus“, oder „multisensorischer Schwindel“ sind nicht klar definiert und können nicht als Grundlage für die Anerkennung einer unfallbedingten Organschädigung dienen [Stevens 2006, Stoll et al. 2003, Tegenthoff 2003].

29.4.5 Kognitive und psychische Störungen nach HWS-Beschleunigungsverletzung

Ein wesentliches gutachtliches Problem nach einer HWS-Beschleunigungsverletzung stellt die Beurteilung häufiger kognitiver Beeinträchtigungen bzw. einer neurasthenen Symptomatik mit Erschöpfbarkeit, Schlafstörungen, Affektlabilität und depressiver Verstimmung sowie diffusen Befindlichkeitsstörungen dar. Die Möglichkeit einer zerebralen Schädigung im Rahmen einer typischen HWS-Beschleunigungsverletzung wird angesichts solcher Symptome zum Teil kontrovers beurteilt, wobei als denkbare Ursache durchblutungsbedingte Störungen infolge einer traumabedingten transienten Okklusion z. B. der Vertebralarterien oder Zerrungen des Hirnstamms infolge einer Beschleunigung des Gehirns innerhalb der knöchernen Schädelkapsel postuliert werden.

Die diesbezügliche Formulierung ist auch in den „Anhaltspunkten für die ärztliche Gutachtertätigkeit im sozialen Entschädigungsrecht und nach dem Schwerbehindertengesetz“ unter Punkt 59 (Beschleunigungsverletzung der Wirbelsäule) leider missverständlich: „Nach Beschleunigungsverletzungen der Halswirbelsäule kommen nicht nur radikuläre Reiz- und Ausfallerscheinungen vor, sondern durch gleichzeitige Beschleunigung des Kopfes auch reversible Hirnfunktionsstörungen, wie bei Gehirnerschütterungen und selten irreversible Hirnschädigungen im Hirnstamm- und Großhirnbereich“. Beweise für eine derartige Pathogenese stehen aus [Poeck 2001].

Insofern setzt die Diagnose einer hirnorganisch bedingten Symptomatik grundsätzlich den Nachweis einer eindeutigen zerebralen Schädigung aufgrund eines adäquaten Hirntraumas voraus und ist nicht allein mit einer typischen alleinigen HWS-Beschleunigungsverletzung erklärbar. Da als Begleitverletzung einer HWS-Beschleunigungsverletzung auch eine direkte zerebrale Schädigung in Form einer Contusio cerebri möglich ist, muss das Vorhandensein einer objektivierbaren zerebralen Symptomatik umgehend die Durchführung einer weitergehenden zerebralen Diagnostik zur Folge haben. Bedeutsam ist, dass als Ursache hier nicht nur direkte kontusionelle Hirnschädigungen, sondern auch sekundär gefäßvermittelte, z. B. ischämische Hirnläsionen infolge von unfallbedingten Gefäßdissektionen (s. Kap. 31.3.1) in Betracht zu ziehen sind.

Auch kompetent erstellte neuropsychologische Testbefunde, welche subjektiv empfundene Leistungsminderungen nachweisen, sind allein nicht geeignet, eine Hirnschädigung zu beweisen. Die Ergebnisse einer testpsychologischen Diagnostik sind zum einen abhängig von der Kooperation des Untersuchten und können zum anderen auch durch Schmerzen oder psychopathologische Faktoren wie z. B. eine depressive Symptomatik beeinträchtigt werden. Insofern können testpsychologisch feststellbare Leistungseinbußen lediglich Epiphänome des aktuellen psychischen Zustandes des Probanden sein. Pathologische testpsychologische Untersuchungsergebnisse müssen im Rahmen des klinischen Gesamtbildes, nach einer HWS-Beschleunigungsverletzung insbesondere unter Berücksichtigung traumatologischer Aspekte in der gutachtlichen Gesamtbeurteilung gewertet werden.

Funktionell bildgebende Untersuchungen (SPECT, PET, fMRT, Brain-Mapping) können eine abgelaufene traumatische Hirnschädigung ebenfalls nicht beweisen. Diese Untersuchungsverfahren liefern unter einem wissenschaftlichen Aspekt zwar interessante, jedoch letztlich unspezifische „Gruppendaten". Diese Verfahren sind zur individuellen Diagnose einer traumatischen Hirnläsion oder auch einer traumatisch bedingten Hirnfunktionsstörung jedoch nicht geeignet [Bicik et al. 1998, Radanov et al. 1999]. Gleiches gilt für unspezifisch pathologische EEG- oder AEP-Befunde (s. Kap. 29.2.1).

Eine Vielzahl von Verletzten klagt zum Teil auch langfristig über verschiedenartigste Befindlichkeitsstörungen (Tab. 29.**14**). Dabei handelt es sich letztlich um unspezifische Beschwerden, wie sie auch bei Krankheiten, die nicht traumatisch bedingt sind, wie z. B. der Fibromyalgie oder dem Chronic-Fatigue-Syndrom anzutreffen sind [Hausotter 2002, Stevens 2006]. Darüber hinaus konnte in einer Studie mit einem fiktiven Heckaufprall gezeigt werden, dass etwa 20 % der Probanden zumindest zeitweise über eine ähnliche Beschwerdesymptomatik klagten, obwohl eine organische Verletzung explizit nicht vorlag [Castro et al. 2001]. Insofern kommt einem erlebnisreaktiven bzw. psychovegetativen Faktor hinsichtlich der Entwicklung von Befindlichkeitsstörungen nach einer HWS-Beschleunigungsverletzung eine wesentliche Bedeutung zu [Malleson 2002]. Auch Entschädigungs- bzw. Wiedergutmachungswünsche können hier bedeutsam sein [Thomann u. Rauschmann 2006]. Insbesondere von anästhesiologisch/schmerztherapeutischer Seite wird in diesem Zusammenhang zum Teil die Diagnose eines „algogenen Psychosyndroms" bzw. einer „Schmerzkrankheit" gestellt. Da diese Begriffe nicht eindeutig definiert sind, sollten sie im Rahmen einer Begutachtung keine Verwendung finden. Keinesfalls kann eine Entschädigungspflicht allein auf eine solche Diagnose gegründet werden. Differenzialdiagnostisch sind in diesem Zusammenhang ggf. primär psychogene bzw. psychoreaktive Störungen, wie vor allem eine somatoforme Schmerzstörung oder eine Anpassungsstörung durch eine entsprechende psychosomatische und/oder psychiatrische Untersuchung abzugrenzen [Alexander 1998; Poeck 2001, 2002; Foerster 2004, Lang et al. 2005].

Tabelle 29.**14** Mögliche Befindlichkeitsstörungen nach HWS-Beschleunigungsverletzung

- Kopfschmerz/Schwindel
- Reizbarkeit/Schlafstörungen
- Konzentrationsstörung/Vergesslichkeit
- Ermüdbarkeit/Leistungsschwäche
- „Nervosität"/Ängstlichkeit
- Libido-/Potenzstörungen
- Sozialer Rückzug/depressive Verstimmung

Grundsätzlich kann das Erleben eines Unfalls in Abhängigkeit von dessen Schwere zu einer auch länger dauernden psychoreaktiven Störung führen, deren diagnostische Sicherung und Kausalitätsbewertung in Bezug auf das Unfallereignis spezieller Fachkompetenz bedarf (s. Kap. 35). In diesen Fällen ist in Abhängigkeit von der Versicherungssituation (s. u.) ggf. eine psychosomatische, psychiatrische bzw. nervenärztliche Zusatzbegutachtung erforderlich. Bedeutsam dabei ist, dass die Entschädigung psychischer Reaktionen im Rahmen der privaten Unfallversicherung, nicht jedoch im Bereich der gesetzlichen Unfall- bzw. der Haftpflichtversicherung ausgeschlossen ist. (Fallbeispiel 29.4).

Fallbeispiel 29.4

Sturz auf den Rücken, PUV

Eine 50-jährige Versicherungsangestellte erlitt einen Unfall, bei dem sie ausrutschte und auf den Rücken fiel. Aufgrund der subjektiven Angabe starker Schmerzen erfolgte unter der Diagnose einer HWS-Distorsion eine stationäre Aufnahme. Im Rahmen einer zweiwöchigen stationären Behandlung wurde ein „Wirbelsäulenschmerzsyndrom" sowie von urologischer Seite der Verdacht auf eine neurogene Blasenstörung beschrieben. Es zeigte sich eine Bewegungsstörung im Bereich der rechten Körperhälfte. Die neurologische Konsiliaruntersuchung ergab keinen organpathologischen Befund. Daher wurde der Verdacht auf eine Konversionsstörung geäußert. Bei fortgesetzter subjektiver Beschwerdesymptomatik und nach therapeutisch frustranen multiplen ambulanten Arztkontakten stellte ein Manualmediziner et-

Tabelle 29.15 Anhaltspunkte zur gutachtlichen Bewertung der Arbeitsunfähigkeit und der MdE in Von-Hundert-Sätzen bei HWS-Beschleunigungsverletzungen verschiedener Schweregrade (modifiziert nach Keidel 2000)

Schweregrad[1]	*Grad 0*	*Grad I*	*Grad II*	*Grad III*
Dauer der unfallbedingten Arbeitsunfähigkeit	–	0–3 Wochen	1–6 Wochen	> 6 Wochen (nach Heilverlauf)
unfallbedingte MdE (Gesetzliche Unfallversicherung)	–	–	20 % für 3 (–6) Monate 10 % für weitere 6 Monate	30 % für 6 Monate 20 % für weitere 6–18 Monate 10–20 %-Dauer-MdE möglich ggf. zusätzliche Bewertung funktionell relevanter neurologischer Defizite

[1] Bezug auf die Schweregraddefinitionen in Tabelle 29.7

wa ein Jahr nach dem Unfall die Diagnose einer „Defektsituation in der Somatosensorik und der Nozizeption". Unter einem primär schmerztherapeutischen Ansatz wurde eineinhalb Jahre nach dem Unfall durch einen Neurochirurgen bei der Diagnose „Zustand nach Contusio spinalis, Deafferenzierungsschmerz" eine Morphinpumpe implantiert. Im Rahmen der neurologischen Begutachtung für die private Unfallversicherung etwa 3 Jahre nach dem Unfall stellte sich die Patientin gehunfähig in einem Rollstuhl, der von ihrer Tochter geschoben wurde, vor. Sie klagte über diffuse Nacken- und Rückenschmerzen und demonstrierte eine Halbseitenlähmung rechts. Klinisch neurologisch zeigte sich kein pathologischer Befund. Die Ableitung der SEP und MEP im Bereich der oberen und unteren Extremitäten war ebenso unauffällig wie eine MRT des Kopfes und der HWS. Insgesamt fand sich kein Hinweis auf eine unfallbedingte organische Schädigung im Bereich des zentralen oder peripheren Nervensystems. Differenzialdiagnostisch wurde eine dissoziative bzw. somatoforme Störung in Betracht gezogen. Da unfallbedingte psychische Reaktionen im Bereich der privaten Unfallversicherung nicht entschädigungspflichtig sind, erfolgte keine weitergehende z. B. psychosomatisch/psychiatrische Begutachtung.

29.5 Bewertung nachweisbarer Unfallfolgen

Anhaltswerte für die Dauer einer unfallbedingten Arbeitsunfähigkeit und der unfallbedingten MdE sind beispielhaft für den Bereich der Gesetzlichen Unfallversicherung in Tabelle 29.15 aufgeführt. Die Feststellung einer MdE auf unbestimmte Zeit ist eine Ausnahme und bedarf im Einzelfall einer dezidierten Begründung [Hausotter 2002]. In den seltenen Fällen, in denen nach schwerergradiger HWS-Beschleunigungsverletzung eine funktionell bedeutsame spinale oder radikuläre sensomotorische Ausfallssymptomatik persistiert, ist ggf. eine spezielle Berücksichtigung solcher Unfallfolgen in Anlehnung an die Tabellen für Rückenmarkverletzte oder Läsionen peripherer Nerven erforderlich (Tab. 29.15) (s. Kap. 36).

Literatur

Alexander MP. In the pursuit of proof of brain damage after whiplash injury. Neurology 1998; 51: 336–340

Anhaltspunkte für die ärztliche Gutachtertätigkeit im sozialen Entschädigungsrecht und nach dem Schwerbehindertenrecht. Bundesministerium für Gesundheit und soziale Sicherung. 2005

Batzdorf U. Primary spinal syringomyelia. J Neurosurg Spine 2005 3: 429–435

Bicik I, Radanov BP, Schäfer N, Dvorak J, Blum B, Weber B, Burger C, Schulthess GK von, Buck A. PET with 18fluorodeoxyglucose and hexamethylpropylene amine oxime SPECT in late whiplash syndrome. Neurology 1998; 51: 345–350

Brandt Th, Bronstein AM. Cervical vertigo. J Neurol Neurosurg Psychiatry 2001; 71: 8–12

Castro WH, Meyer SJ, Becke MER, Nentwig CG, Hein MF, Ercan BI, Thomann S, Wessels U, Du Chesne AE. No stress – no whiplash? Prevalence of „whiplash" symptoms following exposure to a placebo rerar-end collision. Int J Legal Med 2001; 114: 316–322

Castro WH, Schilgen M, Meyer S, Weber M, Peuker C, Wörtler K. Do „whiplash injuries" occur in low-speed rear impacts? Eur Spine J 1997; 6:366–375

Comité Européen des Assurances: Minor cervical trauma claims. Comparative study. Aredoc/Ceredoc Paris, Brüssel 2004

Erdmann H. Schleuderverletzung der Halswirbelsäule. Hippokrates, Stuttgart 1973

Erdmann H. Versicherungsrechtliche Bewertungen des Schleudertraumas. In: Hohmann, D, et al. (Hrsg.). Neuroorthopädie I. Springer, Heidelberg 1983

Foerster K. Begutachtung bei sozial- und versicherungsmedizinischen Fragen. In: Foerster K (Hrsg.). Psychiatrische Begutachtung. Urban & Schwarzenberg, München 2004: 643–669

Hausotter W. Begutachtung somatoformer und funktioneller Störungen. Urban & Fischer, München 2002

Kaale BR, Krakenes J, Albrektsen G, Wester K. Head position and impact direction in whiplash injuries: associations with MRI-verified lesions of ligaments and membranes in the upper cervical spine. J Neurotrauma 2005b; 22: 1294–1302

Kaale BR, Krakenes J, Albrektsen G, Wester K. Whiplash associated disorders impairment rating: neck disability index score according to severity of MRI findings of ligaments and membranes in the upper cervical spine. J Neurotrauma 2005a; 22: 466–475

Keidel M. Beschleunigungsverletzung der Halswirbelsäule. In: Rauschelbach HH, Jochheim KA, Widder B (Hrsg.) Das neurologische Gutachten. 4. Aufl., Thieme, Stuttgart 2000: 408–421

Lang CJG, Jörg J, Keidel M, Liebig K, Mokrusch T, Radanov B. Beschleunigungstrauma der Halswirbelsäule. In: Diener HC (Hrsg.). Leitlinien für Diagnostik und Therapie in der Neurologie. 3. Aufl., Thieme, Stuttgart 2005: 623–628

Ludolph E. Der Stellenwert des unfallanalytischen Gutachtens. In: Kursbuch der ärztlichen Begutachtung. Hrsg. Ludolph E, Lehmann R, Schürmann J. Ecomed Medizin Verlag, Landsberg 2005

Malin JP, Tegenthoff M. Gutachterliche Aspekte des sogenannten „Schleudertraumas" der HWS aus neurologischer Sicht. DAR 1990; 59: 164 – 170

Malleson A. Whiplash and Other Useful Illnesses. McGill-Queen's University Press, Montreal & Kingston 2002

Mattern R, Kallieris D, Grandel J, Schüler F. Zum Stellenwert von Verletzungskriterien bei der Begutachtung des sogenannten Schleudertraumas der Halswirbelsäule nach „Bagatellunfällen". Berichte der Bundesanstalt für Straßenwesen. Mensch und Sicherheit. Bergisch-Gladbach, 1995; M47: 163 – 170

Moorahrend U (Hrsg.): Die Beschleunigungsverletzung der Halswirbelsäule mit interdisziplinärem Konsens. Fischer Verlag 1993

Münker H, Langwieder K, Chen E, Hell W. Verletzungen der Halswirbelsäule bei Pkw-Unfällen. Versicherungsmed 1995: 47; 26 – 32

Obelieniene D, Schrader H, Bovim G, Miseviciene I, Sand T. Pain after whiplash: a prospective controlled inception cohort study. J Neurol Neurosurg Psychiatry 1999; 66: 279 – 283

Pfirrmann CWA, Binkert CA, Zanetti M, Boos N, Hodler J. Functional MR imaging of the cranicocervical junction. Correlation with alas ligaments and occipito-atlantoaxial joint morphology: a study in 50 asymptomatic subjects. Schweiz Med Wochenschr 2000;130: 645 – 651

Pfirrmann, CW, Binkert CA, Zanetti M, Boos N, Hodler J. MR morphology of alar ligaments and occipitoatlantoaxial joints: study in 50 asymptomatic subjects. Radiology 2001; 218: 133 – 137

Poeck K. Begutachtungs- und Rehabilitationsprobleme bei Halswirbelsäulenschäden – aus nervenärztlicher Sicht. Med Sach 2001; 97:77 – 85

Poeck K. Zur neurologischen Begutachtung nach „HWS-Schleudertrauma". Akt Neurol 2002; 29: 288 – 294

Radanov BP, Bicik I, Dvorak J, Antinnes J, von Schulthess GK, Buck A. Relation between neuropsychological and neuroimaging findings in patiens with late whiplash syndrome. J Neurol Neurosurg Psychiatry 1999; 66: 485 – 489

Rauschelbach HH, Jochheim KA, Widder B. Das neurologische Gutachten. Thieme, Stuttgart, New York 2000

Rodriquez AA, Barr KP, Burns SP. Whiplash: Pathophysiology, Diagnosis, treatment and Prognosis. Muscle Nerve 2004; 29: 768 – 781

Roy S, Hol PK, Laerum LT, Tillung T. Pitfalls of magnetic resonance imaging of alsr ligaments. Neuroradiology 2004; 46; 392 – 398

Schrader H, Obelieniene D, Bovim G, Surkiene D, Mickeviciene D, Miseviciene I, Sand T. Natural evolution of late whiplash syndrome outside the medicolegal context. Lancet 1996; 347: 1207 – 1211

Sobotta J, Becher H. Atlas der Anatomie des Menschen. Urban & Schwarzenberg, München, Berlin, Wien 1972

Spitzer WO, Skovron ML, Salmi LR, Cassidy JD, Duranceau J, Suissa S, Ziess, E. Scientific monograph of the Quebec Task Force on Whiplash-Associated Disorders: redefining „whiplash" and its management. Spine 1995; 20 (Suppl): 1S-73S

Status report: Whiplash injuries. Special Issue 1995; Vol. 30: No. 8

Stevens A. Das Halswirbelsäulen-Schleudertrauma in der Begutachtung. Die neurologisch-psychiatrische Sicht. Med Sach 2006; 102: 139 – 146

Stoll W, Most E, Tegenthoff M. Schwindel und Gleichgewichtsstörungen. 4. Aufl., Thieme, Stuttgart, New York 2003

Stude P, Keidel M. Kopf- und Nackenschmerzen nach Schädel-Hirn-Trauma und nach Halswirbelsäulen-Beschleunigungsverletzung. In: Diener HC (Hrsg.). Kopfschmerzen. Thieme, Stuttgart 2003

Sturzenegger M, Di Stefano G, Radanov BP, Schnidrig A. Presentino symptoms and signs after whiplash injury: The influence of accident mechanism. Neurology 1994; 44: 688 – 693

Svensson MY, Bostrom O, Davidsson J, Hansson HA, Haland Y, Lovsund P, Suneson A, Saljo A. Neck injuries in car collisions – a review covering a possible injury mechanism and the development of a new rear-impact dummy. Accid Anal Prev 2000; 32: 167 – 175

Tegenthoff M, Kutzner M, Delank HW. Rückenmarktraumen. In: Suchenwirth RMA, Kunze K, Krasney OE (Hrsg.). Neurologische Begutachtung. Urban & Fischer, München, Jena 2000

Tegenthoff M. Die Begutachtung neurologisch bedingter Schwindelbeschwerden. In: Stoll W (Hrsg.). Das neurootologische Gutachten. Thieme, Stuttgart, New York 2002: 127 – 134

Tegenthoff M. Neurophysiologische Kriterien für die Feststellung von Folgeschäden nach HWS – Verletzungen. Nervenheilkunde 1993; 12: 236 – 238

Thomann KD, Rauschmann M. „Schleudertrauma" und „Railway Spine" – Die versicherungsmedizinische Bedeutung somatoformer Störungen und ihre Abgrenzung zur posttraumatischen Belastungsstörung. In: Ludolph E, Lehmann R, Schürmann J (Hrsg.). Kursbuch der ärztlichen Begutachtung. Ecomed Medizin Verlag, Landsberg 2006

Wedig HD. „Harmlosigkeitsgrenze" bei HWS-Verletzungen? DAR 2003; 9: 393 – 399

Widder B, Egle UT, Foerster K, Schiltenwolf M, Benz C, Derra C, Kindt H, Köllner V, Petruschka W, Rompe G, Schröter F, Tegenthoff M, Vogel P. Leitlinien für die Begutachtung von Schmerzen (Version 9.21). Nervenarzt. 2005; 10: 1292 – 1297

Wilmink JT, Patijn J. MR imaging of alar ligaments in whiplash associated disorders: an observer study. Neuroradiology 2001; 43: 859 – 863

30 Traumatische Bandscheibenschäden

R.-I. Ernestus

Unfallbedingte Bandscheibenschäden entstehen meist gemeinsam mit Verletzungen der benachbarten knöchernen oder ligamentären Strukturen. Insbesondere bei Wirbelkörperfrakturen stellen sie eine häufige **Begleitverletzung** dar. In diesen Fällen wird die gutachterliche Bewertung des ursächlichen Traumas in aller Regel durch die führende Verletzung, d. h. die Wirbel(körper)fraktur oder die Gefügestörung bestimmt.

Schwierig ist jedoch die Beurteilung des Kausalzusammenhangs zwischen einem Unfall und einem **isolierten Bandscheibenvorfall** ohne knöcherne Verletzungen und ohne Gefügestörung. Dieser wird in der Begutachtung oft äußerst kontrovers beurteilt.

Für die Anerkennung eines Kausalzusammenhangs müssen die medizinischen Aspekte der haftungsausfüllenden und die versicherungsrechtlichen Kriterien der haftungsbegründenden Kausalität berücksichtigt werden. Ferner müssen die verschiedenen Rahmenbedingungen der Privaten (PUV) und der Gesetzlichen Unfallversicherung (GUV) beachtet werden.

Trotz mehrfacher Änderungen der Versicherungsbedingungen in der PUV und verschiedener Gerichtsurteile werden die durch die aktuelle Rechtsprechung anerkannten Voraussetzungen für die Feststellung eines Kausalzusammenhangs zwischen Unfall und isoliertem Bandscheibenvorfall im Zivil- und Sozialrecht weiterhin unterschiedlich beurteilt. Dies betrifft weniger die medizinischen als vielmehr die versicherungsrechtlichen Aspekte.

Da der ärztliche Sachverständige in seiner Begutachtung nicht nur rein medizinische, sondern oft auch versicherungsrechtliche Fragen beantworten muss, ist die exakte Kenntnis der medizinischen **und** juristischen Voraussetzungen für die Anerkennung eines Kausalzusammenhangs unbedingt erforderlich.

30.1 Medizinische Aspekte

Die medizinischen Voraussetzungen für die Annahme eines ursächlichen Zusammenhangs zwischen Unfall und isoliertem traumatischen Bandscheibenvorfall sind im Zivil- und Sozialrecht identisch und betreffen anamnestische Gesichtspunkte wie das Trauma selbst sowie das zeitliche Auftreten und die Art der Krankheitssymptome nach dem Trauma. Besondere gutachterliche Bedeutung kommt den objektivierbaren Befunden der bildgebenden Diagnostik bzw. der intraoperativen Verhältnisse zu. Ferner müssen durch den ärztlichen Sachverständigen Hinweise auf eine möglicherweise bestehende Vorschädigung beachtet und entsprechend gewürdigt werden. Medizinische Aspekte der Zusammenhangsbeurteilung sind:

- Schwere des Traumas,
- Zeitintervall zwischen Trauma und Symptombeginn,
- radiologischer bzw. intraoperativer Befund,
- Vorschädigung.

30.1.1 Schwere des Traumas

Unter medizinischen Gesichtspunkten muss durch den Gutachter geprüft werden, ob das Trauma angemessen schwer, d. h. geeignet bzw. adäquat war, um einen Bandscheibenvorfall verursachen zu können. Ein adäquates Trauma kann u. a. bei Sprüngen oder Stürzen aus mehreren Metern Höhe, Stürzen beim Tragen schwerer Lasten, bei Auffahrunfällen mit hoher Geschwindigkeit oder Sportunfällen mit daraus resultierender Stauchung oder Verdrehung der Wirbelsäule (siehe auch Beschleunigungsverletzung der HWS) angenommen werden [Frowein u. Terhaag 1977, Lemke u. Manthei 1990, Schönberger et al. 2003, Prestar 1993, Terhaag u. Frowein 1990]. In jedem Fall ist die genaue Kenntnis des Unfallhergangs entscheidend für die Beurteilung des Traumas. So sind bei einem Sturz von der Leiter die exakte Sturzhöhe ebenso wie Art und Weise des Aufpralls und die Beschaffenheit der Aufprallstelle zu erfragen. Bei Kraftfahrzeugunfällen kann die Beschreibung des Schadens am Fahrzeug, z. B. in einem Kfz-Sachverständigen-Gutachten, wichtige Hinweise auf Art und Schwere des Unfalls liefern [Prestar 1993]. So kann eine Beschädigung der Rückenlehne ein wichtiges Indiz für eine Krafteinwirkung im Bereich der Wirbelsäule darstellen.

Als **adäquate Traumen** gelten:

- Sprünge und Stürze aus größerer Höhe,
- Stürze beim Heben und Tragen schwerer Lasten,
- Auffahrunfälle mit hoher Geschwindigkeit,
- Sportunfälle (direkte Distorsionen).

30.1.2 Zeitintervall zwischen Trauma und Symptombeginn

Ein weiteres Kriterium für die Anerkennung eines traumatischen Bandscheibenvorfalls ist der zeitliche Zusammenhang zwischen Unfall und Beginn der Symptomatik. Lokale und/oder radikuläre Schmerzen treten unmittelbar bzw. innerhalb weniger Stunden, manchmal auch erst bis zu mehreren Tagen nach dem Unfall auf [Bürkle de la Camp 1951, Frowein u. Terhaag 1977, Schönberger et al. 2003, Terhaag u. Frowein 1990]. Radikuläre Syndrome mit Sensibilitätsstörungen und/oder Paresen entwickeln sich gelegentlich erst mit zunehmender Sequestrierung der eingerissenen Bandscheibe und können ausnahmsweise auch völlig fehlen [Prestar 1993].

30.1.3 Radiologischer bzw. intraoperativer Befund

Der radiologische bzw. intraoperative Befund mit Sequesterbildung ist von wesentlicher gutachterlicher Bedeutung [Frowein u. Terhaag 1977, Terhaag u. Frowein 1990], wohingegen die histologische Untersuchung des Bandscheibengewebes nur wenig zur Frage der Kausalität beitragen kann [Carreon et al. 1996, Lemke u. Manthei 1990]. Zerreißungen des hinteren Längsbandes und Sequesterbildung (Abb. 30.**1a**) sprechen eher für [Prestar 1993], ausgeprägte Bandscheibenzermürbung mit reaktiver Hypertrophie knöcherner und ligamentärer Strukturen (Abb. 30.**1b**) eher gegen einen Zusammenhang mit dem angeschuldigten Trauma [Loew et al. 1969].

Unter den radiologischen Untersuchungen besitzt die Kernspintomographie für die Begutachtung von Bandscheibenschäden eine herausragende Bedeutung. Wesentlich ist eine zeitnahe Untersuchung nach dem Trauma: Ausgeprägte degenerative Veränderungen, die über die einfache Dehydratation des Bandscheibengewebes hinausgehen, wie z. B. Zeichen der Osteochondrose, Spondylose, Spondylarthrose, (Pseudo-)Spondylolisthese, Hypertrophie ligamentärer Strukturen mit Spinalkanal- bzw. Rezessusstenosen etc. (Abb. 30.**1b**), sind Hinweise auf bereits länger vorbestehende Veränderungen. Monosegmentale „frische" Veränderungen, wie Sequestrierung und Bandzerreißung (Abb. 30.**1a**), sprechen eher für einen Kausalzusammenhang als mehrsegmentale „ältere" Zeichen der Bandscheibenschädigung. Zur Beurteilung des zeitlichen Verlaufs degenerativer Veränderungen müssen, sofern vorhanden, früher angefertigte Aufnahmen (auch einfache Übersichtsaufnahmen) unbedingt herangezogen werden. Sie können Hinweise auf die zugrunde liegende schicksalhaft ablaufende Bandscheibendegeneration geben und so zur Einschätzung der Mitwirkung dieses Vorschadens hilfreich sein. Verlaufsuntersuchungen nach dem Trauma können zur Differenzierung traumatisch und schicksalhaft degenerativ bedingter Veränderungen dagegen nur wenig beitragen.

Die Segmenthöhe ist nicht so sehr entscheidend – auch der isolierte traumatische Bandscheibenvorfall kommt ganz überwiegend in den von der üblichen Bandscheibendegeneration betroffenen Segmenten vor. Jedoch würde eine eher ungewöhnliche Höhe (z. B. untere BWS) bei entsprechend geeignetem Trauma und radiologischen Zeichen einer „frischen" Bandscheibenschädigung die Annahme eines Kausalzusammenhangs noch bekräftigen.

30.1.4 Vorschädigung

Die Anteiligkeit des Unfallereignisses an der Entstehung des Bandscheibenvorfalls im Rahmen einer bei jedem Erwachsenen anzunehmenden degenerativen Vorschädigung muss unter Berücksichtigung der früheren Anamnese, ggf. auch durch Hinzuziehen von Arztberichten und Krankenversicherungsunterlagen, und radiologisch sichtbarer Zeichen einer Bandscheibendegeneration (siehe Kap. 30.1.3) beurteilt werden [Frowein u. Terhaag 1977, Prestar 1993, Terhaag u. Frowein 1990]. Auch wenn eigene Untersuchungen gezeigt haben, dass selbst bei Bandscheibenvorfällen im Jugendalter in allen Fällen histologisch schwere bis mittelschwere Zeichen der Bandscheibendegeneration erkennbar waren [Lee et al. 2000], so kann entsprechend der Auswertung typischer Krankheitsverläufe von Terhaag u. Frowein [1990] in Abhängigkeit vom Lebensalter die folgende Relation zwischen Trauma und Vorschädigung angenommen werden: Je jünger der Patient ist, desto geringer ist in der Regel das Ausmaß der Vorschädigung, um so schwerer muss aber das Trauma sein, um einen Bandscheibenvorfall verursachen zu können. In diesem Fall ist der Anteil der Mitwirkung des Traumas an dem Gesundheitsschaden „Bandscheibenvorfall" aber deutlich höher als bei einem Patienten mit schwerer degenerativer Vorschädigung. Hier genügt ein geringeres Trauma, dessen anteilige Mitwirkung dann aber ebenfalls prozentual niedriger einzuschätzen ist. Liegt jedoch eine Krankheitsanlage vor, die

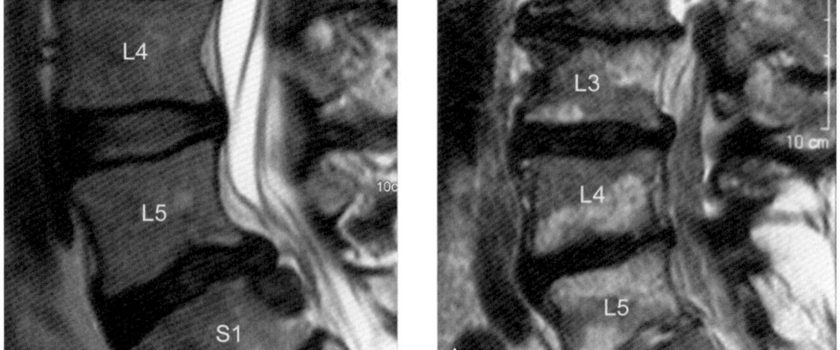

Abb. 30.**1a–b** Kernspintomographische Befunde.
a Perforierter und nach kaudal sequestrierter Prolaps L 5/S1 ohne wesentliche weitere degenerative Veränderungen. Kausalzusammenhang mit Unfall möglich.
b Mehrsegmentale LWS-Veränderungen mit schwerer Osteochondrose, Spondylarthrose, Spinalkanalstenose und subligamentärem Bandscheibenvorfall L3/4. Kausalzusammenhang mit Unfall unwahrscheinlich.

so leicht ansprechbar ist, dass akute Erscheinungen jederzeit auch ohne besondere äußere Einwirkungen auftreten können, d. h. jeder andere im nicht versicherten Alltagsleben ständig vorkommende Anlass (sog. „Gelegenheits[anlass]ursache“, siehe Kap. 30.2.3) könnte zu derselben Zeit die gleichen Erscheinungen auslösen, kommt ein Versicherungsschutz nicht in Frage [Bürk 2000].

In den Fällen des Zusammenwirkens von Unfall und Bandscheibenvorfall gilt, dass das Trauma stets nur zu einer vorübergehenden, nicht richtunggebenden Verschlimmerung des vorbestehenden, schicksalhaft ablaufenden und individuell zu beurteilenden degenerativen Bandscheibenschadens führt [Terhaag u. Frowein 1990]. Diese vorübergehende Verschlimmerung ist in der Regel auf einen Zeitraum von maximal 12 Monaten zu begrenzen. Eine richtunggebende und dauerhafte Verschlimmerung kann dagegen bei Auftreten und Persistenz schwerer neurologischer Ausfälle wie z. B. eines Kaudasyndroms angenommen werden (Abb. 30.**2**).

Zusammenfassend gilt, dass im Einzelfall jeweils alle genannten medizinischen Kriterien für die Anerkennung eines Kausalzusammenhangs zwischen einem Trauma und einem isolierten Bandscheibenvorfall gegeben sein müssen.

Die Wertung nur eines einzelnen Aspekts ist nicht zulässig, vielmehr muss eine **geeignete Befund- und Verlaufskonstellation** vorliegen. Dies erklärt die geringe Häufigkeit der möglichen Anerkennung einer traumatischen Genese, wie sie Terhaag u. Frowein [1990] an dem bis heute umfangreichsten Krankengut zervikaler und lumbaler Bandscheibenvorfälle zusammengestellt haben (Tab. 30.**1**).

30.2 Versicherungsrechtliche Aspekte

Im Gegensatz zu den medizinischen Aspekten werden die versicherungsrechtlichen Fragen im Zivil- und Sozialrecht unterschiedlich beurteilt [Ernestus et al. 1995, Ernestus u. Gärtner 1996a/b]. Daher müssen die verschiedenen Versicherungsbedingungen der Privaten und die Regelung der Gesetzlichen Unfallversicherung berücksichtigt werden (s. Kap. 7).

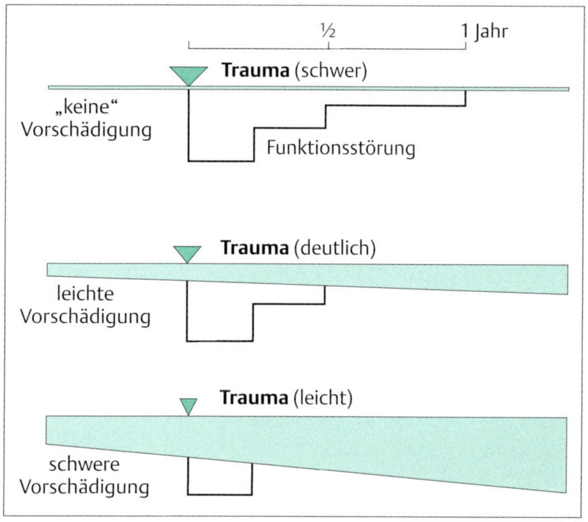

Abb. 30.**2** Zusammenwirken von Trauma und Vorschädigung.

Die zivil- und sozialrechtlichen Unterschiede betreffen die Definition des Unfallbegriffs, die Einschränkungen der Leistungspflicht und die Erweiterung des Unfallbegriffs in der PUV bzw. dessen Kommentierung in der GUV. Ferner kommt der Bewertung einer Vorschädigung auch unter versicherungsrechtlichen Gesichtspunkten eine wesentliche gutachterliche Bedeutung zu.

30.2.1 Definition des Unfallbegriffs

Im Rahmen der haftungsbegründenden Kausalität muss zunächst geprüft werden, ob es sich bei dem angeschuldigten Ereignis überhaupt um einen Unfall im versicherungsrechtlichen Sinne handelt. In der Privaten Unfallversicherung (§ 2 I AUB 61, § 1 III AUB 88/94, Ziffer 1.3 AUB 99) werden für die Anerkennung eines Unfalls die **Plötzlichkeit**, die **äußere Einwirkung** und die **unfreiwillige Gesundheitsschädigung** gefordert. Bei dieser Definition bestehen bis auf den 1988 eingefügten Klammerzusatz „Unfallereignis" keine Unterschiede zwischen Verträgen nach den AUB 61 und den AUB 88/94/99.

In der Gesetzlichen Unfallversicherung setzt der Begriff des Arbeitsunfalls, der in § 8 I SGB VII definiert wird, voraus,

Einfluss eines Traumas	*Zervikaler Bandscheibenvorfall n = 770*		*Lumbaler Bandscheibenvorfall n = 2356*	
	Anzahl der Pat.	*Anteil in %*	*Anzahl der Pat.*	*Anteil in %*
Fraglich	6	0,8	22	0,9
Möglich	15	1,9	11	0,5
Sicher	16	2,1	6	0,3
GESAMT	**37**	**4,8**	**39**	**1,7**

Tabelle 30.**1** Häufigkeit des Einflusses eines Traumas im Sinne einer vorübergehenden Verschlimmerung eines Bandscheibenvorfalls bei Patienten mit operierten Bandscheibenvorfällen [nach Terhaag u. Frowein 1990])

dass das Unfallereignis infolge einer den Versicherungsschutz begründenden Tätigkeit, d. h. z. B. auch auf dem Weg von oder zu der Arbeitsstelle, eingetreten ist. Darüber hinaus werden in Erweiterung der früher in § 548 I RVO festgelegten Unfalldefinition im SGB VII in weitgehender Übereinstimmung mit den Bedingungen der Privaten Unfallversicherung die **zeitliche Begrenzung**, die **äußere Einwirkung** und der **Gesundheitsschaden** oder Tod gefordert.

Definition des Unfallbegriffs

§ 2 I AUB 61
Ein Unfall liegt vor, wenn der Versicherte durch ein *plötzlich* von *außen* auf seinen Körper wirkendes Ereignis unfreiwillig eine *Gesundheitsstörung* erleidet.

§ 1 III AUB 88/94
Ein Unfall liegt vor, wenn der Versicherte durch ein *plötzlich* von *außen* auf seinen Körper wirkendes Ereignis (Unfallereignis) unfreiwillig eine *Gesundheitsschädigung* erleidet.

Ziffer 1.3 AUB 99
Ein Unfall liegt vor, wenn die versicherte Person durch ein *plötzlich* von außen auf ihren Körper wirkendes Ereignis (Unfallereignis) unfreiwillig eine *Gesundheitsschädigung* erleidet.

§ 8 I SGB VII
Arbeitsunfälle sind Unfälle von Versicherten infolge einer den Versicherungsschutz nach §§ 2, 3 oder 6 begründenden Tätigkeit (versicherte Tätigkeit). Unfälle sind *zeitlich begrenzte*, von *außen* auf den Körper einwirkende Ereignisse, die zu einem Gesundheitsschaden oder zum Tod führen.

Die dargestellten Kriterien für die Anerkennung eines Unfalls sollen an zwei Beispielen aus der eigenen gutachterlichen Tätigkeit verdeutlicht werden:

Fallbeispiel 30.1

Auffahrunfall
Eine 26-jährige Stewardess erlitt bei einem Auffahrunfall mit ihrem Pkw eine Beschleunigungsverletzung der Halswirbelsäule. Drei bis vier Stunden nach dem Unfall traten Kopf- und Nackenschmerzen auf. Eine wegen nachfolgend hinzugetretener radikulärer Schmerzen in den Armen durchgeführte Computertomographie der Halswirbelsäule zeigte einen Bandscheibenvorfall zwischen dem 5. und 6. Halswirbelkörper. Bei der Operation 2 Monate nach dem Unfall konnte ein sequestrierter Bandscheibenvorfall, der das hintere Längsband perforiert hatte, entfernt werden.

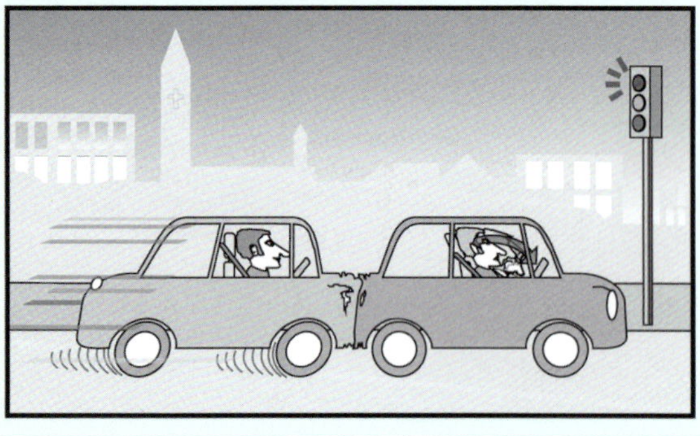

Fallbeispiel 30.2

Verheben mit Wegrutschen
Ein 50-jähriger Brauereiangestellter erlitt beim Einladen eines Bierfasses in einen Auslieferungswagen einen akuten Rückenschmerz. Vier Wochen nach dem Ereignis wurde ein perforierter Bandscheibenvorfall L 4/5 operativ entfernt. Das Erfragen der näheren Begleitumstände des angeschuldigten Ereignisses ergab, dass der Boden vor dem Wagen nass war, so dass der Mann beim Heben des Fasses mit dem linken Bein weggerutscht ist, sich mit dem rechten Bein auffangen und so gerade noch einen Sturz vermeiden konnte.

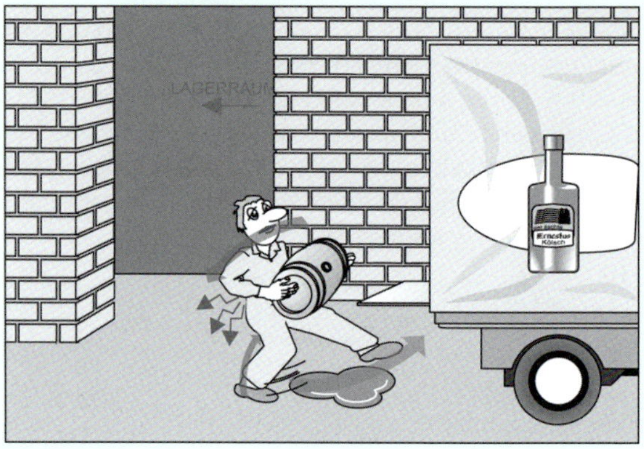

Das Unfallereignis des **Fallbeispiels 30.1** erfüllt eindeutig die Kriterien der Plötzlichkeit, der äußeren Einwirkung und der unfreiwilligen Gesundheitsschädigung. Wäre dieser Unfall auf dem Weg zur Arbeit eingetreten, so wäre er auch von der GUV als Wegeunfall anzuerkennen.

Im **Fallbeispiel 30.2** war im Rahmen der initialen Anamneseerhebung eine äußere Einwirkung zunächst nicht erkennbar, so dass das angeschuldigte Ereignis zunächst nicht als Unfall, sondern als Tätigkeit oder Verrichtung im Sinne eines Verhebens zu beurteilen gewesen wäre. Erst das Erfragen der näheren Begleitumstände ergab das Wegrutschen mit dem linken Bein. Hier hat der nasse Boden zu einer Veränderung der ursprünglich beabsichtigten Bewegung geführt. Diese Ausweichbewegung war zwar auch wieder gewollt, diente aber der Abwendung eines plötzlich von außen verursachten Ereignisses, nämlich eines durch Wegrutschen bedingten Sturzes. Da somit beim Bewegungsablauf das Überraschungsmoment im Vordergrund stand, werden auch hier die Kriterien für eine Anerkennung als Unfall erfüllt.

Auch von der PUV wäre dieses Ereignis ebenso wie ein Sturz bei Glatteis, aus einem fahrenden Zug oder beim Schieben eines Autos, ein Abrutschen beim Heben eines schweren Gegenstandes oder ein Umknicken an der Bordsteinkante[1] im Sinne einer **irregulären Kollision** anzuerkennen [Grimm 2000]. **Reguläre Kollisionen** mit irregulärer Folge, wie z. B. Bandscheibenvorfälle nach gezieltem Hochheben eines 40 kg schweren Pakets[2], nach Anheben

[1] OLG Hamm, Urteil vom 11.6.1975, 20 U 358/74. VersR (1976) 336 – 337
[2] OLG München, Urteil vom 14.9.1990, 14 U 619/89. VersR (1991) 802 – 803

eines Sommerreifens[3] oder nach Aufstehen aus der Hocke nach vorangegangenem Auffangen eines 30 kg schweren Postsacks[4] fallen dagegen nicht unter den Versicherungsschutz, weil es sich bei fehlender äußerer Einwirkung nicht um Unfälle handelt. Hier handelt es sich häufig um Ereignisse im Sinne eines „Verhebens", der Begriff „Verhebetrauma" ist unsinnig.

30.2.2 Einschränkungen der Leistungspflicht

Die Leistungspflicht wird in der PUV viel umfangreicher eingeschränkt als in der GUV. Die Einschränkungen der AUB 88/94 (§ 2) und der AUB 99 (Ziffer 5.1) entsprechen weitgehend denen der AUB 61 (§ 3). Aus dem umfangreichen Katalog seien hier Geistes- oder Bewusstseinsstörungen einschließlich Trunkenheit, Schlaganfällen und epileptischen Anfällen sowie Unfälle bei der Benutzung von Luftfahrzeugen ohne Motor, Motorseglern, Ultraleichtfahrzeugen und beim Fallschirmspringen[5] genannt (s. Kap. 7.4.5).

Demgegenüber werden in der GUV entsprechend der Unfalldefinition in § 8 I SGB VII zunächst nur Unfälle vom Versicherungsschutz ausgeschlossen, die nicht in einem Zusammenhang mit der versicherten Tätigkeit stehen. Dabei führt die Auslegung des Begriffs der versicherten Tätigkeit in Einzelfällen zu ähnlichen Ausschlüssen, z. B. wenn der Versicherte am Arbeitsplatz in volltrunkenem oder durch Medikamentenmissbrauch berauschten Zustand oder durch eine andere, allein selbst geschaffene Gefahr verunfallt [Ricke 2002].

Fallbeispiel 30.3

Anfall mit Sturzereignis

Ein Bauarbeiter, der während der Arbeit infolge eines hirnorganischen Anfalls vom Baugerüst stürzt, wäre im Rahmen der GUV leistungsberechtigt, wenn sich trotz der inneren Ursache „hirnorganischer Anfall" ein besonderes arbeitsbedingtes Verletzungsrisiko konkretisiert [Keller 1995]. In der PUV wäre derselbe Sturz aufgrund des Anfalls entsprechend der genannten Einschränkungen von der Leistungspflicht ausgeschlossen.

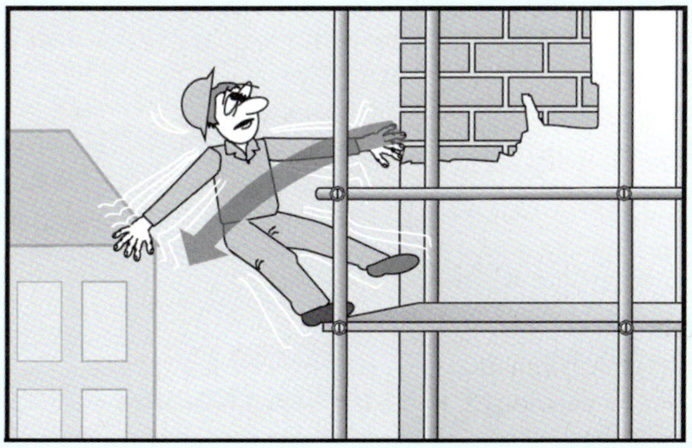

[3] OLG Karlsruhe, Urteil vom 19.5.1994, 12 U 33/94. RuS (1995) 159

[4] OLG Hamm, Urteil vom 31.8.1994, 20 U 87/94. VersR (1995) 774

[5] LG München II, Urteil vom 27.4.1989, 12 O 558/89. VersR (1990) 40

30.2.3 Erweiterungen des Unfallbegriffs und Vorschädigung

AUB 61

In den AUB 61 wird der Unfallbegriff auf Zerrungen und **Zerreißungen an der Wirbelsäule** erweitert, die durch **Kraftanstrengung** hervorgerufen werden.

Erweiterung des Unfallbegriffs

§ 2 IIa AUB 61

Unter den Versicherungsschutz fallen auch durch Kraftanstrengung des Versicherten hervorgerufene Verrenkungen, Zerrungen und Zerreißungen an Gliedmaßen und Wirbelsäule.

Hieraus ergibt sich nun die Frage, ob ein Bandscheibenvorfall als eine durch eine Kraftanstrengung hervorgerufene Zerreißung an der Wirbelsäule angesehen werden kann. Anlass für die gerichtliche Erörterung dieser Frage war die Revision eines Klägers, der 5 Wochen nach dem Heben einer schweren Mörtelwanne, ohne dabei ins Straucheln geraten zu sein, an einem perforierten Bandscheibenvorfall L4/5 operiert wurde (siehe Fallbeispiel 30.4).

Fallbeispiel 30.4

Kraftanstrengung

Der Kläger spürte bei Maurerarbeiten am 20.5.1983 beim Anheben einer schweren Mörtelwanne plötzlich einen starken Schmerz im Rücken und weiter im linken Bein, so dass er laut aufschrie. Er musste seine Arbeit sofort aufgeben und sich niederlegen, weil ihm weitere Bewegungen nur mit erheblichen Schmerzen möglich waren. Bei der nach erfolgloser konservativer Behandlung schließlich am 27.6. 1983 durchgeführten Operation fanden sich mehrere frei perforierte Bandscheibensequester, die das hintere Längsband im Segment der Lendenwirbel 4/5 durchbrochen hatten. Das Versorgungsamt stellte eine Minderung der Erwerbsfähigkeit von 20 % fest.

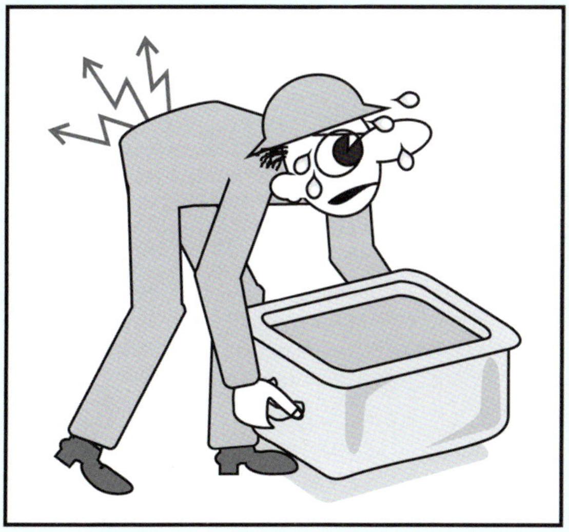

Der Kläger im **Fallbeispiel 30.4** verlangte eine Teilentschädigung aus einer nach den AUB 61 abgeschlossenen Unfallversicherung, die vom Versicherer abgelehnt wurde. Der nachfolgenden Klage haben sowohl das Landgericht als auch das Oberlandesgericht nicht stattgegeben, so dass die Revision des Klägers ein Verfahren vor dem Bundesgerichtshof (BGH) nach sich zog. Das hierauf ergangene Urteil des BGH[6] lässt sich wie folgt zusammenfassen:

Urteil des BGH vom 23.11.1988 (IVa ZR 38/88)

1. Es liegt kein Unfall im Sinne der Unfalldefinition des § 2 I vor.
2. Maßgeblich für die Auslegung allgemeiner Versicherungsbedingungen – in diesem Fall der Worte „Zerreißung an der Wirbelsäule" – ist das Verständnis des durchschnittlichen Versicherungsnehmers ohne fachliche Spezialkenntnisse. Aus seiner Sicht kann das Heraustreten von offenbar sonst im Innern bleibenden beweglichen Teilen der Bandscheibe mit deren Zerreißen, jedenfalls mit einem Reißen der äußeren Begrenzung dieser Bandscheibe verbunden sein.

Auch wenn im Schrifttum und in der Rechtsprechung weit überwiegend die Auffassung vertreten werde, dass ein Bandscheibenvorfall nicht als Zerreißung an der Wirbelsäule angesehen werden könne[7, 8], so vertritt der BGH die Auffassung, dass dies dem Verständnis des durchschnittlichen Versicherungsnehmers nicht gerecht werde. Vielmehr sei nach dessen Vorstellung als medizinischer Laie die Möglichkeit einer traumatisch bedingten Zerreißung an der Wirbelsäule in Gestalt des Bandscheibenvorfalls, nämlich als Riss der Bandscheibe oder ihres Bestandteiles Faserring, gegeben.

Nach Zurückverweisung durch den BGH hat das OLG Celle daraufhin im Fall des Klägers, der die Mörtelwanne angehoben hatte, wie folgt entschieden[9]:

Urteil des (OLG) Celle vom 02.08.1989 (8 U 87/87)

1. Die Frage, ob ein Bandscheibenvorfall eine durch Kraftanstrengung hervorgerufene Zerreißung an der Wirbelsäule darstellt, bleibt weiterhin offen.
2. Kommt beim Bandscheibenvorfall gegenüber degenerativen Veränderungen an der Wirbelsäule einem Trauma nur die Bedeutung einer *auslösenden Ursache* zu, so ist der Grad der Mitwirkung von Krankheiten oder Gebrechen mit 80 % angemessen bewertet.

In Leitsatz 1 des Urteils konnte das OLG Celle die grundsätzliche Frage des Zusammenhangs zwischen einer durch Kraftanstrengung hervorgerufenen Zerreißung an der Wirbelsäule und einem Bandscheibenvorfall nur offen lassen, weil der Versicherer im Rahmen des sich aus Leitsatz 2 ergebenden Leistungsanteiles bereits nach dem BGH-Urteil das angeschuldigte Ereignis anerkannt hatte.

Dieser 2. Leitsatz bezieht sich auf das Ausmaß einer Vorschädigung, die bei jedem Erwachsenen auch bei fehlenden subjektiven Beschwerden angenommen werden muss. Die Bewertung des Mitwirkens unfallunabhängiger Krankheiten und Gebrechen wird in § 10 I der AUB 61 festgelegt.

Vorschädigung

§ 10 I AUB 61

Haben bei den Unfallfolgen Krankheiten oder Gebrechen mitgewirkt, so ist die Leistung entsprechend dem Anteil der Krankheit oder des Gebrechens zu kürzen, sofern dieser Anteil mindestens 25 % beträgt.

Somit handelt es sich im vorliegenden Fall nicht um einen Unfall, sondern um eine Kraftanstrengung, die nach dem Laienverständnis im Sinne des BGH zu einer Zerreißung an der Wirbelsäule geführt hat. Daher besteht nach der erweiterten Unfalldefinition eine Leistungspflicht. Bei einer Vorschädigung von 80 % ist das Anheben der Mörtelwanne als **auslösende Ursache** anteilmäßig mit 20 % zu bewerten. Diese Kraftanstrengung kann ebenso wie das Anheben eines schweren Blumenkübels als adäquat angesehen werden[10], das Aufstehen aus kniender Haltung dagegen nicht[11].

Wie in nahezu allen anderen Fällen eines Kausalzusammenhangs zwischen einem Trauma und einem Bandscheibenvorfall käme auch der auslösenden Ursache aus medizinischer Sicht die Bedeutung einer vorübergehenden, nicht richtunggebenden Verschlimmerung zu [Frowein u. Terhaag 1977, Terhaag u. Frowein 1990].

AUB 88/94/99

Hätte der Versicherungsnehmer des Fallbeispiels 30.4 eine Private Unfallversicherung nach den AUB 88/94/99 abgeschlossen, wäre die Beurteilung eine andere:

Nach § 1 III AUB 88/94 bzw. Ziffer 1.3 AUB 99 liegt übereinstimmend mit der Definition der AUB 61 § 2 I kein Unfall vor. Auch die Erweiterung des Unfallbegriffs in § 1 IV AUB 88/94 bzw. Ziffer 1.4 AUB 99, die die Schadensfolgen der in den AUB 61 noch genannten Zerreißung an der Wirbelsäule jetzt genau definiert, käme dem Versicherungsnehmer im vorliegenden Fall nicht zugute.

Erweiterung des Unfallbegriffs

§ 1 IV AUB 88/94 (wortgleich Ziffer 1.4 AUB 99)

Als Unfall gilt auch, wenn durch eine erhöhte Kraftanstrengung an Gliedmaßen oder Wirbelsäule
(1) ein Gelenk verrenkt wird oder
(2) Muskeln, Sehnen, Bänder oder Kapseln gezerrt oder zerrissen werden.

[6] BGH, Urteil vom 23.11.1988, IVa ZR 38/88. VersR (1989) 73 – 74
[7] LG Karlsruhe, Urteil vom 29.8.1986, 6 O 277/86. VersR (1988) 242 – 243
[8] LG Köln, Urteil vom 26.6.1985, 24 O 460/82. VersR (1987) 198
[9] OLG Celle, Urteil vom 2.8.1989, 8 U 87/87. VersR (1990) 39
[10] LG Fulda, Urteil vom 11.11.1992, 4 O 359/90. RuS (1993) 277 – 278
[11] LG Köln, Urteil vom 13.1.1988, 24 O 173/87. VersR (1988) 462

Der Bandscheibenvorfall stellt auch nach laienhafter Vorstellung weder eine Gelenkverrenkung noch ein Zerren oder Zerreißen von Muskeln, Sehnen, Bändern oder Kapseln dar[12, 13] [Grimm 2000]. Selbst wenn man die Perforation des hinteren Längsbandes als Bandzerreißung einschließen wollte, schließen § 2 III AUB 88/94 und nahezu wortgleich Ziffer 5.2 und 5.2.1 AUB 99 den Bandscheibenvorfall zunächst vollständig aus.

Ausschlüsse von der Leistungspflicht

§ 2 AUB 88/94
(nahezu wortgleich Ziffer 5.2 und 5.2.1)

Nicht unter den Versicherungsschutz fallen: ...

§ 2 III (2) *Schädigungen an Bandscheiben* sowie Blutungen aus inneren Organen und Gehirnblutungen. Versicherungsschutz besteht jedoch, wenn ein unter diesen Vertrag fallendes Unfallereignis im Sinne des § 1 III die *überwiegende Ursache* ist.

Bei einer Schädigung an der Bandscheibe besteht in den AUB 88/94/99 nur Versicherungsschutz, wenn ein Unfallereignis im Sinne der Unfalldefinition die **überwiegende Ursache** ist. Ein solches Überwiegen kann nur bei einer Beteiligung von mehr als 50 % angenommen werden [Grimm 2000].

Im Vergleich zu den AUB 61 schränken die AUB 88/94/99 somit die Leistungspflicht des Versicherers in 2 wesentlichen Punkten ein:

4. Sie fordern für die Anerkennung eines Kausalzusammenhangs zwischen Trauma und Bandscheibenvorfall, dass das angeschuldigte Ereignis die Kriterien der Unfalldefinition **vollständig** erfüllt. Sie erweitern den Unfallbegriff nicht auf Bandscheibenvorfälle, die durch eine erhöhte Kraftanstrengung ausgelöst worden sind.
5. Der Unfall muss die **überwiegende Ursache** des Schadens Bandscheibenvorfall sein.

Im Fallbeispiel 30.4 würde nach den AUB 88/94/99 somit aus 3 Gründen kein Versicherungsschutz bestehen:

1. Es liegt kein Unfall nach der Unfalldefinition vor.
2. Es liegt kein Unfall im Sinne der Erweiterung des Unfallbegriffs gemäß § 1 IV AUB 88/94 bzw. Ziffer 1.4 AUB 99 vor.
3. Bei einem anteiligen Mitwirken von nur 20 % überwiegt das angeschuldigte Ereignis nicht.

Gesetzliche Unfallversicherung

Auch in der GUV müssen für die Anerkennung eines Unfalls **3 wesentliche Faktoren** gegeben sein:

- zeitliche Begrenzung,
- äußeres Ereignis,
- Gesundheitsschaden.

[12] OLG Hamm, Urteil vom 31.8.1994, 20 U 87/94. VersR (1995) 774

[13] OLG Karlsruhe, Urteil vom 19.5.1994, 12 U 33/94. RuS (1995) 159

Als **zeitlich begrenztes Ereignis** wird eine Einwirkung angesehen, die längstens innerhalb einer Arbeitsschicht bzw. auf dem Weg von und zur Arbeit erfolgt. Im Gegensatz zur PUV braucht dabei der genaue Unfallzeitpunkt nicht festgestellt zu werden [Schmitt 1998].

Von Ricke wird das **äußere Ereignis** so kommentiert, dass auch körpereigene Bewegungen wie Heben, Schieben, Laufen in Anlehnung an die Rechtsprechung des Bundessozialgerichts eingeschlossen sein können, selbst wenn sie gewohnt und üblich sind [Ricke 2002]. Das plötzliche Verändern einer körpereigenen Bewegung aufgrund eines Zurufs wurde hingegen vom LSG Saarland nicht als ein von außen einwirkendes Ereignis im Sinne der Unfalldefinition anerkannt[14].

Das Heben der Mörtelwanne (Fallbeispiel 30.4) wäre zwar nach der Grunddefinition des Unfallbegriffs auch in der GUV kein Unfall. Unter Zugrundelegung der bereits genannten erweiterten Kommentierung könnte das angeschuldigte Ereignis möglicherweise doch als Unfall anerkannt werden. In diesem Grenzbereich gibt es jedoch keine einheitliche Rechtsprechung.

Der unfallbedingte Eintritt eines **Gesundheitsschadens** ist eine Frage der haftungsausfüllenden Kausalität. Für die Feststellung und Beurteilung des Kausalzusammenhangs gilt die Theorie der wesentlichen Bedingung (s. Kap. 3). Speziell bei Bandscheibenvorfällen stellt sich stets die Frage der **Vorschädigung**, die wie folgt kommentiert wird: „Das äußere Ereignis muss den Körperschaden rechtlich wesentlich verursacht haben. Daran fehlt es, wenn neben dem äußeren Ereignis (z. B. Heben) bereits bestehende gesundheitliche Schäden (z. B. Bandscheibendegeneration) mitwirken, die rechtlich allein die **wesentliche Ursache** des neuen Schadens (z. B. Bandscheibenvorfall) sind" [Ricke 2002]. Eine nicht wesentliche Mitursache liegt dagegen vor, wenn eine unfallunabhängige Krankheitsanlage bzw. Vorschädigung so ausgeprägt war, dass es zur Auslösung akuter Erscheinungen keiner besonderen, in ihrer Art unersetzlichen, äußeren Einwirkung bedurfte, sondern dass jedes andere, alltäglich vorkommende und ähnlich gelagerte Ereignis zu etwa derselben Zeit die Erscheinungen ausgelöst hätte [Keller 1995]. Der in der älteren Literatur verwendete Begriff der „Gelegenheitsursache" bzw. „Gelegenheits(anlass)ursache" sollte vermieden werden, da er lediglich angibt, eine Bedingung als nicht wesentlich und damit als nicht wesentliche Ursache im Rechtssinne zu werten [Keller 1995, Schönberger et al. 2003].

In dem Fall des Mörtelwannenhebers wäre der Gesetzliche Unfallversicherer trotz einer möglichen Anerkennung als Unfall nicht leistungspflichtig, da das Heben der Mörtelwanne nur gering an dem Schaden Bandscheibenvorfall mitgewirkt hat und somit nicht die wesentliche Ursache darstellt (s. Kap. 3.1.3). Darüber hinaus ergibt sich bei einem Bauarbeiter heute evtl. eine Leistungspflicht aus einer Anerkennung des Bandscheibenvorfalls als Berufskrankheit entsprechend der Berufskrankheiten-Verordnung, die

[14] LSG Saarland, Urteil vom 25.5.1993, L 2 U 46/89. S. 10 – 11

Tabelle 30.2 Übersicht über die versicherungsrechtlichen (Unfalldefinition und Erweiterung des Unfallbegriffs) und medizinischen Kriterien (Bewertung des angeschuldigten Ereignisses und der Vorschädigung) für die Anerkennung eines isolierten traumatischen Bandscheibenvorfalls in der Privaten und Gesetzlichen Unfallversicherung

	Private Unfallversicherung		*Gesetzliche Unfallversicherung*
	AUB 61	*AUB 88/94/99*	*SGB VII*
Unfalldefinition	• Plötzlichkeit • äußere Einwirkung • Gesundheitsschädigung	• Plötzlichkeit • äußere Einwirkung • Gesundheitsschädigung	• zeitliche Begrenzung • äußere Einwirkung • Körperschädigung
Erweiterung des Unfallbegriffs	Kraftanstrengung Zerreißung an der Wirbelsäule	nein	–
Einschätzung der Vorschädigung	prozentual	anteilig	anteilig
Bewertung des Unfalls als Voraussetzung für (Teil-)Leistung	auslösend >20 %	überwiegend >50 %	wesentlich

Tabelle 30.3 Anwendung der versicherungsrechtlichen und medizinischen Kriterien für die Anerkennung eines isolierten traumatischen Bandscheibenvorfalls in der Privaten und Gesetzlichen Unfallversicherung am Fallbeispiel 30.4

	Private Unfallversicherung		*Gesetzliche Unfallversicherung*
	AUB 61	*AUB 88/94/99*	*SGB VII*
Unfalldefinition	nein	nein	Grenzfall
Erweiterung des Unfallbegriffs	ja	nein	–
Einschätzung der Vorschädigung	80 %	80 %	wesentlich
Bewertung des Unfalls	auslösend	nicht überwiegend	nicht wesentlich
Leistung	**20 %**	**keine**	**keine**

bandscheibenbedingte Erkrankungen als Berufskrankheiten einschließt[15].

30.3 Schlussfolgerung

Bei der Beurteilung des Kausalzusammenhangs zwischen einem Trauma und einem isolierten Bandscheibenvorfall stehen für den ärztlichen Gutachter die medizinischen Kriterien der haftungsausfüllenden Kausalität im Vordergrund. Dabei gilt, dass die im Kapitel 30.1 genannten Voraussetzungen bezüglich der Schwere des Traumas, des zeitlichen Zusammenhangs zwischen Trauma und Beginn der Symptomatik, des radiologischen bzw. intraoperativen Befundes und der Vorschädigung für den Fall einer Anerkennung eines solchen Zusammenhangs **vollständig** gegeben sein müssen (Tab. 30.2). Diese Forderung erklärt die geringe Zahl von positiv zu bewertenden Zusammenhangsfragen.

[15] Berufskrankheitenverordnung vom 31.10.1997, i.d.F.d. BKV-ÄndVO vom 5.9.2002. Anlagen 2108, 2109 und 2110.

Der medizinische Sachverständige muss darüber hinaus die versicherungsrechtlichen Rahmenbedingungen und die zugrunde liegenden Versicherungsbedingungen bzw. gesetzlichen Regelungen kennen und deren hinsichtlich des Zusammenwirkens einer nahezu in allen Fällen anzunehmenden degenerativen Vorschädigung und eines Traumas durchaus sehr unterschiedliche Bewertung berücksichtigen.

Die Anwendung der dargestellten medizinischen und versicherungsrechtlichen Kriterien für die Anerkennung eines Kausalzusammenhangs zwischen einem Unfallereignis und einem isolierten Bandscheibenvorfall kann dazu führen, dass bei gleicher medizinischer Bewertung des angeschuldigten Ereignisses und der Vorschädigung versicherungsrechtliche Gründe zu unterschiedlichen Leistungen der Privaten und Gesetzlichen Versicherer führen. Würde man die genannten Kriterien auf das Fallbeispiel des Mörtelwannenhebers übertragen, so würde sich je nach Versicherungsart die in Tabelle 30.3 dargestellte Bewertung ergeben.

Literatur

Bürk H. Soziales Entschädigungsrecht. In: Suchenwirth RMA, Kunze K, Krasney OE (Hrsg). Neurologische Begutachtung. 3 Aufl., Urban & Fischer, München 2000: 53 – 60

Bürkle de la Camp H. Zur Frage der unfallbedingten Entstehung des Bandscheibenschadens. Langenbecks Arch für klin Chir 267 (1951): 479 – 483

Carreon LY, Ito T, Yamada M, Uchiyama S, Takahashi H, Ikuta F. Histologic changes in the disc after cervical spine trauma: Evidence of disc absorption. J Spinal Disord 9 (1996): 313 – 316

Ernestus R-I, Gärtner J, Terhaag D. Versicherungsrechtliche Aspekte bei der Begutachtung isolierter traumatischer Bandscheibenvorfälle. Zentralbl Neurochir 56 (1995): 128 – 134

Ernestus R-I, Gärtner J. Isolierte traumatische Bandscheibenvorfälle in der privaten Unfallversicherung. VersR 47 (1996a): 419 – 422

Ernestus R-I, Gärtner J: Legaldefinition des Unfallbegriffes in der gesetzlichen Unfallversicherung. Zentralbl Neurochir 57 (1996b): 206 – 208

Frowein RA, Terhaag D. „Traumatische" Bandscheibenvorfälle? In: Wüllenweber R, Brock M. (Hrsg). Advances of Neurosurgery 4. Springer, Berlin 1977: 82 – 89

Grimm W. Unfallversicherung. 3. Aufl., C.H. Beck, München 2000

Keller W. Rechtsfragen des Versicherungsschutzes nach dem Recht der gesetzlichen Unfallversicherung bei Unfällen aus innerer Ursache während einer versicherten Tätigkeit. NZS (1995): 58 – 63

Lee, J-Y, Ernestus R-I, Schröder R, Klug N. Histological study of lumbar intervertebral disc herniation in adolescents. Acta Neurochir (Wien) 142 (2000): 1107 – 1110

Lemke J, Manthei D. Gutachterliche Beurteilung des „traumatischen" Bandscheibenvorfalles. Neurochirurgia 33 (1990): 61 – 64

Loew F, Jochheim KA, Kivelitz R. Klinik und Behandlung der lumbalen Bandscheibenschäden. Die Beurteilung der Zusammenhangsfrage mit vorausgegangenen Unfällen oder besonderen körperlichen Belastungen. In: Olivecrona H, Tönnis W. (Hrsg). Handbuch der Neurochirurgie, Band VII, Teil 1. Springer, Berlin 1969: 219 – 221

Prestar FJ. Zur Frage des lumbalen und zervikalen „traumatischen Bandscheibenvorfalles". Akt Traumatol 23 (1993): 27 – 31

Ricke, W. Kasseler Kommentar. C.H. Beck, München 2002

Schmitt, J. SGB VII, Gesetzliche Unfallversicherung: Kommentar, Rz. 88 ff., 102 u. 111, § 8 SGB VII. C.H. Beck, München 1998

Schönberger A, Mehrtens G, Valentin H: Arbeitsunfall und Berufskrankheit. 7. Aufl., Erich Schmidt Verlag, Berlin 2003;

Terhaag D, Frowein RA. Versicherungsrechtliche Bewertung von Traumen für die Entstehung und den Verlauf cervikaler und lumbaler Bandscheibenvorfälle. In: Busche KA, Brock M, Klinger M. (Hrsg). Advances of Neurosurgery 18. Springer, Berlin 1990: 341 – 346

Juristische Beratung: Dr. jur. Joachim Gärtner, Rechtsanwalt, Köln

Graphik: Hans-Jürgen Stoffels, Klinik für Neurochirurgie, Klinikum der Universität zu Köln

31 Vaskulär bedingte ZNS-Erkrankungen

P. Marx u. B. Widder

31.1 Einleitung

„Zerebrovaskuläre Erkrankungen" werden in der ICD unter den Diagnosenummern I60–I69 geführt und umfassen 4 unterschiedliche Krankheitsbilder:

- ischämische Insulte (ca. 80 %),
- Hirnblutungen (ca. 10–12 %),
- Subarachnoidalblutungen (ca. 7–8 %),
- Hirnvenenthrombosen (ca. 2–4 %).

Nur etwa 1/3 der Betroffenen überlebt ohne Behinderung. Schlaganfall ist die häufigste Ursache von erworbener Behinderung im Erwachsenenalter.

Spinale Durchblutungsstörungen sind demgegenüber selten. Zu ihnen gehören:

- ischämische Infarkte (Myelomalazie),
- Blutungen (Hämatomyelie),
- arteriovenöse Malformationen,
- Durafisteln,
- Venenthrombosen.

Hinsichtlich Diagnostik und Therapie muss auf die einschlägige Literatur verwiesen werden.

31.2 Sicherung einer vaskulär bedingten Erkrankung

Gemäß den rechtlichen Erfordernissen ist im ersten Schritt jeder gutachtlichen Beurteilung im „Vollbeweis" zu klären, ob überhaupt eine vaskulär bedingte Erkrankung vorliegt. Zusätzlich stellt sich im Rahmen der Kausalitätsbeurteilung oft die Frage, ob eine adäquate Abklärung der Ätiologie und Pathogenese der zerebrovaskulären Erkrankung (Embolie, autochthoner Gefäßverschluss, hämodynamische Ursache, entzündliche oder traumatische Gefäßerkrankung) erfolgte.

31.2.1 Differenzialdiagnose zerebrovaskulärer Erkrankungen

Zerebrale Ischämie

Hirninfarkt und -blutung sind nur durch bildgebende Verfahren und nicht allein auf Grund von Anamnese und Symptomatik zu differenzieren. Die Unterlassung eines CT oder MRT entspricht einem fundamentalen Diagnosefehler.

Stimmen Infarktlokalisation und -ausdehnung mit dem neurologischen Syndrom überein, ergeben sich kaum diagnostische Schwierigkeiten. Schwierig ist dagegen die Begutachtung, wenn die Folgen von Vorschäden (z. B. nach Trauma oder älterem Hirninfarkt, Alzheimer-Demenz) und zu begutachtender ischämischer Schaden voneinander abzugrenzen sind. Gutachtliche Fehler entstehen auch, wenn entstandene psychische Störungen (z. B. milde Formen einer Abulie oder andere Verhaltensstörungen bei Frontalhirninfarkten oder -blutungen) nicht als Folge einer fokalen zerebrovaskulären Erkrankung erkannt werden.

Ein zerebraler Krampfanfall als Initialsymptom eines Hirninfarkts ist selten, eine Todd-Parese aber die häufigste Fehldiagnose bei Einweisung in eine Stroke Unit. Im chronischen Stadium sind Anfälle dagegen häufig und können z. B. Kraftfahrereignung ausschließen.

Bei der ätiologischen Zuordnung gelten die TOAST-Kriterien [Adams et al. 1993] als Standard, entsprechen aber weitgehend einer Wahrscheinlichkeitsbeurteilung. Besonders schwierig wird die Zuordnung bei mehrfachen potenziellen Ursachen, z. B. Vorhofflimmern und Stenose der dem Infarkt vorgelagerten A. carotis. Diffuse Ischämien und Hypoxien (z. B. nach Herzstillstand oder Kreislaufversagen) führen nur höchst selten zu Infarkten. Charakteristisch sind in diesem Fall diffuse neuronale Schädigungen im Kortex und in den Stammganglien.

Zerebrale Blutung

Die Unterscheidung primärer von sekundären Blutungen kann schwierig sein [Bogousslavsky et al. 1991]. Die Differenzierung sog. typischer von atypischen Blutungen hilft gutachtlich wenig weiter, da erstere zwar meist, letztere aber auch häufig hypertensiv bedingt sind. Gefäßanomalien sind im CT oder MRT meist leicht erkennbar. Ein initial nach Blutungseintritt erhöhter Blutdruck beweist allein keine hypertensive Genese, da Hirnblutungen zu reaktivem Blutdruckanstieg führen.

Auf die Abgrenzung traumatischer intrazerebraler Hämatome und von Kontusionsblutungen gegenüber Spontanhämatomen wird in Kapitel 31.3.2 eingegangen.

Subarachnoidalblutungen

Die Differenzialdiagnose umfasst Kohabitationskopfschmerz, zerebrale Venenthrombose, Gefäßdissektion, Hirnblutung mit Einbruch in den Liquorraum sowie das Vorliegen eines „HWS-Syndroms". Da die Sensitivität des kranialen CT innerhalb der ersten 12 Stunden bei 98 %, nach 3 Tagen bei 75 % und nach 7 Tagen bei lediglich noch 50 % liegt, schließt ein negatives CCT eine Subarachnoidalblutung nicht aus und erfordert eine Liquorzytologie. Da die CT- und MR-Angiographie Aneurysmen <4 mm nicht darstellen, ist bei unklarer Blutungsquelle üblicherweise eine 4-Gefäßangiographie notwendig.

Hirnvenenthrombose

Hirnvenenthrombosen werden wahrscheinlich oft übersehen. Die Diagnosestellung gelingt durch kraniales CT/MRT (Hirnschwellung, Ödem, Einblutungen, Empty-Triangle- bzw. Delta-Zeichen) sowie CT- oder MR-Venographie. Im Liquor cerebrospinalis findet man auch bei aseptischen Venenthrombosen vorwiegend lymphozytäre Pleozytosen von bis zu 200 Zellen/µl (selten auch mehr; Cave: Fehldiagnose Meningitis), Erythrozyten, Erythrophagen und eine Schrankenstörung. Der Liquor kann aber auch weitgehend normal sein.

31.2.2 Differenzialdiagnose spinaler vaskulärer Erkrankungen

Sie umfasst neben einer Myelomalazie oder Rückenmarkblutung tumoröse und metastatische Prozesse der Wirbelsäule und des Wirbelkanals, sub- und epidurale spinale Hämatome, entzündliche Rückenmarkserkrankungen und das Mantelkantensyndrom. Eine Diagnose allein auf Grund klinischer Befunde ist kaum möglich. Diagnostisches Hilfsmittel der Wahl ist das MRT. Die Liquordiagnostik dient der Abgrenzung von entzündlichen Rückenmarkserkrankungen.

31.3 Nachweis der Kausalität

Die häufigste Frage an den Sachverständigen bezieht sich darauf, ob eine Gesundheitsschädigung durch einen Unfall – definiert als plötzliches, von außen auf den Körper wirkendes Ereignis, bei dem der Versicherte unfreiwillig einen Gesundheitsschaden erleidet – verursacht wurde oder aus innerer Ursache eingetreten ist. Im Rahmen des Sozialen Entschädigungsrechts sowie bei Fragen der Arzthaftung kann auch eine schädigende Situation unmittelbar oder mittelbar für ein Schlaganfallereignis verantwortlich gemacht werden.

Bei der Abklärung von Kausalzusammenhängen spielen im Allgemeinen 5 Fragestellungen eine Rolle (Tab. 31.1), die im Folgenden detaillierter diskutiert werden sollen.

31.3.1 Ischämische Insulte als unmittelbare Unfallfolge

Haftungs- und Entschädigungsansprüche können bei Gefäßrupturen, Dissektionen, Ablösung von Emboli durch Gefäßkompression, traumatischen Aneurysmen, Sinusthrombosen (nach Schädelbasisfrakturen), Fett- und Luftembolien etc. entstehen. Entsteht ein ischämischer Insult innerhalb der ersten Stunden und Tage (maximal 2–3 Wochen) nach einem Unfall mit schwerem Schädel-Hirn-Trauma, schweren stumpfen oder penetrierenden Halsverletzungen, Aortenbogentrauma, Wirbelbrüchen im Bereich der Halswirbelkörper oder schweren HWS-Beschleunigungstraumen, liegt eine ursächliche Beziehung nahe. Probleme ergeben sich jedoch bei minderschweren Traumen, die zahlenmäßig wesentlich häufiger sind.

Dissektionen

Die gutachtlich häufigsten Fragestellungen betreffen Dissektionen der Karotiden und Vertebralarterien, die dank der heute zur Verfügung stehenden bildgebenden Untersuchungsverfahren im Allgemeinen eindeutig als solche identifiziert werden können. Die wichtigsten diagnostischen Kriterien finden sich in Tabelle 31.2. Diagnostische Probleme ergeben sich für den Sachverständigen vor allem dann, wenn die Durchführung geeigneter Verfahren in der unmittelbaren Zeit nach dem geltend gemachten Insultereignis unterblieb und retrospektiv eine zuverlässige Klärung nicht mehr möglich ist. So legt z. B. das Fehlen arteriosklerotischer Gefäßveränderungen bei einem nachweisbaren Gefäßverschluss eine Dissektion zwar durchaus nahe. Lassen sich weitere Kriterien jedoch nicht erkennen, kann daraus nicht im „Vollbeweis" die Diagnose einer Dissektion als „Primärschaden" gestellt werden und auch ein kardial-embolisch bedingter – möglicherweise sogar älterer – Gefäßverschluss erscheint differenzialdiagnostisch möglich.

Eine **traumatisch bedingte Dissektion** im engeren Sinne ist mit der gutachtlich erforderlichen Wahrscheinlichkeit im Allgemeinen nur dann zu diagnostizieren, wenn – möglichst alle – der nachfolgenden Kriterien zusammentreffen:

Tabelle 31.1 Typische Fragestellungen bei der gutachtlichen Kausalitätsbeurteilung von Schlaganfällen

- Ist die vaskuläre Schädigung unmittelbare Folge des erlittenen Unfalls?
- Ist die vaskuläre Schädigung mittelbare Folge des Unfalls aufgrund unfallbedingter Schäden?
- Ist die vaskuläre Schädigung (wesentlich) verursacht durch eine versicherte Situation?
- Hat ein Unfallereignis eine vorbestehende vaskuläre Schädigung verschlechtert?
- Sind Behandlungsfehler im Verlauf einer schicksalhaft erlittenen vaskulären Erkrankung erkennbar?

Klinische Kriterien	plötzlich einsetzender, halbseitiger, in die Augenregion ausstrahlender Hals- bzw. Nackenschmerz mit Horner-Syndrom (Karotisdissektion)	
	plötzlich einsetzender, halbseitiger Nackenschmerz mit Schwindel und Sehstörungen (Vertebralisdissektion)	
	halbseitiger, in den Hinterkopf oder die Schläfenregion ausstrahlender Kopfschmerz	
Bildgebende Kriterien	Nachweis einer halbmondförmigen intramuralen Einblutung („crescent sign") im axialen MRT-Schnittbild des Gefäßes (T1-Wichtung mit Fettsuppression)	
	Nachweis eines lokalen „doppelten Lumens" und/oder lokalen „Pseudoaneurysmas" im Ultraschall (oder in der MRA)	
	Nachweis einer langstreckigen, unregelmäßig konfigurierten Gefäßlumeneinengung in der MRA	
	Nachweis eines proximal der Gefäßverengung spitz zulaufenden Gefäßes („string sign")	
	Nachweis der Wiedereröffnung eines initial verschlossenen Gefäßes innerhalb von wenigen Tagen	
	Nachweis eines Gefäßverschlusses im Ultraschall ohne jegliche arteriosklerotische Wandveränderungen im Bereich der extrakraniellen Hirngefäße	

Tabelle 31.2 Wichtigste klinische und bildgebende diagnostische Kriterien in absteigender Reihenfolge ihrer Aussagefähigkeit [nach Widder u. Görtler 2004]

- **Typische klinische Symptomatik:** Aufgrund der Reizung vegetativer Gefäßwandfasern zeigen drei Viertel aller Betroffenen unmittelbar nach dem Trauma Kopf- und Nackenschmerzen, die typischerweise ipsilateral begrenzt (!) sind und bis zu einem Monat anhalten können (Durchschnitt 1 Woche) [Biousse et al. 1995]. Einen hohen prädiktiven Wert für das Vorliegen einer Karotisdissektion besitzt der Nachweis eines ipsilateralen Horner-Syndroms, Vertebralisdissektionen zeigen charakteristischerweise das Bild einer einseitigen „zervikalen Blockierung" und werden häufig auch damit verwechselt.
- **Typisches Trauma:** Prädilektionsstellen spontaner Dissektionen sind die Eintrittsstelle der A. carotis interna in den Schädel, der Eintritt der A. vertebralis in die Transversalforamina (meist bei HWK6) sowie der Verlauf der A. vertebralis zwischen dem Austritt aus HWK1 und dem Foramen occ. magnum (V4-Segment), da hier aufgrund der einseitigen knöchernen Fixierung eine erhöhte mechanische Belastung der Gefäßwand auch bei Alltagsbelastungen auftritt. Da Dissektionen überwiegend spontan oder im Rahmen alltäglicher Traumen auftreten [Rubinstein et al. 2005][1], sind entsprechend hohe Anforderungen an die „Nicht-Alltäglichkeit" des angeschuldigten Traumas sowie an den Mechanismus des Traumas zu stellen, wenn sich an einer derartigen Lokalisation eine Dissektion nachweisen lässt. Typische Mechanismen einer traumatischen Dissektion sind hierbei vor allem abrupte Rotationen und/oder Retroflexionen des Kopfes, nicht jedoch Stauchungen der Halswirbelsäule oder ein seitliches Anschlagen des Kopfes. Unproblematisch ist die Zusammenhangsbeurteilung demgegenüber dann, wenn die Dissektion bzw. deren Hauptbefund z. B. in der proximalen A. carotis interna nach einem dort erfolgten lokalen Trauma (z. B. Faustschlag an den Hals, Strangulation durch Sicherheitsgurt) bildgebend nachweisbar ist.
- **Typischer zeitlicher Verlauf:** Immer sollte der Gutachter nach dissektionstypischen Beschwerden **vor** dem Trauma fragen, da diese eine traumatische Genese unwahrscheinlich machen. Da Dissektionen so gut wie immer erst nach einer zeitlichen Latenz embolisieren, die Stunden bis im Einzelfall Wochen dauern kann, ist auch bei zeitgleichem Eintritt von angeschuldigtem Trauma (z. B. Sturz) und Insult eine traumatisch bedingte Dissektion als Ursache eher unwahrscheinlich (Fallbeispiel 31.1). Umgekehrt kann allerdings bei einer bestehenden spontanen Dissektion durch ein Trauma eine Embolie ausgelöst werden. Diese Situation findet sich häufig beim Vorwurf einer durch eine HWS-Manipulation hervorgerufenen Dissektion. Hier muss man bedenken, dass spontane Dissektionen oft nicht erkannt und dann unter der Fehldiagnose eines „HWS-Syndroms" manipulativ behandelt werden (Fallbeispiel 31.2).

[1] Als Risikofaktoren angeschuldigt werden genetisch bedingte Anomalien der Gefäßwände (z. B. fibromuskuläre Dysplasien) und/oder des Bindegewebes (z. B. Ehlers-Danlos-Syndrom), jedoch auch Knickbildungen der Gefäße, akute Entzündungen (z. B. grippale Infekte) oder Homozysteinämien [Brandt et al. 2001, Schievink 2001, Rubinstein et al. 2005, Völker et al. 2005].

Keinen prädiktiven Charakter für die Zusammenhangsbeurteilung besitzt das mit bildgebenden Verfahren erkennbare Infarktmuster. So sind sowohl embolische Territorialinfarkte durch Loslösen von Emboli als auch – wesentlich seltener – hämodynamisch bedingte Infarkte aufgrund einer unzureichenden Kollateralversorgung über den Circulus Willisii bei vollständigem Verschluss des Gefäßes aufgrund einer Dissektion möglich.

Fallbeispiel 31.1

Karotisdissektion, Gesetzliche Unfallversicherung

Die 50-jährige Arbeiterin in einer Firma für Datensysteme beendete am frühen Morgen ihre Schicht, ohne dass Kolleginnen dabei Besonderheiten auffielen. Nach Ausfahrt aus dem Firmengelände mit dem PKW ereigneten sich dann zwei unmittelbar aufeinander folgende Unfälle. Beim ersten streifte sie mit langsamer Geschwindigkeit ein entgegen kommendes Fahrzeug. Laut Zeugenaussage hielt sie dabei kurz an, wobei die Fahrerin des entgegenkommenden PKW versuchte, mit der Probandin Kontakt aufzunehmen. Sie habe jedoch nicht reagiert und sei wieder angefahren, eine Erinnerung hieran wird von der Probandin bestritten. Wenige hundert Meter danach scherte sie ohne zu blinken aus einer Fahrzeugschlange aus und prallte auf der Gegenfahrbahn frontal gegen ein anderes Fahrzeug. Das Notarztprotokoll vermerkt eine „verminderte Beweglichkeit des linken Armes und linken Beines", sie sei „desorientiert und in der Bewusstseinslage getrübt" gewesen. Im Verlauf des Unfalltages entwickelte sich eine komplette Hemiparese links, als deren Ursache eine Dissektion mit Verschluss der rechten A. carotis interna festgestellt wurde. Während der Rehabilitation wurde auch eine Hemianopsie nach links festgestellt. Im Sozialgerichtsverfahren gegen die Berufsgenossenschaft war zu klären, ob es sich um eine traumatische Dissektion handelte. Auf Grund des ersten Unfallereignisses ist eine spontane, nichttraumatische Dissektion wahrscheinlicher als eine unfallbedingte.

Fallbeispiel 31.2

Karotisdissektion, Arzthaftung

Eine 39-jährige Frau bemerkt morgens nach dem Aufstehen einen rechtsseitigen Nacken- und Halsschmerz, der in das rechte Auge ausstrahlt. Der konsultierte Orthopäde stellt eine Blockierung C4/C5 fest und führt ein Einrenkungsmanöver durch. Unmittelbar danach wird der Patientin übel, sie erbricht, wird kaltschweißig und tachykard. Auf dem Weg nach Hause kann die Frau den linken Arm nicht am Lenkrad ihres PKW festhalten. Die Störung hält ca. 2 Minuten an. Der Ehemann bemerkt eine Lidspalten- und Pupillendifferenz (rechts < links). Der danach konsultierte Neurologe vermutet eine Karotisdissektion rechts, die sich in der MR-Angiographie bestätigt. Hirninfarkte sind nicht nachweisbar.

Der Orthopäde weist den Vorwurf, die Dissektion verursacht zu haben, zurück.

Die vom Gericht im Rahmen des Arzthaftungsverfahrens gestellten Fragen lauten:

1. Hat der behandelnde Orthopäde die Karotisdissektion durch das unbestrittene Einrenkungsmanöver verursacht?
2. War das Einrenkungsmanöver indiziert?
3. Welche Schäden sind bei Annahme eines Behandlungsfehlers durch diesen entstanden?

Die Fragen werden folgt beantwortet:

ad 1. Die Karotisdissektion ist nicht durch das Einrenkungsmanöver verursacht worden. Dagegen spricht der unmittelbare zeitliche Zusammenhang zwischen dem Manöver und dem Auftreten der zerebralen Symptome.

ad 2. Das Einrenkungsmanöver wurde unter der fehlerhaften Diagnose eines HWS-Syndroms durchgeführt und war nicht indiziert. Die fehlerhafte Diagnose hätte vermieden werden können, da ein in das Auge ausstrahlender Schmerz beim HWS-Syndrom nicht vorkommt.

ad 3. Die Manipulation hat zu vorübergehenden zerebralen Störungen (Armparese) aufgrund einer Hirnembolie geführt. Bleibende Schäden sind nicht entstanden.

Neben der Klärung des wahrscheinlichen Zusammenhangs stellt sich in zivilrechtlichen Gutachten zusätzlich die Frage einer Zurechnung unfallunabhängiger, schicksalhafter Faktoren für das Auftreten einer Dissektion. Hier gilt jedoch zu berücksichtigen, dass auch derartige Faktoren im „Vollbeweis" nachzuweisen sind. Eine pauschale Zurechnung, wonach z. B. eine Bindegewebeschwäche „wohl" mitursächlich gewesen sein müsse, ist nicht gerechtfertigt. Gemäß Literatur finden sich zwar bei 25–55 % spontan (!) aufgetretener Dissektionen mikrostrukturelle Bindegewebeanomalien [Brandt et al. 2001, Schievink 2001]. Ihre Prävalenz in nicht von Dissektionen betroffenen Vergleichskollektiven ist jedoch nicht bekannt. Für den Fall von im Zusammenhang mit einem geeigneten Trauma (s. oben) aufgetretenen Dissektionen dürfte ihr Anteil zudem deutlich geringer sein, so dass er zumindest in der Privaten Unfallversicherung den „Schwellenwert" von 25 % für eine Zurechnung kaum je erreichen dürfte.

Trauma und Arteriosklerose

In seltenen Fällen kann ein Druck auf eine arteriosklerotisch erkrankte Karotisbifurkation zur **Ablösung von Emboli** mit Hirninfarktfolge führen (Fallbeispiel 31.3). Diese Gefährdung besteht gleichermaßen beim Karotiskompressionstest zum Nachweis eines hypersensitiven Karotissinus, aber auch bei Strangulation.

Fallbeispiel 31.3

Hirninfarkt, Opferentschädigungsgesetz

Ein 43-Jähriger wird im Rahmen eines Streits im Lokal angegriffen und von hinten mit dem linken Arm stark am Hals gewürgt. Unmittelbar danach entwickelt sich eine Hemiparese rechts mit Aphasie infolge eines Stammganglieninfarkts links. Duplexsonographie und MRA zeigen eine hochgradige arteriosklerotische Stenose der linken A. carotis interna ohne Anhalt für ein Dissektion.

Aufgrund des unmittelbaren zeitlichen Zusammenhangs war der Würgegriff ohne Frage Auslöser im Sinne der „conditio sine qua non". Der Würgegriff ist im Rahmen des Opferentschädigungsgesetzes auch wesentliche Mitursache im Sinne der Relevanztheorie, da der Betroffene zum einen in dem Gesundheitszustand (arteriosklerotische Stenose) versichert ist, in dem er sich befindet, und zum anderen der Würgeangriff kein auch im normalen Alltagsleben vorkommendes Ereignis (Gelegenheitsursache) darstellt. Anders wäre die Situation gewesen, wenn der Kläger z. B. auf regennasser Straße gestürzt wäre und es dabei zum Auslösen von Emboli aus der bestehenden Karotisstenose gekommen wäre.

Das **Loslösen eines Thrombus** aus dem Herzen kann bei einem eindeutig extern verursachten Sturz und entsprechenden Befunden vermutet werden. Das Trauma wird in diesem Fall jedoch so gut wie immer als „Gelegenheitsursache" zu interpretieren sein.

Bei ischämischen Infarkten ist – außer bei der akuten hypertensiven Enzephalopathie – keine Kausalbeziehung zwischen einer akuten **Blutdrucksteigerung** und Infarktauslösung erkennbar.

Peritraumatische Gerinnungsstörungen und Embolien

Selten führen im Gefolge schwerer Unfallereignisse und/oder intensivmedizinischer Behandlung aufgetretene **Gerinnungsstörungen** mit einer Latenz von Stunden bis Tagen zu ischämischen Insulten oder Hirnblutungen. Die Zusammenhangsfrage ist in diesen Fällen meist unschwer zu klären.

Ebenfalls selten ergibt sich die Frage, ob ein Unfall eine **Fettembolie** hervorgerufen hat. Voraussetzungen für eine Anerkennung sind:

- eine ausgedehnte Fettgewebeverletzung oder Fraktur großer Röhrenknochen,
- ein enger zeitlicher Zusammenhang von maximal einigen Tagen,
- das Vorliegen eines Rechts-Links-Shunts am Herzen.

Weiter gestützt wird ein Kausalzusammenhang, wenn die Hirninfarkte unterschiedliche Gefäßgebiete betreffen und Fettembolisate im MRT erkennbar sind. Entsprechendes gilt für Luftembolien.

31.3.2 Intrakranielle Blutungen als unmittelbare Unfallfolge

Hirnblutungen

Die Abgrenzung von traumatischen gegenüber spontanen Hirnblutungen bzw. hämorrhagisch umgewandelten Infarkten erfordert die Synopse von:

- Vorgeschichte (z. B. unfallträchtige oder wenig gefährdende Situation, Risikofaktoren für eine spontane Blutung),
- Unfallablauf (Sturzauslösung, Fallrichtung),
- Schwere des Unfalls,
- Prellmarken am Kopf,
- Hirnverletzungen (begleitende Kontusionsblutung/en, Blutungslokalisation, eine oder mehrere Blutungen; liegt die Hirnblutung im Feld der beim Schädelaufprall entstehenden Krafteinwirkung?).

Tabelle 31.3 Gegen eine traumatische Genese von Hirnblutungen sprechende Befunde

- Fehlen einer Prellmarke am Kopf
- Rein subkortikale Lokalisation der Blutung
- Fehlen einer Hirnrindenkontusion
- Hirnblutungen in der Vorgeschichte
- Hinweise auf Amyloidangiopathie
- Bekannter Bluthochdruck mit Zeichen einer zerebralen Mikroangiopathie im CT/MRT
- Bekannter Alkoholabusus und/oder heftige Alkoholisierung zum Zeitpunkt des Traumas
- Hohes Lebensalter

Das Fehlen einer Prellmarke am Kopf spricht gegen eine traumatische Hirnblutung (Tab. 31.3). Eine Kopfschwartenverletzung rechts okzipital, verbunden mit einer links temporo-polar gelegenen Blutung und oberflächlicher Subarachnoidalblutung, indiziert dagegen ein Trauma (Contrecoup-Verletzung). Eine Stammganglienblutung rechts würde bei Kopfschwartenhämatom rechts okzipital eher an eine spontane Hirnblutung mit Sturz denken lassen.

Eine Behandlung mit **Antikoagulanzien** erhöht sowohl das spontane als auch das traumatische Blutungsrisiko. Bei eindeutig nachgewiesener traumatischer Blutung kann sie daher auch als Teilursache oder wesentliche Teilursache in Frage kommen.

Eine Blutungsauslösung durch berufliche Belastung und akuten Stress (z. B. Blutdruckerhöhung bei körperlich schwerem Arbeiten, beruflichem Stress) und/oder durch Erhöhung des intrakraniellen Drucks (z. B. Pressen beim Heben von Lasten, Spielen von Blasinstrumenten, Arbeiten als Glasbläser) ist möglich. Die berufliche Belastungssituation wird jedoch nur in den seltensten Fällen Gleichwertigkeit zu außerberuflichen Risikofaktoren (z. B. vorbestehender Bluthochdruck, kongenitale Gefäßmissbildung) besitzen, um damit z. B. im Rahmen der gesetzlichen Unfallversicherung relevant zu werden (Fallbeispiel 31.4).

Fallbeispiel 31.4

Hirnblutung, Gesetzliche Unfallversicherung
Der 48-jährige Geschäftsführer einer mittelständischen Firma erleidet bei einem Referat vor dem Gesamtvorstand des Konzerns eine ausgedehnte Hirnblutung im Bereich der Basalganglien. An Vorerkrankungen bestand seit Jahren ein nur unzureichend behandelter Bluthochdruck. Die Stresssituation im Rahmen des Vortrages war möglicherweise zwar der Auslöser für die Blutung, sie ist jedoch nicht wesentliche Ursache für das Auftreten einer hypertensiven Hirnblutung im Sinne der Gesetzlichen Unfallversicherung.

Subarachnoidalblutungen

Für eine traumatische Subarachnoidalblutung nach Sturz oder Trauma spricht die Lokalisation im Bereich eines Kontusionsherdes. Dabei kann eine Gerinnungsstörung (z. B. Marcumartherapie) eine unterstützende Rolle spielen. Gegen einen Kausalzusammenhang sprechen:
- typische Subarachnoidalblutung im Bereich der basalen Zisternen,
- „Subarachnoidalblutungsvorläufer" (Kopfschmerz vor Sturz),
- Subarachnoidalblutung ohne begleitende Hirn- oder Kontusionsblutung,
- Vorliegen eines kongenitalen Aneurysmas.

Traumatische Subarachnoidalblutungen können durch Vasospasmen diffuse Hirnstörungen und Hirninfarkte hervorrufen. Die größte Gefährdung hierfür besteht in den ersten Tagen.

Eine verzögerte Subarachnoidalblutung aus einem traumatischen Aneurysma ist selten. Ihre Anerkennung setzt den Beweis für die traumatische Genese des Aneurysmas voraus, der nur bei adäquatem Trauma und Lokalisation des Aneurysmas an traumatypischer Stelle (z. B. an A. callosomarginalis am Berührungspunkt mit der Falx cerebri) geführt werden kann.

Hirnvenenthrombosen

Ein Kausalzusammenhang einer Hirnvenenthrombose kommt in Frage bei:
- Schädelbrüchen, die einen Hirnsinus kreuzen,
- offenen Schädelfrakturen,
- Infektionen nach Verletzungen im Gesichts- oder Nasennebenhöhlenbereich (z. B. septische Thrombose nach im Dienst erlittenem Insektenstich, NNH-Vereiterung nach Fraktur).

31.3.3 Vaskuläre Schädigung als mittelbare Unfallfolge

Ein zurückliegendes **Hirntrauma** erhöht das generelle Schlaganfallrisiko nicht. Genaue Informationen darüber, inwieweit ein traumatischer Gefäßverschluss einer supraaortalen Arterie das spätere Schlaganfallrisiko erhöht, liegen nicht vor.

Ein mittelbarer Ursachenzusammenhang zwischen lange zurückliegendem Trauma und ischämischem Insult kann bei einer **posttraumatischen Wesensänderung** mit Alkohol- oder Drogenabhängigkeit, Esssucht oder anderen hypothalamischen Störungen bestehen, die das Schlaganfallrisiko erhöhen. Wichtig ist dann der Ausschluss von Auffälligkeiten vor dem Unfall.

Ein Einfluss von durchgemachten **Hungerdystrophien** auf das spätere Schlaganfallrisiko ist nicht belegt. **Chronische Entzündungen** gelten als Risikofaktor für den Hirninfarkt. Da aber meist mehrere Risikofaktoren vorliegen, ist der Nachweis einer Kausalität äußerst schwierig. **Chronische Hirnabszesse** können gelegentlich zu arteriellen Arrosionsblutungen führen.

31.3.4 Zerebrovaskuläre Erkrankung aufgrund einer versicherten Situation

Derartige Fragen ergeben sich im Sozialen Entschädigungsrecht (vgl. Kap. 31.5) und in der Arzthaftung.

31.3.5 Verschlimmerung vorbestehender Hirnschäden

Die Verschlimmerung einer vaskulären Erkrankung per se ist durch einen Unfall nicht zu erwarten. Trifft ein Hirninfarkt auf ein traumatisch vorgeschädigtes Gehirn, muss jedoch gutachtlich dessen eventuell eingeschränkte Kompensationsfähigkeit berücksichtigt werden. So kann z. B. eine Verschlimmerung eines Versorgungsleidens anerkannt werden, wenn psychopathologische Störungen des zur Begutachtung stehenden Hirninfarkts auf ein traumatisch vorgeschädigtes Gehirn treffen. Es gibt gute Hinweise darauf, dass die Demenzentwicklung infolge der verminderten Kompensationsmöglichkeiten früher eintritt als bei einem nicht vorgeschädigten Gehirn [Nemetz et al. 1999].

31.3.6 Zerebrovaskuläre Erkrankung aufgrund eines Behandlungsfehlers

Zivilrechtliche Haftung entsteht aus Verletzung einer Vertragspflicht (§ 280 n. F. BGB) oder aus Delikt („Haftung aus unerlaubter Handlung" nach §§ 823 ff. BGB). Eine zivilrechtliche Haftung kommt nur in Frage, wenn eine Rechtsgutsverletzung (haftungsbegründende Kausalität) vorliegt und ein Schaden (haftungsausfüllende Kausalität) verursacht wurde [Bergmann 1999, Marx u. Gaidzik 2005, Scheppokat u. Neu 2001]. Unabhängig von zivilrechtlichen Haftungsansprüchen kann bei Behandlungsfehlervorwürfen auf Antrag des Verletzten, des gesetzlichen Vertreters oder von Hinterbliebenen, bzw. bei öffentlichem Interesse auch durch die Staatsanwaltschaft, ein Strafverfahren gegen den Arzt eingeleitet werden (§§ 223 ff. BGB) [Ulsenheimer 2003].

Zivilrechtliche Ansprüche beruhen üblicherweise auf folgenden Vorwürfen:
- Diagnosefehler,
- Behandlungsfehler einschließlich unterlassener Hilfeleistung,
- Organisationsverschulden,
- mangelhafte Aufklärung,
- Dokumentationsmängel,
- Schweigepflichtverletzungen,
- Freiheitsberaubung.

Diagnose- und Behandlungsfehler werden auch als Behandlungsfehler zusammengefasst. Nicht jede Fehldiagnose ist einem Diagnosefehler gleichzusetzen. Letzterer kann nur angenommen werden bei:

- völlig unbrauchbarer (Fehl-)Diagnose,
- Nicht-Ausschöpfung gebotener Diagnosemaßnahmen,
- Nicht-Erhebung elementarer Kontrollbefunde,
- Fehlinterpretation vorliegender Befunde,
- fehlender Überprüfung der ursprünglichen Diagnose trotz berechtigter Zweifel.

Ein Diagnosefehler führt unmittelbar zur Haftung, wenn bei sachgerechtem Vorgehen die korrekte Diagnose gestellt und bei diagnosebezogener Therapie der Schaden vermieden worden wäre. Behandlungsfehlervorwürfe beziehen sich auf fehlerhafte Indikationsstellung oder Methodenwahl, fehlerhafte Durchführung einer Maßnahme, fehlerhafte Nachsorge oder Unterlassung objektiv gebotener Heilmaßnahmen.

Ein in letzter Zeit häufig ausgesprochener Vorwurf bezieht sich auf die Verzögerung diagnostischer und therapeutischer Maßnahmen beim akuten Schlaganfall in der prähospitalen und hospitalen Phase (Überschreitung des Lysefensters von 3 Stunden). Dabei ist zu bedenken, dass die ärztliche Sorgfaltspflicht mit dem Zeitpunkt der Benachrichtigung beginnt, also z. B. schon beim Telefonanruf von Angehörigen (Fallbeispiel 31.5).

Fallbeispiel 31.5

Lysetherapie, Arzthaftung

Eine 64-jährige Frau erleidet 40 Minuten nach dem Aufstehen plötzlich ein Schwindelgefühl mit leichter Hemiparese links. Der Hausarzt kommt innerhalb von 5 Minuten und veranlasst die sofortige Einweisung in ein Krankenhaus mit Stroke Unit. Zusätzlich kündigt er die Patientin telefonisch an. Der erste Arztkontakt im Krankenhaus erfolgt nach 12 Minuten, insgesamt 1 Stunde nach Insultbeginn. Das vom Aufnahmearzt indizierte CT wird erst mit einer zeitlichen Verzögerung von weiteren >2 Stunden durchgeführt, nachdem der Chefarzt die Patientin untersucht hatte. Eine Lysetherapie wird laut Arztbrief nach nicht näher erläuterter oder dokumentierter „reiflicher Überlegung" nicht durchgeführt. Es verblieb ein lateraler Stammganglieninfarkt mit leichter Hemiparese links und eine deutliche Antriebsstörung.

Gutachtlich muss man davon ausgehen, dass die zeitliche Verzögerung des CCT nicht dem heutigen Standard der Diagnostik entspricht, insbesondere dann nicht, wenn sich das Krankenhaus durch Einrichtung einer Stroke Unit als besonders auf die Behandlung von Schlaganfallpatienten spezialisiert ausweist. Dabei spielt es keine Rolle, ob die verspätete Durchführung des CT auf einem Fehler des Aufnahmearztes oder darauf beruhte, dass die endgültige Indikationsstellung dem Chefarzt vorbehalten war.

Da angesichts der Sachlage eine Lyse prinzipiell in Frage kam, Kontraindikationen gegen diese Therapie nicht vorlagen und die Indikation zur Lyse entscheidend von dem Ergebnis des CT abhängt, konnte auch die nicht näher erläuterte „reifliche Überlegung" nicht rechtzeitig, sondern erst nach Ablauf der 3-Stunden-Frist erfolgen. Ob die für ein Krankenhaus mit Stroke Unit schlichtweg unverständliche Diagnoseverzögerung einem groben Diagnosefehler entspricht und dann zu Beweislastumkehr führt, bleibt dem Gericht überlassen.

Schwierig ist die Frage nach dem durch das Diagnoseversäumnis entstandenen Schaden zu beantworten. Die Lyse verbessert die Rate der Patienten, die mit keinem oder einem geringen Schlaganfallrisiko davonkommen, unabhängig von der Infarktgröße [Recombinant tissue plasminogen activator for minor strokes: the National Institute of Neurological Disorders and Stroke rt-PA Stroke Study experience 2005] um ca. 15 %, was für den Vollbeweis einer Schadensverhütung nicht ausreicht. Eine Regresspflicht wäre jedoch möglich, wenn das Unterlassen der Lyse als ein eindeutiges Therapieversäumnis anerkannt wird, was zur Beweislastumkehr führte.

Auf Fragen der Verursachung einer Karotis- oder Vertebralisdissektion durch HWS-Manipulationen wurde bereits in Kapitel 31.3.1 eingegangen.

Letztlich haftet der Arzt auch für durch Organisations- oder Koordinationsfehler des Behandlungsbetriebes entstehende Diagnose- und Behandlungsfehler sowie für Fehler im technisch-apparativen Bereich (Fallbeispiel 31.6).

Fallbeispiel 31.6

Arteriitis cranialis, Arzthaftung

Eine 82-jährige Frau sucht einen Neurologen wegen starker Kopfschmerzen und allgemeinem Krankheitsgefühl auf. Er vermutet eine Arteriitis cranialis und nimmt Blut für eine BSG ab. Die neu eingestellte Sprechstundenhelferin legt ihm das Ergebnis der BSG nicht vor, so dass eine Kortikoidtherapie unterbleibt. Die Patientin erblindet 2 Tage später rechts und am 4. Tag links. Gutachtlich bestand kein Zweifel daran, dass die Erblindung bei rechtzeitiger Therapie mit an Sicherheit grenzender Wahrscheinlichkeit hätte verhindert werden können.

Im Gegensatz zum Diagnose- und Behandlungsfehlervorwurf liegt die Beweislast bei der Selbstbestimmungs- oder Eingriffsaufklärung beim Arzt [Marx u. Gaidzik 2003]. Gegenstand, Umfang, Zeitpunkt und Form der Selbstbestimmungsaufklärung sind nicht gesetzlich geregelt, sondern wurden in den vergangenen Jahrzehnten von der Rechtsprechung konkretisiert. Der Gutachter sollte daher die gegenwärtige Rechtsprechungslage kennen, obwohl er selber nur die vom Auftraggeber konkret gestellten Fragen zu beantworten, nicht aber einen Aufklärungsfehler festzustellen hat. Bei zerebrovaskulären Erkrankungen erstrecken sich Vorwürfe besonders auf:

- fehlende oder mangelhafte Aufklärung über die Möglichkeit der Thrombolyse,
- mangelhafte Aufklärung bei Antikoagulation und Antiaggregation, z. B. umfassende Darstellung der Gefahren oder Warnung vor ASS bei Erkältungskrankheiten marcumarisierter Patienten,

- mangelhafte Aufklärung über:
  - Möglichkeiten und Gefahren einer operativen/interventionellen Schlaganfallprophylaxe, z. B. Karotisendarteriektomie, Gefäßdilatation mit STENT,
  - Kraftfahrtauglichkeit nach einem Schlaganfall,
  - sedierende Wirkungen von Medikamenten auf die Kraftfahrtauglichkeit.

Dokumentationsmängel begründen keine unmittelbare Haftung, führen jedoch zu Beweiserleichterungen. Aufzeichnungen in Krankenakten sind Dokumente im juristischen Sinne und sollten daher Datum, Uhrzeit und Unterschrift tragen. Sie müssen klar verständlich, lesbar und umfänglich sein, d. h. die für Diagnostik, Therapie und ggf. Prophylaxe wichtigen Gesichtspunkte festhalten. Dies gilt besonders auch für die Dokumentation der Aufklärung und das für sie notwendige ärztliche Gespräch.

31.4 Feststellung von Schädigungsfolgen und Prognose

Die Einschätzung der entstandenen körperlichen und seelischen Schädigungsfolgen muss entsprechend den im jeweiligen Rechtsbereich gültigen Bestimmungen getroffen werden. Eine Orientierungshilfe für die quantitative MdE/GdB-Einschätzung im Sozialen Entschädigungsrecht und nach dem Schwerbehindertenrecht findet sich in Tabelle 36.3. Hinzuzurechnen und in ihrem behindernden Umfang das Ausmaß der Paresen ggf. übertreffend sind weitere Funktionsstörungen wie Sprach-, Sprech-, Schluck- und Gleichgewichtsstörungen, Apraxien, Hemineglekte und -anopsien, hirnorganische Psychosyndrome sowie Blasen-/Mastdarmstörungen, im Einzelfall auch Schmerzen.

Die Prognose quoad restitutionem von Hirngefäßerkrankungen hängt von der zugrunde liegenden Erkrankung ab und ist äußerst variabel. Hypertensive Hirnblutungen sind in der Akutphase mit einer hohen Letalität behaftet, haben im Überlebensfall aber z. T. bessere Restitutionschancen als Hirninfarkte. Blutungen aus arteriovenösen Gefäßmalformationen haben oft erstaunlich geringe neurologische Ausfälle zur Folge. Die Restitutionschancen bei Hirninfarkten sinken mit der Infarktausdehnung. Relativ kleine „strategische" Hirninfarkte können aber auch zu massiven Ausfällen führen. Subarachnoidalblutungen nach Hirntraumen verschlechtern die Langzeitprognose oft in Folge diffuser Spasmen, während begleitende Hirninfarkte selten sind.

Die wichtigsten Einflussgrößen auf die Prognose sind in Tabelle 31.4 zusammengefasst.

Das Lebensalter ist besonders bei der Frage nach der sinnvollen Dauer von Rehabilitationsmaßnahmen und des Zeitpunktes einer abschließenden gutachterlichen Würdigung von Bedeutung. So sind beim Jugendlichen unter einer adäquaten Rehabilitationsbehandlung noch im Verlauf mehrerer Jahre Verbesserungen möglich, während beim Älteren bereits nach einem Verlauf von wenigen Monaten ein weitgehender Endpunkt erreicht ist (Tab. 31.5). Es versteht sich von selbst, dass hiervon im Einzelfall – abhängig von weiteren Erkrankungen bzw. dem biologischen Status – Abweichungen nach oben und unten vorkommen.

Tabelle 31.4 Einflussgrößen auf die Restitutionsprognose vaskulär bedingter Hirnprozesse

Ursache	Restitutionschance bei Hirninfarkt meist schlechter als bei Hirnblutung
Lokalisation	schlechte Rehabilitationsmöglichkeiten bei Betroffensein der Capsula interna, der Wernicke-Sprachregion, des Hirnstamms, motivations- und stimmungsrelevanter Hirnregionen etc.
Ausdehnung	enger Zusammenhang zwischen Läsionsgröße und Prognose
Prämorbider Zustand	ungünstige prognostische Faktoren: • vorausgegangene Hirnschädigung • Hypertonie • Adipositas • Diabetes mellitus • kardiale und pulmonale Erkrankungen
Lebensalter	mäßiger Zusammenhang zur Prognose, jedoch entscheidend für die Dauer der Rehabilitationsfähigkeit
Motivation	Motivation und Motivationsfähigkeit beeinflussen die Prognose oft stärker als die körperliche Behinderung

Tabelle 31.5 Im Regelfall zu erwartende Endpunkte relevanter Verbesserungen im Rahmen rehabilitativer Maßnahmen nach Schlaganfall

Altersgruppe	*Endpunkt*
< 30 Jahre	2–3 Jahre
30–50 Jahre	1–2 Jahre
50–65 Jahre	6–12 Monate
> 65 Jahre	3–6 Monate

31.5 Besonderheiten in verschiedenen Rechtsgebieten

Soziales Entschädigungsrecht

Eine Besonderheit des Sozialen Entschädigungsrechts stellt die – medizinisch oft nicht nachvollziehbare – **Kannversorgung** bei arteriosklerotischen Komplikationen, Endangiitis obliterans, Phlebitis retinae, Panarteriitis nodosa und anderen Immunangiopathien dar (s. Kapitel 11).

Private Unfallversicherung

Invaliditätsleistungen werden nach tatsächlichen Funktionseinschränkungen entsprechend dem Endzustand nach 3 Jahren gewährt. Bewertungsmaßstab ist für Extremitäten, Augen, Gehör, Geruch und Geschmack die sog. Gliedertaxe. Die Bewertung des Gebrauchsverlustes erfolgt abstrakt in Bruchteilen der Norm, wofür tabellarische Bewertungsvorgaben existieren (s. Kap. 36). Dies gilt auch für Hemiparesen und homonyme Hemianopsien. Andere zerebrale oder spinale Funktionseinschränkungen (neuropsychologische Störungen, Inkontinenz etc.) werden dagegen in „Prozent der Beeinträchtigung" der körperlichen und geistigen Leistungsfähigkeit bewertet. Als Beispiel sei eine traumatische Karotisdissektion mit Infarkt im Versorgungsgebiet der A. cerebri anterior genannt, von der nach 3 Jahren eine beinbetonte Hemiparese, deutliche Antriebsstörung und Inkontinenz verblieben sind (Tab. 31.8).

Literatur

Adams HP, Bendixen BH, Kappelle LJ, et al. Classification of subtype of acute ischemic stroke. Definitions for use in a multicenter clinical trial. TOAST. Trial of Org 10172 in Acute Stroke Treatment. Stroke 1993; 24: 35–41

Bergmann KO. Die Arzthaftung – Ein Leitfaden für Ärzte und Juristen. Springer, Heidelberg 1999

Biousse V, D'Anglejan-Chatillon J, Touboul PJ, Amarenco P, Bousser MG. Time course of symptoms in extracranial carotid artery dissections. A series of 80 patients. Stroke 1995; 26: 235–239

Bogousslavsky J, Regli F, Uske A, Maeder P. Early spontaneous hematoma in cerebral infarct: is primary cerebral hemorrhage overdiagnosed? Neurology 1991; 41: 837–40

Brandt T, Orberk E, Weber R, Werner I, Busse O, Muller BT, Wigger F, Grau A, Grond-Ginsbach C, Hausser I. Pathogenesis of cervical artery dissections: association with connective tissue abnormalities. Neurology 2001; 57: 24–30

Marx P, Gaidzik P. Arzthaftung in der Neurologie. In: Wallesch CW (Hrsg.). Neurologie. Urban und Fischer, München 2005

Marx P, Gaidzik P. Aufklärungspflicht des Arztes. Akt Neurol 2003; 30: 188–94

Nemetz PN, Leibson C, Naessens JM, et al. Traumatic brain injury and time to onset of Alzheimer's disease: a population-based study. Am J Epidemiol 1999; 149: 32–40

Recombinant tissue plasminogen activator for minor strokes: the National Institute of Neurological Disorders and Stroke rt-PA Stroke Study experience. Ann Emerg Med 2005; 46: 243–52

Rubinstein SM, Peerdeman SM, van Tulder MW, Riphagen I, Haldeman S. A systematic review of the risk factors for cervical artery dissection. Stroke 2005; 36:1575–1580

Scheppokat K, Neu J. Zur ärztlichen Begutachtung in Arzthaftpflichtsachen. VersR 2001; 52:1–44

Schievink WI. Spontaneous dissection of the carotid and vertebral arteries. N Engl J Med 2001; 344: 898–906

Ulsenheimer K. Arztstrafrecht in der Praxis. 3. Aufl., C. F. Müller, Heidelberg 2003

Völker W, Besselmann M, Dittrich R, Nabavi D, Konrad C, Dziewas R, Evers S, Grewe S, Kramer SC, Bachmann R, Stogbauer F, Ringelstein EB, Kuhlenbaumer G. Generalized arteriopathy in patients with cervical artery dissection. Neurology 2005; 64: 1508–1513

Widder B, Görtler M. Doppler- und Duplexsonographie der hirnversorgenden Arterien. 6. Aufl., Springer, Heidelberg 2004

Tabelle 31.6 Beispiel für die Einschätzung von Folgen eines Schlaganfalls in der privaten Unfallversicherung

Gesundheitsstörung	*Gliedertaxe*	*BdL*[1]	*Invaliditätsgrad*[2]
Armparese	1/10 Armwert		7 %
Beinparese	5/10 Beinwert		35 %
Antriebsstörung		20 %	20 %
Inkontinenz		20 %	20 %
Invaliditätsgrad[2]			**82 %**

[1] Beeinträchtigung der allgemeinen körperlichen und geistigen Leistungsfähigkeit
[2] Vom Versicherungsträger und **nicht** vom Sachverständigen zu errechnen. Gemäß den Vorgaben der privaten Unfallversicherung werden die einzelnen Funktionseinschränkungen linear addiert, so dass ein Invaliditätsgrad von 82 % erreicht wird.

32 Akut-entzündliche ZNS-Erkrankungen

H. W. Prange

32.1 Einführung

Akute entzündliche Erkrankungen des Zentralnervensystems (ZNS) werden entweder direkt durch einen Erreger oder immunpathogenetisch als Folge eines speziellen Antigenkontaktes ausgelöst. Letzteres trifft für postinfektiöse Enzephalomyelitiden (z. B. nach Masern), postvakzinale Enzephalopathien und Hapten-induzierte Entmarkungsenzephalomyelitiden zu.

Die akuten Entzündungsreaktionen des ZNS sind in Ätiologie und Erscheinungsbild vielfältig. Ihre Häufigkeit ist niedriger als die der vaskulären, degenerativen oder tumorösen Prozesse. Die Prognose hängt im Einzelfall von Ätiologie, früher Krankheitserkennung, zügigem Therapiebeginn und, falls erforderlich, rechtzeitig begonnener und auf den individuellen Fall zugeschnittener Rehabilitation ab. Virale Meningitiden haben auch ohne Therapie praktisch immer eine gute Prognose. Virusenzephalitiden verlaufen hingegen unterschiedlich schwer, abhängig vom verursachenden Agens und gegebenen Behandlungsmöglichkeiten. Bakterielle Meningitiden weisen praktisch immer eine schwere Symptomatik auf. Je später die wirksame antibiotische Behandlung einsetzt, desto schlechter ist die Prognose. Gleiches trifft für die häufig zu spät erkannten bakteriellen Enzephalitiden zu, bei denen das Therapieergebnis oftmals unzureichend ist. Spinale Abszesse werden in ihrer Frühphase zumeist falsch zugeordnet, weil sie initial eine unspezifische Symptomatik aufweisen. Wegen ihrem relativ seltenen Auftreten sind sie manchem Neurologen, Neurochirurgen und Orthopäden nicht genügend vertraut. Pilzinfektionen sind in Mitteleuropa praktisch nur bei abwehrgeschwächten Personen anzutreffen. Dieser Personenkreis nimmt jedoch ständig durch Organtransplantationen, Anwendung aggressiver Chemotherapie, eingreifende Operationen und weitgesteckte Indikationen für intensivmedizinische Maßnahmen zu.

Bei allen Verdachtsfällen entzündlicher ZNS-Erkrankungen müssen ausgiebige Reiseanamnesen erhoben werden. Krankheiten wie zerebrale Malaria, Bartonellose, Lepra, spezielle Virusenzephalitiden können im Rahmen von Ferntourismus oder längerer Tätigkeit im Auslands- oder Entwicklungsdienst akquiriert werden. Die Parasitenleiden Zystizerkose, Echinokokkose und Toxocara-Infektionen fallen zumeist schon bei den bildgebenden Verfahren auf und werden deshalb paradoxerweise früher erkannt als die häufigeren einheimischen ZNS-Infektionen.

Der neurologische Sachverständige ist gehalten, im Falle eines stattgefundenen entzündlichen ZNS-Prozesses, namentlich, wenn dieser Defekte zurückgelassen hat, die kausale Folge der Ereignisse genau herauszuarbeiten. Dies ist Voraussetzung für die kompetente Beantwortung von Fragestellungen aus den Bereichen des Sozialen Entschädigungsrechts, der Unfall- und Haftpflichtversicherungen, aber auch bei Regressforderungen und strafrechtlichen Ermittlungen. Ihm wird zudem die Beurteilung abverlangt, ob eine entstandene Funktionsstörung als Folge von regelwidrigem ärztlichen Verhalten (z. B. mangelnde Aufklärung) aufgetreten ist oder ob Diagnostik- und Therapiefehler vorliegen.

32.2 Klinische Aspekte

32.2.1 Erreger und auslösende Agenzien

Das Spektrum der ursächlichen Agenzien ist weit. Bei der Erregersuche wird man vom Häufigkeitsprinzip ausgehen (Tab. 32.1). Zuerst werden die typischen Erreger verifiziert oder ausgeschlossen. Dann erst steht die weite Palette seltener Erreger zur Diskussion.

Die typischen Verursacher von entzündlichen ZNS-Erkrankungen sind in Tabelle 32.2 zusammengefasst. Bei manchen Meningitiden und Enzephalomyelitiden ist kein Erreger nachweisbar. Hier muss an eine Autoimmungenese, möglicherweise infolge para- bzw. postinfektiöser Induktion, Vakzination oder von Medikamenten mit Hapteneigenschaft gedacht werden. Typische Vertreter sind die akute demyelinisierende Enzephalomyelitis (ADEM) und deren perakute hämorrhagische Verlaufsform, die Hurst-Enzephalitis.

32.2.2 Infektionswege

Das infektiöse Agens gelangt in der Regel über einen der folgenden Wege zu den Strukturen des ZNS.

- **Hämatogen** (eine reduzierte Immunabwehr begünstigt die hämatogene Streuung, z. B. bei Listerien-, Pilz- und Toxoplasmenerkrankungen):
  - die meisten Viruskrankheiten (Ausnahme: HSV-Enzephalitis),
  - Meningitiden durch Meningokokken, Listerien, Hämophilus und Strektokokken,
  - Sepsis-Komplikationen (septische Herdenzephalitiden, Hirnabszesse, spinale Abszesse),
  - Neurotuberkulose und Neurosyphilis,
  - die meisten Mykosen (Ausnahme: Mukormykosen),
  - Protozoonosen.

Tabelle 32.1 Stufendiagnostik bei viralen ZNS-Erkrankungen [modifiziert nach Kniehl et al. 2001]

Stufe 1: behandelbare Viren	***Diagnostik 1. Wahl***	***Diagnostik 2. Wahl***
Herpes-simplex-Virus 1/2 (HSV-1/2)	DNS-PCR	ASI (nach 2 Wochen)
Varizella-zoster-Virus (VZV)	DNS-PCR	ASI (nach 2 Wochen)
Zytomegalievirus (CMV)	DNS-PCR	ASI, Antigen-(pp65-)Nachweis in Liquor und Blut
Humanes Immundefizienzvirus 1/2 HIV-1/2)	RNS-PCR, Blut-Serologie	ASI
Stufe 2: häufige oder weniger häufige Viren (Westeuropa) – nicht oder nur begrenzt spezifisch behandelbar	***Diagnostik 1. Wahl***	***Diagnostik 2. Wahl***
Frühsommer-Meningoenzephalitisvirus (FSME)	Serologie in Blut und Liquor (ASI)	RNS-PCR (früh!)
Epstein-Barr Virus (EBV)	DNS-PCR	Serologie
Adenoviren	Serologie	Erregerisolation
Echoviren, Coxsackieviren	RNS-PCR, Serologie	Erregerisolation
Humane Herpesviren 6, 7, 8 (HHV6–8)	DNS-PCR	Serologie (HHV-6)
Influenza-Virus A und B, Parainfluenza	Serologie	RNS-PCR
Masern-Virus	Serologie (ASI)	RNS-PCR
Rubella-Virus	Serologie (ASI)	RNS-PCR
Stufe 3: Spezielle Konstellationen	***Diagnostik 1. Wahl***	***Diagnostik 2. Wahl***
A) spezielle klinische Syndrome		
Schlaffe Paresen: Polio-Virus	Serologie	RNS-PCR
Spastische Paraparese: HTLV-1	RNS-PCR, Serologie	
Tollwutverdacht: Rabies-Virus	RNS-PCR	Abklatschpräparat der Kornea
Kontakt mit Nagern: LCM-Virus	Serologie	RNS-PCR
Kontakt mit aufgeweichter Erde oder Vorfluter: Hanta-Viren	RNS-PCR	Serologie, ASI
Hepatitis: Hepatitis-C-Infektion	RNS-PCR; Serologie	
B) Auslandsaufenthalt: Kontakt mit Tropeninstitut aufnehmen		

ASI = Antigenspezifitätsindex als Kriterium des erregerspezifischen Antikörperaktivität im Liquor
PCR = Polymerase-Ketten-Reaktion (Nukleinsäureamplifikation)

- **ZNS-Penetration durch Fortleitung infolge Sinusitis oder Mastoiditis:** Pneumokokken-Meningitis, Hirnabszesse mit temporaler und frontaler Lokalisation und subdurales Empyem. Eine Neurotuberkulose kann als Folge einer tuberkulösen Spondylitis entstehen.
- **Direkte Erregerinvasion im Gefolge von Schädel- und Dura-Verletzungen:** Typische Erreger sind Staphylo- und Streptokokken. Bei der Mukormykose penetriert der Erreger (Rhizopus) die Schädelbasis und dringt auf diese Weise in das ZNS ein.
- **Iatrogene Erregerverschleppung:** Erfolgt durch neurochirurgische Eingriffe (z. B. offene Ventrikeldrainagen) und rückenmarknahe Anästhesieformen (v. a. liegender Epiduralkatheter). Als Erreger kommen Staphylokokken, Escherichia coli und nosokomiale Keime in Frage (einschließlich MRSA).
- **Neurogene Erregerinvasion:** HSV-Enzephalitis, Poliomyelitis.

Tabelle 32.2 Wichtigste Verursacher entzündlicher ZNS-Erkrankungen

Bakterielle Erkrankungen	Meningitiden durch Pneumokokken, Meningokokken, Listerien, Staphylokokken, Streptokokken, Coli-Bakterien und Haemophilus influenzae (letzterer nach Einführung der Vakzination selten)
	Enzephalitiden und Hirnabszesse durch Staphylokokken, Streptokokken, Anaerobier (Bakteroides, Peptostreptokokken), seltener durch Enterobakterien und Nonfermenter (v. a. Pseudomonas)
	spinale Abszesse vorzugsweise durch Staphylococcus aureus
	Meningoradikulitiden durch Borrelien
	nosokomial erworbene Erkrankungen durch Staphylokokken (Cave: Meticillin-resistenter Staphylococcus aureus = MRSA), Enterobakterien, Nonfermenter und Enterokokken (Cave: Vancomycin-resistente Enterokokken = VRE)
	Erkrankungen bei Immunsupprimierten durch Listerien, Nocardien, Staphylokokken, atypische Mykobakterien
	Bakterientoxinerkrankungen bei Botulismus und Tetanus
	Neurotuberkulose und Neurosyphilis stellen jeweils eine eigenständige Gruppe der bakteriellen ZNS-Erkrankungen dar, weil sie sich meningeal, parenchymatös, vaskulitisch und spinal manifestieren können. Bezüglich seltener oder schwierig zu diagnostizierende Erreger (z. B. Mykoplasmosen, Ornithose, Q-Fieber und Bartonellosen) wird auf entsprechende Fachbücher verwiesen [Prange u. Bitsch 2001].
Viruserkrankungen	„aseptische" Meningitiden durch Enteroviren (v. a. Coxsackie-Viren), Herpes-simplex-Virus (HSV) Typ 2, Varicella-Zoster-Virus (VZV), Mumps, Frühsommer-Meningoenzephalitis (FSME), HIV und lymphozytäre Choriomeningitis (LCM)
	Meningoenzephalitis durch HSV Typ 1 und 2, VZV, FSME, Enteroviren (Typ 71, ECHO-Viren), Hanta-Viren, HIV und Adenoviren
	Hirnnervenläsionen (einschließlich N. opticus) durch VZV, HSV, Zytomegalie (CMV), HIV, FSME, Hepatitis-C-Virus
	Parainfektiöse ZNS-Erkrankungen durch Masern, VZV, Ortho- und Paramyxoviren (Influenza, Parainfluenza), Enteroviren, Rubellaviren
Pilzinfektionen	Meningitiden durch Kryptokokken und Candida
	granulomatöser Parenchymbefall durch Kryptokokken, Candida, Aspergillen, Scedosporien (bei Fast-Ertrinkungs- und Tsunamiopfern)
	rhinozerebrale Mucormykosen durch Zygomyzeten (bei schlecht eingestellten Diabetikern)
	außereuropäische Mykosen durch Blastomyces, Paracoccidioides, Histoplasma und Coccidioides (z. T. mit hoher Virulenz)
Protozoonosen und parasitäre Erkrankungen	akute Enzephalopathie durch Malaria tropica
	zerebrale Granulome durch Toxoplasmen und amerikanische Trypanosomiasis (Chagas-Krankheit), Enzephalitis durch Trypanosoma brucei (Schlafkrankheit)
	Zysten/Granulome durch Zistizerken, Echinokokken, Toxocara und Trichinen

Tabelle 32.3 Entzündliche Prozesse des Zentralnervensystems (ZNS) und seiner Hüllen

Entzündungsprozess	*Gehirn/Rückenmark*	*Hüllen*
Systemische Entzündung	Enzephalitis/Myelitis/Vakulitis	Meningitis
Lokale Entzündung	Hirnabszess/spinaler Abszess	subdurales Empyem, epiduraler Abszess
Polytope Entzündungen	Enzephalomyelitis, septische Herdenzephalitiden	
Spezielle Lokalisationen	Ventrikulitis	

32.2.3 Lokalisation

Grundsätzlich können sich akute entzündliche Prozesse an allen Strukturen des ZNS abspielen. Dies trifft für Meningen, Hirnparenchym, Ventrikelsystem, Rückenmark und zerebrale Vaskulatur zu (Tab. 32.3). Als Beispiel für letzteres mögen Zostervaskulitis sowie pyogene Vaskulitis und mykotisches Aneurysma – letztere als direkte Sepsisfolgen – stehen.

32.2.4 Komplikationen

Typische Komplikationen in der Akutphase von Meningitiden, Enzephalitiden und Abszessen sind in Tabelle 32.4 aufgelistet. Gutachtlich mehr relevant sind allerdings Spätfolgen bzw. persistierende Defizite (Tab. 32.5).

Tabelle 32.4 Komplikationen in der Akutphase von Meningitiden mit möglicherweise persistierenden Folgen

- Hirnödem mit Gefahr konsekutiver transkranieller Herniationen
- Gerinnungsstörungen (z. B. disseminierte intravasale Gerinnung = DIC)
- Sepsis → schwere Sepsis → septischer Schock
- Elektrolytentgleisungen
- Sinus- und Hirnvenenthrobosen, lokalisierte Vaskulitiden
- Hydrocephalus occlusus durch Granulombildung im Bereich der Liquorengpässe (Aquädukt, basale Foramina) mit der Notwendigkeit einer externen Vertrikeldrainage (EVD)
- respiratorische Insuffizienz
- Querschnittsyndrome bei spinalen Abszessen und Myelitiden

Tabelle 32.5 Spätfolgen entzündlicher ZNS-Erkrankungen

Spätfolgen	*Vorkommen*
Hörschäden	gehäuft nach Menigitiden durch Meningo- und Pneumokokken
Symptomatische Epilepsie	nach Enzephalitiden (HSV-Enzephalitis) und Hirnabszessen
Kognitive Defizite	nach Enzephalitiden, temporalen Phlegmonen und Abszessen, aber auch nach purulenten Meningitiden
Hemi- und sonstige Fokalsyndrome	vorzugsweise als Folge von Vaskulitiden, venösen Thrombosen und lokalisierten Entzündungsprozessen (z. B. septische Herdenzephalitiden, Neurolisteriose, Neurosyphilis)
Hydrozephalus-Leiden (H. occlusus oder aresorptivus)	durch Ependymgranulation (Listeriose, Zistizerkose, Tuberkulose, Mykosen), Verlegung der Foramina des 4. Ventrikels oder Störungen des Liquorflusses infolge Pachymeningitis (Neurotuberkulose, Neurosyphilis, Pneumokokkenmeningitis)
Schädigung von Hirnnerven (Anosmie, Okulomotorius-Schädigung)	durch direkten Erregerbefall oder Druckläsion

32.3 Verlauf und Prognose

Bedingt durch das sehr unterschiedliche Erregerspektrum, die differierende Lokalisation des Entzündungsprozesses und das individuelle Reaktionsmuster des befallenen Makroorganismus ist die Prognose entzündlicher ZNS-Erkrankungen stark divergierend – oft selbst bei identischen Erregern (Beispiel Neurotuberkulose). Sie reicht vom foudroyanten Verlauf wie typischerweise bei der Herpes-simplex-Enzephalitis über oft protrahierte Verläufe bei der tuberkulösen Meningoenzephalitis bis hin zu lediglich kurzdauernden Beeinträchtigungen bei Virusmeningitis. Beispiele für die variablen Krankheitsverläufe bei viralen ZNS-Erkrankungen sind in Abbildung 32.1 dargestellt. Ergänzend gibt Tabelle 32.6 einen Überblick über die prognostischen Erfahrungen bei den wichtigsten Erkrankungen.

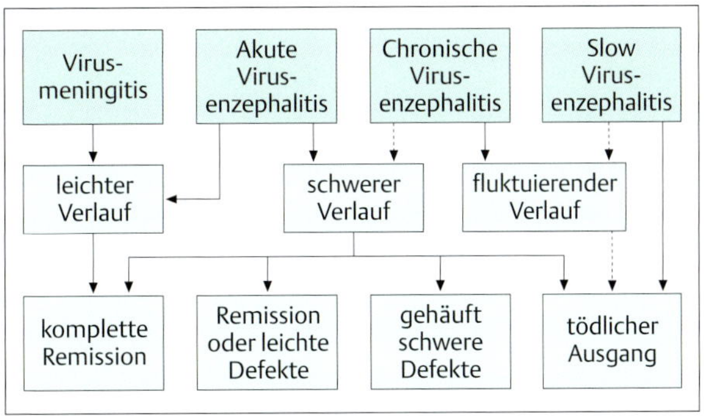

Abb. 32.1 Krankheitsverläufe bei Virusinfektionen des Zentralnervensystems.

Tabelle 32.6 Akute und chronische ZNS-Infektionen von gutachtlicher Relevanz

Erreger	*Infektionsweg*	*Besondere berufliche oder sonstige Exposition*	*Prognose bei Überleben der Akutphase*
Meningokokken, Haemophilus influenzae	Tröpfcheninfektion	medizinisches Personal, bei Endemien auch Kindergärtnerinnen	Defektheilung nicht immer auszuschließen
Pneumokokken	hämatogene Streuung (OPSI-Syndrom)	frühere Milzentfernung (ohne Vakzination)	hohe Letalität oder Defektheilung
Tuberkulose	fast immer pulmonal akquiriert; hämatogene Ausbreitung im Miliarstadium	medizinisches Personal (evtl. Nachweis einer Starkreaktion im Tuberkulintest)	häufig langwieriger Verlauf mit Defektheilung
Listerien	Milchprodukte; Exkremente von Mensch und Haustier	Landwirtschaft, bevorzugt bei Abwehrschwäche	häufig Defektheilung bis hin zu Wachkoma oder akinetischem Mutismus
Leptospiren	Nagerexkremente, Kontakt mit Abwasser über Hautrhagaden etc.	Land- und Wasserwirtschaft, Kanalarbeiter, Soldaten im Manöver	variabel (Hirninfarkte aufgrund der Vaskulitis)
Borrelien	Zeckenstich	Land- und Forstwirtschaft, Gartenbau	chronischer Verlauf
Tetanus	Verletzungen mit Inokulation von Sporen des Clostridium tetani	Landwirtschaft, Garten- und Weinbau; Holz- und Sägewerkarbeiter	meist keine Defekte (evtl. Belastungsreaktion)
Echinokokken	Hundekot	Schafhirten, Hundezüchter	fokale ZNS-Läsionen, z. B. Epilepsie
Lepra	Kontakt mit Körpersekreten, lange Inkubationszeit bis zu 5 Jahren oder länger	beruflicher Auslandsaufenthalt	Defektheilung im Bereich der Extremitäten
Frühsommer-Meningoenzephalitis	Zeckenstich	Land- und Forstwirtschaft, Gartenbau	in 10 % Defektheilung
Rabies (Tollwut)	Tierbiss, Inkubationszeit bis 3 Monate oder länger (Maximum 6 Jahre)	Forstwirtschaft	Vollbild der Infektion immer letal
Poliomyelitis	Schmierinfektion, kontaminiertes Wasser	medizinisches Personal	häufig Defektheilung mit Paresen, später: „Postpoliosyndrom" mit Progredienz

Tabelle 32.6 (Fortsetzung)

Erreger	*Infektionsweg*	*Besondere berufliche oder sonstige Exposition*	*Prognose bei Überleben der Akutphase*
Virusenzephalitiden	variabel	–	bei Herpesenzephalitis oft Defektheilung, ansonsten kaum Defekte
Hantavirus-Infektionen	kontaminierte feuchte Böden und Vorfluter	Landwirtschaft, Soldaten im Manöver	leichte Defektheilungen, Nierenschädigung
HIV, Syphilis	häufigster Übertragungsweg sexuell, aber auch kontaminierte Spritze, Bluttransfusionen heute selten	medizinisches Personal, Strafverfolgungsorgane	chronischer Verlauf je nach Manifestationstyp
Toxoplasma	Kontakt mit Kleintieren, Genuss von rohem Schweinefleisch	meist nur bei Immunsuppression	Defektheilung möglich; Rezidivgefahr (v. a. bei AIDS-Kranken)
Malaria	Mückenstich, im Einzelfall Inkubationszeit bis zu einigen Jahren	beruflicher Auslandsaufenthalt	seltener zerebrale Defekte
Zistizerkose (Schweinebandwurm)	Verzehr von verunreinigtem Gemüse, Inkubationszeit bis zu 10 Jahren	beruflicher Auslandsaufenthalt	ungünstig, progredient

32.4 Zusatzuntersuchungen

32.4.1 Untersuchungen in der Akutphase

In der Akutphase schließt das klinische Management bei entzündlichen ZNS-Prozessen die bildgebende, liquoranalytische und mikrobiologische Diagnostik mit ein. Auch klinisch-neurophysiologische Verfahren (EEG und evozierte Potenziale) spielen zumindest in Einzelfällen (Herpes-simplex-Enzephalitis, Zoster-Myelitis, tabische Neurosyphilis) eine wesentliche Rolle. Der Sachverständige sollte mit dem korrektem Ablauf der Diagnostik (Abb. 32.2) und der Therapiemaßnahmen in der Akutphase vertraut sein, um bei Regressangelegenheiten die notwendige Urteilsfähigkeit zu besitzen.

Seltener wird er selbst in den diagnostischen Prozess involviert sein – nur dann nämlich, wenn eine behauptete Erregergenese strittig und eine Überprüfung erforderlich ist. Dies kommt gelegentlich im Zusammenhang mit vorgegebener Neuroborreliose vor. Invasive diagnostische Verfahren wie die Lumbalpunktion können v. a. bei Neurosyphilis, Neuroborreliose und Herpes-simplex-Enzephalitis aufgrund sehr langer Antikörperpersistenz zur nachträglichen Klärung der Kausalität beitragen. In solchen Einzelfällen ist die Ermittelung des Antikörperspezifitätsindexes (ASI), der sich aus dem Verhältnis spezifischer IgG-Antikörper zum Gesamt-IgG im Liquor geteilt durch den entsprechenden Serumwert errechnet, sehr hilfreich.

32.4.2 Untersuchungen zu Defektzuständen

Zur Beurteilung von persistierenden Defektzuständen sind neben der klinisch-neurologischen Untersuchung nachfolgende Verfahren von Bedeutung:

- **Neuropsychologische Untersuchung** zur Aufdeckung kognitiver Defekte, die auch quantifiziert und damit für spätere Vergleiche genutzt werden können. Postenzephalitische Wesensänderungen werden durch diese Verfahren nicht immer erfasst; oft werden sie nur durch Versagen im sozialen Umfeld erkennbar.
- **Kernspintomographie** (MRT) zur Darstellung morphologischer Hirnläsionen, die sich in der Akutphase in der Diffusionswichtung und der T1-Wichtung mit Kontrastmittel verdeutlichen lassen. Hämorrhagische Enzephalitiden (HSV- und Hurst-Enzephalitis) und Vaskulitiden bleiben durch Hämosidierinablagerungen in Gradientenechoaufnahmen oft auch nach Jahren noch verifizierbar. Dessen ungeachtet schließt ein unauffälliges MRT keineswegs eine bestehende oder abgelaufene Enzephalitis aus. Nach eigenen Erfahrungen weisen Virusenzephalitiden in weniger als 50 % einen typischen MRT-Befund auf.
- **Elektroenzephalogramm** (EEG) zur Darstellung bestehender Krampfanfälle und Verifizierung einer residuären Epilepsie.
- **Spezielle Untersuchungen** wie audiometrische (Hörschäden) oder strabologische (optomotische Schädigungen) Diagnostik.

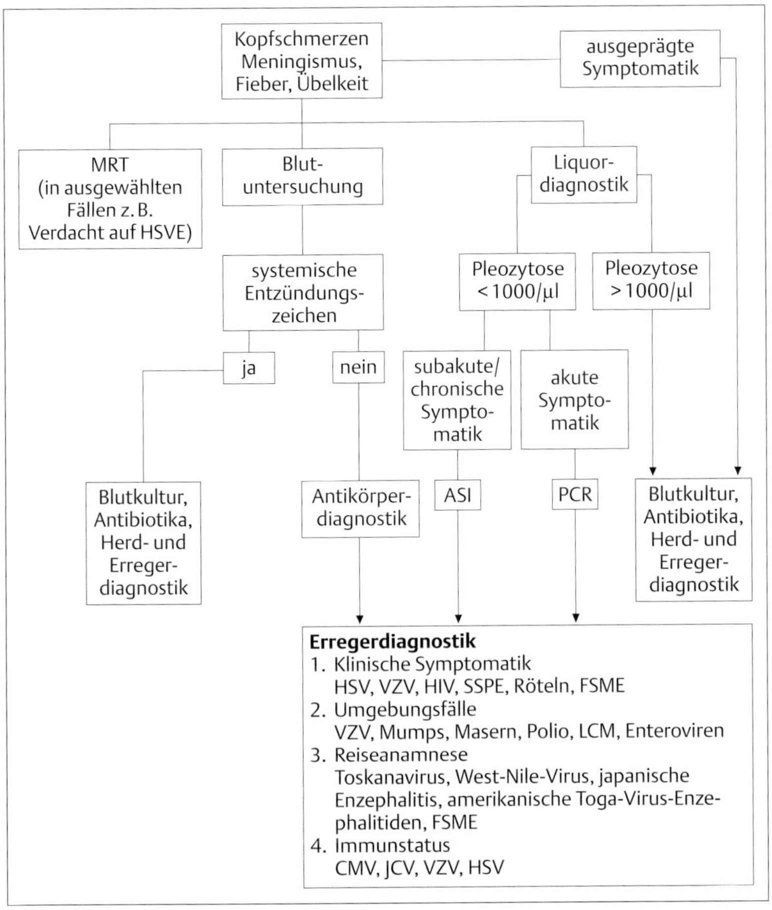

Abb. 32.2 Diagnostisches Stufenschema bei entzündlichen ZNS-Erkrankungen [nach Kniehl et al. 2001].

32.5 Begutachtungshinweise

Bei Gutachtenaufträgen über akut entzündliche ZNS-Erkrankungen stehen Zusammenhangsfragen bei weitem im Vordergrund. In allen Rechtsgebieten hat der Sachverständige zunächst zu überprüfen, ob die ursächlich angeschuldigte entzündliche ZNS-Erkrankung überhaupt vorliegt oder vorlag, und, falls das zutrifft, ob sie nach Art und Schwere in der Lage ist, die diskutierten körperlichen und psychischen Ausfälle hervorzurufen.

Zu klären ist oftmals, inwieweit die entzündliche ZNS-Erkrankung auf ein entschädigungspflichtiges Ereignis zurückgeht und – sofern eine vorbestehende Funktionsstörung vorliegt – inwieweit erstere mehr als eine vorübergehende Verschlimmerung, nämlich eine anhaltende abgrenzbare oder sogar eine richtunggebende Verschlimmerung verursacht hat.

- Eine **vorübergehende Verschlimmerung** heißt, dass ein vorbestehendes Grundleiden, beispielsweise eine Entwicklungsretardierung, durch ein sekundäres Ereignis – in diesem Fall eine Meningitis – verschlechtert wurde: Die geistigen und/oder körperlichen Funktionsstörungen haben sich für eine bestimmte Zeitspanne verschlechtert, um den Status quo ante nach der Rekonvaleszenz wieder zu erreichen.
- Eine **anhaltende abgrenzbare Verschlimmerung** ist hingegen anzunehmen, wenn ein schädigungsbedingtes Mehr an Krankheitswert andauernd persistiert und dadurch die durch das Primärleiden vorbestehende Funktionseinbuße überdauernd vergrößert, ohne die Richtung des Leidensverlaufes zu verändern. Handelt es sich bei dem Vorschaden um einen langsam fortschreitenden Prozess (beispielsweise eine Leukodystrophie) so könnte durch die Sekundärschädigung (z. B. Virusmeningitis) eine biographische Vorverlagerung der Leistungseinbuße erreicht werden, ohne dass der Prozess selbst eine neue Dynamik erreicht.
- Bei einer **richtunggebenden Verschlimmerung** schreitet das Primärleiden durch Einwirkung des Schädigungsereignisses schneller fort als zuvor. Es wurde also durch das zweite Krankheitsgeschehen in eine neue Richtung gedrängt. Als Beispiel hiefür mag der eher seltene Fall stehen, dass bei einem Patienten mit vorbestehender, aber „sanierend" behandelter Neurosyphilis nun als Verletzungs- oder Transfusionsfolge eine HIV-Infektion eintritt. Es kann, wie eigene Beobachtungen zeigten, nunmehr die Neurosyphilis mit neuer Dynamik wieder aufflackern. Hier liegt eine richtungweisende Verschlimmerung des Grundleidens vor.

32.5.1 Aussagen zur Prognose

Bei Erkrankungen, deren Ausheilung zunächst nicht sicher zu beurteilen ist, was u. a. bei Erkrankungsfällen mit Neurosyphilis oder Neuroborreliose im Spätstadium zutrifft, oder wenn über die Langzeitverläufe solcher Leiden wenig bekannt ist, muss eine längere Beobachtungszeit angesetzt werden. Der Gutachter bewertet hier lediglich die aktuellen Krankheitszeichen bzw. die noch bestehenden Leistungsdefizite. Er weist auf die Möglichkeit einer weiteren Befundänderung durch spätere Rekonvaleszenz oder Fortschreiten des Prozesses hin.

32.5.2 Anfallsleiden nach ZNS-Infektionen

Gutachtlich einfach ist die Feststellung des ätiologischen Zusammenhanges zwischen einer fokalen Spätepilepsie und einem früher durchgemachten Hirnabszess. Schwieriger ist die Entscheidung, wenn nach längerem Intervall bei anamnestisch bekannter lymphozytärer Meningitis ein Anfallsleiden auftritt, oder nach bakterieller Meningitis später ein chronisches Kopfschmerzleiden beklagt wird.

32.5.3 Defektzustände

Nach entzündlichen ZNS-Prozessen stellen sich in Einzelfällen auch Wesensänderungen mit affektiver Abstumpfung, vermehrter Reizbarkeit, Neigung zu inadäquaten Handlungen oder auch Reduktion der kritischen Distanz gegenüber Genussgiften ein. Sie machen den Geschädigten ungeeignet für bestimmte Berufe (Richter, Lehrer, Tätigkeit in der Personenbeförderung, Arzt, Polizeibeamte). Bereits leichtere, und nur unter besonderen Belastungen manifest werdende Persönlichkeitsdefekte führen zu einer eingeschränkten strafrechtlichen Verantwortlichkeit. Schwerwiegende Störungen bedingen Schuldunfähigkeit. Auch werden mitunter Geschäfts- und Ehefähigkeit einzuschätzen sein. Herdneurologische Residualsyndrome nach entzündlichen ZNS-Erkrankungen sind leichter und eindeutiger zu definieren als Defizite im Bereich von Persönlichkeit, Kognition, Langzeitbelastbarkeit und Toleranzvermögen.

Wichtig ist auch die Beachtung der Tatsache, dass nach entzündlichen ZNS-Erkrankungen psychopathologische Defektsyndrome auftreten können, die in der einfachen Exploration und Untersuchung inapparent sind und erst im Rahmen einer weitergehenden neuropsychologischen Leistungsdiagnostik auffällig werden. Manche krankheitsbedingten Änderungen der Primärpersönlichkeit wirken sich relativ selektiv auf dem Bereich von Willen und Antrieb aus. Sie werden selbst bei neuropsychologischen Untersuchungen schlecht erfasst, machen sich aber mit Versagen im sozialen Umfeld bemerkbar.

32.6 Besonderheiten in verschiedenen Rechtsgebieten

32.6.1 Soziales Entschädigungsrecht

Anspruchbegründende Kausalität

Zunächst ist zu prüfen, ob das schädigende Ereignis unter den Schutzbereich der einschlägigen Anspruchsnorm fällt. Die Frage stellt sich also, inwiefern das Schädigungsereignis in der versicherten Situation (z. B. Wehrdienst, angeordnete oder empfohlene Impfung, rechtsstaatswidriger Freiheitsentzug in der DDR etc.) eingetreten ist. Diese Frage ist bekanntermaßen im „Vollbeweis“ zu klären (Fallbeispiel 32.1).

Fallbeispiel 32.1

Virusenzephalitis, Soziales Entschädigungsrecht
Ein 20-jähriger Soldat, vorher immer gesund, nimmt an einem Manöver teil. Dabei kommt es nachweisbar zu körperlichen Kontakten mit Ausscheidungen von Rodentien. Knapp 2 Wochen später stellen sich hohes Fieber, Kopfschmerz und schließlich eine akute produktive Psychose ein. Bei den Laborwerten des Blutes fallen mäßige Thrombozytopenie und leicht erhöhte Leberenzyme auf. Die Liquoranalyse erbringt eine Pleozytose (400 c/μl) und eine Proteinerhöhung (5500 mg/l). Im weiteren Verlauf wird auch eine Nierenmitbeteiligung erkennbar. Die zweite Liquoruntersuchung 16 Tage später zeigt eine intrathekale Antikörpersynthese gegen das den Hantaviren zugehörige Puumala-Virus (ASI 5,9); auch serologisch hat sich diese Virusgenese verifizieren lassen. Nach längerem Krankheitsverlauf wird der Patient in eine Rehabilitationsklinik verlegt: Psychosyndrom, Ataxie und Blasenstörungen, jeweils leichten Grades, persistieren. Angesichts der eindeutig nachweisbaren Exposition im Rahmen des Manövers ist die anspruchsbegründende Kausalität hier im Sinne des „Vollbeweises“ gegeben.

Anspruchsausfüllende Kausalität

Im nächsten Schnitt ist zu klären, ob die Erkrankung nun wirklich auf die Exposition zu beziehen ist oder ob nicht lediglich eine „Gelegenheitsursache“ vorlag. In Fallbeispiel 32.1 ist angesichts der klaren Kausalkette (s. Kap. 3.2) sowie aufgrund der weiteren Befunde und klinischen Daten mit der erforderlichen Wahrscheinlichkeit auch ein Zusammenhang zwischen der Exposition und der aufgetretenen Gesundheitsstörung anzunehmen.

Hätte sich bei dem Soldaten in Fallbeispiel 32.1 demgegenüber eine Herpes-simplex-Enzephalitis entwickelt, hätte ein Zusammenhang als nicht wahrscheinlich abgelehnt werden müssen, denn die Faktoren, die zur Entstehung dieser Krankheit führen, sind gänzlich unbekannt und es liegen keine gesicherten Erkenntnisse vor, die für einen Zusammenhang zwischen den körperlichen Belastungen eines Manövers und der Entwicklung einer Herpes-Enzephalitis sprechen.

Als spezielle Form des Sozialen Entschädigungsrechts, zu dem auch das Soldatenversorgungsgesetz zählt, ist die sog. Kannversorgung zu nennen (s. Kap. 11), die auch im Fall eines weniger klaren Zusammenhangs eine Anerkennung als Wehrdienstbeschädigung ermöglicht. Unter den in Frage kommenden Gesundheitsstörungen (s. Tab. 11.3) werden allerdings akute entzündliche ZNS-Erkrankungen nicht aufgeführt.

32.6.2 Unfall- und Haftpflichtversicherungen

Haftungsbegründende Kausalitätsfragen

Akute entzündliche ZNS-Erkrankungen entwickeln sich häufig als Komplikation anderer, chronisch verlaufender Erkrankungen mit verminderter Immunabwehr (z. B. HIV-Infektion). Bei Begutachtungen im Rahmen der Unfall- und Haftpflichtversicherung ist stets abzuwägen, welcher Anteil am „Erfolg" den schädigungsbedingten Faktoren (z. B. Trauma, berufliche Exposition) im Vergleich zu schädigungsunabhängigen Faktoren (z. B. Immunschwäche) zukommt.

Eine posttraumatische Meningitis ist immer anzunehmen, wenn folgende 2 Faktoren zusammentreffen [Bauer u. Mortinger 1983]:

- offenes Trauma des Schädels und/oder Gesichts,
- zeitlicher Zusammenhang im Bereich von einem Tag bis zu wenigen Wochen.

Der Nachweis einer Schädelfraktur, einer Blutung aus Nase oder Ohr bzw. einer erkennbaren Liquorrhö erleichtern zwar die Klärung der Zusammenhangsfrage; sie sind jedoch nicht unabdingbare Voraussetzung für die Annahme einer posttraumatischen Meningitis, denn neben dem direkten Eintritt können Bakterien die Meningen auch durch Streuung von anderen Körperregionen erreichen [Appelbaum 1969].

Eine Unsicherheit bei der gutachtlichen Beurteilung ist gehäuft bei folgenden Konstellationen zu erwarten:

- **Zeitlicher Zusammenhang einer bakteriellen Meningitis/Enzephalitis mit einem nicht den Kopf betreffenden Trauma:** Hier ist an eine hämatogene Streuung entfernt liegender infektiöser Streuherde zu denken. Im günstigsten Fall kann der Nachweis anhand übereinstimmender Erreger im Bereich des vermuteten Streuherdes bzw. im peripheren Blut und im Liquor erbracht werden. Gegen einen solchen Zusammenhang spricht eine Verursachung durch Meningokokken, Haemophilus influenzae und andere durch Schmier- oder Tröpfcheninfektion akquirierte Erreger. In diesem Fall stellt sich allerdings die Frage, ob das Trauma aufgrund seiner Schwere bzw. möglicherweise gravierender Komplikationen in der Akutphase (z. B. nosokomiale Erkrankungen) geeignet war, eine wesentliche Schwächung der Immunabwehr des Betroffenen herbeizuführen (s. Fallbeispiel 32.3).
- **Zeitlichem Zusammenhang mit einem leichteren Kopftrauma:** In diesem Fall ist daran zu denken, dass auch relativ leicht erscheinende Verletzungen des Gesichtsschädels zu Liquorfisteln führen können. Entsprechend wird dem positiven Nachweis einer solchen Fistel besondere Bedeutung zukommen (Nachweis mittels Dünnschicht-CT mit „Knochenfenster" oder Beta-Trace-Protein im Fistelsekret).
- **Die Folgekrankheit (z. B. bakterielle Meningitis) tritt Monate bis Jahre nach einem Kopftrauma auf.** Sofern nicht aufgrund des Frakturbefundes ein Zusammenhang evident ist (Fallbeispiel 32.2), ist zu klären, ob möglicherweise eine persistierende frontobasale Durafistel vorliegt, die als Infektionsweg in Frage kommt. Entsprechend wird auch hier dem positiven Nachweis einer Fistel wesentliche Bedeutung zukommen. Darüber hinaus ist die langsame Entwicklung von Hirnabszessen wohlbekannt, insbesondere, wenn Fremdkörper intrakraniell verblieben sind.

Fallbeispiel 32.2

Posttraumatische Meningitis, Unfallversicherung
Ein 34-jähriger Dachdecker stürzte von einem Baugerüst und zog sich dabei ein Schädel-Hirn-Trauma zu mit links supraorbitaler Kalottenimpressionsfraktur, links frontaler Kontusionsblutung und schmalem subduralem Hämatom rechts okzipital. Eine CT-Kontrolle am darauf folgenden Tag zeigte keine Änderung im Vergleich zur Erstuntersuchung. Weitere Kontrollen unterblieben, möglicherweise aufgrund der Besserung des anfänglich bestehenden Psychosyndroms und der verschiedenen chirurgisch zu versorgenden Extremitätenfrakturen. Zwei Jahre später entwickelte sich eine akute Pneumokokkenmeningitis bei Pansinusitis, die unter antibiotischer Therapie eine gute Rückbildung zeigte. Aufgrund des anzunehmenden Zusammenhanges erfolgte bei der zuständigen Berufsgenossenschaft eine Anerkennung als Unfallfolge.

Haftungsausfüllende Kausalitätsfragen

Nachdem die haftungsbegründende Kausalität festgestellt worden ist, rückt die Zusammenhangsfrage zwischen der abgelaufenen Krankheit und den geklagten Residualsymptomen (haftungsausfüllende Kausalität) in den Mittelpunkt der gutachtlichen Betrachtung. Dies ist nicht unproblematisch, weil die nach infektiösen ZNS-Erkrankungen auftretenden Residualsymptome zumeist unspezifisch sind; eine Ausnahme mag das Querschnittsyndrom nach spinalem Abszess darstellen.

Als einfache Grundregel kann gelten, dass bei einer abgeheilten akut entzündlichen Erkrankung des Zentralnervensystems die Residualssymptome nicht gravierender sein können als die Symptome während der Akutphase der Krankheit.

- Die **Virusmeningitis** heilt folgenlos aus. Schon die gelegentlich vorgetragene postmeningitische Kopfschmerzneigung ist nicht evidenzbasiert.
- **Zerebrale Krampfanfälle,** die nicht bereits während der Akutphase oder unmittelbar danach auftraten, sind nur dann als schädigungsbedingt anzuerkennen, wenn klinisch und/oder bildmorphologisch eine substanzielle Hirnschädigung nachweisbar oder mit an Sicherheit grenzender Wahrscheinlichkeit anzunehmen ist.
- Voraussetzung für die Anerkennung eines **hirnorganischen Psychosyndroms** ist das Vorliegen einer Hirnschädigung, erkennbar an Vigilanzstörung, organischer Psychose oder einer länger anhaltenden psychoorganischen Symptomatik unterschiedlicher Ausgestaltung während der Akutphase der Erkrankung. Eine nur wenige Stunden bis Tage dauernde, mit hohem Fieber einhergehende Bewusstseinstrübung ist noch nicht als Beweis für eine Hirnsubstanzschädigung anzusehen.
- Neurologische Ausfälle (z. B. Hirnnervenläsionen, Hemi- oder Tetraparese, Aphasie) sind nur dann als Folge der entzündlichen Hirnerkrankung zu werten, wenn sie bereits während der Akutphase vorhanden waren, ein späteres Auftreten spricht gegen einen kausalen Zusammenhang mit dem Schädigungsereignis.

Traumatisch bedingte verminderte Immunabwehr

Eine spezielle Situation entsteht, wenn Wochen, Monate oder Jahre nach einer Milzexstirpation aufgrund eines Traumas schwer verlaufende, septische Pneumokokkenerkrankungen auftreten. Dieses sog. OPSI-Syndrom (overwhelming post-spenectomy infection syndrome) mit foudroyantem Verlauf und hoher Letalität sollte heute namentlich in der Traumatologie hinreichend bekannt sein [Sieber 1992, Gietz et al. 1998].

Fallbeispiel 32.3

Pneumokokkenmeninigits nach Milzexstirpation
Ein 21-jähriger Kraftfahrzeugmechaniker hatte bei einem Verkehrsunfall ein stumpfes Bauchtrauma erlitten, das eine Milzexstirpation erforderlich machte. Zwei Jahre später kam es nach unspezifischen Prodromi zu einer foudroyant verlaufenden Meningitis, die innerhalb von zwei Tagen trotz breiter Antibiotikaanwendung und intensivmedizinischer Behandlung zum Tode führte. Der Liquor zeigte typischerweise das Bild der „apurulenten bakteriellen Meningitis" (höhere Bakterienmengen, nur geringe Pleozytose), welches vorzugsweise bei abwehrgeschwächten Personen mit Pneumokokkenmeningitis auftritt. Initial waren die Leukozyten im Blut nur gering erhöht und es bestand eine „kalte Sepsis", d. h. kein Fieber.

Da das OPSI-Syndrom weitgehend durch eine Pneumokokken-Vakzination hätte verhindert werden können und diese Maßnahme in der Zwischenzeit auch zum Therapiestandard bei/nach Splenektomie gehört, wird man bei solchen Kasuistiken unter Umständen auch zu klären haben, inwieweit ein Behandlungsfehler vorliegt.

32.6.3 Berufskrankheiten-Verordnung und Infektionen

Infektionen im Rahmen einer beruflichen Exposition werden versicherungsrechtlich ähnlich wie Arbeitsunfälle behandelt. Formal ist eine Berufskrankheit (Tab. 32.7) anzunehmen, wenn:

- die Berufstätigkeit hinsichtlich der vorliegenden Infektion mit besonderen, über das verkehrsübliche Maß hinausgehenden Infektionsgefahren verbunden ist,
- die Infektionsquelle zumindest mit Wahrscheinlichkeit im Bereich der Berufstätigkeit lag,
- aufgrund der jeweiligen Inkubationszeit ein zeitlicher Zusammenhang zwischen der Gefährdung im Beruf und dem Auftreten der Infektion herzustellen ist,
- der Befund für eine Neuansteckung während der Berufstätigkeit spricht.

Berufliche Exposition im Inland

Ein erhöhtes Erkrankungsrisiko ist im Inland vor allem für 2 Berufsgruppen erkennbar:

- **Medizinisches Personal:** Bestand in zeitlichem Zusammenhang mit dem Auftreten einer entzündlichen Hirnerkrankung beruflicher Kontakt mit einem an derselben Krankheit leidenden Patienten (positiver Erregernachweis in beiden Fällen), ist üblicherweise eine Kausalität anzunehmen. Dies betrifft insbesondere die Meningokokken- und Haemophilus-influenzae-Meningitis. Für virale Infektionen (u. a. Hepatitis C, Poliomyelitis) ist hingegen ein über das Übliche hinausgehender enger

Tabelle 32.7 Auszug aus der Berufskrankheiten-Verordnung (BKV)

3	*Durch Infektionserreger oder Parasiten verursachte Krankheiten sowie Tropenkrankheiten*
3101	Infektionskrankheiten, wenn der Versicherte im Gesundheitsdienst, in der Wohlfahrtspflege oder in einem Laboratorium tätig oder durch eine andere Tätigkeit der Infektionsgefahr in ähnlichem Maße besonders ausgesetzt ist.
3102	Von Tieren auf Menschen übertragbare Krankheiten
3104	Tropenkrankheiten, Fleckfieber

Kontakt mit Körperflüssigkeiten (z. B. Pflege auf der Intensivstation) Voraussetzung, um eine besondere Gefährdung anzunehmen. Schwierigkeiten ergeben sich häufig bei der Zusammenhangsbeurteilung von Infektionskrankheiten mit langer Inkubationszeit wie der tuberkulösen Meningoenzephalitis oder der HIV-Infektion. Hier kommt dem Nachweis einer Serokonversion eine gewisse Bedeutung zu (Tab. 32.**8**).

- **Tätigkeiten in der Tierpflege, Land- und Forstwirtschaft:** Ein entsprechendes Infektionsrisiko liegt bei Personen vor, die beruflich mit Tierhaltung und -pflege beschäftigt sind oder sonstigen beruflichen Umgang mit Tieren, tierischen Erzeugnissen oder Ausscheidungen haben. Hierzu gehören landwirtschaftliches und veterinärmedizinisches Personal, Schlachthofpersonal, Beschäftigte in Tierlabors, in der Jagd- und Forstwirtschaft, in Tierkörperverwertungsanstalten, zoologischen Gärten, Wildgehegen und Zoohandlungen sowie Personen, die beruflichen Umgang mit Fleisch, Fisch, Milch, Eiern, Häuten, Fellen, Pelzen, Tierborsten, -haaren, Federn und Knochen haben. Weitere Zoonosen kommen nach Auslandsaufenthalten von Geschäftsreisenden, Entwicklungshelfern, Monteuren, Reiseleitern usw. vor. Das Auftreten einer entzündlichen Hirnerkrankung durch Listerien, Brucellen, Leptospiren, Q-Fieber etc. nach Kontakt mit (nachweislich infizierten!) Tieren sowie einer Frühsommer-Meningoenzephalitis bzw. Borreliose nach Zeckenstich mit entsprechender Antikörperkonstellation sprechen für die Annahme eines Zusammenhangs (Tab. 32.**8**).

Berufliche Exposition im Ausland

Die Anerkennung einer Infektions- bzw. Tropenkrankheit als Berufskrankheit hängt von 3 Faktoren ab [Schönberger et al. 2003]:

- **Seuchenhygienische Bedingungen:** Grundvoraussetzung ist, dass in dem betreffenden Land zum Zeitpunkt des Aufenthaltes ein erhöhtes Erkrankungsrisiko an der bestehenden Infektionskrankheit bestand.
- **Tätigkeitsmerkmale:** Weitere Grundvoraussetzung ist, dass im Rahmen der speziellen beruflichen Tätigkeit ein erhöhtes Risiko einer Infektion bestand (z. B. bei Entwicklungshelfern). Bei ausschließlicher Tätigkeit in geschützten Büroräumen besteht demgegenüber nur ein geringes Risiko.

Ausnahmefall: HIV-Erkrankung und berufliche Tätigkeit im Ausland. Das Landessozialgericht Niedersachsen entschied, dass bei einem Entwicklungshelfer, der in einem Land mit deutlich höherer Infektionsrate als in Deutschland tätig ist, eine HIV-Erkrankung auch dann als Berufskrankheit anzuerkennen ist, wenn diese auf sexuellem Wege erworben wurde (301/94, Urteil von 21.6.1995).

- **Unterbringungs- und Ernährungsverhältnisse:** Erfolgte die Unterbringung in einem Hotel mit europäischem Standard, ist nur von einem geringen Infektionsrisiko auszugehen.

23.6.4 Berufs- und Dienstfähigkeit

Grundsätzlich haben akut entzündliche ZNS-Erkrankungen, sofern sie überlebt werden, eine bessere Prognose als beispielsweise Gefäßerkrankungen. Ein erhöhtes Rezidivrisiko besteht bei Meningitiden zumeist nicht (Ausnahme: Mollaret-Meningitis). Anders verhält es sich bei der septisch metastatischen Herdenzephalitis, Hirnabszessen und Toxoplasmose, auch eine Zistizerkose, zerebrale Malaria oder ZNS-Mykosen können immer wieder aufflackern. Die zu erwartenden Residualsyndrome nach purulenten Meningitiden sind bezüglich Häufigkeit und Schweregrad noch unzureichend aufklärt. Sicher ist aber, je schwerer

Tabelle 32.**8** Kriterien der Zusammenhangsbeurteilung bei der Klärung berufsbedingter Infektionskrankheiten

Kriterium	*Zugehörige Befunde*
Nachweis einer geeigneten beruflichen Exposition	• hohe Ansteckungsgefahr (z. B. Meningokokken) • geringe Ansteckungsgefahr, aber über das Übliche hinausgehender enger Kontakt (z. B. infizierte Patienten auf der Intensivstation, infizierte Tiere in der Landwirtschaft) • beruflicher Aufenthalt unter besonderen seuchenhygienischen Bedingungen (z. B. tätige Entwicklungshilfe, Arbeiten in der Forstwirtschaft)
Nachweis einer entsprechenden Erkrankung	Nachweis meist unproblematisch, solange keine hohe Durchseuchung in der Allgemeinbevölkerung besteht (vor allem Borreliose)
Annahme eines wahrscheinlichen Zusammenhangs	• Infektionsquelle zumindest mit Wahrscheinlichkeit im Bereich der Berufstätigkeit gelegen • aufgrund der jeweiligen Inkubationszeit zeitlicher Zusammenhang zwischen der Gefährdung im Beruf und dem Auftreten der Infektion

Tabelle 32.9 Häufige Residualsymptome nach Meningoenzephalitis

- Kopfschmerzen
- Hirnorganische Psychosyndrome unterschiedlicher Ausgestaltung (z. B. schwere mnestische Störungen nach HSV-Enzephalitis)
- Zerebrale Krampfanfälle
- Hirnnervenausfälle; persistierende Hörstörungen
- Seltener: Hemi- und Tetraparesen, Aphasien

und komplikationsreicher die akute Krankheit verlief, desto höher ist die Wahrscheinlichkeit eines Residualsyndroms (Tab. 32.9), dessen Ausmaß für den Grad der Behinderung bzw. die berufliche Leistungsfähigkeit entscheidend ist.

Der Zeitpunkt einer abschließenden Begutachtung richtet sich nach der Symptomatik. Hirnorganische Psychosyndrome gehen in Abhängigkeit von Lebensalter und Schweregrad mitunter erst Jahre nach der Akutkrankheit in eine stabile Phase über. Eine erhöhte Bereitschaft zu epileptischen Anfällen kann zeitlebens bestehen oder im Verlauf von Jahren abklingen. Verschlechterungen erscheinen üblicherweise lediglich im Rahmen einer verminderten Kompensationsfähigkeit im Alter bzw. bei konkurrierenden Hirnerkrankungen. Das Vorliegen eines „Postpoliosyndroms" Jahre nach Auftreten einer akuten Poliomyelitis ist bisher unscharf definiert und deshalb aus gutachtlicher Sicht schwierig zu beurteilen [Dalakas 1995, Willen u. Grimby 1998].

Dienstfähigkeit

Die Beurteilung der Dienstfähigkeit oder Rehabilitationsfähigkeit eines Beamten wird dem Gutachter gelegentlich nach schwer verlaufenden entzündlichen ZNS-Erkrankungen abverlangt. Versagens- oder Erschöpfungszustände in der Wiedereingliederungsphase sind bei einigen Berufsgruppen (z. B. Lehrer) nicht ungewöhnlich. Da der Verweisbarkeit (Versetzung) des Beamten in einer Behörde nach dem Beamtenrecht enge Grenzen gesetzt sind, ist besondere gutachtlich Sorgfalt zu fordern. Die Dienstfähigkeit eines Geschädigten als Beamter muss nach den geforderten Leistungen in seinem Einsatzbereich abgeschätzt werden. Für bestimmte Beamtentätigkeiten sind neben einem guten körperlichen und psychischen Leistungsvermögen vor allen ein hohes Maß an Disziplin und Verantwortungsbewusstsein unabdingbar. Dies trifft für Waffenträger wie Offiziere, Polizisten und Forstbeamte im besonderen Maße zu. Gleiches gilt für einige Berufe außerhalb des Beamtenstandes, beispielsweise in der Personenbeförderung, in verschiedenen Bereitschafts- und Rettungsdiensten, somit auch für Ärzte, Apotheker, Rettungssanitäter, OP-Personal etc.

Literatur

Appelbaum E. Meningitis following trauma to the head and face. JAMA 1969; 172: 1818 – 1822

Bauer G, Mortinger H. Zur Begutachtung der traumatischen Meningitis. Med.Sach 1983; 79: 67 – 69

Bergmann F, Krone B, Bleich S, Prange H, Paulus W. Encephalitis due to a Hanta virus infection. J Infect 2002; 45: 58 – 59

Bundesministerium für Gesundheit und Soziale Sicherung: Anhaltspunkte für die ärztliche Gutachtertätigkeit im sozialen Entschädigungsrecht und nach dem Schwerbehindertenrecht. 2004

Dalakas MC. The post-polio syndrome as an evolved clinical entity. Ann NY Acad Sci 1995; 753: 68 – 80

Gietz J, Prange H, Nau R. Pneumokokken-Sepsis und -Meningitis bei Erwachsenen nach Splenektomie. In: Prange H, Bitsch A. Bakterielle ZNS-Erkrankungen bei systemischen Infektionen. Steinkopff-Verlag, Darmstadt 1998: 17 – 29

Green JB, Shackford SR, Sise MJ, Fridlund P. Late septic complications in adults following splenectomy for trauma: a prospective analysis in 144 patients. J.Trauma 1986; 26: 999 – 1004

Kniehl E, Dörries H, Geiss RK, Matz B, Neumann-Häfelin D, Pfister HW, Prange H. Infektionen des Zentralnervensystems. Qualitätsstandards in der mikrobiologisch-infektiologischen Diagnostik, Band 17 (MiQ 17 2001) Urban & Fischer, München 2001

Pfister HW, Eiffert H, Müller M, Nau R. Bakterielle (eitrige) Meningoenzephalitis. In: Diener HC, Kommission „Leitlinien der Deutschen Gesellschaft für Neurologie". Leitlinien für Diagnostik und Therapie in der Neurologie. Thieme, Stuttgart 2005: 322 – 329

Prange H, Bitsch A. Infektionserkrankungen des Zentralnervensystems. Wissenschaftliche Verlagsgesellschaft, Stuttgart 2001

Schönberger A, Mehrtens G, Valentin H. Arbeitsunfall und Berufskrankheit. 7. Aufl., Erich Schmidt Verlag, Berlin 2003

Sieber G. Klinik, Pathophysiologie, Therapie und Begutachtung des Milzverlustes. Versicherungsmedizin 1992; 44: 56 – 60

Willen C, Grimby G. Pain, physical activity, and disability in individuals with late effects of polio. Arch Phys Med Rehabil 1998; 79: 915 – 919

33 Chronisch-entzündliche ZNS-Erkrankungen

E. Mauch

33.1 Multiple Sklerose (MS)

Die multiple Sklerose ist in Mitteleuropa die wichtigste erworbene demyelinisierende Erkrankung des Zentralnervensystems (ZNS) und nach der Epilepsie das zweithäufigste neurologische Krankheitsbild jüngerer Erwachsener.

33.1.1 Klinisches Bild

Neben den allgemein geläufigen Symptomen wie Optikusneuritis, sensomotorischen Ausfällen, Kleinhirn- und Blasen-/Mastdarmstörungen sind für den Sachverständigen weitere Funktionsbeeinträchtigungen wichtig, die häufig in ihrer Bedeutung übersehen werden (Tab. 33.**1**). Hinzu kommen verschiedene Komplikationen, die es im Einzelfall zu beachten gilt (Tab. 33.**2**).

Tabelle 33.**1** Häufig verkannte Funktionsbeeinträchtigungen bei der multiplen Sklerose

- Hirnorganische Leistungsminderung/organische Wesensänderung
- Neuropsychologische Beeinträchtigungen (z. B. „Split-Brain")
- Depression/organische Psychosen
- Erschöpfbarkeit (Chronic-Fatigue-Syndrom, Uhthoff-Phänomen)
- Temperaturempfindlichkeit
- Sprach- und Schluckstörungen
- Störungen der Sexualität

Tabelle 33.**2** Komplikationen der multiplen Sklerose

- Trigeminusneuralgie (und sonstige Neuralgien)
- Krampfanfälle (Grand Mal und Hirnstamm)
- Chronische Harnwegsinfekte mit sekundären Nierenschädigungen
- Osteoporose
- Dekubitalulzera

33.1.2 Diagnose

Die Diagnose stützt sich auf:
- Nachweis von multilokulären Läsionen in Gehirn und Rückenmark,
- den schubförmigen Krankheitsverlauf,
- Nachweis einer chronischen Entzündung im Liquor cerebrospinalis,
- Ausschluss anderer Krankheiten, die eine multiple Sklerose nachahmen können.

Die Anwendung der Diagnosekriterien nach McDonald et al. [2001] einschließlich der Revision 2005 [Polman et al. 2005] ermöglicht eine frühe Diagnosestellung und einen einheitlichen Standard der Diagnosesicherheit. In diesen Kriterien werden vor allem der schubförmige Krankheitsverlauf und die Kernspintomographie (MRT) stark gewichtet. Mit letzterer Methode lässt sich beim Fehlen von Krankheitsschüben die zeitliche Dissemination der Erkrankung objektivieren. Erstmals wird in den Kriterien auch der primär chronisch progrediente Verlauf der multiplen Sklerose klar definiert, wobei hier neben der MRT vor allem der Liquor cerebrospinalis eine wichtige Rolle spielt. Der diagnostische Prozess führt schließlich zu 3 möglichen Aussagen:
- sichere multiple Sklerose (schubförmig, primär progredient, sekundär progredient),
- mögliche multiple Sklerose,
- keine multiple Sklerose.

33.1.3 Zusatzuntersuchungen

Kernspintomographie (MRT)

Bei über 95 % der Patienten mit gesicherter multipler Sklerose finden sich im MRT multilokuläre Läsionen in Gehirn und Rückenmark. Mit dem Kontrastmittel Gadolinium-DTPA lassen sich zusätzlich Herde mit aktiver Entzündung nachweisen. In den genannten Diagnosekriterien wird eine räumliche und zeitliche Dissemination definiert, die erfüllt sein muss (Tab. 33.**3**).

Liquor cerebrospinalis

Der Nachweis einer chronischen Entzündung im ZNS stellt neben der Objektivierung multipler Läsionen das wichtigste Kriterium zur Diagnosesicherung dar. Nach den genannten Diagnosekriterien werden nur die quantitative intrathekale

Tabelle 33.3 Kriterien nach McDonald et al. [2001] in der Revision von 2005 [Polman et al. 2005]

Räumliche Dissemination[1]	• 1 Gadolinium-aufnehmende Läsion oder 9 T2-hyperintense Läsionen • 1 infratentorielle Läsion • 1 juxtakortikale Läsion • 3 periventrikuläre Läsionen
Zeitliche Dissemination	• 1 Gadolinium-aufnehmende Läsion im MRT wenigstens 3 Monate nach dem initialen Ereignis an einer anderen als der dem ersten Ereignis entsprechenden Stelle **oder** • 1 neue T2-Läsion, verglichen mit einer Referenzaufnahme, die mindestens 30 Tage nach Beginn des ersten Ereignisses gemacht wurde

[1] es müssen 3 der 4 Kriterien erfüllt sein

IgG-Synthese und/oder oligoklonale Banden im Liquor als typisch gewertet. Oligoklonale Banden im Liquor finden sich bei über 90 % der Patienten mit multipler Sklerose.

Evozierte Potenziale

In den Diagnosekriterien wird lediglich die Verlängerung der Latenzzeit der visuell evozierten Potenziale (VEP) bei normaler Amplitudenhöhe (als Ausdruck der Demyelinisierung im Verlaufe der Sehbahn) als MS-typische Veränderung gewertet. Die übrigen evozierten Potenziale sind störanfälliger und unspezifischer, weshalb sie nicht einbezogen wurden [Mauch 2005].

33.1.4 Verlauf und Prognose

Die Erkrankung beginnt typischerweise mit einem schubförmigen Krankheitsverlauf (bis etwa 60 %), seltener, im höheren Lebensalter, primär chronisch progredient (14–18 %), oder sie kann von einem zunächst schubförmigen in einen sekundär progredienten Verlauf (etwa 40 %) übergehen. Glücklicherweise kann die multiple Sklerose bei jeder Verlaufsform – auch bei der primär chronisch progredienten – stationär bleiben, entweder für längere Zeit oder selten auch für immer [Heckl 1994].

Tabelle 33.4 zeigt die durchschnittliche Zeitdauer vom Beginn der Erkrankung bis zum Erreichen eines gewissen Behinderungsgrades und Tabelle 33.5 den Anteil der Patienten mit Arbeitsfähigkeit im Verhältnis zum Krankheitsbeginn.

Die mittlere Dauer vom Krankheitsbeginn bis zu den aufgeführten EDSS-Werten ist länger [Confavreux et al. 2003]:

- bei Frauen,
- im jüngerem Alter zu Beginn der multiplen Sklerose,
- bei schubförmig-remittierendem Verlauf,
- bei vollständiger Rückbildung der Symptomatik nach dem ersten Schub,
- bei längerem erstem Remissionsintervall.

Angaben zur verbleibenden Arbeitsfähigkeit finden sich in Tabelle 33.5.

33.1.5 Ursachen und Auslöser der multiplen Sklerose

Die Ursache der multiplen Sklerose ist in einer Kombination von anlagebedingten (endogenen) und äußeren (exogenen) Faktoren zu sehen, wobei nach aktueller wissenschaftlicher Lehrmeinung ein Infektionserreger als Auslöser der Erkrankung favorisiert wird. Für die Begutachtung ist die Frage relevant, inwieweit Ko-Faktoren für die Erstmanifestation der Erkrankung, für die Auslösung eines Schubes oder für einen ungünstigeren chronisch-progredienten Krankheitsverlauf mitverantwortlich gemacht werden können (Tab. 33.6).

Multiple Sklerose und Traumen

Es gibt Einzelbeobachtungen, die für einen Zusammenhang zwischen Traumen und dem Auftreten einer multiplen Sklerose sprechen könnten. So wurden Exazerbationen

Tabelle 33.4 Zeitdauer bis zum Erreichen bestimmter EDSS-Stufen

Behinderungsgrad	*Jahre*
EDSS-Wert 4 (eingeschränkte Gehfähigkeit ohne Hilfsmittel)	8,4
EDSS-Wert 6 (Gehen mit einseitiger Hilfe)	20,1
EDSS-Wert 7 (überwiegende Rollstuhlabhängigkeit)	29,9

Tabelle 33.5 Multiple Sklerose und Arbeitsfähigkeit [nach Kesselring 2005]

Uneingeschränkte Arbeitsfähigkeit	*Anteil in %*
5 Jahre nach Krankheitsbeginn	33
> 5 und =10 Jahre nach Krankheitsbeginn	25
> 10 Jahre nach Krankheitsbeginn	10

Tabelle 33.6 Mögliche Ko-Faktoren in der Pathogenese der multiplen Sklerose

- Traumen (Contusio cerebri, HWS-Schleudertrauma, Elektrotrauma)
- Noxen (Blei, Quecksilber, Palladium, Wismut, Silber, Kupfer)
- Infektionen und Impfungen (Polio, Pocken, Rabies, Grippe)
- Extreme Belastungen (z. B. Kriegsdienst und -gefangenschaft)
- Psychische Faktoren (Tod eines Angehörigen, Trennung)

Tabelle 33.7 Multiple Sklerose und Impfrisiken [modifiziert nach Haas 2003]

Ohne Bedenken	*In Abhängigkeit vom Risiko*	*Nur bei zwingender Indikation*
Tetanus	Polio	Tollwut
Grippe	Diphtherie	Pocken
FSME	Masern	
Hepatitis B	Hepatitis A	
Röteln	Tuberkulose	
	Typhus/Paratyphus	
	Cholera	
	Gelbfieber	

nach HWS-Schleudertraumen mit Entzündungsherden im Zervikalmark oder eine Schubauslösung nach Elektrotraumen und stereotaktischen Eingriffen berichtet, wobei die Herde nach Stereotaxie häufig in unmittelbarer Nachbarschaft des Stichkanals auftreten. Auch im Tiermodell der Experimentellen Allergischen Enzephalomyelitis (EAE) lassen sich Herde um traumatisch gesetzte Läsionen erzeugen. Diese Beobachtungen legen nahe, dass traumatische Läsionen – über eine lokale Störung der Blut-Hirn-Schranke – einen Kristallisationspunkt für MS-Herde bilden könnten [Heckl 1994]. Eine jüngste Studie an einem großen, unselektierten Kollektiv (110 993 Patienten mit Kopftraumen gegen eine Referenz von 534 600 Patienten) konnte jedoch keinen pathogenetischen Zusammenhang zwischen multipler Sklerose und Schädel-Hirn-Traumen zeigen [Goldacre et al. 2006]. Dies bestätigt die frühere Feststellung einer Expertengruppe der amerikanischen Neurologengesellschaft, dass ein kausaler Zusammenhang zwischen Traumen (insbesondere Hirntraumen) und dem Beginn einer multiplen Sklerose bzw. einer Schubauslösung ausgeschlossen ist [Goodin et al. 1999].

Multiple Sklerose und Noxen

Nach dem aktuellen wissenschaftlichen Kenntnisstand gibt es auch keinen bewiesenen Zusammenhang zwischen Entstehung einer multiplen Sklerose und bestimmten Noxen (Blei, Quecksilber, Wismut, Palladium, Zink, Kupfer). Zwar führen z. B. Quecksilbervergiftungen ebenfalls zu schweren neurologischen Störungen, diese können aber nicht mit dem typischen Bild der multiplen Sklerose verwechselt werden. In einer eigenen Untersuchung konnten wir zwar im Durchschnitt signifikant erhöhte Quecksilberspiegel im Vollblut (im Vergleich zu gesunden Kontrollen) feststellen [Mauch et al. 1996]; dieser Befund ließ sich jedoch in einer zweiten Studie nicht reproduzieren [Götting 2002]. Intoxikationen, die zu einer allgemeinen Schwächung des Organismus mit Herabsetzung der Resistenz führen, können jedoch bei Begutachtungen im Zusammenhang mit der **Kannversorgung** relevant sein (s. u.).

Multiple Sklerose und Infektionen bzw. Impfungen

Banale Infektionen wie Schnupfen, Grippe oder unspezifische Diarrhö scheinen bei an multipler Sklerose Erkrankten im Vergleich zu einer Kontrollgruppe insgesamt seltener zu sein. Kommen sie aber vor, stehen sie häufig in zeitlichem Zusammenhang mit einem Schub. In einer Studie von Sibley et al. [1985] wurde fast die Hälfte der Schübe im Zeitraum 2 Wochen vor und 5 Wochen nach Infektionen registriert und fast die Hälfte der Infektionen war von Schüben gefolgt. Nachdem die extrapolierte jährliche Schubrate in einer solchen **Risikoperiode** dreimal so hoch war wie in Perioden, in denen keine Infektionskrankheiten vorkommen, darf angenommen werden, dass auch banale Infektionen als auslösende Faktoren von Schüben einer multiplen Sklerose eine Rolle spielen.

Impfungen werden hinsichtlich ihres Risikos für Patienten mit multipler Sklerose unterschiedlich beurteilt. Speziell für Impfungen gegen Grippe, Hepatitis B und die Frühsommer-Meningoenzephalitis (FSME) konnte in Studien keine erhöhte Gefahr bezüglich der Schubauslösung gefunden werden [Dressel 2000].

33.1.6 Begutachtung von Zusammenhangsfragen

Gutachtliche Fragen zur Kausalität ergeben sich bei der multiplen Sklerose unter 3 Aspekten.

Kannversorgung im Sozialen Entschädigungsrecht

Im sozialen Entschädigungsrecht ist für die multiple Sklerose ausdrücklich die Möglichkeit der sog. Kannversorgung vorgesehen (s. Kap. 11.3.3). Dies bedeutet, dass eine Gesundheitsstörung als Schädigungsfolge anerkannt werden **kann**, wenn die zur Anerkennung einer Gesundheitsstörung als Folge einer Schädigung erforderliche Wahrscheinlichkeit nur deshalb nicht gegeben ist, weil über die Ursache des festgestellten Leidens in der medizinischen Wissenschaft noch Ungewissheit besteht.

In den „Anhaltspunkten“ [BMGS 2005] werden als mögliche exogene Faktoren genannt:

- körperliche Belastungen oder Witterungseinflüsse, die nach Art, Dauer und Schwere geeignet sind, die Resistenz herabzusetzen,
- Krankheiten, bei denen eine toxische Schädigung oder eine erhebliche Herabsetzung der Resistenz in Frage kommt,
- Elektrotraumen (mit Stromverlaufsrichtung über das Rückenmark).

Haben solche Umstände als Schädigungstatbestände vorgelegen, sind die Voraussetzungen für eine Kannversorgung beim Krankheitsbild multiple Sklerose dann als gegeben anzusehen, wenn die Erstsymptome während der Einwirkung der genannten Faktoren oder mehrere Monate (bis zu 8 Monaten) danach oder in der Reparationsphase (bis zu 2 Jahren) im Anschluss an eine unter extremen Lebensbedingungen verlaufene Kriegsgefangenschaft aufgetreten sind. Außerdem sind die Voraussetzungen für eine Kannversorgung als erfüllt anzusehen, wenn die multiple Sklerose in enger zeitlicher Verbindung mit lang dauernden konsumierenden Krankheiten, die selbst Schädigungsfolge sind, aufgetreten ist.

Impfschaden im Sozialen Entschädigungsrecht

Im Rahmen des zum Sozialen Entschädigungsrechts gehörenden Infektionsschutzgesetzes (IfSG) sind u. a. auch Impfschäden versichert. Als Impfschaden gilt ein Gesundheitsschaden, der nach einer Impfung aus einer über das übliche Ausmaß einer Impfreaktion hinausgehenden Gesundheitsschädigung entstanden ist. Entsprechend müssen die Impfung, die Schädigung durch die Impfung und der verbliebene Schaden voll bewiesen sein.

Speziell für die Beurteilung im Rahmen einer multiplen Sklerose ist relevant, dass Impfreaktionen zu Aktivierungen ruhender Prozesse oder zu einer vorübergehenden Änderung der Abwehrlage führen können. Zum Beweis des kausalen Zusammenhangs ist insbesondere eine enge zeitliche Verbindung zu fordern [BMGS 2005].

Fallbeispiel 33.1

Multiple Sklerose, Soziales Entschädigungsrecht

Bei einem 17-jährigen Jungen ist 3 Wochen nach einer Auffrischimpfung gegen Tetanus, Diphtherie und Polio ein Beschwerdebild aufgetreten, das sowohl klinisch als auch kernspintomographisch an eine akute disseminierte Enzephalomyelitis (ADEM) denken ließ. In den nächsten 4 Monaten sind allerdings 2 weitere Krankheitsschübe aufgetreten, so dass die Diagnose einer multiplen Sklerose gestellt wurde. Im Rahmen einer Begutachtung sollte zu den möglichen Schädigungsfolgen nach dem Infektionsschutzgesetz Stellung genommen werden.

Unter dem gutachterlichen Gesichtspunkt erhoben sich die Fragen, ob es sich bereits beim ersten Ereignis um eine multiple Sklerose handelte oder nur um eine ADEM, ob die Impfung möglicherweise sogar Auslöser der MS war oder ob es sich nur um eine vorübergehende Verschlimmerung eines vorbestehenden Leidens (MS) handelte.

In diesem Fall konnte mittels der ersten Kernspintomographie eindeutig geklärt werden, dass bereits die Erstmanifestation (unter dem klinischen Bild einer ADEM) ein Krankheitsschub der MS war und zwar durch den Nachweis älterer, nicht kontrastmittelaufnehmender Herde im Gehirn (v. a. im Balken). Aufgrund der vorbestehenden MS-Läsionen im Gehirn konnte auch ein kausaler Zusammenhang zwischen MS und der Impfung ausgeschlossen werden. Andererseits hat die Impfung als unspezifischer Trigger einen Krankheitsschub ausgelöst. Dafür sprechen der enge zeitliche Zusammenhang zwischen Impfung und Schub, das eher ungewöhnliche Alter von 17 Jahren für die Erstmanifestation einer MS, die ungewöhnlich heftige immunologische Reaktion, die zunächst an eine ADEM denken ließ und die Beobachtung, dass auch der 2. Schub durch einen grippalen Infekt ausgelöst wurde.

So war gutachterlich eine vorübergehende Verschlimmerung eines vorbestehenden Leidens durch die Impfung anzunehmen und eine MdE für einen begrenzten Zeitraum (Dauer der Schubsymptomatik) anzugeben.

Gesetzliche Unfallversicherung

In der Gesetzlichen Unfallversicherung gibt es keine Kannversorgung. Ein Kausalzusammenhang zwischen einem Unfallereignis und dem Auftreten einer multiplen Sklerose ist hier im Regelfall abzulehnen. Lediglich im Einzelfall, bei Verletzungen, die zu einer relevanten Läsion des Gehirns oder Rückenmarks oder zu hochgradiger Herabsetzung der Widerstandskraft geführt haben, kann ein Zusammenhang zwischen dem Auftreten eines Schubes und dem Trauma im Sinne einer vorübergehenden Verschlimmerung anerkannt werden. Außergewöhnliche Unfallereignisse im Sinne dieser Definition sind:

- schwere Gewalteinwirkungen auf Kopf und Wirbelsäule,
- große Blutverluste,
- schwere septische Erkrankungen durch Wundinfektionen.

Weitere Schübe sind indessen nicht mehr auf das erlittene Trauma zu beziehen, sondern dem unfallunabhängigen Grundleiden zuzuordnen.

33.1.7 Begutachtung von Funktionsstörungen

Nach den „Anhaltspunkten“ [BMGS 2005] richtet sich der GdB im Schwerbehindertenrecht (im Einzelfall auch die MdE im Sozialen Entschädigungsrecht) bei der multiplen Sklerose vor allem nach den zerebralen und spinalen Ausfallerscheinungen. Zusätzlich ist die aus dem klinischen Verlauf sich ergebende Krankheitsaktivität zu berücksichtigen. Die früher mögliche Anerkennung einer sog. „Heilungsbewährung“ (s. Kap. 10.1.5) ist seit 2004 entfallen. Für

Tabelle 33.**8** GdB und MdE im Sozialen Entschädigungsrecht bei der multiplen Sklerose in Abhängigkeit des EDSS-Wertes

Klinischer Befund	*EDSS*	*GdB/MdE*
Minimale Behinderungen in bis zu 2 funktionellen Systemen (z. B. leichte bis mittelschwere Monoparese mit Sensibilitätsstörungen an 2 Extremitäten und Pallhypästhesie an beiden Füßen)	bis 2,5	bis 20
Mäßiggradige Behinderung in mehreren funktionellen Systemen bei uneingeschränkter Gehfähigkeit (z. B. leichte bis mittelschwere sensomotorische Para- oder Hemiparese mit Pallanästhesie an beiden Füßen)	3,0–3,5	20–30
Zunehmende Beeinträchtigung der Aktivitäten des täglichen Lebens und Abnahme der Gehfähigkeit (von 500 auf 100 m ohne Hilfe und Rast)	4,0–5,5	30–60
Ständig Hilfsmittel zum Gehen erforderlich (ein- oder beidseitig; Gehstrecke mindestens 20 m)	6,0–6,5	70–80
Weitgehend an den Rollstuhl gebunden; maximale Gehstrecke im Bereich von 5 m; Transfer ohne Hilfe noch möglich	7,0	80–100
An den Rollstuhl gebunden; Stehen und wenige Schritte sowie Transfer mit Hilfe möglich	≥ 7,5	100

die individuelle Bewertung liefert die international gebräuchliche Behinderungsskala nach Kurtzke (EDSS = Expanded Disability Status Scale) gute Anhaltspunkte [International Federation of MS-Societies 1985] (Tab. 33.**8**).

Da die EDSS überwiegend die spinale Symptomatik in Form der Gehfähigkeit als Kriterium benutzt, sind weitere Funktionsstörungen wie hirnorganische Psychosyndrome, Fatigue-Symptome, Ataxien, Trigeminusneuralgien, symptomatische Anfallsleiden, Störungen der Blickmotorik, Schluckstörungen Dysarthophonien, aber auch eine erhöhte Temperaturempfindlichkeit ggf. bei der Einschätzung des GdB mit zu bewerten (s. Kap. 36).

Berufliches Leistungsvermögen und Rehabilitation

Derzeit sind in Deutschland 39 % der an multipler Sklerose Erkrankten noch berufstätig, 32 % der Betroffenen erhalten eine Rente wegen Erwerbsminderung [Flachenecker u. Rieckmann 2004]. Bei an multipler Sklerose Erkrankten wird die berufliche Leistungsfähigkeit vor allem durch physische und psychische Funktionseinbußen beeinträchtigt, aber auch durch eine krankheitstypische Müdigkeit und Erschöpfbarkeit. Eine chronische Müdigkeit zählen 55 % der an multipler Sklerose Erkrankten zu ihren schlimmsten Symptomen [Murray 1995]. Hinzu kommt, dass durch eine krankheitsbedingte Beeinträchtigung der Stimmung und der hirnorganischen Leistungsfähigkeit viele der an multipler Sklerose Ekrankten ihre beruflichen Fähigkeiten über- oder unterschätzen.

Eine vorschnelle Berentung ist bei Patienten mit multipler Sklerose kurz nach Stellung der Diagnose unbedingt zu vermeiden. Die Sicherung des bisherigen Arbeitsplatzes hat Vorrang vor Umschulungen, da nur ca. 6 % der Umschulungen erfolgreich sind. Die Krankenkassen finanzieren stufenweise Wiedereingliederungen am alten Arbeitsplatz. Weitere Instrumente der Berufsförderung sind die Sicherung des bisherigen Arbeitsplatzes durch Umsetzen oder Änderungen. Eine Entlastung ist ggf. auch durch Anerkennung einer teilweisen Erwerbsminderungsrente mit Reduktion der Arbeitszeit möglich.

Ein hohes Läsionsvolumen im MRT, insbesondere mit konfluierenden periventrikulären und Balkenläsionen sowie pathologisch verlängerte Latenzzeiten der zentralen Seh- und Hörbahnen sprechen für eine primär MS-bedingte hirnorganische Beeinträchtigung, ein geringes Läsionsvolumen im MRT dagegen eher für sekundäre psychische Probleme der Krankheitsverarbeitung. Allgemein ungünstig auf das Immunsystem und damit auf Autoimmunerkrankungen wirken sich Tätigkeiten im Freien, bei Hitze-, Nässe- und Kälteeinwirkungen sowie Akkord-, Nacht- und Wechselschichtarbeit aus.

33.1.8 Leistungspflicht bezüglich spezifischer Therapien

Anlass von Begutachtungen ist häufig der Einsatz von Arzneimitteln, deren Kosten die Krankenversicherungen nicht übernehmen wollen (Off-Label-Use).

Gesetzliche Krankenversicherung

Für die Leistungspflicht der Gesetzlichen Krankenversicherung gilt, dass nach aktueller Rechtssprechung eine Behandlungsmethode erst dann zum Leistungsumfang gehört, wenn die Erprobung abgeschlossen ist und über die Qualität und Wirkungsweise neuer Methoden zuverlässige wissenschaftlich nachprüfbare Aussagen gemacht werden können. Dies setzt einen Erfolg der Behandlungsmethode in einer für die sichere Beurteilung ausreichenden Zahl von Behandlungsfällen voraus. Dabei muss sich der Erfolg aus

In Deutschland bereits zugelassen	*Noch nicht zugelassen*
Azathioprin*	Immunglobuline (7S)
Betainterferone 1a und 1b	
Glatirameracetat	
Cyclophosphamid*	
Kortikoide*	
Methotrexat*	
Mitoxantron**	
Natalizumab	

* Zulassung über die Indikation **Autoimmunerkrankungen** gegeben
** Zulassung allgemein für die **progrediente** multiple Sklerose

Tabelle 33.**9** Für die Therapie der multiplen Sklerose wissenschaftlich anerkannte Substanzen

Umstritten, aber relativ ungefährlich	*Gesundheitsgefährdend*	*Nahrungsergänzungsstoffe*
• Akupunktur	• Bienengift	• Nachtkerzenöl
• Eigenblutinjektionen	• Enzymtherapie parenteral	• Omega-3-Fettsäuren
• Enzymtherapie oral	• Frischzellentherapie	• Selenhefe
• Hyperbarer Sauerstoff	• Schlangengift	• Vitamine B, C und E
• Magnetfeldtherapie	• Schweinehirnimplantation	• Zink
• Liquorpherese	• Thymusfaktor	
• Ultraschalltherapie		
• Weihrauch		

Tabelle 33.**10** Wissenschaftlich nicht allgemein anerkannte Methoden [Schimrigk u. Schmitt 1988]

wissenschaftlich einwandfrei geführten Statistiken über die Zahl der behandelten Fälle und die Wirksamkeit der neuen Methode ablesen lassen.

Nach diesen Kriterien ist der Einsatz der in Tabelle 33.**9** aufgeführten, in Deutschland zugelassenen Substanzen unproblematisch. Für den sekundär progredienten Krankheitsverlauf besitzt unter den Interferonen zum Zeitpunkt der Drucklegung nur Betaferon® eine erweiterte Zulassung und speziell für den seltenen primär chronisch progredienten Verlauf der multiplen Sklerose wurde bislang keine der Substanzen zugelassen.

Probleme ergeben sich derzeit vor allem bei der Verordnung von Immunglobulinen. Immunglobuline sind zwar arzneimittelrechtlich zugelassen, bisher aber nicht ausdrücklich für die Behandlung der multiplen Sklerose. Nach der aktuellen Rechtsprechung müssen für die Verordnung eines zugelassenen Medikaments außerhalb der zugelassenen Indikation (Off-Label-Use) folgende Bedingungen erfüllt sein:

- schwerwiegende (lebensbedrohliche oder die Lebensqualität auf Dauer nachhaltig beeinträchtigende) Erkrankung,
- Nichtverfügbarkeit einer anderen Therapie,
- medizinisch-wissenschaftliche Erkenntnisse („Datenlage"), die auf einen Behandlungserfolg mit dem betreffenden Präparat schließen lassen.

Für die multiple Sklerose ist die erste Voraussetzung zweifellos gegeben. Die zweite trifft zu, wenn die für die jeweilige Verlaufsform zugelassenen Therapien ausnahmsweise nicht anwendbar sind, weil im konkreten Fall Kontraindikationen bestehen bzw. nicht tolerable Nebenwirkungen oder wenn diese keine Wirksamkeit zeigen. Hinsichtlich der dritten Voraussetzung besteht derzeit breiter wissenschaftlicher Konsens dahingehend, dass eine Wirkung von Immunglobulinen nur in Studien beim schubförmigen Verlauf belegt ist [Multiple-Sklerose-Therapie-Konsensus-Gruppe 2002]. Aufgrund dieser wissenschaftlichen Datenlage haben Gerichte bislang Verordnungen von Immunglobulinen ausschließlich bei Kranken mit schubförmiger multipler Sklerose akzeptiert[1], nicht dagegen bei einem primär oder sekundär progredienten Verlauf[2].

Wissenschaftlich nicht weitgehend anerkannte Behandlungsmethoden sowie Nahrungsergänzungsstoffe (Tab. 33.**10**) unterliegen nicht der Leistungspflicht der Gesetzlichen Krankenversicherung.

[1] LSG Schleswig-Holstein L1 KR 5/02; SG S4 KR 418/02; SG Hannover S11 KR 492/02 ER.
[2] BSG B1 KR 37/00 R.

Private Krankenversicherung

Private Krankenversicherer gewähren Kostenerstattungen häufig auch für Therapien durch Heilpraktiker und für Außenseitermethoden, die wissenschaftlich nicht anerkannt sind. Nach Rechtsprechung des BGH ist ein privater Krankenversicherer dazu verpflichtet, die Kosten für eine medizinisch notwendige Heilbehandlung zu erstatten, wenn sie mit **„nicht nur ganz geringer Erfolgsaussicht die Erreichung des Behandlungsziels als möglich erscheinen lässt"**. Leidet der Versicherte an einer unheilbaren Krankheit, für die es zum maßgeblichen Zeitpunkt keine in der Praxis angewandte Behandlungsmethode gibt, ist selbst dann von einer medizinischen Heilbehandlung auszugehen, wenn der durchgeführten Behandlung zwangsläufig ein Versuchscharakter zukommt[3]. Das OLG München urteilte, dass die private Krankenversicherung bei der multiplen Sklerose auch Therapien zu erstatten hat, die nicht etabliert sind[4].

33.2 (Neuro-)Borreliose

Die Borreliose entsteht durch eine Infektion des Menschen mit den Spirochäten Borrelia garinii und afzelii (vor allem in Europa) bzw. Borrelia burgdorferi (vor allem in USA). Bei der Neuroborreliose kommt es im Rahmen einer systemischen Infektion zu einem Befall des ZNS. Übertragen werden die Erreger in Europa ganz überwiegend durch den Stich von Schildzecken (Ixodes ricinus), vermutlich aber auch durch Stechmücken und Bremsen [Bogumil u. Beuche 2001]. In Deutschland kommt es zu rund 30 000 Neuinfektionen pro Jahr, die Durchseuchung liegt in der Allgemeinbevölkerung bei 3–10 %, bei Risikopersonen (Forstarbeiter, Landwirte, Jäger, Gärtner) bis 30 %.

33.2.1 Klinisches Bild

Der Ort der primären Infektion bestimmt häufig den Schwerpunkt der Beschwerden, z. B. die Lokalisation einer Radikulitis. Bei der Lyme-Borreliose sind 3 Erkrankungsstadien zu unterscheiden (Tab. 33.**11**).

33.2.2 Diagnose

Die Diagnose der (Neuro-)Borreliose gründet sich auf den Nachweis einer spezifischen Immunreaktion gegen Borrelien im Serum und Liquor (oder sonstigen Körperflüssigkeiten). Dabei sind erregerspezifische Antikörper etwa 4–6 Wochen nach der Infektion zu erwarten (Tab. 33.**12**).

[3] BGH IV ZR 133/95.
[4] OLG München 19 U 1901/98.

Serologische Untersuchungen

Die serologische Diagnostik gründet sich auf 4 Methoden:
- Basisdiagnostik mit Nachweis von IgG- und IgM-Antikörpern gegen Borrelien im Serum durch **ELISA/EIA-** oder **indirekte Immunfluoreszenz-Tests (IFT)**. Die Enzym-Immunoassays der zweiten und dritten Generation besitzen derzeit die höchste Sensitivität in der Diagnostik der Borreliosen.
- Evtl. Bestätigungsreaktion mit einem **Immunoblot (z. B. Western-Blot)** für IgG- und IgM-Antikörper, wenn die Basisdiagnostik und Klinik nicht eindeutig sind. Damit werden Antikörperreaktionen gegen einzelne Borrelienproteine bestimmt. Sie gelten aktuell als die spezifischsten Tests, und unter Berücksichtigung der Zahl und Stärke der Banden sind Aussagen über die Qualität der Immunantwort möglich [Brade 1998].
- Evtl. Nachweis von borrelienspezifischen Nukleinsäuren durch die **Polymerase-Kettenreaktion (PCR)** im Urin, Punktaten oder Biopsien. Die PCR ist in der Borreliendiagnostik allerdings noch nicht ausreichend evaluiert, aufwändig und besitzt lediglich eine Sensitivität von 20 % im Liquor. Sie weist daher einen diagnostischen Vorteil nur in den Frühstadien auf.
- Der **Lymphozytentransformationstest (LTT-Borrelien)** weist borrelienspezifische T-Lymphozyten nach, was für eine aktuell aktive Borrelieninfektion spricht [von Baehr et al. 2001]. Der Test ist noch wenig standardisiert, mangelhaft reproduzierbar und ein negativer Test schließt eine aktive Borreliose nicht aus.

Ein Erregernachweis durch **Kultur** ist aus Blut, Liquor oder Hautbiopsien möglich, jedoch wegen der geringen Sensitivität, des großen Aufwands und der hohen Kosten nur für wissenschaftliche Zwecke sinnvoll. Eine Kultur aus dem Liquor gelingt nur in 10–20 % der Fälle, sie dauert mehrere Wochen und negative Befunde schließen eine Infektion nicht aus [Eiffert et al. 1995].

Liquordiagnostik

Die folgenden Angaben zum Liquor basieren auf einer Analyse von 92 Patienten mit Neuroborreliose [Bogumil u. Beuche 2001]
- **Zellzahl:** überwiegend lymphozytäre Pleozytose mit 1–1034 Zellen/mm^3 (Durchschnitt 133) mit aktivierten B-Zellen,
- **Albumin-Quotient:** Leichte bis mittelschwere Blut-Liquor-Schrankenstörung. $Q_{Albumin}$: 13,9 (2,7–82,1),
- **Quotienten (Liquor/Serum) der Immunglobuline G, A und M:** Drei-Klassen-Reaktion mit führender IgM-Synthese >IgG >IgA:
  - Q_{IgG}: 9,8 (1,1–69,9)
  - Q_{IgA}: 6,4 (0,4–56,3)
  - Q_{IgM}: 6,3 (0,2–237,5)
- **Oligoklonale Banden:** Nachweis im Liquor bei 58 %, Nachweis im Serum bei 9 %,

Tabelle 33.11 Stadien der Lyme-Borreliose [Bogumil u. Beuche 2001, Rauer et al. 2003]

Stadium	*Zeitraum*	*Klinische Bilder*
Stadium I (lokalisierte Infektion bei 1–3 % der Zeckenstiche)	1–8 Wochen nach Zeckenstich	**Lokalinfektion der Haut:** • Erythema (chronicum)* migrans • Lymphadenosis cutis benigna Bei 20 % der Patienten ist ein zusätzliches **grippales Syndrom** (Kopfschmerzen, leichtes Fieber, Abgeschlagenheit, Arthralgien, Myalgien, Lymphknotenschwellungen, u. a.) zu beobachten.
Stadium II (frühe hämatogene Verbreitung bei 10–15 % der Infizierten)	2–12 Wochen nach Zeckenstich	**Grippales Syndrom:** häufig zu Beginn **Neurologie:** • schmerzhafte lymphozytäre Meningitis (Meningoradikuloneuritis – Bannwarth-Syndrom) • kraniale Neuritis, v. a. Parese des N. facialis (einseitig 80 %, beidseitig 40 %) → N. abducens → Nn. oculomotorius und trochlearis, selten: Nn. trigeminus, opticus, vestibulocochlearis, hypoglossus • radikuläre Schmerzen und Paresen • Guillain-Barré-Syndrom-ähnliche Bilder • Myelitis transversa • Zerebellitis **Gelenke:** • rezidivierende, oft wandernde Mono-/Oligoarthritis, v. a. der kleinen und mittelgroßen Gelenke (Knie- und Sprunggelenk, Hand- und Zehengelenke) **Herz:** • Myo-/Perikarditis, transienter AV-Block Grad I–III • (dilatative) Kardiomyopathie **Auge:** • Iridozyklitis • Chorioiditis • Konjunktivitis • Uveitis **Haut:** • Lymphadenosis benigna cutis **Muskulatur:** • Myositis (interstitielle)
Stadium III (persistierende chronische Infektion; chronische Organ-Manifestation)	ca. 4 Monate bis Jahre nach Zeckenstich	**Neurologie:** • primär progrediente Enzephalomyelitis (v. a. spinale und zerebelläre Symptome) • **selten:** demenzielle Bilder und Psychosen chronische Polyneuropathie (axonal) zerebrale Meningovaskulitis **Gelenke:** • chronisch-erosive Arthritis (Lyme-Arthritis) mit Schmerzen und Schwellungen, meist große Gelenke betroffen (Knie) **Auge:** • Hornhauttrübungen • marginale Keratitiden • Episkleritis • okuläre Myositis **Haut:** • Acrodermatitis chronica atrophicans (ACA) **Muskulatur:** • fokale noduläre Myositis

* Erythema chronicum migrans bei Symptomatik länger als 4 Wochen.

Tabelle 33.12 Bewertung diagnostischer Tests bei Borreliosen

Begriffe	*Zeitraum*	*Untersuchungsergebnisse*
Periphere Borreliose	aktiv	• Nachweis von IgG- **und** IgM-Antikörpern mittels ELISA-Test gegen Borrelia im Serum; Anstiege der Titer im Verlauf • evtl. Bestätigung durch Western-blot • evtl. Nachweis von borrelienspezifischen Nukleinsäuren durch die PCR im Urin, Punktaten oder Biopsien • evtl. LTT-Borrelien • evtl. klinische Entzündungen, z. B. Arthritis, Myositis, die nicht durch andere Erkrankungen erklärt werden können
	abgelaufene Infektion	Nachweis von IgG-Antikörpern mittels ELISA-Test im Serum; auch IgM-Antikörper können sehr lange persistieren
Neuroborreliose	aktiv	• Nachweis von IgG- und IgM-Antikörpern mittels ELISA-Test gegen Borrelia im Serum • überwiegend lymphozytäre Pleozytose im Liquor (bei 98 %) • leichte bis mittelschwere Blut-Liquor-Schrankenstörung • Drei-Klassen-Reaktion mit führender IgM-Synthese >> IgG > IgA • oligoklonale Banden im Liquor nachweisbar • Antikörper-Spezifitätsindex (Liquor/Serum) > 1,5
	abgelaufene Infektion	• Nachweis von IgG-Antikörpern (evtl. auch IgM) mittels ELISA-Test im Serum • oligoklonale Banden im Liquor nachweisbar • Drei-Klassen-Reaktion mit führender IgM-Synthese > IgG > IgA • bei normaler Zellzahl und Schrankenfunktion im Liquor • Antikörper-Spezifitätsindex (Liquor/Serum) > 1,5

- **Antikörper-Spezifitätsindex (ASI)** bei ELISA-Tests:

$$\text{ASI} = \frac{(\text{spezifische Antikörper im Liquor}) \times (\text{Serum-IgG})}{(\text{Liquor-IgG}) \times (\text{spezifische Antikörper im Serum})}$$

Ein Wert >1,5 zeigt bereits eine spezifische intrathekale Antikörpersynthese an.

33.2.3 Zusatzuntersuchungen

Die elektrophysiologischen und bildgebenden Zusatzuntersuchungen dienen weniger der Diagnosesicherung sondern vielmehr dem Nachweis und der Quantifizierung klinischer Läsionen sowie der Differenzialdiagnose gegenüber anderen Erkrankungen (Tab. 33.**13**).

Tabelle 33.13 Bedeutung von Zusatzuntersuchungen bei der Begutachtung der Neuroborreliose

Elektromyo- und -neurographie	Objektivierung einer Polyradikulitis oder Polyneuropathie (demyelinisierendes und/oder axonales Schädigungsmuster)
Kernspintomographie	Im Stadium II und vor allem III Fahndung nach Hirninfarkten bei Vaskulitis oder Objektivierung MS-ähnlicher Veränderungen

33.2.4 Verlauf und Prognose

Selbst ohne Therapie weisen die Borreliosen meist einen benignen Spontanverlauf auf. Außerdem kann man bei rascher Diagnosestellung und lege artis durchgeführter Therapie davon ausgehen, dass die Erreger in den Stadien I und II komplett eliminiert werden und die Erkrankung ohne Residuen ausheilt. In weniger als der Hälfte der Fälle finden sich gering- bis mäßiggradige Residuen, wie:
- radikuläre Reiz- und Ausfallserscheinungen (sensibel und motorisch) im Bereich der Spinalwurzeln,
- Fazialis-Tic, Hemispasmus facialis oder Fazialismyokymien nach Fazialisparesen.

Da eine durchgemachte Borreliose keine protektive Immunität hinterlässt, sind Rezidive nach erfolgreicher Antibiotikatherapie möglich.

Als Folge einer Erregerpersistenz oder aufgrund von sekundären Immunreaktionen führt eine antibiotische Therapie bei der chronischen Enzephalomyelitis des Stadiums III meist nur zu einer Besserung aber nicht zu einer Heilung der Erkrankung.

„Post-Borreliose-Syndrom“

In Kasuistiken werden neuropsychiatrische Störungen, insbesondere depressive und demenzielle Syndrome, eine chronische Müdigkeit und extreme emotionale Labilität, sogar paranoide und Schizophrenie-ähnliche Krankheitsbilder nach Borrelieninfektionen berichtet [Fallon u. Nields 1994]. Nach Steere [1995] könne auch das Fibromyalgie-Syndrom Folge einer Antibiotika-resistenten Lyme-Borreliose sein. Pathogenetisch wurden eine protrahierte autoimmunologische Aktivierung und eine Borreliose-induzierte Vaskulitis diskutiert.

Als „Post-Borreliose-Syndrom“ oder „chronische Lyme-Enzephalopathie“ werden unspezifische Symptome, wie Müdigkeit, Kopfschmerzen, Konzentrations-, Gedächtnis- und Schlafstörungen, nach durchgemachter Lyme-Borreliose bezeichnet. Allerdings zeigte eine Untersuchung an einer altersbezogenen Vergleichsgruppe ohne durchgemachte Borreliose, dass derartige Beschwerden genauso häufig waren wie in der Gruppe von Borreliosepatienten [Seltzer et al. 2000]. Weitere Untersuchungen mit ähnlichen Ergebnissen ließen zunehmend an einem kausalen Zusammenhang zweifeln, so dass gemäß aktueller wissenschaftlicher Lehrmeinung Borrelieninfektionen weder die Ursache für ein Fibromyalgie- noch ein Chronic-Fatigue-Syndrom sind. Es wird überwiegend davon ausgegangen, dass eine zufällige Koinzidenz von unspezifischen Beschwerden und Seronarben besteht [Rauer et al. 2003]. Diese Ansicht stützt sich auch auf die Beobachtung, dass wiederholte Antibiotikabehandlungen zu keiner anhaltenden Besserung der Symptomatik führen.

33.2.5 Begutachtung von Zusammenhangsfragen

Haftungsbegründende Kausalitätsfragen

Die Grundvoraussetzung für die Annahme einer haftungsbegründenden Kausalität bei Neuroborreliosen ist der Nachweis einer spezifischen intrathekalen IgG-Synthese gegen Borrelien im Liquor cerebrospinalis. Für gutachterliche Fragestellungen ist daher ein Liquorbefund unverzichtbar.

Bei der hohen Durchseuchung der Allgemeinbevölkerung und insbesondere bei beruflich exponierten Personen in Deutschland [Lange et al. 1993] ist die Frage sorgfältig zu klären, ob wirklich eine Borrelieninfektion Ursache bestimmter neurologischer Störungen ist.

- Im Serum können IgG-Titer (zum Teil auf hohem Niveau) und auch IgM-Titer (ca. 10 %) über Jahre ohne Korrelation zum klinischen Bild oder zum Therapieerfolg persistieren.
- Die Titerhöhe bzw. der -verlauf nach Therapie ist nicht zur Beurteilung des Behandlungserfolges geeignet [Mauch et al. 1990].
- Auch im Liquor kann die IgM-/IgG-Synthese nach suffizienter Therapie lange bestehen bleiben, ebenso wie ein erhöhter Antikörper-Spezifitätsindex und oligoklonale Banden.
- Infektionen mit Epstein-Barr-Viren, Treponema pallidum bzw. Autoimmunerkrankungen können zu falsch positiven IgM-Antworten im Serum/Liquor führen.

In der Diagnostik weist die Kombination aus Enzym-Immunoassays und Immunoblots die höchste Sensitivität und Spezifität auf. Zwar gibt es Einzelberichte, wonach Borrelien aus dem Liquor gezüchtet wurden, ohne dass dieser weder spezifische noch unspezifische Entzündungsreaktionen aufwies; dieses Problem stellt sich aber nur im Stadium I (und allenfalls im frühen Stadium II), das für die neurologische Begutachtung nicht relevant ist. Spätestens 8 Wochen nach der Infektion kann die Serodiagnostik als sehr zuverlässig betrachtet werden, da dann die humorale Immunantwort voll ausgebildet ist [Horst 1993]. Im Stadium I und II können allerdings zunächst ausschließlich IgM-Antikörper auftreten.

Haftungsausfüllende Kausalitätsfragen

In der gutachtlichen Praxis stellt sich sehr häufig die Frage, inwieweit geklagte neuropsychiatrische Symptome tatsächlich noch im Zusammenhang mit einer abgelaufenen und lege artis behandelten Neuroborreliose stehen. Dies ist besonders dann der Fall, wenn es sich um sehr unspezifische Beschwerden handelt, wie z. B. beim „Post-Borreliose-Syndrom“ beschrieben. Serologische und auch Liquoruntersuchungen helfen bei dieser Frage häufig nicht weiter.

Beispielhaft für das Krankheitsbild der „Fibromyalgie“ hat Reimers [1997] zu dieser Zusammenhangsproblematik Stellung bezogen: „Die Anerkennung eines ursächlichen Zusammenhangs erfordert eine enge zeitliche Verbindung zwischen dem Unfall und der Entwicklung der Fibromyalgie. Als zeitliche Obergrenze ist zumindest bei Fibromyalgien nach Lyme-Infektionen von 2 Jahren auszugehen. Ein ursächlicher Zusammenhang wird umso wahrscheinlicher, je enger die zeitliche Verbindung ist, d. h. je fließender die unmittelbaren Unfallfolgen in die Fibromyalgie übergehen und je häufiger sich eine Fibromyalgie nach dem schädigenden Ereignis entwickelt. Er wird zudem dann eher anzuerkennen sein, wenn körperliche Störungen gegenüber psychischen im Vordergrund stehen und sich wenig Anhaltspunkte für eine Psychogenese finden.“

Für die nach eigenen Erfahrungen extrem seltene borrelienbedingte chronische Enzephalomyelitis stellt die multiple Sklerose (Enzephalomyelitis disseminata) die wichtigste Differenzialdiagnose dar. Dabei sprechen vor allem ein schubförmiger Verlauf und der zusätzliche Nachweis einer intrathekalen Antikörpersynthese gegen andere Erreger (v. a. Masern, Röteln, Varizella-Zoster) für eine multiple Sklerose [Bednarova et al. 2005]. Auch das Vorliegen weiterer Borreliose-typischen und MS-untypischen Begleiterkrankungen kann differenzialdiagnostisch weiter helfen (z. B. chronische Arthritis, Myositis, Polyneuropathie).

Berufskrankheiten-Verordnung

Im forstwirtschaftlichen Bereich tätige Personen (Förster, Jäger, Waldarbeiter) sowie Landwirte und Gärtner sind einer erhöhten Gefahr ausgesetzt, von Zecken befallen zu werden. Mehrere Zeckenbisse pro Tag sind z. B. bei Waldarbeitern keine Seltenheit, weshalb ein 10fach erhöhtes Erkrankungsrisiko besteht. Die Lyme-Borreliose ist daher als Berufskrankheit anzuerkennen (BK-Nr: 3102 der Anlage 1 zur BKV – von Tieren auf Menschen übertragbare Krankheiten). Das Fehlen eines dokumentierten Zeckenbisses oder eines Erythema migrans im Rahmen der beruflichen Tätigkeit kann nicht als Beweis gegen einen unfallbedingten Zusammenhang verwendet werden, da sich über 50 % der Infizierten nicht an diese Ereignisse erinnern.

Bei der Beurteilung eines kausalen Zusammenhangs ist auch zu erfragen, ob gleichzeitig risikobehaftete Freizeitaktivitäten bestanden, wie z. B. Angeln, Waldlauf, u. a., die zu einer Infektion führen konnten [Suchenwirth 1998].

33.2.6 Begutachtung von Funktionsstörungen

GdB und MdE richten sich auch bei der (Neuro-)Borreliose primär nach den zentralen und peripheren Ausfallserscheinungen; die Bewertungen im Einzelfall sind den üblichen Tabellen zu entnehmen. Bei der **chronischen Enzephalomyelitis** gelten dieselben gutachterlichen Regeln wie bei der multiplen Sklerose. Bei diesem Krankheitsbild können auch Schädigungsbedingte Verschlechterungen im weiteren Krankheitsverlauf auftreten.

Bei den **akut entzündlichen Hirnprozessen des Stadiums II** richtet sich die Zeitdauer der abschließenden Begutachtung nach der Symptomatik, dem Schweregrad der Residuen und dem Lebensalter der Erkrankten. Da bei den Borreliosen auch ohne Therapie Spontanheilungen möglich sind, sollten eingehende Nachuntersuchungen zumindest anfangs im Abstand von einem Jahr erfolgen [Suchenwirth 1998].

Zum Problem der Beurteilung des **beruflichen Leistungsvermögens** bei den schwer fassbaren neurologisch-psychiatrischen Beschwerden (von chronischen Kopfschmerzen über die Fibromyalgie bis zum chronischen Müdigkeitssyndrom) siehe Kapitel 25 und 26.

33.3 Neurosyphilis

Die venerische Syphilis ist eine chronische Infektionskrankheit, verursacht durch die Spirochäte **Treponema pallidum**, die gewöhnlich durch Sexualkontakte übertragen wird. Die Übertragung durch Frischblut oder Blutkonserven spielt heute keine Rolle mehr. Für die Spätstadien der Erkrankung ist dieser Übertragungsweg aber durchaus relevant, vor allem im Rahmen der Kriegswirren des vorigen Jahrhunderts. Die Syphilis ist mit der Tuberkulose und der Lepra vergleichbar und kann wie diese alle Organe befallen, d. h. es kann sich eine außergewöhnliche Vielfalt klinischer Manifestationen ergeben. Zu einer Neurosyphilis kommt es bei 10–15 % der Syphiliskranken. Seit 2001 steigt die Inzidenz der akuten Syphilis in Deutschland wieder an, wobei Ballungszentren stärker betroffen sind als ländliche Regionen.

33.3.1 Klinisches Bild

Die klinische Symptomatik der Neurosyphilis lässt sich in Primär-, Sekundär- und Tertiärstadien einteilen [Prange 2001, Ritter u. Prange 1981] (Tab. 33.**14**), die typischen Komplikationen finden sich in Tabelle 33.**15**.

33.3.2 Diagnose

Bei der Diagnose einer Syphilis unterscheiden wir zwischen Such- und Bestätigungsreaktionen, die eine Infektion des Organismus mit dem Erreger beweisen, sowie Tests, die eine floride Krankheitsaktivität anzeigen (Tab. 33.**16**).

Serologie

Die serologischen Untersuchungen sind in Tabelle 33.**16** zusammengestellt.

Liquor cerebrospinalis

Wie bei den Borreliosen ist für die Diagnose einer **Neurosyphilis** nicht der Serumbefund entscheidend, sondern der Nachweis einer erregerbedingten Immunreaktion im ZNS, die sich nur aus dem Liquorbefund ersehen lässt (Tab. 33.**17**). Identisch wie bei der Neuroborreliose muss der spezifische intrathekale Treponema pallidum-Antikörperindex (ITpA-Index) bestimmt werden [Prange 2001].

$$\text{ITpA} = \frac{\text{TPHA-Titer (Liquor)} \times \text{Gesamt-IgG (Serum)}}{\text{Gesamt-IgG (Liquor)} \times \text{TPHA-Titer (Serum)}}$$

Ein Wert > 2,0 weist auf eine spezifische Antikörperproduktion im ZNS hin, ein Wert > 3 ist beweisend (Sensitivität 84 %, Spezifität 100 %).

Tabelle 33.14 Stadien der Neurosyphilis

Stadium		*Klinisches Bild*
Primärstadium Inkubationszeit 9–90 Tage		**Primäraffekt:** meist lokales, schmerzloses Ulkus im Genitalbereich
Sekundärstadium Latenz 90 Tage bis 4 Jahre		**Frühmeningitis:** meningitisches Bild mit flüchtigen Hirnnervenläsionen, v. a. Nn. opticus, oculomotorius, facialis, vestibulocochlearis
Tertiärstadium 4–10 Jahre	**Lues cerebrospinalis**	• **vaskulär:** – Heubner-Endarteriitis – Endstrominfarkte zerebral und spinal • **Spätmeningitis:** granulomatöse basale Meningitis, meist blande Symptomatik • **Gummen:** raumforderndes Granulationsgewebe
	Neurosyphilis	**Progressive Paralyse:** progressive Demenz mit Wesensänderung, v. a. Frontalhirnsyndrom **Formen:** • stumpf-dement (60 %) • expansiv (20 %) • depressiv, paranoid
		Tabes dorsalis: sensible Ataxie mit lanzinierenden Schmerzen und fleckförmigen Sensibilitätsstörungen

Tabelle 33.15 Wesentliche Komplikationen der verschiedenen Verlaufsformen der Neurosyphilis

Vaskuläre Lues cerebrospinalis	*Spätmeningitis*	*Progressive Paralyse*	*Tabes dorsalis*
• Hemi- und Paraparesen • Liquorzirkulationsstörungen bis Hydrozephalus • Optikusatrophie • Aortenaneurysmen	• Fazialisparesen • Hörstörungen • Hydrozephalus • Optikusneuritiden (chronisch)	• Dysarthrie • Tremor • extrapyramidale Hyperkinesien, Rigor • Anfälle • chronische Subduralhämatome	• viszerale Schmerzkrisen • tabische Arthropathie • Ulzera (Mal perforant) • Sexual- und Blasenstörungen • Optikusatrophien

Tabelle 33.16 Serologische Untersuchungen der Syphilis

Such- und Bestätigungsreaktionen	primäre Treponemen-induzierte Immunreaktionen positiv 4–6 Wochen nach Infektion	• TPHA-Test (Treponema-Hämagglutinationstest • FTA-Abs-Test (Fluorescent-Treponema-Antibody-Absorption)
Aktivitätsparameter	positiv ab 5. Woche	• Cardiolipin-KBR: Komplementbindungsreaktion • VDRL-Test (Veneral-Disease-Research-Laboratory) Diese Lipoid-Autoantikörperreaktionen können falsch positiv sein, z. B. bei Virusinfekten, Kollagenosen.
Spezifische Aktivitätsparameter	Sie zeigen die Anwesenheit von Erregern und damit eine floride Erkrankung an; positiv nach 2–3 Wochen.	• 19S-(IgM)-FTA-Abs-Test • Tp-IgM-ELISA (quantitativer Nachweis von spezifischem IgM)

Tabelle 33.17 Liquorbefunde in verschiedenen Krankheitsstadien der Neurosyphilis [Prange 2001; Ritter u. Prange 1981; Crissey 1989; Hagedorn 1983; Heite u. Walther 1976]

Liquorbefund	*Stadium I*	*Früh-Meningitis*	*Vaskuläre Lues*	*Spät-Meningitis*	*Tabes*	*Progressive Paralyse*
Zellzahl/μl (mononukleäres Bild)	30–100	350 und mehr	bis 100	bis 350	Bis 35	Bis 100
Schrankenstörung	+	+ → ++	(+) → +	+ → ++	Ø → +	+ → +++
IgG-Synthese	Ø	Ø → +	Ø → +	(+) → +	meist +	++
Oligoklonale Banden	Ø oder (+)	Ø oder (+)	+	+	+	+
TPHA-Test	50 %	95 %	100 %	95–100 %	95–100 %	95–100 %
FTA-Abs-Test	88 %	95 %	100 %	95–100 %	95–100 %	95–100 %
VDRL-Test	70 %	100 %	?	100 %	70 %	90–98 %
Cardiolipin-KBR	?	?	48 %	?	65 %	65 %
19S-(IgM)	?	?	18 %	?	18 %	18 %
ITpA-Index	n oder > 3	n oder > 3	n oder > 3	> 3	> 3	> 3

Nach einer erfolgreichen Behandlung ist Folgendes zu beobachten:

- Rückgang der Liquor-Pleozytose innerhalb mehrerer Wochen,
- Normalisierung der Schrankenstörung innerhalb weniger Monate,
- Normalisierung der Aktivitätsparameter innerhalb von 6–12 Wochen.

33.3.3 Verlauf und Prognose

Unbehandelt versterben etwa 10 % der Erkrankten. Mit einer adäquaten Antibiotikatherapie liegt dagegen die Heilungsrate der frühen Syphilis bei 100 %. Der Rückgang der zentralnervösen Komplikationen von früher bis zu 30 % auf inzwischen wenige Einzelfälle ist im Wesentlichen der Erfolg der frühzeitigen Penicillinbehandlungen.

Falls Gewebeschäden bei den Spätformen der Neurosyphilis auftreten, so sind diese irreversibel; gelegentlich kommt es sogar zu Verschlechterungen nach lege artis durchgeführter Behandlung (wohl aufgrund sekundärer Autoimmunphänomene). Andererseits kann selbst bei lange bestehendem Tertiärstadium noch eine Verbesserung durch eine Antibiotikabehandlung erreicht werden. Berichtet werden Verbesserungen bei bis zu 80 % der Kranken mit meningovaskulärer Neurosyphilis; dagegen lässt sich nur bei 10–15 % der Fälle von Tabes und progressiver Paralyse eine (meist nur vorübergehende) Besserung erzielen [Crissey 1989].

33.3.4 Begutachtungshinweise

Meldepflicht

Laut § 7(3) des Infektionsschutzgesetzes (IfSG) besteht eine nicht namentliche Meldepflicht für den diagnostizierenden Laborarzt beim direkten oder indirekten Nachweis einer akuten Infektion mit Treponema pallidum. Für die Erkrankten besteht bei der Verbeamtung und bestimmten Vertragsabschlüssen (Lebens-, Haftpflicht-, Privatkranken- und Unfallversicherung) Offenbarungspflicht. Dasselbe gilt bei beabsichtigten Eheschließungen.

Berufliche Exposition

Bei Inokulationen am Arbeitsplatz wird die Erkrankung als Berufskrankheit anerkannt. Besonders gefährdete Berufsgruppen sind Angehörige der Pflegeberufe, medizinisch-technische und Labor-Assistentinnen/Assistenten, Ärzte, Zahnärzte. Hochinfektiös sind Primäraffekte und vor allem nässende Haut- und Schleimhautveränderungen des Stadiums II [Schönberger et al. 2003].

Kraftfahreignung

Für die Kraftfahreignung gilt bei der Neurosyphilis, dass hirnorganische Störungen, zerebrovaskuläre und Rückenmarkserkrankungen von der Fahrerlaubnis Klasse 2 sowie der berufsmäßigen Personenbeförderung ausschließen. Die Tauglichkeit für die übrigen Klassen hängt vom individuellen Behinderungsgrad ab. Besonders zu fahnden ist dabei nach leichten Psychosyndromen und hirnorganischen Wesensänderungen. Ein Demenzprozess und Psychosen bei der progressiven Paralyse bedeuten die Nichteignung für die Teilnahme am Straßenverkehr [Ritter u. Prange 1981]. Besondere Risiken stellen auch die zerebralen und Aortenaneurysmen dar. Bei etwa 10 % aller Formen der Neurosyphilis manifestiert sich als Komplikation eine symptomatische Epilepsie.

33.4 Neuro-AIDS

Das **Acquired immune deficiency syndrome** (**AIDS**) entsteht durch eine Infektion mit den **HI**(human immunodeficiency)-Viren 1 (Amerika und Europa) und 2 (westafrikanische Variante). Dabei infiziert HIV alle Zellen, die den Rezeptor CD4 tragen (T-Helferzellen, Makrophagen, Monozyten, B-Lymphozyten, ZNS-Gliazellen, u. a.).

33.4.1 Klinisches Bild

Wichtig für gutachterliche Fragestellungen ist die Kenntnis des phasenhaften Krankheitsverlaufs, wobei die klinische Latenzzeit von der Infektion bis zum **Vollbild AIDS** im Mittel 10 Jahre beträgt. Bereits im symptomfreien Stadium kommt es bei über 50 % der Infizierten zu einer Beteiligung des Nervensystems, meist einer schleichend progredienten Enzephalitis (Tab. 33.**18**). Komplikationen im Verlauf der Erkrankung finden sich in Tabelle 33.**19**.

Tabelle 33.**18** Klinische Stadien der HIV-Erkrankung [Rieckmann 2001; Enzensberger u. Fischer 1993; Jarke u. Schwarzkopf 1996; Kesselring 1986]

Stadienbezeichnung	*Klinik*
Akuter Infekt	Bild einer flüchtigen infektiösen Mononukleose (nach 3–6 Wochen)
Serokonversion Symptomfreie HIV-Infektion	• asymptomatische oder akute HIV-Infektion nach Primärinfektion • evtl. Beginn der chronischen HIV-Enzephalitis • evtl. akute aseptische Meningoenzephalitis • evtl. Myelitis • evtl. Polyneuritis
LAS Lymphadenopathie-Syndrom	• leichte Symptome • Lymphknotenschwellungen
ARC AIDS-related complex	progrediente klinische Zeichen eines Immundefektes: • Fieber, Gewichtsverlust, Diarrhö • chronisch-rezidivierende Meningitis • Myelitis • Polyneuritis/-radikulitis • Polyneuritis cranialis • distal-symmetrische demyelinisierende Polyneuropathie • Varizella-Zoster-Radikulitis • Polymyositis
AIDS Vollbild	• subakute Enzephalitis mit progressiver Demenz und Wesensänderung (AIDS-Demenz-Komplex) • chronisch-rezidivierende Meningitis • distal-symmetrische sensible Polyneuropathie • Varizella-Zoster-Radikulitis • vakuoläre Virusmyelitis • multiple Hirnnervenausfälle • multifokale Leukenzephalopathie • Polymyositis • schwere opportunistische Infektionen und Tumoren

Tabelle 33.**19** Opportunistische Infektionen und Tumoren bei AIDS

Opportunistische Erkrankungen		*Anteil in %*
Infektionen	Pneumozystis carinii-Pneumonie	48
	Candidiasis	18
	Toxoplasmose	12
	TBC/atypische Mykobakterien	8
	Zytomegalie	6
	Herpes simplex	2
	Andere: Aspergillose, Cryptococcus neoformans, Hepatitis B/C, Varizella zoster, Syphilis	5
Tumoren	Kaposi-Sarkom	13
	Non-Hodkin-Lymphome	4
	Andere: Anal-/Zervixkarzinom, Leiosarkom	selten
	Sonstige Komplikationen: Wasting-Syndrom	4

Tabelle 33.**20** HIV-Tests

Test	*Ergebnisse*		
ELISA	negativ	positiv	positiv
Western-blot	nicht nötig	negativ	positiv
Aussage	keine HIV-Infektion	keine HIV-Infektion	HIV-Infektion

33.4.2 Diagnose

Serologie

Die Diagnose der HIV-Infektion wird durch einen ELISA-Suchtest der 3. Generation gestellt, der gleichzeitig IgG- und IgM-Antikörper erfasst und der eine Sensitivität von 99,9 % sowie eine Spezifität von 99,6 % erreicht (Tab. 33.**20**). Als Bestätigungsteste für HIV-1/HIV-2-Antikörper dienen der Western-blot und der Immunfluoreszenztest in Kombination (Sensitivität und Spezifität je 99,9 %).

Die Zeit zwischen Infektion und Nachweisbarkeit in den Screeningtests beträgt üblicherweise 4–12 Wochen (z. B. nach direkter Viruszufuhr in die Blutbahn), wobei auch wesentlich längere Latenzzeiten (3–6 Monate) bekannt sind. Serologische Untersuchungen sollten deshalb 6 und 12 Wochen, aber auch noch nach 6 und 12 Monaten nach dem fraglichen Viruskontakt durchgeführt werden. Diagnostische Lücken bestehen nur im Frühstadium der Infektion [Schönberger et al. 2003].

Liquordiagnostik

Bei über 80 % der HIV-Infizierten finden sich unabhängig vom Krankheitsstadium entzündliche Veränderungen im Liquor. Meist zeigen sich:
- normale Zellzahl oder gering ausgeprägte lymphozytäre Pleozytose (mit aktivierten B-Lymphozyten),
- leichte Blut-Liquor-Schrankenstörungen,
- oligoklonale Banden.

Eine HIV-spezifische intrathekale Antiköpersynthese kann bei 47–96 % der untersuchten Patienten festgestellt werden [Einhäupl u. Schielke 1993]. Bei Verwendung eines ELISA-Tests ist zur Bestimmung des spezifischen Antikörperindex (**ASI**) dieselbe Formel anzuwenden wie bei der Neuroborreliose (s. Kap. 33.2.2). Gutachterlich relevant ist die Liquordiagnostik auch zum Nachweis der opportunistischen Erkrankungen des ZNS.

33.4.3 Zusatzuntersuchungen

In Tabelle 33.**21** sind die Zusatzuntersuchungen, die bei Neuro-AIDS in Frage gekommen, zusammengestellt.

Röntgen-Thorax	Zur Fahndung nach Pneumonien, aber auch nach dem pulmonalen Kaposi-Sarkom.
Evozierte Potenziale	Aufdeckung von multifokalen Demyelinisierungen bei der manifesten AIDS-Enzephalopathie und -Myelopathie.
Elektroenzephalographie	Zur Fahndung nach Allgemeinveränderungen (Enzephalitis, AIDS-Demenz-Komplex), Herdbefunden und Krampfpotenzialen (aufgrund von opportunistischen Infektionen und Tumoren).
Kernspintomographie	Zum Nachweis von: • AIDS-Enzephalitis (vorwiegend Marklageratrophie, auch Hirnatrophie, perivaskuläre Infiltrate) • typischen Läsionen bei Toxoplasmose • primären Lymphomen des ZNS • Blutungen oder Ischämien in Hemisphären und Hirnstamm (aufgrund von Thrombozytopenien, infektiösen Arteriitiden, Blutungen in Metastasen und von Embolien bei Endokarditiden)

Tabelle 33.**21** Bedeutung von Zusatzuntersuchungen bei Neuro-AIDS

33.4.4 Verlauf und Prognose

Der natürliche Verlauf der HIV-Infektion, insbesondere die Verweildauer in einem bestimmten Stadium, zeigt interindividuell große Unterschiede. Auch durch die Anwendung potenter antiretroviraler Substanzen, allein oder in Kombination, ist bislang noch keine Elimination des Virus oder auch nur eine kontinuierliche Suppression der HIV-Replikation möglich. So kann die heute zugängliche Therapie den tödlichen Ausgang nicht verhindern, sondern lediglich verzögern. Bei HIV-Infizierten sind allerdings Überlebenszeiten von bis zu 20 Jahren gesehen worden. Durch die inzwischen verfügbaren antiretroviralen Therapien konnte die Mortalität pro 100 Patientenjahre in den letzten 10 Jahren auf ein Zehntel gesenkt werden [Mocroft et al. 2003].

33.4.5 Begutachtung von Zusammenhangsfragen

Die beruflich erworbene HIV-Infektion ist als Berufskrankheit nach der **Berufskrankheiten-Verordnung** anzuerkennen, wenn der Versicherte im Gesundheitsdienst, in der Wohlfahrtspflege, einem Laboratorium tätig oder durch eine andere Tätigkeit der Infektionsgefahr in ähnlichem Maße besonders ausgesetzt war und bei dieser Tätigkeit infiziert wurde. Dies gilt sowohl für in Deutschland wie im Ausland beschäftigte Personen. Für die Bejahung des ursächlichen Zusammenhanges der Infektion mit der versicherten Tätigkeit genügt eine hinreichende Wahrscheinlichkeit.

Die berufsbedingte HIV-Infektion infolge eines Arbeitsunfalls bei Gesundheitsberufen in Deutschland ist allerdings sehr selten. So wurden nach der Statistik des Hauptverbandes der gewerblichen Berufsgenossenschaften in den Jahren 1982–2005 insgesamt nur 57 Fälle im Gesundheitsdienst als Berufskrankheit anerkannt (davon 8 gesicherte, 20 wahrscheinliche Infektionen, in den übrigen Fällen „besondere berufliche Exposition"), hinzu kommen 23 Fälle bei „anderer Tätigkeit". Zudem ist durch bessere Schutzmaßnahmen seit Mitte der 1990er Jahre ein Rückgang von HIV-Fällen im Gesundheitsdienst zu verzeichnen. Das Infektionsrisiko liegt bei einmaligem direkten Kontakt mit HIV-Blut bei etwa 0,3 % – im Vergleich dazu beträgt das Risiko der Übertragung von Hepatitis B bis zu 36 %.

Wenn unmittelbar nach einer berufsbedingten Exposition mit HIV-positivem Blut, also bei einem Berufsunfall, direkt ein HIV-Test durchgeführt und bei späteren Kontrollen eine Serokonversion festgestellt wird, ist die Anerkennung als Berufskrankheit unproblematisch. Diese klare Konstellation ist jedoch sehr selten. Häufig wird die Diagnose AIDS erst Jahre nach dem Infektionskontakt gestellt. Hier muss im Nachhinein der Kausalzusammenhang mit dem beruflichen Infektionsrisiko wahrscheinlich gemacht werden. In der Regel wird der Einzelfallnachweis nach einem bestimmten Blutkontakt gefordert. Bei Tätigkeiten in einem besonders Infektionsgefährdeten Arbeitsbereich, z. B. Intensiv-/Dialysestation, kann eine HIV-Infektion auch ohne Einzelfallnachweis anerkannt werden (= **besondere berufliche Exposition**).

Die Möglichkeit, sich eine HIV-Infektion im privaten Bereich zuzuziehen, ist statistisch viel wahrscheinlicher (Tab. 33.**22**). Hier besteht Auskunftspflicht über evtl. i. v. Drogenkonsum sowie homo-/heterosexuelle Kontakte.

Kontakte	*Männer (in %)*	*Frauen (in %)*
Homosexuelle Kontakte bei Männern	72	0
Intravenöser Drogenmissbrauch	12	41
Hämophilie: Bluttransfusionen und -produkte	4	5
Heterosexuelle Kontakte	3	23
Menschen aus Ländern mit hoher Prävalenz	2	18

Tabelle 33.**22** Die wichtigsten Übertragungswege der HIV-Infektion (AIDS-Zentrum im Robert Koch-Institut: Stand Dezember 2004)

Tabelle 33.**23** GdB/MdE-Grade im Schwerbehinderten- und Sozialen Entschädigungsrecht sowie MdE in der Gesetzlichen Unfallversicherung bei HIV-Infizierten in unterschiedlichen Stadien der Erkrankung

Stadien	*Klinik*	*CDC 1993*	*CD4-Zell-zahl/μl*	*GdB/MdE*	*MdE[5]*
Symptomfreie HIV-Infektion	asymptomatische oder akute HIV-Infektion	A1 A2	≥ 500 200–499	10	10–40
LAS (Lymphadenopathie-Syndrom)	geringe Leistungsbeeinträchtigung, Lymphknotenschwellungen	A3 B1	> 200 ≥ 500	30–40	50–60
ARC (AIDS-related-complex)	stärkere Leistungsbeeinträchtigung, progrediente klinische Zeichen eines Immundefektes	B2 B3	200–499 < 200	50–80	60–80
AIDS Vollbild	schwere Leistungsbeeinträchtigung, schwere opportunistische Infektionen	C1 C2 C3	≥ 500 200–499 < 200	100	100

CDC = Klassifikation des Center of Disease Control 1993

Die berufsbedingte Ansteckung ist umso wahrscheinlicher, je ansteckungsfähiger der Infizierte (hohe Viruslast), je größer die Blutmenge und je tiefgreifender die Verletzung ist [Jarke u. Schwarzkopf 1996]. Für die gutachtliche Entscheidung ist aber der Nachweis größerer oder sichtbarer Verletzungen beim Empfänger nicht erforderlich. Nach der Lebenserfahrung ist davon auszugehen, dass kleine und kleinste Verletzungen, die oft auch für den Betroffenen nicht sichtbar erscheinen, an den Händen vorhanden sind.

33.4.6 Begutachtung von Funktionsstörungen

Je nach Stadium der HIV-Infektion bestehen individuell sehr unterschiedlich ausgeprägte Funktionsstörungen bei den Erkrankten. Für das Schwerbehinderten- und Soziale Entschädigungsrecht liegen hierzu die verbindlichen Werte der „Anhaltspunkte" vor [BMGS 2005] (Tab. 33.**23**).

[5] Die relativ hohe Bewertung der MdE (bis 40 v. H.) bei symptomfreier HIV-Infektion erklärt sich gemäß Exner-Freisfeld u. Helm [1996] dadurch, dass beispielsweise ein HIV-infizierter Chirurg nicht mehr operativ tätig sein könne. Eine Definition der Höhe der MdE anhand der konkreten beruflichen Tätigkeit widerspricht jedoch den Vorgaben der Gesetzlichen Unfallversicherung.

Zusätzlich finden sich in der Literatur nicht ganz unproblematische Vorschläge auch für die Gesetzliche Unfallversicherung [Exner-Freisfeld u. Helm 1996].

Bei der gutachtlichen Bewertung ist besonders zu berücksichtigen, dass sich im **AIDS-related-complex (ARC)** ein individuell sehr unterschiedlich ausgeprägter Immundefekt entwickeln kann. Zu berücksichtigen sind hier Candida- und Herpes-zoster-Infektionen, erste Episoden bakterieller Pneumonien, Septikämien, die idiopathische thrombozytopenische Purpura, unklares Fieber, Diarrhöen sowie Meningitiden und periphere Neuropathien. Außergewöhnliche seelische Begleiterscheinungen sind ggf. zusätzlich zu berücksichtigen. Das Vollbild AIDS führt grundsätzlich zu einem GdB und einer MdE von 100 (v. H.).

Kraftfahreignung

Bereits bei klinisch latenter Enzephalitis dürften die Voraussetzungen für das Führen von Kraftfahrzeugen der Klasse 2 nicht mehr gegeben sein. Das Vollbild AIDS schließt die Kraftfahreignung aus.

33.4.7 Schuldfähigkeit

Hirnorganisch begründbare psychische Störungen durch AIDS erfüllen in forensischer Hinsicht die Kriterien einer krankhaften seelischen Störung gemäß den Merkmalen des § 20 StGB. Schwerwiegende psychische Reaktionen nach Bekanntwerden der HIV-Infektion müssen dem Gesetzesmerkmal der schweren anderen seelischen Abartigkeit zugeordnet werden. Für die Beurteilung der Schuldfähigkeit ist sehr individuell vom psychopathologischen Befund zur Tatzeit auszugehen, der auf dem Hintergrund der Persönlichkeitsmerkmale und der Tatsituation analysiert und diskutiert werden muss. Das Vorliegen einer HIV-Infektion oder AIDS-Erkrankung kann einen Strafmilderungsgrund gemäß § 46 Abs. 2 StGB darstellen. Das Vorliegen der Erkrankung per se ist allerdings kein De- oder Exkulpierungsgrund [Saß u. Oefele 1993].

Literatur

von Baehr V, et al. Improving of the in vitro antigen specific T cell proliferation assay: the use of interferon-alpha to elicit antigen specific stimulation and decrease bystander proliferation. J Immunol Methods 2001; 251: 63 - 71

Bednarova J, Stourac P, Adam P. Relevance of immunological variables in neuroborreliosis and multiple sclerosis. Acta Neurol Scand 2005; 112: 97 - 102

Bogumil T, Beuche W. Neuroborreliose. In: Prange H, Bitsch A (eds). Infektionserkrankungen des Zentralnervensystems. 2. Aufl., Wissenschaftliche Verlagsgesellschaft mbH, Stuttgart 2001

Brade V. Borreliosen. In: Thomas L. ed. Labor und Diagnose. 5. Aufl., TH-Books Verlagsgesellschaft mbH, Frankfurt 1998: 1201

Bundesministerium für Gesundheit und Soziale Sicherung: Anhaltspunkte für die ärztliche Gutachtertätigkeit im sozialen Entschädigungsrecht und nach dem Schwerbehindertenrecht, 2005

Confavreux C, Vukusic S, Adeleine P. Early clinical predictors and progression of irreversible disability in multiple sclerosis: an amnestic process. Brain 2003; 126: 770 - 782

Crissey J.T. Syphilis. In: Parish LC, Gschnait F (eds). Sexually transmitted diseases: a guide for clinicans. Springer, New York1989

Dressel A. Verlauf, Symptome und Prognose der Multiplen Sklerose. Nervenheilkunde 2000; 6: 295 - 302

Eiffert H, Ohlenbusch A, Christen HJ, et al. Nondifferentiation between Lyme-disease spirochetes from vector ticks and human cerebrospinal fluid. J Infect Dis 1995; 171: 476 - 479

Einhäupl KM, Schielke E. Liquordiagnostik. In: Peters UH, Fischer PA, Enzensberger W, Schifferdecker M, (eds). AIDS in Psychiatrie und Neurologie. Deutscher Ärzte-Verlag, Köln 1993: 186 - 192

Enzensberger W, Fischer PA. AIDS in der Neurologie. In: Peters UH, Fischer PA, Enzensberger W, Schifferdecker M, (eds). AIDS in Psychiatrie und Neurologie. Deutscher Ärzte-Verlag, Köln 1993: 163 - 179

Exner-Freisfeld H, Helm EB. HIV-Krankheit als Schwerbehinderung. In: Jäger H (ed). AIDS- Management der Erkrankung. ecomed, Landsberg 1996: 201 - 207

Fallon BA, Nields JA. Lyme Disease: A Neuropsychiatric Illness. Am J Psychiatry 1994; 151: 1571 - 1583

Flachenecker P, Rieckmann P. Health outcomes in multiple sclerosis. Curr Opin Neuol 2004; 17: 257 - 261

Goldacre MJ, Abisgold JD, Yeates DG, Seagroatt V. Risk of multiple sclerosis after head injury: record linkage study. J Neurol Neurosurg Psychiatry 2006; 77(3): 351 - 353

Goodin DS, Ebers GC, Johnson KP, Rodriguez M, Sibley WA, Wolinsky JS. The relationship of MS to physical trauma and psychological stress. Report of the Therapeutics and Technology assessement Subcommitte of the American Academy of Neurology. Neurology 1999; 52: 1737 - 1745

Götting M. Quecksilberbelastungen und Multiple Sklerose. Dissertation, Universität Ulm 2002

Haas J. Multiple Sklerose. Arcis Verlag, München 2003

Hagedorn HJ. Immunologie der Neurosyphilis. Thieme, Stuttgart 1983

Heckl RW. Multiple Sklerose: Klinik, Differentialdiagnose, Behandlung. Thieme, Stuttgart, New York 1994

Heite HJ, Walther H. Gonorrhoe und Syphilis. Werk-Verlag Dr. Edmund Banaschweski, München-Gräfelfing 1976

Horst H. Einheimische Zeckenborreliose (Lyme Krankheit) bei Mensch und Tier. PERIMED-spitta, Med.Verl.-Ges., Nürnberg 1993

International Federation of MS-Societies. Minimal record of disability for multiple sclerosis: guidelines for research protocols. In: Haber A, LaRocca N (eds). US National Multiple Sclerosis Society, New York 1985

Jarke J, von Schwarzkopf H. Berufsbedingte Infektionen und Lebenssituation berufstätiger Betroffener in Einrichtungen des Gesundheitswesens. In: Jäger H (ed). AIDS - Management der Erkrankung. ecomed, Landsberg,1996: 193 - 200

Kesselring J. Multiple Sklerose. 4. Aufl., Kohlhammer, Stuttgart 2005

Kesselring J. Neurologische Manifestationen beim erworbenen Immundefektsyndrom (AIDS). DMW 1986; 111(27): 1068 - 1073

Lange R, Heye N, Schneider G. Neuroborreliose. In: Henkes H, Kölmel HW (eds). Die entzündlichen Erkrankungen des Zentralnervensystems. Handbuch und Atlas. Ecomed-Verlag, Landsberg 1993: 1 - 29

Mauch E, Gebhardt A, Stiefel T, Rauer S, Wagner U, Laufen H, Kornhuber HH. Umweltgifte und multiple Sklerose. Der Allgemeinarzt 1996; 20: 2216 - 2220

Mauch E, Vogel P, Kornhuber HH, Hähnel A. Klinische Wertigkeit von Antikörpertitern gegen Borrelia burgdorferi und Titerverläufe bei neurologischen Krankheitsbildern. Nervenarzt 1990; 61: 98 - 104

Mauch E. Neue Kriterien zur Diagnose einer Multiplen Sklerose. Nervenheilkunde 2005; 4: 263 - 268

McDonald WI, Compston A, Edan G, Goodkin D, Hartung HP, Lublin F, McFarland H, Paty D, Polman CH, Reingold S, Sandberg-Wollheim M, Sibley WA, Thompson AJ, van den Noort S, Weinshenker BG, Wolinsky JS. Recommended Diagnostic Criteria for Multiple Sclerosis: Guidelines from the International Panel on the Diagnosis of Multiple Sclerosis. Ann Neurol 2001; 50: 121 - 127

Mocroft A, Ledergerber B, Katlama C, Kirk O, Reiss P, d'Arminio Monforte A, Knysz B, Dietrich M, Phillips A, Lundgren J. Decline in the AIDS and death rates in the EuroSIDA study: an observational study. Lancet 2003; 362: 22 - 29

Multiple-Sklerose-Therapie-Konsensus-Gruppe: Immunmodulatorische Stufentherapie der Multiplen Sklerose. Nervenarzt 2002; 73: 556 - 563

Murray T.J. The psychosocial aspects of multiple sclerosis. In: Antel JP (ed). Neurologic Clinics. Multiple Sclerosis. W.B. Saunders Company, Philadelphia, London 1995

Polman CH, Reingold SC, Edan G, Filippi M, Hartung HP, Kappos L, Lublin FD, Metz LM, McFarland HF, O'Connor PW, Sandberg-Wollheim M, Thompson AJ, Weinshenker BG, Wolinsky JS. Diagnostic criteria for multiple sclerosis: 2005 revisions to the "McDonald Criteria". Ann Neurol 2005; 58: 840 - 846

Prange H. Neurosyphilis. In: Prange H, Bitsch A (eds). Infektionserkrankungen des Zentralnervensystems. 2. Aufl., Wissenschaftliche Verlagsgesellschaft mbH, Stuttgart 2001

Rauer S, Kaiser R, Kölmel HW, Pfister HW. Neuroborreliose. In: Diener HC (ed). Leitlinien für Diagnostik und Therapie in der Neurologie. 2. Aufl., Thieme, Stuttgart, New York 2003

Reimers CD. Gutachtliche Bewertung der Fibromyalgie. In: Suchenwirth RMA, Ritter G, Widder B (eds). Neurologische Begutachtung bei inadäquaten Befunden: Befund und Befinden. Fischer Verlag, Ulm, Stuttgart, Jena, 1997: 26 - 32

Rieckmann P. Retroviren. In: Prange H, Bitsch A (eds). Infektionserkrankungen des Zentralnervensystems. 2. Aufl., Wissenschaftliche Verlagsgesellschaft mbH, Stuttgart 2001: 135 - 150

Ritter G, Prange H. Neurosyphilis. In: Hopf HC, Poeck K, Schliack H (eds). Neurologie in Praxis und Klinik. Thieme, Stuttgart, New York 1981: 4.128 - 4.144

Saß H, von Oefele K. Forensisch-psychiatrische Fragen. In: Peters UH, Fischer PA, Enzensberger W, Schifferdecker M (eds). AIDS in Psychiatrie und Neurologie. Deutscher Ärzte-Verlag, Köln, 1993; 221 – 227

Schimrigk K, Schmitt D. Multiple Sklerose: Konventionelle Therapie und Außenseitermethoden. Edidion Medizin VCH, Weinheim 1988

Schönberger A, Mehrtens G, Valentin H. Arbeitsunfall und Berufskrankheit. 7. Aufl., Erich Schmidt Verlag, Berlin 2003

Seltzer EG, Gerber MA, Cartter ML, Freudigman K, Shapiro ED. Long-term outcomes of persons with Lyme disease. JAMA 2000; 283: 609 – 616

Sibley WA, Bamford CR, Clark K. Clinical viral infections and multiple sclerosis. Lancet 1985; 1: 1313 – 1315

Steere AC. Muskulosceletal manifestations of Lyme disease. Am J Med 1995; 98: 44 – 48

Suchenwirth RMA. Begutachtung der Neuroborreliose. Med Sach 1998; 94: 197 – 202

34 Neurotoxische Schädigungen

B. Widder

34.1 Einführung

Nahezu alle nichtorganischen und zahlreiche organische Stoffe können bei entsprechender Konzentration im menschlichen Körper zu Vergiftungserscheinungen führen, die hierfür erforderlichen Mengen sind allerdings individuell erheblich schwankend. Neben der einwirkenden Substanz (Tab. 34.**1**) und ihrem speziellen Wirkmechanismus an verschiedenen Organen spielen bei der Dosis-Wirkung-Beziehung weitere Einflussgrößen eine Rolle, wie:

- der Weg der Giftaufnahme (inhalativ, oral, perkutan),
- die Art und Dauer der Exposition (akut oder chronisch),
- Interaktionen mit konkurrierenden Substanzen (z. B. Alkohol, Nikotin) [Ahmadi et al. 2002] oder Erkrankungen (z. B. Diabetes mellitus).

Da die verschiedenen Aspekte in der vorliegenden Übersicht nicht erschöpfend behandelt werden können, sei hierzu auf weiterführende Monographien verwiesen [Feldmann 1999, Spencer u. Schaumburg 2000].

Im Rahmen der neurologischen Begutachtung spielen durch anorganische Substanzen verursachte Schäden heute kaum mehr eine Rolle, während Schäden durch organische Stoffe (Tab. 34.**2**) in zunehmendem Umfang als Berufskrankheit geltend gemacht werden. Entsprechend bezieht sich das aktuelle Kapitel (weitgehend) auf die in der Berufskrankheit BK 1317 (s. Kap. 8.3.1) zusammengefassten Lösemittel und Pestizide.

Tabelle 34.**1** Klinisch wichtige neurotoxische Substanzen

Chemische Zugehörigkeit	*Substanzen und Substanzgruppen*
Anorganische Substanzen	Aluminium
	Arsen
	Blei
	Mangan
	Quecksilber
	Thallium
	Wismut
Organische Substanzen	Lösemittel
	Pestizide
	Medikamente
	Alkohol
	Drogen

Tabelle 34.**2** In der Industrie häufig verwendete organische neurotoxische Substanzen

Substanz	*Wichtigste Vorkommen*
Halogenkohlenwasserstoffe	• Lösemittel (z. B. Tri- und Perchloräthylen) • Pestizide (z. B. Lindan, PCP) • Isolierstoffe (z. B. Biphenyle PCB)
Benzol, Toluol, Xylol	• Lösemittel • Benzin • Lacke • Farben • Kleber
Styrol	• Polystyrol- und Polyesterherstellung
Schwefelkohlenstoff	• Vorstufe von Tetrachlorkohlenstoff • Viskoseindustrie (z. B. Kunstseideherstellung) • Schädlingsbekämpfungsmittel
Halogenierte Alkyl-, Aryl-, oder Alkylaryloxide	• Epoxidharzherstellung • Pflanzenschutz- und Desinfektionsmittel (z. B. Chlorphenole) • Holzkonservierungsmittel (z. B. PCP, TCDD „Dioxin")

Pathomechanismen

Organische Lösungsmittel können als Dampf eingeatmet, aber auch durch die Haut resorbiert werden. Aufgrund ihrer Fettlöslichkeit verteilen sie sich in allen Organen, bevorzugt im Nervensystem. Sie werden mit unterschiedlichen Halbwertszeiten, die zwischen wenigen Stunden bis mehreren Tagen liegen, ausgeschieden.

Pathogenetisch sind gemäß **„wissenschaftlicher Begründung"** des Ärztlichen Sachverständigenbeirats beim Bundesministerium für Arbeit und Sozialordnung physikochemische Wechselwirkungen von stoffwechselvermittelten Lösemitteleffekten zu unterscheiden. Bei ersteren kommt es durch hydrophobe Wechselwirkungen mit den Lipiden der Zellmembran zu einer Lockerung des Lipidverbandes und der Hydratationshülle, wodurch die Membranfluidität steigt und die Membran anschwillt. Im zweiten Fall führen die Lösemittel und/oder ihre neurotoxischen Metaboliten zu Störungen der Lipid- und Proteinsynthese. Für die neurotoxische Dauerschädigung dürfte die Beeinflussung mischfunktioneller Oxigenasen (Cytochrom P450) mit Bildung radikalischer Stoffwechselprodukte und der Möglichkeit peroxidativer Zellschädigung von besonderer Bedeutung sein. Histologisch finden sich primär axonale Schädigungen, die bei Expositionskarenz grundsätzlich reversibel sind.

Die Pathomechanismen sind für die Zellen des zentralen und peripheren Nervensystems grundsätzlich ähnlich. Dabei ergeben sich zwei gutachtlich wesentliche Grundregeln:
- Toxische Substanzen können zwar sowohl Neurone (Axone) als auch Markscheiden angreifen. Deutlich im Vordergrund stehen jedoch axonale Schäden.
- Aufgrund des generalisierten Einwirkens neurotoxischer Substanzen kommt es meist zu keinen umschriebenen Läsionen einer Hirnregion oder eines einzelnen Nervs, sondern zur einer diffusen axonalen Schädigung. Allerdings sind die Zellstrukturen der Basalganglien, des Hirnstamms und des Frontal-/Temporallappens besonders vulnerabel gegenüber toxischen Schäden.

Akute Intoxikationen

Gemeinsames Symptom aller akuten, das Zentralnervensystem betreffenden Intoxikationen sind Rauschzustände und Bewusstseinsstörungen, die je nach Ausprägungsgrad den von akuten Alkoholintoxikationen bekannten Syndromen der Pränarkose, Narkose und Postnarkose mit ihren mannigfaltigen Symptomen entsprechen. In Abhängigkeit der toxischen Substanz und deren Besonderheiten auf metabolische Prozesse sind darüber hinaus Begleitsymptome in verschiedenen Organen (z. B. Herz, Lunge, Nieren, peripheres Nervensystem) zu erwarten, die im Einzelfall hilfreich für die Diagnose in der Akutsituation sein können. Bleibende Schädigungen aufgrund einmaliger Exposition sind zwar möglich, aber nur bei extremen Intoxikationen anzunehmen.

Wichtigster Hinweis auf das Vorliegen einer akuten Intoxikation ist das Auftreten eines „pränarkotischen Syndroms" mit Trunkenheits- und Schwindelgefühl, Übelkeit, Kopfschmerzen und Erbrechen, Koordinations- und Vigilanzstörungen, Verschwommensehen, Gereiztheit sowie illusionären Verkennungen.

Chronische Intoxikationen

Bei chronischer Exposition mit neurotoxischen Substanzen findet sich als gemeinsamer Befund das Bild der „Enzephalopathie" und Polyneuropathie (s. Kap. 34.4.3 und 34.4.4). Darüber hinaus zeigen sich häufig „Begleitsymptome" in Form **neurologischer Ausfälle** (z. B. extrapyramidale Symptome bei Mangan- und Thalliumintoxikationen, **Geruchsstörungen** bei Blei- und Quecksilber, **Farbsinnstörungen** bei Styrol- und Toluolexposition) sowie Schädigungszeichen in anderen Organen (Kreislaufsystem, Leber, Nieren, Haut, hämatopoetisches System). Zu Details sei auf toxikologische Lehrbücher verwiesen. Entscheidend ist, dass die Symptome mit wenigen Ausnahmen nicht substanzspezifisch sind, sondern durch zahlreiche chronische Intoxikationen verursacht sein können.

Leitsymptome der chronischen Intoxikation sind Enzephalopathie, Neuropathie und ggf. neurologische Begleitsymptome (z. B. Tremor, Farbsinnstörungen, Hörminderung). Letztere sind bedingt substanzspezifisch.

34.2 Zusatzuntersuchungen

Da die durch neurotoxische Substanzen ausgelösten Symptome weitgehend unspezifisch sind und eine breite Differenzialdiagnose umfassen, kommt dem positiven Nachweis einer Exposition sowie dem Ausschluss einer anderen Erkrankung in der Begutachtungssituation wesentliche Bedeutung zu.

34.2.1 Monitoring toxischer Exposition

Bei der Beurteilung einer toxischen Exposition ist zwischen „Ambient Monitoring" und „Biological Monitoring" zu unterscheiden [Schaller u. Triebig 1998]. Während ersteres versucht, die Gefahrstoffbelastung durch Messung von Stoffkonzentrationen in Luft, Wasser und Nahrungsmitteln zu erfassen, dient letzteres dazu, die effektive Schadstoffbelastung des Betroffenen zu beurteilen.

„Ambient Monitoring"

Insbesondere bei berufsbedingter Exposition mit leichtflüchtigen Lösungsmitteln kommt dem Nachweis gasförmig auftretender Gefahrstoffkonzentrationen wesentliche Bedeutung zu. Die Messung und Beurteilung von Konzentrationen gefährlicher Stoffe in der Luft erfolgt in Deutschland nach der „Technischen Regel für Gefahrstoffe 402" (TRGS 402). Von besonderem Interesse ist die maximale Arbeitskonzentration (MAK), die in den letzten 10–15 Jahren für zahlreiche Substanzen mehrfach erheblich gesenkt wurde. Es ist allerdings zu beachten, dass die individuellen Grenzwerte in Abhängigkeit der genetisch bedingten Metabolisierungskompetenz sehr stark schwanken können.

MAK-Wert
- Konzentration eines Stoffes in der Luft am Arbeitsplatz, bei der die Gesundheit „im Allgemeinen" nicht beeinträchtigt wird.
- Bezug auf den „Schichtmittelwert" bei achtstündiger Exposition und Einhaltung einer durchschnittlichen Wochenarbeitszeit.
- Angaben in der Literatur inkonstant in mg/m^3 bzw. in ml/m^3 (ppm) bei einer Bezugstemperatur von 20 °C.

„Biological Monitoring"

Dieses umfasst vor allem den Nachweis der Gefahrstoffe selbst und seiner Metaboliten im Blut und Urin, im Einzelfall – insbesondere unter forensischen Aspekten – auch in Haaren und Körpergeweben. Naturgemäß ist der Zeitpunkt der Bestimmung in Relation zur Schadstoffexposition und zur Halbwertszeit im Körper von wesentlicher Bedeutung und stellt gleichzeitig das größte Problem dar, wenn Untersuchungen Monate bis Jahre nach Expositionsende erfolgen. Vergleichbar den MAK-Werten stehen in Deutschland sog. „Biologische Arbeitsstoff-Toleranzwerte" (BAT) zur Verfügung. Details finden sich bei Schaller u. Triebig [1998].

BAT-Wert
Höchstzulässige Quantität eines Stoffes bzw. seines Metaboliten im Humanmaterial, bei der die Gesundheit „im Allgemeinen" nicht beeinträchtigt wird.

34.2.2 Bildgebende Untersuchungen

MRT/CT

Im Rahmen neurotoxischer Fragestellungen sind im Wesentlichen zwei Befunde von Bedeutung:

- **Nachweis einer kortikalen und/oder zerebellären Atrophie:** Zwar sind bei schwergradigen toxischen Hirnschädigungen regelmäßig Atrophien zu erwarten (s. Tab. 34.**6**). Hirnatrophien kommen jedoch gleichermaßen bei einem weiten Spektrum degenerativer, vaskulärer und entzündlicher Erkrankungen vor. Nicht zuletzt ist die häufigste Ursache einer Hirnatrophie in Deutschland übermäßiger Alkoholkonsum, der letztlich nichts anderes als eine chronische Lösemittelintoxikation darstellt. Entsprechend kommt dem Befund einer im CT oder MRT nachweisbaren Hirnatrophie keine spezifische Bedeutung zu [Aaserud et al. 2000, Albers et al. 2000].
- **Nachweis umschriebener Läsionen im Hirnparenchym:** Einen höheren prädiktiven Wert hat hingegen der Befund umschriebener Marklagerschäden, die bevorzugt mit dem MRT darzustellen sind. Zwar wurden von mehreren Autoren paramagnetische Signalveränderungen bei Manganintoxikationen [Nelson et al. 1993] sowie Veränderungen in der weißen Substanz nach Toluolexposition („Toluolenzephalopathie") beschrieben [Aydin et al. 2002, Filley et al. 2004]. Für sonstige neurotoxische Substanzen sind jedoch zumindest bei leichteren Enzephalopathien (Schweregrad I und IIa) im MRT keine umschriebenen Hirnschädigungen zu erwarten. Sind solche darstellbar, ist stets an eine andere, nichttoxische Ursache der geklagten Symptomatik zu denken (s. Tab. 34.**7**). In der Differenzialdiagnose toxischer Enzephalopathien sollte daher wenigstens einmalig eine MRT-Untersuchung der Neurokraniums erfolgen.

Zwischen einer chronischer Lösemittelexposition und dem Befund einer zerebralen Atrophie besteht keine zuverlässige Assoziation, umschriebene Hirnläsionen sprechen Im Allgemeinen **gegen** eine Verursachung durch Lösemittel.

SPECT/PET

Von verschiedenen „Spezialisten" wird immer wieder die SPECT-Untersuchung als spezifisches Verfahren für die Erkennung einer toxischen Enzephalopathie angegeben. Verwiesen wird dabei auf Arbeiten, die insbesondere im frontotemporalen Kortex, weniger auch im Bereich der Basalganglien, eine bei Normierung auf das Kleinhirn rechtsbetont verminderte Durchblutung beschreiben [Callendar et al. 1993, Fincher et al. 1997, Heuser et al. 1994]. Vergleichbare Befunde werden jedoch auch bei Depressionen [Awata et al. 1998, De Raedt et al. 1997, Ito et al. 1996], Panikattacken [Kaschka et al. 1995, Tokunaga et al. 1997], Chronic-Fatigue-Syndrom [Fischler et al. 1996], Schizophrenien [Cloud et al. 1996, Klemm et al. 1996] sowie bei Benzodiazepin-Einnahme [Maes et al. 1993] gefunden. Angesichts der aktuellen Ergebnisse der funktionellen MRT bei Depressionen, Schmerz und posttraumatischen Stressreaktionen [Bremner et al. 2002, Cook et al. 2000, Jatzko et al. 2005, Kanner et al. 2004] erscheint dies auch nicht weiter verwunderlich. Zumindest weisen verschiedene Studien darauf hin, dass nach Ende der toxischen Exposition regelmäßig innerhalb weniger Monate mit einer Normalisierung zu rechnen ist [Berglund et al. 1987, Hagstadius et al. 1989]. Entsprechend kommt der SPECT-Untersuchung keine Beweiskraft zu, so dass auf sie verzichtet werden kann. Hinsichtlich der PET-Untersuchung gilt letztlich dasselbe, sofern lediglich Aussagen zum Glukosemetabolismus gemacht werden. Bei Anwendung komplexerer Tracer sind bei Fehlen aussagekräftiger Studien hierzu keine klaren Aussagen möglich [Herholz 1998]. Entsprechend kann derzeit keine Empfehlung zur Durchführung dieser recht aufwändigen Technik außerhalb von Studien gegeben werden.

SPECT und Glukose-PET zeigen bei toxischen Enzephalopathien keine spezifischen Befunde. Vergleichbare Auffälligkeiten im frontotemporalen Kortex finden sich auch bei psychischen Störungen.

34.2.3 Neuropsychologische Diagnostik

Eine hinreichend ausführliche neuropsychologische Testung ist bei der Abklärung einer möglichen toxischen Enzephalopathie unverzichtbar, um einen Überblick über die verschiedenen Qualitäten der geistigen Leistungsfähigkeit zu erhalten. Aufgrund der diffusen Schädigung ist dabei ein breites Spektrum an Auffälligkeiten mit im Vordergrund stehenden Störungen der Aufmerksamkeit und

Wahrnehmungsgeschwindigkeit zu erwarten [Nilson et al. 1996], während selektive neuropsychologische Defizite gegen eine neurotoxische Verursachung sprechen.

Es ist allerdings zu beachten, dass leichtere toxische Enzephalopathien (s. Tab. 34.9) nicht mit messbaren Defiziten einhergehen [Gade et al. 1998]. Außerdem muss berücksichtigt werden, dass die Validität neuropsychologischer Tests in der Begutachtungssituation als problematisch anzusehen ist. So zeigten annähernd die Hälfte von Probanden mit einer vermuteten toxischen Enzephalopathien bei Einsatz eines Tests zur Überprüfung von Aggravation (Test of Memory Malingering) auffällige Befunde [Van Hout et al. 2003]. Entsprechend kommt der Beobachtung der Probanden bei der Testdurchführung und dem Einsatz von spezifischen Tests zur Überprüfung der Glaubwürdigkeit besondere Bedeutung zu (s. Kap. 26.3.2). Zusätzlich geben Depressions- und Angstskalen (s. Kap. 25.3.3) Hinweise auf eine psychische (Ko-)Morbidität.

34.2.4 Laboruntersuchungen

Im Rahmen der Differenzialdiagnose toxischer Enzephalopathien (s. Tab. 34.7) und Neuropathien (s. Tab. 34.8) sollte gemäß AWMF-Leitlinien (wenigstens) ein „Basisscreening" folgender Laborparameter vorliegen:

- BSG, CRP, Differenzialblutbild,
- Elektrolyte, Leber- und Nierenwerte, Protein- und Immunelektrophorese, TSH,
- Nüchternblutzucker, oraler Glukosetoleranztest, HbA1c,
- Vitamin B_{12}, CDT (carbohydrat deficient transferrin).

34.3 Begutachtung akuter Intoxikationen

Akute Intoxikationen stellen üblicherweise eher ein forensisches Problem dar, der neurologische Gutachter wird so gut wie nie mit derartigen Fragen konfrontiert. Entsprechend kann auf eine detaillierte Diskussion im Rahmen dieses Buches verzichtet werden. Anamnestische Hinweise auf abgelaufene akute Intoxikationen während einer länger dauernden chronischen Exposition stellen jedoch ein wichtiges Kriterium bei der Abklärung einer möglichen Berufskrankheit dar (s. Tab. 34.6). Entsprechend ist eine sorgfältige Erfragung pränarkotischer Symptome von wesentlicher Bedeutung.

34.4 Begutachtung chronischer Intoxikationen

Bei der Begutachtung von Folgen chronischer Intoxikationen steht die Abklärung der BK 1317 (Polyneuropathien und Enzephalopathien durch organische Lösungsmittel und deren Gemische) gemäß der Berufskrankheiten-Verordnung (s. Kap. 8) im Rahmen der Gesetzlichen Unfallversicherung bei Weitem im Vordergrund. Das nachfolgende Kapitel beschränkt sich daher auf deren Begutachtung. Bezüglich anderer Berufskrankheiten sei auf die recht detaillierten Merkblätter der Unfallversicherungsträger verwiesen (www.hvbg.de).

34.4.1 Allgemeine Probleme der BK 1317

Die BK 1317 wurde erst 1997 in die Berufskrankheiten-Liste aufgenommen und soll der Erkenntnis Rechnung tragen, dass es sich bei vielen Lösemitteln um Substanzgemische mit möglicherweise gegenseitig verstärkenden – im Einzelfall allerdings auch hemmenden – Effekten handelt. Meldungen über eine Berufskrankheit vor dem 1.1.1993 („Stichtagsregelung") sind ggf. noch nach der alten Berufskrankheiten-Verordnung mit Einzelnennung der verschiedenen toxischen Substanzen (BK 1302–1311) zu beurteilen.

Seit Publikation des zugehörigen Merkblatts[1] gab es – nicht zuletzt wohl aufgrund der geringen Anerkennungsrate von weniger als 5% – von Interessenverbänden heftigen Widerstand gegen die darin gemachten Aussagen, wonach ein Neuauftreten der Symptomatik nach Expositionsende sowie ein weiteres Fortschreiten entschieden gegen eine Verursachung durch Lösemittel sprächen (Tab. 34.3). Die Kontroverse führte sogar zu einem vielerorts zitierten „Offenen Brief" des ehemaligen Bundesarbeitsministers Dr. Norbert Blüm, in dem die Verantwortlichen für die Erstellung des Merkblatts der bewussten Fälschung bezichtigt werden.

Im Februar 2005 wurde nun eine Neufassung des Merkblatt zur BK 1317 vorgestellt, die vom Ärztlichen Sachverständigenbeirat der Sektion „Berufskrankheiten" des Bundesministeriums für Gesundheit und Soziale Sicherung (BMGS) erarbeitet wurde, in dem Vertreter der Neurologie bedauerlicherweise nicht vertreten waren. Gemäß Pressemitteilung des Hauptverbandes der gewerblichen Berufsgenossenschaften beseitige das Merkblatt die Widersprüche und vereinheitliche sie auf die Aussagen der wissenschaftlichen Begründung. Der Vergleich der Merkblätter zeigt tatsächlich wesentliche Änderungen (Tab. 34.3), zur differenzierten Einschätzung sei auf die im Merkblatt zitierten Literaturstellen verwiesen. Gemäß den gesetzlichen Vorgaben ist für Begutachtungen von Berufskrankheiten das jeweilige Merkblatt heranzuziehen.

[1] Bundesarbeitsblatt BarbBl 12/1997.

Tabelle 34.3 Unterschiedliche Aussagen zum Verlauf toxischer Polyneuropathien und Enzephalopathien in den verschiedenen Merkblättern und der wissenschaftlichen Begründung zur BK 1317

Wissenschaftliche Begründung (BArbBl 9/1996)	*„Altes" Merkblatt (BArbBl 12/1997)*	*„Neues" Merkblatt (BArbBl 3/2005)*
Zu Polyneuropathien (PNP)		
„... Die Prognose ist grundsätzlich günstig, da die eindrucksvolle Symptomatik meist zur rechtzeitigen Diagnose führt. Heilungen sind auch nach mehrmonatigem Verlauf möglich. Als Residuen verbleiben häufig Reflexabschwächungen, die funktionell aber bedeutungslos sind."	„.... Diese PNP entwickeln sich im engen zeitlichen Zusammenhang mit der beruflichen Lösungsmittelexposition, d. h. mit einer Latenz von wenigen Tagen. Latenzzeiten von mehr als 2 Monaten sprechen gegen einen ursächlichen Zusammenhang. Lösungsmittelbedingte PNP heilen in leichten Fällen innerhalb von 10 Monaten vollständig aus; aber auch schwere Verläufe bilden sich spätestens nach 3 Jahren vollständig zurück. Ein Fortschreiten der Erkrankungen nach mehrmonatiger Expositionskarenz schließt eine Verursachung durch Lösungsmittel aus."	„... Die lösungsmittelbedingte PNP entwickelt sich **i. d. R.** in engem zeitlichem Zusammenhang mit der beruflichen Lösungsmittelexposition. Allerdings wurden vereinzelt Krankheitsverläufe berichtet, bei denen es 2–3 Monate nach Aufgabe der gefährdenden Tätigkeit zu einer Verschlechterung der Bewegungsfähigkeit kommt, so dass die klinische Diagnose der PNP auch 2–3 Monate nach Unterlassung der gefährdenden Tätigkeit erstmals gestellt werden kann. Lösungsmittelbedingte PNP verbessern sich nach Unterlassung der gefährdenden Tätigkeit häufig, nicht selten bleibt die lösungsmittelbedingte PNP jedoch klinisch nach Unterlassung der gefährdenden Tätigkeit konstant oder verschlechtert sich. Eine Persistenz oder eine Verschlechterung der Erkrankung nach Unterlassung der gefährdenden Tätigkeit schließt eine Verursachung durch Lösungsmittel **nicht** aus."
Zu Enzephalopathien (EPP)		
„... Symptome sind unspezifisch, entwickeln sich je nach Exposition akut oder chronisch progredient im Verlauf von Monaten bis Jahren und werden deshalb häufig erst spät erkannt. Aus diesem Grunde ist die Prognose ungünstiger als bei den toxischen Polyneuropathien. Eine vollständige Heilung ist häufig nicht zu erwarten."	„... Toxische EPP treten in der Regel noch währen des Expositionszeitsraumes auf. Eine Latenz von mehreren Monaten oder gar Jahren nach Expositionsende spricht gegen eine lösungsmittelbedingte EPP. ... Die Prognose hängt vom Schweregrad ab. Leichte EPP vom Typ I heilen in der Regel nach 2 Jahren vollständig aus. Mittelschwere EPP vom Typ II zeigen eine stark verzögerte Heilungstendenz oder bessern sich nur geringfügig, so dass Defekte bleiben können. Schwere EPP vom Typ III bessern sich nicht oder nur ausnahmsweise, sind aber auch nicht progredient. Für alle Schweregrade gilt, dass eine Progredienz der EPP nach mehrwöchiger Expositionskarenz gegen Lösungsmittel als Ursache spricht."	„... Toxische EPP treten in der Regel noch während des Expositionszeitraumes auf. Mehrere Studien zeigen jedoch auch Jahre nach Unterlassung der gefährdenden Tätigkeit eine Zunahme der subjektiven Beschwerden sowie eine Verschlechterung der Ergebnisse psychologischer Testverfahren und der neurologischen Untersuchungsergebnisse. Hieraus folgt, dass die klinische Diagnose der lösungsmittelbedingten EPP auch mehrere Jahre nach Unterlassung der gefährdenden Tätigkeit erstmals gestellt werden kann. Die lösungsmittelbedingte EPP kann sich nach Unterlassung der gefährdenden Tätigkeit bessern, konstant bleiben oder verschlechtern. Eine Persistenz oder eine Verschlechterung der Erkrankung nach Unterlassung der gefährdenden Tätigkeit schließt eine Verursachung durch Lösungsmittel **nicht** aus."

Im „neuen" Merkblatt zur BK 1317 wird auf folgende Literaturstellen verwiesen:

Zu toxischen Polyneuropathien: Allen et al. [1975] untersuchten den Verlauf von 86 toxischen Polyneuropathien, davon 11 mit relevanten Paresen. Bei allen schwereren Fällen und bei 33/38 der leichteren Fälle sei es nach Expositionsende zu einer Besserung gekommen, allerdings in 1 Fall auch zu einer leichten Verschlechterung. Chang [1990] berichtet über elektrophysiologische Untersuchungen bei 11 Druckern mit toxischen Polyneuropathien, davon 2 mit massiven Paresen. Nach Expositionsende hätten sich diese in den ersten Monaten zunächst verschlechtert. Im Verlauf von 1–4 Jahren sei es jedoch bei allen Betroffenen zu einer wesentlichen Besserung gekommen, bei einigen habe sich allerdings keine vollständige Wiederherstellung ergeben.

Die Arbeitsgruppe von Cianchetti [1976] verfolgte 122 Schuhmacher mit überwiegend motorischen Polyneuropathien. Erneut wird zunächst eine Verschlechterung in den ersten Monaten beschrieben, letztlich hätte sich bei allen Patienten jedoch im Verlauf von 3 Jahren eine wesentliche Besserung der Symptomatik ergeben. Ebenfalls bei Schuhmachern (n = 53) mit zum Teil schweren Polyneuropathien fanden Passero et al. [1983] bei „einigen" ein Persistieren neurologischer und elektrophysiologischer Symptome über mehrere Jahre, ohne dies detaillierter zu beschreiben. Letztlich berichtet Valentino [1996] im Rahmen elektrophysiologischer Nachuntersuchungen bei 90 Betroffenen über eine Normalisierung der motorischen Nervenleitgeschwindigkeit an den Beinen, während sich die sensible Nervenleitgeschwindigkeit nicht „vollständig" erholt habe.

Zu toxischen Enzephalopathien: Bruhn et al. [1981] verfolgten 26 ehemalige Maler mit zerebraler Atrophie und/oder nachweisbaren neuropsychologischen Defiziten über 2 Jahre hinweg. Der neuropsychologische Befund und die Hirnatrophie hätten sich dabei nicht relevant verändert, bei 3 Patienten sei es zu einer Verschlechterung gekommen. Dryson u. Ogden [2000] nennen bei 21 über rund 2 Jahre beobachteten Fällen das überraschende Ergebnis, dass sich viel eher die schwer als die leicht Betroffenen verbesserten. Bei den nicht verbesserten Probanden habe zuletzt eine depressive Symptomatik im Vordergrund gestanden. In der einzigen kontrollierten Langzeitstudie der Arbeitsgruppe von Nilson [2002] wurden 41 Fußbodenleger und 40 Zimmerleute über 18 Jahre hinweg beobachtet. Signifikante Unterschiede zeigten sich dabei zwischen beiden Kollektiven nicht, allerdings fand sich ein erheblicher Dosiseffekt, indem die am stärksten toxisch Betroffenen in verschiedenen neuropsychologischen Teilbereichen deutlich schlechtere Ergebnisse als das vergleichbare Alterskollektiv aufwiesen.

Aufgrund der vorliegenden Studienlage ist festzuhalten, dass vorübergehende Verschlechterungen der Symptomatik nach Expositionsende in einem Zeitraum von Monaten bis allenfalls wenige Jahre beschrieben sind, diese betrafen jedoch regelhaft Fälle mit schwerwiegenderer Primärsymptomatik. Danach kam es – insbesondere bei Polyneuropathien – im Allgemeinen zu einer Besserung oder zumindest zu keiner weiteren Verschlechterung. Relevante Verschlechterungen zählen zu den Raritäten.

34.4.2 Nachweis der Exposition

Wie bereits im allgemeinen Teil der Berufskrankheiten (s. Kap. 8.2) beschrieben, ist die Abklärung einer möglichen gesundheitsgefährdenden Exposition gegenüber neurotoxischen Substanzen primär Aufgabe des Versicherungsträgers bzw. des Technischen Aufsichtsdienstes (TAD). Dem Sachverständigen obliegt jedoch die anschließende Wertung, die im Einzelfall durch mehrere Faktoren erschwert sein kann:

- Die Begutachtung erfolgt erst Monate bis Jahre nach Expositionsende, so dass aufgrund der kurzen Halbwertszeit der Lösemittel im Körper ein zuverlässiger Nachweis nicht (mehr) zu führen ist.
- Messungen der Atemluftkonzentration am Arbeitsplatz in der kühlen Jahreszeit geben nur einen unvollständigen Überblick über die tatsächliche Belastung, da bei einer Steigerung der Umgebungstemperatur um 10 °C die Atemluftkonzentration von Lösemitteln im Schnitt auf das Doppelte ansteigt.
- Bei Vorliegen von Stoffgemischen ist keinesfalls das lehrbuchgemäße Krankheitsbild für eine Einzelsubstanz zu erwarten [Buchter 1998]. Außerdem treten möglicherweise potenzierende Effekte auf, so dass die MAK-Werte der Einzelsubstanzen wenig zuverlässig sind. Die konkreten Kenntnisse über derartige Effekte sind jedoch mit wenigen Ausnahme bemerkenswert gering [Altenkirch et al. 1982, Welch et al. 1991].
- Der Umgang mit Lösemitteln und anderen toxischen Substanzen war bis Anfang der 1980er Jahre des vergangenen Jahrhunderts wenig gefährdungsbewusst. Aufgrund des in den letzten Jahren gewachsenen Bewusstseins für den Umgang mit toxischen Substanzen wurden an den Arbeitsplätzen erst im Laufe der Zeit adäquate Entlüftungssysteme installiert. Eine aktuelle Messung der Lösungsmittelexposition spiegelt daher nur bedingt die Situation vor einigen Jahren wider.
- Mit dem technischem Fortschritt wechseln auch die verwendeten Lösemittelgemische, so dass im Nachhinein kaum mehr eine schlüssige Expositionsanamnese zu erbringen ist.

Angesichts dieser Unklarheiten liegt der Gedanke an eine Anerkennung „in dubio pro reo" einer Lösemittelexposition nahe. Eine Beweislastumkehr, wenn die Situation im Nachhinein nicht mehr eindeutig geklärt werden kann, ist in der Gesetzlichen Unfallversicherung jedoch nicht vorgesehen. Der Betroffene trägt damit also den Nachteil im Falle der Unaufklärbarkeit. Entweder lässt sich die Exposition anhand geeigneter Indizien (Brückensymptome) auch im Nachhinein hinreichend belegen (s. Tab. 34.**6**), oder dem Sachverständigen bleibt im Einzelfall keine andere Möglichkeit, als diese Situation festzustellen und die Unmöglichkeit einer Beweissicherung zu erklären.

34.4.3 Nachweis einer „Enzephalopathie"

Der Begriff der „Enzephalopathie" ist keine Diagnose und erst recht kein spezifisch toxisch bedingtes Krankheitsbild, sondern stellt lediglich einen Oberbegriff sowohl für funktionelle als auch strukturelle Schädigungen des Gehirns dar. Eine Auflistung der Kernsymptome findet sich in Tabelle 34.**4**. Im Vordergrund stehen diffuse Störungen der Hirnfunktion mit Konzentrations- und Merkschwäche, Auffassungsschwierigkeiten, Denkstörungen, Persönlichkeitsveränderungen, Antriebsarmut, Reizbarkeit und Affektstörungen. Im ICD 10-Katalog entspricht die „Enzepha-

Tabelle 34.4 Kernsymptome der „Enzephalopathie"

- Verminderte Konzentrationsfähigkeit und Merkschwäche
- Schwierigkeiten beim Erfassen und Behalten von Informationen
- Antriebs- und Affektstörungen mit Nachlassen der Initiative und erhöhter Reizbarkeit
- Depressive Verstimmungszustände oder Euphorie
- Veränderungen der Primärpersönlichkeit
- Außergewöhnliche Ermüd- und/oder Erschöpfbarkeit

lopathie" der **„organischen Persönlichkeitsstörung"** (F07.0).

Die Diagnose ist primär klinisch, möglichst gestützt durch eine Fremdanamnese sowie ggf. unter Heranziehung einer neuropsychologischen Untersuchung zu stellen (s. Kap. 34.2.3). Bildgebenden Untersuchungen kommt eine nur begrenzte Bedeutung zu (s. Kap. 34.2.2). Differenzialdiagnostisch sind insbesondere **depressive Störungen** (F32), **Anpassungsstörungen** (F43.2), **somatoforme Störungen** (F45) oder – bei leichten Formen – eine **Neurasthenie** (F48.0) in Erwägung zu ziehen. Aufgrund des unspezifischen Charakters des Beschwerdebildes sind nicht zuletzt auch bewusstseinsnahe **Kompensationswünsche** („Rentenneurose") aufgrund der klinischen Beobachtung und/oder testpsychologisch auszuschließen [Van Hout et al. 2003].

Aufgrund der unspezifischen klinischen Befunde ist die „toxische Enzephalopathie" eine Ausschlussdiagnose, wenn andere Ursachen einer „Enzephalopathie" mit hinreichender Wahrscheinlichkeit auszuschließen sind.

34.4.4 Nachweis einer Polyneuropathie

Zwar gehen verschiedentlich Neurologen mit der Diagnose einer Polyneuropathie recht großzügig um und diagnostizieren entsprechend in großer Zahl derartige Störungen. In der gutachtlichen Situation sind Gesundheitsstörungen bekanntlich jedoch im „Vollbeweis" zu klären, so dass die Diagnose einer Polyneuropathie letztlich ausschließlich auf objektiverbaren – überwiegend elektrophysiologischen – Befunden beruhen kann. Sowohl Stand- und Gangversuche als auch Bestimmungen der Vibrationsempfindung unterliegen der Kooperationsfähigkeit und -bereitschaft des Probanden, und sind somit nicht als objektives Kriterium für die Diagnose verwendbar. Lediglich Ausfälle von Muskeleigenreflexen – bei ausreichender Bahnung – sowie sichtbare trophische Störungen sind als (weitere) objektive klinische Befunde verwertbar.

Small-Fiber-Neuropathie

Ein nicht zu vernachlässigendes diagnostisches Problem stellt die Tatsache dar, dass mit den üblichen Methoden der Elektroneurographie „lediglich" die dickeren Nervenfasern untersuchbar sind, so dass damit eine möglicherweise schmerzhafte und mit Dysästhesien einhergehende Small-Fiber-Neuropathie nicht zuverlässig auszuschließen ist (Tab. 34.5). Derartige Neuropathien werden in jüngster Zeit zunehmend als toxische Schädigung geltend gemacht. Daher sollte der Sachverständige hierzu stets Stellung nehmen. Nachdem ihm im Regelfall keine komplexeren Techniken zur Beurteilung der kleinen Nervenfasern (s. unten) zur Verfügung stehen, vermag er lediglich Untersuchungsparameter des autonomen Nervensystems in Form trophischer Störungen, veränderter Schweißsekretion und kardialer Parameter als „Surrogatparameter" heranzuziehen. Schwergradige Small-Fiber-Neuropathien betreffen jedoch üblicherweise auch das „übrige" Nerven-

Tabelle 34.5 Methoden zur Beurteilung von Schädigungen verschiedener Nervenfasertypen

Aufbau und Funktion	*Typ Aα/Aß*	*Typ Aδ*	*Typ C*
Dicke	~ 10 µm	~ 3 µm	~ 1 µm
Markscheide	Dick	Dünn	unmyelinisiert
Leitung	50–100 m/s	10–20 m/s	ca. 1 m/s
Funktion	Motorik, Berührung, Lage, Vibration	Kälte	Wärme, Schmerz, autonomes Nervensystem (auch Aδ)
Subjekte Beurteilung	Anamnese, Romberg, Vigorometrie, Stimmgabeltest	Anamnese, Kälteempfindung, QST[1]	Anamnese, Wärme- und Schmerzempfindung, QST[1]
Objektive Beurteilung	Muskeleigenreflexe, motorische und sensible Elektroneurographie, Elektromyographie	Thermisch evozierte Potenziale?	Herzratenvarianz, Schellong-Test, Trophik, Schweißtest, QSART[2], sympathische Hautantwort, Hautbiopsie[3]

[1] Quantitative sensorische Testung (QST)
[2] Quantitativer sudomotorischer Axonreflex-Test (QSART)
[3] nicht duldungspflichtig in der gutachtlichen Situation

system. Daher erscheint lediglich im seltenen Einzelfall eine weitergehende Abklärung in einem Speziallabor, ggf. einschließlich Hautbiopsie, erforderlich.

Liegen **keine** autonome Störung und **keine** elektroneurographischen Auffälligkeiten vor, ist eine Small-Fiber-Neuropathie zwar nicht auszuschließen, eine schwerwiegende (entschädigungspflichtige) Schädigung ist jedoch recht unwahrscheinlich.

In den vergangenen Jahren wurde vor allem die „quantitative" sensorische Testung (QST) als Methode zum Nachweis einer Small-Fiber-Neuropathie vorgeschlagen [Rolke et al. 2006]. Die QST stellt sicherlich ein brauchbares Verfahren für wissenschaftliche Fragestellungen und Verlaufsbeobachtungen dar, ist in der Begutachtungssituation aufgrund ihrer Abhängigkeit von der Kooperation des Untersuchten jedoch nicht als objektives Testverfahren geeignet [Buchanan et al. 2002, Freeman et al. 2003]. Von der Mitarbeit des Untersuchten unabhängige Verfahren wie thermisch evozierte Potenziale [Treede et al. 2003] oder die Bestimmung sudomotorischer Reflexe [Schuller et al. 2000, Tobin et al. 1999] stehen in der klinischen Routine bislang nicht zur Verfügung.

34.4.5 Kausalitätsbeurteilung

Sind Exposition und Gesundheitsschädigung (Enzephalopathie und/oder Polyneuropathie) im erforderlichen „Vollbeweis" nachgewiesen, ist im nächsten Schritt die Frage der kausalen Verknüpfung zu beurteilen. Nachdem die Begutachtung neurotoxischer Berufskrankheiten regelmäßig erst Jahre nach Expositionsende erfolgt und damit eine unmittelbare Beweisführung z. B. durch entsprechende Laborwerte kaum mehr möglich ist, muss eine **Indizienbeweisführung** durch Abwägung der für und gegen die Annahme eines ursächlichen Zusammenhangs sprechenden Faktoren erfolgen. Aufgrund des unspezifischen Charakters der „Enzephalopathie" kann dies nur im Rahmen einer Näherung erfolgen, wenn möglichst viele Faktoren für die Annahme eine Kausalität sprechen (Tab. 34.**6**). Ein Zusammenhang ist entsprechend den Beweisregeln des Öffentlichen Rechts zu bejahen, wenn mehr für als gegen die Annahme spricht, dass die berufliche Exposition im Vergleich zu möglicherweise konkurrierenden „schicksalhaften" Ursachen (Tab. 34.**7** u. 34.**8**) „wesentlich" zur Ausbildung der Enzephalopathie und/oder Polyneuropathie beigetragen hat. Erscheint dies lediglich möglich, aufgrund der vorliegenden Indizien jedoch nicht wahrscheinlich, führt dies im Allgemeinen zur Nichtanerkennung der Berufskrankheit.

Tabelle 34.**6** Indizien für oder gegen die Annahme einer toxischen Nervenschädigung

Parameter		*Pro*	*Kontra*
Toxische Exposition		nachweislich bestehend	möglicherweise bestehend
Enzephalopathie		diffuse Symptomatik	umschriebene neurologische und/oder neuropsychologische Defizite
Kraniales MRT		unauffällig oder frontotemporal betonte Atrophie	umschriebene Läsionen
Polyneuropathie		primär axonal, symmetrisch, distal und sensibel betont	primär demyelinisierend, asymmetrisch
Laborwerte		neurotoxische Substanzen nachweisbar	kein Nachweis neurotoxischer Substanzen (mehr)
Beginn der Symptomatik		während der Exposition	längere Zeit nach Expositionsende
Während der Expositionszeit	pränarkotische Symptome	rezidivierend nachweisbar	keine oder selten
	Haut- und Schleimhautreizungen	rezidivierend nachweisbar	keine oder selten
	Wochenende und Urlaub	Besserung der Symptomatik	keine Besserung
	Alkoholunverträglichkeit	erkennbar	nicht erkennbar
	Verlauf der Symptomatik	Progredienz entsprechend der Exposition	schubförmig
Nach der Exposionszeit		Besserung (insbesondere bei primär eher leichtgradigeren Ausfällen) oder allenfalls Persistenz der Symptomatik	Progredienz über mehr als wenige Monate nach Expositionsende hinaus bei primär leichtgradigen Ausfällen
Konkurrierende Erkrankungen oder Risikofaktoren		nicht erkennbar	nachweisbar

Tabelle 34.7 Differenzialdiagnose toxischer Enzephalopathien mit klinisch ähnlichem oder identischen Erscheinungsbild

Differenzialdiagnose	*Richtungweisende Befunde*
Primär degenerative Erkrankungen (z. B. Alzheimer-Demenz)	progredienter Verlauf
Zerebrale Mikroangiopathie bei Bluthochdruck, Diabetes mellitus, Amyloid-Angiopathie oder mitochondrialen Enzephalitiden	Marklagerläsionen im MRT
Alkoholtoxische Enzephalopathie	Anamnese, Leberwerte, ausgeprägte Hirnatrophie
Einnahme neurotoxischer Medikamente (z. B. Zytostatika)	Anamnese
Idiopathisches Parkinson-Syndrom	parkinsontypische Begleitsymptome
Posttraumatisches organisches Psychosyndrom	Anamnese, CT/MRT
Zerebrale Raumforderung	CT/MRT
Multiple Sklerose	entzündliche Herde im MRT, ggf. Liquor
Andere entzündliche Enzephalopathien (z. B. AIDS, Lues)	entzündliche Herde im MRT, Labor
Zerebrale Immunvaskulitis	entzündliche Herde im MRT, Labor
Folgezustände nach Meningoenzephalitiden	Anamnese
Wesensänderung bei Anfallsleiden	Anamnese, EEG
Drogenabhängigkeit (auch langjähriger Benzodiazepinkonsum)	Anamnese
Metabolisch oder endokrin bedingtes organisches Psychosyndrom	Labor
Befindlichkeitsstörung im Rahmen einer psychischen Erkrankung (z. B. depressive oder somatoforme Störung)	psychiatrische Exploration

Tabelle 34.8 Wichtigste Ursachen nicht beruflich bedingter, axonal betonter Polyneuropathien

- Neurotoxische Umwelteinflüsse (Alkohol, Holzschutz- oder Lösemittel in der Privatwohnung)
- Neurotoxische Medikamente (z. B. Statine, Metronidazol, Zytostatika, Nitrate, verschiedene Antibiotika)
- Diabetes mellitus
- Amyloidose
- Porphyrie
- Nierensinsuffizienz
- Hereditäre Neuropathien (HMSN II, HSAN I-IV)
- Spinale Muskelatrophie
- Vitamin B-Mangel
- Entzündliche Erkrankungen (z. B. Sarkoidose, Sjögren-Syndrom, Vaskulitiden, HIV, Borreliose)
- Hyperlipidämie
- Paraneoplastische Syndrome

34.4.6 MdE-Einschätzung

Toxische Enzephalopathie

Erscheint aufgrund der vorliegenden Befunde eine berufsbedingte toxische Enzephalopathie wahrscheinlich, kann eine Einteilung des Schweregrades gemäß Tabelle 34.9 erfolgen. Diese unterscheidet vor allem in lediglich subjektive Befunde im Sinne eines „pseudoneurasthenischen Syndroms" (Schweregrad I/IIa) sowie objektivierbare neuropsychologische und/oder neurologische Befunde (Schweregrad IIb). Eine schwere toxische Enzephalopathie (Schweregrad III) ist nach derzeitigem Kenntnisstand so gut wie nie im Rahmen einer beruflicher Exposition, sondern lediglich bei Lösemittelschnüfflern zu erwarten, die 10–50fach erhöhte MAK-Werte erreichen [Altenkirch 1982].

Tabelle 34.9 Einteilung Lösemittel-induzierter toxischer Enzephalopathien [nach Cranmer u. Golberg 1985] sowie Empfehlungen des Hauptverbandes der gewerblichen Berufsgenossenschaften zur MdE-Einschätzung [BK-Report BK 1317 1999]

Schweregrad	*Subjektive Symptome*	*Neuropsychologische Befunde*	*Neurologische Befunde*	*CT/MRT*	*Verlauf nach Expositionsende*	*MdE (v. H.)*
I	mäßige Symptomatik gemäß Tab. 34.**4**	unauffällig	unauffällig	unauffällig	im Allgemeinen innerhalb von 2 Jahren vollständig reversibel	0–10
IIA	ausgeprägte, anhaltende Symptomatik gemäß Tab. 34.**4**	leichte kognitive und/oder Antriebs- und Affektstörungen	unauffällig	evtl. Hirnatrophie	teilweise reversibel	20–30
IIB	wie IIA	ausgeprägte kognitive Störungen und/oder Antriebs- und Affektstörungen	leichte neurologische Ausfälle (z. B. Ataxie, Tremor, Dysdiadochokinese)	evtl. Hirnatrophie	teilweise reversibel	40–50
III	demenzielle Entwicklung	umfassende psychopathologische Störung	variable neurologische Ausfälle	Hirnatrophie	kaum reversibel	60–100

Toxische Polyneuropathie

Die Einteilung orientiert sich hier an den Erfahrungssätzen der „maßgeblichen Rentenliteratur" (s. Kap. 7.2.6). Im Fall symmetrisch, distal und beinbetonter Polyneuropathien sind bei funktionell erheblichen Paraparesen Vergleiche mit Rückenmarkschäden (Teillähmung der Beine ohne Störung der Blasen- und Mastdarmfunktion MdE 30–60 v. H., mit Störung der Blasen- und Mastdarmfunktion MdE 60–80 v. H.) vorzunehmen. Bei sensiblen Störungen mit hierdurch bedingten Gleichgewichtsstörungen sind Vergleiche mit Schwindelsyndromen möglich (s. Tab. 36.**2**). Von Seiten der Berufsgenossenschaften wurden im BK-Report BK 1317 [1999] Anhaltspunkte für die MdE-Einschätzung genannt (Tab. 36.**14**). Höhere Werte erscheinen lediglich bei zusätzlichen Beeinträchtigungen der oberen Extremitäten, der Blasen-/Mastdarmfunktion, außergewöhnlich ausgeprägten Schmerzen und/oder trophischen Störungen gerechtfertigt.

Literatur

Aaserud O, Nakstad PH, Bakke SJ, Reinvang I, Borchgrevink HM, Lie V, Malt UF, Gjerstad L. Failure to confirm neurotoxic impairment using cerebral magnetic resonance imaging on solvent-exposed workers. Scand J Work Environ Health 2000; 26: 346–352

Ahmadi A, Jonsson P, Flodin U, Soderkvist P. Interaction between smoking and glutathione S-transferase polymorphisms in solvent-induced chronic toxic encephalopathy. Toxicol Ind Health 2002; 18: 289–296

Albers JW, Wald JJ, Garabrant DH, Trask CL, Berent S. Neurologic evaluation of workers previously diagnosed with solvent-induced toxic encephalopathy. J Occup Environ Med 2000; 42: 410–423

Allen N, Mendell RJ, Billmaier DJ, Fontaine RE, O'Neill J. Toxic polyneuropathy due to methyl n-butyl ketone. Arch Neurol 1975; 32: 209–218

Altenkirch H, Wagner HM, Stoltenburg G, Steppat R. Potentation of hexacarbon neurotoxicity by methyl-ethyl-ketone (MEK) and other substances: Clinical an experimental aspects. NeurobehavToxicol Teratol 1982; 4: 623–627

Altenkirch H. Schnüffelsucht und Schnüfflerneuropathie. Springer Verlag, Berlin, Heidelberg, New York 1982

Awata S, Ito H, Konno M, Ono S, Kawashima R, Fukuda H, Sato M. Regional cerebral blood flow abnormalities in late-life depression: relation to refractoriness and chronification. Psychiatry Clin Neurosci 1998; 52: 97–105

Aydin K, Sencer S, Demir T, Ogel K, Tunaci A, Minareci O. Cranial MR findings in chronic toluene abuse by inhalation. Am J Neuroradiol 2002;23:1173–1179

Berglund, M, Hagstadius S, Risberg J, Johanson TM, Bliding A, Mubrin Z. Normalization of regional cerebral blood flow in alcoholics during the first 7 weeks of abstinence. Acta Psychiatr Scand 1987; 75: 202–208

BK-Report BK 1317. Polyneuropathie oder Enpzephalopathie durch organische Lösungsmittel oder deren Gemische. Hauptverband der gewerblichen Berufsgenossenschaften. 1999

Bremner JD, Randall P, Scott TM, Bronen RA, Seibyl JP, Southwick SM, Delaney RC, McCarthy G, Charney DS, Innis RB. MRI-based measurement of hippocampal volume in patients with combat-related posttraumatic stress disorder. Am J Psychiatry 1995; 152: 973–981

Bremner JD, Vythilingam M, Vermetten E, Nazeer A, Adil J, Khan S, Staib LH, Charney DS. Reduced volume of orbitofrontal cortex in major depression. Biol Psychiatry 2002; 51: 273–279

Bruhn P, Arlien-Søborg P, Gyldensted C, Christensen EL. Prognosis in chronic toxic encephalopathy. Acta neurol. scandinav. 1981; 64: 259–272

Buchanan D, Jamal GA, Pilkington A, Hansen S. Clinical validation of methods of diagnosis of neuropathy in a field study of United Kingdom sheep dippers. Occup Environ Med 2002; 59: 442–446

Buchter A. Lösungsmittel und Pestizide aus Sicht der Arbeitsmedizin. Nervenheilkunde 1998; 17: 11–15

Callender TJ, Morrow L, Subramanian K, DuhonD, Ristovv M. Three-dimensional brain metabolic imaging in patients with toxic encephalopathy. Environ Res 1993; 60: 295–319

Chang YC. Patients with n-hexane induced polyneuropathy: a clinical follow up. Brit J Industr Med 1990; 47: 485–489

Cianchetti C, Abbritti G, Perticoni G, Siracusa A, Curradi F. Toxic polyneuropathy of shoe-industry workers, a study of 122 cases. J Neurol Neurosurg Psychiat 1976; 39: 1151–1161

Cloud BS, Carew TG, Rothenberg H, Malloy P, Libon DJ. A case of late-onset psychosis: integrating neuropsychological and SPECT data. J Geriatr Psychiatry Neurol 1996; 9: 146–153

Cook DB, Lange G, Ciccone DS, Liu WC, Steffener J, Natelson BH. Functional imaging of brain responses to pain. A review and meta-analysis. Neurophysiol Clin 2000; 30: 263 – 288

Cranmer JM, Golberg L. Proceedings of the workshop on neurobehavioral effects of solvents. Neurotoxicol 1985; 7: 1 – 95

De Raedt R, d'Haenen H, Everaert H, Cluydts R, Bossuyt A. Cerebral blood flow related to induction of a depressed mood within and out of the realm of attention in normal volunteers. Psychiatry Res 1997; 74: 159 – 171

Dryson EW, Ogden JA. Organic solvent induced chronic toxic encephalopathy: extent of recovery, and associated factors, following cessation of exposure. Neurotoxicology 2000; 21: 659 – 666

Feldmann RG. Occupational and environmental neurotoxicology. Lippincott-Raven Publishers, Philadelphia 1999

Filley CM, Halliday W, Kleinschmidt-De Masters BK. The effects of toluene on the central nervous system. J Neuropathol Exp Neurol 2004; 63: 1 – 12

Fincher CE, Chang TS, Harrell EH, Kettelhut MC, Rea WJ, Johnson A, Hickey DC, Simon TR. Comparison of single photon emission computed tomography findings in cases of healthy adults and solvent-exposed adults: correction of previous results. Am J Ind Med 1997; 32: 693 – 694

Fischler BH, d'Haenen, Cluydts R, Michiels V, Demets K, Bossuyt A, Kaufman L, de Meirleir K. Comparison of 99 m Tc HMPAO SPECT scan between chronic fatigue syndrome, major depression and healthy controls: an exploratory study of clinical correlates of regional cerebral blood flow. Neuropsychobiology 1996; 34: 175 – 183

Freeman R, Chase KP, Risk MR. Quantitative sensory testing cannot differentiate simulated sensory loss from sensory neuropathy. Neurology 2003; 60: 465 – 470

Gade A, Mortensen EL, Bruhn P. "Chronic painter's syndrome". A reanalysis of psychological test data in a group of diagnosed cases, based on comparisons with matched controls. Acta Neurol Scand 1998; 77: 293 – 306

Hagstadius S, Orbaek P, Risberg J, Lindgren M. Regional cerebral blood flow at the time of diagnosis of chronic toxic encephalopathy induced by organic-solvent exposure and after the cessation of exposure. Scand J Work Environ Health 1989; 15: 130 – 135

Herholz K. PET und Neurotxizität. In: Triebig G, Lehnert G (Hrsg.). Neurotoxikologie in der Arbeitsmedizin und Umweltmedizin. Gentner-Verlag, Stuttgart 1998: 273 – 284

Heuser G, Mena I, Alamos F. NeuroSPECT findings in patients exposed to neurotoxic chemicals. Toxicol Ind Health 1994; 10: 561 – 571

Ito H, Kawashima R, Awata S, Ono S, Sato K, Goto R, Koyama M, Sato M, Fukuda H. Hypoperfusion in the limbic system and prefrontal cortex in depression: SPECT with anatomic standardization technique. J Nucl Med 1996; 37: 410 – 414

Jatzko A, Schmitt A, Kordon A, Braus DF. Bildgebende Befunde bei der posttraumatischen Belastungsstörung (PTBS): Literaturübersicht. Fortschr Neurol Psychiatr 2005; 73:377 – 391

Kanner AM. Structural MRI changes of the brain in depression. Clin EEG Neurosci 2004; 35: 46 – 52

Kaschka W, Feistel H, Ebert D. Reduced benzodiazepine receptor binding in panic disorders measured by iomazenil SPECT. J Psychiatr Res 1995; 29: 427 – 434

Klemm E, Danos P, Grunwald F, Kasper S, Moller HJ, Biersack HJ. Temporal lobe dysfunction and correlation of regional cerebral blood flow abnormalities with psychopathology in schizophrenia and major depression – a study with single photon emission computed tomography. Psychiatry Res 1996; 68: 1 – 10

Maes M, Dierckx R, Meltzer HY, Ingels M, Schotte C, Vandewoude M, Calabrese J, Cosyns P. Regional cerebral blood flow in unipolar depression measured with Tc-99m-HMPAO single photon emission computed tomography: negative findings. Psychiatry Res 1993; 50: 77 – 88

Nelson K, Golnick J, Korn T, Angle C. Manganese encepahlopathy: utility of early magnetic resonance imaging. Br J Indust Med 1993; 50: 510 – 513

Nilson L, Barregard L, Backman L. Neuropsychological deficits in patients diagnosed with chronic toxic encephalopathy: which tests are most discriminative? Appl Neuropsychol 1996; 3: 140 – 146

Nilson NL, Sällsten G, Hagberg S, Bäckman L, Barregård L. Influence of solvent exposure and aging on cognitive functioning: an 18 year follow up formerly exposed floor layers and their controls. Occup Environ Med 2002; 59: 49 – 57

Ørbæk P, Lindgren BA. Prospective clinical and psychometric investigation of patients with chronic toxic encephalopathy induced by solvents. Scand J Work Environ Health 1988; 14: 37 – 44

Passero S, Battistini N, Giannini F, Paradiso C, Carboncini F, Sartorelli E. Toxic polyneuropathy of shoe workers in italy. A clinical, neurophysiological and follow-up study. Ital J Neurol Sci 1983; 4: 463 – 472

Rolke R, Magerl W, Campbell KA, Schalber C, Caspari S, Birklein F, Treede RD. Quantitative sensory testing: a comprehensive protocol for clinical trials. Eur J Pain 2006; 10: 77 – 88

Schaller KH, Triebig G. Biologische Marker zur Erfassung neurotoxischer Gefahrstoffe. In: Triebig G, Lehnert G (Hrsg.). Neurotoxikologie in der Arbeitsmedizin und Umweltmedizin. Gentner-Verlag, Stuttgart 1998: 61 – 85

Schuller TB, Hermann K, Baron R. Quantitative assessment and correlation of sympathetic, parasympathetic, and afferent small fiber function in peripheral neuropathy. J Neurol 2000; 247: 267 – 272

Spencer PS, Schaumburg HH (Hrsg.). Experimental and clinical neurotoxicity. 2. edition. University Press, Oxford 2000

Tobin K, Giuliani MJ, Lacomis D. Comparison of different modalities for detection of small fiber neuropathy. Clin Neurophysiol 1999; 110: 1909 – 1912

Tokunaga M, Ida I, Higuchi T, Mikuni M. Alterations of benzodiazepine receptor binding potential in anxiety and somatoform disorders measured by 123I-iomazenil SPECT. Radiat Med 1997; 15: 163 – 169

Treede RD, Lorenz J, Baumgartner U. Clinical usefulness of laser-evoked potentials. Neurophysiol Clin 2003; 33: 303 – 314

Valentino, M. Residual electroneurographic modifications in subject with n-hexane induced polyneuropathy: a follow-up study. Med Lav 1996; 87: 289 – 296

Van Hout MS, Schmand B, Wekking EM, Hageman G, Deelman BG. Suboptimal performance on neuropsychological tests in patients with suspected chronic toxic encephalopathy. Neurotoxicology 2003; 24: 547 – 551

Welch L, Kirshner H, Heath A, Gilliland R, Broyles S. Chronic neuropsychological and neurological impairment following acute exposure to a solvent mixture of toluene and methyl ethyl ketone (MEK). J Toxicol Clin Toxicol 1991; 29: 435 – 445

35 Psychoreaktive Störungen

K. Foerster u. B. Widder

35.1 Einführung

Der Begriff „psychoreaktiv", gewöhnlich als Synonym für „psychogen" verstanden und verwandt, bedeutet die Entwicklung funktioneller psychopathologischer Symptome nach einmaligen oder wiederholten belastenden Erlebnissen oder Ereignissen. Im ICD-10 sind diese Störungen in Kapitel F43 „Reaktionen auf schwere Belastungen und Anpassungsstörungen" zusammengefasst.

> Nicht zu psychischen Reaktionen zählen Störungen, die nach organischen Erkrankungen des Gehirns oder seiner Hüllen entstehen, etwa die Folgen von Schädel-Hirn-Traumata oder von entzündlichen Erkrankungen. Psychotische Erkrankungen gehören ebenfalls nicht in diese Kategorie.

Dies ist vor allem in der privaten Unfallversicherung von Bedeutung, bei der gemäß den Allgemeinen Unfallversicherungs-Bedingungen (AUB) psychische Reaktionen grundsätzlich nicht versichert sind, während psychische Folgen organischer Hirnerkrankungen von der Versicherungspflicht erfasst werden. In jüngster Zeit erfolgte allerdings von der Rechtsprechung eine Ausdehnung auch auf andere, durch eine organische Schädigung bedingte psychische Reaktionen (s. 35.3.7).

Bei den psychoreaktiven Störungen ergibt sich immer die – unter Umständen sehr schwierig zu beantwortende – Frage, wie ein äußeres belastendes Ereignis, das immer auch ein emotional belastendes Erlebnis bedeutet, zu inneren Folgen mit der Entstehung psychopathologischer Symptome führen kann.

Die Begutachtung funktioneller psychischer Störungen kann den psychiatrischen bzw. nervenärztlichen Sachverständigen vor erhebliche Probleme stellen. Die Schwierigkeiten können bereits auf der diagnostischen Ebene beginnen, wenn es zunächst darum geht, diese Störungen in Abgrenzung zu Aggravation und Simulation korrekt zu beschreiben. Sie setzen sich fort mit prinzipiellen Überlegungen zur Kausalität zwischen äußeren Ereignissen und psychischen Störungen überhaupt und enden bei der Integration der psychiatrischen Überlegungen in die vorgegebenen normativen Setzungen der verschiedenen Rechtsgebiete.

Entstehungsmechanismen psychoreaktiver Störungen

Es ist unbestritten, dass traumatische äußere Ereignisse – sowohl einzeln als auch in Kumulation – kurzdauernde wie langfristige psychische bzw. psychopathologische Folgen haben können, allerdings keineswegs in jedem Fall haben müssen. Unter gutachtlichen Aspekten gilt dabei allgemein – zunächst einmal unabhängig vom jeweiligen Rechtsgebiet –, dass jede Kausalitätsbeurteilung auf die besonderen Umstände des jeweiligen Einzelfalles sowie auf die konkrete einzelne Persönlichkeit abzustellen ist mit Beurteilung der individuellen Belastung und Belastbarkeit. Die methodische Schwierigkeit für den Sachverständigen liegt darin, die vielfältig möglichen Einflussvariablen zu erfassen, wobei zu bedenken ist, dass psychoreaktive Symptome immer aus einem Geflecht verschiedener Ursachen entstehen (Tab. 35.**1**).

Die Einwirkung dieser im Einzelfall jeweils unterschiedlich zu gewichtenden Faktoren zeigt, dass eine monokausale Betrachtungsweise im Sinne eines rein naturwissenschaftlichen Kausalitätsprinzips bei klinischen und gutachtlichen Fragen nicht möglich ist, da es hier immer um ein Bedingungsgefüge geht. Im klinischen Alltag wird der Begriff der Kausalität meist weniger differenziert und problematisiert gesehen, als dies bei gutachtlichen Fragen unabdingbar sein muss, wobei bei gutachtlichen Problemen selbstverständlich immer der Kausalitätsbegriff der jeweiligen unterschiedlichen Rechtsgebiete (s. Kap. 3.1) zu berücksichtigen ist.

Tabelle 35.1 Einflussvariablen für die Entwicklung psychoreaktiver Störungen [nach Foerster 2004]

- Persönlichkeitsstruktur, konkrete Lebenssituation, Lebensalter, soziale Schicht, soziales Umfeld vor dem äußeren Ereignis
- Art und Schwere des äußeren Ereignisses unter Berücksichtigung des situativen Kontextes einschließlich des peritraumatischen Erlebens
- Coping-Mechanismen, Ausmaß und Verfügbarkeit sozialer Unterstützung, das Auftreten weiterer positiver oder negativer Lebensereignisse nach und auch unabhängig vom äußeren Ereignis sowie die Möglichkeit eines sog. Krankheitsgewinnes
- Subjektive Krankheitstheorien bezüglich der Entstehung und des Verlaufes der Störung
- Äußerungen von ärztlicher oder anwaltlicher Seite

Tabelle 35.2 Mögliche Kombinationen zwischen dem Schweregrad eines Traumas und der prätraumatischen Persönlichkeitsstruktur mit den hieraus resultierenden gutachtlichen Weiterungen [nach Leonhardt 2002]

Traumatisches Ereignis	*Prätraumatische Persönlichkeit*	*Gutachtliche Einschätzung*
Schwer	unauffällig	Ursächlicher Zusammenhang ist in der Regel zu bejahen, da bei einer massiven Traumatisierung die Frage einer persönlichen Vulnerabilität in den Hintergrund tritt.
Weniger schwer	unauffällig	In diesen häufig schwierigen Fällen ist zu prüfen, ob eine spezielle Qualität des Ereignisses im Sinne eines besonderen Erlebnisses bestanden hat, aus der die Störung individuell abgeleitet werden kann.
Schwer	vorbestehende psychopathologische Symptomatik	In diesen Fällen ist zu prüfen, ob eine andere, neue psychopathologische Symptomatik durch das Trauma verursacht wurde.
Weniger schwer	vorbestehende psychopathologische Symptomatik	Ein Zusammenhang – ggf. im Sinne der Verschlimmerung – ist dann zu bejahen, wenn es sich bei dem Ereignis um ein für den Betroffenen spezifisches Erlebnis gehandelt hat.

Generell erhöht ein zunehmender **Schweregrad eines äußeren Ereignisses,** sofern dieses auch in belastender Weise erlebt wird, das Risiko für die Entwicklung einer psychopathologischen Symptomatik. Dabei sind gemäß Tabelle 35.2 mehrere Kombinationen möglich, die zu unterschiedlichen gutachtlichen Einschätzungen führen [Leonhardt 2002].

35.2 Symptomatik und Nomenklatur psychoreaktiver Störungen

Die Symptomatik psychoreaktiver Störungen ist vielgestaltig (Abb. 35.1). Sie kann sich sowohl im psychischen wie im funktionellen körperlichen Bereich äußern. Dabei werden Begriffe und Nomenklatur nach wie vor uneinheitlich und unterschiedlich verwendet, weswegen eine Klassifikation gemäß ICD-10 zwingend erforderlich ist (Tab. 35.3).

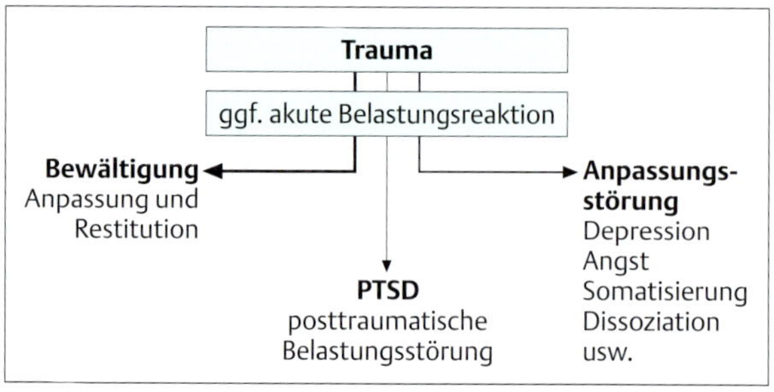

Abb. 35.1 Psychische Folgen nach **einmaligem** Trauma.

35.2.1 Akute Belastungsreaktion (F43.0)

Hierbei handelt es sich um eine vorübergehende Störung von beträchtlichem Schweregrad, die sich bei einem psychisch nicht manifest gestörten Menschen als Reaktion auf eine außergewöhnliche körperliche oder seelische Belastung entwickelt und die im Allgemeinen innerhalb von Stunden oder Tagen abklingt. Symptomatologisch handelt es sich meist um einen anfänglichen Zustand von „Betäubung", nach dem Depression, Angst, Ärger, Verzweiflung, Überaktivität und Rückzug beobachtet werden. Keines dieser Symptome ist längere Zeit vorherrschend.

In Anbetracht des raschen Abklingens dieser Störung sind akute Belastungsreaktionen gutachtlich kaum relevant. Entsprechende Fragen treten allenfalls im Rahmen der Feststellung einer kurzfristigen Arbeitsunfähigkeit im Rahmen der gesetzlichen oder privaten Krankenversicherung auf. Wesentliche Bedeutung kommt ihnen jedoch als „Marker" für den psychischen „Primärschaden" (s. Kap. 35.3.4) zu.

35.2.2 Posttraumatische Belastungsstörung (F43.1)

Die posttraumatische Belastungsstörung (Post Traumatic Stress Disorder, PTSD) ist ein Störungsbild, das 1980 im Gefolge der Erfahrungen des Vietnamkrieges in das DSM-III-Klassifikationssystem der Amerikanischen Psychiatrischen Gesellschaft aufgenommen wurde und in den letzten Jahren in zunehmendem Maße, zum Teil auch sehr unkritisch und inflationär, diagnostiziert wird.

Tabelle 35.3 Kategorien psychoreaktiver Störungen nach ICD-10

ICD	*Kategorie*	*Belastung*	*Beginn der Symptomatik*	*Übliche Dauer der Symptomatik*
F43.0	Akute Belastungsreaktion	außergewöhnliche psychische oder physische Belastung	wenige Minuten nach dem Ereignis	wenige Stunden bis Tage
F43.1	Posttraumatische Belastungsstörung	Ereignis oder Geschehen von außergewöhnlicher Bedrohung oder mit katastrophalem Ausmaß	innerhalb von 6 Monaten	keine Angaben
F43.2	Anpassungsstörungen	psychosoziale Belastung von einem nicht außergewöhnlichen oder katastrophalem Ausmaß	innerhalb eines Monats	1 Monat bis 2 Jahre
F62.0	Andauernde Persönlichkeitsänderung nach Extrembelastung	länger anhaltende Extrembelastung (Konzentrationslager, Folter, anhaltende lebensbedrohliche Situation)	keine Angaben	mindestens 2 Jahre
F68.0	Entwicklung körperlicher Symptome aus psychischen Gründen	nicht definiert	–	–

Diagnostische Kriterien

Die posttraumatische Belastungsstörung entsteht als eine verzögerte oder protrahierte Reaktion auf ein belastendes Ereignis oder eine Situation außergewöhnlicher Bedrohung oder katastrophenartigen Ausmaßes, die bei fast jedem Menschen eine tiefe Verzweiflung hervorrufen würde. Hierzu gehören eine durch Naturereignisse oder von Menschen verursachte Katastrophen, eine Kampfhandlung, ein schwerer Unfall oder Zeuge eines gewaltsamen Todes anderer oder selbst Opfer von Folterung, Terrorismus, Vergewaltigung oder anderen Verbrechen zu sein.

Bezüglich der Diagnosestellung bestehen Unterschiede zwischen ICD-10 und DSM-IV, dem Klassifikationssystem der Amerikanischen Psychiatrischen Gesellschaft (Tab. 35.**4**). Ein wichtiger Unterschied betrifft das Stressor-Kriterium (A-Kriterium), das im DSM-IV neben den ereignisbezogenen Charakteristika auch erlebnisbezogene Merkmale einbezieht: Das Ereignis muss beim Betroffenen eine Reaktion von Angst, Hilflosigkeit oder Grauen hervorrufen, um als traumatisch eingestuft zu werden [Schnyder 2003]. Sowohl das objektive als auch das subjektive Kriterium muss nachweisbar vorgelegen haben, um ein Ereignis als traumatisch einstufen zu können. War dies nicht der Fall, so kann die Diagnose posttraumatische Belastungsstörung prinzipiell nicht gestellt werden. Auf dieser Voraussetzung muss beharrt werden, zumal zunehmend die Tendenz besteht, Ereignisse, die zwar auch subjektiv belastend sind, aber die nicht die genannten Kriterien erfüllen, in inflationärer Weise als Traumata zu verstehen [Foerster u. Leonhardt 2003, Stoffels 2002].

Diese Tendenz zur Ausweitung und unscharfen Begrifflichkeit unterstreicht die Notwendigkeit einer präzisen, kriterienorientierten Diagnose, die sich im Falle der posttraumatischen Belastungsstörung nach den eindeutiger formulierten Kriterien nach DSM-IV richten sollte.

Bei Begutachtungen sollte sich die Diagnose einer posttraumatischen Belastungsstörung stets an den eindeutiger formulierten Kriterien des DSM-IV orientieren

Neben dem A-Kriterium eines geeigneten Stressors erfordert die Diagnose einer posttraumatischen Belastungsstörung Symptome aus 3 „Clustern" (B-, C- und D-Kriterien):
- **Intrusionen** (z. B. Albträume, sich aufdrängende Erinnerung mit Wiedererleben des Traumas, Flash backs),
- **Vermeidungsverhalten** (z. B. Vermeidung bewusster Erinnerungen an das Trauma, Vemeiden traumabezogener Orte und Situationen),
- **Hyperarousal** (z. B. übermäßige Erregtheit und Schreckreaktionen, Schlaf- und Konzentrationsstörungen),

wobei das letzte Kriterium am unspezifischsten ist und gleichermaßen bei anderen psychischen Störungen auftritt.

PTSD-Selbstbeurteilungsskalen

Als diagnostisches Hilfsmittel können neben den Algorithmen des ICD-10 und DSM-IV auch Selbstbeurteilungsskalen zum Einsatz kommen, denen in der besonderen gutachtlichen Situation jedoch keine Bedeutung als objektives Kriterium für das Vorhandensein einer posttraumatischen Belastungsstörung zukommt. Sie sollten daher stets nur im Kontext mit der Beobachtung des Probanden und der Konsistenz der sonstigen Angaben bewertet werden. Gängige Skalen, für die deutsche Übersetzungen vorliegen, sind:
- Impact of Events Scale (IES-R) [Maercker u. Schützwohl 1998] mit Aussagen zu B-, C- und D-Kriterien,
- Posttraumatic-Stress-Syndrome-10 (PTSS-10) [Weisaeth 1989] als „Einfachskala" mit lediglich 10 Items.

Tabelle 35.4 Diagnostische Kriterien der posttraumatischen Belastungsstörung im ICD-10 und DSM-IV

	ICD-10	*DSM-IV*
A-Kriterium	Verzögerte oder protrahierte Reaktion auf ein belastendes Ereignis oder eine Situation kürzerer oder längerer Dauer, mit außergewöhnlicher Bedrohung oder katastrophenartigem Ausmaß, die bei fast jedem eine tiefe Verzweiflung hervorrufen würde.	Die Person wurde mit einem traumatischen Ereignis konfrontiert, bei dem die beiden folgenden Kriterien vorhanden waren: (1) Die Person erlebte, beobachtete oder war mit einem oder mehreren Ereignissen konfrontiert, die tatsächlichen oder drohenden Tod oder ernsthafte Verletzung oder eine Gefahr der körperlichen Unversehrtheit der eigenen Person oder anderer Personen beinhalteten. (2) Die Reaktion der Person umfasste intensive Furcht, Hilflosigkeit oder Entsetzen.
B-Kriterium	Anhaltende Erinnerungen oder Wiedererleben der Belastung durch aufdringliche Nachhallerinnerungen (Flashbacks), lebendige Erinnerungen, sich wiederholende Träume oder durch innere Bedrängnis in Situationen, die der Belastung ähneln oder mit ihr in Zusammenhang stehen.	Das traumatische Ereignis wird beharrlich auf mindestens eine der folgenden Weisen wiedererlebt: (1) Wiederkehrende und eindringliche belastende Erinnerungen an das Ereignis, die Bilder, Gedanken oder Wahrnehmungen umfassen können. (2) Wiederkehrende, belastende Träume von dem Ereignis. (3) Handeln oder Fühlen, als ob das traumatische Ereignis wiederkehrt (beinhaltet das Gefühl, das Ereignis wiederzuerleben, Illusionen, Halluzinationen und dissoziative Flashback-Episoden, einschließlich solcher, die beim Aufwachen oder bei Intoxikationen auftreten). (4) Intensive psychische Belastung bei der Konfrontation mit internalen oder externalen Hinweisreizen, die einen Aspekt des traumatischen Ereignisses symbolisieren oder an Aspekte desselben erinnern. (5) Körperliche Reaktionen bei der Konfrontation mit internalen oder externalen Hinweisreizen, die einen Aspekt des traumatischen Ereignisses symbolisieren oder an Aspekte desselben erinnern.
C-Kriterium	Umstände, die der Belastung ähneln oder mit ihr im Zusammenhang stehen, werden tatsächlich oder möglichst vermieden. Dieses Verhalten bestand nicht vor dem belastenden Erlebnis.	Anhaltende Vermeidung von Reizen, die mit dem Trauma verbunden sind, oder eine Abflachung der allgemeinen Reagibilität (vor dem Trauma nicht vorhanden). Mindestens 3 der folgenden Symptome liegen vor: (1) Bewusstes Vermeiden von Gedanken, Gefühlen oder Gesprächen, die mit dem Trauma in Verbindung stehen. (2) Bewusstes Vermeiden von Aktivitäten, Orten oder Menschen, die Erinnerungen an das Trauma wachrufen. (3) Unfähigkeit, einen wichtigen Aspekt des Traumas zu erinnern. (4) Deutlich vermindertes Interesse oder verminderte Teilnahme an wichtigen Aktivitäten. (5) Gefühl der Losgelöstheit oder Entfremdung von anderen. (6) Eingeschränkte Bandbreite des Affekts (z. B. Unfähigkeit, zärtliche Gefühle zu empfinden). (7) Gefühl einer eingeschränkten Zukunft (z. B. erwartet nicht, Karriere, Ehe, Kinder oder normal langes Leben zu haben).
D-Kriterium	Entweder 1. oder 2: (1) Teilweise oder vollständige Unfähigkeit, einige wichtige Aspekte der Belastung zu erinnern. (2) Anhaltende Symptome einer erhöhten psychischen Sensitivität und Erregung (nicht vorhanden vor der Belastung) mit zwei der folgenden Merkmale: a. Ein- und Durchschlafstörungen, b. Reizbarkeit oder Wutausbrüche, c. Konzentrationsschwierigkeiten, d. Hypervigilanz, e. Erhöhte Schreckhaftigkeit.	Anhaltende Symptome erhöhten Arousals (vor dem Trauma nicht vorhanden). Mindestens 2 der folgenden Symptome liegen vor: (1) Schwierigkeiten ein- oder durchzuschlafen, (2) Reizbarkeit oder Wutausbrüche, (3) Konzentrationsschwierigkeiten, (4) übermäßige Wachsamkeit (Hypervigilanz), (5) übertriebene Schreckreaktion.

Verlauf und Prognose

In der gutachtlichen Situation ist eine posttraumatische Belastungsstörung nur dann zu diagnostizieren, wenn die in Tabelle 35.**4** genannten B-, C- und D-Kriterien innerhalb eines Zeitraums von 6 Monaten nach der außergewöhnlich belastenden Situation (A-Kriterium) nachweislich auftreten. Bei später einsetzenden Symptomen ist gemäß ICD-10 zwar im Einzelfall eine „wahrscheinliche" Diagnose zu stellen, angesichts der Forderung nach einem „Vollbeweis" für das Vorliegen einer Gesundheitsschädigung in allen Rechtsgebieten (s. Kap. 3.2) genügt dieses Beweismaß jedoch nicht für die Anerkennung einer solchen Störung.

> Eine posttraumatische Belastungsstörung ist gutachtlich nur dann zu diagnostizieren, wenn die zugehörige Symptomatik innerhalb von 6 Monaten nach dem Ereignis mit hinreichender Sicherheit nachzuweisen ist.

Für den Sachverständigen unproblematisch ist die Forderung des DSM-IV, dass die Symptome einer posttraumatischen Belastungsstörung wenigstens 1 Monat andauern. Bei weniger als 3 Monaten andauernden Symptomen ist von einer **„akuten"**, bei länger anhaltenden Symptomen von einer **„chronischen" Störung** zu sprechen. Zur möglichen Dauer nehmen weder der ICD-10 noch der DSM-IV dezidiert Stellung. Erwähnt wird lediglich, dass die Störung „bei wenigen Patienten" über viele Jahre hinweg einen chronischen Verlauf nimmt. Für die gutachtliche Situation bedeutet dies, dass bei der Diagnose einer über mehrere Jahre anhaltenden posttraumatische Anpassungsstörung relativ hohe Anforderungen an den Nachweis für das Vorhandensein der B-, C- und D-Kriterien zu stellen sind. Insbesondere progrediente Entwicklungen widersprechen dem zu erwartenden degressiven Charakter posttraumatischer Störungen [Kind 1988].

> Bei einer über mehr als 1–2 Jahre geltend gemachten posttraumatischen Belastungsstörung sind gutachtlich hohe Anforderungen an den Nachweis für das (Weiter)Bestehen der typischen Symptome zu stellen.

35.2.3 Anpassungsstörungen (F43.2)

Die sowohl im ICD-10 als auch DSM-IV weitgehend gleich definierten Anpassungsstörungen (früher „depressive Reaktion" oder „reaktive Depression") stellen für den Sachverständigen eine problematische Diagnose dar. Geht man davon aus, dass niemand im Leben von psychosozialen Belastungen verschont bleibt, handelt es sich hierbei um eine wenig scharf gefasste und wissenschaftlich kaum untersuchte Kategorie im Graubereich zwischen „normaler" und „außergewöhnlicher" Belastung. Entsprechend sind die Übergänge zur posttraumatischen Belastungsstörung fließend, und verschiedene Autoren sprechen auch von „subsyndromalen" posttraumatischen Belastungsstörungen, wenn nicht alle bei dieser Störung genannten diagnostischen Kriterien erfüllt sind.

Diagnostische Kriterien

Hier handelt es sich um Zustände von subjektivem Leiden und emotionaler Beeinträchtigung, aufgrund derer soziale Funktionen und Leistungen behindert sind, und die während einem der folgenden Anpassungsprozesse auftreten können:

- entscheidende Lebensveränderung,
- belastendes Lebensereignis,
- schwere körperliche Krankheit.

Dabei spielt die individuelle Disposition oder Vulnerabilität eine größere Rolle als bei der posttraumatischen Belastungsstörung. Die Aussage im ICD-10, wonach „dennoch" davon auszugehen sei, dass das Krankheitsbild „ohne die Belastung nicht aufgetreten wäre", hat erhebliche gutachtliche Bedeutung. Die Diagnose sollte daher nur in klarer (zeitlicher) Verknüpfung mit einer geeigneten Ursache gestellt werden. Diese Ursache muss selbstverständlich nicht zwingend nur ein Unfallereignis sein, sondern auch im Zusammenhang damit auftretende, belastende Lebensereignisse (z. B. Erleben eines schweren körperlichen Schadens) können zu einer Anpassungsstörung führen.

Symptomatisch handelt es sich meist um:

- Angst, Verzweiflung, Reizbarkeit, Ärger, Aggression und Wut,
- Bedrückung, Traurigkeit, Hoffnungslosigkeit, Schuld und affektive Instabilität,
- Schlaf-, Appetit- und sexuelle Funktionsstörungen sowie somatoforme Symptome,
- vermehrter Substanzgebrauch sowie das Auftreten von autoagressiven und suizidalen Handlungen und/oder
- Vernachlässigung beruflicher, sozialer und interpersoneller Verpflichtungen.

Die zugehörigen Untertypen der ICD-Klassifikation finden sich in Tabelle 35.**5**.

Verlauf und Prognose

Gemäß Vorgaben des ICD-10 beginnen Anpassungsstörung im Allgemeinen innerhalb eines Monats nach dem belastenden Ereignis oder der Lebensveränderung und halten – außer bei der längeren depressiven Reaktion (F43.21) – nicht länger als 6 Monate an. Insbesondere bei über 1 – 2 Jahre anhaltenden Symptomen sind daher wie bei der posttraumatischen Belastungsstörung hohe Ansprüche sowohl an die psychische und/oder physische Primärschädigung als auch an den Nachweis weiter bestehender relevanter Beeinträchtigungen zu stellen.

Tabelle 35.5 Subklassifikationen von Anpassungsstörungen gemäß ICD-10

ICD	*Kategorie*	*Spezielle Merkmale*
F43.20	kurze depressive Reaktion	Dauer bis 1 Monat
F43.21	längere depressive Reaktion	Dauer bis 2 Jahre
F43.22	Angst und depressive Reaktion gemischt	
F43.23	mit vorwiegender Beeinträchtigung von anderen Gefühlen	verschiedene affektive Qualitäten wie Angst, Depression, Sorgen, Anspannung und Ärger
F43.24	mit vorwiegender Störung des Sozialverhaltens	
F43.25	mit gemischter Störung von Gefühlen und Sozialverhalten	
F43.28	mit sonstigen spezifischen Symptomen	

Eine spezielle Form einer Anpassungsstörung wurde von Linden et al. [2004] als „posttraumatische Verbitterungsstörung" (Posttraumatic Embitterment Disorder, PTED) beschrieben. Zwar wurde durch Anwendung von A–D-Kriterien (Tab. 35.6) eine bewusste Nähe zur posttraumatischen Belastungsstörung geschaffen. Die wesentlichen Unterschiede zur posttraumatischen Belastungsstörung liegen jedoch zum einen in der Symptomatik selbst und zum anderen darin, dass es sich bei den äußeren Ereignissen um zwar negative, möglicherweise auch belastende Ereignisse, aber keinesfalls um außergewöhnliche Lebensereignisse handelt. Gemäß den rechtlichen Vorgaben ist in diesen Fällen ein Kausalzusammenhang im Allgemeinen zu verneinen, da Folgen alltäglicher Ereignisse in allen Rechtsgebieten nicht entschädigungspflichtig sind.

Bei diesen Störungen geht es gutachtlich seltener um Kausalitätsbeurteilungen als um die Frage einer möglichen Erwerbsminderung im Rahmen der gesetzlichen Rentenversicherung oder einer privaten Berufsunfähigkeits- bzw. Berufsunfähigkeitszusatzversicherung. Die sozialmedizinische Beurteilung richtet sich dann wie bei (sonstigen) somatoformen Störungen (s. Kap. 26.4) nach der Art und Schwere der Symptomatik, nach dem Verlauf und der Prognose [Foerster 2004, Hausotter 2005].

35.2.4 Andauernde Persönlichkeitsänderung nach Extrembelastung (F62.0)

Es handelt sich um Persönlichkeits- und Verhaltensstörungen, die bei Menschen ohne vorbestehende psychopathologische Auffälligkeiten nach extremer oder übermäßig lang anhaltender Belastung oder nach schwerer psychischer Krankheit entstehen können. Das klinische Bild ist dabei durch ein Spektrum charakteristischer Symptome gekennzeichnet (Tab. 35.7). Gutachtlich wichtig ist, dass einmalige äußere Ereignisse prinzipiell **nicht** zu einer andauernden Persönlichkeitsänderung führen können. Entwickeln sich derartige Symptome nach einem lediglich einmaligen Ereignis, sind diese gemäß ICD-10-Definition einer vorbestehenden psychischen Vulnerabilität zuzuordnen.

35.2.5 Entwicklung körperlicher Symptome aus psychischen Gründen (F68.0)

Diese Gruppe stellt im ICD-10 eine „Restkategorie" dar. Definiert ist sie als Gruppe von Symptomen, vereinbar mit und ursprünglich verursacht durch eine gesicherte körperliche Störung, Krankheit oder Behinderung, die wegen des psychischen Zustandes des Betroffenen aggraviert werden oder länger anhalten. Es entwickelt sich ein aufmerksamkeitssuchendes (histrionisches) Verhalten mit zusätzlichen, meist unspezifischen Beschwerden nicht körperlichen Ursprungs. Der Betroffene ist meist durch seine Schmerzen oder die Behinderung beeinträchtigt und „von möglicherweise berechtigten Sorgen über eine länger dauernde oder zunehmende Behinderung oder Schmerzen beherrscht". Gemäß ICD-10 können „Unzufriedenheit mit dem Ergebnis der Behandlungen und Untersuchungen oder Enttäuschung über mangelnde persönliche Zuwendung" ebenfalls motivierende Faktoren für das Auftreten der Störung sein. Auch die Möglichkeit, eine finanzielle Entschädigung nach Unfällen oder Verletzungen zu erhalten, kann zur Aufrechterhaltung der Symptomatik beitragen, die selbst dann nicht verschwindet, wenn ein Rechtsfall erfolgreich beendet ist.

In dieser Gruppe ist als dazugehöriger Begriff die sog. „Rentenneurose" genannt. Hierbei handelt es sich um einen inhaltsleeren, nicht definierten, nicht operationalisierten und somit obsoleten Begriff, der in keinem Krankenblatt und in keinem Gutachten mehr erscheinen sollte [Foerster 2004]. Gleiches gilt für zahlreiche ähnliche Begriffe wie Begehrens-, Entschädigungs-, Rechts- und Tendenzneurose.

Tabelle 35.6 Kriterien der sog. „posttraumatischen Verbitterungsstörung" [nach Linden et al. 2004]. Zu beachten ist die „Ähnlichkeit" der Kriterien mit denen der posttraumatischen Belastungsstörung.

Kriterium	*Merkmale*
A	Die folgenden 3 Kriterien müssen erfüllt sein: (1) Die Betroffenen haben ein einschneidendes persönliches Ereignis erlebt bzw. eine einschneidende persönliche Erfahrung gemacht, die sie äußerst gekränkt, herabgewürdigt oder verbittert hat. (2) Das kritische Lebensereignis wird als ungerecht erlebt mit dem Gefühl, dass das Schicksal oder der Verursacher nicht fair mit ihnen umgegangen ist. (3) Das Ereignis ist den Betroffenen bewusst und hat ihre psychische Befindlichkeit deutlich und anhaltend negativ verändert.
B	Von den folgenden 3 Kriterien müssen mindestens 2 vorliegen: (1) Die Betroffenen erleben rezidivierend sich aufdrängende und belastende Erinnerungen. (2) Die Betroffenen erleben Gedanken oder Träume an das kritische Lebensereignis und/oder zeigen heftige emotionale Reaktionen, wenn sie an das Ereignis erinnert werden. (3) Die ausgeprägte affektive Reaktion wird von den Betroffenen häufig als Verbitterungsgefühl wahrgenommen.
C	Von den folgenden 8 Kriterien müssen mindestens 4 erfüllt werden: (1) Tatsächliche oder mögliche Meidung von Orten oder Personen, die an das kritische Lebensereignis erinnern. (2) Beeinträchtigung familiärer Aktivitäten. (3) Beeinträchtigung beruflicher Aktivitäten. (4) Beeinträchtigung von Hobbys, Freizeitaktivitäten und sozialen Aktivitäten. (5) Erhebliche Selbstvorwürfe, Ärger auf sich selbst. (6) Häufig gedrückte Grundstimmung. (7) Häufig gereizte Grundstimmung. (8) Bei Ablenkung kurzfristig normale Stimmungslage möglich.
D	Die beiden folgenden Kriterien müssen erfüllt sein: (1) Dieses Verhalten und Erleben bestand nicht vor dem belastenden Ereignis. (2) Dieses Verhalten und Erleben besteht seit mindestens 6 Monaten.

Tabelle 35.7 Symptomatik andauernder Persönlichkeitsänderung nach Extrembelastung

- Feindliche oder misstrauische Haltung der Welt gegenüber
- Sozialer Rückzug
- Gefühle der Leere oder Hoffnungslosigkeit
- Chronisches Gefühl von Nervosität wie bei ständigem bedroht sein
- Entfremdungserlebnisse

Trotzdem der genannten Vorbehalte erfreut sich der Begriff der **„Rentenneurose"** vor allem im Haftpflichtrecht nach wie vor großer Beliebtheit [Foerster 2004]. Juristischerseits wird die „Rentenneurose" als eine Flucht in körperliche Beschwerden bzw. eine durch Begehrensvorstellungen geprägte Verweigerungshaltung beschrieben. In diesen Fällen stelle das Unfallereignis nur einen rein zufälligen, seinem Wesen nach auswechselbaren Kristallisationspunkt für die Kompensation innerer Konflikte dar[1]. Insoweit handle es sich um eine außerhalb des Schutzzwecks (des jeweiligen Rechtsgebiets) liegende Verwirklichung eines allgemeinen Lebensrisikos, die jeder selbst zu tragen habe[2].

[1] BGHZ 20, 137 ff.; BGH NJW 1965, 2293; BGH NJW 1979, 1936
[2] Deusch VersR 1993, 1041 ff.

Den Gegensatz hierzu stellt in der Rechtsprechung die **„Konversionsneurose“** dar. Bei dieser bestehe die Kompensation nicht in direkter Gesundungs-, bzw. Arbeitsverweigerung. Der Geschädigte konvertiere stattdessen den ihm zugefügten Schmerz in (andere) somatische Beschwerden, die dann ihrerseits seine Erwerbsfähigkeit beeinträchtigen bzw. seine Gesundung behindern[3]. Der Unfall werde hier zwar unbewusst zum Anlass für die Kompensation latenter innerer Konflikte genommen, andererseits sei das Unfallereignis jedoch nicht nur irgendein beliebiger austauschbarer Kristallisationspunkt, weswegen „Konversionsneurosen“ entschädigungswürdig seien.[4]

35.2.6 Sonstige psychoreaktive Störungen

Neben den genannten Hauptgruppen psychoreaktiver Störungen können weitere psychopathologische Syndrome nach äußeren Ereignissen auftreten, wobei in den nachfolgend genannten Fällen die Kausalitätsbeurteilung in der Regel jedoch sehr schwierig und ein solcher nur im Ausnahmefall anzunehmen ist. Zu nennen sind:

- **Konversionsstörungen (F44)**: Diese Syndrome wurden früher als hysterische Entwicklungen benannt. In Anbetracht der herabsetzenden Bedeutung dieses Wortes sollte die Formulierung im klinischen und gutachtlichen Kontext nicht mehr auftauchen. Konversionsstörungen äußeren sich durch motorische, sensorische und sensible Funktionsstörungen, durch nichtepileptische Anfälle, durch sexuelle Begleitsymptome und in schweren Fällen durch die Desintegration psychischer Funktionen.
- **Somatoforme Störungen (F45)**: Charakteristikum dieser Störungen ist die wiederholte Schilderung und Darbietung körperlicher Symptome in Verbindung mit Forderungen nach medizinischen Untersuchungen trotz wiederholter negativer Ergebnisse und der Feststellung, dass die Symptome nicht körperlich begründbar sind. Gutachtlich am wesentlichsten ist die somatoforme Schmerzstörung, die in Kapitel 25.1.4 ausführlich erörtert wird.
- **Neurasthenie (F48.0)**: Mit der Neurasthenie wurde im ICD-10 ein altes, eigentlich schon vergessenes und nur noch Psychiatrie-historisch interessantes Konzept neu aufgenommen [Schäfer 2002]. Die Neurasthenie ist charakterisiert durch anhaltende Klagen über gesteigerte Ermüdbarkeit nach geistiger oder körperlicher Anstrengung sowie weitere unspezifische Symptome wie Schwindel und Schlafstörungen. Auch eine Neurasthenie kann – allerdings sehr selten – nach äußeren Ereignissen auftreten, wobei mit dieser Diagnose meist erhebliche Schwierigkeiten bei der Kausalitätsbeurteilung verbunden sind.

Zur Gruppe von Befindlichkeitsstörungen zählt auch eine Reihe von Störungen, deren Symptome keineswegs neu sind, die jedoch von Patienten und manchen Ärzten in einen neuen Zusammenhang gebracht wurden [Foerster 2004, Hausotter 2005]. Aus psychiatrischer Sicht handelt es sich bei dem sog. Chronic-Fatigue-Syndrom (CFS) um eine andere Bezeichnung für Neurasthenie (s. oben), während die anderen Befindlichkeitsstörungen (Fibromyalgie-Syndrom, Multiple Chemical Sensitivity, Sick-Building-Syndrom, Elektrosensibilität, Amalgam-Syndrom) der Somatisierungsstörung (F45.0) zuzuordnen sind. Diese ist charakterisiert durch multiple, wiederholt auftretende und häufig wechselnde körperliche Symptome, die meist mehrere Jahre bestehen. Da von Betroffenen und von der Unterstützer-Szene äußere Belastungen, vorzugsweise vermutete Umweltbelastungen, als Ursache angeschuldigt werden, handelt es sich bei diesen Befindlichkeitsstörungen auch um psychoreaktive Störungen. Für die Begutachtung gelten die gleichen Überlegungen wie für die somatoformen Störungen [Foerster 2004, Leonhardt u. Foerster 2001] (s. Kap. 26.4).

35.3 Begutachtungskriterien

35.3.1 Allgemeine Vorgaben

Die Begutachtung von Probanden nach äußeren belastenden Ereignissen kann nur gelingen, wenn in der Untersuchungssituation eine solche Atmosphäre hergestellt werden kann, dass es dem Probanden möglich sein wird, sich dem Untersucher anzuvertrauen und sich ihm gegenüber zu öffnen. Als Einstieg empfiehlt sich das Vorgehen wie in einem psychotherapeutischen Erstinterview, d. h. eine zunächst unstrukturierte Gesprächsführung, an die sich selbstverständlich eine detaillierte und strukturierte Gesprächsphase mit der Erfassung aller im konkreten Einzelfall relevanten Variablen anzuschließen hat. Dabei sollte auch die subjektive Krankheitstheorie des Probanden berücksichtigt werden [Hoffmann-Richter 2005].

Bezüglich des inneren Erlebens und des Umgangs des Probanden mit einer tatsächlichen oder vermeintlichen unfallbedingten seelischen Beeinträchtigung ist der Sachverständige weitgehend auf die Angaben des Probanden angewiesen. Diese Angaben sind der Subjektivität des Betroffenen unterworfen und können für eine etwaige Beschwerdebetonung anfällig sein. Daher kommt der zusätzlichen Berücksichtigung aller erreichbaren Informationen aus den Akten besonderes Gewicht zu. Darüber hinaus kann es sinnvoll sein – im zivilrechtlichen Bereich nur nach Rücksprache mit dem Gericht – fremdanamnestische Angaben von Angehörigen einzuholen, falls der Proband hiermit einverstanden ist.

Die gutachtliche Arbeit erfolgt dann in drei Schritten [Foerster 2004, Leonhardt 2002].

[3] Ritter DAR 1992, 47 ff.
[4] BGH NJW 1986, 777; BGH NJW 1993, 1523

Diagnosestellung

Im **ersten Schritt** ist festzustellen, ob überhaupt eine psychopathologische Diagnose gestellt werden kann. Die Diagnosestellung muss kriterienorientiert gemäß den internationalen Klassifikationssystemen, in Deutschland vorzugsweise der Internationalen Klassifikation psychischer Störungen der Weltgesundheitsorganisation (ICD-10) erfolgen.[5] Neben der Diagnosestellung ist unbedingt eine Quantifizierung der Symptomatik erforderlich mit der Schilderung der wegen der Symptomatik im Alltag oder im Erwerbsleben konkret resultierenden Einschränkungen. Ist weder eine Diagnosestellung möglich noch bestehen konkrete Beeinträchtigungen, erübrigen sich unter gutachtlichen Aspekten weitere Überlegungen.

Klinische Wertung

Ist eine Diagnose zu stellen und eine schwere psychopathologische Symptomatik mit Einschränkungen festgestellt, so ist im **zweiten Schritt** der Zusammenhang zwischen dem äußeren Ereignis und der Persönlichkeit des konkreten Menschen zu klären. Es geht in diesem Schritt darum, die Bedeutung des äußeren Ereignisses im Sinne des emotionalen, eindrücklichen Erlebnisses für den betroffenen Menschen im Rahmen einer Persönlichkeit und seiner Lebensgeschichte darzustellen. Dabei gilt es retrospektiv zu klären, wie es vorstellbar ist, dass gerade **dieser** Mensch in **dieser** Lebenssituation nach **diesem** Ereignis **diese** psychopathologische Symptomatik entwickelt hat. Die Bedeutung, die ein äußeres Ereignis für einen Betroffenen erlangt hat, kann hierbei nicht gemessen oder durch Fragebogen erfasst, sondern nur im intersubjektiven Dialog zwischen Proband und Gutachter herausgearbeitet werden.

Rechtliche Wertung

Die beiden bisherigen Schritte erfolgten außerhalb der rechtlichen Beurteilung. Diese ist nun im **dritten Schritt** vorzunehmen. Es ist zu prüfen, ob die im zweiten Schritt gewonnenen klinischen Kausalitätsüberlegungen die rechtlichen Kausalitätsanforderungen im jeweiligen Rechtsgebiet (s. Kap. 35.3.7) erfüllen.

Eine sehr interessante, in der psychiatrischen/nervenärztlichen Gutachtenliteratur bislang nicht zur Kenntnis genommene juristische Überlegung ist der Gedanke, dass es bei der Beurteilung der Folgen von äußeren Ereignissen unter juristischen Aspekten eigentlich gar nicht um das Problem der Kausalität, sondern um das der Zurechnung gehe [von Bar 1999]. Vielleicht resultiert aus dieser Überlegung eine neue interdisziplinäre Diskussion. Auch bei einem solchen gedanklichen Ansatz bleibt das methodische Grundproblem natürlich bestehen, dass bei diesen Fragen immer nur eine retrospektive Beurteilung möglich sein kann. Allgemein gültige, ätiopathogenetische Modelle, die durch prospektive Studien abgesichert sind, existieren für den Bereich der psychogenen Störungen überhaupt nicht [Leonhardt 2002].

Für den Sachverständigen wichtig ist ein Aspekt, der gelegentlich gar nicht oder unzureichend bekannt ist, nämlich die **Beweislast** des Versicherten. Der Versicherte trägt sowohl die Beweislast für das Vorliegen der psychischen Störung wie auch für die fehlende Fähigkeit, Unfallfolgen zu bewältigen. Ist dieser Beweis aufgrund der Untersuchung, möglicherweise auch wegen wenig kooperativen Verhaltens eines Probanden, nicht zu führen, so liegen keine Ansprüche an den Leistungsträger vor.

37.3.2 Problem der Aggravation und Simulation

Bei symptomverstärkenden Darstellungsformen sind 3 Formen zu unterscheiden (nach AWMF-Leitlinie für die Begutachtung von Schmerzen Nr. 030/102):

- **Simulation** ist das bewusste und ausschließliche Vortäuschen einer krankhaften Störung zu bestimmten, klar erkennbaren Zwecken. Von neuropsychologischer Seite wurden in den letzten Jahren sehr elaborierte Untersuchungsinstrumente vorgeschlagen, die beim Verdacht auf simulatives Verhalten zur Anwendung kommen können [Merten 2005].
- **Aggravation** ist die bewusste verschlimmernde bzw. überhöhende Darstellung einer krankhaften Störung zu erkennbaren Zwecken. Sie ist in der Begutachtungssituation relativ häufig zu beobachten. Hinweise für Aggravation und/oder Simulation geben die in Tabelle 35.**8** beschriebenen Beobachtungen.
- **Verdeutlichungstendenzen** sind demgegenüber der Begutachtungssituation durchaus angemessen und sollten nicht mit Simulation oder Aggravation gleichgesetzt werden. Es handelt sich hierbei um den mehr oder weniger bewussten Versuch, den Gutachter vom Vorhandensein der Beschwerden zu überzeugen. Zunehmende Verdeutlichung kann auch mit einem desinteressierten, oberflächlichen Untersucher zusammenhängen.

35.3.3 Schweregrad des Schädigungsereignisses

Objektiver Schweregrad

Zwar ist es primär Aufgabe der Verwaltung bzw. des Versicherers die Frage zu klären, ob überhaupt ein geeignetes Unfall- bzw. Schädigungsereignis vorlag. Bei der Frage nach psychoreaktiven Unfallfolgen hat der Sachverständige hierzu jedoch regelmäßig gleichermaßen Stellung zu nehmen, da der Schweregrad des Ereignisses als „A-Kriterium"

[5] BSG vom 9.5.2006 – B2 U1/05R

Tabelle 35.**8** Hinweise auf Aggravation und/oder Simulation [Foerster 2004, Foerster u. Winckler 2004]

- Die subjektiv geschilderte Intensität der Beschwerden steht in einem Missverhältnis zur Vagheit der Schilderung einzelner Symptome
- Angaben zum Krankheitsverlauf sind nicht präzisierbar
- Das Ausmaß der geschilderten Beschwerden steht nicht in Übereinstimmung mit einer entsprechenden Inanspruchnahme therapeutischer Hilfe
- Trotz der Angabe schwerer subjektiver Beeinträchtigungen ist das psychosoziale Funktionsniveau des Betroffenen bei der Alltagsbewältigung weitgehend intakt
- Zwischen der massiven subjektiven Beschwerdeschilderung und dem Verhalten in der Untersuchungssituation besteht eine auffällige Diskrepanz
- Das Vorbringen der Klagen wirkt appellativ, demonstrativ oder theatralisch
- Es entsteht die Empfindung des Unechten, des Falschen, gelegentlich auch das Gefühl des Zornes oder des Gekränktseins beim Untersucher

wesentliche diagnostische Bedeutung besitzt. Der objektive Schweregrad eines Unfallereignisses kann beispielsweise mit Hilfe des Injury Severity Score (ISS) abgeschätzt werden (Tab. 35.**9**). Es ist dabei zu berücksichtigen, ob das äußere Ereignis in seinem Ablauf eine besondere Dramatik beinhaltete und möglicherweise besondere zerstörerische Auswirkungen hatte.

Subjektiver Schweregrad

Immer ist das peritraumatische Erleben detailliert zu explorieren [Leonhardt u. Foerster 2003]. Weiter ist zu fragen, ob eine besondere emotionale Eindrücklichkeit des äußeren Ereignisses das innere Erleben geprägt hat, etwa dadurch, dass die biografische Sinnstruktur durchbrochen wurde [Straus 1930]. Die Einschätzung erfolgt dabei zwischen den Extrempolen des „außergewöhnlichen" und „alltäglichen" Ereignisses:

- **„Außergewöhnliche Ereignisse"** sind im ICD-10 als Situation mit „außergewöhnlicher Bedrohung oder katastrophenartigem Ausmaß" mit dem recht hohen, pseudoobjektiven Anspruch versehen, dass diese „bei fast jedem eine tiefe Verzweiflung hervorrufen". Die Definition im DSM-IV, wonach derartige Ereignisse „tatsächlichen oder drohenden Tod oder ernsthafte Verletzung", jedoch auch lediglich die „Gefahr der körperlichen Unversehrtheit der eigenen Person oder anderer Personen" umfassen, beinhaltet demgegenüber einen sehr breiten Spielraum und stellt auf das individuelle Bedrohungserleben ab, das selbstverständlich sehr unterschiedlich sein kann. Es kann daher nicht verschwiegen werden, dass das in vielen Gutachten als „hartes Ausschlusskriterium" bezeichnete „A-Kriterium" der posttraumatischen Belastungsstörung diesen Anspruch nicht erfüllt. Übereinstimmung besteht lediglich bzgl. der Einschätzung von Extrembelastungen (F62.0), bei denen zwingend eine länger anhaltende, bedrohliche Situation gefordert wird, und ein einmaliges Unfallereignis diese Vorgabe nicht erfüllt.
- **„Alltägliche Ereignisse"** im Sinn einer „Bagatellverletzung" (Haftpflichtrecht) oder „Gelegenheitsursache" (Sozialrecht) wurden von der Rechtsprechung in den letzten Jahren mit einer hohen „Schwelle" versehen. So liegt nach einer Grundsatzentscheidung des BGH eine Bagatellverletzung nur dann vor, wenn es sich um eine „vorübergehende, im Alltagsleben typische" Beeinträchtigung handelt. Eine Schädelprellung und ein HWS-Schleudertrauma mit mehrtätiger Arbeitsunfähigkeit seien hierzu nicht zu zählen. Im Sozialrecht ist eine „Gelegenheitsursache" zu verneinen, wenn das Unfallereignis nach seiner Art und Schwere „unersetzlich" und „allgemein geeignet" war, Krankheiten hervorzurufen, wie sie im Einzelfall geltend gemacht werden.

Bei der Klärung des Schweregrades eines Ereignisses hat der Sachverständige die Frage zu beantworten, ob das angeschuldigte Ereignis über eine Belastung des täglichen Lebens deutlich hinausgegangen ist oder ob das Ereignis mit einer Belastung des täglichen Lebens austauschbar war.

Tabelle 35.**9** Einschätzung des Schweregrades eines Unfallereignisses nach dem Injury Severity Score (ISS) [nach Baker et al. 1974]. Die Punktwerte der drei am stärksten betroffenen Körperregionen werden zunächst quadriert und danach aufsummiert. Ein ISS < 4 entspricht einer geringfügigen, ein ISS 4–8 einer mäßigen Schädigung. Bei einem ISS > 8 ist von einer schwerwiegenden Schädigung auszugehen.

Körperregion	*Verletzung*						
	keine	*leicht*	*mäßig*	*ernst*	*schwer*	*lebensbedrohlich*	*tödlich*
Kopf/Hals	0	1	2	3	4	5	6
Gesicht	0	1	2	3	4	5	6
Thorax	0	1	2	3	4	5	6
Abdomen	0	1	2	3	4	5	6
Extremitäten	0	1	2	3	4	5	6

Definition der „Bagatellverletzung" (BGH vom 11.11.1997 – VI ZR 376/96)

„... Danach kann bei geringfügigen Verletzungen des Körpers oder der Gesundheit ohne wesentliche Beeinträchtigung der Lebensführung und ohne Dauerfolgen eine Entschädigung versagt werden, wenn es sich nur um vorübergehende, im Alltagsleben typische und häufig auch aus anderen Gründen als einem besonderen Schadensfall entstehende Beeinträchtigungen des Körpers oder des seelischen Wohlbefindens handelt. Damit sind also Beeinträchtigungen gemeint, die sowohl von der Intensität als auch der Art der Primärverletzung her nur ganz geringfügig sind und üblicherweise den Verletzten nicht nachhaltig beeindrucken, weil er schon aufgrund des Zusammenlebens mit anderen Menschen daran gewöhnt ist, vergleichbaren Störungen seiner Befindlichkeit ausgesetzt zu sein. ... Über ein derartiges Schadensbild gehen aber die vorliegend festgestellten Verletzungen des Klägers offensichtlich hinaus, wie bereits daraus erhellt, dass eine Schädelprellung mit HWS-Schleudertrauma für das Alltagsleben nicht typisch, sondern regelmäßig mit einem besonderen Schadensfall verbunden ist und vorliegend die Verletzung unstreitig auch eine mehrtägige Arbeitsunfähigkeit des Klägers zur Folge hatte."

Definition der „Gelegenheitsursache" (BSG vom 12.04.2005 – B 2 U 27/04 R)

„... Eine Krankheitsanlage ist als Ursache dann von überragender Bedeutung, wenn sie so stark oder so leicht ansprechbar war, dass die (naturwissenschaftliche) Verursachung akuter Erscheinungen nicht besonderer, in ihrer Art unersetzlicher äußerer Einwirkungen bedurfte, sondern jedes alltäglich vorkommende Ereignis zur selben Zeit die Erscheinungen verursacht hätte. War die Krankheitsanlage von überragender Bedeutung, so ist eine weitere naturwissenschaftliche Ursache nicht als wesentlich anzusehen und scheidet als Ursache nach der Theorie der wesentlichen Bedingung im Sinne des Sozialrechts aus; sie ist dann lediglich eine sog. Gelegenheitsursache.

35.3.4 Nachweis des psychischen „Primärschadens"

Dem Nachweis des psychischen „Primärschadens" kommt wesentliche Bedeutung zu, ist dieser doch im Sinne des „Vollbeweises" zu klären. Dabei sind 2 unterschiedliche Situationen zu berücksichtigen.

Psychischer Schaden ohne organische Verletzung

Kam es bei einem Schädigungsereignis ohne organische Verletzung zu keinem nachweisbaren psychischen „Primärschaden" von Krankheitswert, erübrigt sich jede weitere Zusammenhangsdiskussion. Insbesondere auch das Vorgehen, von einer später erkennbaren psychischen Symptomatik auf einen solchen „Primärschaden" zu schließen, stellt einen groben gutachtlichen Fehler im Sinne des „post hoc ergo propter hoc" dar. Im Allgemeinen zwingende Voraussetzung für die Anerkennung eines „pathologisch fassbaren" psychischen Primärschadens ist daher der klare Nachweis von Symptomen einer akuten Belastungsreaktion bzw. des A2-Kriteriums der posttraumatischen Belastungsstörung mit „intensiver Furcht, Hilflosigkeit oder Entsetzen" (s. Tab. 35.**4**). Die hierfür wichtigsten Fragen bei den gutachtlich am häufigsten vorkommenden PKW-Unfällen finden sich in Tabelle 35.**10**, wobei dissoziative Amnesien einen wesentlichen Sonderfall darstellen (s. Kap. 35.3.5).

Tabelle 35.**10** Wesentliche Fragen zur Einschätzung eines psychischen „Primärschadens" bei PKW-Unfällen

- Konnten bei der (zeitnahen) polizeilichen Unfallaufnahme klare Angaben gemacht werden?
- Wie erfolgte die Verbringung des Fahrzeugs (selbst nach Hause gefahren, Organisation des Abschleppdienstes usw.)?
- Wie war die Situation beim Eintreffen im Krankenhaus bzw. beim Arzt (laut Aktenlage und nach eigener Einschätzung des Probanden)?
- Bestand eine „Amnesie" ohne erkennbares Schädel-Hirn-Trauma?
- Sind (andere) dissoziative Störungen unmittelbar nach dem Unfall zu erurieren?
- Wie wurde die weitere Versorgung im Krankenhaus erlebt?[6]

Psychischer Schaden bei organischer Verletzung

Psychische Schäden, die sich infolge einer organischen Schädigung entwickeln, sind demgegenüber laut Rechtsprechung auch dann entschädigungspflichtig, wenn sie nicht selbständig Krankheitswert bzgl. des primären Erlebens des Unfallereignisses haben. Entsprechend hat der Sachverständige, soweit ihm dies aufgrund seiner Kenntnisse möglich ist, ggf. ergänzend zu vorhandenen Unfallanalysen, dazu Stellung zu nehmen, ob der Unfall und die durch ihn verursache (biomechanische) Belastung überhaupt geeignet waren, einen Körperschaden zu bewirken.

35.3.5 Problematik der unfallbedingten „Amnesie"

Spezielle Probleme ergeben sich, wenn für das Unfallereignis und die erste Zeit danach eine Amnesie angeben wird. Hier wird von verschiedenen Seiten die Ansicht vertreten, dass eine posttraumatische Belastungsstörung – im Analogschluss gilt dies auch für Anpassungsstörungen – grundsätzlich nicht auftreten könne, da das A-Kriterium des bewussten Unfallerlebens nicht vorliege. Die zwei folgenden Fallkonstellationen sind dabei zu unterscheiden.

[6] Betrifft das Haftpflichtrecht nur in beschränktem Umfang, s. Kap. 35.3.7.

Amnesie bei nachgewiesener Hirnschädigung

Zwar gilt die bewusste Wahrnehmung eines schweren Unfallereignisses erwartungsgemäß als wesentlicher Prädiktor für die Entwicklung einer posttraumatischen Belastungsstörung [Gil et al. 2005]. Auf der anderen Seite finden sich aus den vergangenen 10 Jahren zahlreiche Studien, die trotz des Vorliegens einer primären Bewusstlosigkeit bzw. traumatisch bedingten Amnesie die Entwicklung einer posttraumatischen Belastungsstörung beschreiben [Glaesser et al. 2004, Creamer et al. 2005]. Die Ursache hierfür ist unklar [Bryant et al. 2000], diskutiert werden u. a. verbliebene „Gedächtnisinseln" oder auch neuroendokrinologische Faktoren [Flesher et al. 2001]. Bemerkenswert erscheint dabei, dass bei einer Amnesie von weniger als 1 Stunde die Wahrscheinlichkeit für die Entwicklung einer posttraumatischen Belastungsstörung wesentlich höher lag als bei längeren Bewusstseinsstörungen, so dass hier auch Überschneidungen mit dissoziativen Amnesien zu diskutieren sind (s. unten).

> Bewusstlosigkeit und Amnesie für ein Unfallereignis stellen zwar einen gewissen Schutz gegen die Entwicklung posttraumatischer Belastungsstörungen dar, schließen solche – insbesondere bei kürzerer Dauer der Amnesie – jedoch nicht aus.

Amnesie ohne nachgewiesene Hirnschädigung

Die zahlenmäßig weitaus häufigeren Fälle machen leichte Schädel-Hirn-Traumen mit allenfalls kurz dauernder Bewusstlosigkeit und/oder retrograder Amnesie aus. Nicht eben selten wird hier durch zahlreiche medizinische und neuropsychologische Untersuchungen „ex post" versucht, ein organisches Psychosyndrom aufgrund einer wie auch immer gearteten Hirnschädigung zu beschreiben, das aufgrund der Unfallschwere und der initialen Befunde einschließlich bildgebender Untersuchungen schlechterdings nicht nachvollziehbar ist (s. Kap. 27.6). In derartigen Fällen ist es Aufgabe des Sachverständigen, eine mögliche dissoziative Amnesie im Rahmen einer akuten Belastungsreaktion herauszuarbeiten, die das Korrelat eines psychischen „Primärschadens" darstellen können.

> An eine dissoziative Störung können im Laufe der ersten Tage bis allenfalls Wochen zunehmend lang beschriebene Amnesien denken lassen, während spätere „Verlängerungen" der Amnesiedauer eher bewusstseinsnahe Kompensationswünsche repräsentieren.

Noch komplexer wird die Situation, wenn neben der Amnesie neurologische Ausfälle geltend gemacht werden, für die sich kein organisches Korrelat findet (Fallbeispiel 35.1). Leider ist bei nichtpsychiatrisch geschulten Ärzten die Kenntnis dissoziativer Störungen bemerkenswert gering, so dass sich in derartigen Fällen nicht selten über lange Zeiträume ein „buntes" Spektrum verschiedener, oft schwerwiegender Verdachtsdiagnosen findet, mit denen der damit (zusätzlich) iatrogen verunsicherte Patient allein gelassen wird. Gutachtlich ist dieser Verlauf herauszuarbeiten und in Korrelation zu prämorbiden Faktoren zu bewerten.

Fallbeispiel 35.1

Amnesie, psychoreaktive Unfallfolge, Gesetzliche Unfallversicherung

Die 34-jährige Krankenschwester erlitt als Fahrerin eines Kleinwagens einen Unfall, als sie auf einer mehrspurigen Straße von einem links neben ihr fahrenden LKW an der Fahrertür gestreift wurde. Beim Versuch, dieser Situation durch Fahrtbeschleunigung zu entkommen, verhakte sich die hintere Stoßstange ihres Fahrzeugs in der vorderen Stoßstange des LKW, wodurch ihr PKW nach links abkam und quer vor die Front des LKW geriet. Dessen Fahrer bemerkte die Situation erst nach wenigen Sekunden, weswegen ihr Fahrzeug gemäß Polizeiakte noch 33 m weiter geschoben wurde, bevor der LKW zum Stehen kam. Zwar zeigte sich die Probandin danach nach Zeugenaussagen noch in der Lage mit dem Handy zu telefonieren, gab im erstversorgenden Krankenhaus jedoch eine Amnesie für das Unfallereignis und die Fahrt bis in die Klinik an. Weiterhin klagte sie dort über Gefühlstörungen und eine Lähmung im linken Arm und Bein, weswegen sie notfallmäßig in eine neurochirurgische Klinik verlegt wurde. Mehrere dort durchgeführte MRT-Aufnahmen von Kopf und Wirbelsäule einschließlich Ableitung sensomotorisch evozierter Potenziale erbrachten keinen pathologischen Befund. Trotzdem wurden in den folgenden Monaten (wechselnd) sowohl eine Hirn- als auch eine Halsmarkkontusion diagnostiziert und eine (erfolglose) Rehabilitationsmaßnahme durchgeführt.
3 Jahre nach dem Unfallereignis besteht bei der inzwischen voll erwerbsgemindert berenteter Klägerin eine schwerwiegende Funktionsbeeinträchtigung mit neurologisch nicht erklärbarer Halbseitenstörung und depressiver „Pseudodemenz". Die Unfallanalyse erbringt, dass bei einer Absolutgeschwindigkeit beider Fahrzeuge von 30–40 km/h und einer minimalen Differenzgeschwindigkeit beim Aufprall vor die LKW-Front weder einer Hirn- noch Rückmarksverletzung überhaupt denkbar ist. Zu diagnostizieren ist eine Anpassungsstörung mit dissoziativer Lähmung, die – iatrogen unterhalten und verstärkt – inzwischen zu einem chronifizierten Beschwerdebild geführt hat. Nachdem die Probandin bis zum Unfall nachweislich leistungsfähig war und keine psychische Vorschädigung bestand, erscheint die Symptomatik im Rahmen der Gesetzlichen Unfallversicherung entschädigungspflichtig.

35.3.6 Beurteilung des Zusammenhangs

Die Kausalitätsbeurteilung orientiert sich an den in Kapitel 3.2 genannten Regeln. Bezogen auf psychoreaktive Unfallfolgen sind dabei insbesondere folgende Punkte zu beachten:

- Mit Ausnahme der Privaten Unfallversicherung (s. Kap. 35.3.7) umfasst die Entschädigungspflicht alle psychischen Folgewirkungen eines versicherten (Unfall-)Ereignisses, wenn diese – im Öffentlichen Recht „wesentliche" – Mitursache in einem Ursachenbündel sind.

- Psychische Folgeschäden ohne zusätzliche Organschädigung sind nur dann entschädigungspflichtig, wenn ein psychischer „Primärschaden" von Krankheitswert nachweisbar ist.
- In allen Rechtsgebieten wird nicht erwartet, dass die Schädigung einen gesunden Menschen trifft (s. Kap. 7.1.5). Dies gilt auch für psychische Folgeschäden, die nur infolge einer besonderen Schadensanfälligkeit, einer besonderen Schadensanlage oder einer besonderen seelischen Labilität auftreten (s. aufgeführtes Grundsatzurteil vom 18.12.1962). Ihre Grenzen findet diese Aussage im Öffentlichen Recht, wenn das Unfallereignis nur „unwesentlichen" Anteil an der Entwicklung des psychischen Schadens hat. Im Haftpflichtrecht erfolgt eine Bewertung unfallabhängiger und -unabhängiger Anteile.
- Bei der Anerkennung länger dauernder oder sogar dauerhafter psychischer Folgeschäden gelten hohe Beweisanforderungen, da einmalige Schädigungsereignisse in Abhängigkeit der Schwere des psychischen Traumas im Regelfall einen abklingenden Verlauf innerhalb von Monaten bis wenigen Jahren zeigen.

BSG 2 RU 189/59, BSGE 18, 163.7 vom 18.12.1962

Auch bei psychischen Reaktionen kann der „Anlage" nicht in jedem Fall von vornherein eine so überragende Bedeutung beigemessen werden, dass sie rechtlich die allein wesentliche „Ursache" ist und die vom Unfallereignis oder seinen organischen Folgen ausgehenden Einwirkungen auf die Psyche als rechtlich unwesentlich in den Hintergrund treten. Vielmehr ist zu prüfen, ob das Unfallereignis und seine organischen Auswirkungen ihrer Eigenart und Stärke nach unersetzlich, d. h. z. B. nicht mit anderen alltäglich vorkommenden Ereignissen austauschbar sind, und ob die Anlage so leicht „ansprechbar" war, dass sie gegenüber den psychischen Auswirkungen des Unfallereignisses die rechtlich allein wesentliche Ursache ist. Hierbei wird die Schwere des Unfallereignisses – im Verhältnis zu den später vorliegenden Erscheinungen betrachtet – vielfach gewisse Anhaltspunkte geben können. ... ein rechtlich wesentlicher Zusammenhang (ist) in der Regel zu verneinen, wenn die psychischen Reaktionen wesentlich die Folge wunschbedingter Vorstellungen sind, die z. B. mit der Tatsache des Versichertenseins oder auch mit persönlichen Lebenskonflikten in Zusammenhang stehen.

35.3.7 Besonderheiten in verschiedenen Rechtsgebieten

Gesetzliche Unfallversicherung

Für den Bereich der GUV ist erst in jüngster Zeit nochmals ein umfassendes Urteil des BSG zu den Voraussetzungen für die Anerkennung psychoreaktiver Unfallfolgen ergangen. Die wichtigsten Passagen hieraus sind zitiert.

BSG vom 9.5.2006 – B 2 U 1/05 R

... Beweisrechtlich ist zu beachten, dass der je nach Fallgestaltung ggf. aus einem oder mehreren Schritten bestehende Ursachenzusammenhang zwischen dem Unfallereignis und den Unfallfolgen als anspruchsbegründende Voraussetzung positiv festgestellt werden muss. Dies wird häufig bei einem klar erkennbaren Ursache-Wirkungs-Zusammenhang, vor allem wenn es keine feststellbare konkurrierende Ursache gibt, kein Problem sein. Aber es gibt im Bereich des Arbeitsunfalls keine Beweisregel, dass bei fehlender Alternativursache die versicherte naturwissenschaftliche Ursache automatisch auch eine wesentliche Ursache ist, weil dies bei komplexem Krankheitsgeschehen zu einer Beweislastumkehr führen würde.

... Ohne klare Feststellung des oder der schädigenden Ereignisse und der naturwissenschaftlichen Ursachenzusammenhänge hinsichtlich der geltend gemachten Gesundheitsstörung kann eine zuverlässige Ursachenbeurteilung nach der Theorie der wesentlichen Bedingung und in Abwägung der verschiedenen Gesichtspunkte für die Beurteilung der Wesentlichkeit einer Ursache nicht erfolgen.

... Zwar können ... auch mittelbare psychische Unfallfolgen entstehen und sind ..., wenn sie durch den Arbeitsunfall wesentlich verursacht wurden, zu entschädigen. ... Dies setzt jedoch voraus, dass jeder Teil der Ursachenkette nach den obigen Maßstäben herausgearbeitet und festgestellt wird.

... Die auf der Basis dieses aktuellen wissenschaftlichen Erkenntnisstandes durchzuführende Beurteilung des Einzelfalls hat in Würdigung des konkreten Versicherten zu erfolgen und darf nicht von einem fiktiven Durchschnittsmenschen ausgehen. Daher schließt eine „abnorme seelische Bereitschaft" die Annahme einer psychischen Reaktion als Unfallfolge nicht aus. ... Andererseits liegt es auf der Hand, dass wunschbedingte Vorstellungen seitens des Versicherten nach einem Unfall, z.B. allgemein nach einem Ausscheiden aus dem Erwerbsleben („Unfall als Regressionsangebot") oder konkret auf eine Verletztenrente, einen wesentlichen Ursachenzusammenhang zwischen dem Unfallereignis und nun bestehenden psychischen Gesundheitsstörungen nicht zu begründen vermögen.

Soziales Entschädigungsrecht

Im Sozialen Entschädigungsrecht sind vor allem psychoreaktive Folgen von Gewalttaten von Bedeutung, die im Rahmen des Opferentschädigungsrechts (OEG) zu begutachten sind. Neben den allgemeinen Regeln des Sozialrechts, wie sie bereits für die Gesetzliche Unfallversicherung aufgezeigt wurden, sind gemäß Loytved [2005] folgende Besonderheiten zu beachten:

- Unterschieden wird in Primär- und Sekundäropfer. „Primäropfer" ist das unmittelbare Opfer einer Gewalttat, während bei „Sekundäropfern" (Schockschadensopfer) die Schädigung z. B. durch den Erhalt der Nachricht über die Ermordung des Primäropfers eintritt.
- Die Anerkennung eines „Schockschadens" setzt keine nachweisbare körperliche Schädigung voraus. Andererseits reicht auch die Drohung mit Gewalt als solches nicht aus, vielmehr muss es zu einer tätlichen Angriffs-

handlung gekommen sein, die allerdings keine körperliche Berührung voraussetzt[7].

- Für die Anerkennung einer psychoreaktiven Folge im Sinne eines „Schocks" brauchen nicht die Erscheinungen eines „pathophysiologischen Zusammenbruchs" vorzuliegen, vielmehr reicht es aus, wenn das belastende Ereignis „eine seelische Reaktion von einigem Gewicht" bewirkt hat[8].
- Wird nach medizinischem Erfahrungswissen bei entschädigungspflichtigen Ereignissen für die davon Betroffenen die Gefahr einer psychischen Schädigung gegenüber den nicht Betroffenen „besonders deutlich erhöht", liegt die Wahrscheinlichkeit nahe, dass der im Einzelfall von der Gefahr betroffene Kranke dieser Gefahr auch tatsächlich erlegen ist (spezielle Beweiserleichterung des Sozialen Entschädigungsrechts, s. Kap. 5.2.5).

Private Unfallversicherung

Während in allen anderen Rechtsgebieten des Öffentlichen Rechts und des Zivilrechts psychische Reaktionen auf ein Unfallereignis und dessen Folgen entschädigungspflichtig sind, fallen diese gemäß den Allgemeinen Unfallversicherungsbedingungen (AUB) der Privaten Unfallversicherung seit dem Jahr 1961 (AUB 61) nicht unter den Versicherungsschutz. Von Seiten der Versicherer wurde dieser Passus eingeführt, um schwer kalkulierbare psychische Beeinträchtigungen vom Versicherungsschutz auszunehmen und damit zu einer einfacheren Prämienkalkulation zu gelangen [Wussow 2000]. In den AUB 88 wurde diese „Psychoklausel" nochmals präzisiert auf die Formel: „Nicht unter den Versicherungsschutz fallen krankhafte Störungen infolge psychischer Reaktionen, gleichgültig, wodurch diese verursacht sind". In den jüngsten Versicherungsbedingungen (AUB 99 und Folgende) findet man bzgl. des zweiten Halbsatzes zusätzlich die Definition: „... auch wenn diese durch einen Unfall verursacht wurden."

Die jüngste Rechtsprechung des BGH weist jetzt in eine neue Richtung. Im ersten Fall (IV ZR 283/02) handelte es sich um einen Berufskraftfahrer, der einen Verkehrsunfall erlitt, als sich von einem entgegenkommenden Lastzug ein Rad löste und gegen das Führerhaus seines trotz sofort eingeleiteter Vollbremsung noch nicht zum Stillstand gekommenen LKW prallte. Dem Gutachten des medizinischen Sachverständigen zufolge kam es aufgrund muskulärer Reaktionen und Ausschüttung von Stresshormonen zu einem Blutdruckanstieg, der kurz nach Fortsetzung der Fahrt zu einer Aortendissektion führte. Da es sich hierbei um physiologische Stressreaktion und nicht um eine „psychische Reaktion" im engeren Sinne handle, sei die Dissektion als entschädigungspflichtige Unfallfolge anzusehen. Im zweiten Fall (IV ZR 233/03) handelte es sich um ein Knalltrauma bei einem in unmittelbarer Nähe des linken Ohrs des Klägers abgegebenen Pistolenschuss. Unzweifelhaft unfallbedingt entstand hierdurch eine Schwerhörigkeit auf dem linken Ohr durch eine Haarzellschädigung. Außerdem machte der Kläger einen beidseitigen Tinnitus geltend, als dessen Folge sich schwere Schlafstörungen, Antriebslosigkeit und Depressionen entwickelt hätten. Hier entschied der BGH, dass psychische Unfallfolgen dann versichert sind, wenn ein Körperschaden vorliegt, der die psychische Reaktion verursacht oder zumindest mitbestimmt hat.

BGH vom 19.3.2003 – IV ZR 283/02

Leitsatz: Stellt sich die Ausschüttung von Stresshormonen im Verlauf eines Unfallgeschehens mit der Folge einer Aortendissektion als normale, unwillkürlich und automatisch ablaufende körperliche Reaktion dar, liegt keine psychische Reaktion i.S. des § 2 IV AUB 88 vor.

Aus dem Urteil: „... Der Kläger hat ... angemessen und (psychisch) unauffällig reagiert. Die im Unfallverlauf liegenden, von ihm wahrgenommenen äußeren Reizfaktoren und nicht etwaige psychische Reaktionszusammenhänge haben die in der Hormonausschüttung liegende physiologische Anpassung des Organismus an die sich plötzlich verändernden Verkehrsverhältnisse bewirkt."

BGH vom 29. 9. 2004 – IV ZR 233/ 03

Leitsatz: Krankhafte Störungen, die eine organische Ursache haben, sind nicht gemäß § 2 IV AUB 88 vom Versicherungsschutz ausgeschlossen, auch wenn im Einzelfall das Ausmaß, in dem sich die organische Ursache auswirkt, von der psychischen Verarbeitung durch den Versicherungsnehmer abhängt (hier: Tinnitus).

Aus dem Urteil: „... (Die Vorinstanz) verkennt, dass die Klausel in § 2 IV AUB 88 zwar eine umfassende Beschränkung des Leistungsversprechens des Versicherers für alle krankhaften Störungen infolge psychischer Reaktionen beinhaltet, gleich durch welche Ursache sie hervorgerufen werden, nicht aber für organische Schädigungen, die ihrerseits zu einem psychischen Leiden führen. Krankhafte Störungen, die eine organische Ursache haben, sind nicht vom Versicherungsschutz ausgeschlossen, auch wenn im Einzelfall das Ausmaß, in dem sich die organische Ursache auswirkt, von der psychischen Verarbeitung durch den Versicherungsnehmer abhängt. ... Vielmehr hat die Beklagte bislang den ... Nachweis nicht erbracht, dass der krankhafte Zustand des Klägers in einer psychischen Reaktion und nicht in einer organischen – wenngleich psychische Folgen auslösenden – Schädigung seine Ursache hat."

Die „Teilöffnung" der „Psychoklausel" durch die aktuelle Rechtsprechung des BGH ist nicht unproblematisch. Zwar besteht seit vielen Jahren allgemeine Übereinstimmung, dass psychische Folgen eines Schädel-Hirn-Traumas mit substanzieller Hirnschädigung nicht unter die „Psychoklausel" der AUB fallen. Der vom BGH geführte Analogschluss für den Fall eines organisch verursachten Tinnitus, dessen Verarbeitung zu vielfältigen psychischen Störungen führte, vermag aus medizinischer Sicht jedoch nicht zu überzeugen. So verkennt der BGH, dass psychische Folgen einer substanziellen Hirnschädigung definitionsgemäß nicht eine „psychische Reaktion" im engeren Sinne darstellen, sondern die psychischen Symptome unmittelbarer (!) Ausdruck der Hirnschädigung sind. Es handelt sich somit nicht um ein Problem der seelischen Verarbeitung einer

[7] BSGE 90, 6
[8] BSGE 2, 29, 35f

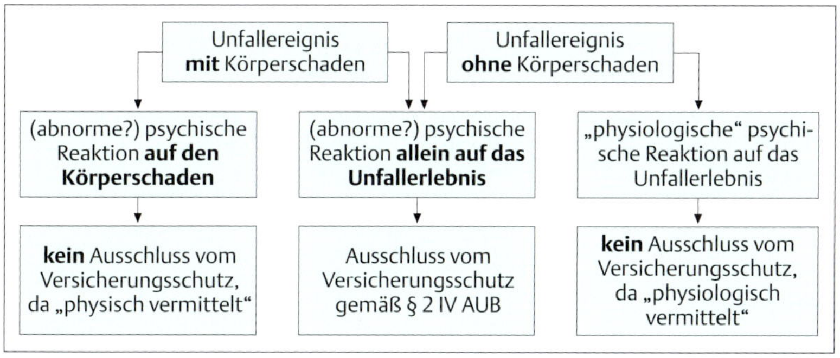

Abb. 35.**2** Mögliche Konsequenzen aus den aktuellen Urteilen des BGH zur "Psychoklausel" in der privaten Unfallversicherung [nach Widder u. Gaidzik 2006].

körperlichen Schädigung, sondern um die hirnorganisch bedingte Unmöglichkeit auf alltägliche Belastungen adäquat zu reagieren. Bei psychischen Folgen einer nicht das Gehirn betreffenden körperlichen Schädigung, z. B. eines Tinnitus bei Schädigung von Strukturen des Innenohres, bestehen demgegenüber lediglich mittelbare (!) psychische Unfallfolgen, die durch die individuelle psychische Reaktion geprägt sind. Sollte das Urteil Bestand haben, müssten zukünftig 3 Fallgruppen unterschieden werden (Abb. 35.**2**) [Widder u. Gaidzik 2006]:

- „physiologische" psychische Reaktion auf ein Unfallereignis mit Entschädigungspflicht,
- „abnorme" psychische Reaktion auf ein Unfallereignis ohne Entschädigungspflicht,
- „abnorme" psychische Reaktion auf einen Körperschaden jeder Art mit Entschädigungspflicht.

Haftpflichtrecht

Im Haftpflichtrecht ist der Tatbestand der Körperverletzung im Sinne des § 823 BGB zwar schnell erfüllt (s. BGH-Urteile). Immer ist jedoch ein primärer Gesundheitsschaden im medizinischen Sinne erforderlich, sei dieser nun körperlicher oder psychischer Art[9]. Entstehen psychische Beschwerden allein durch die psychische Reaktion auf die Unfallbeschwerden, müssen diese Krankheitswert besitzen. Unfallbedingte „seelische Erschütterungen" werden dem allgemeinen Lebensrisiko zugerechnet, selbst dann, wenn sie zwar bereits fassbare medizinische Auswirkungen, aber noch nicht Krankheitswert haben. Für das bloße Zufügen negativer Erlebnisse bleibt Schadensersatz versagt [Brollowski et al. 2000].

Im Haftpflichtrecht besonders problematisch ist die Begutachtung iatrogen determinierter psychischer Unfallfolgen durch z. B. Übersehen einer dissoziativen Störung, Einsatz invasiver Therapiemaßnahmen ohne entsprechende Indikation, Gabe suchtinduzierender Medikamente oder allein durch lange, unreflektierte Krankschreibung. Zwar gilt dies bis heute allenfalls als „Kavaliersdelikt". Angesichts der Tatsache, dass der Schädiger im Haftpflichtrecht „nur" für die von ihm verursachte Körperverletzung einzustehen hat, sind derartige von Dritten hervorgerufene oder unterhaltene Störungen letztlich im Sinne einer „Verschiebung der Wesensgrundlage" nicht mehr vom (früheren) Schädiger entschädigungspflichtig.

[9] BGHZ 132, 341

BGH vom 2. 10. 1990 – VI ZR 353/89

Auch psychisch bedingte Gesundheitsschäden fallen, wenn sie Folge der Verletzungshandlung des Schädigers sind, unter die Ersatzpflicht der §§ 823 I, 847 BGB. ... Eine Grenze findet der Ersatzanspruch in diesen Fällen nach der Rechtssprechung nur dort, wo sich in dem Versagenszustand letztlich nur das allgemeine Lebensrisiko des Verletzten aktualisiert hat. ... Der Ansicht, der Ersatzanspruch des Klägers sei schon dann ausgeschlossen, wenn neben dem Unfallereignis weitere Umstände für eingetretenen Schaden ursächlich geworden sein können, könnte dem nicht gefolgt werden. Es genügt, wenn die Verletzungshandlung für den Schaden mitursächlich war. Es genügt die hinreichende Gewissheit, dass die Depressionen des Klägers ohne den Unfall nicht aufgetreten wären.

BGH vom 30.4.1996 – VI R 55/9

Der Schädiger hat für seelisch bedingte Folgeschäden einer Verletzungshandlung, auch wenn sie auf einer psychischen Anfälligkeit des Verletzten oder sonst wie auf einer neurotischen Fehlverarbeitung beruhen, haftungsrechtlich grundsätzlich einzustehen. Eine Zurechnung kommt nur dann nicht in Betracht, wenn das Schadensereignis ganz geringfügig ist (Bagatelle) und nicht gerade speziell auf die Schadensanlage des Verletzten trifft. ... Es genügt vielmehr die hinreichende Gewissheit, dass die psychisch bedingten Ausfälle ohne den Unfall nicht aufgetreten wären. ... Der Grundsatz, dass eine besondere Schadensanfälligkeit des Verletzten dem Schädiger haftungsrechtlich zuzurechnen ist, gilt grundsätzlich auch für psychische Schäden, die regelmäßig aus einer besonderen seelischen Labilität des Betroffenen erwachsen.

Nach den Ausführungen des Sachverständigen hatte der Unfall zwar nur eine vermittelnde, nicht kausale und nicht richtunggebende Rolle gespielt. Er hat jedoch klargestellt, dass es ohne den Unfall mit seinen akuten Verletzungen nicht zu dessen psychischer Fehlverarbeitung hätte kommen können. Dann bildet der Unfall einen Auslöser für die psychische Fehlreaktion und darauf zurückzuführende Dienstunfähigkeit. Dies genügt um ihn als Ursache im haftungsrechtlichen Sinne anzusehen, mögen daneben auch andere Ursachen gegeben sein. Die Haftung könnte aus Gründen der Kausalität nur entfallen oder zeitlich begrenzt sein, wenn der durch den Unfall ausgelöste Schaden auf-

grund der Vorschäden auch ohne den Unfall früher oder später eingetreten wäre.
... Die Tatsache, dass der Kläger durch frühere Unfälle in seiner seelischen Widerstandskraft soweit vorgeschädigt war, dass nur noch ein geringfügiger Anlass genügte, um psychische Fehlreaktionen auszulösen, kann die Beklagte nicht entlasten. Es spielt keine Rolle, dass der eigentliche Grund für die Beschwerden in der Persönlichkeit des Verletzten liegt und vom Schädiger nicht zu vertreten ist. Mag auch der Unfall in solchen Fällen nur der Auslöser der seelischen Fehlreaktionen sein, so stellt das Unfallereignis doch eine Mitursache für die psychosomatischen Folgewirkungen dar, die wie jede andere Ursache zur vollen Haftung nach § 823 BGB führt. ... Seelische Fehlreaktionen, die durch die psychische Prädisposition des Verletzten mitbedingt sind, wirken sich lediglich bei der Bemessung des Schmerzensgeldes anspruchsmindernd aus.

Schlussbemerkung

Die Beurteilung funktioneller psychischer Syndrome nach äußeren Ereignissen kann den Sachverständigen vor vielfältige Schwierigkeiten stellen. Angesichts dieser Tatsache verwundert es nicht, dass es sich hier um einen Bereich psychiatrischer/nervenärztlicher Begutachtung handelt, bei dem unterschiedliche Meinungen auftreten können, wobei ein Meinungsstreit gelegentlich auch pointiert ausgetragen wird. Grundsätzlich ist vom Sachverständigen zu fordern, dass die Beurteilung **kriterienorientiert, nachvollziehbar** und **belegbar** ist. Erstattet der Sachverständige das Gutachten in dieser Weise, so wird seine Expertise eine wichtige, häufig unverzichtbare Entscheidungshilfe bei sozialmedizinischen Fragen sein, wobei selbstverständlich die Verpflichtung besteht, das Gutachten **unparteiisch** und **nach bestem Wissen und Gewissen** zu erstatten [Foerster 2002].

Literatur

Baker SB, O'Neill B, Haddon W. The injury severity score. J Trauma 1974; 14: 187–196

von Bar Ch. Gemeineuropäisches Deliktsrecht 2. Band, § 4. Kausalität oder Zurechnung. Beck, München 1999: 433–505

Birmes P, Brunet A, Carreras D, Ducasse JL, Charlet JP, Lauque D, Sztulman H, Schmitt L. The predictive power of peritraumatic dissociation and acute stress symptoms for posttraumatic stress symptoms: a three-month prospective study. Am J Psychiatry 2003; 160: 1337–1339

Brollowski J, Kelb A, Lemcke H, Wehking E. Haftpflichtschaden und Psyche. E+S Rückversicherungs-AG. Ausgabe Nr.2. Hannover 2000

Bryant RA, Marosszeky JE, Crooks J, Gurka JA. Posttraumatic stress disorder after severe traumatic brain injury. Am J Psychiatry 2000; 157: 629–631

Creamer M, O'Donnell ML, Pattison P. Amnesia, traumatic brain injury, and posttraumatic stress disorder: a methodological inquiry. Behav Res Ther 2005; 43:1383–1389

Feinstein A, Hershkop S, Ouchterlony D, Jardine A, McCullagh S. Posttraumatic amnesia and recall of a traumatic event following traumatic brain injury. J Neuropsychiatry Clin Neurosci 2002; 14: 25–30

Flesher MR, Delahanty DL, Raimonde AJ, Spoonster E. Amnesia, neuroendocrine levels and PTSD in motor vehicle accident victims. Brain Inj 2001; 15: 879–889

Foerster K. Die Kausalitätsbeurteilung bei funktionellen psychischen Störungen. In: Murer E (Hrsg.). Psychische Störungen und die Unfallversicherung – Schwerpunkt Unfallversicherung. Stämpfli; Bern 2002: 117–140

Foerster K. Begutachtung bei sozial- und versicherungsmedizinischen Fragen. In: Foerster K (Hrsg.). Psychiatrische Begutachtung. Urban & Fischer, München 2004: 643–669

Foerster K, Leonhardt M. Diagnose und Differentialdiagnose der posttraumatischen Belastungsstörung. Med Sach 2003; 99: 146–149

Foerster K, Winckler P. Forensisch-psychiatrische Untersuchung. In: Foerster K (Hrsg.). Psychiatrische Begutachtung. Urban & Fischer, München 2004: 17–30

Gil S, Caspi Y, Ben-Ari IZ, Koren D, Klein E. Does memory of a traumatic event increase the risk for posttraumatic stress disorder in patients with traumatic brain injury? A prospective study. Am J Psychiatry 2005; 162: 963–969

Glaesser J, Neuner F, Lutgehetmann R, Schmidt R, Elbert T. Posttraumatic Stress Disorder in patients with traumatic brain injury. BMC Psychiatry 2004; 4: 5

Hausotter W. Begutachtung somatoformer und funktioneller Störungen. 2. Aufl., Urban & Fischer, München 2005:189–203

Hoffmann-Richter U. Die psychiatrische Begutachtung. Thieme, Stuttgart 2005: 23–27

Kind H. Neurose und Unfallversicherung. Schweiz Arch Neurol Psychiatr 1988; 139: 31–41

Leonhardt M. Wie ist eine Kausalitätsbeurteilung psychischer Störungen im sozialen Entschädigungsrecht möglich? Med Sach 2002; 98: 188–193

Leonhard M, Foerster K. Die Begutachtung der posttraumatischen Belastungsstörung. Med Sach 2003; 99: 150–155

Leonhardt M, Foerster K. Diagnose, Differentialdiagnose und psychiatrische Begutachtung von umweltbezogenen Körperbeschwerden. Med Sach 2001; 97: 214–219

Linden M, Schippan B, Baumann K, et al. Die posttraumatische Verbitterungsstörung (PTED). Nervenarzt 2004; 75: 51–57

Loytved H. Die Anerkennung von so genannten Schockschäden im Gewaltopferentschädigungsgesetz. Med Sach 2005: 101: 148–152

Maercker A, Schützwohl M. Erfassung von psychischen Belastungssfolgen: Die Impact of Event Skala – revidierte Version. Diagnostica 1998; 44: 130–141

Merten Th. Der Stellenwert der Symptomvalidierung in der neuropsychologischen Begutachtung. Z Neuropsychol 2005: 16: 29–45

Murray J, Ehlers A, Mayou RA. Dissociation and post-traumatic stress disorder: two prospective studies of road traffic accident survivors. Br J Psychiatry 2002; 180: 363–368

Schäfer ML. Zur Geschichte des Neurastheniekonzeptes und seiner modernen Varianten Chronic Fatigue Syndrom, Fibromyalgie sowie Multiple Chemische Sensitivität. Fortschr. Neurol. Psychiat. 2002; 70: 570–582

Schnyder U. Entstehung und Verlauf der posttraumatischen Belastungsstörung. Med Sach 2003; 99: 142–145

Stoffels H. Das Trauma als Faszinosum. In: Diekmann I, Schoeps JH (Hrsg.). Das Wilkomirski-Snydrom. Eingebildete Erinnerungen oder von der Sehnsucht, Opfer zu sein. Pendo-Verlag, Zürich – München 2002: 157–179

Strauß E. Geschehnisse und Erlebnis. Springer, Berlin 1930

Van der Hart O, Nijenhuis ER, Steele K. Dissociation: An insufficiently recognized major feature of complex posttraumatic stress disorder. J Trauma Stress 2005; 18: 413–423

Weisaeth L. Torture of a Norwegians ship's crew: The torture, stress reactions and psychiatric aftereffects. Acta Psychiatrica Scandinavia 1989; 80: (355, Suppl): 63–72

Widder B, Gaidzik PW. Neue Vorgaben des BGH zur Anerkennung psychoreaktiver Unfallfolgen in der privaten Unfallversicherung. Med Sach 2006; in Druck

Winckler P. Grundlagen der psychiatrischen Begutachtung sogenannter „Rentenneurosen". Versicherungsmedizin 1998; 50: 219–225

Wussow RJ. Der Leistungsausschluß bei psychischen Beeinträchtigungen in der privaten Unfallversicherung. VersR 2000; 1183

Anhang

36 Gutachtliche Bewertungstabellen

B. Widder

Die in diesem Kapitel genannten Bewertungstabellen beinhalten eine Zusammenstellung der für den Neurologen wichtigen Gesundheitsschäden, soweit in der zugehörigen Literatur konkrete Werte für die dadurch bedingten Beeinträchtigungen angegeben werden. Zum Teil werden auch Gesundheitsstörungen aus anderen Fachgebieten mit aufgeführt, die „Eckpfeiler" der gutachtlichen Einschätzung darstellen und Analogieschlüsse bei neurologischen Störungen erlauben, die in den Tabellen nicht speziell aufgeführt sind.

Benutzungshinweise

Soweit möglich, erfolgte eine Gliederung der Bewertungstabellen nach Organen bzw. Funktionseinheiten. Organgrenzen überschreitende neurologische Krankheitsbilder sind in Kap. 36.9 zusammengefasst, nicht organisch bedingte psychische Störungen finden sich in Kap. 36.10.

MdE (GUV)

Die mit dem Zusatz „GUV" bezeichnete Minderung der Erwerbsfähigkeit (MdE) bezieht sich auf die Vorgaben der Gesetzlichen Unfallversicherung (GUV), wonach die MdE ein abstraktes Maß für den Umfang der verminderten Arbeitsmöglichkeiten auf dem gesamten Gebiet des Erwerbslebens darstellt (s. Kap. 7.1.4)[1]. Soweit nicht anders bezeichnet, entstammen die gemachten Angaben der sog. „maßgeblichen Rentenliteratur" mit Literaturstellen aus Mehrhoff et al. [2005] und Schönberger et al. [2003]. Hierbei handelt es sich um Erfahrungssätze, die für den Sachverständigen zwar nicht bindend sind, von denen gemäß Rechtsprechung jedoch ohne entsprechende individuelle Begründung nicht abgewichen werden soll. Die MdE (GUV) wird in von Hundertsätzen angegeben (v. H.).

GdB/MdE

Die hier gemachten Angaben beziehen sich auf die vom Bundesministerium für Gesundheit und Soziale Sicherung [2005] herausgegebenen „Anhaltspunkte für die ärztliche Gutachtertätigkeit im sozialen Entschädigungsrecht und nach dem Schwerbehindertenrecht". Sie haben Normcharakter[2] und stellen die verbindliche Bemessungsgrundlage für das **Schwerbehindertenrecht** (GdB) und das **Soziale Entschädigungsrecht** (MdE) dar. Gleichermaßen orientiert sich hieran auch die MdE-Einschätzung in der Dienstunfallfürsorge der Beamten. Im Vergleich zur MdE der GUV bestehen zum Teil gewichtige Unterschiede, die bei der gutachtlichen Einschätzung zu berücksichtigen sind. Ursache dafür ist die Definition der MdE im Sozialen Entschädigungsrecht, die „alle körperlichen, geistigen, seelischen und sozialen Auswirkungen einer Funktionsbeeinträchtigung unabhängig vom Erwerbsleben" umfasst. Der Grad der Behinderung (GdB) wird ohne Zusätze angegeben (z. B. GdB 50), die MdE in von Hundertsätzen (v. H.).

Invalidität

Die **Private Unfallversicherung (PUV)** kennt als Maßstab die Invalidität, die ebenfalls einen abstrakten Begriff darstellt und die Beeinträchtigung der normalen körperlichen und geistigen Leistungsfähigkeit „in allen Lebensbereichen" ohne Rücksicht auf die individuellen Verhältnisse abbilden soll. Insbesondere sollen auch besondere, außerhalb der Norm liegende Fähigkeiten und Begabungen außer Betracht bleiben. Die Einschätzung erfolgt hier nach zwei unterschiedlichen Parametern:

- Bewertung nach der Gliedertaxe (s. Kap.7.4.7) als verbindlicher Maßstab für Schäden an Gliedmaßen und Sinnesorganen in Bruchteilen der jeweiligen Gliedmaße bzw. des Sinnesorgans (1/20–1/1). Die vorliegenden Angaben beziehen sich dabei auf Tabellen in Reichenbach [1995] sowie Schröter u. Fitzek [2004].
- Prozentuale Bewertung der Beeinträchtigung der körperlichen und geistigen Leistungsfähigkeit (BdL) für alle übrigen Organe und Körperfunktionen. Hierzu liegen von Seiten der Versicherer keinerlei Tabellen vor, so dass der Sachverständige zu einer freien Einschätzung gelangen muss. Aufgrund des weitgehend identischen Bezugs auf die gesamten Lebensumstände können jedoch die o. g. „Anhaltspunkte" des Sozialen Entschädigungs- und Schwerbehindertenrechts als grobe (!) Vorlage dienen.

Keine Berücksichtigung in den Bewertungstabellen findet das **Haftpflichtrecht**, bedingt dadurch, dass hier keine abstrakte Einschätzung erfolgt, sondern die in diesem Bereich erfragte MdE ein Maß für die auf den konkreten individuellen Fall bezogene Einbuße an Arbeits- oder sonstigem Erwerbseinkommen darstellt. Lediglich für den Bereich der Haushaltsführung ergibt sich mit der sog. „Hausfrauentabelle" die Möglichkeit zu einer schematisierten Bewertung des Haushaltsführungsschadens bei verschiedenen Gesundheitsschäden (s. Kap. 36.11).

[1] Diese Definition findet sich auch im Verwaltungsrecht, so dass die hier gemachten Angaben im Prinzip gleichermaßen die Belange der beamtenrechtlichen Unfallfürsorge betreffen. Tatsächlich sind hierfür gemäß Rechtsprechung jedoch die Werte des Sozialen Entschädigungsrechts anzusetzen (s. Kap. 7.3.4).

[2] vgl. BSG 9 RVs 4/95 vom 9.4.1997; LSG NRW L 7 SB 70/02 vom 8.8.2002.

36.1 Kopfverletzungen und -schmerzen

Für das **Schwerbehinderten-** und **Soziale Entschädigungsrecht** finden sich bei Verletzungen und Schmerzen im Kopf- und Gesichtsbereich detaillierte Angaben (Tab. 36.**1**). Im Bereich der **GUV** liegen lediglich Angaben für Gesichtsentstellungen vor (Tab. 36.**1**). Zur Einschätzung von Schmerzen wird nur darauf verwiesen, dass diese im Einzelfall bis zu einer MdE von 100 v. H. führen können [Schönberger et al. 2003]. Im Einzelfall sind daher „Analogschlüsse" mit vorgegebenen Werten zu ziehen (s. Kap. 25.5.1). Auch für die **PUV** finden sich in der Literatur keine Angaben zu der außerhalb der Gliedertaxe einzuschätzenden Beeinträchtigung der körperlichen und geistigen Leistungsfähigkeit. Aufgrund der ähnlichen Definition eignen sich am ehesten Vergleiche mit den Werten im Sozialen Entschädigungsrecht.

Tabelle 36.**1** Gutachtliche Bewertung von Verletzungen und Schmerzen im Kopf- und Gesichtsbereich

Knöcherne Substanzverluste und Entstellungen	*MdE (GUV)*	*GdB/MdE*	*Invalidität*
Kleinere Knochenlücken, Substanzverluste (auch größere gedeckte) am knöchernen Schädel	10	0–10	
Schädelnarben am Hirnschädel mit erheblichem Verlust von Knochenmasse ohne Funktionsstörung des Gehirns (einschließlich entstellender Wirkung)	10–40	30	
Gesichtsentstellungen			
– kosmetisch nur wenig störend	10	10	
– kosmetisch störend	20	20–30	
– abstoßend wirkend[3]	30–50	50	
Gesichts- und Kopfschmerzen	***MdE (GUV)***	***GdB/MdE***	***Invalidität***
Gesichtsneuralgien (z. B. Trigeminusneuralgie)			
– leicht (seltene, leichte Schmerzen)		0–10	
– mittelgradig (häufigere, leichte bis mittelgradige Schmerzen, schon durch geringe Reize auslösbar)		20–40	
– schwer (häufige, mehrmals im Monat auftretende starke Schmerzen bzw. Schmerzattacken)		50–60	
– besonders schwer (starker Dauerschmerz oder Schmerzattacken mehrmals wöchentlich)		70 - 80	
Migräne je nach Häufigkeit und Dauer der Anfälle und Ausprägung der Begleiterscheinungen (vegetative Störungen, Augensymptome, andere zerebrale Reizerscheinungen)			
– leichte Verlaufsform (Anfälle durchschnittlich einmal monatlich)		0–10	
– mittelgradige Verlaufsform (häufigere Anfälle, jeweils einen oder mehrere Tage anhaltend)		20–40	
– schwere Verlaufsform (langdauernde Anfälle mit stark ausgeprägten Begleiterscheinungen, Anfallspausen von nur wenigen Tagen)		50–60	

[3] Ggf. höhere Werte bei hochgradigen Gesichtsentstellungen mit außergewöhnlichen psychoreaktiven Störungen.

36.2 Ausfälle von Hirnnerven

Für das gesamte **Öffentliche Recht** finden sich hier detaillierte Bewertungsangaben (Tab. 36.2). Im Bereich der **PUV** sind Störungen des Geruchs- und Geschmackssinnes, des Sehvermögens, sowie des Gehörs nach der Gliedertaxe, bezogen in Bruchteilen der Funktionsbeeinträchtigung für das entsprechende Sinnesorgan, zu bewerten. Für andere Schädigungen sind aufgrund der ähnlichen Definition am ehesten Vergleiche mit den Werten im Sozialen Entschädigungsrecht sinnvoll.

Tabelle 36.2 Gutachtliche Bewertung bei Ausfällen der Hirnnerven und assoziierter Funktionen

Störungen des Geruchs- und Geschmackssinnes	***MdE (GUV)***	***GdB/MdE***	***Invalidität***
Völliger Verlust des Riechvermögens mit der damit verbundenen Beeinträchtigung der Geschmackswahrnehmung	10	15	1/1 Geruchssinn
Völliger Verlust des Geschmackssinnes	10 – 20[4]	10	1/1 Geschmackssinn
Störungen des Sehvermögens[5]	***MdE (GUV)***	***GdB/MdE***	***Invalidität***
Einseitige Erblindung			
– mit intaktem zweitem Auge	25	30	1/1 Auge
– mit Herabsetzen der Sehschärfe auf dem zweiten Auge auf 0,4	50	50	
Doppelseitige (weitgehende) Erblindung	100	100	
Vollständiger Gesichtsfeldausfall			
– homonyme Hemianopsie	40	40	
– homonyme Quadrantenanopsie unten	30	30	
– homonyme Quadrantenanopsie oben	20	20	
Lähmung des Oberlides (einseitig/beidseitig)			
– mit Herabsinken ohne Sehbehinderung	0/10		
– mit Herabsinken und Sehbehinderung	10–20/20 – 30	10–20	
– mit vollständigem Verschluss des Auges	30/70	30	
Augenmuskellähmungen (Doppelbilder)			
– ohne wesentliche Störung des zweiäugigen Sehens	10	10	
– mit erheblicher Störung des zweiäugigen Sehens	20	10–25[6]	
– mit Erfordernis der ständigen Okklusion eines Auges	30	30	
Blendungsempfindlichkeit oder Nachtblindheit ohne sonstige Minderung des Sehvermögens	0 – 10	0–10	
Isolierte beidseitige Farbsinnstörung	0–10	0	

[4] Nur bei besonderem beruflichem Betroffensein [Schönberger et al. 2003].

[5] Weitere Details sind den vielerorts publizierten Tabellen der Deutschen Ophthalmologischen Gesellschaft zu entnehmen.

[6] Detallierte Graphik in den „Anhaltspunkten“ [BMGS 2005].

Tabelle 36.2 (Fortsetzung)

Störungen der Gesichtssensibilität	***MdE (GUV)***	***GdB/MdE***	***Invalidität***
– leicht		0–10	
– ausgeprägt, den oralen Bereich einschließend		20–30	
Störungen der Gesichtsmotorik (Fazialisparese)	***MdE (GUV)***	***GdB/MdE***	***Invalidität***
– einseitig, kosmetisch nur wenig störend	10	0–10	
– ausgeprägtere Restparese oder Kontrakturen	20	20–30	
– komplette Lähmung oder entstellende Kontrakturen	30	40	
– beidseitig, je nach Ausprägung	30–50	50	
Störungen des Hörvermögens[7]	***MdE (GUV)***	***GdB/MdE***	***Invalidität***
Einseitige Taubheit	20	20	1/1 Gehör auf einem Ohr
Schwerhörigkeit (beide Ohren betreffend)			
– leicht	15	15	
– mittelgradig	30	30	
– hochgradig	50	50	
– an Taubheit grenzende Schwerhörigkeit	70	70	
– völlige Taubheit	80	80	1/1 Gehör auf beiden Ohren
Ohrgeräusche (Tinnitus)			
– ohne nennenswerte psychische Begleiterscheinungen	0–10	0–10	
– mit erheblichen psychovegetativen Begleiterscheinungen	[8]	20	[9]
– mit wesentlicher Einschränkung der Erlebnis- und Gestaltungsfähigkeit (z. B. ausgeprägte depressive Störungen)	[8]	30–40	[9]
– mit schweren psychischen Störungen und sozialen Anpassungsschwierigkeiten mindestens	[8]	50	[9]
Störungen des Gleichgewichts/Schwindel	***MdE (GUV)***	***GdB/MdE***	***Invalidität***
Schwindelsyndrome			
– ohne wesentliche Folgen	[10]	0–10[11]	
– mit leichten Folgen	[10]	20[11]	
– mit mittelgradigen Folgen	[10]	30–40[11]	
– mit schweren Folgen	[10]	50–70[11]	
– mit Unfähigkeit, ohne Unterstützung zu gehen oder zu stehen	[10]	80[11]	

[7] Detaillierte Tabellen aus HNO-ärztlicher Sicht in den „Anhaltspunkten“ [BMGS 2005].

[8] Bewertung wie psychoreaktive Unfallfolgen (s. Kap. 36.10).

[9] Bei nachweisbarer Haarzellschädigung als Ursache des Tinnitus gemäß jüngster Rechtsprechung Anerkennung psychoreaktiver Unfallfolgen auch in der PUV (s. Kap. 35.3.7).

[10] Detaillierte Einschätzung anhand von Intensitäts- und Belastungsstufen s. Kap. 24.2.2.

[11] Detaillierte Beschreibung der zugrunde liegenden Funktionsstörungen s. Tab. 24.5.

Tabelle 36.2 (Fortsetzung)

Störungen des Gleichgewichts/Schwindel	*MdE (GUV)*	*GdB/MdE*	*Invalidität*
Schwindelanfälle (z. B. Menière-Krankheit)			
– ein bis zwei Anfälle im Jahr	0–10	0–10	
– Anfälle mit Pausen von Monaten, je nach Schweregrad	20–40	20–40	
– schwere Anfälle mit Pausen von Wochen	50	40–50	
– schwere Anfälle mit Pausen von Tagen		60–80[12]	
Schluck- und Artikulationsstörungen[13]	***MdE (GUV)***	***GdB/MdE***	***Invalidität***
Störung der Speichelsekretion (vermehrter Speichelfluss, Mundtrockenheit)		0–20	
Behinderung der Mundöffnung			
– mit deutlicher Auswirkung auf die Nahrungsaufnahme		20–40	
– mit Notwendigkeit der Aufnahme flüssiger oder passierter Nahrung und entsprechenden Sprechstörungen	30	50	
Schluckstörungen			
– ohne wesentliche Behinderung der Nahrungsaufnahme		0–10	
– mit erheblicher Behinderung der Nahrungsaufnahme (Einschränkung der Kostform, verlängerte Essdauer)		20–40	
– mit häufiger Aspiration und erheblicher Beeinträchtigung des Kräfte und Ernährungszustandes		50–70	
Artikulationsstörungen			
– mit gut verständlicher Sprache		10	
– mit schwer verständlicher Sprache		20–40	
– mit unverständlicher Sprache		50	

[12] Analogbewertung zu fokalen Anfällen.
[13] Zu Schluck- und Artikulationsstörungen im Rahmen von Dystonien s. auch Tab. 23.4.

36.3 Hirnschäden

Für die Gebiete des **Öffentlichen Rechts** liegen detaillierte Angaben vor (Tab. 36.**3**), die sogar die Commotio cerebri erfassen, bei der es definitionsgemäß zu keinem dauerhaften Hirnschaden kommt (Tab. 36.**4**). Im Bereich der **PUV** sind folgende Vorgaben zu beachten:

- Die Folgen einer Hemiparese sind grundsätzlich nach der Gliedertaxe zu beurteilen, d. h. nach dem Bruchteil der Gebrauchsunfähigkeit des betreffenden Arms bzw. Beins.
- Nicht primär die Gliedmaßen betreffende Hirnschäden (z. B. organische Psychosyndrome, zentral bedingte Gleichgewichtsstörungen) sind demgegenüber in ihrer abstrakten „Beeinträchtigung der körperlichen und geistigen Leistungsfähigkeit" zu bewerten. Aufgrund der ähnlichen Definition eignen sich hierzu am ehesten Vergleiche mit den Werten im Sozialen Entschädigungsrecht.

Tabelle 36.**3** Gutachtliche Bewertung von Hirnschäden

Commotio cerebri	*MdE (GUV)*	*GdB/MdE*	*Invalidität*
Commotio cerebri mit nicht nur vorübergehenden vegetativen Störungen	s. Tab. 36.**4**	10–20[14]	
Allgemeine Grundsätze zu Hirnverletzungen	***MdE (GUV)***	***GdB/MdE***	***Invalidität***
– **ohne** bleibende Funktionsstörung (offen und geschlossen) in den ersten 2–6 Monate	100		
– dann 3–8 Monate	50		
– dann 3–6 Monate	30		
– dann 2–4 Monate	20		
– offen, **ohne** bleibende Funktionsstörung		30	
– geschlossen, **ohne** bleibende Funktionsstörung		20	
– mit geringer Leistungsbeeinträchtigung (sich im Alltag gering auswirkend)	10–20	30–40	
– mit mittelschwerer Leistungsbeeinträchtigung (sich im Alltag deutlich auswirkend)	30–50	50–60	
– mit schwerer Leistungsbeeinträchtigung	60–100	70–100	
Organische Psychosyndrome	***MdE (GUV)***	***GdB/MdE***	***Invalidität***
– leicht (im Alltag sich gering auswirkend)	20–40	30–40	
– mittelgradig (im Alltag sich deutlich auswirkend)	40–50	50–60	
– schwer	60–100	70–100	
*Zu toxisch bedingten Enzephalopathien bei Berufskrankheiten s. Tab. 34.**9***			
Bewertungsvorschläge von Ritter [1994] für organische Psychosyndrome	***MdE (GUV)***	***GdB/MdE***	***Invalidität***
... anhand der erkennbaren Beeinträchtigungen im Alltag			
Auftreten/Bemerkbarkeit der Störung in Extrem- und Krisensituationen	10		
Auftreten/Bemerkbarkeit der Störung im normalen Alltag	20		

[14] Für ein Jahr.

Tabelle 36.3 (Fortsetzung)

Bewertungsvorschläge von Ritter [1994] für organische Psychosyndrome	*MdE (GUV)*	*GdB/MdE*	*Invalidität*
Gelegentliche Hilfe zur Stabilisierung erforderlich (1–2-mal pro Woche)	30		
Ständige, tägliche Hilfsbereitschaft zur Stabilisierung erforderlich	50		
Ständig betreuungsbedürftig, noch begrenzt kooperationsfähig	80		
Pflegebedürftig, nicht zu sinnvoller Kommunikation fähig	100		
... anhand der Einschränkungen im tatsächlich ausgeübten Berufsleben[15]			
Vollschichtig ohne zusätzliche Pause	10		
Vollschichtig mit einer zusätzlichen Pause	20		
Vollschichtig mit zwei zusätzlichen Pausen	30		
Halbschichtig ohne Pause	50		
Stundenweise	70		
Zentrale vegetative Störungen (z. B. Kopfschmerzen, Schwindel, Schlafstörungen, Störungen der Kreislauf- und Schweißregulation)	*MdE (GUV)*	*GdB/MdE*	*Invalidität*
– leicht	10–20	30	
– mittelgradig (auch mit vereinzelten synkopalen Anfällen)	20–30	40	
– mit häufigeren Anfällen oder schwereren Auswirkungen auf den Allgemeinzustand	30–40	50	
Hirnschäden mit kognitiven Leistungsstörungen (z. B. Aphasie, Apraxie, Agnosie)[16]	*MdE (GUV)*	*GdB/MdE*	*Invalidität*
– leicht (z. B. Restaphasie)	0–30	30–40	
– mittelgradig (z. B. Aphasie mit deutlicher bis sehr ausgeprägter Kommunikationsstörung)	40–60	50–80	
– schwer (z. B. globale Aphasie)	70–100	90–100	
Koordinations- und Gleichgewichtsstörungen zerebraler Ursache	*MdE (GUV)*	*GdB/MdE*	*Invalidität*
je nach dem Ausmaß der Störung der Ziel- und Feinmotorik einschließlich der Schwierigkeiten beim Gehen und Stehen (s. auch Tab. 36.2 – Störungen des Gleichgewichts)	30–100	30–100	
Zerebrale bedingte (Teil)Lähmungen je Gliedmaße	*MdE (GUV)*	*GdB/MdE*	*Invalidität*
– leicht (Restlähmungen und Tonusstörungen der Gliedmaßen)	30	30	
– mittelgradig	40–50	s. unten	
– schwer (fast vollständig bis vollständig)	60–80	s. unten	
– vollständige Lähmung von Arm und Bein (Hemiplegie)		100	1/1 Arm und Bein

[15] Bezogen auf den allgemeinen Arbeitsmarkt. Im Umkehrschluss aus einer bestehenden MdE Rückschlüsse auf die berufliche Leistungsfähigkeit zu ziehen, erscheint nicht legitim.
[16] Siehe auch Tab. 19.2.

Tabelle 36.3 (Fortsetzung)

Zerebral bedingte Hemiparesen[17, 18]	*MdE (GUV)*	*GdB/MdE*	*Invalidität*
Obere Extremität im täglichen Leben einsetzbar, jedoch Störung der Feinmotorik, zusätzlich			
– Gehfähigkeit nur leicht behindert		30–40	
– Gehfähigkeit selbständig für kurze Strecken		50	
Obere Extremität unterstützend zur gebrauchen, zusätzlich			
– Gehfähigkeit nur leicht behindert		60–70	
– Gehfähigkeit selbständig für kurze Strecken		70–80	
Obere Extremität plegisch bzw. völlig gebrauchsunfähig, zusätzlich			
– Gehfähigkeit für kurze Strecken		80–90	
– keine Gehfähigkeit, allenfalls Stehen für Transfer möglich		100	
Zerebrale Krampfanfälle s. Tab. 36.14			
Sonstiges	***MdE (GUV)***	***GdB/MdE***	***Invalidität***
Hydrozephalus, mit Shunt versorgt		mind. 30	

Tabelle 36.4 Mögliche Einschätzung subjektiver Beschwerden nach einer Commotio cerebri in der GUV [Schönberger et al. 2003]

	leichten Grades	*mittelschweren Grades*	*schweren Grades*	*MdE*
erste	2–6 Wochen	1–2 Monate	2–4 Monate	100
dann	2–6 Wochen	2–3 Monate	3–6 Monate	50
dann	–	2–3 Monate	3–6 Monate	30
dann	1–3 Monate	2–4 Monate	4–8 Monate	20

[17] Nach Widder, in Rauschelbach et al. [2000].

[18] Hinzuzurechnen und in ihrem behindernden Umfang das Ausmaß der Paresen ggf. übertreffend sind weitere Funktionsstörungen wie Sprach-, Sprech-, Schluck- und Gleichgewichtsstörungen, Apraxien, Hemineglekte und -anopsien, hirnorganische Psychosyndrom sowie Blasen-/Mastdarmstörungen, im Einzelfall auch Schmerzen.

36.4 Rückenmarksschäden

Für den gesamten Bereich des **Öffentlichen Rechts** werden in der Literatur übereinstimmende Werte für die MdE angegeben (Tab. 36.**5**). Zusätzlich finden sich für den Bereich Pflegegeldbemessung für die GUV detaillierte Beschreibungen der Symptomatik mit Zuordnung zu %-Werten des Pflegegelds, die im Einzelfall eine Einschätzungshilfe darstellen können (s. Tab. 21.**6**).

Die **PUV** erfordert bei Rückenmarksverletzungen eine komplexe Einschätzung:

- Paresen der Gliedmaßen nach der Gliedertaxe (s. Kap. 36.6 und 36.7),
- sonstige Funktionsdefizite (z. B. Blasen-/Mastdarmstörungen, Störungen der Sexualfunktion, Schmerzen und Instabilitäten im Bereich des Stützapparates, Dekubitalulzera) in freier Würdigung der BdL.

Eine „globale" Einschätzung der gesamten Querschnittsymptomatik, wie mancherorts vorgeschlagen, erscheint angesichts der hierzu eindeutigen rechtlichen Vorgaben der PUV nicht zielführend (s. Kap. 21.3.1). Die Bildung der Gesamtinvalidität erfolgt nicht durch den Sachverständigen, sondern durch den Versicherer (bzw. das Gericht).

36.5 Störungen der Blasen-, Mastdarm- und Sexualfunktion

Im Bereich des **Schwerbehinderten-** und **Sozialen Entschädigungsrechts** finden sich detaillierte Angaben für isolierte Störungen der Blasen- und Mastdarmfunktion (Tab. 36.**6**). Störungen der Sexualfunktion sind dem gegenüber nicht berücksichtigt, so dass hier ggf. Analogschlüsse mit der MdE in der **GUV** zu ziehen sind. Gemäß urologischen Gutachtentabellen [Bichler 2004] bestehen hier jedoch ohnehin keine wesentlichen Unterschiede zwischen den verschiedenen Gebieten des Öffentlichen Rechts.

Für den Bereich der **PUV** liegen kontroverse Angaben zur Frage der Einschätzung einer erektilen Dysfunktion vor. Während urologischerseits [Bichler 2004] in Übereinstimmung mit der Rechtsprechung[20] eine Invalidität von maximal 10 % für gerechtfertigt gehalten wird, wurden neurologischerseits Werte bis 20 % geltend gemacht [Fabra 2001].

Tabelle 36.**5** Gutachtliche Bewertung von Schädigungen des Rückenmarks[19] im Öffentlichen Recht (übereinstimmende Werte in allen Rechtsgebieten)

Läsionshöhe	*Sensomotorische Defizite*	*Blase/Mastdarmstörungen*	*MdE u. GdB*
Halsmark	geringe sensomotorische Ausfälle	nicht vorhanden	30–60
	gewichtige Teillähmungen beider Arme und Beine	vorhanden	80–100
	vollständige Lähmung beider Arme und Beine (Tetraplegie)	vorhanden	100
Brust-/Lendenmark oder Kauda	Teillähmung beider Beine	nicht vorhanden	30–60
	Teillähmung beider Beine	vorhanden	60–80
	vollständige Lähmung der Beine (Paraplegie)	vorhanden	100

Tabelle 36.**6** Gutachtliche Bewertung von Störungen der Blasen- und Mastdarmfunktion sowie der Sexualität

Störungen der Blasenfunktion	*MdE (GUV)*	*GdB/MdE*	*Invalidität*
Chonische Harnwegsentzündungen			
– leichten Grades (ohne wesentliche Miktionsstörungen)		0–10	
– stärkeren Grades (mit erheblichen und häufigen Miktionsstörungen)		20–40	
– chronische Entzündung mit Schrumpfblase (Fassungsvermögen unter 100 ml)		50–70	

[19] Die Bezeichnung „Querschnittslähmung" ist gemäß BMGS [2005] den Fällen vorzubehalten, in denen quer durch das Rückenmark alle Bahnen in einer bestimmten Höhe vollkommen unterbrochen sind.

[20] OLG Hamm 1992, r+s 93, 157.

Tabelle 36.6 (Fortsetzung)

Störungen der Blasenfunktion	***MdE (GUV)***	***GdB/MdE***	***Invalidität***
Blasenentleerungsstörungen			
– leichten Grades (geringe Restharnbildung, Nachträufeln)	10	10	
– stärkeren Grades (erhebliche Restharnbildung, schmerzhaftes Harnlassen, Notwendigkeit manueller Entleerung)	20–40	20–40	
– mit Notwendigkeit regelmäßigen Katheterisierens oder eines Dauerkatheters	50	50	
Harninkontinenz			
– leichter Harnabgang bei Belastung	0–10	0–10	
– mit nächtlichem Einnässen	10–30		
– mit Harnabgang tags und nachts	20–40	20–40	
– mit völliger Harninkontinenz, je nach Begleiterscheinungen	50–100	50–70	
Störungen der Mastdarmfunktion	***MdE (GUV)***	***GdB/MdE***	***Invalidität***
– mit seltenen, nur unter besonderen Belastungen auftretendem unwillkürlichem Stuhlabgang	10[21]	10	
– häufigerer Stuhlabgang	20–40[21]	20–40	
– völliger Funktionsausfall des Schließmuskels	30[22]; 50[21]	mind. 50	
– in Kombination mit Blasenstörungen	30–100		
Störungen der Sexualfunktion[23]	***MdE (GUV)***	***GdB/MdE***	***Invalidität***
Libidoverlust	20		
Schwäche der Gliedsteife	10–20		
Verlust der Gliedsteife	30–40		
Erektionsverlust			
– bei durchschnittlicher psychischer Beeinträchtigung	10–20[24]		10
– bei außergewöhnlicher psychischer Beeinträchtigung	30–40[24]		
Beischlafunfähigkeit (je nach Alter)	20–40[24]	20[25]	
Verlust des Penis (je nach Alter)	30–60[24]	50	

[21] Nach Tegenthoff [2000].

[22] Nach Mehrhoff et al. [2005] und Schönberger et al. [2003].

[23] Besonders zu berücksichtigen ist hierbei die **psychische Beeinträchtigung**, dabei ist von einer erheblichen Bandbreite auszugehen. Die angegeben Erfahrungswerte können daher nur grobe Anhaltspunkte liefern [Schönberger et al. 2003]. **Genitalstörungen bei Frauen** (insbesondere Sensibilitätsstörungen, verminderte vaginale Sekretion und eine muskuläre Schwäche) sollten analog zu den Beschwerden der männlichen Patienten beurteilt werden, detaillierte Anhaltspunkte liegen hierfür nicht vor.

[24] Nach Bichler [2004].

[25] Außergewöhnliche psychoreaktive Störungen sind ggf. zu berücksichtigen.

36.6 Schäden an den oberen Gliedmaßen

Zwar steht für den Neurologen im Bereich der Gliedmaßen die Beurteilung von Nervenschäden im Vordergrund (Tab. 36.7). Aufgrund der im Einzelfall erforderlichen Analogschlüsse mit primär das chirurgisch-orthopädische Fachgebiet betreffenden Schäden sind diese jedoch in ihren wichtigsten Punkten gleichermaßen festgehalten (Tab. 36.8).

Tabelle 36.7 Gutachtliche Bewertung vollständiger Nervenschäden der oberen Gliedmaßen. Teilausfälle sind entsprechend geringer zu bewerten.

Nervenschäden obere Gliedmaßen	*MdE (GUV)*	*GdB/MdE*	*Invalidität*
N. accessorius	20		1/10 Arm
Armplexus			
– Totalausfall	75	80	1/1 Arm
– oberer Armplexus	40–50	50	4/10 Arm
– unterer Armplexus	50–60	60	1/2 Arm
N. axillaris	30	30	2/10 Arm
N. thoracicus longus	20	20	2/10 Arm
N. suprascapularis	10		1/20 Arm
N. musculocutaneus	20–25	20	3/10 Arm
N. radialis			
– ganzer Nerv	30	30	4/10 Arm
– mittlerer Bereich	25	20	3/10 Arm
– distal	20	20	2/10 Arm
N. ulnaris			
– proximal	25	30	7/20 Arm[26]
– distal	20	30	
N. medianus			
– proximal	35	40	7/20 Arm
– distal	25	30	
– sensibel	20		
– mit starken trophischen Störungen (CRPS)	60		
Nn. radialis und axillaris	60	50	
Nn. radialis und ulnaris	50–60	50	7/10 Arm

[26] In der Gutachtenliteratur wird überwiegend ein Bezug auf dem Armwert angegeben, was inkorrekt ist, da der N. ulnaris funktionell ausschließlich die Hand betrifft (= 5/10 Hand).

Tabelle 36.7 (Fortsetzung)

Nervenschäden obere Gliedmaßen	*MdE (GUV)*	*GdB/MdE*	*Invalidität*
Nn. radialis und medianus	60	50	7/10 Arm
Nn. ulnaris und medianus	60	50	6/10 Arm
Nn. radialis, ulnaris und medianus			
– Schulterhöhe	75		
– Unterarmbereich	60	60	

Tabelle 36.8 Gutachtliche Bewertung neurologisch im Einzelfall bedeutsamer, das chirurgisch-orthopädische Fachgebiet betreffender Funktionsstörungen an den oberen Gliedmaßen.

Sonstige Schäden der oberen Gliedmaßen	*MdE (GUV)*	*GdB/MdE*	*Invalidität*
Verlust beider Arme oder Hände	100	100	1/1 beide Arme
Verlust eines Armes und Beines	100	100	1/1 Arm + Bein
Verlust eines Armes im Schultergelenk oder mit sehr kurzem Oberarmstumpf	80	80	1/1 Arm
Verlust eines Armes im Oberarm oder im Ellenbogengelenk	70	70	
Verlust eines Armes im Unterarm	60	50	
Verlust eines Armes im Unterarm mit einer Stumpflänge bis 7 cm	60	60	
Verlust der ganzen Hand	60	50	1/1 Hand
Versteifung des Schultergelenks in günstiger Stellung bei gut beweglichem Schultergürtel	10–30	30	4/10 Arm
Versteifung des Schultergelenks in ungünstiger Stellung oder bei gestörter Beweglichkeit des Schultergürtels	40	40–50	2/3 Arm
Verlust eines Daumens (je nach Höhe)	10–20	25	1/1 Daumen
Verlust der ersten drei Finger (je nach Höhe)	20–45	40	
Verlust aller fünf Finger einer Hand (je nach Höhe)	45–50	50	
Verlust aller zehn Finger		100	

36.7 Schäden an den unteren Gliedmaßen

Wie im Bereich der oberen Gliedmaßen finden sich auch hier neben der Bewertungstabelle für Nervenläsionen (Tab. 36.**9**) Vergleichswerte für primär das chirurgisch-orthopädische Fachgebiet betreffende Schäden (Tab. 36.**10**).

Tabelle 36.**9** Gutachtliche Bewertung vollständiger Nervenschäden der unteren Gliedmaßen. Teilausfälle sind entsprechend geringer zu bewerten.

Nervenschäden untere Gliedmaßen	*MdE (GUV)*	*GdB/MdE*	*Invalidität*
Völlige Gebrauchsunfähigkeit eines Beines	75	80	1/1 Bein
Plexus lumbosacralis	75	80	1/1 Bein
N. obturatorius	10		
N. glutaeus superior	20	20	5/20 Bein
N. glutaeus inferior	20	20	5/20 Bein
N. cutaneus femoralis lateralis	0–10	10	1/20 Bein
N. femoralis	30–40	40	5/10 Bein
N. ischiadicus			
– proximal mit N. gluteus inferior	60–70	60	8/10 Bein
– proximal ohne N. gluteus inferior	50		
– distal (Ausfall der Nn. peroneus communis und tibialis)	45	50	6/10 Bein
N. peroneus			
– communis	20	30	3/10 Bein
– profundus	20	30	5/20 Bein
– superficialis	15	20	1/20 Bein
N. tibialis	25	30	7/20 Bein
Kausalgie	50		

Tabelle 36.10 Gutachtliche Bewertung neurologisch im Einzelfall bedeutsamer, das chirurgisch-orthopädische Fachgebiet betreffender Funktionsstörungen an den unteren Gliedmaßen.

Sonstige Schäden untere Gliedmaßen	*MdE (GUV)*	*GdB/MdE*	*Invalidität*
Verlust beider Beine im Oberschenkel		100	1/1 beide Beine
Verlust eines Beines im Hüftgelenk oder mit sehr kurzem Oberschenkelstumpf	80	80	1/1 Bein
Verlust eines Beines im Unterschenkel bei genügender Funktionstüchtigkeit des Stumpfes und der Gelenke	40–50	50	
Verlust eines Beines im Unterschenkel bei ungenügender Funktionstüchtigkeit des Stumpfes und der Gelenke	60	60	
Verlust aller Zehen an einem Fuß	25	20	
Verlust aller Zehen an beiden Füßen		30	
Versteifung beider Kniegelenke	80	80	
Versteifung eines Kniegelenks			
– in günstiger Stellung (Beugestellung von 10–15 °)	30	30	5/10 Bein
– in ungünstiger Stellung	40–60	40–60	
Versteifung des oberen Sprunggelenks in günstiger Stellung (Plantarflexion um 5–15 °)	20	20	4/10 Fuß
Andere Fußdeformitäten mit statischer Auswirkung			
– geringen Grades		10	
– stärkeren Grades		20	

36.8 Schäden an Wirbelsäule und Nervenwurzeln

Gesetzliche Unfallversicherung

Allgemein akzeptierte Bewertungstabellen für die Einschätzung von Wirbelsäulenbeschwerden in der GUV liegen nicht vor [Schönberger et al. 2003]. Als Vergleichsmaßstab können jedoch Beurteilungskriterien zu bandscheibenbedingten Berufskrankheiten der Lendenwirbelsäule herangezogen werden (Tab. 36.**11**) [Bolm-Audorff et al. 2005].

Soziales Entschädigungs- und Schwerbehindertenrecht

Eine etwas ausführlichere Bewertungstabelle liegt in den „Anhaltspunkten" für das Schwerbehinderten- und Soziale Entschädigungsrecht vor (Tab. 36.**12**). Allerdings sind hierbei motorische Ausfallerscheinungen infolge einer Wurzelkompression – oder auch die intermittierenden Störungen bei Spinalkanalstenosen – ausdrücklich nicht beinhaltet und sind ggf. zusätzlich zu berücksichtigen. Außerdem wird darauf hingewiesen, dass bei „außergewöhnlichen Schmerzsyndromen" auch ohne nachweisbare neurologische Ausfallserscheinungen GdB/MdE-Werte über 30 in Betracht kommen können. Als etwas problematisches Beispiel wird dabei das „Postdiskotomiesyndrom" genannt.

Symptomatik	*MdE*
Lokales LWS-Syndrom oder lumbales Wurzelkompressionssyndrom mit leichten (auch anamnestischen) belastungsabhängigen Beschwerden und leichten Funktionseinschränkungen, auch nach – ggf. operiertem – Prolaps	10
Lokales LWS-Syndrom oder lumbales Wurzelkompressionssyndrom mit mittelgradigen belastungsabhängigen Beschwerden; Lumboischialgie mit belastungsabhängigen Beschwerden, deutliche Funktionseinschränkungen; mittelgradige Funktionseinschränkungen und Beschwerden nach Operation	20
Lumbales Wurzelkompressionssyndrom mit starken belastungsabhängigen Beschwerden und motorischen Störungen funktionell wichtiger Muskeln; starke Funktionseinschränkungen und Beschwerden nach Operation	30
Lumbales Wurzelkompressionssyndrom mit schwersten motorischen Störungen; persistierendes, gravierendes Kaudasyndrom; schwerste Funktionseinschränkungen und Beschwerden nach Operation	min. 50

Tabelle 36.**11** Einschätzung von Lumbalgien und Lumboischialgien bei bandscheibenbedingten Erkrankungen der Wirbelsäule (BK 2108/2110) in der Gesetzlichen Unfallversicherung [nach Bolm-Audorff et al. 2005]

Wirbelsäulenschäden	*GdB/MdE*
– ohne Bewegungseinschränkung oder Instabilität	0
– mit geringen funktionellen Auswirkungen (Verformung, rezidivierende oder anhaltende Bewegungseinschränkung oder Instabilität geringen Grades, seltene und kurzdauernd auftretende leichte Wirbelsäulensyndrome)	10
– mit mittelgradigen funktionellen Auswirkungen in einem Wirbelsäulenabschnitt (Verformung, häufig rezidivierende oder anhaltende Bewegungseinschränkung oder Instabilität mittleren Grades, häufig rezidivierende und Tage andauernde Wirbelsäulensyndrome)	20
– mit schweren funktionellen Auswirkungen in einem Wirbelsäulenabschnitt (Verformung, häufig rezidivierende oder anhaltende Bewegungseinschränkung oder Instabilität schweren Grades, häufig rezidivierende und Wochen andauernde ausgeprägte Wirbelsäulensyndrome)	30
– mit mittelgradigen bis schweren funktionellen Auswirkungen in zwei Wirbelsäulenabschnitten	30–40
– mit besonders schweren Auswirkungen (z. B. Versteifung großer Teile der Wirbelsäule; anhaltende Ruhigstellung durch Rumpforthese, die drei Wirbelsäulenabschnitte umfasst)	50–70
– bei schwerster Belastungsinsuffizienz bis zur Geh- und Stehunfähigkeit	80–100

Tabelle 36.**12** Bewertung von „Wirbelsäulenschäden" im Schwerbehinderten- und Sozialen Entschädigungsrecht.

Private Unfallversicherung

Für den Bereich der PUV existieren keine Tabellen zur Beurteilung von Wirbelsäulenbeschwerden. Aufgrund der ähnlichen Kriterien sind bei „überwiegenden" Schmerzsyndromen die Werte aus den „Anhaltspunkten" mit gewissen Einschränkungen zum Vergleich heranzuziehen. Stehen bei Radikulopathien sensomotorische Ausfälle im Vordergrund, ist die Funktionsbeeinträchtigung nach der Gliedertaxe zu bewerten. Hierzu wurden von Hausotter [1994] entsprechende Vorschläge gemacht (Tab. 36.**13**).

36.9 Spezielle neurologische Krankheitsbilder

Insbesondere im Schwerbehinderten- und Sozialen Entschädigungsrecht finden sich für verschiedene neurologische Krankheitsbilder recht differenzierte Angaben zu deren Einschätzung, die in Tabelle 36.**14** zusammenfassend aufgeführt werden. Zu Details sei auf die Kapitel der entsprechenden Krankheitsbilder verwiesen.

Tabelle 36.**13** Vorschläge zur Bewertung der Invalidität in der PUV bei Radikulopathien mit vollständigem Ausfall der Nervenwurzel [nach Hausotter 1994]

Nervenwurzel	*Ausfälle*	*Invalidität*
C5	Schultermuskulatur > Armbeugung	1/5 Armwert
C6	Armbeugung, Sensibilitätsstörungen DI/II	1/5 Armwert
C7	Pektoralismuskulatur, Armstreckung > Fingerstrecker	2/5 Armwert
L3	Beinstreckung > Beinadduktion, Hüftbeugung	2/5 Beinwert
L4	Beinstreckung, Fußhebung	2/5 Beinwert
L5	Glutealmuskulatur, Fuß- und Zehenhebung	3/5 Beinwert
S1	Fußsenkung > Gluteal- und Peroneusmuskulatur	2/5 Beinwert

Tabelle 36.**14** Gutachtliche Bewertung sowie Besonderheiten bei speziellen neurologischen Krankheitsbildern

Dystone Bewegungsstörungen	*MdE (GUV)*	*GdB/MdE*	*Invalidität*
*Vorschläge zum GdB s. Tab. 23.**4***			
Extrapyramidale Erkrankungen[27]	***MdE (GUV)***	***GdB/MdE***	***Invalidität***
Ein- oder beidseitig, geringe Störung der Bewegungsabläufe, keine Gleichgewichtsstörung, geringe Verlangsamung (Hoehn u. Yahr I–II)[28]		30–40	
Deutliche Störung der Bewegungsabläufe, Gleichgewichtsstörungen, Unsicherheit beim Umdrehen, stärkere Verlangsamung (Hoehn u. Yahr III)		50–70	
Schwere Störung der Bewegungsabläufe bis zur Immobilität (Hoehn u. Yahr IV–V)		80–100	
Erfordernis einer Therapie mit L-Dopa oder vergleichbaren Präparaten ohne erkennbare Symptome[29]		30	

[27] Zu im Vordergrund stehenden Gleichgewichts-, Schluck- und Artikulationsstörungen s. Kap. 36.2, zu demenziellen Syndromen s. Kap. 36.3 und zu Blasenstörungen s. Kap. 36.5.

[28] Einteilung nach Hoehn u. Yahr s. Tab. 23.2.

[29] Analogbewertung zu antikonvulsiver Therapie.

Tabelle 36.**14** (Fortsetzung)

Hirntumoren	*MdE (GUV)*	*GdB/MdE*	*Invalidität*
Gutartige Tumoren		[30]	
Tumoren wie Oligodendrogliom, Ependymom, Astrozytom II, wenn eine vollständige Tumorentfernung nicht gesichert ist		mind. 50	
Maligne Tumoren (z. B. Astrozytom III, Glioblastom, Medulloblastom)		mind. 80	
HIV/AIDS	***MdE (GUV)***	***GdB/MdE***	***Invalidität***
*GdB/MdE-Grade s. Tab. 33.**23***			
Multiple Sklerose	***MdE (GUV)***	***GdB/MdE***	***Invalidität***
*Vorschläge zum GdB/MdE s. Tab. 33.**8***			
Muskelkrankheiten	***MdE (GUV)***	***GdB/MdE***	***Invalidität***
– mit geringen Auswirkungen (vorzeitige Ermüdung, gebrauchsabhängige Unsicherheiten)		20–40	
– mit mittelgradigen Auswirkungen (zunehmende Gelenkkontrakturen und Deformitäten, Aufrichten aus dem Liegen nicht mehr möglich, Unmöglichkeit des Treppensteigens)		50–80	
– mit schweren Auswirkungen (bis zur Geh- und Stehunfähigkeit und Gebrauchsunfähigkeit der Arme)		90–100	
Narkolepsie	***MdE (GUV)***	***GdB/MdE***	***Invalidität***
– mit gering ausgeprägter Tagesschläfrigkeit in Kombination mit seltenen Schlaflähmungen und hypnagogen Halluzinationen		40	
– mit ausgeprägter Tagesschläfrigkeit, Schlafattacken, Kataplexien, automatischem Verhalten im Rahmen von Ermüdungserscheinungen, Schlaflähmungen und hypnagogen Halluzinationen		50–80	
– mit ungewöhnlich starker Ausprägung der Symptomatik		80 – 100	

[30] Nach der Entfernung gutartiger Tumoren (z. B. Meningeom, Neurinom) richtet sich der GdB/MdE-Grad allein nach dem verbliebenen Schaden.

Tabelle 36.**14** (Fortsetzung)

Polyneuropathien	***MdE (GUV)***	***GdB/MdE***	***Invalidität***
Polyneuropathien[31]			
– sehr leicht (klinisch nur gering in Erscheinung tretende Polyneuropathie mit leichten sensiblen Störungen einschließlich Reizerscheinungen)	< 10	[32]	
– leicht (sensible Störungen einschließlich Reizerscheinungen sowie ggf. beginnende körperferne motorische Störungen, die insgesamt die Geh- und Stehfähigkeit noch nicht belangvoll beeinträchtigen	10	[32]	
– leicht bis mittelschwer (sensible Störungen, einschließlich beeinträchtigender Reizerscheinungen, und/oder leichte motorische Störungen mit leichtgradiger Auswirkung auf die Geh- und Stehfähigkeit)	20	[32]	
– mittelschwer (ausgeprägte sensible Störungen und/oder sensible Reizerscheinungen und distal betonte motorische Störungen mit deutlicher Auswirkung auf die Geh- und Stehfähigkeit	30	[32]	
Gangunsicherheit (eigene Vorschläge)			
– leichtgradig vor allem im Dunkeln	0–10	0–10	
– deutlich mit Sturzneigung	20–30	20–30	
– ausgeprägt mit dauernder Erfordernis von Gehhilfen	40–50	40–50	
– schwergradig (Gehen nur mit Hilfe oder mit Gehhilfen über wenige Meter möglich)	60	60	
Restless legs-Syndrom	***MdE (GUV)***	***GdB/MdE***	***Invalidität***
*Vorschläge zum GdB s. Tab. 23.**5***			
Zerebrale Anfallsleiden[33]	***MdE (GUV)***	***GdB/MdE***	***Invalidität***
– sehr selten (generalisierte große und komplex fokale Anfälle mit Pausen von mehr als einem Jahr; kleine und einfach-fokale Anfälle mit Pausen von Monaten)	30–40[34]	40	
– selten (generalisierte große und komplex fokale Anfälle mit Pausen von Monaten; kleine und einfach-fokale Anfälle mit Pausen von Wochen)	40–50[34]	50–60	
– mittlere Häufigkeit (generalisierte große und komplex fokale Anfälle mit Pausen von Wochen; kleine und einfach-fokale Anfälle mit Pausen von Tagen)	50–60	60–80	
– häufig (generalisierte große oder komplex fokale Anfälle wöchentlich oder Serien von generalisierten Krampfanfällen, von fokal betonten oder von multifokalen Anfällen; kleine und einfach-fokale Anfälle täglich)	70–100	90–100	
– nach drei Jahren Anfallsfreiheit bei weiterer Notwendigkeit antikonvulsiver Behandlung	20	30	

[31] Nach BK-Report BK 1317 [1999].

[32] Motorische Ausfälle sind in Analogie zu peripheren Nervenschäden einzuschätzen. Bei sensiblen Störungen und Schmerzen ist zu berücksichtigen, dass schon leichte Störungen zu Beeinträchtigungen – z. B. bei Feinbewegungen – führen können.

[33] Ein Anfallsleiden gilt als abgeklungen, wenn ohne Medikation 3 Jahre Anfallsfreiheit besteht.

[34] Divergierende Angaben in Schönberger et al. [2003] und Mehrhoff et al. [2005].

36.10 Psychische Störungen

Für die Einschätzung der für den neurologischen Sachverständigen relevanten psychischen Störungen (depressive Störung, neurotische, Belastungs-, Anpassungs- und somatoforme Störungen sowie Persönlichkeitsstörungen) hat sich im Bereich des gesamten **Öffentlichen Rechts** die in Tabelle 36.**15** genannte Einteilung bewährt, die vor allem auf die „Einschränkung der Erlebnis- und Gestaltungsfähigkeit" sowie die soziale Anpassung als Beurteilungskriterien abhebt. Die Prüfung dieser Faktoren erfolgt anhand der ICF-Kriterien zu „Aktivitäten und Partizipation" (s. Tab. 5.**12**).

Im Bereich der **PUV** fallen „krankhafte Störungen infolge psychischer Reaktionen, auch wenn diese durch einen Unfall verursacht wurden", definitionsgemäß nicht unter den Versicherungsschutz, so dass sich im Prinzip Bewertungskriterien hierzu erübrigen. Zu den aktuellen „Aufweichungen" dieser „Psychoklausel" durch die Rechtsprechung s. Kapitel 35.3.7.

36.11 Haushaltsführungsschäden im Haftpflichtrecht

Für die Bemessung des Schadenersatzes „beim Ausfall von Hausfrauen und Müttern im Haushalt" wurde bereits in den 70er Jahres des vergangenen Jahrhunderts die sog. „Hausfrauentabelle" – in letzter Zeit auch als „Münchner Modell" bezeichnet – entwickelt [Reichenbach u. Vogel 1978], die in der Folgezeit fortgeschrieben und ergänzt wurde. Aufgrund der Beobachtung, dass bei gleichen Verletzungsfolgen die konkreten Behinderungen, bezogen auf die aufgewandte Stundenzahl, annähernd gleich sind [Ludolph 2004], wurden in den letzten Jahren die zunächst in 17 Haushaltstypen aufgeschlüsselte Tabelle auf eine einzige Tabelle vereinfacht (Tab. 36.**16**).

Allerdings umfasst die Tabelle lediglich Verletzungsfolgen an Sinnesorganen und Gliedmaßen, da sonstige Verletzungen wie z. B. Hirnschäden in ihrer Variationsbreite der Verletzungsfolgen als zu wenig definierbar eingeschätzt wurden. Bei Mehrfachverletzungen erfolgt – vergleichbar der GUV – keine lineare Addition, sondern eine integrative Beurteilung.

Tabelle 36.**15** Gutachtliche Bewertung psychischer Störungen (mit Ausnahme schizophrener und zyklothymer affektiver Psychosen)

	MdE (GUV)	*GdB/MdE*	*Invalidität*
Leichtere Störungen (z. B. psychovegetatives Syndrom)	0–10	0–20	
Stärker behindernde Störungen mit wesentlicher Einschränkung der Erlebnis- und Gestaltungsfähigkeit (z. B. ausgeprägtere depressive, hypochondrische, asthenische oder phobische Störungen, Entwicklungen mit Krankheitswert, somatoforme Störungen)	20–40	30–40	
Schwere Störungen (z. B. schwere Zwangskrankheit)			
– mit mittelgradigen sozialen Anpassungsschwierigkeiten	50–70	50–70	
– mit schweren sozialen Anpassungsschwierigkeiten	80–100	80–100	

Tabelle 36.16 Bewertung von Haushaltsführungsschäden für verschiedene Gesundheitsschäden anhand der „Hausfrauentabelle" [nach Ludolph 2004]

	Beschaffung, Einkauf	*Ernährung, Zubereitung, Vorratshaltung*	*Geschirr spülen*	*Putzen, Aufräumen, Raumreinigung*	*Wäscherei, Reinigung, Pflege, Instandhaltung*	*Gartenarbeit*	*Haushaltsführung, Planung*	*Betreuung Kinder und andere HH-Angehörige*	*Häusliche Kleinarbeit, Sonstiges*	*Konkrete Behinderung*
Anteil	***10 %***	***17 %***	***8 %***	***16 %***	***9 %***	***4 %***	***3 %***	***30 %***	***3 %***	
Blindheit										
– einseitig	5 %	10 %	5 %	5 %	15 %	10 %	0 %	10 %	5 %	**8 %**
– beidseitig	100 %	100 %	90 %	100 %	90 %	100 %	80 %	90 %	100 %	**95 %**
Wirbelsäulenverletzung										
– stabil verheilt	5 %	10 %	0 %	10 %	5 %	15 %	0 %	10 %	5 %	**8 %**
– instabil verheilt	20 %	20 %	15 %	30 %	20 %	30 %	0 %	30 %	10 %	**24 %**
Querschnittslähmung										
– mit Tetraplegie	100 %	100 %	100 %	100 %	100 %	100 %	60 %	90 %	90 %	**96 %**
– mit Paraplegie	90 %	70 %	80 %	80 %	80 %	100 %	20 %	80 %	70 %	**78 %**
Komplette Armnervenläsionen										
– gesamter Plexus	60 %	70 %	70 %	70 %	70 %	80 %	10 %	70 %	50 %	**67 %**
– N. ulnaris	20 %	20 %	25 %	20 %	20 %	20 %	0 %	25 %	15 %	**21 %**
– N. radialis	20 %	20 %	30 %	20 %	25 %	25 %	0 %	25 %	15 %	**22 %**
– N. medianus	25 %	25 %	30 %	30 %	30 %	30 %	0 %	30 %	20 %	**27 %**
Komplette Beinnervenläsionen										
– gesamter Plexus	80 %	60 %	30 %	70 %	40 %	70 %	5 %	60 %	30 %	**57 %**
– N. ischiadicus	50 %	40 %	30 %	50 %	40 %	60 %	5 %	50 %	20 %	**44 %**
– N. tibialis	30 %	25 %	10 %	25 %	20 %	30 %	0 %	25 %	15 %	**23 %**
– N. peroneus	30 %	25 %	10 %	25 %	20 %	30 %	0 %	25 %	15 %	**23 %**

Literatur

Bichler KH. Das urologische Gutachten. 2. Aufl., Springer, Heidelberg 2004

BK-Report BK 1317: Polyneuropathie oder Enpzephalopathie durch organische Lösungsmittel oder deren Gemische. Hauptverband der gewerblichen Berufsgenossenschaften, 1999

Bolm-Audorff U, Brandenburg S, Brüning T, Dupuis H, Ellegast R, Elsner G, et al. Medizinische Beurteilungskriterien zu bandscheibenbedingten Berufskrankheiten der Lendenwirbelsäule (II). Trauma Berufskrankh 2005; 7: 320–332

Bundesministerium für Gesundheit und Soziale Sicherung: Anhaltspunkte für die ärztliche Gutachtertätigkeit im sozialen Entschädigungsrecht und nach dem Schwerbehindertenrecht, 2005

Fabra M. Neurologische Begutachtung der erektilen Dysfunktion. Med Sach 2001; 97: 4–8

Hausotter W. Die Begutachtung peripherer Nervenläsionen nach der Gliedertaxe der privaten Unfallversicherung. Med Sach 1994; 90: 26–28

Ludolph E. Haushaltsführungsschäden in der Haftpflichtversicherung – rechtliche Grundlagen – Anhaltspunkte für die Bewertung aus ärztlicher Sicht. Med Sach 2004; 100: 148–152

Mehrhoff F, Meindl RC, Muhr G. Unfallbegutachtung. 11. Aufl., Walter de Gruyter, Berlin 2005

Reichenbach M, Vogel K in Schulz-Borck H, Hofmann E. Schadenersatz bei Ausfall von Hausfrauen und Müttern im Haushalt. Verlag Versicherungswirtschaft, Karlsruhe 1978

Reichenbach M. Invalidität in der privaten Unfallversicherung. Deutscher Anwalt Verlag, Bonn 1995

Ritter G. Schlussbetrachtung und Diskussion. In: Suchenwirth RMA, Ritter G (Hrsg.). Begutachtung der hirnorganischen Wesensänderung. Fischer, Stuttgart 1994: 117–122

Schönberger A, Mehrtens G, Valentin H. Arbeitsunfall und Berufskrankheit. 7. Aufl., Erich Schmidt Verlag, Berlin 2003

Schröter F, Fiitzek JM. Einschätzungsempfehlungen für die private Unfallversicherung. In: Rompe G, Erlenkämper A (Hrsg.). Begutachtung der Haltungs- und Bewegungsorgane. 4. Aufl.,Thieme, Stuttgart 2004

Tegenthoff M, Kutzner M, et al. Rückenmarktraumen. In: RMA Suchenwirth, K Kunze, OE Krasney (Hrsg.). Neurologische Begutachtung. Urban & Fischer, München, Jena 2000

Widder B. Vaskulär bedingte Hirnprozesse. In: Rauschelbach HH, Jochheim KA, Widder B (Hrsg.). Das neurologische Gutachten. Thieme, Stuttgart 2000

37 Glossar wichtiger Rechtsbegriffe

B. Widder u. P. W. Gaidzik

Die nachfolgende Tabelle enthält die für den medizinischen Sachverständigen wichtigsten in der Bundesrepublik Deutschland definierten bzw. gebräuchlichen Rechtsbegriffe.

Tabelle 37.1 Wichtigste Rechtsbegriffe der verschiedenen Versicherungs- und Rechtsformen sowie deren (sinngemäße) Definitionen in der Bundesrepublik Deutschland

Begriff	Vorkommen	Definition
Anspruchsbegründende Kausalität[1]	Dienstunfallfürsorge, GUV, SozEntschR	Zusammenhang zwischen schadensbringender Tätigkeit oder Situation (SozEntschR) und Schädigungsereignis.
Anspruchsausfüllende Kausalität[2]		Zusammenhang zwischen Schädigungsereignis, Gesundheitsschädigung und Funktionsstörung.
Arbeitsunfähigkeit (AU)	GKV, PKV	... wenn der Versicherte aufgrund von Krankheit seine zuletzt vor der Arbeitsunfähigkeit ausgeübte Tätigkeit nicht mehr oder nur unter der Gefahr der Verschlimmerung der Erkrankung ausüben kann.
Beeinträchtigung der Leistungsfähigkeit (BdL)	PUV	Beeinträchtigung der normalen körperlichen oder geistigen Leistungsfähigkeit bei abstrakter Bewertung außerhalb der → Gliedertaxe.
Behinderung	SchwbR	Abweichung der körperlichen Funktion, geistigen Fähigkeit oder seelischen Gesundheit von dem für das Lebensalter typischen Zustand mit Beeinträchtigung der Teilhabe am Leben in der Gesellschaft über mehr als 6 Monate.
Berufskrankheit	GUV	Bestimmte, listenmäßig in der Anlage zur Berufskrankheiten-Verordnung (BKV) erfasste Leiden, die nach medizinisch-wissenschaftlicher Erkenntnis durch besondere Einwirkungen verursacht sind, denen bestimmte Personengruppen durch ihre versicherte Tätigkeit in erheblich höherem Grade als die übrige Bevölkerung ausgesetzt sind.
Berufsunfähigkeit (BU)	Berufsunfähigkeits-(Zusatz-)Versicherung	... wer infolge Krankheit, Körperverletzung oder Kräfteverfall mehr als 6 Monate außerstande ist, seinen (zuletzt ausgeübten) Beruf oder – im Falle einer im Vertrag enthaltenen „Verweisungsklausel“ – eine andere Tätigkeit auszuüben, die aufgrund seiner Ausbildung und Erfahrung ausgeübt werden kann und seiner bisherigen Lebensstellung entspricht.
	GRV	Vor dem 2.1.1961 geborene, deren Erwerbsfähigkeit wegen Krankheit oder Behinderung im Vergleich zur Erwerbsfähigkeit von körperlich, geistig und seelisch gesunden Versicherten mit ähnlicher Ausbildung und gleichwertigen Kenntnissen und Fähigkeiten auf weniger als 6 Stunden gesunken ist.
Betriebsunübliche Pausen	GRV	Arbeitszeitunterbrechungen, die das im Betrieb zulässige Zeitmaß überschreiten.
Beweiserleichterung	§ 287 ZPO	Beweismaß der „überwiegenden“ bzw. „deutlich höheren“ Wahrscheinlichkeit.

[1] Häufig auch als haftungsbegründende Kausalität bezeichnet.
[2] Häufig auch als haftungsausfüllende Kausalität bezeichnet.

Tabelle 37.1 (Fortsetzung)

Begriff	*Vorkommen*	*Definition*
Brückensymptome	Allgemeines Beweisrecht	... wenn bestimmte Symptome eine Brücke zwischen einem nicht ausreichend beweisbaren Schädigungsereignis und einer aufgetretenen Gesundheitsstörung bilden und auf diese Weise eine Kausalbeziehung herstellen.
Dienstunfähigkeit	Beamtenrecht	... wer infolge eines körperlichen Gebrechens oder wegen Schwäche seiner körperlichen oder geistigen Kräfte zur Erfüllung seiner Dienstpflichten dauernd unfähig ist. „Begrenzte Dienstfähigkeit“, wenn der Beamte unter Beibehaltung seines Amtes seine Dienstpflichten noch während mindestens der Hälfte der regelmäßigen Arbeitszeit erfüllen kann.
Erwerbsfähigkeit	SGB II (Grundsicherung für Arbeitssuchende)	... wer nicht wegen Krankheit oder Behinderung auf absehbare Zeit außerstande ist, unter den üblichen Bedingungen des allgemeinen Arbeitsmarktes mindestens 3 Stunden täglich erwerbstätig zu sein.
Erwerbsminderung	GRV	... wer wegen Krankheit oder Behinderung auf nicht absehbare Zeit außerstande ist, unter den üblichen Bedingungen des allgemeinen Arbeitsmarktes mindestens 6 Stunden (teilweise E.)/mindestens 3 Stunden (volle E.) täglich erwerbstätig zu sein.
Erwerbsunfähigkeit (EU)[3]	Dienstunfallfürsorge, GUV, SozEntschR	Minderung der Erwerbsfähigkeit > 90 v. H.
Folgeschaden		Später auftretende Gesundheitsstörung, an deren Entstehung eine anerkannte Schädigungsfolge wesentlich mitgewirkt hat.
Gelegenheitsursache		... wenn die Schadensanlage bereits so stark ausgeprägt war, dass es nur noch eines geringfügigen, auch im nicht versicherten Alltagsleben ständig vorkommenden Anlasses bedurfte, um die Gesundheitsstörung auszulösen. ... wenn ein Schädigungsereignis nicht als → wesentliche Mitursache zur Entstehung einer Gesundheitsstörung beigetragen hat.
Geschäftsunfähigkeit	BGB	... wer sich in einem die freie Willensbestimmung ausschließenden Zustand krankhafter Störung der Geistestätigkeit befindet, sofern nicht der Zustand seiner Natur nach ein vorübergehender ist.
Gesundheitsverletzung	Haftpflichtrecht § 823 BGB	Nicht ganz unerhebliche Störungen der inneren Funktionen einschließlich des psychischen Wohlbefindens.
Gliedertaxe	PUV	Bewertung der → Invalidität in Bruchteilen der Leistungsbeeinträchtigung für die „Funktionseinheiten“ Finger, Hand, Arm, Zehe, Fuß, Bein, Augen, Gehör, Geruchssinn und Geschmack.
Grad der Behinderung (GdB)	Schwerbehindertenrecht	Auswirkung einer nicht nur vorübergehenden Funktionsbeeinträchtigung, die auf einem körperlichen oder geistigen Zustand beruht, der von dem für das jeweilige Lebensalter typischen abweicht.
Grad der Berufsunfähigkeit	Berufsunfähigkeits-(Zusatz-)Versicherung	Prozentsatz der Unfähigkeit zur Ausübung des konkreten Berufes oder einer anderen (Verweisungs-)Tätigkeit ... (→ Berufsunfähigkeit).
Grad der Invalidität	PUV	→ Invalidität
Haftungsbegründende Kausalität	Zivilrecht	Zusammenhang zwischen Schädigungsereignis bzw. deliktischem Verhalten und Primärschaden.
Haftungserfüllende Kausalität	Zivilrecht	Zusammenhang zwischen Primär- und Sekundärschaden, einschließlich daraus resultierender Funktionsstörungen.

[3] Bis 2001 auch Begriff der GRV.

Tabelle 37.1 (Fortsetzung)

Begriff	*Vorkommen*	*Definition*
Hilflosigkeit	GUV, SchwbR, SozEntschR	... wer infolge von Gesundheitsstörungen nicht nur vorübergehend für eine Reihe von häufig und regelmäßig wiederkehrenden Verrichtungen zur Sicherung seiner persönlichen Existenz im Ablauf eines jeden Tages fremder Hilfe dauernd bedarf.
Innere Ursache	Dienstunfallfürsorge, GUV, SozEntschR	Schadensereignis oder Gesundheitsschädigung infolge krankhafter Erscheinungen oder Konstitution des Betroffenen.
Invalidität	PUV	Abstraktes Maß für die dauernde Beeinträchtigung der durchschnittlichen („normalen") körperlichen oder geistigen Leistungsfähigkeit in allen Lebensbereichen, gemessen nach der → Gliedertaxe bzw. der → Beeinträchtigung der Leistungsfähigkeit (BdL).
Kannversorgung	SozEntschR	Anerkennung einer Gesundheitsstörung als wahrscheinliche Schädigungsfolge, wenn über die Ursache des festgestellten Leidens in der medizinischen Wissenschaft Ungewissheit besteht.
Körperverletzung	Haftpflichtrecht § 823 BGB	Nicht ganz unwesentliche Beeinträchtigung der körperlichen Unversehrtheit einschließlich der bloßen Schmerzzufügung.
Konkurrierende Kausalität	Allgemeines Beweisrecht	Bestehen körpereigener „innerer" und „äußerer" Ursachen für ein Schadensereignis oder eine Gesundheitsstörung.
Krankheitsanlage	Dienstunfallfürsorge, GUV, SozEntschR	→ Schadensanlage
Kumulative Kausalität	Allgemeines Beweisrecht	Notwendiges Zusammenwirken mehrerer Faktoren zur Herbeiführung eines „Erfolges" (z. B. Gesundheitsschaden).
Minderung der Erwerbsfähigkeit (MdE)	Dienstunfallfürsorge	Abstraktes Maß für die Herabsetzung der Fähigkeit des Beamten, seine Arbeitskraft auf dem gesamten allgemeinen Arbeitsmarkt wirtschaftlich zu verwerten; Bewertung nach den Prozentsätzen des SozEntschR („Anhaltspunkte").
	GUV	Abstraktes Maß für den Umfang der verminderten Arbeitsmöglichkeiten auf dem gesamten Gebiet des Erwerbslebens.
	Haftpflichtrecht	Prozentuale Einbuße an Arbeits- oder sonstigem Erwerbseinkommen durch die schädigungsbedingte Gesundheitsstörung (konkreter Verdienstentgang).
	SozEntschR	Abstraktes Maß für die Auswirkungen schädigungsbedingter Funktionsbeeinträchtigungen in allen Lebensbereichen – nicht nur im Erwerbsleben; Bewertung nach den „Anhaltspunkten".
Mittelbare Schädigungsfolge	Dienstunfallfürsorge, GUV, SozEntschR	Nicht unmittelbar mit den anerkannten Schädigungsfolgen zusammenhängende Gesundheitsstörung, zu deren Entstehung die Schädigungsfolgen jedoch wesentlich beigetragen haben.
Nachschaden	Dienstunfallfürsorge, GUV, SozEntschR	Spätere, nicht dem entschädigungspflichtigen Ereignis und seinen anerkannten Folgen zuzurechnende Gesundheitsstörung.
Partialkausalität	PUV	Leistungskürzung bei der Mitwirkung (→ kumulative Kausalität) von Krankheiten oder Gebrechen an der Entstehung der Gesundheitsschädigung oder an deren Folgen.
Pflegebedürftigkeit	Gesetzliche u. private Pflegeversicherung	... wer aufgrund von Krankheit oder Behinderung für die gewöhnlichen und regelmäßig wiederkehrenden Verrichtungen im Ablauf des tägliches Lebens für mindestens 6 Monate in erheblichem oder höheren Maße der Hilfe bedarf (wenigstens 45 Minuten), Einstufung in 3 Pflegestufen.
Pflegegeld	GUV	Bei → Hilflosigkeit, eingestuft in 4 Pflegegeldkategorien.

Tabelle 37.1 (Fortsetzung)

Begriff	*Vorkommen*	*Definition*
Pflegezulage	SozEntschR	Bei → Hilflosigkeit, eingestuft in 6 Pflegestufen.
Schadensanlage	Allgemeines Beweisrecht	Klinisch oder funktionell noch nicht in Erscheinung getretener regelwidriger körperlicher oder geistiger Zustand.
Schwerbehinderter	SchwbR	GdB wenigstens 50
Schwerbeschädigter	SozEntschR	Anerkennung einer MdE von 50 v. H. oder mehr
Schwerverletzter	GUV	Anerkennung einer MdE von 50 v. H. oder mehr
Spätschaden	Dienstunfallfürsorge, GUV, SozEntschR	→ Folgeschaden
Teilweise/volle Erwerbsminderung	GRV	... wer wegen Krankheit oder Behinderung auf nicht absehbare Zeit außerstande ist, unter den üblichen Bedingungen des allgemeinen Arbeitsmarktes mindestens 6 Stunden (= teilweise Erwerbsminderung) bzw. 3 Stunden (= volle Erwerbsminderung) täglich erwerbstätig zu sein.
Unfall	Dienstunfallfürsorge	... ein auf äußerer Einwirkung beruhendes, plötzliches, örtlich und zeitlich bestimmbares, einen Körperschaden verursachendes Ereignis.
	GUV	... zeitlich begrenzte, von außen auf den Körper einwirkende Ereignisse infolge einer versicherten Tätigkeit, die zu einem Gesundheitsschaden oder zum Tod führen.
	PUV	... wenn die versicherte Person durch ein plötzlich von außen auf seinen Körper wirkendes Ereignis (Unfallereignis) unfreiwillig eine Gesundheitsschädigung erleidet.
Verschiebung der Wesensgrundlage	Allgemeines Beweisrecht	... wenn eine andere, unfallunabhängige Leidensursache an die Stelle einer Schädigungsfolge tritt, während das Leidensbild als solches nach außen hin unverändert erscheint.
Verschlimmerung	Dienstunfallfürsorge, GUV, SozEntschR	a) Verschlimmerung eines bereits vor dem Schädigungsereignis bestehenden → Vorschadens durch die Folgen des Schädigungsereignisses b) Verschlechterung oder Verstärkung einer anerkannten Schädigungsfolge im weiteren Verlauf
Vollbeweis	§ 286 ZPO	Für das praktische Leben brauchbarer Grad an Gewissheit, der Zweifeln Schweigen gebietet, ohne diese gänzlich auszuschließen.
Vorinvalidität	PUV	Zum Unfallzeitpunkt bereits bestehende Funktionsstörungen der betroffenen Körperteile oder Sinnesorgane.
Vorschaden	Dienstunfallfürsorge, GUV, SozEntschR	Zum Zeitpunkt eines Schädigungsereignisses bereits klinisch manifester, mit objektivierbaren Veränderungen verbundener Krankheitszustand.
Vorzustand	PUV	Definition → Schadensanlage
Wegefähigkeit	GRV	Fähigkeit, viermal täglich eine Wegstrecke von mehr als 500 m innerhalb von 20 Minuten zu Fuß zu bewältigen und zweimal täglich während der Hauptverkehrszeit mit öffentlichen Verkehrsmitteln fahren zu können.
Wesentliche Änderung	Öffentliches Recht	Besserung/Verschlechterung des Gesundheitszustandes bzw. anerkannter Schädigungsfolgen mit einer Änderung des GdB/MdE-Grades um wenigstens 10.
Wesentliche Mitursache	Dienstunfallfürsorge, GUV, SozEntschR	... wenn bei mehreren zu einer Gesundheitsschädigung beitragenden Ursachen nur durch das Hinzutreten des Schädigungsereignisses „der Erfolg", d. h. die Gesundheitsstörung in der erkennbaren Form, eintreten konnte.

38 Besonderheiten der Begutachtung in Österreich

W. Oder

Die **Auftraggeber** neurologischer Gutachten sind die gesetzlichen Sozialversicherungen, private Unfallversicherungen, Gerichte (Zivil-, Arbeits- und Sozialgerichte, seltener Außerstreit- und Strafgerichte), Sozialämter (Behinderteneinstellungsgesetz), Verwaltungsbehörden (z. B. Führerschein), wobei die gutachtliche Beurteilung von Krankheits- und Unfallfolgen abhängig vom jeweiligen Auftraggeber ist. Eine weitgehende Trennung in gutachtliche Fragestellungen für den Neurologen einerseits und den Psychiater andererseits, wie dies in weitem Umfang in Deutschland und der Schweiz der Fall zu sein scheint, hat in Österreich (noch) nicht stattgefunden, da der überwiegende Anteil der Gutachter Fachärzte für Neurologie und Psychiatrie ist, diese das ursprüngliche Doppelfach vertreten und somit dem traditionellen Begriff des Nervenarztes entsprechen.

Die **Erstellung von Gutachten** ist eine ärztliche Tätigkeit. Laut § 2 Abs. 3 Ärztegesetz (ÄG), ist jeder zur selbständigen Ausübung des Berufes berechtigte Arzt befugt, ärztliche Zeugnisse auszustellen und medizinische Gutachten zu erstatten. Ein Sachverständiger ist jemand, der an der Feststellung eines Sachverhaltes mitwirkt, indem er aus bestimmten, ihm bekannten oder von ihm noch zu erhebenden Tatsachen aufgrund seines besonderen Fachwissens Schlüsse auf das (Nicht-)Vorliegen einzelner für eine bestimmte Entscheidung relevanter Umstände zieht.

Das österreichische Recht unterscheidet zwischen **„Sachverständiger Zeuge"**, **„Amtsachverständiger"** und **„Allgemein beeideter und gerichtlich zertifizierter Sachverständiger"**, die einschlägigen Bestimmungen finden sich in den §§ 2–12 des Sachverständigen- und Dolmetschergesetzes. Die Voraussetzungen für die Tätigkeit als „Allgemein beeideter und gerichtlich zertifizierter Sachverständiger" beinhalten neben der erforderlichen Sachkunde, Verfahrensrechtkunde, Gutachtensmethodik, Berufserfahrung auch den Abschluss einer Haftpflichtversicherung und die für das jeweilige Fachgebiet notwendige Ausrüstung. Die erforderliche Qualifikation ist durch eine dokumentierte mündliche Prüfung vor einer eigens zu diesem Zweck errichteten Zertifizierungskommission, bestehend aus einem der Kommission vorsitzenden Richter und zwei fachzugehörigen Beisitzern, nachzuweisen. Die Eintragung in die Gerichtssachverständigenliste ist zunächst mit dem Ende des fünften auf die Eintragung für das jeweilige Fachgebiet folgenden Kalenderjahres befristet und kann danach auf Antrag um jeweils zehn Jahre verlängert werden (Rezertifizierung). Die Gerichtssachverständigenliste ist von den Präsidenten der Landesgerichte zu führen.

Die **Haftung für Ärzte** (auch wenn sie als Gutachter tätig sind) bezieht sich auf das Zivil-, Straf- und Disziplinarrecht. Zivilrechtlich haftet der Sachverständige (Arzt) nach § 1299 ABGB für den notwendigen Fleiß und die erforderlichen fachlichen Kenntnisse und Fähigkeiten. Die strafrechtliche Haftung des Sachverständigen (Arztes) erfasst z. B. die falsche Beweisaussage vor Gericht oder Verwaltungsbehörden (§ 288–289 StGB), die Fälschung von Gutachten (§ 293 StGB), Geschenkannahme durch Sachverständige (§ 306 StGB), Begünstigung von Straftätern (§ 299 StGB) etc. Wenn ein Sachverständiger vor Gericht eine falsche Beweisaussage macht oder ein falsches Gutachten erstattet, droht eine Freiheitsstrafe bis zu 3 Jahren. Wird ein echtes Beweismittel verfälscht oder ein falsches hergestellt, droht bis zu einem Jahr Freiheitsentzug. Für Geschenkannahme durch Sachverständige (§ 306 StGB) zum Zwecke einer unrichtigen Gutachtenerstattung droht eine Freiheitsstrafe bis zu 3 Jahren.

38.1 Begutachtung im Rahmen der gesetzlichen Sozialversicherung (ASVG)

Die österreichische Sozialversicherung umfasst die Träger der Krankenversicherung, Pensionsversicherung und Unfallversicherung. Das 1955 in Kraft getretene und inzwischen durch zahlreiche Novellen abgeänderte und ergänzte Allgemeine Sozialversicherungsgesetz (ASVG) stellt die wichtigste Grundlage für die ärztliche Begutachtung in Sozialrechtssachen dar (Marhold 2006). Es stimmt in weiten Teilen mit dem Bauernsozialversicherungsgesetz (BSVG) und dem Gewerblichen Sozialversicherungsgesetz (GSVG) überein.

38.1.1 Krankenversicherung

§ 116(1) ASVG

Die Krankenversicherung trifft Vorsorge
1. für die Früherkennung von Krankheiten und die Erhaltung der Volksgesundheit;
2. für die Versicherungsfälle der Krankheit, der Arbeitsunfähigkeit infolge Krankheit und der Mutterschaft;
3. für Zahnbehandlung und Zahnersatz sowie für Hilfe bei körperlichen Gebrechen;
4. für medizinische Maßnahmen der Rehabilitation;
5. für die Gesundheitsförderung.

Nach § 119 ASVG werden die Leistungen der Krankenversicherung auch bei Folgen nach einem Arbeitsunfall oder bei Berufserkrankung gewährt. Die Krankenversicherungsträger gewähren nach § 154a ASVG medizinische Maßnahmen der Rehabilitation (Unterbringung in entsprechenden Krankenanstalten, Gewährung von Körperersatzstücken und orthopädischen Behelfen, Gewährung ärztlicher Hilfe, Versorgung mit Heilmitteln und Heilbehelfen).

Nach § 120 (1) ASVG gilt der Versicherungsfall als eingetreten:

- bei Krankheit (regelwidriger Körper- und Geisteszustand, der die Krankenbehandlung notwendig macht),
- bei Arbeitsunfähigkeit infolge Krankheit,
- bei Mutterschaft (ab Beginn der 8. Woche vor der voraussichtlichen Entbindung),
- bei Organtransplantation (für den Organspender).

Krankheit im Rechtssinne ist ein regelwidriger Körper- oder Geisteszustand, der in der Notwendigkeit einer Krankenbehandlung oder in der Arbeitsunfähigkeit wahrnehmbar zutage tritt. **Arbeitsunfähigkeit** in der Krankenversicherung gemäß § 117 Z.3 ASVG und § 120 Abs 1 Z.2 ASVG liegt dann vor, wenn der Versicherte nicht oder doch nur mit Gefahr, seinen Zustand zu verschlimmern, fähig ist, seiner vor Eintritt des Versicherungsfalles (= Beginn der Krankheit) ausgeübten Erwerbstätigkeit nachzugehen.

38.1.2 Pensionsversicherung

Nach § 221 ASVG „trifft die Pensionsversicherung Vorsorge für die Versicherungsfälle des Alters, der geminderten Arbeitsfähigkeit (Invalidität, Berufsunfähigkeit, Dienstunfähigkeit) und des Todes sowie für die Rehabilitation und für Maßnahmen der Gesundheitsvorsorge."

Im Pensionsrecht des Allgemeinen Sozialversicherungsgesetzes (ASVG) und entsprechend in den anderen Sozialversicherungsgesetzen wird im § 255 ASVG eine dauernd oder vorübergehend **geminderte Arbeitsfähigkeit** definiert, wobei noch nach Arbeitern (Invalidität) und Angestellten (Berufsunfähigkeit) unterschieden wird.

Invalidität

Im § 255 ASVG ist der Begriff der Invalidität für Arbeiter geregelt. Es wird in Österreich dabei grundsätzlich zwischen der Ausübung von erlernten Berufen und Tätigkeiten, die auf dem Arbeitsmarkt noch bewertet werden, unterschieden. Als Grenze zur Invalidität gilt zumindest die Hälfte der Arbeitsfähigkeit eines vergleichbaren gesunden Versicherten.

Für ungelernte Arbeiter gemäß der Definition in § 255 (2) ASVG gilt der Invaliditätsbegriff nach § 255 (1) ASVG nicht, sie haben keinen Berufsschutz und können auf jede Tätigkeit verwiesen werden, die auf dem Arbeitsmarkt noch bewertet wird und zugemutet werden kann. Für sie gilt daher der Invaliditätsbegriff nach § 255 (3) ASVG.

§ 255 ASVG

(1) War der Versicherte überwiegend in erlernten (angelernten) Berufen tätig, gilt er als *invalid*, wenn seine Arbeitsfähigkeit infolge seines körperlichen oder geistigen Zustandes auf weniger als die Hälfte derjenigen eines körperlich und geistig gesunden Versicherten von ähnlicher Ausbildung und gleichwertigen Kenntnissen und Fähigkeiten in jedem dieser Berufe herabgesunken ist.

(2) Ein *angelernter Beruf* im Sinne des Abs 1 liegt vor, wenn der Versicherte eine Tätigkeit ausübt, für die es erforderlich ist, durch praktische Arbeit qualifizierte Kenntnisse oder Fähigkeiten zu erwerben, welche jenen in einem erlernten Berufe gleichzuhalten sind. Als überwiegend im Sinne des Abs 1 gelten solche erlernte (angelernte) Berufstätigkeiten, wenn sie in mehr als der Hälfte der Beitragsmonate nach diesem Bundesgesetz während der letzten 15 Jahre vor dem Stichtag (§ 223 Abs 2) ausgeübt wurden.

(3) War der Versicherte nicht überwiegend in erlernten (angelernten) Berufen tätig, gilt er als invalid, wenn er infolge seines körperlichen oder geistigen Zustandes nicht mehr imstande ist, durch eine Tätigkeit, die auf dem Arbeitsmarkt noch bewertet wird und die ihm unter billiger Berücksichtigung der von ihm ausgeübten Tätigkeiten zugemutet werden kann, wenigstens die Hälfte des Entgeltes zu erwerben, das ein körperlich und geistig gesunder Versicherter regelmäßig durch eine solche Tätigkeit zu erzielen pflegt.

(4) Als invalid gilt auch der (die) Versicherte, der (die) das 57. Lebensjahr vollendet hat, wenn er (sie) infolge von Krankheit oder anderen Gebrechen oder Schwäche seiner (ihrer) körperlichen oder geistigen Kräfte außer Stande ist, einer Tätigkeit, die er (sie) in den letzten 180 Kalendermonaten vor dem Stichtag mindestens 120 Kalendermonate hindurch ausgeübt hat, nachzugehen. Dabei sind zumutbare Änderungen dieser Tätigkeit zu berücksichtigen.

(5) Abweichend von Abs 1 und 2 ist dem (der) Versicherten jedenfalls eine Tätigkeit zumutbar, für die er (sie) unter Berücksichtigung der Dauer und des Umfanges seiner (ihrer) Ausbildung sowie der von ihm (ihr) bisher ausgeübten Tätigkeit durch Leistungen der beruflichen Rehabilitation mit Erfolg ausgebildet oder umgeschult worden ist.

(6) Wurden dem Versicherten Maßnahmen der Rehabilitation gewährt, durch die das im § 300 Abs 3 angestrebte Ziel erreicht worden ist, so gilt er auch als invalid, wenn seine Arbeitsfähigkeit in den Berufen, zu denen ihn die Rehabilitation befähigt hat, infolge seines körperlichen oder geistigen Zustandes auf weniger als die Hälfte derjenigen eines körperlich und geistig gesunden Versicherten von ähnlicher Ausbildung und gleichwertigen Kenntnissen und Fähigkeiten in jedem dieser Berufe herabgesunken ist.

(7) Als invalid im Sinne der Abs 1 bis 4 gilt der (die) Versicherte auch dann, wenn er (sie) bereits vor der erstmaligen Aufnahme einer die Pflichtversicherung begründenden Beschäftigung infolge von Krankheit oder anderen Gebrechen oder Schwäche seiner (ihrer) körperlichen oder geistigen Kräfte außer Stande war, einem regelmäßigen Erwerb nachzugehen, dennoch aber mindestens 120 Beitragsmonate der Pflichtversicherung nach diesem oder einem anderen Bundesgesetz erworben hat.

Berufsunfähigkeit

Der Begriff der Berufsunfähigkeit für Angestellte findet sich im § 273 (1) ASVG. Im Absatz 2 des § 273 wird ausdrücklich festgehalten, dass der § 255 Abs 4 bis 7 entsprechend gilt.

§ 273 ASVG
(1) ... berufsunfähig ist der Versicherte, dessen Arbeitsfähigkeit infolge eines körperlichen oder geistigen Zustandes auf weniger als die Hälfte derjenigen eines körperlich und geistig gesunden Versicherten von ähnlicher Ausbildung und gleichwertigen Kenntnissen und Fähigkeiten herabgesunken ist.

Nach der Judikatur zum § 273 ASVG ist das Wort *„herabgesunken"*, dahingehend auszulegen, dass die Voraussetzungen dieser Gesetzesstelle nur dann vorliegen, wenn in den Umständen, die für die Beurteilung der Arbeitsunfähigkeit maßgeblich sind, gegenüber einem früheren Zustand eine Verschlechterung eingetreten ist. Anspruch auf eine Berufsunfähigkeitspension besteht daher nur, wenn eine Person ursprünglich in der Lage gewesen ist, eine bestimmte Tätigkeit auszuüben, und nunmehr infolge einer negativen Veränderung des körperlichen oder geistigen Zustandes außerstande gesetzt worden ist, einer geregelten Beschäftigung nachzugehen.

Erwerbsunfähigkeit

Für die Definition der Erwerbsunfähigkeit ist zwischen den Vorgaben des Gewerblichen und das Bauern-Sozialversicherungsgesetz zu unterscheiden:

- **Gewerbliches Sozialversicherungsgesetz (§ 133 GSV):** Vor Vollendung des 50. Lebensjahres gelten jene Personen als erwerbsunfähig, denen es aufgrund ihres Gesundheitszustandes nicht möglich ist, irgendeiner regelmäßigen Erwerbstätigkeit nachzugehen. Die reellen Chancen, am Arbeitsmarkt eine passende (noch ausübbare) Arbeit zu finden, sind unerheblich. Nach Vollendung des 50. Lebensjahres gelten jene Personen als erwerbsunfähig, deren persönliche Arbeitsleistung zur Erhaltung des Betriebes notwendig war und denen es aufgrund ihres Gesundheitszustandes nicht möglich ist, eine selbstständige Erwerbstätigkeit auszuüben, die ähnliche Voraussetzungen und Kenntnisse erfordert wie jene, die in den letzten 60 Kalendermonaten ausgeübt wurde. Als nicht erwerbsunfähig gelten Personen, die eine Tätigkeit ausüben können, für die sie mit Erfolg ausgebildet oder umgeschult wurden.
- **Bauern-Sozialversicherungsgesetz (§ 124 BSVG):** Bauern und Bäuerinnen gelten als erwerbsunfähig, wenn sie aus gesundheitlichen Gründen keine (regelmäßige) selbstständige oder unselbstständige Erwerbstätigkeit mehr ausüben können (kein Berufsschutz). Ab dem 57. Lebensjahr ist der Bauer oder die Bäuerin auch dann erwerbsunfähig, wenn er oder sie aus gesundheitlichen Gründen die Erwerbstätigkeit nicht mehr ausüben kann, die in den letzten 180 Kalendermonaten (15 Jahren) vor dem Pensionsstichtag mindestens 120 Monate (10 Jahre) hindurch ausgeübt wurde (Berufsschutz).

Begutachtung im Pensionsverfahren

Mit der Beurteilung und Begutachtung von Pensionsfällen werden im Allgemeinen Fachärzte betraut. Dem nervenärztlichen Sachverständigen kommt im Rahmen der Begutachtung im Pensionsverfahren die Beurteilung von körperlichen und seelischen Zuständen und deren funktionellen Auswirkungen anhand von Befunden und Erstellen eines **Leistungskalküls** zu.

Es ist ärztlicherseits (ggf. unter Zuziehung eines psychologischen Sachverständigen) im Detail zu beurteilen:

- das Anforderungsprofil (Hilfs- und Handlangerarbeiten/Hilfsarbeiten/durchschnittliche/verantwortungsvolle Tätigkeiten),
- der maximal mögliche Zeitdruck (kein/einfacher/durchschnittlicher/überdurchschnittlicher/überwiegend besonderer/ständiger, andauernder besonderer Zeitdruck) mit der entsprechenden Dauer (phasenhaft/fallweise/halbzeitig/überwiegend/vorwiegend/ständig),
- die Unterweisbarkeit und Einordenbarkeit (gegebenenfalls auch in Fabriksmilieu),
- die Fähigkeit zu Aufsichtstätigkeiten (hohe Dauerbelastung, Konzentrationsanforderung),
- zu Mengenleistungs- und Monotonietätigkeiten (Tätigkeiten ohne ausgleichende Arbeiten, oft mit höherer Mengenleistung verbunden),
- die Fingerfertigkeit beziehungsweise Manipulationsfähigkeit (feinst-/fein-/mittlere/grobe Manipulationen).

Weiter ist ggf. Stellung zu nehmen zur Fähigkeit zu Bildschirmarbeiten, zur möglichen Arbeitshaltung, zu (mehr als üblichen) Arbeitspausen, zur körperlichen Belastbarkeit, zum möglichen Anmarschweg, zu Hebe- und Tragleistungsfähigkeit, zu Tätigkeiten in bestimmten Haltungen (Überkopf-, gebückt etc.), in geschlossenen Räumen/im Freien, unter Lärm, mögliche Höhenexposition, zum berufsbedingten Lenken eines Kraftfahrzeuges sowie zu Tätigkeiten in Kälte/Nässe/feuchtkaltem Milieu/Hitze, und unter überdurchschnittlicher Rauch- und/oder Staubentwicklung.

Letztlich hat der Sachverständige Prognosen bezüglich Behandelbarkeit und zu erwartender Krankenstände abzugeben.

Berufsunfähigkeit ist nicht gleich Arbeitsunfähigkeit, da es unter bestimmten Voraussetzungen Verweisungsmöglichkeiten am Arbeitsmarkt in andere Tätigkeitsbereiche gibt. Dem ärztlichen Sachverständigen kommt es nicht zu, darüber zu entscheiden, sondern dem Berufskundler, der dazu von den Arbeits- und Sozialgerichten berufen wird. Der Arzt als bestellter Sachverständiger hat zu erheben, welche (medizinischen) Einschränkungen für eine Erwerbstätigkeit bestehen und liefert damit die Entscheidungsgrundlage für den berufskundlich tätigen Sachverständigen beim Arbeitsgericht.

38.1.3 Bundespflegegeldgesetz (BPGG)

Mehr als 350 000 Menschen in Österreich brauchen ständig Pflege. Die Zahl der Pflegegeldbezieher hat im Juni 2006 einen neuen Höchstwert erreicht: 318 898, davon 217 111 Frauen und 101 787 Männer (lt. Pressemeldung 10.8.2006). Allein diese Zahl belegt die Bedeutung des Problems und die Fülle der angeforderten Gutachten: Pflegebedürftigkeit hat sich von einem eher individuellen Randphänomen zu einem Risiko für alle Mitglieder der Gesellschaft entwickelt. Mit dem Bundespflegegeldgesetz (BPGG 1993, idF 2002) wurde ein Pflegegeld eingeführt, das dem Zweck dienen soll, „in Form eines Beitrages pflegebedingte Mehraufwendungen pauschaliert abzugelten, um pflegebedürftigen Personen soweit wie möglich die notwendige Betreuung und Hilfe zu sichern sowie die Möglichkeit zu bekommen, ein selbstbestimmtes, bedürfnisorientiertes Leben zu führen“. Das Pflegegeld stellt eine zweckgebundene Leistung zur teilweisen Abdeckung der pflegebedingten Mehraufwendungen und daher keine Einkommenserhöhung dar. Da die tatsächlichen Kosten für die Pflege das gebührende Pflegegeld in den meisten Fällen übersteigen, kann das Pflegegeld nur als pauschalierter Beitrag zu den Kosten der erforderlichen Pflege verstanden werden.

Pflegegeld

Pflegegeld kann bezogen werden, wenn folgende Voraussetzungen gegeben sind:
- ständiger Betreuungs- und Hilfsbedarf wegen einer körperlichen, geistigen oder psychischen Behinderung bzw. einer Sinnesbehinderung, die voraussichtlich mindestens 6 Monate andauern wird,
- ständiger Pflegebedarf von durchschnittlich mehr als 50 Stunden im Monat, gewöhnlicher Aufenthalt in Österreich, wobei auch die Gewährung von Pflegegeld im europäischen Wirtschaftsraum unter bestimmten Voraussetzungen möglich ist.

Betreuungsmaßnahmen sind all jene, die den persönlichen Bereich betreffen: Kochen, Essen, Medikamenteneinnahme, An- und Auskleiden, Körperpflege, Verrichtung der Notdurft inkl. ggf. Entleerung und Reinigung des Leibstuhls und Mobilitätshilfe im engeren Sinn. **Hilfsverrichtungen** sind solche, die den sachlichen Lebensbereich betreffen.

Die Höhe des Pflegegeldes ist – je nach Grad der Behinderung – in 7 Stufen geteilt. Wichtigstes Kriterium für die Einstufung ist die Dauer des Pflegebedarfes.

Beurteilung des Pflegebedarfs

Für die Beurteilung des Pflegebedarfs werden folgende 5 Hilfsverrichtungen berücksichtigt:
- Herbeischaffen von Nahrungsmitteln, Medikamenten und Bedarfsgütern des täglichen Lebens,
- Reinigung der Wohnung und der persönlichen Gebrauchsgegenstände,
- Pflege der Leib- und Bettwäsche,
- Beheizung des Wohnraumes einschließlich der Herbeischaffung des Heizmaterials,
- Mobilitätshilfe im weiteren Sinn (z. B. Begleitung bei Amtswegen oder Arztbesuchen).

Bei der Beurteilung des Pflegebedarfs werden Zeitwerte für die erforderlichen Betreuungsmaßnahmen und Hilfsverrichtungen berücksichtigt und zu einer Gesamtbeurteilung zusammengefasst. Für Stufe 1 erhält ein Pflegebedürftiger beispielsweise derzeit 148, 30 Euro, für Stufe 3 421,80 Euro, für Stufe 5 859,30 oder für die höchste Stufe 1562,10 Euro pro Monat.

Es gibt rund 40 000 Personen, die Pflegegeld in den Stufen 5–7 beziehen (Pflegebedarf von mehr als 180 Stunden pro Monat und zusätzliche Erschwernis, etwa wenn zeitlich unkoordinierte Betreuungsmaßnahmen notwendig sind). Im Januar 2005 wurde das Pflegegeld um 2 % valorisiert, nachdem es davor 8 Jahre lang gleich geblieben war.

Bestimmten Gruppen von behinderten Menschen, die einen weitgehend gleichartigen Pflegebedarf haben, wird das Pflegegeld durch fixe Zuordnung zu einer der 7 Stufen gewährt. In diese Personengruppe fallen:
- hochgradig Sehbehinderte,
- Blinde,
- Taubblinde,
- Personen, die das 14. Lebensjahr vollendet haben und zur eigenständigen Lebensführung überwiegend auf den selbstständigen Gebrauch eines – auch technisch adaptierten – Rollstuhles angewiesen sind, und zwar wegen einer Querschnittlähmung, beidseitigen Beinamputation, genetischer Muskeldystrophie, Encephalitis disseminata oder infantilen Zerebralparese.

Über die Zuordnung zu einer Pflegegeld-Stufe entscheidet die zuständige Stelle auf der Grundlage eines ärztlichen Sachverständigengutachtens, wobei bei Bedarf Personen aus anderen Bereichen (z. B. Pflegedienste) herangezogen werden können. Mit der Begutachtung der Pflegebedürftigkeit werden häufig, aber nicht ausschließlich Allgemeinmediziner betraut. Für die einheitliche Anwendung des BPGG werden vom Hauptverband der Sozialversicherungsträger Richtlinien herausgegeben, die Einzelheiten bezüglich Betreuung, Hilfe, Differenzierung der Pflegestufen 4–7, geistiger und psychischer Behinderung sowie diagnosebezogener Mindesteinstufungen (z. B. bei Sehbehinderung, Rollstuhlbenützern) beinhalten, u. a. auch zeitliche Richtwerte für Motivationsgespräche geben sowie zwischen einer „koordinierten“ (Pflege kann nach Plan, wie vorgesehen erfolgen) und einer „unkoordinierten“ Pflege (erhöhter Pflegeaufwand, da Pflegeplan z. B. wegen psychischer Störungen nicht eingehalten werden kann) unterscheiden (Rudda u. Türk 1999). Hilfreich bei der Begutachtung ist auch ein **„Konsensuspapier“, das im Mai 1996 von Versicherungsträgern in Zusammenarbeit mit dem zuständigen Bundesministerium erstellt wurde.**

Die pflegenden Angehörigen können bei der Begutachtung anwesend sein und zweckdienliche Angaben zum Pflegealltag machen. Gegen den Bescheid kann ein Widerspruch in Form einer Klage beim örtlich zuständigen Landesgericht in Arbeits- und Sozialrechtssachen bzw. in Wien beim Arbeits- und Sozialgericht Wien innerhalb von 3 Monaten ab der Zustellung des Pflegegeldbescheides eingebracht werden.

38.1.4 Gesetzliche Unfallversicherung

Die soziale Unfallversicherung (Allgemeine Unfallversichungsanstalt, AUVA) ist aus der Unternehmerhaftpflicht hervor gegangen und bietet Versicherungsschutz bei Arbeitsunfällen und Berufskrankheiten. Eingeschlossen sind auch Unfälle bei der Ausbildung, bei der Lebensrettung, bei der Teilnahme an der Betriebsdemokratie oder an Maßnahmen des Arbeitsmarktservice. Nach einem Schadensfall sorgt die AUVA für Unfallheilbehandlung mit allen geeigneten Mitteln, Rehabilitation und Entschädigung. Zu unterscheiden sind:

- **Arbeitsunfall (nach § 175 (1,2) ASVG):** Arbeitsunfälle sind plötzlich von außen auftretende Körperschädigungen im ursächlichen, örtlichen und zeitlichen Zusammenhang mit der versicherten Erwerbstätigkeit oder Ausbildung. Unter Versicherungsschutz stehen auch Wege und Tätigkeiten im Zusammenhang mit der Erwerbstätigkeit oder Ausbildung. Bestimmte Unfälle sind den Arbeitsunfällen gleichgestellt, selbst wenn sie Personen betreffen, die nicht unfallversichert sind. Dazu gehören z. B. Unfälle bei der Rettung eines Menschen aus Lebensgefahr oder beim Blutspenden, Unfälle beim Einsatz von Mitgliedern oder Helfern von Hilfsorganisationen.
- **Berufskrankheit (nach § 177 ASVG):** Als Berufskrankheit gelten die in der Anlage I zu diesem Bundesgesetz bezeichneten Krankheiten unter den dort angeführten Voraussetzungen, wenn sie durch Ausübung der die Versicherung begründenden Beschäftigung in einem in Spalte 3 der Anlage bezeichneten Unternehmen verursacht sind. Eine Krankheit, die in ihrer Art nach nicht in Anlage I zu diesem Bundesgesetz enthalten ist, gilt im Einzelfall als Berufskrankheit, wenn der Träger der Unfallversicherung auf Grund gesicherter wissenschaftlicher Erkenntnisse feststellt, diese Krankheit ausschließlich oder überwiegend durch die Verwendung schädigender Stoffe oder Strahlen bei einer vom Versicherten ausgeübten Beschäftigung entstanden ist; diese Feststellung bedarf zu ihrer Wirksamkeit der Zustimmung des Bundesministers für Soziale Verwaltung.

Entschädigungen nach Arbeitsunfällen und Berufskrankheiten sollen helfen, die Minderung der Erwerbsfähigkeit und die Mehrbelastung durch Behinderung auszugleichen und den Lebensstandard der Versehrten oder ihrer Hinterbliebenen zu sichern. Bei gesundheitlicher Beeinträchtigung durch einen Arbeitsunfall oder eine Berufskrankheit haben Versicherte bzw. Angehörige Anspruch auf Geldleistungen aus der Sozialen Unfallversicherung u. a. in Form von Versehrtenrenten, Integritätsabgeltung, Hinterbliebenenrenten.

Versehrtenrente und weitere Leistungen der AUVA

Die Rente dient der Entschädigung nach einem Arbeitsunfall oder einer Berufskrankheit. Gradmesser für die Rente ist der Grad der **Minderung der Erwerbsfähigkeit** (MdE) auf dem allgemeinen Arbeitsmarkt. Voraussetzung nach ASVG § 203 (1) für die Gewährung ist eine MdE von mindestens 20 % durch einen Arbeitsunfall oder eine Berufskrankheit (Ausnahmen: Schüler, Renten nach der Generalklausel: MdE mindestens 50 %), welche über einen Zeitraum von mehr als 3 Monaten nach Eintritt des Versicherungsfalls bestehen.

Nach § 205 (1) ASVG wird die Versehrtenrente „nach Grade der durch den Arbeitsunfall oder die Berufskrankheit herbeigeführten Minderung der Erwerbsfähigkeit bemessen ...“. Bemessen werden die Rentenleistungen auf der Basis des Jahreseinkommens (Bemessungsgrundlage) und dem Grad der Minderung der Erwerbsfähigkeit (MdE).

Leistungen für **Schwerversehrte** erfolgen in Form einer Zusatzrente. Als Schwerversehrte gelten Geschädigte ab 50 % Minderung der Erwerbsfähigkeit (MdE). Sie erhalten eine Zusatzrente von 20 % der Versehrtenrente bei einer MdE von 50 % bis unter 70 %, von 50 % der Versehrtenrente bei einer MdE von 70 % bis 100 %. Anspruch auf Pflegegeld aus der Unfallversicherung haben Bezieher einer Vollrente (MdE 100 %). Voraussetzung ist, dass der ständige Pflegebedarf durch die Folgen des Arbeitsunfalles oder der Berufskrankheit über 6 Monate nach Eintritt des Versicherungsfalles hinaus mehr als 50 Stunden pro Monat beträgt.

Wurde der Versicherungsfall durch die grob fahrlässige Außerachtlassung von Arbeitnehmerschutzvorschriften verursacht und hat der Versicherte dadurch eine erhebliche und dauernde Beeinträchtigung der körperlichen oder geistigen Integrität erlitten, so gebührt – wenn auch ein Anspruch auf Versehrtenrente besteht – gemäß § 213a Abs 4 ASVG eine angemessene **Integritätsabgeltung**. Diese Abgeltung ist eine einmalige Leistung. Bei Tod von Versehrten sind Leistungen für Hinterbliebene vorgesehen. Wenn der Tod unmittelbare Folge des Arbeitsunfalles oder der Berufskrankheit ist, gebühren Hinterbliebenenrenten und ein Teilersatz der Bestattungskosten.

Begutachtung für die Gesetzliche Unfallversicherung

Die erste Einschätzung der MdE (in % vom Ganzen) für die sog. **Übergangsrente** erfolgt üblicherweise innerhalb des ersten Jahres nach dem Unfall, die **Dauerrentenfestsetzung** (DRF) üblicherweise nach 2 Jahren nach dem Unfall. In der Regel erfolgen Kontrollbegutachtungen auf Veranlassung der AUVA bzw. auf Verschlimmerungsantrag des Versicherten. Eine Neufestsetzung im Sinne einer Verschlimmerung/Verbesserung ist frühestens 1 Jahr nach letzter DRF möglich, wenn der Zustand zumindest für 3 Monate besteht. Es finden die in der Monographie von Scherzer u. Krösl [1994] publizierten Einschätzungs-Tabellen – vergleichbar mit den deutschen gutachtlichen Bewertungstabellen und den von der SUVA herausgegebenen Tabellen – als Hilfestellung bei der MdE-Einschätzung weite Verbreitung, dies aber ohne Verbindlichkeit.

Kausalitätstheorien bei Unfällen

Bezüglich der häufig anspruchsvollen Kausalitätsbegutachtung, meist nach Unfällen, gelten in Österreich im Vergleich zu Deutschland praktisch identische Rechtsgrundlagen im Sinne der jeweils anzuwenden beweisrechtlichen Regeln im Straf-, Zivil- und Sozialrecht. Diese Kausalitäts- und Beweisregeln sind im Detail im Kapitel 3 des vorliegenden Buches dargestellt.

38.2 Private Unfallversicherung

Die Bedingungen für die private Unfallversicherung sind in den „Vertragsgrundlagen zur Unfallversicherung", den **Allgemeinen Bedingungen für die Unfallversicherung** (AUVB), geregelt. Die Höhe der Versicherungssumme und die Dauer des Versicherungsschutzes werden im Versicherungsvertrag festgelegt („Liquidierung des Schadens"). In keinem Falle erwächst ein Anspruch auf Schmerzengeldzahlung.

Unfallbegriff

Der Begriff **„Unfall"** unterscheidet sich von jenem in der Gesetzlichen Unfallversicherung. Die Allgemeinen Bedingungen für die Unfallversicherung (AUVB) in Österreich mit den Be- und Einschränkungen des Unfallbegriffs decken sich jedoch weitgehend mit den Allgemeinen Unfallversicherungs-Bedingungen (AUB) in Deutschland, so dass auf das entsprechende Kapitel 7 dieses Buches verwiesen werden kann. Es empfiehlt sich vor jeder diesbezüglichen Begutachtung die für den jeweiligen Versicherungsfall gültigen AUVB anzufordern und einzusehen, falls sie nicht ohnedies mit dem Gutachtensauftrag übermittelt werden.

Versicherungsleistungen

Die Versicherungsleistung wird nur für die durch den Unfall hervorgerufenen Folgen (körperliche Schädigung oder Tod) in Form einer einmaligen Zahlung, welche von der Höhe der abgeschlossen Versicherungssumme und dem Ausmaß des unfallbedingten Dauerschadens abhängt, erbracht. Die Begutachtung erfolgt üblicherweise etwa ein Jahr nach dem Unfall, in der Regel nach Abschluss der Behandlung. Bei Beeinflussung der Unfallfolgen durch andere Krankheiten oder Gebrechen (**Vorschaden**) oder einem Nachschaden erfolgt eine Kürzung der Leistungen im entsprechenden Ausmaß. Die Kürzung unterbleibt, wenn dieser „Fremd"-Anteil weniger als 25 % beträgt. Bei der Bemessung des Invaliditätsgrades wird ein Abzug in Höhe einer Vorinvalidität nur vorgenommen, wenn durch den Unfall eine körperliche oder geistige Funktion betroffen ist, die schon vorher betroffen war.

Für psychische Schäden wird eine Leistung nur erbracht, wenn diese Störung auf eine durch den Unfall verursachte organische Schädigung des Nervensystems zurückzuführen ist. **Seelische Fehlhaltungen** (Neurosen, Psychoneurosen), welche sich ggf. nach einem Unfall zeigen, gelten nicht als Unfallfolgen.

Bandscheibenhernien als Unfallfolge werden nur anerkannt, wenn sie durch direkte mechanische Einwirkung auf die Wirbelsäule entstanden sind und es sich nicht um eine Verschlimmerung von bereits vor dem Unfall bestandenen Krankheitsfolgen handelt. In manchen Verträgen wird diesbezüglich ein direktes Trauma gefordert (Hämatom, Wunde). Zukünftige (mögliche) unfallkausale Verschlimmerungen sind nicht zu berücksichtigen.

Bemessung der Invalidität

Der Grad der dauernden Invalidität wird primär taxativ, also nach der sog. **Gliedertaxe** bemessen. Diese entspricht weitgehend den in Deutschland geltenden Werten (s. Kap. 6.3 und 36), sehr weite Verbreitung haben die in der Monographie von Scherzer u. Krösl [1994] publizierten „Extremitätenwertminderungtabellen des unfallkausalen Dauerschadens" gefunden. Lässt sich der Invaliditätsgrad auf diese Weise nicht bestimmen, etwa bei psychoorganischen Schäden, wird vom Ganzen bemessen. Es ist hierbei maßgebend, inwieweit die körperliche oder geistige Funktionsfähigkeit nach medizinischen Gesichtspunkten beeinträchtigt wurde, wobei wie in der Gesetzlichen Unfallversicherung auf den allgemeinen, fiktiven Arbeitsmarkt abgestellt wird.

Im Falle von Meinungsverschiedenheiten über Art und Umfang der unfallbedingten Dauerschadens oder in welchem Umfang der eingetretene Schaden auf den Versicherungsfall zurückzuführen ist sowie über die Beeinflussung der Unfallfolgen durch Krankheit oder Gebrechen hat die **„Ärztekommission"** (ÄK) zu entscheiden. Es einigen sich die Vertrauensärzte des Versicherten und der Versicherung einvernehmlich auf einen Obmann, bei Strittigkeit nominiert die zuständige Ärztekammer den Obmann, welcher auch bei Nichteinigung der Vertrauensärzte im Rahmen der ÄK entscheidet. Eine Klage vor einem Zivilgericht nach Durchführung einer ÄK ist nur möglich, wenn das Urteil der ÄK von der tatsächlichen Sachlage „erheblich abweicht“.

38.3 Begutachtung nach dem Behinderteneinstellungsgesetz (BEinstG)

Im BEinstG ist eine Behinderung „die Auswirkung einer nicht nur vorübergehenden Funktionsbeeinträchtigung, die auf einen regelwidrigen körperlichen, geistigen oder psychischen Zustand beruht. Als nicht nur vorübergehend gilt ein Zeitraum von mehr als voraussichtlich 6 Monaten“ (BEinstG § 2 [1]). Laut BEinstG muss der Grad der Behinderung (GdB) zumindest 50 % betragen, um zum Kreis der begünstigten Personen zu gehören.

Die Richtsätze der gutachtlichen Einschätzung des Grades der Behinderung nach dem Behinderteneinstellungsgesetz orientieren sich weniger am Funktionsausfall, sondern an der Diagnose. Es wird auch zur Unfallkausalität nicht Bezug genommen. Es ergeben sich daher mitunter unterschiedliche Prozentsätze einer MdE, welche nicht anwendbar respektive umlegbar für die Belange der gesetzlichen und privaten Unfallversicherung sind.

38.4 Schadenersatzrecht (Haftpflichtversicherung, Zivilgericht)

§ 1325 ABGB

Wer jemand an seinem Körper verletzt, bestreitet die Heilungskosten des Verletzten, ersetzt ihm den entgangenen oder, wenn der Beschädigte zum Erwerb unfähig wird, auch den künftig entgehenden Verdienst; und bezahlt ihm auf Verlangen überdies ein den erhobenen Umständen angemessenes Schmerzengeld.

Der § 1325 ABGB ist die Grundlage für die Bemessung des Schmerzengeldes und der diesbezüglichen Begutachtung in der Haftpflichtversicherung.

Die Schreibweise „*..Schmerzengeld*“ ist die in österreichischen Gesetzen und in der juristischen Literatur Österreichs übliche Form. Es besteht die Funktion des Schmerzengeldes darin, eine Globalentschädigung für alle durch die eingetretenen und nach dem gewöhnlichen Lauf der Dinge zu erwartenden körperlichen (physischen) und seelischen (psychischen) Beeinträchtigungen zu gewähren, um dem Beschädigten als Abgeltung für entgangene und allenfalls noch entgehende Lebensfreude die Möglichkeit gewisser, die Lebensqualität erhöhender Anschaffungen zu eröffnen. Bei der Bemessung dieses Ausgleichsbetrages sind daher Art, Dauer und Intensität der Schmerzempfindungen nach deren Gesamtbild, die Schwere der Verletzungen, der Heilungsverlauf und die Dauer der Beeinträchtigungen des Gesundheitszustandes maßgebend, wobei auch auf das Bewusstsein eines Dauerschadens Bedacht zu nehmen ist. Das Schmerzengeld und die Höhe desselben müssen vom Beschädigten angesprochen werden. Die Höhe des Schmerzengeldes liegt im richterlichen Ermessen. Als Grundlage für die richterliche Entscheidung wird ein fachärztliches Gutachten angefordert. Die Aufgabe des Gutachters ist es, die Verletzung und die Verletzungsfolgen anzuführen und die körperlichen Schmerzen, Behinderungen, Beeinträchtigungen und deren Dauer aufgrund beweisbarer Unterlagen darzulegen.

„Physische Schmerzen“

Die Einteilung der Schmerzperioden in starke, mittelstarke und leichte Schmerzen erfolgt in Österreich überwiegend nach der Empfehlung von Holczabek [1976]:

- Ein **starker Schmerzzustand** wird dann anzunehmen sein, wenn Schmerz- und Krankheitsgefühl den Verletzten so beherrschen, dass er trotz Behandlung oder wegen dieser Behandlung nicht in der Lage war und ist, sich von diesem Zustand zu abstrahieren. Er kann sich nicht ablenken, an nichts erfreuen und war oder ist schwer krank.
- Ein **mittelstarker Schmerz- bzw. Leidenszustand** wird dann anzunehmen sein, wenn sich dieser mit der Fähigkeit, sich von ihm zu abstrahieren, die Waage hielt, wenn der Kranke also schon zu Interessensverwirklichungen bereit und fähig war.
- Der **leichte Schmerz- bzw. Leidenszustand** behindert den Patienten nicht, sich zu zerstreuen und abzulenken; er kann sogar einer geeigneten Arbeit nachgehen; hingegen ist er keineswegs frei von Schmerzen oder Unlustgefühlen.

Eine Komprimierung der Schmerzperioden auf einen approximativ errechneten Zeitraum ist besonders bei den mittelstarken und bei den geringen Schmerzen üblich, da diese nicht ständig – und das bezieht sich besonders auf die geringen Schmerzen – bestehen, sondern nur zeitweilig. Nur stundenweise auftretende Schmerzen werden in „Schmerztage“ umgerechnet, also „gerafft“ dargestellt. Die von manchen Gutachtern angeführten Perioden „qualvoller“ Schmerzen sind nicht zu empfehlen. Einerseits gibt es bei ambulanter Behandlung diese Schmerzform nicht, andererseits dürfen sie bei stationärer Behandlung nicht vorkommen, auch dann nicht, wenn der betreffende Patient auf einer Intensivbehandlungsstation liegt, wo ihm diese qualvollen Schmerzen gelindert werden müssen [Scherzer u. Krösl 1994].

Die Dauer der Schmerzperioden wird vom Sachverständigen etappenweise in Schmerztagen entsprechend der Schwere der Verletzung und dem Verlauf zugemessen.

Dies soll am Beispiel einer Gehirnkontusion dargestellt werden:

- in der Regel einige Tage bis wenige Wochen kontinuierliche starke Schmerzen,
- anschließend kontinuierliche mittelgradige Schmerzen
- danach diskontinuierliche Schmerzen, abwechselnd mittelgradig und leicht,
- darauf folgend diskontinuierliche leichte Schmerzen,
- zuletzt abklingende sporadische leichte Schmerzen (Restbeschwerden bei Anpassung und Gewöhnung).

Bei der Bemessung des Schmerzengeldes ist auch festzuhalten, dass neben eigentlichen Schmerzen auch Schmerzen gleichzusetzenden Unbilden berücksichtigt werden müssen. Nervenärztlicherseits zuzubilligende unfallkausale Schmerzen betreffen nicht nur tatsächliche Schmerzen, sondern auch andere Unbilden wie Bewusstseinsstörungen, Paresen, regelmäßige Medikamenteneinnahme, stationäre Behandlungen, Notwendigkeit einer Übungsbehandlung wie eine Physiotherapie, physikalische Maßnahmen usw. und daraus resultierende psychosoziale Beeinträchtigung. Schmerzengeld gebührt nach einer Entscheidung des OGH (10 Ob 505/95) auch dann, wenn der Verletzte nicht in der Lage war, seine Schmerzen bei klarem Bewusstsein zu erleben. Nicht zulässig ist hingegen eine gutachtliche Schmerzeinschätzung allein aufgrund subjektiver Angaben des Geschädigten. Eine regelmäßig aktualisierte Sammlung von Entscheidungen des OGH in CD-ROM-Form zur schnellen und gezielten Datenbanksuche erlaubt Vergleiche mit ähnlich gelagerten Fällen [Danzl 2006].

Medizinische Sachverständige sollten niemals Aussagen über Schmerzengeldsummen, weder bei Verhandlungen noch im Gutachten treffen. Sie haben lediglich die Aufgabe über Schmerzperioden, Schmerzintensitäten, über additive oder überschneidende Schmerzen, etwa bei Polytraumen, Auskunft zu geben. Das Schmerzengeld wird gerichtlich durch neuerliche Multiplikation mit den vom SV zugemessenen Tagessätzen errechnet. Die Tagessätze, die in Österreich aufgrund von Unterschieden in den Bundesländern noch immer nicht gleich hoch sind, betragen für leichte Schmerzen: 80,– bis 120,– Euro; für mittelgradige Schmerzen: 120,– bis 200,– Euro; für starke Schmerzen: 200,– bis Euro 300,– Euro; selten wurden auch qualvolle Schmerzen zugesprochen: Euro 400,– Euro.

„Seelische Schmerzen"

Die österreichische Judikatur lässt eine zunehmende Tendenz erkennen, **„seelische Schmerzen"** nach Unfällen zuzusprechen, nicht nur als seelische Reaktion auf eine Körperverletzung („Akzessorium"). Statt des vieldeutigen Begriffes „seelische Schmerzen" wurde vorgeschlagen, den Ausdruck **„psychotraumatischer Leidenszustand von Krankheitswert"** zu verwenden. Es sollte in einem Schmerzengeldverfahren ein derartiger Zustand ohne vorangegangene körperliche Schädigung nur dann angenommen werden, wenn das zugrunde liegende Ereignis oder dessen Folgen einen entsprechend hohen Schweregrad aufweisen, also ein eindeutiges seelisches Trauma (Verletzung im psychischen Bereich) vorliegt, diese seelische Verletzung zu einem krankheitswertigen Leidenszustand geführt hat und eine Kausalität zwischen Psychotrauma und Leidenszustand eindeutig nachweisbar und logisch nachvollziehbar ist [Barolin et al. 1994].

Die gutachtlichen Leitlinien orientieren sich primär an der Klassifikation nach ICD-10 Kapitel V (F), Klinisch-diagnostische Leitlinien, für den Bereich der Unfallbegutachtung insbesondere auf das Kapitel F43 und an dem DSM-IV (Diagnostisches und Statistisches Manual Psychischer Störungen). Die von diesen psychiatrischen Diagnosesystemen vorgenommene Einteilung in einzelne Unterkategorien der unfallkausalen psychischen Störungen wird wegen ihrer normativen Bedeutung in den letzten Jahren weitgehend als gutachtliche Grundlage herangezogen [Haller 2002].

Laubichler [1998] hat bezüglich der seelischen Schmerzen in Analogie zur Gliederung der körperlichen Schmerzen nach Holczabek [1976] eine Quantifizierung der seelischen Schmerzen definiert:

- „Bei **starken seelischen Schmerzen** vermag sich der Betroffene von diesen überhaupt nicht zu lösen, ist diesen total ausgeliefert und daher auch zu keiner nutzbringenden Tätigkeit fähig, d. h. die seelischen Schmerzen sind so vordergründig, dass sie den gesamten Bewusstseinsraum einnehmen.
- Bei **mittelgradigen seelischen Schmerzen** halten die Fähigkeiten, irgendwelche Aktivitäten in beruflicher oder anderer Hinsicht durchzuführen und das Unvermögen hierzu einander die Waage, das bedeutet, dass die Tätigkeiten zwar möglich, jedoch deutlich beeinträchtigt sind.
- Bei **leichten seelischen Schmerzen** besteht nur eine geringe Behinderung der Arbeitsfähigkeit, da leichte seelische Schmerzen nur zwischenzeitig und nebenbei auftreten; das bedeutet beispielsweise, dass Depressivität, Ängste und Befürchtungen ausreichend vom Betroffenen bewältigt werden können."

Seelische Schmerzen werden gutachtlich also in 3 Gruppen analog zur Einschätzung physischer Schmerzen eingeteilt. Unter starken seelischen Schmerzen werden somit solche verstanden, die den Betroffenen vollständig ausfüllen, so dass er nicht mehr in der Lage ist, irgendetwas zu tun. Bei leichten und mittelstarken seelischen Schmerzen hält sich die Fähigkeit, irgendwelche Aktivitäten in beruflicher oder anderer Hinsicht durchzuführen bzw. nicht durchführen zu können, die Waage.

Schock- und Trauerschaden

Neben „physischen Schmerzen" und „seelischen Schmerzen" (Gefühlsschäden) erkennt die Rechtssprechung im Haftpflichtrecht des Weiteren noch den sog. „Schock- und Trauerschaden" an. Im letzten Jahrzehnt kam es zu maßgeblichen Veränderungen im Bereich der Schockschaden-Judikatur. Bis 1994 kannte die Rechtssprechung keinen Ersatz für Fernwirkungsschäden von Dritten. Unter **„Schockschäden“** versteht die österreichische Judikatur psychische Beeinträchtigungen, die ein Dritter durch das Miterleben, aber auch die Mitteilung eines Unfallgeschehens mit Tod, Verletzung oder Gefährdung naher Angehöriger erleidet.

Es ist dabei wesentlich, dass der dadurch bedingten psychischen Beeinträchtigung ein Krankheitswert zukommt. Es muss sich also um einen **psychotraumatischen Leidenzustand von Krankheitswert** handeln, welcher mit massiven Einwirkungen in die psychische Sphäre im Sinne einer Störung innerer Lebensvorgänge einhergeht. Diese Einwirkungen stellen eine körperliche Verletzung im Sinne des § 1325 ABGB dar, wenn sie mit körperlichen Symptomen, etwa Schlafstörungen einhergehen, die als Krankheit anzusehen sind, und wenn aus ärztlicher Perspektive die Behandlung der psychischen Störung geboten ist. Dies wird insbesondere dann angenommen, wenn nicht damit gerechnet werden kann, dass die Folgen von selbst abklingen, oder wenn zu befürchten ist, dass ohne ärztliche Behandlung eine dauernde gesundheitliche Störung zurückbleibt. Eine psychische Einwirkung, die bloß das seelische Wohlbefinden beeinträchtigt, ist keine Gesundheitsschädigung. Eine bloße Verärgerung oder Aufregung über den eingetretenen Schaden erfüllt nicht die Anspruchsvoraussetzung des § 1325 AGBG. Lediglich wenn der Schädiger mit grober Fahrlässigkeit oder Vorsatz gehandelt hat, ist nach der österr. Judikatur ein Ersatz des Seelenschmerzes auch dann in Betracht zu ziehen, wenn dieser zu keiner eigenen Gesundheitsschädigung i.S. des § 1325 ABGB geführt hat (sog. Trauerschaden).

38.5 Führerscheinuntersuchung

In Österreich wird die Fahrtauglichkeit und Fahrtüchtigkeit in einem Führerscheingesetz (FSG 1997) und in einer Führerschein-Gesundheitsverordnung (FSG-GV 1997, Stand: 4. Novelle, BGBl. II 64/2006, 15. Februar 2006) geregelt. Das FSG enthält die Bestimmungen über die ärztliche Untersuchung und die Erstellung des ärztlichen Gutachtens.

§ 8 FSG – Gesundheitliche Eignung

(1) Vor der Erteilung einer Lenkberechtigung hat der Antragsteller der Behörde ein ärztliches Gutachten vorzulegen, dass er zum Lenken von Kraftfahrzeugen gesundheitlich geeignet ist. Das ärztliche Gutachten darf im Zeitpunkt der Entscheidung nicht älter als ein Jahr sein und ist von einem im örtlichen Wirkungsbereich der Behörde, die das Verfahren zur Erteilung der Lenkberechtigung durchführt, in die Ärzteliste eingetragenen sachverständigen Arzt für Allgemeinmedizin zu erstellen.

(2) Sind zur Erstattung des ärztlichen Gutachtens besondere Befunde oder im Hinblick auf ein verkehrspsychologisch auffälliges Verhalten eine Stellungnahme einer verkehrspsychologischen Untersuchungsstelle erforderlich, so ist das ärztliche Gutachten von einem Amtsarzt zu erstellen; der Antragsteller hat diese Befunde oder Stellungnahmen zu erbringen. Wenn im Rahmen der amtsärztlichen Untersuchung eine sichere Entscheidung im Hinblick auf die gesundheitliche Eignung nicht getroffen werden kann, so ist erforderlichenfalls eine Beobachtungsfahrt anzuordnen.

(3) Das ärztliche Gutachten hat abschließend auszusprechen: „geeignet“, „bedingt geeignet“, „beschränkt geeignet“ oder „nicht geeignet“.

Ist der Begutachtete nach dem ärztlichen Befund:

1. gesundheitlich zum Lenken von Kraftfahrzeugen einer oder mehrerer Klassen ohne Einschränkung geeignet, so hat das Gutachten „geeignet“ für diese Klassen zu lauten;
2. zum Lenken von Kraftfahrzeugen einer oder mehrerer Klassen nur unter der Bedingung geeignet, dass er Körperersatzstücke oder Behelfe oder dass er nur Fahrzeuge mit bestimmten Merkmalen verwendet oder dass er sich ärztlichen Kontrolluntersuchungen unterzieht, so hat das Gutachten „bedingt geeignet“ für die entsprechenden Klassen zu lauten und Befristungen, Bedingungen oder zeitliche, örtliche oder sachliche Beschränkungen der Gültigkeit anzuführen, unter denen eine Lenkberechtigung ohne Gefährdung der Verkehrssicherheit erteilt werden kann; dies gilt auch für Personen, deren Eignung nur für eine bestimmte Zeit angenommen werden kann und bei denen amtsärztliche Nachuntersuchungen erforderlich sind;
3. zum Lenken nur eines bestimmten Fahrzeuges nach § 2 Z 24 KFG 1967 geeignet, so hat das Gutachten „beschränkt geeignet“ zu lauten und anzugeben, durch welche körperlichen Mängel die Eignung beschränkt ist und in welcher Form diese körperlichen Mängel ausgeglichen werden können;
4. zum Lenken von Kraftfahrzeugen einer oder mehrerer Klassen nicht geeignet, so hat das Gutachten „nicht geeignet“ für die entsprechenden Klassen zu lauten.

(4) Wenn das ärztliche Gutachten die Eignung zum Lenken von Kraftfahrzeugen von der Erfüllung bestimmter Bedingungen, wie insbesondere die Verwendung von bestimmten Behelfen oder die regelmäßige Beibringung einer fachärztlichen Stellungnahme abhängig macht, so ist bei der Erteilung der Lenkberechtigung deren Gültigkeit von der Erfüllung dieser Bedingung abhängig zu machen.

(5) Ein Lenker, dessen Lenkberechtigung gemäß Abs 3 Z 2 durch eine Befristung abgelaufen ist, ist berechtigt, in Österreich bis zu 3 Monate nach Ablauf der Befristung ein Kraftfahrzeug dieser Klasse oder Unterklasse weiter zu lenken, wenn er den Antrag auf Verlängerung der Lenkberechtigung vor Ablauf der Befristung eingebracht hat; über die rechtzeitige Einbringung ist ihm von der Behörde eine Bestätigung auszustellen, die der Lenker gemäß § 14 Abs 1 mit sich zu führen hat.

(6) Der Bundesminister für Wissenschaft und Verkehr hat im Einvernehmen mit dem Bundesminister für Arbeit, Gesundheit und Soziales nach den Erfordernissen der Verkehrs- und Betriebssicherheit, dem jeweiligen Stand der medizinischen Wissenschaft und der Technik entsprechend, durch Verordnung die näheren Bestimmungen festzusetzen über:

1. die ärztliche Untersuchung und die Erstellung des ärztlichen Gutachtens (Abs 1 und 2); hierbei ist auch festzusetzen, unter welchen Bedingungen oder Beschränkungen Personen, bei denen bestimmte Leiden oder Gebrechen vorliegen, als zum Lenken von Kraftfahrzeugen geeignet zu gelten haben (Abs 3 Z 2 und 3);
2. die verkehrspsychologische Untersuchung (Abs 2) und die zu erfüllenden Mindesterfordernisse für den Nachweis der verkehrspsychologischen Eignung;
3. die personellen und sachlichen Voraussetzungen für die Ermächtigung als verkehrspsychologische Untersuchungsstelle sowie die Voraussetzungen betreffend Zeugnisse und berufliche Erfahrung für die Tätigkeit als Verkehrspsychologe im Rahmen einer verkehrspsychologischen Untersuchungsstelle;
4. die Voraussetzungen betreffend Zeugnisse und berufliche Erfahrung für die Bestellung als sachverständiger Arzt für die Erstellung von ärztlichen Gutachten gemäß Abs 1;
5. die Meldepflichten des sachverständigen Arztes.

38.5.1 Allgemeine Bestimmungen

Die Führerscheingesetz-Gesundheitsverordnung (FSG-GV) enthält die Bestimmungen über die geistige und körperliche Eignung zum Lenken eines Kraftfahrzeuges. Nach den Bestimmungen der FSG-GV wird neben einem Mindest- bzw. Höchstmaß der Körpergröße auch das Fehlen folgender Erkrankungen gefordert, soweit sie zu einer Beeinträchtigung der Fähigkeit zum sicheren Beherrschen des Kraftfahrzeuges und Einhalten der geltenden Vorschriften führen können:

- schwere Allgemeinerkrankungen oder schwere lokale Erkrankungen,
- organische Erkrankungen des zentralen oder peripheren Nervensystems,
- Erkrankungen mit unvorhersehbaren Bewusstseinsstörungen oder Bewusstseinstrübungen,
- schwere psychische Erkrankungen,
- Augenerkrankungen.

Aber auch bestimmte „Behinderungen“ schließen nach dem FSG die Eignung zum Lenken von Kraftfahrzeugen aus, sofern sie nicht durch entsprechende Maßnahmen ausgeglichen werden können:

- grobe Störungen des Raum- und Muskelsinnes, des Tastgefühls oder der Koordination der Muskelbewegungen,
- eingeschränkte Beweglichkeit der Gelenke, Muskulatur und Gliedmaßen,
- Defekte an Gliedmaßen,
- das Fehlen einer Hand (bei einspurigen Kraftfahrzeugen),
- respiratorische Insuffizienz,
- mangelhaftes Sehvermögen,
- mangelhaftes Hörvermögen oder Störungen des Gleichgewichts.

Verkehrpsychologische Untersuchungsstellen

Das Gesetz regelt auch die Tätigkeiten der verkehrspsychologischen Untersuchungsstellen. So wird z. B. die Prüfung folgender Fähigkeiten verlangt:

- Beobachtungsfähigkeit sowie Überblicksgewinnung,
- Reaktionsverhalten, insbesondere die Geschwindigkeit und Sicherheit der Entscheidung und Reaktion sowie die Belastbarkeit des Reaktionsverhaltens,
- Konzentrationsvermögen,
- Intelligenz und Erinnerungsvermögen.

Spezifische Leistungsdefizite erfordern also meist eine ergänzende (verkehrs-)psychologische Stellungnahme. Fachärztliche Befunde wie auch verkehrspsychologische Stellungnahmen haben die faktischen Grundlagen für die amtsärztliche Abschlussbeurteilung zu liefern. Wenn ein Bewerber für eine Lenkberechtigung nun ein positives ärztliches Gutachten eines sachverständigen Arztes beibringt (nach § 8 Abs 1 FSG), so ist es behördlicherseits in analoger Anwendung des § 24 Abs 4 zulässig, bei berechtigten Zweifeln trotzdem ein amtsärztliches Gutachten über die gesundheitliche Eignung einzuholen.

38.5.2 Fahrtauglichkeit bei Krankheiten des Nervensystems

Zu den Krankheiten des Nervensystems finden sich in § 12 und 13 FSG-GV Regelungen.

§ 12 FSG-GV

(1) Personen, die an einer schweren Erkrankung des Nervensystems leiden, darf eine Lenkberechtigung nur erteilt oder belassen werden, wenn die Eignung zum Lenken von Kraftfahrzeugen auch durch eine fachärztliche Stellungnahme bestätigt wird.

(2) Störungen des Nervensystems, die auf Erkrankungen, Verletzungen oder Operationen des zentralen oder peripheren Nervensystems zurückzuführen sind, sich in motorischen, sensiblen, sensorischen, trophischen und/oder neuropsychiatrischen oder neuropsychologischen Symptomen äußern und das Gleichgewicht und die Koordinierung stören, sind im Hinblick auf ihre kraftfahrspezifische Funktionsbeeinträchtigung und Prognose zu beurteilen. Bei Gefahr einer Verschlechterung kann die Lenkberechtigung nur unter der Bedingung ärztlicher Kontrolluntersuchungen und amtsärztlicher Nachuntersuchungen erteilt oder belassen werden.

(3) Personen, die unter epileptischen Anfällen oder anderen anfallsartigen Bewusstseinsstörungen oder -trübungen leiden, kann eine Lenkberechtigung der Gruppe 1 nur unter Einbeziehung einer befürwortenden fachärztlichen Stellungnahme erteilt oder belassen werden. Der Facharzt hat die Epilepsie oder andere Bewusstseinsstörungen, deren klinische Form und Entwicklung, die bisherige Behandlung, die Anfallsfreiheit und das Anfallsrisiko zu beurteilen. Hingegen darf solchen Personen keine Lenkberechtigung der Gruppe 2 erteilt oder belassen werden.

§ 13 FSG-GV
Besteht bei einer Person
1. eine angeborene oder infolge von Krankheiten, Verletzungen oder neurochirurgischen Eingriffen erworbene schwere psychiatrische Störung,
2. eine erhebliche geistige Behinderung,
3. ein schwerwiegender pathologischer Alterungsprozess oder
4. eine schwere persönlichkeitsbedingte Störung des Urteilsvermögens, des Verhaltens und der Anpassung, darf eine Lenkberechtigung nur dann erteilt oder belassen werden, wenn das ärztliche Gutachten auf Grund einer psychiatrischen fachärztlichen Stellungnahme, in der die kraftfahrspezifischen psycho-psychischen Leistungsfunktionen mitbeurteilt werden, die Eignung bestätigt.

38.6 Sachwalterschaft für Behinderte

Das **„Bundesgesetzblatt über die Sachwalterschaft für behinderte Personen"** (Bundesgesetzblatt Nr. 136/1983, in der Fassung BGBl I Nr. 135/2000 – Kindschaftsrechtsänderungsgesetz) ersetzt mit Wirkung vom 1. Juli 1984 wesentliche Bestimmungen der Entmündigungsordnung aus dem Jahre 1916. Es hat zum Ziel, ein jeweils auf den Einzelfall abgestimmtes System der Beschränkung der Geschäftsfähigkeit zu schaffen.

§ 273 ABGB
„Vermag eine Person, die an einer psychischen Krankheit leidet oder geistig behindert ist, alle oder einzelne ihrer Angelegenheiten nicht ohne Gefahr eines Nachteils für sich selbst zu besorgen, so ist ihr auf ihren Antrag oder von Amt wegen dazu ein Sachwalter zu bestellen. Die Bestellung eines Sachwalters ist unzulässig, wenn der Betreffende durch andere Hilfe, besonders im Rahmen seiner Familie oder von Einrichtungen der öffentlichen oder privaten Behindertenhilfe, in die Lage versetzt werden kann, seine Angelegenheit im erforderlichen Ausmaß zu besorgen. Ein Sachwalter darf nicht nur deshalb bestellt werden, um einen Dritten vor der Verfolgung eines, wenn auch bloß vermeintlichen Anspruchs zu schützen."

Je nach dem Grade der Behinderung bzw. psychischen Erkrankung sowie nach Art und Umfang der zu besorgenden Angelegenheiten wird zwischen 3 Arten der Sachwalterschaft unterschieden:

- **Besorgung einzelner Angelegenheiten**, etwa der Durchsetzung oder der Abwehr eines Anspruchs oder der Eingehung und Abwicklung eines Rechtsgeschäftes. Ein recht häufiges Beispiel könnte hier die Durchsetzung sozialversicherungsrechtlicher Ansprüche sein.
- **Besorgung eines bestimmten Kreises von Angelegenheiten**, etwa der Verwaltung eines Teiles oder des gesamten Vermögens.
- **Besorgung aller Angelegenheiten** der behinderten Person. Diese Art der Sachwalterschaft entspricht am ehesten noch der bisherigen Form der vollen Entmündigung, d. h., dass hier die Person, für die ein Sachwalter bestellt wurde, in keiner Weise geschäftsfähig ist.

Das gerichtliche Verfahren zur Bestellung eines Sachwalters kann auf eigenen Antrag des Betroffenen bzw. von Amts wegen eingeleitet werden. Bei Menschen mit geistiger Behinderung ist wohl ein Antrag der behinderten Person selbst eher unwahrscheinlich – in diesem Fall kann eine „Sachverhaltsdarstellung" an das örtliche Bezirksgericht als Pflegschaftgericht übermittelt werden (oder an den „Amtstagen" persönlich vorgetragen werden). Zur Beurteilung der psychischen Krankheit oder der geistigen Behinderung muss ein Sachverständiger bestellt werden. Der Sachverständige hat seinen Befund und sein Gutachten in einer mündlichen Verhandlung zu erläutern. Nicht allein Sachverständige aus dem medizinischen Bereich (wie bisher nach der Entmündigungsordnung), sondern auch Sachverständige aus anderen Bereichen, etwa jenen der geistigen Behinderung oder der Sonder- oder Heilpädagogik, können herangezogen werden.

Erlöschen der Sachwalterschaft

Der Sachwalter ist auf Antrag oder von Amts wegen zu entheben, wenn der Pflegebefohlene nicht mehr seiner Hilfe bedarf. Hier obliegt es also sowohl dem Gericht als auch dem Sachwalter, sich über die Entwicklung des geistig behinderten Menschen immer Rechenschaft abzulegen und die daraus notwendigen Konsequenzen zu ziehen: bessert sich der Zustand des behinderten Menschen, so ist dem umgehend Rechnung zu tragen, entweder in Form einer geänderten Kompetenz des Sachwalters bzw. überhaupt des Erlöschens der Sachwalterschaft, wofür in der Regel ein neuerliches Sachverständigen-Gutachten erforderlich ist.

38.7 Geschäfts-, Testier- und Zurechnungsfähigkeit

38.7.1 Geschäftsfähigkeit

Eine diesbezügliche Begutachtung ist in erster Linie bei Patienten mit hirnorganischen Erkrankungen, in geringeren Umfang auch bei Psychosen erforderlich. Geschäftsfähigkeit ist nach § 865 ABGB die Fähigkeit, sich selbst durch eigenes rechtsgeschäftliches Handeln zu berechtigen oder zu verpflichten. Nach § 869 ABGB muss „... die Einwilligung in einen Vertrag frei, ernstlich, bestimmt und verständlich" erklärt werden. Kinder sind vollkommen geschäftsunfähig, sie können nicht durch eigene Handlungen, sondern nur durch den gesetzlichen Vertreter Rechte erwerben und sich verpflichten.

Die Beurteilung der Geschäftsfähigkeit ist, da es sich dabei um einen Rechtsbegriff handelt, eine dem Gericht obliegende Rechtsfrage. Die medizinische Voraussetzungen für das Vorliegen einer Geschäftsunfähigkeit in dem Sinne des Vorliegens von maßgeblicheren Orientierungsstörungen, Personenverkennungen, kurze nächtliche Verwirrtheitszustände überdauernden kognitiven Störungen oder/und ausgeprägten affektiven Veränderungen müssen eindeutig vorhanden sein, um eine solche als zweifelsfrei gesichert annehmen zu können. Es kommt – neben einer Störung der Geistestätigkeit – vornehmlich darauf an, ob die betreffende Person imstande war, ihren Willen frei und unbeeinflusst von der vorliegenden geistigen Störung zu bilden und nach zutreffend gewonnenen Einsichten zu handeln. Ausschlaggebend sind dabei oft weniger die unmittelbaren Fähigkeiten des Verstandes als vielmehr die Freiheit des Willensentschlusses.

Der krankhafte Zustand muss nach zivilrechtlichen Beweiskriterien sicher festgestellt sein. Zweifel – wie bei der Annahme der Schuldunfähigkeit im Strafrecht – genügen im österreichischen Zivilrecht nicht, um die jeweiligen Rechtsfolgen zu begründen. Es darf an dieser Stelle angemerkt werden, dass der in Deutschland für die Feststellung medizinischer Primärtatsachen und Anknüpfungs-Tatsachen übliche Terminus „Vollbeweis" in Österreich nicht angewendet wird, sondern dementsprechende Formulierungen wie „mit ausreichender gutachterlicher Sicherheit" oder – je nach Faktenlage – mit „ausreichender Wahrscheinlichkeit" empfohlen werden. Es handelt sich also um ein Fürwahrhalten, weil mehr für als gegen einen medizinischen Sachverhalt spricht, der genaue Wahrscheinlichkeitsgrad ist irrelevant.

38.7.2 Testierfähigkeit

Unter Testierfähigkeit versteht man die zur Errichtung/Aufhebung letztwilliger Verfügungen erforderliche Geschäftsfähigkeit. Diese testamentarische Verfügung ist im § 565 ABGB geregelt, sie muss „im Zustand der vollen Besonnenheit, mit Überlegung und Ernst, frei von Zwang, Betrug und wesentlichem Irrtum" erfolgen. Nach den Kommentaren und der Judikatur ist die Testierfähigkeit „weniger als Geschäftsfähigkeit", erfordert daher nicht den Vollbesitz der geistigen Kräfte. Testierfähigkeit kann auch bejaht werden, wenn zumindest die kognitiven und voluntativen Fähigkeiten einer 14-jährigen Person vorliegen.

Als Unfähigkeit zu testieren wird u. a. „Mangel an Besonnenheit, keine Freiheit der Willensentschließung" angeführt. **Testierunfähigkeit** liegt also nur dann vor, „wenn der Erblasser nicht einmal das Bewusstsein hatte, eine letztwillige Verfügung zu treffen, und nicht wusste, was ihr Inhalt sei, also den Testiervorgang und den Inhalt der Verfügung nicht begreifen kann."

Beschränkt testierfähig sind Personen, die wegen psychischer Krankheit oder geistiger Behinderung unter Sachwalterschaft stehen. Die Genannten können ihren letzten Willen nur mündlich vor Gericht oder mündlich vor dem Notar erklären. Das Gericht muss sich durch eine angemessene Erforschung zu überzeugen suchen, dass die Erklärung des letzten Willens frei und mit Überzeugung geschehe.

Ein „luzides Intervall" ist zwar insbesondere bei zerebrovaskulär bedingten Verwirrtheitszuständen (infolge wechselnder Durchblutungsverhältnisse des Gehirns) möglich, aber meist besteht gleichzeitig doch schon ein mehr oder weniger ausgeprägter Dauerdefekt im Sinne einer Demenz. Im Übrigen ist es problematisch, ob bei vorübergehender, also inselhafter Bewusstseinsklarheit noch ein aus der Kontinuität des Erlebens und aus einer sicheren Urteilskraft erwachsenes Rechtsgeschäft möglich ist. Beim „luzidem Intervall" trifft nach § 567 ABGB die Beweislast den, der die Testierfähigkeit behauptet, da es sich dabei um eine Ausnahme handelt, durch die das chronische geistige Unvermögen durchbrochen wird.

§ 567 ABGB
Wenn behauptet wird, dass der Erblasser, welcher den Gebrauch des Verstandes verloren hatte, zur Zeit der letzten Anordnung bei voller Besonnenheit gewesen sei, so muss die Behauptung durch Kunstverständige, oder durch obrigkeitliche Personen, die den Gemütszustand des Erblassers genau erforschten, oder durch andere zuverlässige Beweise außer Zweifel gesetzt werden.

38.7.3 Zurechnungsfähigkeit und neurologische Erkrankung

Gemäß § 11 StGB ist die strafrechtliche Verantwortung aufgehoben, wenn eine „tief greifende Bewusstseinsstörung oder eine andere schwere, einem dieser Zustände gleichwertige seelische Störung" vorliegt, wenn also ein Zusammenhang zwischen epileptischen Anfällen und/oder hirnorganischen Symptomen (prä- und postparoxysmaler Verstimmung, Umdämmerung) wahrscheinlich ist. Eine „verminderte Zurechnungsfähigkeit", wie das deutsche Recht, kennt das österreichische Strafrecht nicht.

§11 StGB
Wer zur Zeit der Tat wegen einer Geistesstörung, wegen Schwachsinns, wegen einer tief greifenden Bewusstseinsstörung oder einer anderen schweren, einem dieser Zustände gleichwertigen seelischen Störung unfähig ist, das Unrecht seiner Tat einzusehen oder nach dieser Einsicht zu handeln, handelt nicht schuldhaft. (sog. Diskretions- bzw. Dispositionsfähigkeit).

Literatur

Barolin GS, Griebnitz E, Mitterauer B, Quatember B, Scherzer E, Spiel W. Die Begutachtung sogenannter seelischer Schmerzen. Neuropsychiatrie 1994; 8: 131 – 133

Danzl KH, Gutierrez-Lobos K, Müller OF (Hrsg.). Das Schmerzengeld in medizinischer und juristischer Sicht. 8. Aufl., Manz Verlag, Wien 2003

Danzl KH. CD-ROM Schmerzengeld-Entscheidungen. Fortlaufende CD-ROM-Serie, Manz-Verlag, Wien 2006

Haller R. Das psychiatrische Gutachten. Manz-Verlag Wien 1996

Haller R. Gutachterliche Bewertung seelischer Schmerzen. In: Danzl KH, Haller R, Laubichler W, Pakesch, Zahrl (Hrsg.). Schmerzengeld aus psychiatrischer und neurologischer Sicht. Kongressband der 9. Forensisch-psychiatrischen Tagung am 6.12.2002 in Wien, Eigenverlag, Wien 2002

Harrer G. Neurologische Begutachtung in Osterreich. In: Suchenwirth RMA, Kunze K, Krasney OE (Hrsg.). Neurologische Begutachtung. Ein Handbuch für Ärzte und Juristen. 3. Aufl., Urban u. Fischer, München 2000: 90–99

Holczabek W. Gerichtsmedizinische Grundlagen der Schmerzengeldbestimmung. Forschung und Praxis der Begutachtung. 1976; 12: 24–29

Laubichler W. Schmerzengeld in neurologisch-psychiatrischer Sicht. In: Emberger/Zerlauth/Sattler. Das ärztliche Gutachten 3. Aufl., Verlag der österr. Ärztekammer, Wien 1998: 267–277

Marhold F, Melzer-Azodanloo N. Kodex Sozialversicherung. 33. Aufl., Stand 1.1.2006, Linde Verlag, Wien 2006

Rudda J, Türk E. Die neuen Richtlinien des Hauptverbandes für die einheitliche Anwendung des Bundespflegegeldgesetzes. Sicherheit. 1999; 4: 271–281

Scherzer E, Krösl W. Handbuch der chirurgischen und neurologischen Unfallbegutachtung in der Privatversicherung. Unfall- und Haftpflichtversicherung, Zivilgerichtsverfahren. Verlag Wilhelm Maudrich, Wien, München, Bern 1994

39 Besonderheiten der Begutachtung in der Schweiz

H. R. Stöckli

In der Schweiz werden medizinische Gutachten durch verschiedene Instanzen in Auftrag gegeben, wobei je nach Versicherungssituation die versicherungsrechtlichen Vorgaben differieren, was der Gutachter zu berücksichtigen hat. Häufige Auftraggeber sind die Versicherer, konkret die sozialen und privaten Unfallversicherer, die Invalidenversicherung, die Militärversicherung, ebenso andere Privatversicherungen (vor allem Motorfahrzeughaftpflicht), seltener die Krankenkassen, Rechtsvertreter, Gerichte und andere. Gewisse versicherungsmedizinische Kenntnisse und ein gesicherter Umgang mit versicherungsmedizinischen Begriffen sind für einen medizinischen Gutachter unerlässlich. Nur das Wichtigste in Bezug auf die Schweizer Besonderheiten lässt sich hier darstellen.

39.1 ATSG

Das Bundesgesetz über den **Allgemeinen Teil des Sozialversicherungsrechts** (ATSG), das am 1.1.2003 in Kraft gesetzt wurde, definiert für die Schweiz unter anderem die folgenden wichtigen Begriffe.

Krankheit

Krankheit ist jede Beeinträchtigung der körperlichen, geistigen oder psychischen Gesundheit, die nicht Folge eines Unfalles ist und die eine medizinische Untersuchung oder Behandlung erfordert oder eine Arbeitsunfähigkeit zur Folge hat. (ATSG Art. 3^1).

Unfall

Als Unfall gilt die plötzliche, nicht beabsichtigte schädigende Einwirkung eines ungewöhnlichen äußeren Faktors auf den menschlichen Körper, die eine Beeinträchtigung der körperlichen, geistigen oder psychischen Gesundheit oder den Tod zur Folge hat (ATSG Art. 4).

Kommentar: Alle diese Kriterien müssen kumulativ erfüllt sein, die Ursache ist zur Feststellung, ob der Unfallbegriff erfüllt ist, unerheblich. Längst nicht alles, was landläufig als Unfall bezeichnet wird, gilt auch im sozialversicherungsrechtlichen Sinn als ein solcher! **Die Beurteilung, ob bei einem Ereignis die gesetzlichen Kriterien eines Unfalles erfüllt sind, obliegt den Rechtsanwendern** (Versicherungsgesellschaften, Gerichte), nicht den Ärztinnen und Ärzten. Letztere haben bei dieser Feststellung lediglich unterstützend mitzuwirken. Es ist also vorteilhaft, **als Arzt beziehungsweise Gutachter nicht vorschnell von einem „Unfall" zu sprechen**, zu bevorzugen sind alternative Ausdrücke wie **„Ereignis"** oder eventuell „Trauma".

Geburtsgebrechen

Als Geburtsgebrechen gelten Krankheiten, die bei vollendeter Geburt bestehen (ATSG Art. 3^2).

Arbeitsunfähigkeit

Arbeitsunfähigkeit ist die durch eine Beeinträchtigung der körperlichen, geistigen oder psychischen Gesundheit bedingte, volle oder teilweise Unfähigkeit, im bisherigen Beruf oder Aufgabenbereich zumutbare Arbeit zu leisten. Bei langer Dauer wird auch die zumutbare Tätigkeit in einem anderen Beruf oder Aufgabenbereich berücksichtigt (ATSG Art. 6).

Kommentar: Dies beinhaltet, dass die bisherige Tätigkeit nicht mehr, nur noch in beschränktem Maße oder nur noch unter der Gefahr einer Vergrößerung des Schadens ausgeübt werden kann. Bei langer Dauer sind auch sog. Verweisungstätigkeiten, also zumutbare Tätigkeiten in einem anderen Beruf oder Aufgabenbereich berücksichtigt, womit auch die Frage der Zumutbarkeit aufgeworfen wird.

Erwerbsunfähigkeit

Erwerbsunfähigkeit ist der durch Beeinträchtigung der körperlichen, geistigen oder psychischen Gesundheit verursachte und nach zumutbarer Behandlung und Eingliederung verbleibende ganze oder teilweise Verlust der Erwerbsmöglichkeiten auf dem in Betracht kommenden ausgeglichenen Arbeitsmarkt (ATSG Art. 7).

Kommentar: Die Erwerbsunfähigkeit ist juristisch definiert und ergibt sich aus der ökonomischen Verwertbarkeit der nach Abschluss des Falles verbliebenen Fähigkeit, eine zumutbare Tätigkeit auszuüben. Die Erwerbsunfähigkeit wird vom Versicherer auf der Basis der ärztlich beurteilten Leistungsfähigkeit bzw. Zumutbarkeit von Arbeitsleistungen festgesetzt.

Der Begriff „Erwerbsunfähigkeit“ sollte vom medizinischen Gutachter nicht verwendet werden!

Invalidität

Invalidität ist die voraussichtlich bleibende oder längere Zeit dauernde ganze oder teilweise Erwerbsunfähigkeit (ATSG Art. 8[1]).

Kommentar: Invalidität ist sozialversicherungsrechtlich wirtschaftlich definiert! **Der Gutachter** sollte nie zu einer wirtschaftlichen Frage Stellung beziehen und **hat sich deshalb an den Begriff der voraussichtlich dauernden Arbeitsunfähigkeit zu halten.**

Medizinisch-theoretische Invalidität

Diese hat im Privatversicherungsrecht Bedeutung und ist im ATSG nicht definiert. Bei der medizinisch-theoretischen Invalidität bestimmt der Arzt die bleibenden Beeinträchtigungen der körperlichen oder geistigen Gesundheit gemäß den speziellen Richtlinien, die in den jeweiligen allgemeinen Versicherungsbedingungen (AVB) in Form einer Gliederskala festgelegt sind. Der Invaliditätsgrad wird hierbei abstrakt bestimmt, d. h. ohne Berücksichtigung von Beruf oder Tätigkeit des Versicherten

Hilflosigkeit

Als hilflos gilt eine Person, die wegen der Beeinträchtigung der Gesundheit für alltägliche Lebensverrichtungen dauernd der Hilfe Dritter oder der persönlichen Überwachung bedarf (ATSG Art. 9).

Obligate Namensnennung bei Gutachtenaufträgen

Art. 44 ATSG: Muss der Versicherungsträger zur Abklärung des Sachverhaltes ein Gutachten einer oder eines unabhängigen Sachverständigen einholen, so gibt er der Partei deren oder dessen Namen bekannt (rechtliches Gehör). Diese kann den Gutachter aus triftigen Gründen ablehnen und kann Gegenvorschläge machen.

Zumutbarkeit

Im ATSG fehlt die Definition der Zumutbarkeit, obwohl es sich um einen juristischen und nicht um einen medizinischen Begriff handelt. Der Arzt und Gutachter hat im Rahmen der Zumutbarkeitbeurteilung das Belastbarkeitsniveau und die Belastungstoleranz, die zumutbare Arbeitszeit, und die damit verbundenen Leistungseinbußen einerseits für die bisherige, bei langdauernder Arbeitsunfähigkeit aber auch für eine andere vorstellbare (zumutbare) Tätigkeit zu beurteilen. Dabei hat die Beurteilung der zumutbaren Tätigkeit ohne Rücksicht auf Umwelt- oder persönlichkeitsbedingte Faktoren zu erfolgen, konkret ohne Berücksichtigung der Wirtschaftslage, des Arbeitsmarktes, der soziokulturellen Faktoren, der Sprache, der Schule, des Herkunftslands, des Alters, der Motivation, ebenso ohne Rücksicht auf eine allfällige Aggravation oder Simulation. Dennoch muss die Frage der fachlichen Eignung und der Neigung der versicherten Person eine gewisse Arbeit zu verrichten, Rechnung getragen werden. Die diesbezügliche Zumutbarkeitsbeurteilung ist jedoch durch die Administration beziehungsweise die Rechtssprechung vorzunehmen, keinesfalls durch den Mediziner/Gutachter. Statt die realisierbare Arbeitsfähigkeit in einen dem Gutachter nicht präzis bekannten alternativen Berufsumfeld abstrakt einzuschätzen, ist es oft sinnvoller und aussagekräftiger, die noch **zumutbaren Einzeltätigkeiten,** inklusive die damit verbundenen **zeitlichen Belastbarkeiten** (Gesamtbelastungsdauer und notwendige Pausen pro Tag) und die damit verbundenen **Leistungsminderungen für alle zu leistenden Arbeitsteile** festzulegen. Konkret wäre zum Beispiel die rein medizinische Zumutbarkeit, die Dauer, sowie die Leistungsminderung festzulegen für eine sitzende, stehende oder gehende Arbeitstätigkeit, für Bücken, Kauern, Knien, Über Kopf arbeiten, Tragen und Heben von Lasten (körpernah/körperfern), für monotone oder wechselbelastende Tätigkeiten, für leichte abwechslungsreiche Bürotätigkeiten, für intellektuelle Arbeiten und weitere [Oliveri et al. 2006]. Solche Angaben erlauben der Administration die Zumutbarkeit von alternativen Tätigkeiten abzuschätzen.

Zum Beweiswert ärztlicher Gutachten aus juristischer Sicht (BGE 125. V 351)

Entscheidend ist, ob der Bericht:
- für die strittigen Belange umfassend ist,
- auf allseitigen Untersuchungen beruht,
- die geklagten Beschwerden berücksichtigt,
- in Kenntnis der Vorakten abgegeben worden ist (Anamnese),
- in der Darlegung der medizinischen Zusammenhänge und in der Beurteilung der medizinischen Situation einleuchtend ist und
- zu Schlussfolgerungen führt, die begründet sind.

39.2 Soziale Unfallversicherung (UVG)

Es handelt sich um eine **kausale Versicherung gemäss Unfallversicherungsgesetz** (**UVG**), welche über 3,5 Millionen Einwohner der Schweiz, die während mindestens 8 Stunden pro Woche bei einem Arbeitgeber beschäftigt sind, obligatorisch gegen Berufs- und Nichtberufsunfälle sowie gegen Berufskrankheiten versichert. Arbeitslose sind solange versichert, als sie Anspruch auf Arbeitslosenentschädigung haben. Vertragsparteien sind die Unfallversicherungen und über 400 000 Betriebe beziehungsweise die Arbeitgeber. Die **SUVA**, eine öffentlich-rechtliche Anstalt mit eigener Rechtspersönlichkeit, versichert im Wesentlichen Betriebe der Industrie, des industriellen Handels, bestimmte Gewerbebetriebe sowie die Bundesverwaltung. In die Versicherung für Dienstleistungsunternehmungen und Angestellte der übrigen Betriebe teilen sich **andere Versicherer.**

Versichert sind nach dem **Kausalitätsprinzip** Unfälle (zum Unfallbegriff und Kommentar siehe Seite 465), aber auch sog. unfallähnliche Körperschädigungen (UKS), auch wenn keine ungewöhnliche Einwirkung vorliegt, ebenso Berufskrankheiten. Folgende Körperschädigungen (UKS) sind, sofern sie nicht eindeutig auf einer Erkrankung oder einer Degeneration beruhen, Unfällen gleichgestellt (Art. 9^2 UVV): Knochenbrüche, Verrenkungen von Gelenken, Meniskusrisse, Muskelrisse, Muskelzerrungen, Sehnenrisse, Bandläsionen, Trommelfellverletzungen. Bei den in einer Liste erfassten Berufskrankheiten handelt es sich um Gesundheitsschädigungen, die bei der beruflichen Tätigkeit ausschließlich oder vorwiegend (Verursachungsgrad >50 %) durch schädigende Stoffe oder bestimmte Arbeiten verursacht worden sind. Daneben gelten aber auch andere, in der vorgenannten Liste nicht enthaltene Krankheiten als Berufskrankheiten, die nachgewiesenermaßen ausschließlich oder stark überwiegend (Verursachungsgrad > 75 %) durch berufliche Tätigkeiten verursacht worden sind.

> Als kausale Versicherung haftet die Unfallversicherung nur, wenn sich zwischen einem Ereignis und der Gesundheitsschädigung aufgrund einer zuverlässigen, schlüssigen, dem anerkannten medizinischen Wissen entsprechenden Beurteilung ein ursächlicher Zusammenhang im Beweisgrad der überwiegenden Wahrscheinlichkeit (> 50 %) nachweisen lässt (condito sine qua non).

Die Versicherungsleistungen beinhalten **Heil- und Pflegeleistungen**, Kostenvergütungen und Geldleistungen. Im Gegensatz zu den Leistungen der obligatorischen Krankenversicherung werden nicht nur die Heil- und Pflegekosten übernommen, sondern auch **Taggelder**, Invalidenrenten und Integritätsentschädigungen ausgezahlt. Der Arbeitsunfähigkeits- wie der Invaliditätsbegriff richtet sich nach dem ATSG. Bei voller Arbeitsunfähigkeit erreicht das Taggeld 80 % des versicherten Verdienstes, bei voller Invalidität beträgt die **Invalidenrente** ebenfalls 80 % des Jahreslohnes zum Zeitpunkt des Ereignisses.

> Als invalid gilt, wer ereignisbedingt voraussichtlich bleibend oder für längere Zeit in seiner Erwerbsfähigkeit beeinträchtigt ist. Diese Situation liegt vor, wenn nach zumutbarer Behandlung und Eingliederung eine Beeinträchtigung der körperlichen, geistigen oder psychischen Gesundheit verbleibt, welche die Erwerbsmöglichkeiten auf dem in Betracht kommenden, ausgeglichenen Arbeitsmarkt ganz oder teilweise verhindert.

Ein erheblicher und dauernder Schaden der körperlichen oder psychischen Integrität führt nach Art. 24 UVG zum Anspruch auf eine einmalige Zahlung einer **Integritätsentschädigung** (IE), dies unabhängig von Alter, Beruf oder einer eventuellen Erwerbseinbuße. Der Anhang 3 UVV Art. 36 Abs. 2 (s. Tab. 39.**3**) bildet die verbindliche, gesetzliche Grundlage für die Bemessung eines Integritätsschadens. Bei den von der SUVA zusätzlich herausgegebenen Tabellen handelt es sich um unverbindliche Feinraster, die allerdings von der Gerichtspraxis seit Jahrzehnten anerkannt werden. Die wichtigsten Integritätsverluste sind – soweit für den Neurologen relevant – im Kapitel 39.8 tabellarisch wiedergegeben. Für den Neurologen sind besonders die **Tabelle Anhang 3 UVV**, die **Tabellen über Wirbelsäulenaffektionen, Rückenmarkverletzungen, psychische Folgen von Hirnverletzungen, und über Hirnnervenausfälle** von Wichtigkeit. Die Tabelle 22 für psychische Unfallfolgen ist ausschließlich dem psychiatrischem Facharzt vorbehalten. Der Grad der Integritätsschädigung wird beim Abschluss der Behandlung oder zum Zeitpunkt der Berentung durch den institutionellen oder den externen ärztlichen Gutachter festgelegt. Die vollständigen Tabellen können auf der Website der Suva: www.suva.ch, unter SuvaCare/Arztinformationen heruntergeladen werden.

In den Tabellen nicht aufgeführte Integritätsschäden sind in Anlehnung an ähnliche oder vergleichbare Schädigungen nach Art und Schwere durch die Administration oder den Gutachter einzuschätzen.

Beim **Zusammentreffen mehrerer körperlicher und geistiger Integritätsschäden** ist es nicht gerechtfertigt, die einzelnen Integritätsschäden einfach zu addieren. Eine **umfassende Gesamtwertung** unter Einschluss eines Quervergleichs mit diversen andern vergleichbaren Schäden ist notwendig, um innerhalb des Entschädigungssystems wirklich egalitäre Werte zu erzielen. Die völlige Gebrauchsunfähigkeit eines Organs wird dem Verlust gleichgestellt. Bei teilweisem Verlust oder teilweiser Gebrauchsunfähigkeit reduziert sich der Integritätsschaden entsprechend. Die Entschädigung fällt ganz weg, wenn der Integritätsschaden unter 5 % liegt und damit unter die Grenze der Erheblichkeit fällt. Voraussehbare Verschlimmerungen des Integritätsschadens sind angemessen zu berücksichtigen. Revisionen sind üblicherweise ausgeschlossen. Ein Integritätsschaden von 100 % entspricht dem im Unfalljahr versicherten Jahresverdienst.

Die Leistungspflicht gemäss UVG erledigt sich nach dem **Prinzip der überwiegenden Wahrscheinlichkeit des Kausalzusammenhangs** zwischen dem Gesundheitsschaden und dem Ereignis. Der Beweisgrad der Möglichkeit allein genügt nicht für die Erbringung von Leistungen (Tab. 39.**1**).

Zur besseren Illustration der Quantifizierung des Beweisgrades werden häufig Prozentzahlen wie in der Tabelle 39.**1** verwendet. Diese Quantifizierung ist aber weder im Gesetz, noch in der Verordnung und auch nicht von der Judikatur festgesetzt, sondern dient dem Versuch einer pragmatischen Veranschaulichung.

Tabelle 39.1 Aussagen über den Beweisgrad des Kausalzusammenhangs

Beweisgrad	*Definition*	*Wahrscheinlichkeitsgrad der Kausalität*
Sicher	keine andere vernünftige Erklärung	100 %
Stark überwiegend wahrscheinlich		≥ 75 %
Wahrscheinlich (überwiegend)	Indizienbilanz mit ausgewogenen differenzialdiagnostischen Überlegungen	> 50 %
Möglich	mehrere gleichwertige Möglichkeiten, Zusammenhang nicht ausgeschlossen	< 50 %
Unmöglich	ausgeschlossen	0 %

Falls die Gesundheitsschädigung nur teilweise Folge eines Unfalles ist, werden Pflegeleistungen und Kostenvergütungen, sowie Hilflosenentschädigung und Taggeld nicht gekürzt (Art. 36 UVG). Hingegen können beim Vorliegen unfallfremder Ursachen Renten und Integritätsentschädigung angemessen gekürzt werden, das Maß der Kürzung richtet sich nach deren Bedeutung für die Gesundheitsschädigung oder den Tod, wobei den persönlichen wirtschaftlichen Verhältnissen des Berechtigten Rechnung getragen werden kann (Art. 47 UVV).

Die Erfahrung zeigt, dass die **Abgrenzung zwischen Unfall- resp. Ereignisfolgen versus Symptomen einer chronischen oder schubweise verlaufenden Erkrankung**, so zum Beispiel eines vorbestehenden unfallfremden Zervikal- oder Lumbovertebralsyndroms, schwierig sein kann, insbesondere wenn der leichtere Unfall einen Beschwerdeschub ausgelöst hat. Es ist dann die schwierige Aufgabe des Gutachters aufgrund einer spezifischen Anamnese, ergänzt durch eine Fremdanamnese und wenn möglich unter Einbezug früherer Krankenakten, sowie auf Grund einer präzisen und eventuell wiederholten klinischen Untersuchung die verschiedenen Kausalfaktoren in ihrer Bedeutung und Wertigkeit gegeneinander abzuwägen und den Wahrscheinlichkeitsgrad abzuschätzen. Nicht selten wird eine **temporäre** (vorübergehende) **oder richtunggebende (mit Dauerfolgen) Verschlimmerung** anzunehmen sein. Ein Schub von chronischen Beschwerden, der nach einer längeren Latenzzeit als 1–2 Wochen nach dem Ereignis auftritt, ist in aller Regel nicht einem relativ leichten Unfall kausal anzulasten.

Der Arzt und Gutachter hat einzig und alleine die natürliche Kausalität zwischen Ereignis und Gesundheitsschaden zu bestimmen, die Administration und Rechtsbehörde urteilt über die adäquate Kausalität!

Natürliche Kausalität (durch Arzt/Gutachter festzulegen): Ursachen im Sinne des natürlichen Kausalzusammenhanges sind alle Umstände, ohne deren Vorhandensein der eingetretene Erfolg nicht als eingetreten oder nicht als in der gleichen Weise bzw. nicht zur gleichen Zeit eingetreten gedacht werden kann.

Adäquate Kausalität (beurteilt Rechtsanwender der Administration oder Rechtsbehörde): Adäquat kausal ist eine Ursache, wenn sie nach dem gewöhnlichen Lauf der Dinge und nach der allgemeinen Lebenserfahrung geeignet ist, einen Gesundheitsschaden von der Art des eingetretenen herbeizuführen. Erst die Adäquanz der Kausalität begründet juristisch die Leistungspflicht der Versicherung.

In der Rechtsprechung des Eidgenössischen Versicherungsgerichtes haben sich hauptsächlich zwei Adäquanzbeurteilungswege entwickelt: eine bei psychischen Unfallfolgen und die andere beim HWS-Beschleunigungstrauma. Bezüglich der HWS-Beschleunigungsverletzungen hat das Bundesgericht (BGE 119 V 335 E. 1) ein sog. typisches Beschwerdebild nach HWS-Beschleunigungsverletzung formuliert, bestehend aus diffusen Kopfschmerzen, Schwindel, Konzentrations- und Gedächtnisstörungen, rasche Ermüdbarkeit, Nackenschmerzen, Visusstörungen, Reizbarkeit, Affektlabilität, Depression und Wesensveränderung. Die Adäquanzprüfung erfolgt bei Fällen mit psychischer Fehlentwicklung nach Unfällen mit HWS-Verletzungen und/oder Schädel-Hirn-Trauma nach folgenden Kriterien: besonders dramatische Begleitumstände oder besondere Eindrücklichkeit des Unfalls, Schwere oder besondere Art der erlittenen Verletzungen, ungewöhnlich lange Dauer der ärztlichen Behandlung, körperliche Dauerschmerzen, ärztliche Fehlbehandlungen, welche die Unfallfolgen erheblich verschlimmert haben, schwieriger Heilungsverlauf und erhebliche Komplikationen, sowie Grad und Dauer der physisch bedingten Arbeitsunfähigkeit. Es handelt sich um eine komplexe juristische Angelegenheit, die hier nicht weiter erörtert werden kann. Zudem ist die Rechtsprechung auf diesem Gebiet immer wieder Änderungen unterworfen. Jedenfalls hat sich der medizinische Gutachter nie zur Adäquanz zu äußern!

Im UVG-Bereich wird ein Gutachter vor allem zur natürlichen Kausalität, zum Anteil unfallfremder Faktoren, zur Arbeitsunfähigkeit im bisherigen Beruf und eventuell zur Leistungsfähigkeit in anderen zumutbaren Tätigkeiten (Zumutbarkeit) und zur Rehabilitierbarkeit befragt. Die Frage nach dem **Grad der Invalidität**, wobei letztere als voraussichtlich bleibende oder längere Zeit dauernde, ganze oder teilweise Minderung der Erwerbsfähigkeit **wirtschaftlich definiert** ist, sollte als wirtschaftlich-ökonomische Frage dem Gutachter nicht gestellt und seinerseits auch nicht derart beantwortet werden.

39.3 Invalidenversicherung (IV)

Es handelt sich um eine finale Versicherung, bei der die Kausalität Unfall versus Krankheit keine Rolle spielt. Lediglich ein Zusammenhang zwischen dem Gesundheitsschaden und der Einschränkung der Erwerbsfähigkeit wird gefordert.

39.3.1 Ziele der obligatorischen Invalidenversicherung

Die Ziele der obligatorischen Invalidenversicherung sind:
- Berufliche Eingliederung/Wiedereingliederung von Personen mit bleibender oder länger dauernder Erwerbsunfähigkeit infolge eines Gesundheitsschadens durch Geburtsgebrechen, Krankheit oder Unfall (= Invalidität). Prinzip: „Berufliche Wiedereingliederung vor Rente".
- Ausrichtung einer finanziellen Hilfe für Invalide (Renten, Hilflosenentschädigungen).
- Behandlung von Geburtsgebrechen.

Versichert sind alle Personen, die in der Schweiz wohnen inkl. Saisonniers mit einer Erwerbstätigkeit, die länger als 8 Wochen dauert.

Die IV steht unter Aufsicht des Bundesamtes für Sozialversicherung (BSV), letztere sorgt für eine schweizweite einheitliche Anwendung des Gesetzes und ist Aufsichtsorgan über die 26 kantonalen IV-Stellen. Den kantonalen IV-Stellen fallen vielfältige Aufgaben zu (Prüfung der Anspruchsberechtigung, Abklärung der Eingliederungsfähigkeit, Berufsberatung, Beschluss und Begleitung der Wiedereingliederungsmaßnahmen, Arbeitsvermittlung, Bestimmung des Invaliditäts- und Hilflosigkeitsgrades, Bewilligung/Bezeichnung von Leistungen, Leistungsbeginn. Die mit der IV zusammenarbeitenden kantonalen Ausgleichskassen (AHV) ihrerseits sind zuständig für die Berechnung der Renten, der Taggelder, sowie für die Auszahlung der Geldleistungen.

39.3.2 Rolle der Ärzte, Regionale ärztliche Dienste (RAD), medizinische (MEDAS) und berufliche (BEFAS) Abklärungsstellen

Jede Abklärung auf Leistungen der IV beinhaltet eine ärztliche Untersuchung der versicherten Person. Die entsprechenden von den Hausärzten und Spezialisten angeforderten Arztberichte müssen von den kantonalen IV-Stellen beurteilt werden. Die seit der 4. IVG-Revision bestehenden **Regionalen ärztlichen Dienste der IV (RAD)** beurteilen die medizinischen Aspekte der Anspruchsvoraussetzungen zu IV-Leistungen. Sie überprüfen, ergänzen und beurteilen die von den IV-Stellen zugestellten medizinischen Unterlagen. Sie können zudem medizinische Gutachten in Auftrag geben und falls notwendig Versicherte selber untersuchen.

Die Medizinischen Abklärungsstellen der IV (MEDAS) sind Institutionen, die mit dem Bundesamt für Sozialversicherung (BSV) einen Vertrag abgeschlossen haben. Diese werden vor allem in schwierigeren Fällen zugezogen, zwecks Erstattung eines multidisziplinären Gutachtens, um die Anspruchsberechtigung der Versicherten zu prüfen. Auch in diesem Fall sind entsprechend dem ATSG die Experten vorgängig dem Versicherten zu melden, so dass letzterer gegebenenfalls bei triftigen Gründen die Experten ablehnen und Gegenvorschläge machen kann. Die Kosten der Expertisen gehen zu Lasten der IV.

Die beruflichen Abklärungen und Eingliederungen werden über die Beruflichen Abklärungsstellen (**BEFAS**) realisiert. Mit der 5. IVG-Revision (zur Zeit der Drucklegung noch nicht in Kraft gesetzt) sollen besonders die beruflichen Eingliederungsmaßnahmen für psychisch Kranke oder beruflich schlecht Qualifizierte gefördert werden. So will man durch das Programm „Früherkennung und Begleitung (FEB)" krankheitsbedingte Arbeitsunfähige früher als bisher erfassen und einem gezielten Fallmanagement zuführen. Konkret soll mittels gezielter Integrationsmaßnahmen die verbliebene Erwerbsfähigkeit der Versicherten aktiv gefördert werden mit dem Ziel, diese rasch und dauerhaft einzugliedern. Die Erhaltung des Arbeitplatzes hat hohe Priorität, des Weiteren sind sozialberufliche Rehabilitationsangebote, Arbeitstrainingsprogramme, Beschäftigungsmaßnahmen und spezielle Arbeitsvermittlungsdienste vorgesehen. Zudem sollen Anreize gesetzt werden, dass sich für die Versicherten eine aktive Mitwirkung bei der Integration lohnt.

39.3.3 Die Leistungen der IV

Eingliederungsmaßnahmen

Zu den Eingliederungsmaßnahmen gehören:
- **Medizinische Maßnahmen** beim Vorliegen eines stabilisierten Gesundheitsschadens, sofern dadurch die Erwerbsfähigkeit dauernd und wesentlich verbessert oder erhalten werden kann. Diese Maßnahmen haben also nicht zum Ziel, primär die Gesundheitsstörungen zu behandeln. Die minderjährigen Versicherten (bis zum vollendeten 20. Lebensjahr) haben Anspruch auf medizinische Maßnahmen zur Behandlung eines Geburtsgebrechens (Arzt-, Arznei- und Spitalkosten).
- **Berufliche Maßnahmen** wie Berufsberatung, berufliche Ausbildung, berufliche Wiedereingliederung, Unterstützung bei der Suche nach einem geeigneten Arbeitsplatz.

- **Maßnahmen für Sonderschulung** für behinderte Kinder und Jugendliche.
- **Abgabe von Hilfsmitteln** (Prothesen, Rollstühle etc.) zwecks Erhaltung oder Verbesserung der Erwerbstätigkeit oder der Tätigkeit im Haushalt, sowie andere Gründe.
- **Taggelder** während der beruflichen Ausbildung, Umschulungs- oder Eingliederungsmaßnahmen (80 % des letzten Einkommens der Erwerbstätigkeit vor Beginn der Invalidität).

Invalidenrenten

Misslingt die Eingliederung oder ist diese nicht möglich, wird eine **IV-Rente** zugesprochen, in besonderen Fällen zusätzlich **Hilflosenentschädigungen** bei 3 Hilflosigkeits-Stufen.

39.3.4 Bestimmung des Invaliditätsgrades

Damit eine Invalidität – ein juristischer Begriff – anerkannt werden kann, müssen gemäß ATSG 3 Voraussetzungen erfüllt sein:

1. Eine bleibende oder längere Zeit dauernde Erwerbsunfähigkeit = Wirtschaftliches Element.
2. Ein Gesundheitsschaden, der sich auf die Arbeitsfähigkeit auswirkt = Medizinisches Element (sowohl Geburtsgebrechen, Krankheit, Unfall).
3. Zwischen den beiden Elementen 1. und 2. besteht ein kausaler Zusammenhang.

Nach Durchführung der medizinischen Behandlung und eventuellen beruflichen Eingliederungsmaßnahmen wird der Invaliditätsgrad nach folgender Formel bestimmt:

$$\text{Invaliditätsgrad} = \frac{\text{Einkommen ohne Invalidität} - \text{Invalideneinkommen}}{\text{Einkommen ohne Invalidität}}$$

Bei nicht erwerbstätigen Versicherten wie Hausfrauen, Lehrlinge, Studenten, wird für die Bemessung der Invalidität darauf abgestellt, in welchem Maße sie behindert sind, sich im bisherigen Aufgabenbereich zu betätigen. Unter bestimmten Umständen (ungenügende Kooperation etc.) sind Kürzungen von Leistungen möglich.

Der Rentenanspruch entsteht frühestens zu dem Zeitpunkt, in dem der Versicherte mindestens zu 40 % bleibend erwerbsunfähig geworden ist oder während eines Jahres ohne wesentliche Unterbrechung durchschnittlich mindestens zu 40 % arbeitsunfähig gewesen war (Tab. 39.**2**).

> Gutachten werden von Seiten der IV häufig bei diagnostisch unklaren oder komplexen Fällen sowie bei Versicherten mit ungeklärtem Leistungsanspruch in Auftrag gegeben. Die Fragen beziehen sich meist auf die Diagnose, die Arbeitsfähigkeit und auf die Zumutbarkeit, einer anderen Tätigkeit nachzugehen, wobei dann auch das Rendement interessiert.

39.4 Soziale Krankenversicherung (KVG)

Das 1996 revidierte Krankenversicherungsgesetz (KVG) definiert die obligatorische Krankenpflegeversicherung der Schweiz für den ambulanten und stationären Bereich. Die zuständigen Krankenkassen bieten ergänzende Zusatzversicherungen zum Beispiel für den halbprivaten oder privaten stationären Bereich oder für alternative Therapien an, ebenso freiwillige Taggeldversicherungen, welche aber alle dem Privatversicherungsrecht unterstehen. Einzelne Krankenkassen betätigen sich auch im UVG-Bereich. Gutachtenaufträge von Krankenkassen sind eher selten, dann oft in der Funktion als soziale oder private Unfallversicherer, oder bei Regressansprüchen gegenüber einer Unfall- oder Haftpflichtversicherung. Eine spezielle Abhandlung erübrigt sich.

39.5 Militärversicherung (MV)

Die Militärversicherung gewährleistet den Angehörigen der Armee, des Zivilschutzes und den Zivildienstleistenden sowie den Teilnehmern an friedenserhaltenden Aktionen des Bundes einen umfassenden Versicherungsschutz gegen Unfälle und Krankheiten. Die Anmeldung hat sofort durch den behandelnden Arzt zu erfolgen. Finanziert wird die MV durch den Bund allein. Die Versicherung fußt auf dem Kontemporalitätsprinzip, das heißt, für die Versicherungshaftung reicht das zeitliche Zusammentreffen zwischen Gesundheitsschädigung und Dienst. Die MV muss zur Haftungsablehnung die vordienstliche Existenz der Schädigung und die Nichtverschlimmerung während des Dienstes mit medizinisch-praktischer Sicherheit beweisen.

Der Versicherungsumfang ist weit und umfasst alle Schädigungen mit Krankheitswert oder Behandlungsbedürftigkeiten bei Krankheit, Unfall, Suizid, ebenso ihre unmittelbaren wirtschaftlichen Folgen. Die Versicherungsleistungen sind sehr umfangreich, von der Heilbehandlung, Hauspflege, Reisekostenvergütung, über Taggeldleistungen, diversen Entschädigungen für die wirtschaftlichen Folgen, bis über Eingliederungsmaßnahmen, Integritätsschadenrente, Hinterlassenenrente. Seit 2005 ist die Militärversicherung organisatorisch und administrativ in die Suva integriert, allerdings mit gesonderter Rechnungs-

Tabelle 39.**2** Invaliditätsgrad und Rente

Invaliditätsgrad in %	*Rentenanspruch (Stand 2006)*
Mindestens 40	¼ Rente
Mindestens 50	½ Rente
Mindestens 60	¾ Rente
Mindestens 70	1 Rente

legung. Gutachtenaufträge von der Militärversicherung sind selten.

39.6 Privatversicherung

Die Privatversicherungen bieten in Ergänzung zu den obligatorischen Sozialversicherungen auf freiwilliger Basis zusätzlich Schutz und Sicherheit in vielen Belangen, so im Bereich der Krankenversicherung (sog. Zusatzversicherungen für stationäre Privat- und Halbprivatabteilungen sowie z. B. für Alternativtherapien), andererseits sind sie als Unfall- oder Haftpflichtversicherer tätig, als Versicherungen für Spezialrisiken (Reisen, Unfall, Pflege, Invalidität, Todesfall, Beruf, Sport, Haftung und andere). Sie arbeiten gewinnorientiert und nach dem Ursachen- und Risikoprinzip. Im Versicherungsvertrag, der **„Police“**, werden die individuellen Vertragsbedingungen zwischen beiden Parteien festgelegt, die versicherten und ausgeschlossenen Risiken beschrieben, ebenso die vertraglich vereinbarten Leistungen. Zum Vertrag gehören auch die **Allgemeinen Versicherungsbedingungen** (AVB), welche u. a. auch die sog. Gliedertabelle enthält. In **Positiv-** und **Negativkatalogen** werden Gesundheitsschädigungen aufgeführt, die übernommen (z. B. Muskelzerrungen, Verrenkungen von Gelenken, Sehnenrisse) oder vom Vertrag ausgeschlossen werden (z. B. für Infektionskrankheiten, Suizid oder andere). Die Prämien stehen in Korrelation zu den Risiken und Leistungen. Der Vertrag ist nach jedem Schadenfall gegenseitig kündbar. Aufsichtsbehörde ist das Bundesamt für Privatversicherungswesen (BPV).

Im privaten Unfallversicherungsbereich sind die Versicherungsleistungen öfter ähnlich geregelt:

- Heilungskosten, meist mit Limiten,
- Taggeldzahlungen (fest vereinbarte Beträge),
- **Invaliditätsentschädigung**: meist Einmal-Zahlung, evtl. Rente (ohne Indexierung), oft progressiv, z. B.
  Invalidität 25 % = einfache Versicherungssumme;
  Invalidität 25–50 % = 3fache Versicherungssumme,
  Invalidität > 50 % = 5fache Versicherungssumme.

Die **Schätzung der „medizinisch theoretischen Invalidität“ erfolgt abstrakt** nach der wenig differenzierten ‚**Gliedertabelle**‘ der allgemeinen Versicherungsbedingungen (AVB), dies **ohne Berücksichtigung des Berufes.** Bei partieller Gesundheitsstörung erfolgt die Einschätzung unter Anwendung der Gliedertabelle entsprechend prozentual.

Die gutachtliche Einschätzung der medizinisch theoretischen Invalidität ist angesichts des sehr groben Rasters der Gliedertabelle (s. Tabellen im Kap. 39.8) oft nicht einfach und erfordert den abwägenden Vergleich mit diversen anderen Gesundheitsstörungen oder Organverlusten.

39.7 Grundsätzliche Empfehlungen

Für die Erstellung von medizinischen Gutachten gelten grundsätzlich folgende Empfehlungen:

- Keine Aussagen zu fachfremden Fragen, außer es handle sich um ein Grenzgebiet, das man genügend zu beurteilen vermag (Neurootologie etc.).
- Fachfremde Fragen von gutachtlichem Wert sind durch Untergutachten zu beantworten.
- Psychische Unfallfolgen (Tab. 19 SUVA) sind nicht durch Neurologen, sondern ausschließlich durch Psychiater zu begutachten.
- Keine Stellungnahme zu Erwerbsunfähigkeit, zu Erwerbseinbuße, zu Invalidität (statt Invalidität: voraussichtlich dauernde volle oder partielle Arbeitsunfähigkeit). Ausnahme: medizinisch-theoretische Invalidität im Rahmen der Gliedertabelle.
- Keine Ausdrücke gebrauchen, deren Bedeutung und Definition man nicht präzise kennt.
- „Posttraumatisch“ nicht mit „unfallkausal“ verwechseln.

39.8 Tabellen Integritätsentschädigung UVG

Die aus neurologischer Sicht wichtigsten Integritätsentschädigungstabellen sind:

- die Tabelle UVV Anhang 3,
- die Tabellen der SUVA:
  - Tab. 1 (Funktionsstörungen der oberen Extremitäten),
  - Tab. 2 (Funktionsstörungen der unteren Extremitäten),
  - Tab. 7 (Wirbelsäulenaffektionen),
  - Tab. 8 (psychische Folgen von Hirnverletzungen),
  - Tab. 13 und 14 (Tinnitus und Störung des Gleichgewichtsorgans),
  - Tab. 17 (Ausfälle und Funktionsstörungen der Hirnnerven),
  - Tab. 19 (psychische Folgen von Unfällen),
  - Tab. 21 (Rückenmarkschädigungen).

Auf der Website **www.suva.ch**, unter **SuvaCare/Arztinformationen** können die vollständigen Tabellen herunter geladen werden. Da Veränderungen jederzeit möglich sind, empfiehlt es sich im Falle einer Begutachtung in den Originaltabellen nachzusehen.

Die **Integritätsschaden-Schätzung für** spezielle oder **nicht in den Tabellen aufgeführte Unfallfolgen** erfolgt im Quervergleich mit Integritätsschadens-Werten von ähnlichen Schäden. Liegen mehrere Integritätsschäden vor, hat die Integritätsschadenschätzung im Rahmen einer Gesamtbewertung im Vergleich mit andern Integritätsschäden zu erfolgen, um innerhalb des Entschädigungssystems wirklich egalitäre Werte zu erzielen (keine mathematische Addition). Die völlige Gebrauchsunfähigkeit eines Organs wird dem Verlust gleichgestellt. Bei teilweisem Verlust oder teilweiser Gebrauchsunfähigkeit reduziert sich der Integritätsschaden entsprechend.

39.8.1 Tabelle UVV Anhang 3

Tabelle 39.3 Integritätsschaden gem. UVV Anhang 3 (Art. 36 Abs. 2) (nur auszugsweise)

	Integritätsschaden
Verlust von mindestens zwei Gliedern eines Langfingers oder eines Gliedes des Daumens	5 %
Verlust des Daumens im Grundgelenk	20 %
Verlust der Hand	40 %
Verlust eines Armes im Ellbogen oder oberhalb desselben	50 %
Verlust einer Großzehe	05 %
Verlust eines Fußes	30 %
Verlust eines Beines im Kniegelenk	40 %
Verlust eines Beines oberhalb des Kniegelenkes	50 %
Sehr schwere Entstellung im Gesicht	50 %
Verlust der Geschlechtsorgane oder der Fortpflanzungsfähigkeit	40 %
Verlust des Geruchs- oder Geschmackssinnes	15 %
Verlust des Gehörs auf einem Ohr	15 %
Vollständige Taubheit	85 %
Verlust des Sehvermögens auf einer Seite	30 %
Vollständige Blindheit	100 %
Sehr starke schmerzhafte Funktionseinschränkung der Wirbelsäule	50 %
Verlust eines Beines im Kniegelenk	40 %
Verlust eines Beines oberhalb des Kniegelenkes	50 %
Paraplegie	90 %
Tetraplegie	100 %
Beeinträchtigung von psychischen Teilfunktionen wie Gedächtnis und Konzentrationsfähigkeit	20 %
Posttraumatische Epilepsie mit Anfällen oder in Dauermedikation ohne Anfälle	30 %
Sehr schwere organische Sprachstörungen, sehr schweres motorisches oder psychoorganisches Syndrom	80 %

39.8.2 Tabellen der SUVA

Funktionsstörungen an den oberen Extremitäten (Tab. 1 SUVA)

Tabelle 39.4 Integritätsschaden bei Funktionsstörungen an den oberen Extremitäten (nur auszugsweise)

	Integritätsschaden
Völlige Gebrauchsunfähigkeit	50 %
Obere Plexuslähmung (Erb)	30 %
Untere Plexuslähmung (Klumpke)	35 %
Völlige Plexuslähmung	50 %
Axillarislähmung	25 %
Lähmung des N. thoracicus longus (Serratuslähmung)	15 %
Lähmung des N. accessorius	10 %
Ulnarislähmung proximal	15 %
Ulnarislähmung distal (intrinsische Handmuskulatur)	10 %
Radialislähmung proximal (des Ellbogens)	25 %
Radialislähmung distal (des Ellbogens)	10 %
Medianuslähmung proximal	20 %
Medianuslähmung distal (intrinsische Handmuskulatur)	15 %

Funktionsstörungen an den unteren Extremitäten (Tab. 2 SUVA)

Tabelle 39.5 Integritätsschaden bei Funktionsstörungen an den unteren Extremitäten (nur auszugsweise)

	Integritätsschaden
Gebrauchsunfähigkeit eines Beines	50 %
Glutaeuslähmung	10 %
Femoralislähmung	25 %
Ischiadikuslähmung	30 %
Tibialislähmung	20 %
Peroneuslähmung	10 %

Wirbelsäulenaffektionen (Tab. 7 SUVA)

Tabelle 39.6 Integritätsschaden bei Wirbelsäulenaffektionen

		Integritätsschaden gemäß Schmerzfunktionsskala			
		0	*+*	*++*	*+++*
Frakturen: LWS/BWS/HWS inkl. Spondylodese, Kyphose, Skoliose	10 ° 10 – 20 ° > 21 °	0 0 – 5 0 – 5	0 – 5 5 – 10 5 – 10	5 – 10 10 – 20 15 – 20	
Osteochondrose ohne radikuläres Symptome, 1–5 Segmente/ISG-Syndrom		0	0 – 5	5 – 10	10 – 20
Diskushernie nachgewiesen, inkl. Osteochondrose Schulter-Hand-Syndrom, radikulärer Ischias, Cauda-syndrom		5	5 – 10	10 – 20	20 – 40 (50)
St.n. Laminektomie und Spondylodese mit bleibenden neurologischen Ausfällen besonders starken funkt. Einschränkung	Erhöhung um Erhöhung um Erhöhung um	+ 5 – 15 % + 5 – 15 % + 5 – 20 %			
Kyphosen und Skoliosen (ohne Frakturen)	10 °	0	0 – 10		
bei Kyphosen von ... ° Vermehrung um ...	10–20 °	0	0 – 10	10 – 20	
	21–60 °	5 – 10	5 – 15	5 – 25	25 – 35
	> 61 °	5 – 10	5 – 15	5 – 25	25 – 35 (50)

Schmerzfunktionsskala:
0 = Keine nennenswerten Schmerzen, geringe, seltene Funktionsstörung v. a. bei starker Belastung.
\+ = Mäßige Beanspruchungsschmerzen, in Ruhe selten oder keine, gute und rasche Erholung (1–2 Tage).
++ = Geringe Dauerschmerzen, bei Belastung verstärkt, auch in Ruhe.
+++ = +/– Starke Dauerschmerzen, Zusatzbelastung nicht möglich, auch nachts und in Ruhe. Bei Verstärkung lange Erholungszeit.
UVV Anhang 3: Sehr starke schmerzhafte Funktionseinschränkung der WS = 50 %.
Intertemporales Recht: Die Werte für Schmerzfunktionsskala 0 dienen auch für die Beurteilung des Vorzustandes (Nettoschätzung).

Hirnverletzungen (Tab. 8 SUVA)

Tabelle 38.7 Integritätsschaden bei psychischen Folgen von Hirnverletzungen (nur auszugsweise)

	Integritätsschaden
Minimale Störung	0 %
Minimale bis leichte Störung	10 %
Leichte Störung	20 %
Leichte bis mittelschwere Störung	35 %
Mittelschwere Störung	50 %
Mittelschwere bis schwere Störung	70 %
Schwere Störung	80 %
Schwerste Störung	100 %

Die Erfassung psychischer Störungen durch eine neuropsychologische Untersuchung berücksichtigt die folgenden Bereiche:

- **Kognitive Bereiche:**
  - Aufmerksamkeit (z. B. Konzentrationsstörungen),
  - Wahrnehmung (z. B. Agnosie),
  - Lernen und Gedächtnis (z. B. Amnesie),
  - exekutive Funktionen (z. B. Störungen der Umstellfähigkeit, der Handlungsplanung, des Problemlösens),
  - Sprache (z. B. Aphasie, Dysarthrie, Alexie, Agraphie) u. a.
- **Übrige psychische Bereiche:**
  - Persönlichkeit,
  - Stimmung,
  - Antrieb und Affekt,
  - Kritikfähigkeit,
  - Sozialverhalten u. a.

Neurologische Störungen, die durch die klassische neurologische Untersuchung erfasst werden, werden in der neuropsychologischen Untersuchung nicht berücksichtigt. Die neuropsychologische Beurteilung berücksichtigt Daten der eingehenden Eigen- und Fremdanamnese (z. B. von Angehörigen, Vorgesetzten), Resultate der neuropsychologischen Testabklärung, der Exploration (Psychodynamik), der Verhaltensbeobachtung und medizinische Befunde.

Bei der Beurteilung des Schweregrades werden nur Störungen berücksichtigt, deren Ausgangspunkt eine medizinisch dokumentierte hirnorganische Schädigung ist, die dauerhafte Störungen zur Folge hat. Für Störungen, die nicht zuverlässig mit einer hirnorganischen Schädigung zusammenhängen (z. B. psychogene oder schmerzbedingte Störungen, Störungen durch unerwünschte Wirkungen von Medikamenten, durch Belastungen aus dem sozialen Umfeld oder infolge von Versicherungsstreitigkeiten) findet die folgende Tabelle 39.**8** keine Anwendung. Die möglichen Ursachen des neuropsychologischen Befundes, insbesondere der Zusammenhang mit dem Unfall, sollen differenziert gewichtet werden.

Der Zusammenhang mit dem Unfall darf nicht auf Grund von neuropsychologischen Befunden allein bejaht werden, sondern er muss unter Berücksichtigung der gesamten medizinischen Evidenz (Anamnese, initial erhobene gesundheitliche Störungen und Untersuchungsbefunde, Verlauf, allfällige psychiatrische Beurteilung etc.) nachgewiesen werden. Dies gilt insbesondere, wenn die übrigen psychischen Störungen gegenüber den kognitiven im Vordergrund stehen.

Zu den **Schweregraden** der hirnorganisch bedingten psychischen Störungen:

1. **Minimale Störung:** Kognitive Störungen: Nur unter starker Belastung oder durch neuropsychologische Tests feststellbare minimale Minderleistungen einzelner kognitiver Funktionen. Übrige psychische Störungen: Keine fassbare oder nur unter starker Belastung feststellbare Persönlichkeitsänderung. Der Patient kann sich subjektiv gestört fühlen, die Funktionsfähigkeit ist im Alltag nicht eingeschränkt. Die beruflichen Leistungen werden praktisch unvermindert vollbracht.
2. **Minimale bis leichte Störung:** Kognitive Störungen: Nur unter starker Belastung oder durch neuropsychologische Tests feststellbare, leichte Minderleistungen einzelner kognitiver Funktionen. Übrige psychische Störungen: Keine fassbare oder nur unter starker Belastung feststellbare Persönlichkeitsänderung. Der Patient kann sich subjektiv gestört fühlen, die Funktionsfähigkeit ist im Alltag und unter den meisten beruflichen Anforderungen nicht eingeschränkt. Unter starker Belastung können leichte Leistungseinschränkungen auftreten. In Berufen mit sehr hohen kognitiven Ansprüchen kann die Funktionsfähigkeit eingeschränkt sein.
3. **Leichte Störung:** Kognitive Störungen: Leichte Minderleistung einzelner kognitiver Funktionen. Betroffen sind vor allem die Daueraufmerksamkeit, Gedächtnisleistungen bei erhöhten Anforderungen und komplexere exekutive Funktionen (Handlungsplanung, Problemlösen). Übrige psychische Störungen: Leichte Persönlichkeitsänderung durch leichte Antriebs und Affektstörungen oder leichte Störungen der Kritikfähigkeit. Der Patient wirkt in seinem sozialen Milieu kaum verändert. Die Ausübung des früheren Berufs ist möglich. Bei Berufen mit hohen kognitiven Anforderungen ist die Funktionsfähigkeit eingeschränkt.
4. **Mittelschwere Störung:** Kognitive Störungen: Deutliche Minderleistungen einer oder mehrerer kognitiver Funktionen. Die Aufmerksamkeit, das Gedächtnis und die exekutiven Funktionen sind fast immer betroffen. Störungen können aber auch andere Funktionsbereiche betreffen. Übrige psychische Störungen: Meistens findet sich eine deutliche Persönlichkeitsänderung. Der Antrieb, Affekt, die Kritikfähigkeit und das Sozialverhalten sind einzeln oder kombiniert deutlich gestört. Eine Rückkehr an den angestammten Arbeitsplatz ist auch in Berufen mit geringen kognitiven Anforderungen deutlich beeinträchtigt. Der Patient kann nur noch Teile der Arbeitsabläufe, meist einfachere, ausführen. Das soziale Umfeld beschreibt den Patienten als verändert.
5. **Schwere Störung:** Kognitive Störungen: Starke Störungen fast aller kognitiven Funktionen oder ein Funktionsausfall dominiert das Gesamtbild in einem solchen Masse, dass andere Funktionen nicht richtig erfasst werden können (z. B. schwere Aufmerksamkeitsstörungen, schwere Sprachstörungen oder schwere Störungen der exekutiven Funktionen). Übrige psychische Störungen: Es findet sich eine deutliche Persönlichkeitsänderung mit Störungen des Antriebs, des Affekts, der Kritikfähigkeit und des Sozialverhaltens. Einfache Tätigkeiten sind unter Umständen in einer geschützten Werkstatt oder einer vergleichbaren Umgebung möglich. Je nach Art der Störung kann der Patient aber voll arbeitsunfähig sein.
6. **Schwerste Störung:** Der Patient reagiert kaum oder häufig nicht angepasst auf Umweltreize. Die kognitiven und übrigen psychischen Leistungen sind so schwer gestört, wie es im Wachkoma (persistierender vegetativer Zustand, apallisches Syndrom) oder im „minimalen Bewusstseinszustand" („minimally conscious state") vorkommt. Bei der Beurteilung des Schweregrades könne auch Zwischenstufen gebildet werden, z. B. leichte bis mittelschwere oder mittelschwere bis schwere Störung.

Ausfälle und Funktionsstörungen der Hirnnerven (Tab. 17 SUVA)

Tabelle 39.**8** Integritätsschaden bei Ausfällen und Funktionsstörungen der Hirnnerven

	Integritätsschaden
N. trigeminus einseitig (beidseitig extrem selten)	30 %
N. ophthalmicus	5 %
N. supraorbitalis	0 %
N. infraorbitalis	5 %
N. maxillaris	10 %

Tabelle 39.8 (Fortsetzung)

	Integritätsschaden
N. mandibularis	15 %
N. lingualis einseitig (Kompensation durch gesunde Seite)	15 %
N. lingualis beidseitig (Beeinträchtigung des Geschmackssinns)	25 %
N. mentalis einseitig	5 %
N. mentalis beidseitig	7,5 %
Trigeminusneuralgie (oder andere Hirnnervenneuralgie)	
– mittelschwer (inkl. entsprechenden Funktionsausfalls des Trigeminus)	10 %
– schwer	20 %
– sehr schwer	50 %
N. facialis beidseitig	50 %
N. facialis einseitig (Stirnast, Wangen- und Mundast je 10 %)	30 %
N. glossopharyngeus	0 %
N. vagus (wird in den einzelnen Funktionsabschnitten erfasst)	
N. recurrens einseitig, ohne Stridor	5 %*
N. recurrens beidseitig	
– mit leichtem Stridor*	10 %
– mit mittelgradigem Stridor*	20 %
– mit schwerem Stridor*	25 %
N. accessorius einseitig (beidseitig sehr selten)	10 %
N. hypoglossus (s. Funktionsstörungen)	

* Zuzüglich IE wegen Phonationsstörung (s. dort).
Kommentare zu Hirnnervenausfällen und Funktionsstörungen (Artikulationsstörungen, Phonationsstörungen, Verlust Kehlkopf, Dauerkanülenträger und Schluckstörungen) siehe Originaltabelle 17 SUVA!

Psychische Unfallfolgen (Tab. 19 SUVA)

Integritätsschadensbeurteilungen bei psychischen Folgen von Unfällen sind **ausschließlich psychiatrischen Fachärztinnen/Fachärzten vorbehalten** (posttraumatische Belastungsstörung, unfall-spezifische Phobien, Anpassungsstörungen oder andauernde Persönlichkeitsänderung nach einem schweren Unfallereignis).

Rückenmarksverletzungen (Tab. 21 SUVA)

Tabelle 39.9 Integritätsschaden bei Rückenmarksverletzungen (nur auszugsweise)

Tab. 21	*Integritätsschaden*
komplette Tetraplegie	100 %
Komplette Paraplegie	90 %

Bei inkompletten Querschnittslähmungen ist eine anteilmäßige Schätzung vorzunehmen unter Quervergleich mit anderen Tabellen (insbes. Tabellen 1 und 2 und Tab. UVV Anhang 3) sowie unter Berücksichtigung der ASIA Impairment Scale (siehe Originaltabelle).

39.9 Gliedertabelle Privatversicherer

Beispielhaft sei folgende Gliedertabelle aufgeführt:

Tabelle 39.10 Giedertabelle Privatversicherung

Bei Verlust oder völliger Funktionsunfähigkeit der nachstehend genannten Körperteile und Sinnesorgane gelten ausschließlich die folgenden Invaliditätsgrade	*medizinisch-theoretischer Invaliditätsgrad*
Arm	70 %
Arm bis oberhalb des Ellbogengelenks	65 %
Arm unterhalb des Ellbogengelenks	60 %
Hand	55 %
Daumen	20 %
Zeigefinger	10 %
anderer Finger	5 %
Bein über der Mitte des Oberschenkels	70 %
Bein bis zur Mitte des Oberschenkels	60 %
Bein bis unterhalb des Knies	50 %
Bein bis zur Mitte des Unterschenkels	45 %
Fuß	40 %
große Zehe	5 %
andere Zehe	2 %
Auge	50 %
Gehör auf einem Ohr	30 %
Geruchssinn	10 %
Geschmackssinn	5 %

Bei **Teilverlust oder teilweiser Funktionsbeeinträchtigung** gilt der entsprechende Teil des jeweiligen Prozentsatzes. Für **andere Körperteile und Sinnesorgane** bemisst sich der Invaliditätsgrad danach, inwieweit die normale körperliche oder geistige Leistungsfähigkeit insgesamt beeinträchtigt ist. Dabei sind ausschließlich medizinische Gesichtspunkte zu berücksichtigen. Waren betroffene Körperteile oder Sinnesorgane oder deren Funktionen bereits vor dem Unfall dauernd beeinträchtigt, wird der Invaliditätsgrad um die Vorinvalidität gemindert.

Literatur

Ludwig C. Gutachterqualität im Unfallversicherungsbereich. SUVA-Med. Mitteilungen, Nr. 77; 2006: 5 – 16

Oliveri M, Kopp HG, Stutz K, Klipstein A, Zollikofer J. Grundsätze der ärztlichen Beurteilung der Zumutbarkeit und Arbeitsunfähigkeit. Schweiz Med Forum 2006; 6: 420 – 431 und 448 – 454

Integritätsentschädigungstabellen: www.suva.ch, unter SuvaCare/Arztinformationen

Bundesgerichtsentscheide: www.bger.ch/Volltextsuche: Schleudertrauma

Bedankung

Für die kritische Durchsicht des Manuskripts möchte ich den Herren Dr. Bruno Soltermann, Chefarzt Privatversicherer (SVV) und Dr. Christian Ludwig, Chefarzt SUVA, bestens danken.

Sachverzeichnis

A

B

G

H

I

J

K

O

P

Q

R

S

T

U

V